Barth · Ziegengeist
Physik

Physik

Kurzlehrbuch und
Prüfungsfragen mit Kommentaren
für Pharmazeuten

von
Andreas Barth und Klaus-Dieter Ziegengeist

7., überarbeitete und aktualisierte Auflage
mit 600 Abbildungen und 30 Tabellen

Wissen & Praxis

Deutscher Apotheker Verlag Stuttgart 1999

Anschrift des Autors:

Dr. rer. nat. Dipl. Phys. Andreas Barth
Physikwissenschaftliche Beratungs- und Innovations GmbH (PBI)
Straußstr. 6

89518 Heidenheim

1. bis 6. Auflage erschienen 1982 bis 1995 in der Jungjohann Verlagsgesellschaft, Heilbronn, Lübeck, Ulm

Die Deutsche Bibliothek – CIP Einheitsaufnahme

Barth, Andreas:
Physik : Kurzlehrbuch und Prüfungsfragen für Pharmazeuten ;
mit 30 Tabellen / von Andreas Barth und Klaus-Dieter Ziegengeist. –
7., überarb. und aktualisierte Aufl. – Neckarsulm ; Lübeck ; Ulm :
Jungjohann, 1999
   ISBN 3-7692-2565-1

© 1999 Deutscher Apotheker Verlag Stuttgart
Birkenwaldstr. 44, 70191 Stuttgart
Printed in Germany
Satz: PBI, Heidenheim
Druck: Wilhelm Röck, Graphische Betriebe, Weinsberg
Bindung: Großbuchbinderei Weinsberg
Umschlaggestaltung: Atelier Schäfer, Esslingen

Vorwort zur 7. Auflage

Auch diese siebte Auflage ist dicker geworden als die vorige. Dies liegt nicht zuletzt daran, daß jetzt 1000 Originalaufgaben aus den Prüfungen der vergangenen Jahre aufgenommen sind.

Aber auch der Lehrbuchteil und die ergänzenden Kapitel haben sich verändert und bieten den Stoff an einigen Stellen noch etwas besser abgerundet. Gehaltvoller geworden ist wohl das Kapitel über Schwingungen und Wellen. Es bleibt zum Teil formaler und bemüht die Mathematik komprimierter, als der Rest des Buches, doch scheint dies für ein wirkliches Verständnis dieser Vorgänge kaum zu umgehen zu sein. So bleibt zu hoffen, daß der Spagat zwischen kompakter Darstellung des vom Gegenstandskatalog geforderten Stoffes einerseits und einfacher Verständlichkeit andererseits, zu einem angemessenen Kompromiß geführt hat.

Allen Studierenden der Pharmazie wünsche ich eine erfolgreiche Prüfungsvorbereitung, bei der dieses Buch hoffentlich eine nützliche Hilfestellung bieten kann.

Heidenheim, im Frühjahr 1999   Andreas Barth

Inhaltsverzeichnis

Teil I

Kurzlehrbuch

Der Lehrbuchteil richtet sich inhaltlich nach dem Gegenstandskatalog, seine Gliederung weicht jedoch an verschiedenen Stellen von diesem ab, so daß einige zusammengehörige Themen (z.B. geradlinige und Rotations-Bewegungen) auch zusammen behandelt werden können.

1 Allgemeines

1.1 Physikalische Größen und Einheiten

1.1.1 Physikalische Größen

Eine physikalische Größe wird immer geschrieben als Produkt aus Maßzahl und Einheit:

$$\text{Physikalische Größe} = (\text{Maß}-)\,\text{Zahl} \cdot \text{Einheit}$$

Beispiel: Masse eines Körpers $= 25\,\text{kg}$

1.1.2 Internationales Einheitensystem

Bei der Festlegung der Basisgrößen und -einheiten des SI (Système International d'Unités) waren Tradition und Zweckmäßigkeit ausschlaggebend. Eine physikalische Begründung für gerade diese Auswahl gibt es nicht.

Basis-größe	SI-Einheit	Prinzip der Festlegung
Zeit	Sekunde	1 s ist das 9 192 631 770-fache der Schwingungsdauer einer von ^{133}Cäsium emittierten Strahlung.
Länge	Meter	1 m ist die Strecke, die das Licht im Vakuum in 1/299 792 458 s zurücklegt. (17. CGPM = Conférence Générale des Poids et Mesures, 20.10.1983). Bis zu diesem Zeitpunkt wurde das Meter als das 1 650 763,73-fache einer von ^{86}Krypton emittierten Strahlung definiert.
Masse	Kilogramm	1 kg ist festgelegt durch die Masse eines international anerkannten Vergleichskörpers (Urkilogramm).
Elektrische Stromstärke	Ampere	1 A ist die Stromstärke, die, wenn sie durch zwei parallele Leiter im Abstand 1 m fließt, zwischen diesen eine Kraft von $2 \cdot 10^{-7}$ N pro Meter Leiterlänge erzeugt.
Temperatur	Kelvin	1 K ist $\frac{1}{273,16}$ der absoluten (thermodynamischen) Temperatur des Tripelpunkts von Wasser. ($273,16\,\text{K} = 0,01\,°\text{C}$)
Stoffmenge	Mol	1 mol ist die Stoffmenge, die sich aus der Anzahl von Einzelteilchen (Moleküle, Atome) eines Stoffs ergibt, die gleich der Anzahl der Atome in 12 g ^{12}Kohlenstoff ist. 1 mol entspricht $6,023 \cdot 10^{23}$ „Teilchen".
Lichtstärke	Candela	1 cd ist die Lichtstärke, die eine bestimmte Fläche eines schwarzen Körpers unter festgelegten Bedingungen (Druck, Temperatur) senkrecht zur Oberfläche emittiert.

1.1.3 Abgeleitete Größen und Einheiten, Dimension

Aus den im SI festgelegten Basisgrößen und den zugehörigen Basiseinheiten können alle anderen physikalischen Größen und ihre Einheiten abgeleitet werden. Die Kombination der zu einer physikalischen Größe gehörenden Basisgrößen heißt Dimension. Die dabei entstehenden Einheitenkombinationen haben in einigen Fällen eigene Namen erhalten.

1.1.4 Einheiten außerhalb des SI

Aus Gründen der Bequemlichkeit und der Tradition werden auch noch eine Reihe anderer Einheiten verwendet, wie z.B.

Zeit:	1 h (Stunde) = 60 min (Minuten) $= 3\,600\,$s
Masse:	1 t (Tonne) $= 1\,000\,$kg
Druck:	1 bar $= 10^5$ Pa (Pascal) 1 Torr = 1 mm Quecksilbersäule $= 133\,$Pa
Temperatur:	°C Temperatur in °C ist Temperatur in K minus 273,15. bei Temperaturdifferenz: $1\,°\text{C} = 1\,$K
Energie:	1 cal (Kalorie) $= 4,186\,$J (Joule) 1 eV (Elektronenvolt) $= 1,6 \cdot 10^{-19}$ J (Joule)
Leistung:	1 PS („Pferdestärke") $= 735,5\,$W (Watt)

1.1.5 Bruchteile und Vielfache von Einheiten

Bei physikalischen Größen mit sehr kleinen oder sehr großen Zahlenwerten ist es übersichtlicher, wenn man die Einheiten mit Vorsätzen für dezimale Vielfache und Teile versieht. Es bedeuten:

dezi	(d) 10^{-1}	deka	(da) 10^{+1}
zenti	(c) 10^{-2}	hekto	(h) 10^{+2}
milli	(m) 10^{-3}	kilo	(k) 10^{+3}
mikro	(μ) 10^{-6}	mega	(M) 10^{+6}
nano	(n) 10^{-9}	giga	(G) 10^{+9}
pico	(p) 10^{-12}	tera	(T) 10^{+12}
femto	(f) 10^{-15}	peta	(P) 10^{+15}
atto	(a) 10^{-18}	exa	(E) 10^{+18}

Beispiele:

$$1\,\text{pF (Pico} - \text{Farad)} = 10^{-12}\,\text{F}$$

$$1\,\text{GHz (Giga} - \text{Hertz)} = 10^{9}\,\text{Hz}$$

1.1.6   Skalare und Vektoren

Skalare sind allein durch die Angabe einer (Maß-) Zahl ausreichend gekennzeichnet. Zur vollständigen Beschreibung eines Vektors sind Angaben über Betrag und Richtung nötig (vgl. auch II 1.5).

Skalare sind z.B. Zeit, Masse, Energie, Leistung, Temperatur.

Vektoren sind z.B. Kraft, Drehmoment, Impuls, Geschwindigkeit, Beschleunigung, elektrische und magnetische Feldstärke.

1.2   Physikalische Messungen

1.2.1   Unsicherheiten, Meßfehler

Physikalische Messungen sind nie absolut genau, man unterscheidet:

Systematische Fehler beruhen auf ungenauen Maßstäben, falscher Eichung, (systematisch) falscher Anwendung der Meßgeräte, nicht vorschriftsmäßigen Meß-(Umwelt-) bedingungen usw. Systematische Fehler gehorchen einem bestimmten Gesetz, sie können also, wenn dieses Gesetz bekannt ist, korrigiert werden.

Zufällige Fehler können — im Gegensatz zu systematischen Fehlern — teils über, teils unter dem wahren (tatsächlichen) Wert liegen; sie beruhen auf ungenauer Ablesung, wechselnden Meßgeräten usw. Zufällige Fehler können durch erhöhte Sorgfalt verringert, aber nicht ganz unterdrückt werden, sie sind die Hauptursache für die Unsicherheit von Meßwerten. Da sie den Gesetzen der Statistik gehorchen, können zufällige Fehler auch dadurch minimiert werden, daß man von mehreren Meßwerten derselben Größe den arithmetischen Mittelwert bildet.

Fehler bei Zählungen statistischer Ereignisse können vorkommen, wenn z.B. zwei zu zählende Ereignisse zeitlich so dicht aufeinander folgen, daß sie nicht getrennt wahrgenommen werden können, oder wenn ein Ereignis doppelt gezählt wird. Aber selbst wenn das Ergebnis die Verhältnisse während der Zählung korrekt wiedergibt, wird es in den seltensten Fällen mit dem eigentlich zu erwartenden Wert übereinstimmen, eben weil ein statistischer Prozeß beobachtet wurde und weil die Zählung selbst nur eine Stichprobe war. Wurden bei der Zählung n Ereignisse registriert, so ist die verbleibende Unsicherheit (auch statistischer Fehler) gleich $\sqrt{n}$.[1]

---

[1] Dies gilt in vielen Fällen zumindest für große n, jedoch nicht immer. Im Einzelfall kann dies nur durch die Kenntnis der zugrundeliegenden Statistik geklärt werden.

1.2.2   Absoluter und relativer Fehler, Fehlerfortpflanzung

Absoluter oder Meßfehler	$= \pm \text{Abweichung}$
relativer Fehler	$= \pm \dfrac{\text{Abweichung}}{\text{Bezugswert}}$
relativer prozentualer Fehler	$= \pm \dfrac{\text{Abweichung} \cdot 100\%}{\text{Bezugswert}}$

Beispiel: Bei der Vermessung eines Grundstücks ergibt sich eine Fläche von

$$A = (500 \pm 2,5)\,\text{m}^2$$

dann ist der absolute Fehler:

$$\pm 2,5\,\text{m}^2$$

der relative Fehler:

$$\pm 2,5\,\text{m}^2 / 500\,\text{m}^2 = \pm 0,005 = \pm 5 \cdot 10^{-3}$$

der relative prozentuale Fehler:

$$\pm (0,005 \cdot 100)\,\% = \pm 0,5\,\%$$

Bei der Angabe von Fehlern beschränkt man sich auf maximal zwei zählende Stellen, wobei im Zweifelsfall immer aufgerundet wird. Bei der Darstellung des Bezugswerts gibt man sinnvollerweise nur so viele Dezimalstellen an, daß zumindest die vorletzte Stelle sicher richtig ist und der Fehler nur die letzte Stelle betrifft.

Beispiel:

vorliegende Werte:	8,34567	$\pm$	0,02345
Der Fehler wird dargestellt durch		$\pm$	0,024
oder auch durch		$\pm$	0,03
als Bezugswert notiert man	8,34		
als Meßergebnis erhält man also	8,34	$\pm$	0,03

Werden mehrere fehlerhafte Größen miteinander verknüpft, so ist auch die entstehende neue Größe fehlerbehaftet: Bei Addition bzw. Subtraktion der Komponenten addieren sich die Beträge der absoluten Fehler. Bei Multiplikation bzw. Division der Komponenten addieren sich die Beträge der relativen (prozentualen) Fehler.

1.2.3   Graphische Darstellung von Messungen und Fehlern

Der Zusammenhang zwischen einer gegebenen Größe X und einer davon abhängigen Größe Y soll graphisch dargestellt werden. Dabei sind:

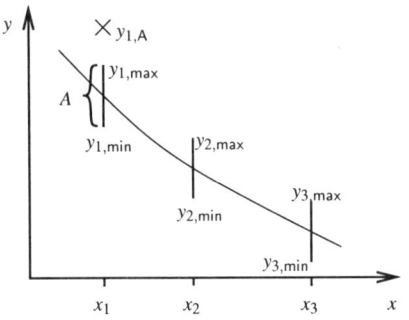

x_i: Meßpunkte

A: Bereich der Meßwerte bei x_1 (Unsicherheitsbalken)

$y_{1,max}$: größter Meßwert bei x_1

$y_{1,min}$: kleinster Meßwert bei x_1

y_1: Mittelwert der Meßwerte bei x_1

$y_{1,A}$: Ausreißer, wird nicht berücksichtigt

Der arithmetische Mittelwert $\overline{y_1}$ muß nicht genau in der Mitte zwischen $y_{1,min}$ und $y_{1,max}$ liegen. Je mehr Meßwerte aber vorliegen, um so besser wird diese Übereinstimmung sein. Bei einer Variationsbreite $b_v = A \approx 0{,}6$ erhält man so für x_1 einen Meßwert $y_1 = \overline{y_1} \pm 0{,}3$. Die Verbindungslinie aller so erhaltenen Mittelwerte $\overline{y_i}$ ergibt eine idealisierte Wertekurve S, die den funktionalen Zusammenhang der Größen X und Y recht gut wiedergibt. Wird dieser Zusammenhang mit einer Exponentialfunktion beschrieben, bietet sich eine Darstellung mit Hilfe logarithmischer Skalen an (vgl. dazu II 1.2).

1.2.4 Meßverfahren, Meßgeräte und ihr Gebrauch

Analoge Meßverfahren: Meßgeräte, deren Anzeige eine stetige Funktion der Meßgröße ist, arbeiten analog. Häufig erfolgt die Anzeige durch eine „verschiebbare Marke" auf einer Skala (Zeigerinstrumente, Thermometer) oder einer skalierten Fläche (Kurvenschreiber, Oszilloskop). Wenn diese Marke einen Abstand von der Skala hat, kann man mit Hilfe eines Spiegels eine parallaxenfreie Ablesung erhalten.

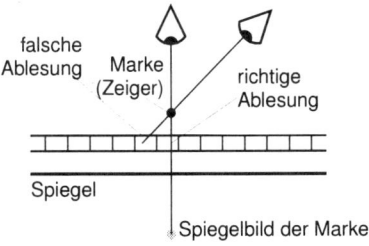

Digitale Meßverfahren: Meßgeräte, deren Anzeige aus einer Ziffernkombination besteht, arbeiten digital. Die Anzeigegenauigkeit digitaler Meßgeräte ist oft durch ihr eingeschränktes Auflösungsvermögen begrenzt. Wenn ein Gerät z.B. nur ganze Zahlen anzeigt, so kann die Messung nicht auf ein Zehntel (eine Stelle hinter dem Komma) genau sein. Insbesondere vielstellige Digitalanzeigen täuschen aber häufig auch eine phantastische Genauigkeit vor. Hier empfiehlt sich ein sorgfältiges Studium der Unsicherheitsangaben, auch bei vorgeschalteten Meßumformern. Kein Meßgerät kann aus unsicheren Eingangsdaten genauere Ausgangsdaten liefern (vgl. dazu auch Fehlerfortpflanzung: I 1.2.2).

Die wichtigste Gruppe digitaler Meßverfahren und gleichzeitig Hilfsmittel bei der Umwandlung analoger in digitale Meßwerte sind Zählungen (vgl. auch I 1.2.1).

Direkte Meßverfahren erlauben einen unmittelbaren Vergleich zwischen der Meßgröße und einem Bezugswert. Dazu gehören z.B. Anlegen eines Maßstabs, Massenvergleich auf einer Balkenwaage, Vergleich eines unbekannten mit einem bekannten Widerstand in einer Wheatstoneschen Brücke und Zeitmessungen mit einer Stoppuhr.

Indirekte Meßverfahren arbeiten mit einer Meßwertumwandlung. Die gesuchte Meßgröße wird dabei auf andere Zwischengrößen zurückgeführt. Beispiele: Eine Geschwindigkeit wird aus Entfernungs- und Zeitmessung bestimmt. Eine Temperaturdifferenz wird über Thermospannung und Zeigerausschlag eines Voltmeters bestimmt.

Die Güteklasse eines Meßgeräts gibt an, um wieviel Prozent des Meßbereichs (Vollausschlag) die Anzeige des Instruments vom wirklichen Wert abweichen darf. Dabei kommt es nicht darauf an, an welcher Stelle der Skala der jeweilige Meßwert liegt. Da der relative Meßfehler im unteren Anzeigebereich der Skala oft sehr groß werden kann, empfiehlt es sich, zur genaueren Messung ein Meßgerät (bzw. einen Meßbereich) zu wählen, bei dem der Meßwert im oberen Teil der Anzeigeskala liegt.

Beispiele: Längenmessung mit Schieblehre und Mikrometerschraube.

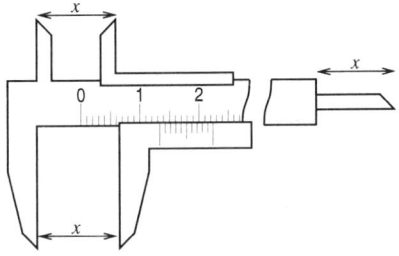

Die 0 der Noniusskala steht zwischen $1{,}3\,cm$ und $1{,}4\,cm$. Skala und Nonius stimmen beim Noniuswert 4 überein, damit ist die zweite Stelle hinter dem Komma eine 4.

Ablesung: das Maß x ist 1,34 cm oder 13,4 mm.

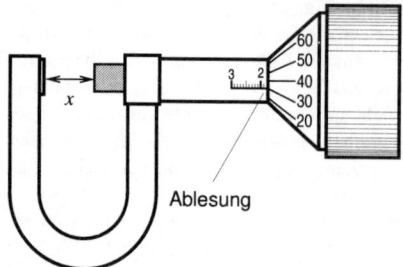

Ablesung

Auf der Zentimeterskala ist die Marke für 1,9 cm, der Teilstrich für 1,8 cm jedoch nicht mehr zu erkennen. Die Grundlinie der Zentimeterskala stimmt mit dem Wert 30 auf der umlaufenden Skala überein.

Ablesung: 1,830 cm oder 18,30 mm.

1.3   Steuerung und Regelung

1.3.1   Steuerung

Unter Steuerung versteht man eine Verkettung von Umständen und Verstelleinrichtungen, die dazu führen, daß ein oder mehrere Eingangsgrößen (Steuerbefehle) eine genau definierte Wirkung auf in der Regel eine Ausgangsgröße (Endzustand, Steuerwirkung) der Kette ausüben. Der Ablauf des Vorgangs wird nur von den Steuerbefehlen bestimmt, eine Rückmeldung der Wirkungen ist bei einer Steuerung nicht vorgesehen (offener Wirkungsablauf).

Man unterscheidet:

Zeitpunktsteuerungen: Steuerbefehl wird zu definierten Zeitpunkten oder in einem bestimmten Takt ausgelöst (Schaltuhr) und

Kausalsteuerungen: ursachenabhängig, z.B. manuelle Bedienung, Programmsteuerung, Sicherungen.

Beispiel: Zeitplangesteuerte Bewässerungsanlage

Skizze

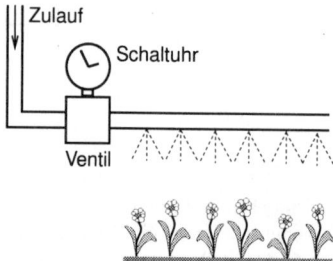

Blockschaltbild

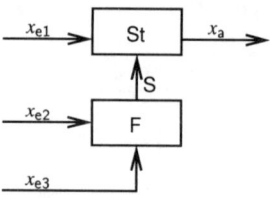

x_{e1}: ungesteuerter Energie- bzw. Massenzufluß (hier: Wasserzulauf)

x_{e2}: Führungsgröße (hier Zeitablauf $\Rightarrow$ Zeitplansteuerung)

x_{e3}: Führungsdaten, Steuerbefehl (hier Schaltmarken der Uhr)

x_a: gesteuerter Energie- bzw. Massenfluß, Steuerwirkung (hier Bewässerungsfluß)

F: Führungsglied (hier Schaltuhr)

S: Stellgröße (hier z.B. Strom für Ventilmotor)

St: Stellglied (hier Ventil)

Das Blockschaltbild einer Steuerung besteht ganz allgemein aus drei Elementen:

- Eingangsgröße x_e
- Übertragungsglieder Ü
- Ausgangsgröße x_a

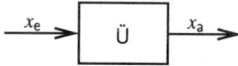

Bei verketteten Übertragungsgliedern ist die Ausgangsgröße eines Glieds die Eingangsgröße des folgenden Glieds. Ein Übertragungsglied kann mehrere Eingangsgrößen (auch Störgrößen S) zu in der Regel nur einer Ausgangsgröße verarbeiten.

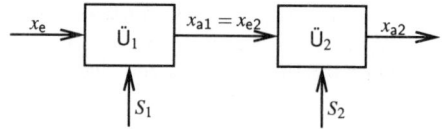

1.3.2   Regelung

Bei der Regelung liegt ein geschlossener Wirkungsablauf vor: Im Gegensatz zur Steuerung gibt es bei der Regelung eine Rückmeldung über den Zustand (Istwert) der zu regelnden Größe (Regelgröße RG) und einen Vergleich zwischen dem Istwert (der Regelgröße) und dem Sollwert (der Führungsgröße F). Vom Ergebnis dieses Vergleichs hängt der weitere Ablauf des Regelvorgangs ab. Bei zu großer Regelabweichung leitet der Regler R selbsttätig eine Korrektur ein.

Beispiel: geregelte Bewässerungsanlage. Es soll nur dann Wasser abgegeben werden, wenn die Bodenfeuchtigkeit unter einen bestimmten Grenzwert absinkt.

Skizze

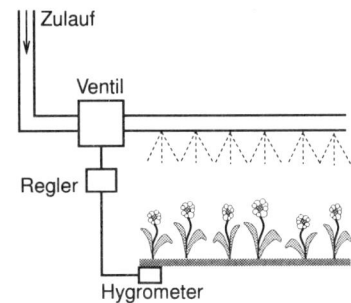

Blockschaltbild

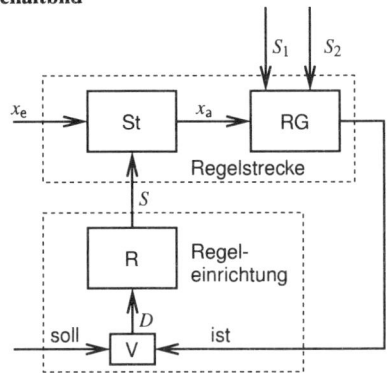

x_e: Energie- bzw. Massenzufluß (hier Wasserzulauf)

x_a: geregelter Energie- bzw. Massenfluß, Regelwirkung (hier Bewässerungsfluß)

S: Stellgröße (hier z.B. Strom für Ventilmotor)

St: Stellglied (hier Ventil)

RG: Regelgröße (hier Bodenfeuchtigkeit)

R: Regler

V: Vergleichsstelle (hier: $D = $ ist $-$ soll)

D: Regelabweichung

soll: Sollwert der Führungsgröße (hier Feuchtigkeit)

ist: Istwert der Regelgröße (hier augenblickliche Bodenfeuchtigkeit)

S_1, S_2: Störgrößen (z.B. Regen, Sonnenschein)

1.3.3 Verhalten von Regelsystemen

Unter dem Übertragungsverhalten der Glieder eines Regelkreises versteht man den zeitlichen Verlauf der Ausgangsgröße x_a als Reaktion auf genormte Eingangssignale x_e.

Insbesondere interessiert häufig das Übertragungsverhalten des Reglers selbst, also die Funktion der Stellgröße S in Abhängigkeit von der Regelabweichung d.

Man unterscheidet drei Grundtypen des Übertragungsverhaltens:

$$S = f(D)$$

proportional:

$$S = k_P \cdot D$$

(k_P: Verstärkungsfaktor)

differential:

$$S = k_d \cdot \frac{dD}{dt}$$

($k_d = k_P \cdot T_V$, T_V: Vorhaltezeit)

integral:

$$S = k_I \cdot \int D \cdot dt$$

($k_I = \frac{k_P}{T_N}$, T_N: Nachstellzeit)

und Kombinationen aus ihnen; z.B.

$$S = k_P \cdot D + k_d \cdot \frac{dD}{dt}$$

Es vergeht stets eine gewisse Zeit zwischen der Ankunft des x_e-Signals und dem Beginn des x_a-Signals. Dieser Zeitunterschied heißt Totzeit T_t. Das Ausgangssignal ist dann um T_t gegenüber dem Eingangssignal verschoben:

$$x_a(t) = f(x_e(t - T_t))$$

1.3.4 Konstanthaltung

Bei vielen technischen Prozessen wird gefordert, daß bestimmte Regelgrößen innerhalb definierter Grenzen konstant gehalten werden. Hier liegt der Einsatzbereich der Regelungstechnik.

Physikalische Größen können jedoch oft auch ohne Einsatz eines Regelsystems konstant gehalten werden, z.B.

- die Temperatur einer siedenden Flüssigkeit,

- die Temperatur eines Eis-Wasser-Gemisches,

- der Pegelstand einer Flüssigkeit in einem Überlaufgefäß.

2 Mechanik

2.1 Bewegungen

2.1.1 Bezugssysteme, Bewegungsarten

Unter der Bewegung eines Körpers versteht man die Änderung seiner räumlichen Lage mit der Zeit. Verändert ein Körper eine bestimmte Zeit lang seine Lage nicht, so befindet er sich im Zustand der Ruhe. Bei der Feststellung, ob sich ein Körper im Zustand der Bewegung oder der Ruhe befindet, können verschiedene Beobachter zu unterschiedlichen Ergebnissen kommen. Dazu zwei Beispiele:

1. A steht auf dem Bahnsteig und sieht B nach, der in seinem Abteil am Fenster des abfahrenden Zugs steht. A wird sich der zunehmenden Entfernung von B bewußt, B bewegt sich also von ihm fort. Der Reisende C, der sich im selben Abteil wie B aufhält, kann dagegen keine Bewegung von B feststellen.

2. A steht diesmal auf dem Jahrmarkt und beobachtet B, der sich in der Mitte auf einer langsam rotierenden Drehscheibe befindet. Die Entfernung zwischen den beiden ändert sich zwar nicht, aber A stellt dennoch eine Bewegung von B fest, dessen Drehung um seine Achse. C dagegen, der mit B auf die Scheibe geklettert ist, kann wieder keine Bewegung von B feststellen.

Wie man sieht, ist zur Beschreibung der Lageänderung eines Körpers ein Bezugssystem nötig, von dem aus die Beobachtung erfolgt. Erst wenn man sich für ein Bezugssystem entschieden hat, kann eine Bewegung relativ zu diesem System beschrieben werden. Dabei unterscheidet man grundsätzlich zwei Bewegungsarten:

Translation: geradlinige Bewegung, alle Punkte eines Körpers bewegen sich auf parallelen Bahnen um eine Strecke $\Delta\vec{s}$.

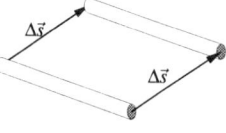

Rotation: Drehbewegung eines Körpers um eine im Bezugssystem ruhende (raumfeste) Achse um einen Winkel $\Delta\phi$.

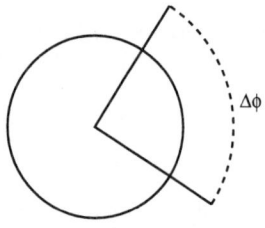

Aus diesen beiden Grundarten der Bewegung läßt sich jede beliebige Bewegung zusammensetzen. Translation

und Rotation werden mathematisch gleich behandelt. In Formeln und graphischen Darstellungen werden lediglich unterschiedliche Symbole verwendet. Die einander entsprechenden Größen werden deshalb in den folgenden Abschnitten parallel behandelt.

2.1.2 Geschwindigkeit, Winkelgeschwindigkeit

$$\text{Geschwindigkeit} = \frac{\text{zurückgelegter Weg}}{\text{benötigte Zeit}}$$

$$v = \frac{\Delta s}{\Delta t} \quad \left[\frac{\text{m}}{\text{s}}\right]$$

bzw.

$$\text{Winkelgeschwindigkeit} = \frac{\text{Winkeländerung}}{\text{benötigte Zeit}}$$

$$\omega = \frac{\Delta\phi}{\Delta t} \quad \left[\frac{1}{\text{s}}\right]$$

Die Position eines Körpers am Anfang (t_1, s_1) und am Ende (t_2, s_2) einer Beobachtung genügen nicht zur vollständigen Beschreibung der beobachteten Bewegung. Mit Hilfe dieser Eckdaten kann lediglich die Durchschnitts(winkel)geschwindigkeit im Beobachtungszeitraum angegeben werden. Führt der Körper in gleichen Zeitabschnitten immer gleiche Positionsänderungen durch, so bewegt er sich mit konstanter (Winkel-) Geschwindigkeit. Man spricht von einer gleichförmigen (Kreis-) Bewegung, die graphisch so dargestellt wird:

Weg-Zeit-(s-t-)Diagramm

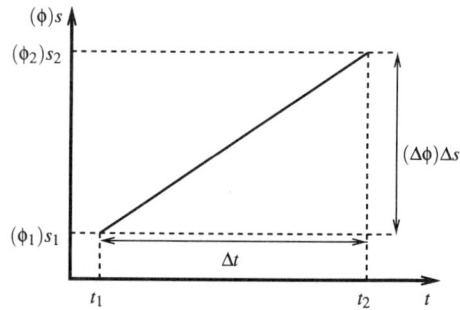

Geschwindigkeits-Zeit-(v-t-)Diagramm

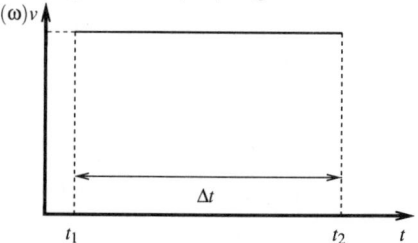

2.1.3 Beschleunigung, Winkelbeschleunigung

Ändert sich die (Winkel-) Geschwindigkeit während der Beobachtung, so spricht man von einer ungleichförmigen oder beschleunigten Bewegung. Bei konstanter (gleichmäßiger) Beschleunigung gilt:

$$\text{Beschleunigung} \quad = \quad \frac{\text{Änderung der Geschwindigkeit}}{\text{benötigte Zeit}}$$

$$a \quad = \quad \frac{\Delta v}{\Delta t} \quad \left[\frac{m}{s^2}\right]$$

bzw.

$$\text{Winkelbeschleunigung} \quad = \quad \frac{\text{Änderung der Winkelgeschw.}}{\text{benötigte Zeit}}$$

$$\alpha \quad = \quad \frac{\Delta \omega}{\Delta t} \quad \left[\frac{1}{s^2}\right]$$

v-(ω-)t-Diagramm

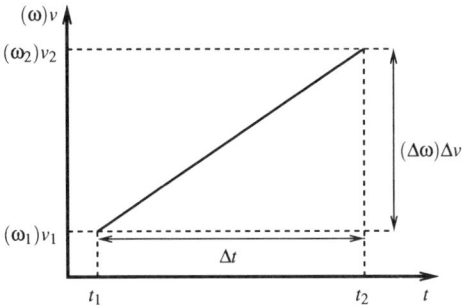

a-(α-)t-Diagramm

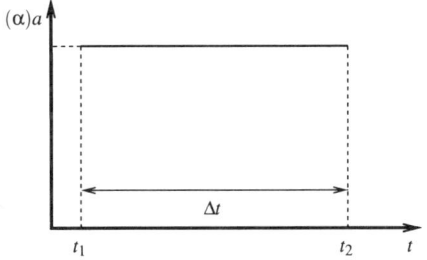

Bei ungleichmäßiger (Winkel-)Beschleunigung können mit den oben genannten Gleichungen wieder lediglich die entsprechenden Mittelwerte im Beobachtungszeitraum bestimmt werden.

2.1.4 Allgemeiner Zusammenhang: Weg–Geschwindigkeit–Beschleunigung bzw. Winkel–Winkelgeschwindigkeit–Winkelbeschleunigung

Momentanwerte (zum Zeitpunkt t) einer Größe X erhält man nur, wenn die funktionale Abhängigkeit $X = f(t)$

bekannt ist, z.B. in Form einer Gleichung, einer Tabelle oder einer graphischen Darstellung.

Gegeben sei der Weg s eines Körpers in Abhängigkeit von der Zeit t:

$$s = f(t)$$

dann ergibt sich seine Geschwindigkeit aus der Ableitung dieser Funktion :

$$v = \dot{f}(t) = \frac{ds}{dt} = \dot{s}$$

eine weitere Ableitung nach der Zeit ergibt die Beschleunigung des Körpers:

$$a = \ddot{f}(t) = \frac{dv}{dt} = \frac{d^2s}{dt^2} = \ddot{s}$$

Entsprechend gilt für die Kreisbewegung: bei gegebener Winkelfunktion:

$$\phi = f(t)$$

ergibt sich die Winkelgeschwindigkeit aus:

$$\omega = \dot{f}(t) = \frac{d\phi}{dt} = \dot{\omega}$$

und die Winkelbeschleunigung aus:

$$\alpha = \ddot{f}(t) = \frac{d\omega}{dt} = \frac{d^2\phi}{dt^2} = \ddot{\omega}$$

Graphische Bedeutung (vgl. dazu auch II 1.2): Im Weg-(Winkel)-Zeit-Diagramm wirkt sich eine (Winkel-) Beschleunigung durch eine Krümmung des Graphen aus. Die Steigung in jedem einzelnen Punkt der Kurve gibt die Momentan(winkel)geschwindigkeit wieder.

Im (Winkel-) Geschwindigkeits-Zeit-Diagramm gibt die Steigung der Kurve im jedem Punkt die Momentan(winkel)beschleunigung wieder. Beispiele zur graphischen Darstellung und Auswertung:

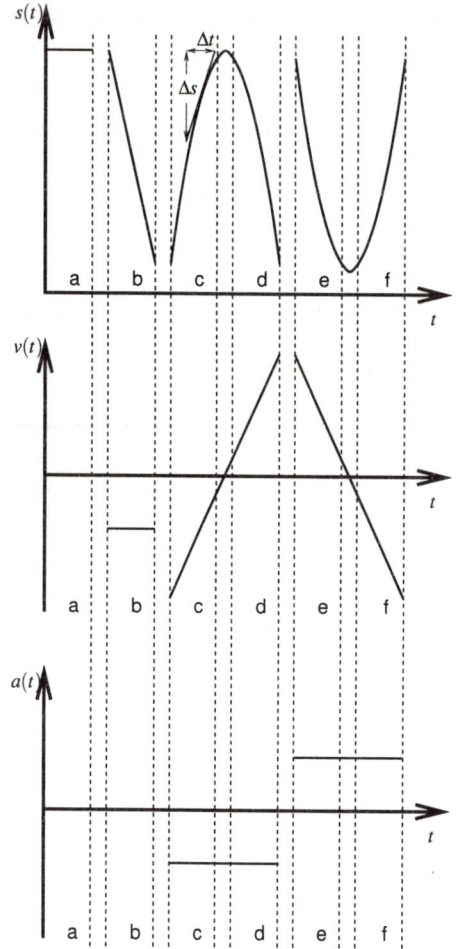

a: ruhender Körper (keine Ortsveränderung)

b: gleichförmige Bewegung (negative Orientierung)

c: gleichmäßige Beschleunigung (negative Orientierung)
Verzögerung der absoluten Geschwindigkeit (Betrag);
Kurve im s-t-Diagramm wird mit der Zeit flacher.

d: gleichmäßige Beschleunigung (negative Orientierung)
Achtung: Steigung der absoluten Geschwindigkeit
(Kurve im s-t-Diagramm wird mit der Zeit steiler.)

e: gleichmäßige Beschleunigung (positive Orientierung)
Achtung: Verzögerung der absoluten Geschwindigkeit
(Kurve im s-t-Diagramm wird mit der Zeit flacher.)

f: gleichmäßige Beschleunigung (positive Orientierung)
Steigung der absoluten Geschwindigkeit (Kurve im s-
t-Diagramm wird mit der Zeit steiler.)

Bestimmung der Momentangeschwindigkeit (zur Zeit
t): $v = \frac{ds}{dt}$ (Steigung im s-t-Diagramm)

Bestimmung der mittleren Geschwindigkeit (Durch-
schnittsgeschwindigkeit): $\bar{v} = \frac{\Delta s}{\Delta t}$

2.1.5 Geradlinige Bewegungen, einfache Ge-setze

Gleichförmige Bewegung: Das Weg-Zeit-Gesetz lautet

$$s = v \cdot t + s_0$$

Dies ergibt im s-t-Diagramm eine Gerade. s_0 ist der Ort,
v_0 die Geschwindigkeit zu Beginn des Beobachtungszeitraums ($t = 0$).

Gleichmäßige Beschleunigung: Das Weg-Zeit-Gesetz
lautet

$$s = \frac{1}{2} \cdot a \cdot t^2 + v_0 \cdot t + s_0$$

Dies ergibt im s-t-Diagramm eine Parabel, und das
Geschwindigkeits-Zeit-Gesetz ist dann

$$v = a \cdot t + v_0$$

was im v-t-Diagramm eine Gerade ergibt.

2.1.6 Rotationsbewegungen

Analog zu den linearen Bewegungen gilt für die

Gleichförmige Kreisbewegung: Winkel-Zeit-Gesetz:

$$\phi = \omega \cdot t + \phi_0$$

Im ϕ-t-Diagramm ergibt dies eine Gerade.

Gleichmäßige Winkelbeschleunigung: Winkel-Zeit-
Gesetz:

$$\phi = \frac{1}{2} \alpha \cdot t^2 + \omega_0 \cdot t + \phi_0$$

ϕ_0: Winkel zu Beginn des Beobachtungszeitraums

ω_0: Winkelgeschwindigkeit zu Beginn des Beobachtungszeitraums

Dies ergibt im ϕ-t-Diagramm eine Parabel. Das
Winkelgeschwindigkeit-Zeit-Gesetz lautet hier

$$\omega = \alpha \cdot t + \omega_0$$

und ergibt eine Gerade im ω-t-Diagramm.

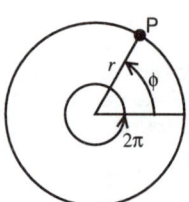

Der Punkt P soll eine gleichförmige Kreisbewegung ausführen. Ein vollständiger Umlauf entspricht dabei 360° oder 2π. Die dafür benötigte Zeit ist die Periodendauer T. Seine Winkelgeschwindigkeit ($\frac{\text{Winkeländerung}}{\text{Zeit}}$) beträgt also

$$\omega = \frac{2 \cdot \pi}{T} = 2\pi\nu$$

Dabei ist die Frequenz

$$\nu = \frac{1}{T} \quad \left[\frac{1}{s} = 1\,\text{Hz} \quad (\text{Hertz})\right]$$

$\omega = 2\pi\nu$ wird auch Kreisfrequenz genannt.

Der von P während einer Periodendauer T zurückgelegte Weg entspricht dem Kreisumfang $U = 2\pi r$. Seine Geschwindigkeit auf dieser Kreisbahn heißt Kreisbahngeschwindigkeit oder Umfangsgeschwindigkeit v_U. Es gilt

$$v_U = \frac{\Delta s}{\Delta t} = \frac{2\pi r}{T} = \omega \cdot r$$

Bei einer gleichförmigen Kreisbewegung ist die Kreisfrequenz und damit auch die Umfangsgeschwindigkeit vom Betrag her konstant. Der umlaufende Punkt ändert aber seine Bewegungsrichtung ständig. Er wird senkrecht zu seiner Bewegungsrichtung beschleunigt. Diese hier zum Drehzentrum gerichtete Radialbeschleunigung heißt Zentripetalbeschleunigung

$$a_r = \frac{v_U^2}{r} = \frac{(\omega \cdot r)^2}{r} = r \cdot \omega^2$$

2.1.7 Vektoren bei linearen Bewegungen

Geschwindigkeit und Beschleunigung sind vektorielle Größen. Zu ihrer vollständigen Beschreibung sind Betrag und Richtung nötig. Um der vektoriellen Darstellung einer Bewegung formal gerecht

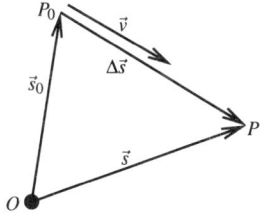

zu werden, führt man zusätzlich einen sogenannten Ortsvektor $\vec{s}$ ein. Er stellt anschaulich Blickrichtung und Entfernung vom Beobachter (z.B. vom Koordinatenursprung O) zum Ort des Geschehens dar. Eine gleichförmige lineare Bewegung von P_0 nach P kann z.B. wie in der beistehenden Skizze dargestellt werden.

$\vec{s}_0$: Ortsvektor zum Punkt P_0

$\vec{s}$: Ortsvektor zum Punkt P

$\vec{v}$: Geschwindigkeitsvektor

$\Delta\vec{s} = \vec{v} \cdot t$: zurückgelegter Weg

Die Gleichungen aus I 2.1.5 haben in vektorieller Darstellung die Form

$$\vec{s} = \vec{s}_0 + \vec{v} \cdot t$$
$$\vec{s} = \vec{s}_0 + \vec{v} + \frac{1}{2} \cdot \vec{a} \cdot t^2$$
$$\vec{v} = \vec{v}_0 + \vec{a} \cdot t$$

2.1.8 Vektoren bei Rotationsbewegungen

Die gleichförmige Kreisbewegung eines Punktes P um ein Drehzentrum O kann mit Vektoren wie in der beistehenden Skizze dargestellt werden.

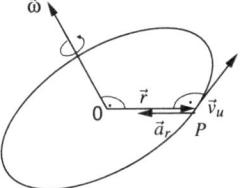

$\vec{r}$: Ortsvektor zum Punkt P

$\vec{\omega}$: Winkelgeschwindigkeitsvektor

$\vec{v}_u$: Vektor der Umfangsgeschwindigkeit

$\vec{a}_r$: Vektor der Radialbeschleunigung

$\vec{\omega}$ stellt anschaulich die Achse der Drehbewegung dar und zeigt in die Bewegungsrichtung einer rechtsdrehenden Schraube (vgl. Rechte-Hand-Regel, II 1.5). $\vec{r}$ und $\vec{a}_r$ sind entgegengesetzt orientiert und haben deshalb verschiedene Vorzeichen. Die Gleichungen aus I 2.1.6 haben in vektorieller Darstellung die Form

$$\vec{\phi} = \vec{\phi}_0 + \vec{\omega} \cdot t$$
$$\vec{\phi} = \vec{\phi}_0 + \vec{\omega}_0 \cdot t + \frac{1}{2} \cdot \alpha \cdot t^2$$
$$\vec{\omega} = \vec{\omega}_0 + \vec{\alpha} \cdot t$$
$$\vec{v}_u = \vec{\omega} \times \vec{r}$$
$$\vec{\omega} = \vec{r} \times \vec{v}_u$$
$$\vec{a}_r = -\vec{r} \cdot \omega^2$$

(Vektor bzw. Skalarprodukt siehe II 1.5)

2.1.9 Vektorielle Überlagerung von Bewegungen

Mehrere einfache Bewegungen lassen sich zu jeder beliebigen Bewegung zusammensetzen. Die Vektoren der einzelnen Komponenten werden einfach addiert. Ein Ball, der z.B. von einem Tisch rollt, behält seine waagrechte Geschwindigkeitskomponente bei, der aber eine entsprechend der Erdbeschleunigung g ständig wachsende senkrechte Komponente überlagert wird. Der Ball beschreibt eine Parabelbahn.

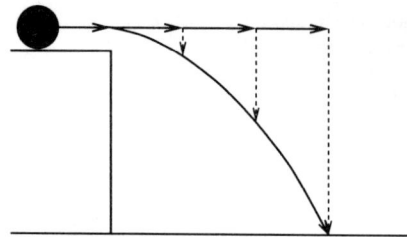

2.1.10   Zeitabhängige Vorgänge

Der Wert physikalischer Größen ist oft zeitlich nicht konstant. Man spricht dann von einer zeitabhängigen Größe und schreibt für eine Größe A:

$$A(t)$$

um die Zeitabhängigkeit anzudeuten.

Gibt es eine gewisse Zeitspanne (Periode) T, nach der sich die Zeitabhängigkeit wiederholt, also

$$A(t + T) = A(t)$$

für jedes beliebige t gilt, so spricht man von einem periodischen Vorgang mit der Periode T (z.B. Lichtblitze eines Stroboskops, Arbeitstakte einer Maschine.); gibt es eine solche Periode nicht, so ist der Vorgang aperiodisch.

Der Kehrwert der Periode ist die Frequenz:

$$\nu = \frac{1}{T}$$

Läßt sich der Vorgang sogar in Form einer Sinusfunktion schreiben:

$$A(t) = A_0 \cdot \sin(\omega \cdot t + \phi)$$

so spricht man von einem harmonischen Vorgang oder einer harmonischen Schwingung (z.B. die Höhenänderung einer Kabine an einem gleichförmig rotierenden Riesenrad). Die Periode einer solchen Schwingung ist

$$T = \frac{2\pi}{\omega}$$

Harmonische Schwingungen aller Art können sich störungsfrei überlagern. Das Ergebnis ist die Summe aller Einzelauslenkungen zu jedem Zeitpunkt. Bei der Überlagerung von zwei harmonischen Schwingungen gleicher Frequenz bzw. Schwingungsdauer entsteht wieder eine harmonische Schwingung mit derselben Frequenz. Zwei harmonische Schwingungen gleicher Frequenz und gleicher Amplitude können sich gegenseitig auslöschen, wenn sie in derselben Schwingungsebene liegen und gegeneinander eine Phasenverschiebung von π bzw. eine Zeitverschiebung von $T/2$ aufweisen.

Überlagerung

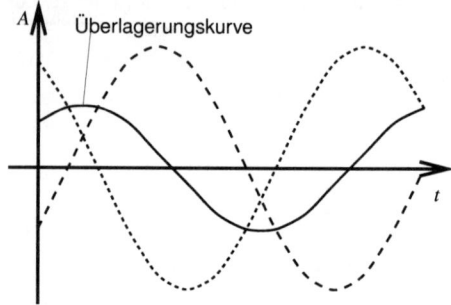

Auslöschung

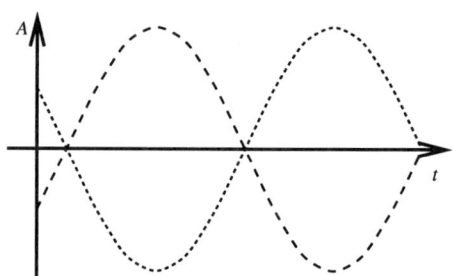

Überlagerung (geringfügig unterschiedliche Periode)

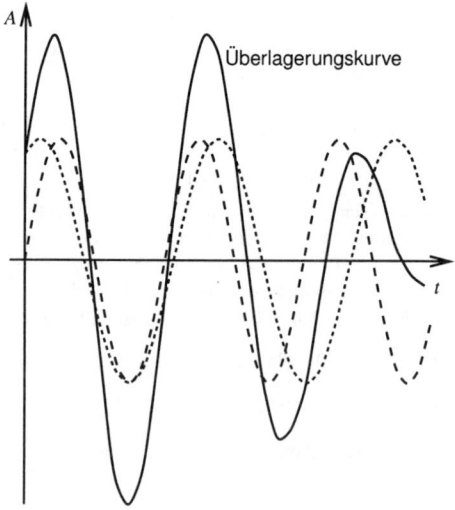

Schwebung

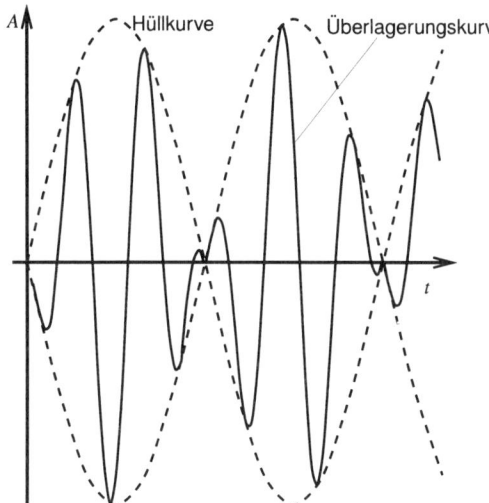

Die Überlagerung zweier Schwingungen unterschiedlicher Frequenz ν_1 und ν_2 ergibt einen Vorgang (Amplitude ändert sich periodisch), dessen Periode T das kleinste gemeinsame ganzzahlige Vielfache der Perioden T_1 und T_2 ist. Ist das Verhältnis $\frac{\nu_1}{\nu_2}$ nicht rational (als Bruch zweier ganzer Zahlen darstellbar), so wird T unendlich, was einem aperiodischen Vorgang entspricht. Unterscheiden sich die Frequenzen ν_1 und ν_2 nur geringfügig voneinander, so nennt man den entstehenden periodischen Vorgang eine Schwebung.

Bei der Überlagerung von zwei zueinander senkrechten harmonischen Schwingungen gleicher Frequenz

$$A_x(t) = A_{x,0} \cdot \sin(\omega \cdot t + \phi_x)$$
$$A_y(t) = A_{y,0} \cdot \sin(\omega \cdot t + \phi_y)$$

entstehen in der A_x-A_y-Ebene ellipsenförmige Umlaufbahnen, die je nach Amplitudenverhältnis

$$\frac{A_{x,0}}{A_{y,0}}$$

und gegenseitiger Phasenverschiebung

$$\phi_x - \phi_y$$

zu Kreisen

$$\frac{A_{x,0}}{A_{y,0}} = 1$$
$$\phi_x - \phi_y = \frac{\pi}{2}$$

oder linearen Schwingungen

$$\phi_x - \phi_y = 0$$

entarten können.

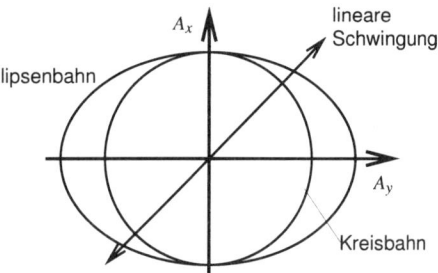

2.2   Kraft und Drehmoment

2.2.1   Kräfte

Die mechanische Wirkung von Kräften zeigt sich in der Verformung oder der Beschleunigung von Körpern. Bezüglich ihres Ursprungs unterscheidet man u.a.

- Gravitationskräfte (vgl. I 2.2.2)
- mechanische Kräfte (z.B. Federkraft, Reibungskraft)
- elektrische Kräfte (z.B. Coulombkraft, vgl. I 4.1.2ff)
- magnetische Kräfte (z.B. zwischen Magnetpolen, vgl. I 4.5.1ff).

Kräfte sind vektorielle Größen. Dazu zwei Beispiele:

- Überlagerung der Kräfte $\vec{F}_1$ und $\vec{F}_2$ zur resultierenden Kraft $\vec{F}_r$. Ein frei beweglicher Körper wird sich in Richtung dieser Resultierenden bewegen.

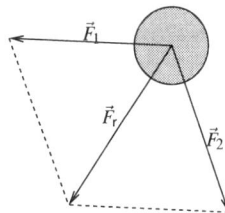

- Zerlegung der Gewichtskraft in die Komponenten Normalkraft und Hangabtrieb (Körper auf einer schiefen Ebene).

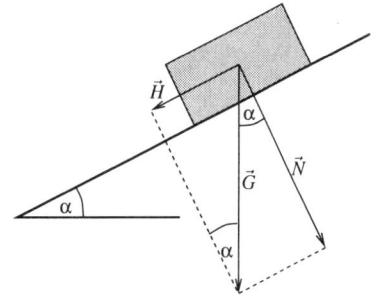

$\vec{G}$: Gewichtskraft des Körpers

$\vec{N}$: Normalkraft, mit dieser Kraft drückt der Körper auf die Unterlage (schiefe Ebene).

$\vec{H}$: Hangabtrieb, diese Kraft muß kompensiert werden, wenn ein Abrutschen des Körpers verhindert werden soll.

α: Neigungswinkel der schiefen Ebene.

Die Beziehungen zwischen den Beträgen von Gewicht G, Normalkraft N und Hangabtrieb H ergeben sich mit den trigonometrischen Funktionen zu

$$N = G \cdot \cos \alpha$$
$$H = G \cdot \sin \alpha$$

2.2.2 Newtonsche Axiome, Gravitationsgesetz

Die grundsätzlichen Erfahrungen mit Kräften und ihren Wirkungen sind in den Newtonschen Axiomen zusammengefaßt:

1. Trägheitsprinzip: Ein Körper, der sich im Zustand der Ruhe oder der gleichförmigen Bewegung befindet ($\vec{v} = $ const, $\vec{a} = 0$), behält diesen Zustand bei, wenn er nicht durch äußere Kräfte gezwungen wird, ihn zu ändern.

2. Aktionsprinzip: Greift an einem frei beweglichen Körper mit der Masse m eine äußere Kraft $\vec{F}$ an, so erfährt der Körper eine der Kraft $\vec{F}$ proportionale Beschleunigung $\vec{a} = \vec{F}/m$. Die angreifende äußere Kraft ergibt sich also aus Masse mal Beschleunigung

$$\vec{F} = m \cdot \vec{a} \quad \left[1\,\text{kg} \cdot \frac{\text{m}}{\text{s}^2} = 1\,\text{N (Newton)} \right]$$

3. Reaktionsprinzip: Eine Kraft $\vec{F}_1$ tritt nie isoliert auf. Sie kann nur zusammen mit einer dem Betrag nach gleichen, aber entgegengesetzt wirkenden Kraft $\vec{F}_2$ auftreten. Es gilt dann $F_1 = F_2$ bzw. $\vec{F}_1 = -\vec{F}_2$ (actio = reactio).

Achtung: Zwei Kräfte, die einen Körper im Gleichgewicht halten, heißen Kompensationskräfte und sind nicht actio und reactio im Sinne des 3. Axioms. Actio und reactio wirken immer zwischen verschiedenen Körpern. Beispiele:

- Kraft auf eine Feder und deren Rückstellkraft

- Kraft auf freibewegliche Körper und dessen Trägheitskraft (Widerstand gegen die Beschleunigung der Masse)

- Anziehende bzw. abstoßende Kräfte zwischen zwei Körpern.

Eine elementare Kraftursache ist die Gravitation (Massenanziehung). Zwei Körper der Massen m_1 und m_2, deren Schwerpunkte voneinader den Abstand r haben, ziehen sich gegenseitig mit der Kraft $\vec{F}$ an. Dabei gilt (Newtonsches Gravitationsgesetz):

$$|\vec{F}| = F = f \cdot \frac{m_1 \cdot m_2}{r^2}$$

($f = 6{,}673 \cdot 10^{-11}\,\text{N}\,\text{m}^2\,\text{kg}^{-2}$ ist die Gravitationskonstante.)

2.2.3 Kräfte und Bewegungen

Ein Körper ändert seinen Bewegungszustand nur, wenn eine beschleunigende Kraft $\vec{F}$ (actio) auf ihn wirkt (Trägheitsprinzip). Diese Kraft muß die Massenträgheit (reactio) des Körpers überwinden, die der Änderung des Bewegungszustandes, d.h. der Beschleunigung $\vec{a}$ entgegenwirkt. Es gilt:

$$\vec{F} = m \cdot \vec{a}$$

Erdanziehung: Wirkt zwischen einem Körper und der Erde nur die Gravitation, so spricht man vom freien Fall. Dabei ziehen sich Körper (m_K) und Erde (m_E) entsprechend dem Gravitationsgesetz mit der Kraft $\vec{F}$ an. Mit dem Erdradius r_E als Abstand gilt

$$F = \frac{f \cdot m_E}{r_E^2} \cdot m_K = g \cdot m_K$$
$$g = 9{,}81 \frac{\text{m}}{\text{s}^2} \quad \text{(Normwert)}$$

Die Größe g ist (am selben Ort der Erde) für alle Körper gleich und heißt Erdbeschleunigung. Die Kraft, mit der ein Körper von der Erde angezogen wird, nennt man sein Gewicht $\vec{G}$. Damit ergibt sich als Sonderfall von $\vec{F} = m \cdot \vec{a}$ die Gewichtskraft

$$G = m \cdot g$$

Zentrifuge: Ein Körper der Masse m, der sich gleichförmig auf einer Kreisbahn bewegt, erfährt eine Radialbeschleunigung a_r, die im mitrotierenden Bezugssystem zum Drehzentrum hin gerichtet ist (Zentripetalbeschleunigung, vgl. auch I 2.1.6). Auf den Körper wirkt demnach eine ebenfalls vom Drehzentrum weg gerichtete Zentrifugalkraft

$$F_z = m \cdot a_r = m \cdot r \cdot \omega^2$$

(r: Bahnradius, ω: Kreisfrequenz) Zentrifugal- und Zentripetalkraft sind Aktio und Reaktio im Sinne des Reaktionsprinzips.

Vorrichtungen, in denen mit Hilfe einer Kreisbewegung hohe Beschleunigungswerte erreicht werden können, heißen Zentrifugen.

Anwendungen: Simulation großer „Schwerkräfte", Beschleunigung von Sedimentationsvorgängen.

2.2.4 Drehmoment und Hebelgesetz

Greifen an einen um eine Achse drehbar gelagerten Körper Kräfte an, so erweist sich der Begriff des Drehmoments als hilfreich. Es ist definiert als das Vektorprodukt aus der angreifenden Kraft $\vec{F}$ und dem Hebel $\vec{H}$, an dem es angreift. Der Hebel ist hierbei die Senkrechte von dem Punkt, in dem die Kraft angreift, auf die Drehachse, mit negativem Vorzeichen.

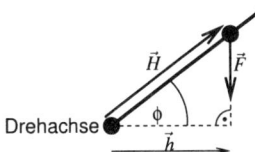

Hier ist $\vec{h}$ die Komponente von $\vec{H}$, die senkrecht auf der angreifenden Kraft steht. Der Betrag des angreifenden Drehmomentes $\vec{M}$ ergibt sich dann als das Produkt der Beträge von $\vec{h}$ und $\vec{F}$

$$
\begin{aligned}
\vec{M} &= \vec{H} \times \vec{F} \\
M &= h \cdot F \\
&= H \cdot F \cdot \sin\phi
\end{aligned}
$$

Die Summe aller Drehmomente bezüglich eines Punktes ergibt das resultierende Drehmoment (Vektoraddition, vgl. I 2.2.1). Ein System (z.B. Balkenwaage) befindet sich im Momentengleichgewicht, wenn das resultierende Moment verschwindet ($M_{\text{res}} = 0$).

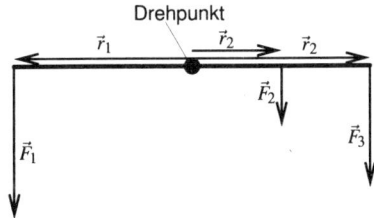

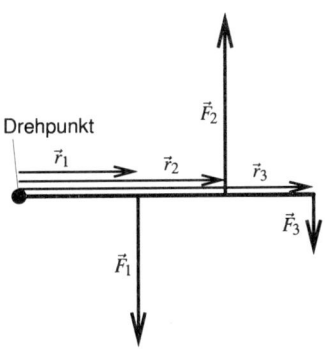

Die Gleichgewichtsbedingung ist in beiden Beispielen dieselbe:

$$
\begin{aligned}
r_1 \cdot F_1 - r_2 \cdot F_2 - r_3 \cdot F_3 &= 0 \\
\text{oder:} \quad r_1 \cdot F_1 &= r_2 \cdot F_2 + r_3 \cdot F_3 \\
\text{oder:} \quad M_1 &= M_2 + M_3
\end{aligned}
$$

Dies ist das Hebelgesetz. Achtung: in Vektorschreibweise (Kreuzprodukt) gilt das Kommutativgesetz nicht. Es ist vielmehr $\vec{r} \times \vec{F} = -\vec{F} \times \vec{r}$.

2.2.5 Reibungskräfte

Bewegt sich ein Körper gegenüber einem anderen, ihn berührenden Körper (Medium), so erfährt er eine Reibungskraft, die seiner Bewegungsrichtung entgegengesetzt ist. Wird diese Reibungskraft nicht von anderen Kräften kompensiert (überwunden), so kommt die Relativbewegung des Körpers schließlich zum Erliegen.

- In Fluiden (Flüssigkeiten oder Gase): Ein Körper, der sich mit der Relativgeschwindigkeit v — bei laminarer (wirbelfreier) Umströmung — in einem Fluid der Viskosität η bewegt, erfährt eine geschwindigkeitsproportionale Reibungskraft F_R. Für eine Kugel mit Radius r gilt nach Stokes

$$ F_R = 6 \cdot \pi \cdot r \cdot v \cdot \eta $$

- Zwischen festen Körpern treten Reibungskräfte auf, die von der Normalkraft $\vec{N}$ abhängen, d.h. von der Kraft, mit der die Körper senkrecht gegeneinander drücken. Proportionalitätsfaktor ist der Reibungskoeffizient f. Allgemein gilt

$$ F_R = f \cdot N $$

Man unterscheidet

Haftreibung: Der Haftreibungskoeffizient f_H ist von Material und Rauhigkeit der aneinander haftenden Oberflächen abhängig.

Gleitreibung: Der Gleitreibungskoeffizient f_G ist ebenfalls von Material und Oberflächenbeschaffenheit der aufeinander gleitenden Körper abhängig. Die Gleitgeschwindigkeit hat keinen wesentlichen Einfluß auf f_G.

Rollreibung: Sie beruht auf der Verformung von rollendem Körper und Untergrund. Der Rollreibungskoeffizient f_R ist von Material und Rauhigkeit der beteiligten Oberflächen und, vor allem bei „weichen" Oberflächen, von der Rollgeschwindigkeit abhängig.

Für das Verhältnis der drei Reibungskoeffizienten gilt bei gleichen Materialpaarungen: $f_H > f_G > f_R$

2.2.6 Verformungen

Kräfte und Momente können neben einer Änderung des Bewegungszustands auch Verformungen an Körpern bewirken. Je nach Angriffsort und -richtung der Kräfte (Momente) kommt es zu einer

Stauchung (Druck)

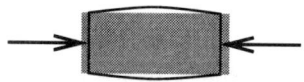

Dehnung (Zug)

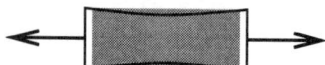

Scherung (Schub)

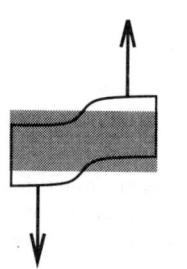

Torsion (Drehung)

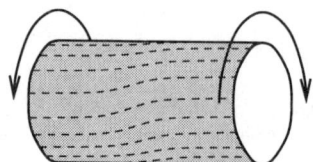

oder Kombination davon. Bezieht man die Druck-, Zug- oder Scherkräfte auf die Querschnittsflächen, in denen sie wirken, so erhält man entsprechende Druck-, Zug- oder Schubspannungen. Allgemein gilt:

$$\text{Spannung} = \frac{\text{Kraft}}{\text{Fläche}} = \frac{F}{A} \quad \left[\frac{N}{m^2}\right]$$

Je nach Richtung der Kraft verwendet man verschiedene Kürzel, z.B. Druck (-spannung) $p = F/A$ oder Zug (-spannung) $\sigma = F/A$.

Elastische Verformung: Der Körper nimmt nach Verschwinden der Kräfte (Momente) seine ursprüngliche Form wieder an.

Plastische Verformung: Der Körper nimmt auch nach Verschwinden der Kräfte (Momente) seine ursprüngliche Form nicht wieder an, sondern behält eine plastische Restverformung.

Steigert man die in einem Körper wirkende Spannung, so verformt er sich zunächst elastisch, wobei die relative Verformung ε der Spannung proportional ist (Hookesches Gesetz). Ab einer bestimmten Grenzspannung, der sogenannten Fließgrenze, ist eine vollständige elastische Rückverformung nicht mehr möglich, es bleibt eine plastische Verformung.

Kennzeichnend für das elastische Verhalten eines Stoffes unter Druck- oder Zugspannung ($\varepsilon = \Delta l/l$) ist sein Elastizitätsmodul E.

Hookesches Gesetz:

$$E = \frac{\sigma}{\varepsilon} = \frac{F}{A} \cdot \frac{l_0}{\Delta l}$$

Daraus ergibt sich für die Kraft, die nötig ist, einen Körper um Δl zu verformen

$$F = \frac{E \cdot A}{l_0} \cdot \Delta l$$
$$\text{oder}: \quad F = D \cdot \Delta l$$

Diese Form des Hookeschen Gesetzes wird u.a. bei der Kraftmessung benutzt (z.B. mit Hilfe der Längenänderung einer Schraubenfeder). Die Federkenngröße D wird meist aus dem Verhältnis der Kraft zur bewirkten Längenänderung bestimmt.

$$D = \frac{F}{\Delta l}$$

Beispiel: Eine Schraubenfeder wird durch eine Kraft von 10 N um 2 cm gedehnt. Dann ist

$$D = \frac{F}{\Delta l} = \frac{10\,N}{2 \cdot 10^{-2}\,m} = 500\frac{N}{m}$$

Die Feder kann nun zur Kraftmessung eingesetzt werden. Dabei gilt

$$F = \Delta l \cdot 500 \, \frac{N}{m}$$

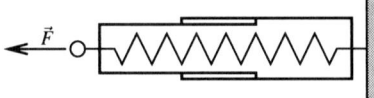

2.3   Energie, Leistung und Impuls

2.3.1   Arbeit

Die mechanische Arbeit W setzt sich zusammen aus der angewandten Kraft (-komponente in Wegrichtung) F und dem zurückgelegten Weg s. Allgemein gilt:

$$W = \int_{s_1}^{s_2} F \, ds \quad [1 \, N \cdot m = 1 \, J \quad (\text{Joule})]$$

Geometrische Deutung: Die Arbeit W entspricht der Fläche unter der Kurve im F-s-Diagramm.

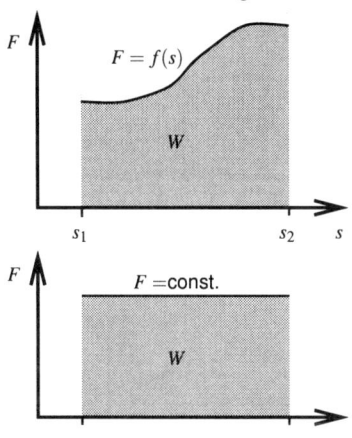

Besonders einfach sind die Verhältnisse, wenn sich die Kraft F über den gesamten Weg Δs nicht ändert.
Für $F = $ const. gilt

$$W = F \cdot \Delta s$$

Bilden Kraft- und Wegrichtung einen Winkel α, so muß die Vektoreigenschaft dieser Größen berücksichtigt werden. Die Arbeit ergibt sich dann aus dem Skalarprodukt $\vec{F} \cdot \Delta \vec{s}$ (vgl. II 1.5). Allgemein gilt:

$$W = \int_{s_1}^{s_2} \vec{F} \cdot d\vec{s} = \int_{s_1}^{s_2} F \cdot \cos\alpha \cdot ds = \int_{s_1}^{s_2} F_{\parallel} \cdot ds$$

für F = const. gilt:

$$W = \vec{F} \cdot \Delta \vec{s} = F \cdot \Delta s \cdot \cos\alpha = F_{\parallel} \cdot \Delta s$$

Beispiele:

1. Arbeit, die nötig ist, um einen Körper der Masse m um den Höhenunterschied Δh zu heben. ($F = G = m \cdot g = $ const., $\Delta s = \Delta h$) Die Hubarbeit ist also:

$$W = F \cdot \Delta s = m \cdot g \cdot \Delta h$$

2. Arbeit, die nötig ist, um einen Körper der Masse m längs einer schiefen Ebene um den Höhenunterschied Δh zu heben:

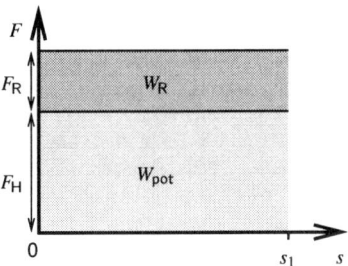

reibungsfrei:

$$
\begin{aligned}
F &= & H & = G \cdot \sin\alpha \\
\Delta s &= & \tfrac{\Delta h}{\sin\alpha} & \\
\Rightarrow W &= & H \cdot \Delta s & = m \cdot g \cdot \sin\alpha \cdot \frac{\Delta h}{\sin\alpha} \\
&= & m \cdot g \cdot h &
\end{aligned}
$$

mit Berücksichtigung der Reibung:

$$
\begin{aligned}
W &= & H \cdot \Delta s + F_R \cdot \Delta s \\
F_R &= & f \cdot N = f \cdot G \cdot \cos\alpha \\
\Rightarrow W &= & m \cdot g \cdot \Delta h + f \cdot g \cdot \cos\alpha \cdot \Delta s \cdot m
\end{aligned}
$$

3. Arbeit, die nötig ist, um einen Körper (z.B. Feder) elastisch zu verformen (vgl. Hookesches Gesetz).

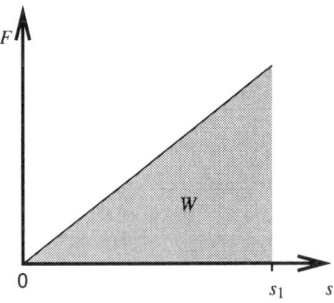

Die nötige Kraft F ist proportional zum Weg der Verformung (vgl. I 2.2.6):

$$\Delta F \quad = \quad D \cdot \Delta s$$

$$W = \int\limits_{0}^{s_1} F\,ds$$

$$= \int\limits_{0}^{s_1} D \cdot s\,ds$$

$$= \frac{1}{2} \cdot D \cdot s_1^2$$

2.3.2 Energie, Arbeit, Wärmemenge

Während eines Hubvorgangs von s_1 nach s_2 um Δh wird einem Körper der Masse m die Arbeit $W = m \cdot g \cdot \Delta h$ zugeführt. Läßt man den Körper wieder in seine Ausgangslage zurückkehren, so gibt er unterwegs die gleiche Arbeit wieder ab. Er hatte also in s_2 gegenüber s_1 ein Arbeitsvermögen gespeichert, das genau dem Aufwand entspricht, der nötig war, um ihn in diese Lage zu bringen. Dieses gespeicherte Arbeitsvermögen nennt man Energie. Man sagt, der Körper besitzt in s_2 gegenüber s_1 die potentielle Energie $E_{pot} = m \cdot g \cdot h$.

Fällt der Körper nun im freien Fall zurück in die Ausgangslage, so ist seine potentielle Energie im Moment des Aufschlags ($h = 0$) verschwunden. In diesem Augenblick hat der Körper durch seinen Fall im Schwerefeld der Erde eine (End-) Geschwindigkeit v erreicht. Seine Arbeitsfähigkeit bzw. Energie findet nun ihren Ausdruck in seiner Geschwindigkeit. Man sagt, er hat jetzt die Bewegungs- bzw. kinetische Energie $E_{kin} = \frac{1}{2}m \cdot v^2$.

Beim Aufprall wird der Körper schlagartig abgebremst und verliert damit auch seine kinetische Energie. Sie wird durch den Aufprall letztendlich vollständig in Wärme umgewandelt. Ein Teil der kinetischen Energie wird bei allen realen mechanischen Vorgängen in Reibungswärme umgewandelt. Sogenannte verlustfreie Vorgänge sind stets idealisiert.

Energie, Arbeit (bzw. Arbeitsvermögen) und Wärme(menge) sind verschiedene Bezeichnungen für die gleiche physikalische Größe.

Energieerhaltungssatz: Energie kann weder aus dem Nichts entstehen noch vernichtet werden. Möglich sind lediglich Umwandlungen zwischen ihren Erscheinungsformen. In einem abgeschlossenen System bleibt die Gesamtenergie konstant (Energiebilanz).

Einige Erscheinungsformen der Energie

Mechanische Arbeit:

$$W_{mech} = \int\limits_{s_1}^{s_2} F \cdot ds$$

Potentielle Energie:

$$E_{pot} = m \cdot g \cdot h$$

Kinetische Energie (Translation):

$$E_{kin} = \frac{1}{2} \cdot m \cdot v^2$$

Deformationsenergie (elastisch):

$$E_{def} = \frac{1}{2} \cdot D \cdot s^2$$

Energie des magnetischen Feldes einer Spule:

$$E_{magn} = \frac{1}{2} \cdot L \cdot I^2$$

Energie des elektrischen Feldes eines Kondensators:

$$E_{el} = \frac{1}{2} \cdot C \cdot U^2$$

Änderung der Wärmeenergie:

$$\Delta Q = c \cdot m \cdot \Delta T$$

Besonders deutlich wird das Energieerhaltungsprinzip bei der Beobachtung von Schwingungen. Hier gehen zwei oder mehr Energieformen periodisch ineinander über. Dazu drei Beispiele:

Federpendel:

$$\frac{1}{2} \cdot D \cdot s^2 + \frac{1}{2} \cdot m \cdot v^2 + m \cdot g \cdot h = E_{ges} = \text{const.}$$

Fadenpendel:

$$\frac{1}{2}m \cdot v^2 + m \cdot g \cdot h = E_{ges} = \text{const.}$$

Elektrischer Schwingkreis:

$$\frac{1}{2} \cdot C \cdot U^2 + \frac{1}{2} \cdot L \cdot I^2 = E_{ges} = \text{const.}$$

2.3.3 Leistung

Unter der mittleren Leistung P versteht man die pro Zeiteinheit Δt umgesetzte Energie ΔE. Allgemein gilt:

$$P = \frac{dE}{dt} \quad \left[1\frac{\text{J}}{\text{s}} = 1\,\text{W (Watt)} \right]$$

$$E = \int\limits_{t_1}^{t_2} P\,dt \quad [1\,\text{J} = 1\,\text{W} \cdot \text{s}]$$

Für zeitlich konstante Leistung ergibt sich:

$$P = \frac{\Delta E}{\Delta t}$$

$$E = P \cdot \Delta t$$

2.3.4 Impuls

Unter dem Impuls $\vec{p}$ eines Körpers versteht man das Produkt aus seiner Masse m und seiner Geschwindigkeit $\vec{v}$. Der Impuls ist eine vektorielle Größe. Die Richtung des Vektors stimmt mit der Richtung des Vektors der entsprechenden Geschwindigkeit überein.

$$\vec{p} = m \cdot \vec{v} \quad \left[\text{kg} \cdot \frac{\text{m}}{\text{s}} \right]$$

bzw.

$$p = m \cdot v$$

Die Kräfte, die bei einer Änderung des Impulses auftreten, erhält man über die zeitliche Ableitung des Impulses:

$$\vec{F} = \frac{d\vec{p}}{dt}$$

Die Impulsänderung Δp in einem Zeitintervall (t_0, t_1) kann demnach auch als Zeitintegral der Kraft (Kraftstoß) dargestellt werden:

$$\Delta \vec{p} = \int_{t_0}^{t_1} \vec{F} \, dt$$

Impulserhaltungssatz: In einem abgeschlossenen System ist der Gesamtimpuls (Summe aller Impulse) zeitlich konstant.

Beispiel: Zentraler Zusammenstoß zweier Kugeln der Masse m_1 und m_2. Die Geschwindigkeiten der Kugeln seien vor dem Stoß $v_{1,\text{v}}$ und $v_{2,\text{v}}$, nach dem Stoß $v_{1,\text{n}}$ und $v_{2,\text{n}}$. Impulserhaltungssatz liefert:

$$\begin{aligned} \vec{p}_{\text{ges,v}} &= \vec{p}_{\text{ges,n}} \\ \vec{p}_{1,\text{v}} + \vec{p}_{2,\text{v}} &= \vec{p}_{1,\text{n}} + \vec{p}_{2,\text{n}} \\ m_1 \vec{v}_{1,\text{v}} + m_2 \vec{v}_{2,\text{v}} &= m_1 \vec{v}_{1,\text{n}} + m_2 \vec{v}_{2,\text{n}} \end{aligned}$$

Vor dem Stoß:

Nach dem Stoß (elastisch):

Vollkommen elastischer Stoß: Die kinetische Energie des Systems bleibt erhalten, keine Umwandlung in andere Energieformen.

Vollkommen unelastischer (plastischer) Stoß: Die vorher separaten Körper bilden nach dem Stoß eine Einheit (z.B. Knetmasse). Ein Teil der ursprünglichen kinetischen Gesamtenergie wird beim plastischen Stoß in andere Energieformen (z.B. Wärme) umgewandelt.

2.4 Mechanik ruhender Flüssigkeiten und Gase (Fluide)

2.4.1 Schweredruck, Stempeldruck

Unter dem Schweredruck versteht man die Gewichtskraft einer „Fluidsäule" bezogen auf ihre Grundfläche.

Beispiel: Eine Wassersäule mit der Grundfläche $A = 1\,\text{m}^2$ und der Höhe $h = 1\,\text{m}$ hat eine Masse von $1\,000\,\text{kg}$ (Volumen $1\,\text{m}^3 = 1\,000\,\text{l}$, Dichte des Wassers $\rho \approx 1\,\text{kg}\,/\,\text{l}$). Daher ist die Gewichtskraft des Wassers

$$G = m \cdot g \approx 1\,000\,\text{kg} \cdot 10\frac{\text{m}}{\text{s}^2} = 10^4\,\text{N}$$

Die Säule erzeugt auf ihrer Grundfläche einen Schweredruck von

$$P = \frac{G}{A} \approx 10^4\,\frac{\text{N}}{1\,\text{m}^2} = 10^4\,\text{Pa}$$

$(1\frac{\text{N}}{\text{m}^2} = 1\,\text{Pa} \quad \text{„Pascal"})$

Der Schweredruck hängt (bei konstantem g) nur von der Dichte ρ des Fluids und der Höhe der Fluidsäule über der Meßstelle ab, nicht von der Form eines Behälters. Bei gleichartigem Inhalt ist der Schweredruck am Boden der vier Gefäße gleich:

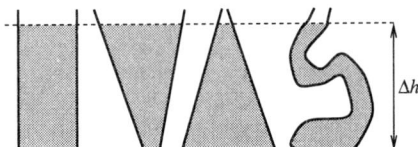

Der Schweredruck inkompressibler Fluide (Flüssigkeiten) wächst proportional mit der Höhe der Fluidsäule bzw. mit der Tiefe unter der Oberfläche bei h_1 (vgl. Diagramm).

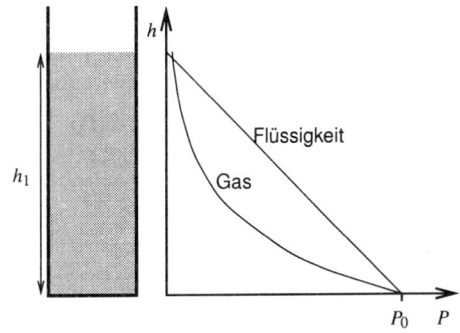

$$p = \rho \cdot g \cdot \Delta h = \rho \cdot g \cdot (h_1 - h)$$

Der Schweredruck kompressibler Fluide (Gase) hat einen exponentiellen Verlauf.

Beispiel: Luftdruck $p = p_0 \cdot e^{-c \cdot h}$ (barometrische Höhenformel)

p_0: Druck in Bezugsebene (z.B. in Meereshöhe: $h = 0$)

c: Konstante, $c = g \frac{\rho_0}{p_0}$

ρ_0: Dichte in Bezugsebene

Unter dem **Stempeldruck** versteht man den Druck, der in einem abgeschlossenen Fluidvolumen entsteht, wenn an einer beliebigen Stelle ein (das Fluidvolumen abschließender) Kolben der Querschnittsfläche A mit der Kraft F auf das Fluid gedrückt wird. Es gilt für den Stempeldruck

$$p_{st} = \frac{F}{A}$$

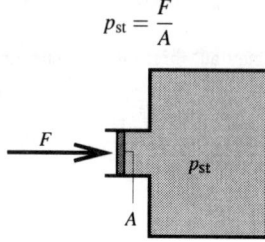

Bei ruhenden Flüssigkeiten werden Schweredruck und Stempeldruck auch unter dem Begriff **hydrostatischer Druck** zusammengefaßt.

Bei der Mischung verschiedener Gase in einem gegebenen Volumen V ist der Gesamtdruck des Gasgemischs gleich der Summe der einzelnen Drücke (**Partialdrücke**), die die jeweiligen Gasmengen im Volumen V ausüben würden (Daltonsches Gesetz):

$$p_{ges} = p_1 + p_2 + p_3 + \dots$$

2.4.2   Druckmessung, Druckmeßgeräte

Bei der Druckmessung handelt es sich grundsätzlich um die Messung einer Druckdifferenz zu einem vorgegebenen Referenzdruck p_r. Der Vergleich mit dem Referenzdruck erfolgt entweder direkt (während der Messung) oder durch ein vorheriges Justieren des Meßgeräts auf den Referenzdruck (z.B. Umgebungsdruck, Atmosphärendruck).

Beispiele:

1. U-Rohr-Flüssigkeitsmanometer

   Ist der Druck über den beiden Schenkeln einer Flüssigkeit im U-Rohr nicht gleich, so bildet sich zwischen den beiden Pegeln eine Höhendifferenz Δh aus. Im Gleichgewicht ist der Druck der Flüssigkeitssäule $\Delta h \cdot \rho \cdot g$ gleich dem Überdruck Δp, der auf die tieferstehende Flüssigkeitsoberfläche wirkt.

   $$p - p_r = \Delta p = \Delta h \cdot \rho \cdot g$$

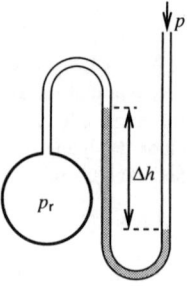

Als Flüssigkeit wird häufig Wasser oder Quecksilber verwendet.

$$\begin{aligned} 1\,\text{mm H}_2\text{O−Säule} &= 9{,}81\,\text{Pa} \\ 1\,\text{mm Hg−Säule} &= 1\,\text{Torr} = 133{,}3\,\text{Pa} \end{aligned}$$

Das Quecksilber-Barometer ist eine Sonderform des U-Rohr-Manometers, bei dem ein Schenkel so verschlossen ist, daß über der entsprechenden Quecksilbersäule nur noch der vernachlässigbare Dampfdruck des Quecksilbers herrscht (ca. 10^{-3} Torr bei Raumtemperatur). Dadurch ergibt sich aus der Höhendifferenz der beiden Quecksilberpegel praktisch direkt der absolute Druck p.

2. Membranfedermanometer

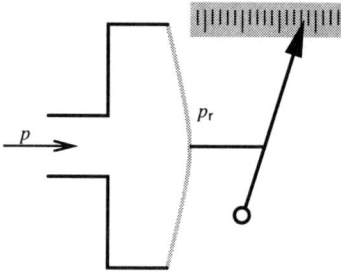

Auf eine elastische Membran wirkt einerseits der zu messende Druck p, andererseits ein Referenzdruck, meist der Umgebungsdruck p_u. Ein mit der Membran verbundenes Anzeigesystem zeigt die Druckdifferenz Δp.

3. Röhrenfedermanometer

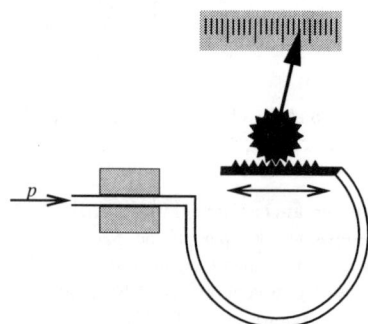

Der zu messende Druck wirkt von innen auf die Wandung eines gebogenen Rohrs. Da die Außenkrümmung dem Druck eine größere Angriffsfläche bietet als die Innenkrümmung, erzeugt der Druck eine resultierende Kraft, die ein Aufbiegen des Rohrbogens bewirkt.

4. Blutdruckmessung (nach Riva-Rocci)

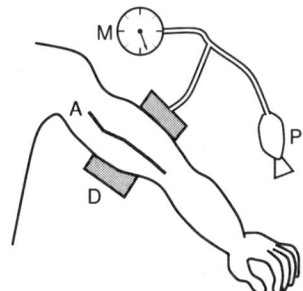

M: Manometer

A: Arterie

P: Handpumpe

D: Druckkammer (Manschette)

Mit Hilfe einer aufblasbaren Manschette wird die Arterie so gegen den Oberarmknochen gepreßt, daß die Blutzirkulation im Arm unterbunden ist. Dies wird durch Abhören des Pulses in der Ellenbeuge kontrolliert. Wenn beim Absenken des Drucks in der Manschette die Strömung wieder einsetzt und der Puls wieder hörbar wird, kann der Blutdruck am Manometer abgelesen werden.

2.4.3 Hydraulische Anordnungen (hydraulische Presse)

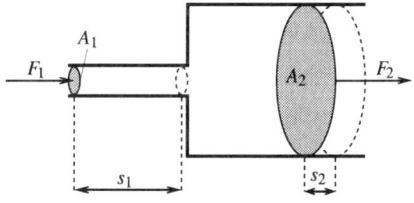

Mit Hilfe einer hydraulischen Presse können sehr große Kraftübersetzungen erreicht werden. Der Kolben mit der Querschnittsfläche A_1 erzeugt unter der Kraft F_1 in der hydraulischen Flüssigkeit einen Druck p. Dieser Druck wirkt auch auf den Kolben mit der Querschnittsfläche A_2. Im Gleichgewichtszustand müssen sich die Kräfte an den beiden Kolben wie deren Querschnittsflächen verhalten. Es gilt:

$$\frac{F_1}{A_1} = p = \frac{F_2}{A_2}$$

Wird Kolben 1 um s_1 verschoben, so verdrängt er ein Flüssigkeitsvolumen V. Dieses Volumen muß von Kolben 2 freigegeben werden. Die von den Kolben zurückgelegten Wege verhalten sich umgekehrt wie ihre Querschnittsflächen und die wirkenden Kräfte.

$$A_1 \cdot s_1 = V = A_2 \cdot s_2$$
$$F_1 \cdot s_1 = W = F_2 \cdot s_2$$

(Vgl. Energieerhaltungssatz)

An beiden Kolben wird grundsätzlich die gleiche Energie (Arbeit W) umgesetzt. Dasselbe gilt für die Leistung W/t.

2.4.4 Auftrieb

Unter dem Auftrieb, den ein Körper in einem Medium erfährt, versteht man das Gewicht des verdrängten Mediums mit umgekehrtem Vorzeichen. Ein Körper mit dem Volumen V_K, der vollständig von einem Medium der Dichte ρ_M eingeschlossen ist, erfährt in diesem Medium den Auftrieb:

$$\vec{A} = -\vec{G}_M = -\rho_M \cdot V_K \cdot \vec{g}$$

Da der Auftrieb der Gewichtskraft des Körpers entgegengesetzt ist, verursacht er einen „Gewichtsverlust" des Körpers, der gleich dem Gewicht des verdrängten Mediums ist (archimedisches Prinzip). Das gilt grundsätzlich für jede Körper-Medium-Kombination. Besondere Beachtung findet der Auftrieb aber meist nur, wenn das verdrängte Medium ein Fluid ist, in dem sich der Körper relativ frei bewegen kann. Dabei macht man folgende Beobachtungen:

$A > G_K, \rho_K < \rho_{Fl}$: Körper steigt im Fluid, z.B. Heißluftballon in der Atmosphäre;

$A = G_K, \rho_K < \rho_{Fl}$: Körper schwimmt auf dem Fluid, z.B. Schiff auf dem Wasser;

$A = G_K, \rho_K = \rho_{Fl}$: Körper schwebt im Fluid, z.B. U-Boot;

$A < G_K, \rho_K > \rho_{Fl}$: Körper sinkt (fällt) im Fluid z.B. Stein im Wasser bzw. in der Atmosphäre.

Erklärung des Auftriebs in Fluiden: Infolge der Höhendifferenz zwischen Ober- und Unterseite des eingetauchten Körpers wirkt auf die Unterseite ein größerer Schweredruck als auf die Oberseite. Durch diese Druckdifferenz erfährt der Körper eine Kraft nach oben (Auftrieb).

2.4.5 Dichte, Dichtebestimmung

Dichte ist Masse pro Volumen:

$$\rho = \frac{m}{V} \quad \left[\frac{\text{kg}}{\text{m}^3}\right]$$

Dichtebestimmung bei Feststoffen:

1. Gewichtsdifferenzmethode

Sind Masse und Volumen eines Körpers nicht bekannt, so kann seine Dichte dennoch sehr genau mit Hilfe zweier Wägungen bestimmt werden. Man bestimmt das Gewicht des Körpers zunächst in Luft, dann in einer Flüssigkeit bekannter Dichte (Wasser). Der Auftrieb A ergibt sich aus der Differenz zwischen dem Körpergewicht G und dem Ergebnis der Wägung in der Flüssigkeit. Die Dichte des Körpers ist dann

$$\rho_K = \frac{G}{A} \cdot \rho_{Fl}$$

2. Schwebemethode

Der zu untersuchende Festkörper wird in verschiedene Vergleichsflüssigkeiten bekannter Dichte getaucht. Schwebt er in einer Flüssigkeit, so sind die beiden Dichten gleich. Möglich ist auch eine kontrollierte Dichteveränderung der Vergleichsflüssigkeit durch Zumischen anderer Flüssigkeiten, bis der Körper schwebt.

Dichtebestimmung von Flüssigkeiten:

1. Pyknometer

Ein Behälter mit genau definiertem Volumen V wird mit und ohne die zu untersuchende Flüssigkeit gewogen. Aus der Gewichtsdifferenz ΔG erhält man die Flüssigkeitsmasse m_F und daraus die Dichte

$$\rho_F = \frac{m_F}{V}$$

2. Aräometer

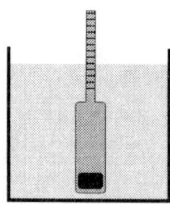

Ein schlanker Schwimmkörper (Glasrohr), bei dem ein Gewicht am unteren Ende für eine aufrechte Schwimmlage sorgt, ist am oberen Ende mit einer Dichteskala versehen. Je geringer die Dichte der zu untersuchenden Flüssigkeit ist, um so mehr muß das

Aräometer verdrängen, um der Schwimmbedingung zu genügen, d.h. bei kleineren Dichten sinkt das Aräometer tiefer ein als bei großen Dichten.

3. Mohrsche Waage

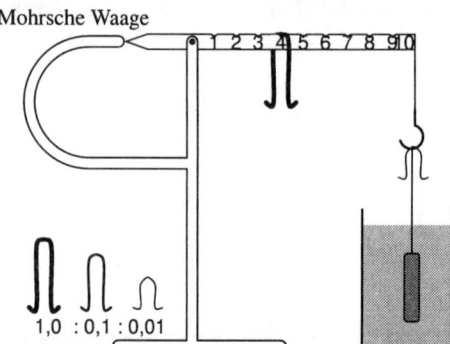

Ein Gewicht auf der einen und ein genau definierter Tauchkörper auf der anderen Seite eines Waagebalkens halten die Waage im (Momenten-) Gleichgewicht. Beim Eintauchen in eine Flüssigkeit erfährt der Tauchkörper eine der Flüssigkeitsdichte proportionale Auftriebskraft. Das gestörte Gleichgewicht des Waagebalkens wird nun durch Anbringen von Reitern mit definiertem Gewicht auf der entlasteten, skalierten Seite des Balkens wieder hergestellt. Aus dem Gewicht der benötigten Reiter und dem Ort ihrer Anbringung (Skala) kann der Auftrieb bzw. die Dichte der Flüssigkeit direkt abgelesen werden.

2.5 Bewegte Flüssigkeiten und Gase (Strömung in Fluiden)

Die Strömung von Fluiden kann bildlich durch Stromlinien (Bahnen einzelner Fluidteilchen) dargestellt werden. Je enger diese Stromlinien beieinander liegen, um so größer ist die Strömungsgeschwindigkeit der Teilchen. Wird das Strömungsverhalten des Fluids überwiegend durch die innere Reibung zwischen den Fluidteilchen bestimmt, so spricht man von einer laminaren (wirbelfreien) Strömung. Verläuft die Strömung entlang der Oberfläche eines Festkörpers, so kommt es durch äußere Reibungskräfte zur Ausbildung einer Grenzschicht mit Wirbelbildung. Solche Wirbel treten auch auf, wenn im Fluid Trägheitskräfte die Kräfte der inneren Reibung überwiegen. Man spricht dann von turbulenter Strömung. Die Theorie der Turbulenz gehört zu den schwierigsten Gebieten der Physik. In den folgenden Abschnitten werden idealisierte Verhältnisse vorausgesetzt:

- inkompressible Fluide

- laminare Strömung

- Grenzschichteffekte seien vernachlässigbar

Stromlinien einer laminaren Strömung

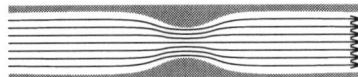

Stromlinien einer laminaren Strömung mit Geschwindigkeitsprofil über dem Rohrquerschnitt

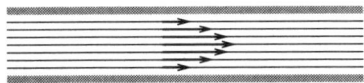

Stromlinien einer nichtlaminaren Strömung mit Geschwindigkeitsprofil über dem Rohrquerschnitt

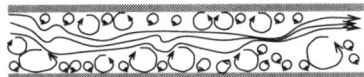

2.5.1 Kontinuitätsbedingung

In einem Strömungskanal mit veränderlichem Querschnitt (ohne Zu- bzw. Abläufe) fließt bei stationärer Strömung durch jede Querschnittsfläche A pro Zeiteinheit dieselbe Fluidmenge (Volumen). Je kleiner also der Strömungsquerschnitt ist, um so größer muß die Strömungsgeschwindigkeit sein (vgl. Stromlinienbild). Bezieht man Zuflüsse und Abläufe ein, so ist die allgemeine Kontinuitätsbedingung für ein abgeschlossenes System leicht ersichtlich: Die Mengen der zufließenden und abfließenden Volumenströme müssen gleich sein. Volumenstrom ist durchgeflossenes Volumen pro Zeit.

$$\frac{dV}{dt} = \dot{V} = \frac{\Delta V}{\Delta t} = A \cdot \frac{\Delta s}{\Delta t} = A \cdot v$$

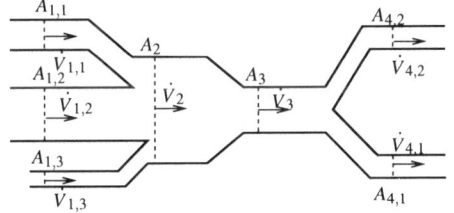

Die Kontinuitätsgleichung lautet hier:

$$\sum \dot{V}_{1,i} = \dot{V}_2 = \dot{V}_3 = \sum \dot{V}_{4,i}$$

oder

$$\sum A_{1,i} \cdot v_{1,i} = A_2 v_2 = A_3 \cdot v_3 = \sum A_{4,i} v_{4,i}$$

2.5.2 Bernoullische Beziehung

Aus der Kontinuitätsbedingung und dem Energieerhaltungssatz folgt: Wenn sich die kinetische Energie der Strömung bei Querschnittsänderungen ändert, muß sich

auch ihre potentielle Energie ändern, und zwar so, daß die Summe der beiden Teilenergien konstant bleibt:

$$E_{kin} + E_{pot} = \text{const.}$$

und daher

$$\frac{1}{2} \cdot m \cdot v^2 + p_{stat} \cdot V = \text{const.}$$

Dividiert man diesen Ausdruck durch das Volumen, so erhält man die Bernoullische Gleichung:

$$\frac{1}{2} \cdot \rho \cdot v^2 + p_{stat} = \text{const.}$$

oder in Worten: Staudruck + statischer Druck = Gesamtdruck.

2.5.3 Düsenwirkungen

Eine praktische Anwendung der Bernoulli-Beziehung findet sich überall dort, wo die Strömung eines Fluids durch eine Düse beschleunigt wird, um im Düsenbereich eine Absenkung des statischen Drucks zu erreichen. Dieser Unterdruck bewirkt einen Zustrom von verfügbarer Fluidmaterie aus der Umgebung (Saugwirkung).

Beispiele:

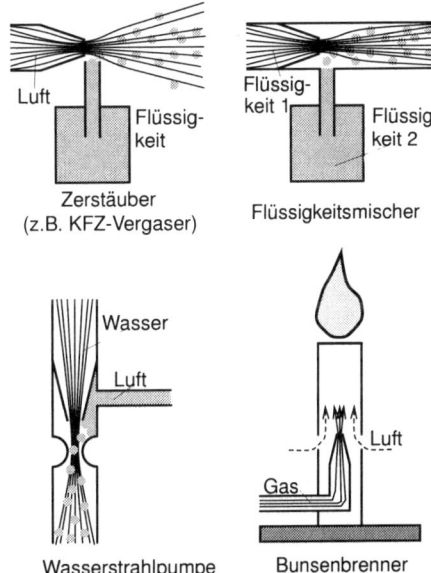

Zerstäuber
(z.B. KFZ-Vergaser)

Flüssigkeitsmischer

Wasserstrahlpumpe

Bunsenbrenner

2.5.4 Viskosität

Die Viskosität (dynamische Zähigkeit) eines Fluids beruht auf der inneren Reibung zwischen den Fluid-Molekülen. Zur Definition verwendet man folgende Modellanordnung:

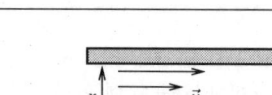

Eine Platte (Fläche A) bewegt sich mit der Geschwindigkeit v parallel zu einer festen Wand. Zwischen Platte und Wand (Abstand x) befindet sich ein zähes Fluid. Die Fluidschicht an der Platte bewegt sich mit der Geschwindigkeit v, während sich die Schicht an der Wand nicht bewegt. Dazwischen bildet sich ein lineares Geschwindigkeitsprofil aus. Die Kraft F, die nötig ist, um die Platte mit der Geschwindigkeit v zu bewegen, ergibt sich aus

$$F = \frac{\eta \cdot A \cdot v}{x}$$

Daraus erhält man die Viskosität

$$\eta = \frac{F \cdot x}{A \cdot v} \quad \left[1\frac{N \cdot s}{m^2} = 1\,Pa \cdot s \right]$$

Den Kehrwert der (dynamischen) Viskosität η nennt man Fluidität. Der Quotient aus (dynamischer) Viskosität η und Dichte ρ heißt kinematische Zähigkeit $v = \frac{\eta}{\rho}$.

Bei Gasen nimmt die Viskosität η mit steigender Temperatur zu. Bei Flüssigkeiten nimmt die Viskosität η mit steigender Temperatur stark ab.

2.5.5 Hagen-Poiseuille, Strömungswiderstand, Leitwert

Da in einem strömenden Fluid infolge der inneren Reibung ständig kinetische Energie verloren geht ($\rightarrow$ Wärme), kann eine Strömung nur entstehen, wenn zwischen zwei Punkten eine Potentialdifferenz besteht (Differenz an potentieller Energie). Diese Potentialdifferenz kann auf einen Höhen- oder Druckunterschied zwischen den beiden Punkten zurückgeführt werden ($E_{pot} = m \cdot g \cdot h$ oder $E_{pot} = p \cdot V$).

Der Volumenstrom (Strömungsgeschwindigkeit v) in einer Leitung mit konstantem Querschnitt A ist neben der Druckdifferenz Δp zwischen den Leitungsenden vom Querschnitt A, der Leitungslänge l und der Viskosität η des strömenden Fluids abhängig. Das Gesetz von Hagen-Poiseuille, für zylindrische Rohre mit Radius r lautet:

$$\dot{V} = \frac{\Delta V}{\Delta t} = A \cdot v = \frac{A^2 \cdot \Delta p}{8 \cdot \pi \cdot \eta \cdot l} = \frac{\Delta p \cdot r^4 \cdot \pi}{8 \cdot \eta \cdot l}$$

Unter dem Strömungswiderstand R_s einer Leitung versteht man das Verhältnis aus der Druckdifferenz Δp zwischen den Rohrenden und dem Volumenstrom $\dot{V}$.

$$
\begin{aligned}
R_s &= \frac{\Delta p}{\dot{V}} \\
&= \frac{\Delta p}{A \cdot v} \\
&= \frac{8 \cdot \pi \cdot \eta \cdot l}{A^2} \quad \left[\frac{N \cdot s}{m^5} \right]
\end{aligned}
$$

Der Kehrwert des Strömungswiderstandes heißt Leitwert:

$$L = \frac{1}{R_s}$$

Das Hagen-Poiseuillesche Gesetz und der daraus abgeleitete Teil der Beziehung für den Strömungswiderstand gelten nur für Fluide, die sich ideal-viskos verhalten (vgl. Voraussetzungen zu I 2.5), der Volumenstrom eines solchen Fluids muß, zumindest unter den gegebenen Voraussetzungen, linear von der Druckdifferenz Δp abhängen.

Ideal-viskose Flüssigkeiten heißen auch **Newtonsche Flüssigkeiten**.

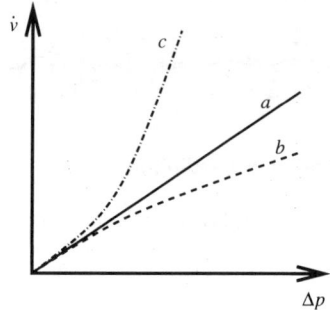

Kurve a: ideal-viskoses Verhalten; Strömungswiderstand ist konstant; z.B. Newtonsche Flüssigkeit

Kurve b: Strömungswiderstand wächst mit steigender Druckdifferenz; z.B. nach Umschlag von laminarer zu turbulenter Strömung

Kurve c: Strömungswiderstand sinkt mit steigender Druckdifferenz

Zwischen den Strömungen von Fluiden durch Hohlleitungen und den elektrischen Strömen in elektrischen Leitern findet man eine Reihe von Analogien:

- Strömungswiderstand $R_s = \frac{\Delta p}{\dot{V}}$ — elektrischer Widerstand $R = \frac{U}{\dot{Q}}$.

- Bei Verzweigungen sind die Summen der zu- und abfließenden Volumenströme gleich (vgl. Kirchhoffsche Knotenregel).

- Bei Parallelschaltungen von Leitungen ist das Druckgefälle in allen Parallelzweigen gleich (vgl. Parallelschaltung elektrischer Widerstände).

- Bei hintereinander verlegten Leitungen addieren sich die Strömungswiderstände (vgl. Reihenschaltung elektrischer Widerstände).

- Bei parallel verlegten Leitungen addieren sich die Leitwerte (vgl. Parallelschaltung elektrischer Widerstände).

Viskositätsmessung mit dem Ostwald-Kapillar-Viskosimeter:

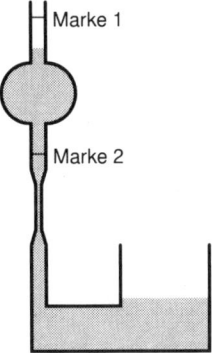

Marke 1

Marke 2

Die Röhre der Kapillare wird bis über die Marke 1 mit der zu untersuchenden Flüssigkeit gefüllt. Anschließend mißt man die Zeit Δt, die das genau definierte Volumen V (zwischen den Marken 1 und 2) benötigt, um durch die Kapillare abzufließen. (r: Kapillarenradius).

Mit der Flüssigkeitsdichte ρ und $\Delta p = \rho \cdot g \cdot \Delta h$ ergibt sich unter Berücksichtigung von $A = \pi r^2$ nach Hagen-Poiseuille:

$$
\begin{aligned}
\eta &= \frac{A^2 \cdot \Delta p \cdot \Delta t}{8 \cdot \pi \cdot V \cdot l} \\
&= \frac{r^4 \cdot \pi \cdot \Delta p \cdot \Delta t}{8 \cdot V \cdot l} \\
&= \frac{r^4 \cdot \rho \cdot g \cdot \Delta h \cdot \Delta t}{8 \cdot V \cdot l} \\
&= c_G \cdot \rho \cdot \Delta t
\end{aligned}
$$

c_G: Gerätekonstante

2.5.6   Stokessche Beziehung, Sedimentation

Auf einen Körper in einem Fluid wirken Gewicht

$$G = m \cdot g = \rho_K \cdot V_K \cdot g$$

Auftrieb

$$A = \rho_{FL} \cdot V_K \cdot g$$

und, wenn sich der Körper bewegt, eine Reibungskraft F_R.

Auf eine Kugel mit Radius r, die sich in einer Newtonschen Flüssigkeit mit der Geschwindigkeit v bewegt, wirkt nach Stokes eine Reibungskraft

$$F_R = 6 \cdot \pi \cdot \eta \cdot r \cdot v$$

Ist die Resultierende der drei Kräfte gleich Null, also

$$\vec{G} + \vec{A} + \vec{F}_R = 0$$

dann sinkt ($\rho_K > \rho_{FL}$) oder steigt ($\rho_K < \rho_{FL}$) die Kugel mit der konstanten Geschwindigkeit

$$v = \frac{2}{9} \cdot g \cdot r^2 \cdot \frac{\Delta \rho}{\eta}$$

Sedimentation: Unter der Annahme, die sedimentierenden Teilchen hätten Kugelgestalt, gilt bei einem Sedimentationsvorgang:

$v_s \sim r^2$, d.h. größere Teilchen sinken sehr viel schneller als kleine;

$v_s \sim \frac{1}{\eta}$, d.h. je zäher die Flüssigkeit, um so kleiner die Sinkgeschwindigkeit;

$v_s \sim \Delta \rho$, d.h. dichtere Teilchen sedimentieren in derselben Flüssigkeit schneller als weniger dichte;

$v_s \sim a$, d.h. „ersetzt" man die Erdbeschleunigung g in einer Zentrifuge durch eine Zentrifugalbeschleunigung a_z, so kann die Sedimentationsgeschwindigkeit erheblich gesteigert werden:

$$
\begin{aligned}
v_s &= \frac{2}{9} \cdot r^2 \cdot \frac{\Delta \rho}{\eta} \cdot a_z \\
&= C \cdot a_z \\
&= C \cdot r_z \cdot \omega^2 \\
\Rightarrow \quad v_s &\sim \omega^2
\end{aligned}
$$

(ω ist hierbei die Winkelgeschwindigkeit der Zentrifuge.)

2.6   Grenzflächeneffekte

2.6.1   Grenzflächenspannung

Die Oberflächen- bzw. Grenzflächenspannung einer Flüssigkeit entsteht durch die Anziehungskräfte der Flüssigkeitsmoleküle untereinander (Kohäsion). Ein Flüssigkeitsteilchen an der Oberfläche, das nicht von allen Seiten, sondern nur von Teilchen im „Innern" angezogen wird, verfügt gegenüber den Teilchen dort über eine erhöhte potentielle Energie. Einem Teilchen, das aus dem Innern an die Oberfläche gebracht werden soll, muß diese Energie erst zugeführt werden (Verschiebungsarbeit gegen die ins Innere gerichtete resultierende Kohäsionskraft). Diese potentielle Energie pro Oberfläche nennt man Oberflächenspannung σ.

Mit wachsender kinetischer Energie (Temperatur, vgl. I 7.1.3) der Flüssigkeitsteilchen wird die Energiedifferenz zwischen Innerem und Oberfläche der Flüssigkeit immer geringer — die Oberflächenspannung (Oberflächenenergie) sinkt — bis schließlich die kinetische Energie der Teilchen aus dem Innern ausreicht, um die Oberfläche zu erreichen oder gar zu durchbrechen (verdampfen vgl. I 3.7.3).

Bei jeder sich selbst überlassenen Flüssigkeitsmenge wird sich die Oberfläche mit der Zeit einem Minimum annähern, weil so die Oberflächenenergie minimiert wird. Diese wird dabei (mehr oder weniger schnell) in Wärme umgewandelt. Ein freier schwebender Tropfen nähert sich so der Kugelgestalt an.

Als Modell dient ein u-förmig gebogener Draht. Er spannt zusammen mit einem verschiebbaren Bügel eine Flüssigkeitslamelle auf (z.B. Seifenwasser). Diese Lamelle hat zwei Oberflächen (Vorder- und Rückseite). Die Oberflächenspannung kann nun dargestellt werden als die Kraft F, mit der die beiden Oberflächen auf den Bügel der Länge l wirken:

$$\sigma = \frac{\text{Kraft } F}{2 \cdot (\text{Länge des Bügels})} = \frac{F}{2 \cdot l} \quad \left[\frac{\text{N}}{\text{m}}\right]$$

oder als die Arbeit W, die aufgebracht werden muß, um die Lamellenoberfläche um die Fläche A zu vergrößern. Verschiebt man die Bügel um Δs, so verrichtet man die Arbeit $W = F \cdot \Delta s$ und erreicht eine Oberflächenvergrößerung $\Delta A = 2 \cdot l \cdot \Delta s$.

$$\sigma = \frac{\text{Arbeitsaufwand} \Delta W}{\text{Oberflächenzuwachs} \Delta A} = \frac{F \cdot \Delta s}{2 \cdot l \cdot \Delta s} = \frac{F}{2 \cdot l}$$

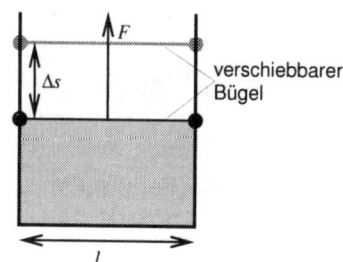

verschiebbarer Bügel

2.6.2 Lösungen

Gelöste Stoffe setzen die Grenzflächenspannung des reinen Lösungsmittels herab. Das nutzt man unter anderem bei Wasch- und Spülmitteln aus. Infolge der herabgesetzten Grenzflächenspannung kann die Lösung in kleinste Zwischenräume eindringen und Schmutzpartikel wegschwemmen, wo das reine Lösungsmittel (z.B. Wasser) mit seiner hohen Grenzflächenspannung die zu reinigende Fläche samt Schmutzpartikel einhüllt (benetzt).

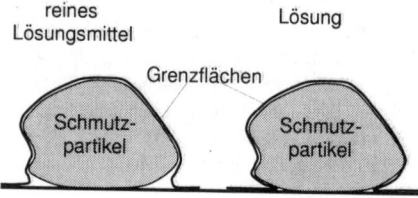

Eine allgemeine Abhängigkeit der Oberflächenspannung von der Konzentration gelöster Stoffe kann man nicht angeben, doch gilt für Tenside, die in Wasser gelöst werden, daß bei kleinen Konzentrationen die Oberflächenspannung zunächst abfällt und sich dann einem Grenzwert nähert.

2.6.3 Zwischenmolekulare Kräfte, Benetzbarkeit

An der Grenzfläche zwischen zwei Medien unterscheidet man

Kohäsion: Anziehungskräfte zwischen den Molekülen eines Stoffs.

Adhäsion: Anziehungskräfte zwischen den Molekülen verschiedener Stoffe.

Grenzt eine Flüssigkeit an einen Festkörper (Unterlage, Wand), so beobachtet man bei verschiedenen Stoffkombinationen unterschiedliche Verhaltensweisen der Flüssigkeit.

Benetzendes System (z.B. Wasser — Glas) Modellvorstellung: Die Flüssigkeit versucht, den Festkörper zu umschließen.

Die Kohäsion $\vec{K}$ innerhalb der Flüssigkeit ist kleiner als die Adhäsion $\vec{A}$ zwischen Flüssigkeit und Festkörper. Die aus $\vec{K}$ und $\vec{A}$ resultierende Kraft $\vec{R}$ zeigt ins Innere des Festkörpers. Der Randwinkel ϕ ist kleiner als 90°. Die Flüssigkeit versucht, in enge Spalten oder Röhren einzudringen, was als Kapillaraszension bezeichnet wird.

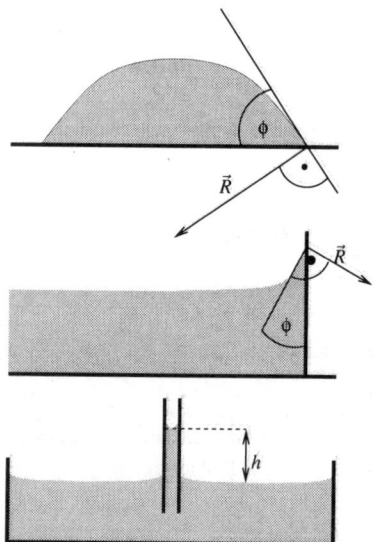

Nicht benetzendes System (z.B. Quecksilber — Glas): Modellvorstellung: Die Flüssigkeit versucht, sich vom Festkörper abzukapseln.

Die Kohäsion ist größer als die Adhäsion, $\vec{R}$ zeigt ins Innere der Flüssigkeit; ϕ ist größer als 90°. In engen Spalten oder Röhren ergibt sich eine Kapillardepression.

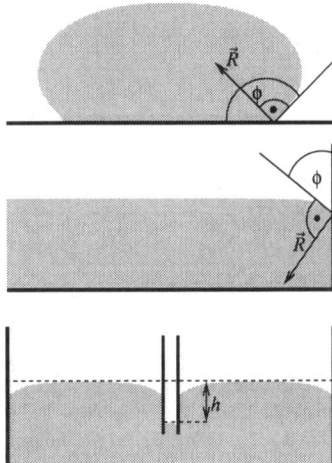

2.6.4 Kapillarwirkung

Bei einem Kapillarendurchmesser $d = 2 \cdot r$ erhält man für h (s.o.)

$$h = \frac{2 \cdot \sigma}{r \cdot \rho \cdot g} \cdot \cos\phi$$

$\cos\phi > 0$ ergibt Kapillaraszension;

$\cos\phi < 0$ ergibt Kapillardepression;

σ: Oberflächenspannung;

ρ: Flüssigkeitsdichte;

ϕ: Randwinkel (s.o.);

Zur Vereinfachung nimmt man oft idealisierte Verhältnisse an und setzt $\cos\phi = +1$ (vollkommene Benetzung) oder $\cos\phi = -1$ (ideales nicht benetzendes System).

2.6.5 Bestimmung der Grenzflächenspannung

Bügelmethode: (vgl. I 2.6.1) Gemessen wird die Kraft, die man benötigt, um einen zur Flüssigkeitsoberfläche parallelen Draht aus der Flüssigkeit herauszuheben (Abreißmethode). Bei einer Drahtlänge l gilt:

$$\sigma = \frac{F}{2 \cdot l}$$

Beim Tensiometer, einem speziellen Meßgerät, verwendet man anstelle des Bügels mit geradem Draht einen ringförmigen Platindraht (l = Ringumfang).

Kapillarmethode: (vgl. I 2.6.4) Die Steighöhe einer Flüssigkeit in einer geeichten Kapillare ist ein Maß für die Grenzflächenspannung:

$$\sigma = \frac{h \cdot r \cdot \rho \cdot g}{2 \cdot \cos\phi}$$

Stalagmometer: Läßt man eine Flüssigkeit durch ein Rohr (Radius r) abtropfen, so kann aus dem Gewicht der Tropfen die Grenzflächenspannung berechnet werden.

Abreißbedingung: Das Gewicht G des Tropfens muß gleich der Haltekraft F sein, die von der Grenzflächenspannung abhängt.

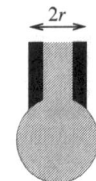

$$G = F = 2 \cdot \pi \cdot r \cdot \sigma$$
$$\Rightarrow \quad \sigma = \frac{G}{2 \cdot \pi \cdot r}$$

In der Regel wird aber nicht Tropfengewicht und Rohrradius bestimmt, sondern die Anzahl der Tropfen pro Gramm Flüssigkeit mit einer Bezugsflüssigkeit (Wasser) verglichen. Dazu verwendet man ein genormtes Tropfrohr, den sogenannten Normaltropfenzähler oder Stalagmometer, der bei Zimmertemperatur 20 Tropfen Wasser pro Gramm liefert.

Die Grenzflächenspannung σ der zu untersuchenden Flüssigkeit (Dichte ρ) erhält man aus:

$$\sigma = \frac{n_{\mathrm{W}}}{n} \cdot \frac{\rho}{\rho_{\mathrm{W}}} \cdot \sigma_{\mathrm{W}}$$

n: Tropfenzahl der zu untersuchenden Flüssigkeit

n_{W}: Tropfenzahl der Vergleichsflüssigkeit Wasser

ρ_{W}: Dichte von Wasser ($1\,\mathrm{g/cm^3}$)

σ_{W}: Grenzflächenspannung von Wasser ($7,3 \cdot 10^{-2}\,\mathrm{N/m}$)

3 Wärmelehre

3.1 Grundbegriffe

3.1.1 Temperatur

Die Temperatur ist eine der physikalischen Größen, die den Zustand der Materie kennzeichnen. Die Bausteine der Materie (Atome, Moleküle) bewegen sich ständig relativ zueinander, und die Temperatur ist ein Maß für die Heftigkeit dieser Relativbewegungen. Temperaturangaben, die sich auf materiefreien Raum (Vakuum) oder auf einzelne Materiebausteine beziehen, sind deshalb sinnlos. Die tiefste theoretische Temperatur, der absolute Nullpunkt, beschreibt einen Zustand, bei dem jede Relativbewegung der Bausteine der Materie aufgehört hat. Dieser Punkt ist experimentell nicht erreichbar, kann aber berechnet werden.

Die meisten Eigenschaften der Materie sind temperaturabhängig, z.B. Dichte, elektrische Leitfähigkeit, optisches Verhalten, innerer Zusammenhalt der Materie (Festigkeit, Viskosität). Temperaturunabhängig sind z.B. Masse und elektrische Ladung.

Die Temperatur wird in °C (Grad Celsius) oder K (Kelvin) gemessen, wobei die Unterscheidung bei Temperaturdifferenzen unerheblich ist, weil beide Skalen die gleiche Teilung aufweisen (die Differenz zwischen Gefrier- und Siedepunkt des Wassers kann sowohl mit 100 °C als auch mit 100 K angegeben werden). Die beiden Skalen unterscheiden sich lediglich durch die Lage ihrer Null-(Bezugs-)Punkte:

- Die thermodynamische (Kelvin-)Skala beginnt am absoluten Nullpunkt (s.o.), negative absolute bzw. Kelvin-Temperaturen sind deshalb nicht möglich.

- Die Celsius-Skala beginnt beim Gefrierpunkt des Wassers, der bei 273,15 K liegt. Umrechnungen zwischen der absoluten (Kelvin-) Temperatur T und der Celsiustemperatur T_C erfolgen durch

$$T_C = (T - 273,15 \, \text{K}) \cdot \frac{°\text{C}}{\text{K}}$$

3.1.2 Wärmemenge

Im Gegensatz zur Temperatur ist die Wärmemenge keine Zustandsgröße der Materie, sondern eine Form der Energie (vgl. I 2.3.2). Es handelt sich dabei um diejenige Energie, die einem Körper zur Erhöhung seiner Temperatur zugeführt werden muß, bzw. die dem Körper bei seiner Abkühlung entnommen werden kann.

Die Wärmemenge wird, wie alle Formen der Energie, in Joule gemessen.

$$1 \, \text{J} = 1 \, \text{N} \cdot \text{m} = 1 \, \text{W} \cdot \text{s}$$

Außerdem wird noch häufig die alte Einheit (Kilo-) Kalorie benutzt (und im Zusammenhang mit Lebensmitteln gelegentlich der Vorsatz „kilo" unterschlagen).

$$1 \, \text{J} = 0,239 \, \text{cal}$$

$$1 \, \text{cal} = 4,19 \, \text{J}$$

3.1.3 Extensive und intensive Größen

Teilt man ein System in zwei Teile, so gibt es zwei Arten von Zustandsgrößen: solche, die bei den beiden Teilsystemen gleich sind, wie beim Ausgangssystem und solche, die bei den Teilsystemen davon abhängen, wie das Teilsystem gewählt wurde. Die ersteren Größen nennt man extensive, die letzteren intensive Größen. Zu den extensiven Größen gehören z.B. die Temperatur und der Druck, zu den letzteren z.B. die innere Energie und das Volumen.

3.2 Temperaturmessung

3.2.1 Ausdehnungsthermometer

Die Temperaturabhängigkeit der Dichte kann auf verschiedene Weise zur Temperaturmessung genutzt werden.

Beispiele:

Flüssigkeitsthermometer: Das Volumen der Flüssigkeit in Vorratsbehälter und Glasrohr ändert sich proportional zur Temperatur. Durch Vergleich des Pegelstandes der Flüssigkeit mit der Skala am Rohr wird die Temperatur abgelesen. Als Flüssigkeit wird meist Quecksilber oder Alkohol verwendet.

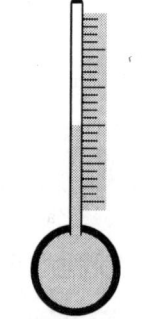

Bimetallthermometer: Zwei fest miteinander verbundene Metallstreifen mit unterschiedlichem Temperatur-Ausdehnungs-Verhalten bilden einen „Bimetallstreifen", der sich bei Temperaturänderungen krümmt.

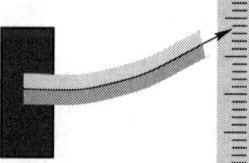

3.2.2 Thermoelement

An der Kontaktstelle zweier verschiedener Metalle A und B treten vom Metall mit der kleineren Austrittsarbeit (vgl. I 4.4.1) mehr Elektronen zum anderen Metall über als umgekehrt. Dadurch entsteht an der Berührungsstelle eine (temperaturabhängige) Kontaktspannung (Ladungsüberschuß auf der einen, Ladungsmangel auf der anderen Seite).

Bei der Thermoelement-Anordnung kompensieren sich die Kontaktspannungen an den Punkten I und II, wenn beide Punkte die gleiche Temperatur aufweisen.

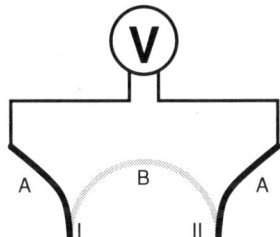

Besteht zwischen I und II eine Temperaturdifferenz ΔT, so mißt man eine resultierende Thermospannung U_{Th}, die der Temperaturdifferenz proportional ist:

$$U_{\text{Th}} = \Delta T \cdot \vartheta$$

(ϑ: Thermokraft oder Empfindlichkeit des Thermoelements) Sollen absolute Temperaturen bestimmt werden (z.B. an der Kontaktstelle *II*), so muß die andere Kontaktstelle auf einer Referenztemperatur (z.B. 0 °C - Eiswasser) gehalten werden, aus der sich zusammen mit der gemessenen Temperaturdifferenz die gesuchte absolute Temperatur ergibt.

3.2.3 Widerstandsthermometer

Ein elektrischer Leiter ändert seinen Widerstand mit der Temperatur T. Bei konstanter Spannung U ändert sich also auch der Strom durch diesen „Thermowiderstand" R_{Th}. Bei Metallen sinkt die Leitfähigkeit und damit die Stromstärke I mit steigender Temperatur. Bei Halbleitern steigt die Leitfähigkeit und damit die Stromstärke I mit steigender Temperatur. Der Strom I ist also ein Maß für die Temperatur T.

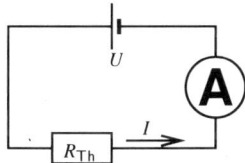

3.3 Thermische Eigenschaften der Materie

3.3.1 Thermische Dehnung

Materie ändert mit der Temperatur ihre Dichte ρ und damit auch ihr Volumen V ($m = \rho \cdot V$). Die Abhängigkeit der Längen- bzw. Volumenänderungen von der Temperaturänderung kann in der Regel dargestellt werden durch:

$$\Delta l = l_0 \cdot \alpha \cdot \Delta T$$
$$\Delta V = V_0 \cdot \gamma \cdot \Delta T$$

α: Längenausdehnungskoeffizient des Materials

$\gamma \approx 3 \cdot \alpha$: Volumenausdehnungskoeffizient

l_0, V_0: Ausgangslänge bzw. -volumen

Eine wichtige Ausnahme von dieser Regel bildet das Wasser, das seine größte Dichte und damit sein kleinstes spezifisches Volumen bei +4 °C hat. Von dieser Temperatur ausgehend, dehnt sich Wasser nicht nur bei Erwärmung aus, sondern auch bei Abkühlung. (Z.B. platzt eine Wasserflasche im Eisschrank.)

3.3.2 Andere thermische Materialeigenschaften

Die folgende Aufzählung gibt das Regelverhalten einiger Materialeigenschaften bei steigender Temperatur wieder. Insbesondere in extremen Temperaturbereichen gibt es davon zahlreiche Abweichungen.

Regelfall: Bei steigender Temperatur...

• steigt die Viskosität von Gasen.

• sinkt die Viskosität von Flüssigkeiten.

• sinkt die Festigkeit von Festkörpern.

• sinkt die elektrische Leitfähigkeit von Metallen.

• steigt die elektrische Leitfähigkeit von Halbleitern.

• steigt die elektrische Leitfähigkeit von wäßrigen Elektrolyten.

• sinkt die optische Dichte (Brechzahl n) eines Mediums (vgl. I 5.1.3).

3.3.3 Ideale Gase

Die Erfahrung zeigt, daß gleiche Stoffmengen idealer Gase bei gleichen Drücken und Temperaturen das gleiche Volumen einnehmen. Bei „Normalbedingungen" ($p = 1\,013{,}25\,\text{mbar}$, $T = 273{,}15\,\text{K}$) erhält man für den Raum, den ein Mol eines beliebigen idealen Gases einnimmt (Molvolumen idealer Gase):

$$V_0 = 22{,}414\,\frac{\text{l}}{\text{mol}} = 22{,}414\,\frac{\text{m}^3}{\text{kmol}}$$

Das Verhalten idealer Gase kann beschrieben werden durch die **Allgemeine Zustandsgleichung**:

$$p \cdot V = n \cdot R \cdot T$$

dabei ist

p: Druck des Gases $\left[\frac{\text{N}}{\text{m}^2}\right]$

V: Volumen des Gases $[\text{m}^3]$

T: absolute Temperatur des Gases $[\text{K}]$

n: Stoffmenge des Gases $[\text{mol}]$

R: universelle Gaskonstante $R = 8{,}314\,\frac{\text{J}}{\text{mol}\cdot\text{K}}$

Die Bewegungsenergie der Teilchens eines idealen Gases ist temperaturabhängig und beträgt im Mittel pro Mol

$$E_{\text{kin}} = \frac{3}{2}T \cdot R$$

oder pro Teilchen

$$E_{\text{kin}} = \frac{3}{2}T \cdot k_{\text{B}}$$

wobei T die absolute Temperatur und k_{B} die Boltzmann-Konstante $\frac{R}{N_{\text{A}}}$ ist.

Gesetz von Boyle-Mariotte:

$$p \cdot V = \text{const.}(\ldots = p_1 \cdot V_1 = p_2 \cdot V_2 = \ldots)$$

Bleiben Stoffmenge und Temperatur konstant, so bleibt auch der Energieinhalt des idealen Gases $p \cdot V$ konstant (Isothermen, s.u.).

Gesetz von Gay-Lussac:

$$\frac{V}{T} = \text{const.}(\ldots = \frac{V_1}{T_1} = \frac{V_2}{T_2} = \ldots)$$

Bleiben Stoffmenge und Druck konstant, so verhalten sich Volumen und Temperatur proportional zueinander (Isobaren, s.u.).

Gesetz von Amontons:

$$\frac{p}{T} = \text{const.}(\ldots = \frac{p_1}{T_1} = \frac{p_2}{T_2} = \ldots)$$

Bleiben Stoffmenge und Volumen konstant, so verhalten sich Druck und Temperatur proportional zueinander (Isochoren, s.u.).

Zustandsdiagramme idealer Gase (schematisch):

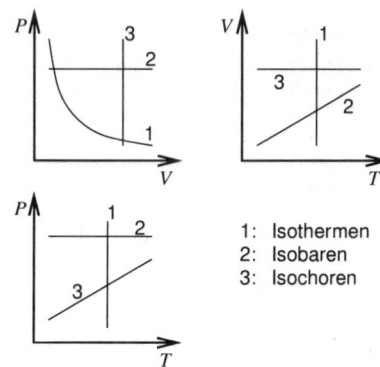

1: Isothermen
2: Isobaren
3: Isochoren

Komplizierter sind die Verhältnisse, wenn ein Adsorbens, also Material, das in der Lage ist, an seiner Oberfläche eine temperatur- und druckabhängige Menge des Gases anzulagern, anwesend ist. Die Stoffmenge im Gasraum ist dann nicht mehr konstant, sondern um die adsorbierte Gasmenge vermindert.

Man unterscheidet bei der Anlagerung zwischen Physisorption, bei der die Kräfte zwischen der Oberfläche und den angelagerten Teilchen Van-der-Waals-Kräfte sind und Chemisorption, bei der sich chemische Bindungen zwischen den Adsorbens- und den Adsorbatteilchen ausbilden. Dabei kann die chemische Struktur der adsorbierten Teilchen verändert werden.

Nimmt man an, daß auf der Adsorbensoberfläche n_0 Plätze vorhanden sind, an denen sich ein Gasteilchen anlagern kann und daß die Besetzung dieser Adsorptionsplätze unabhängig voneinander erfolgt, so wird im Gleichgewichtszustand die Rate der in einem Zeitintervall neu angelagerten Teilchen gleich der Rate der in diesem Zeitintervall abgelösten Gasteilchen sein. Da die Besetzung der Plätze unabhängig voneinander erfolgt, ist die Zahl der im Zeitintervall neu angelagerten Teilchen n_{a} proportional zur Zahl der freien Adsorptionsplätze $n_0 - n_{\text{Ad}}$ und zum herrschenden Druck, die Zahl der abgelösten Teilchen n_{d} dagegen proportional zur Zahl der besetzten Adsorptionsplätze n_{Ad} und vom Druck unabhängig. Also mit den Proportionalitätskonstanten α und β

$$\begin{aligned}
n_{\text{a}} &= \alpha \cdot p \cdot (n_0 - n_{\text{Ad}}) \\
n_{\text{d}} &= \beta \cdot n_{\text{Ad}}
\end{aligned}$$

Setzt man beide Zahlen gleich, so ergibt sich

$$\alpha \cdot p \cdot (n_0 - n_{Ad}) = \beta \cdot n_{Ad}$$

$$\Rightarrow \frac{n_{Ad}}{n_0} = \frac{p \cdot \alpha/\beta}{p \cdot \alpha/\beta + 1}$$

und mit $\alpha/\beta = a$ erhält man

$$\frac{n_{Ad}}{n_0} = \frac{ap}{ap+1}$$

wobei a eine temperaturabhängige Konstante ist.

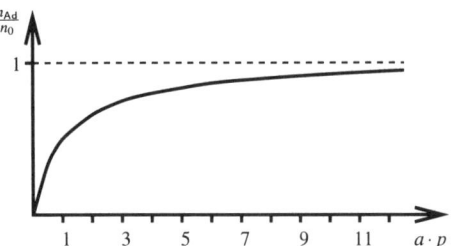

Dies sind die Adsorptionsisothermen nach Langmuir. Sie beschreiben die wirklichen Isothermen nur für kleine Drücke gut.

Wird ein Teilchen an der Oberfläche angelagert, so wird eine gewisse Energiemenge frei. Diese ist im allgemeinen von der Besetzungsdichte abhängig und beeinflußt die Wahrscheinlichkeit für das Anlagern und das Ablösen der Teilchen. Die Bedingung für gleiche Raten beim Anlagern und Ablösen der Teilchen wird dann komplizierter. Nimmt man an, daß die Anlagerungsenergie von der Besetzungsdichte dergestalt abhängt, daß sie mit dem Logarithmus der Besetzungsdichte abnimmt, so erhält man die Freundlichschen Adsorptionsisothermen, die die Form

$$\frac{n_{Ad}}{n_0} = (a \cdot p)^{1/m}$$

mit stoffabhängigen a und $m > 1$, annehmen.

3.3.4 Reale Gase

Je größer die Moleküle, je höher die Dichte (Druck) und je niedriger die Temperatur eines realen Gases ist, um so mehr weicht sein Verhalten von dem des idealen Gases ab. Beim idealen Gas gibt es keine Wechselwirkungskräfte zwischen den einzelnen Molekülen, bei realen Gasen müssen diese Kräfte berücksichtigt werden. Das geschieht durch die Einführung des sogenannten Binnendrucks $\frac{a}{V^2}$, mit der stoffabhängigen Konstanten a.

Das Eigenvolumen der Gasmoleküle, das für ihre freie Bewegung nicht zur Verfügung steht, wird als Kovolumen b vom Gesamtvolumen abgezogen.

Allgemeine Zustandsgleichung für reale Gase nach van der Waals:

$$\left(p + n^2 \cdot \frac{a}{V^2}\right) \cdot (V - n \cdot b) = n \cdot R \cdot T$$

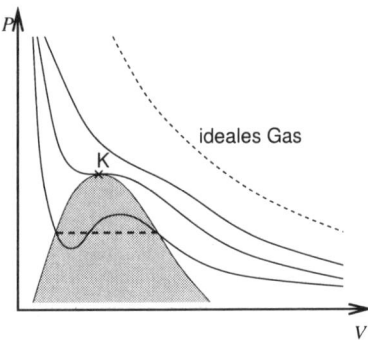

Die van der Waals-Gleichung beschreibt den Verlauf der durchgezogenen Isothermen. Im grauen Bereich unterhalb des kritischen Punkts K (vgl. I 3.7.1) weicht der tatsächliche Verlauf (gestrichelt) vom theoretischen Verlauf nach van der Waals ab. Hier tritt das Gas als gesättigter Dampf auf, von dem ein Teil zur flüssigen Phase kondensiert.

3.4 Erwärmung und Abkühlung

3.4.1 spezifische Wärmekapazität

Die spezifische Wärmekapazität c eines Stoffes gibt an, welche Wärmemenge einer bestimmten Masse des Stoffes zugeführt werden muß, um sie um eine bestimmte Temperaturdifferenz zu erwärmen, bzw. welche Wärmemenge zur Abkühlung einer bestimmten Masse des Stoffes um eine bestimmte Temperaturdifferenz entzogen werden muß. Als Einheit wurde früher die spezifische Wärmekapazität von Wasser c_W verwendet (kcal):

$$c_W = 4{,}19 \frac{kJ}{kg \cdot K} \left(= 1 \frac{kcal}{kg \cdot K}\right)$$

Das Produkt $c \cdot m$ gibt die **Wärmekapazität** eines Körpers der Masse m und der spezifischen Wärmekapazität c an (Wärmeaufnahme- bzw. -abgabe-Vermögen pro Kelvin Temperaturdifferenz).

Die molare Wärmekapazität c_m bezieht sich nicht auf die Masse, sondern auf die Stoffmenge.

$$c_m = c \cdot M$$

(M: molare Masse $\left[\frac{kg}{mol}\right]$)

Dulong-Petit: Für die meisten festen Stoffe ist

$$c_m \approx 25 \frac{kJ}{mol \cdot K}$$

Führt man einem Körper bei konstantem Druck Wärmeenergie zu, so dehnt er sich aus. Dabei wird ein Teil der zugeführten Energie benötigt, um gegen den Umgebungsdruck Ausdehnungsarbeit zu verrichten. Dieser Anteil kann bei festen und flüssigen Stoffen wegen der relativ geringen Wärmedehnung meist vernachlässigt werden.

Bei Gasen unterscheidet man dagegen:

Isochore Erwärmung: Die gesamte zugeführte Wärmeenergie trägt zur Temperaturerhöhung bei.

Isobare Erwärmung: Ein Teil der zugeführten Energie wird für die Volumenausdehnung benötigt und steht für die Temperaturerhöhung nicht zur Verfügung.

Dadurch erhält man für Gase zwei verschiedene Werte für die molare Wärmekapazität: $c_{m,p}$ für $p = $ const. und $c_{m,V}$ für $V = $ const.

Bei idealen Gasen gilt:

$$c_{m,P} - c_{m,V} = R$$

(R: universelle Gaskonstante)

3.4.2   Messung von Wärmeenergie und Wärmekapazität

Die Bestimmung von Wärmeenergie ΔQ und Wärmekapazität $c \cdot m$ erfolgt über die Beziehung:

$$\Delta Q = c \cdot m \cdot \Delta T$$

Häufige Anwendung: Kalorimetrie im Mischungskalorimeter.   In einem wärmeisolierten Gefäß befindet sich eine Flüssigkeit mit bekannter Wärmekapazität ($c_1 \cdot m_1$) und Ausgangstemperatur (T_1). Zur Messung der unbekannten spezifischen Wärmekapazität c_2 bringt man die Masse m_2 des fraglichen Stoffes mit der Temperatur $T_2 \neq T_1$ in die Flüssigkeit und bestimmt nach dem Temperaturausgleich die Mischungstemperatur T_m. Die vom ursprünglich wärmeren Körper abgegebene Wärmemenge muß nun gleich der vom kälteren Körper aufgenommenen Wärme sein. Beispiel für $T_2 > T_1$:

$$c_1 \cdot m_1 \cdot (T_m - T_1) \quad = \Delta Q$$
$$= c_2 \cdot m_2 \cdot (T_2 - T_m)$$
$$\Rightarrow \qquad c_2 \qquad = c_1 \cdot \frac{m_1 \cdot (T_m - T_1)}{m_2 \cdot (T_2 - T_m)}$$

Die Mischungstemperatur erhält man aus

$$T_m = \frac{c_1 \cdot m_1 \cdot T_1 + c_2 \cdot m_2 \cdot T_2}{c_1 \cdot m_1 + c_2 \cdot m_2}$$

3.4.3   Adiabatischer Prozeß

Unter einem adiabatischen Prozeß versteht man einen Vorgang in einem abgeschlossenen System, bei dem kein Wärmeaustausch mit der Umgebung des Systems stattfindet, d.h. es wird weder Wärmeenergie aus der Umgebung aufgenommen noch an die Umgebung abgegeben: $\Delta Q = 0$.

Ändert man die Gesamtenergie des Systems durch Zufuhr (Entnahme) mechanischer Energie ΔW, so steigt (fällt) damit die Temperatur im System. Die Umwandlung von mechanischer in thermische Energie und umgekehrt erfolgt innerhalb des Systems.

Beispiel: Zustandsgleichung idealer Gase:

$$\frac{p \cdot V}{T} = \text{const.}$$

Ändert man das Volumen eines idealen Gases adiabatisch, so ändern sich gleichzeitig Druck und Temperatur.

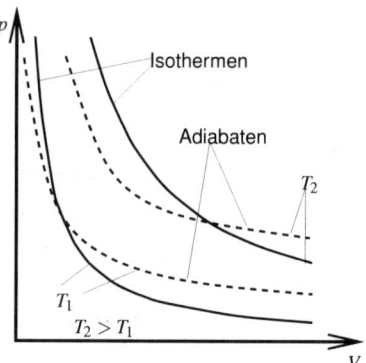

Das p-V-Diagramm zeigt einen Vergleich zwischen Isothermen und Adiabaten bei idealen Gasen.

Bei isothermen Prozessen gilt: $p \cdot V = $ const, bei adiabatischen Prozessen: $p \cdot V^c = $ const. Dabei ist $c = \frac{c_{m,P}}{c_{m,V}}$ (Adiabatenexponent).

3.4.4   Die Hauptsätze der Wärmelehre

Der **1. Hauptsatz der Wärmelehre** ist eine Erweiterung des Energieerhaltungssatzes der Mechanik. Er stellt fest, daß die Wärmemenge eine Erscheinungsform der Energie ist und bei der Energiebilanz eines Systems berücksichtigt werden muß. Die innere Energie U (Gesamtenergie, Summe aller Teilenergien) eines abgeschlossenen Systems bleibt konstant. Für den Energieaustausch eines Systems mit der Umgebung gilt

$$\Delta U = \Delta Q + \Delta W$$

Eine Maschine, die mehr Energie abgibt, als ihr zugeführt wird, die also Energie aus dem Nichts erzeugt (Perpetuum mobile 1. Art), ist unmöglich.

Der **2. Hauptsatz der Wärmelehre** beschreibt die Erfahrung, daß alle in der Natur freiwillig ablaufenden Prozesse irreversibel sind.

Mechanische Energie kann vollständig in Wärmeenergie überführt werden. Eine Maschine, die einen Stoff mit der Anfangstemperatur T_1 auf T_2 abkühlt und die dabei freiwerdende Wärmemenge ΔQ vollständig in mechanische Energie ΔW umwandelt, ist nicht möglich (Perpetuum mobile 2. Art). Der thermische Wirkungsgrad η einer Wärmekraftmaschine ist immer kleiner als 1.

$$\eta = \frac{\Delta W}{\Delta Q} = \frac{T_1 - T_2}{T_1} < 1$$

Ein Maß für die Reversibilität eines Prozesses ist die **Entropie** S.

Für abgeschlossene Systeme gilt:

reversibler Prozeß: $S = \text{const.}$, oder $dS = \frac{dQ}{T} = 0$.

irreversibler Prozeß: S wächst an, oder $dS = \frac{dQ}{T} > 0$.

Der **3. Hauptsatz der Wärmelehre** besagt, daß der absolute Nullpunkt der thermodynamischen Temperaturskala nicht erreicht werden kann. Mit der Annäherung an den absoluten Nullpunkt kommt jede Relativbewegung miteinander wechselwirkender Teilchen zum Erliegen, das Volumen idealer Gase sowie Ausdehnungskoeffizient und spezifische Wärmekapazität aller Stoffe streben gegen Null.

Die Unerreichbarkeit des absoluten Nullpunkts bestätigt auch die Aussage über den maximalen Wirkungsgrad einer Wärmekraftmaschine ($\eta < 1$, vgl. 2.HS), $\eta = 1$ wäre nur möglich, wenn $T_2 = 0\,\text{K}$!

3.5 Die Thermodynamischen Potentiale

3.5.1 Innere Energie

Die Innere Energie U ist der Energieinhalt eines Systems. Bei einem idealen Gas ist sie gerade die kinetische Energie der Gasteilchen, im allgemeinen kommen jedoch noch weitere Energieformen, insbesondere chemische Energie und Anregungen, hinzu.

Wird einem vollständig isolierten System die Energie ΔE zugeführt (entnommen), so ändert sich seine Innere Energie um genau die zugeführte (entnommene) Energiemenge:

$$\Delta U = \Delta E$$

3.5.2 Enthalpie

Führt man einem System Energie unter konstantem Druck zu, so wird sich im allgemeinen sein Volumen ändern, so daß es Arbeit gegen den äußeren Druck verrichtet. Diese Arbeit ΔW_{mech} ist bei einem Druck p und einer Volumenänderung ΔV gegeben durch

$$\Delta W_{\text{mech}} = p \cdot \Delta V$$

Die Innere Energie nimmt dann nicht um die zugeführte Energiemenge ΔE, sondern um $\Delta E - \Delta W_{\text{mech}}$ zu. Die Größe, die sich um die zugeführte Energiemenge ändert, ist die Enthalpie

$$H = U + p \cdot V$$

Für sie gilt dann

$$\Delta H = \Delta E$$

3.5.3 Freie Energie

Wird einem System bei konstanter Temperatur Energie zugeführt (z.B. isotherme Kompression), so wird es im allgemeinen mit der Umgebung Wärme austauschen. Ist dieser Vorgang langsam genug, so wird er reversibel verlaufen und die Entropieänderung des Systems ist bei der abgegebenen Wärmemenge ΔQ und der herrschenden Temperatur T gegeben durch

$$\Delta S = \frac{\Delta Q}{T}$$

Die abgeführte Wärmemenge ist dann $\Delta Q = T \cdot \Delta S$.

Die Größe, die sich in diesem Fall um die zugeführte Energiemenge ändert, ist die Freie Energie

$$F = U - TS$$

Für sie gilt dann

$$\Delta F = \Delta E$$

3.5.4 Freie Enthalpie

Hält man bei einem System Druck und Temperatur konstant und führt ihm Energie zu indem man die Stoffmenge erhöht, so ist die zugeführte Energiemenge gerade die Innere Energie des zugeführten Stoffes. Das System wird nun im allgemeinen mechanische Arbeit gegen den herrschenden Druck verrichten und Wärme (reversibel) mit der Umgebung austauschen. Die Größe, die sich hier um die zugeführte Energiemenge ändert ist die Freie Enthalpie $G = U + pV - TS$

Für sie gilt bei einem solchen Versuch

$$\Delta G = \Delta E$$

3.6 Wärmeübertragung

3.6.1 Wärmeleitung

Unter dem Wärmestrom $\dot{Q}$ versteht man die Wärmemenge Q, die pro Zeiteinheit übertragen wird. Wenn diese Energieübertragung darauf beruht, daß die Moleküle eines Mediums ihre thermisch-kinetische Energie an benachbarte Moleküle weitergeben (Stoß, Reibung), so spricht man von Wärmeleitung. Der Wärmestrom $\dot{Q}$ ist dabei abhängig von der stoffspezifischen Wärmeleitzahl λ, der Temperaturdifferenz ΔT zwischen den Meßstellen und den geometrischen Abmessungen des wärmeleitenden Mediums.

$$\dot{Q} = \frac{dQ}{dt} = \lambda \cdot \Delta T \cdot \frac{A}{l}$$

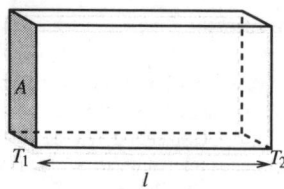

(*A*: Querschnitt, *l*: Länge)

Materialien mit kleiner Wärmeleitzahl eignen sich zu Wärmedämmung (Isolierung). Materialien mit guter Wärmeleitung verwendet man z.B. beim Bau von Kühlern und Heizkörpern.

3.6.2 Konvektion, Wärmeübertragung durch Stofftransport

In Flüssigkeiten und Gasen steigen wärmere Zonen, deren Dichte infolge der Wärmedehnung abgenommen hat, nach oben (Auftrieb). Die kälteren Zonen sinken nach unten. Wird Wärmeenergie durch diese Art Materieverlagerung transportiert, so spricht man von Konvektion.

Wärme kann auch durch aktiven Stofftransport übertragen werden: An geeigneter Stelle wird ein Medium mit großer Wärmekapazität erhitzt, anschließend bringt man dieses Medium mit möglichst geringen Wärmeverlusten (isolierte Gefäße oder Leitungen) dorthin, wo die Wärme benötigt wird (Zentral- und Fernheizungen).

3.6.3 Wärmestrahlung

Je höher die Temperatur eines Mediums ist, um so heftiger ist die thermische Bewegung seiner Atome und Moleküle (vgl. I 7.1.3). Mit steigender Temperatur steigt damit auch die Intensität der emittierten elektromagnetischen Strahlung (vgl. I 6.1.4 und I 6.2.1). Diese Wärmestrahlung kann von anderen Körpern absorbiert werden, was zu einer Erwärmung des Absorbers führt, wenn dieser nicht selbst mehr Energie abstrahlt als er aufnimmt.

Anwendung: Infrarot-Bestrahlung

Isoliermöglichkeiten: Abschirmung (Schatten unterm Sonnenschirm), Reflexion emittierter Wärmestrahlung (Rettungsdecke aus Alu-Folie).

3.7   Aggregatzustände der Materie

3.7.1   Aggregatzustände und ihre Kennzeichen

Unter einer Phase versteht man einen Bereich, in dessen Innerem sich keine, an dessen Grenzen jedoch eine oder mehrere physikalische Größen sprunghaft ändern. Verschiedene Aggregatzustände eines Stoffes gehören also zu verschiedenen Phasen.

Bezeichnung der Übergänge zwischen den Aggregatzuständen:

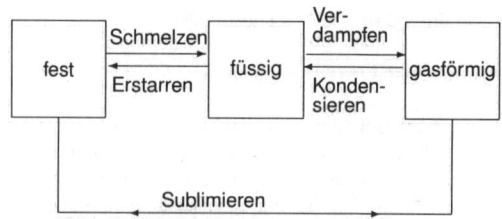

Aggregatzustand	Anordnung der Teilchen untereinander	Eigenbeweglichkeit der Teilchen	Gestalt
fest (vgl. auch I 7.1.4)	festes räumlich periodisches Gitter (Kristall) mit mehr oder weniger vielen Kristallbaufehlern bis hin zu einem amorphen Zustand; kleiner Abstand der Teilchen zueinander	Im Kristallgitter sind nur Schwingungen um die ortsfesten Ruhelagen möglich; unter Krafteinwirkung kann, insbesondere bei vielen Kristallbaufehlern, eine Fließneigung aufkommen	feste Gestalt
flüssig (vgl. auch I 7.1.3)	beliebige Anordnung, kleiner Abstand der Teilchen untereinander	relativ frei beweglich (Reibung), relativ kleine freie Wegstrecke	beliebige Gestalt, aber bestimmtes Volumen
gasförmig (vgl. auch I 7.1.3)	beliebige Anordnung, großer Abstand der Teilchen zueinander	Teilchen frei beweglich, relativ große freie Wegstrecken	jedes gebotene Volumen wird ausgefüllt

Die Abhängigkeit der Aggregatzustände eines Stoffes von Druck und Temperatur kann in einem *p-T*-Phasendiagramm dargestellt werden. Der anomale Verlauf der Phasengrenze zwischen dem flüssigen Zustand und der Gasphase ist gestrichelt eingezeichnet.

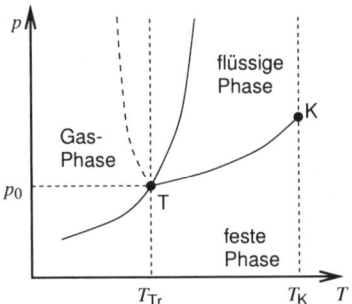

a: Schmelzkurve (Normalfall)

a': Schmelzkurve Eis-Wasser (Sonderfall)

b: Verdampfungskurve

c: Sublimationskurve

T: Tripelpunkt, hier existieren alle drei Aggregatzustände gleichzeitig nebeneinander.

K: Kritischer Punkt, oberhalb der kritischen Temperatur existiert keine flüssige Phase mehr (vgl. I 3.3.4).

3.7.2 Gibbssche Phasenregel

Besteht ein System aus P Phasen und K Komponenten (voneinander unabhängige chemische Bestandteile) und können F Zustandsvariablen (wenigstens in einem gewissen Bereich) frei gewählt werden, dann gilt (falls keine chemischen Umwandlungen stattfinden) die Gibbssche Phasenregel

$$F = K - P + 2$$

Ein System mit $F = 0$ nennt man invariant, mit $F = 1$ univariant, mit $F = 2$ divariant und mit $F = 3$ trivariant.

Betrachtet man ein p-T-Diagramm eines Stoffes (eine Komponente), so sieht man leicht, daß am Tripelpunkt p und T festgelegt sind (eben auf die Tripelpunktstemperatur und den Tripelpunktsdruck) und (es liegt eine Komponente und 3 Phasen vor)

$$F = K - P + 2 = 1 - 3 + 2 = 0$$

gilt.

Auf den Phasengrenzen (fest-flüssig, fest-gasförmig, flüssig-gasförmig) liegen dagegen nur 2 Phasen vor und es ergibt sich

$$F = 1 - 2 + 2 = 1$$

also eine Zustandsvariable, die frei gewählt werden kann. Der Druck oder die Temperatur kann hier in einem bestimmten Bereich variiert werden, die andere Größe ist dadurch dann aber festgelegt.

In den Bereichen der flüssigen, festen oder gasförmigen Phase liegt nur eine Phase vor und es ergeben sich

$$F = 1 - 1 + 2 = 2$$

frei wählbare Zustandsvariablen, so daß Druck und Temperatur unabhängig voneinander (in gewissen Bereichen) verändert werden können.

3.7.3 Änderung des Aggregatzustands

Welchen Aggregatzustand ein Stoff einnimmt, hängt im wesentlichen vom Verhältnis der thermischen Energie seiner Moleküle (vgl. I 7.1.3) zum Potential der Kohäsionskräfte ab. Die Anziehungskräfte zwischen den Molekülen wiederum hängen stark von deren Abstand untereinander ab. Bei einem Gas ist dieser Abstand groß, und die Kohäsionskräfte sind sehr klein. Die Moleküle bewegen sich schnell gegeneinander, Temperatur und Energiegehalt sind in der gasförmigen Phase relativ hoch. Oberhalb der kritischen Temperatur T_k eines Stoffes existiert nur seine gasförmige Phase.

Verkleinert man die Molekülabstände durch Kompression bei konstantgehaltener Temperatur $T < T_{Tr}$, so bewirkt die zunehmende Kohäsion schließlich den Übergang in die feste Phase (vgl. Phasendiagramm), in der die Bewegung der Teilchen auf Schwingungen um ortsfeste Ruhelagen begrenzt ist.

Erniedrigt man die Temperatur und damit den Energiegehalt eines Gases bei konstantem Druck $p < p_{Tr}$, so sinkt die Energie der thermischen Molekularbewegung schließlich unter das Potential der Kohäsionskräfte ab, was ebenfalls einen Übergang in die feste Phase zur Folge hat. Oberhalb des Tripelpunktsdruckes p_{Tr} existiert zwischen fester und gasförmiger Phase ein weiterer stabiler Aggregatzustand, die flüssige Phase. Hier ist zwar die thermisch-kinetische Energie der Moleküle groß genug, um die gegenseitige Anziehung zu überwinden, aber nicht ausreichend, um sich gegen den äußeren Druck voneinander zu lösen.

Phasenübergänge können sich gegenüber dem theoretischen Ablauf verzögern, wenn sie nicht durch Reaktionskeime wie Fremdkörper (Siedesteine), Erschütterungen oder Turbulenzen eingeleitet werden.

Siedeverzug: Flüssigkeit läßt sich über ihren Siedepunkt erwärmen.

Übersättigen von Dampf: Gas läßt sich unter die Kondensationstemperatur abkühlen.

Unterkühlen von Schmelzen: Flüssigkeit läßt sich unter den Gefrierpunkt abkühlen.

Eine Änderung des Aggregatzustands ist immer mit einem Energieumsatz verbunden:

Kompression: Zufuhr mechanischer Energie;

$$\Delta W = +\Delta(p \cdot V)$$

Expansion: Entnahme mechanischer Energie;

$$\Delta W = -\Delta(p \cdot V)$$

Erwärmung: von T_1 auf T_2;

$$\Delta Q = +c \cdot m \cdot \Delta T$$

Abkühlung: von T_1 auf T_2;

$$\Delta Q = -c \cdot m \cdot \Delta T$$

Während einer isobaren Änderung des Aggregatzustands konzentriert sich der gesamte Umsatz an Wärmeenergie auf den Phasenübergang. Bis zum Abschluß der Zustandsänderung bleibt deshalb die Temperatur konstant.

3.7.4 Umwandlungswärmen

Unter der Umwandlungswärme bzw. -energie Q versteht man die bei der Änderung des Aggregatzustands umgesetzte Energie (Wärmemenge).

Die spezifische Umwandlungswärme q bezieht sich auf eine bestimmte Substanzmasse (z.B. ein kg).

Die molare Umwandlungswärme q_m bezieht sich auf eine bestimmte Stoffmenge (z.B. ein mol).

Es gilt: $Q = m \cdot q$ (m: Masse) und $Q = n \cdot q_m$ (n: Stoffmenge).

Für Wasser gelten bei Normaldruck etwa folgende Werte:

Schmelzwärme (0 °C):

$$q = 334 \frac{J}{g}$$

$$q_m = 6{,}0 \frac{kJ}{mol}$$

Verdampfungswärme (100 °C):

$$q = 2260 \frac{J}{g}$$

$$q_m = 40{,}7 \frac{kJ}{mol}$$

3.7.5 Dampfdruck, Luftfeuchtigkeit

Unter dem Sättigungsdampfdruck eines Stoffes versteht man den Druck, bei dem sich flüssige und gasförmige Phase des Stoffes im Gleichgewicht befinden. Der Sättigungsdampfdruck eines Stoffes hängt nur von der Temperatur ab (vgl. Verdampfungskurve im p-T-Phasendiagramm), nicht von dem Volumen, das dem Dampf zur Verfügung steht. Verkleinert man dieses Volumen in einem Experiment, so steigt nicht etwa der Dampfdruck an, sondern es kondensiert gerade soviel zur

flüssigen Phase, daß sich der Sättigungsdampfdruck wieder einstellt.

Dampfdrucke und -temperaturen über den „Normalwerten" (1013 mbar, 100 °C) kann man z.B. in einem Autoklav erreichen. Darunter versteht man einen dichtschließenden, stabilen Behälter, der für hohen Innendruck ausgelegt ist. Am Boden des Geräts befindet sich eine Flüssigkeit, die solange erhitzt wird, bis die gewünschten Druck- bzw. Temperaturwerte erreicht sind.

Einige korrespondierende Werte für Wasserdampf:

Temperatur, in °C	100	120	130	150	180	200
Dampfdruck, (ca.) in bar	1,0	2,0	2,7	4,8	10,0	15,5

Bei der **Dampfdrucksterilisation** im Autoklaven arbeitet man bei etwa 120 °C bis 130 °C, wobei der Luftanteil im Gerät möglichst niedrig sein sollte (Deckelventil erst schließen, wenn der Autoklav vollständig mit Dampf gefüllt ist).

Unter der (absoluten) Luftfeuchtigkeit f_a versteht man die pro Volumeneinheit vorhandene Wasserdampfmenge:

$$f_a = \frac{m_{H_2O}}{V} \quad \left[\frac{g}{m^3}\right]$$

Die maximale Luftfeuchtigkeit f_m liegt vor, wenn bei gegebener Temperatur der Sättigungspunkt für Wasserdampf erreicht ist. Ein weiteres Anwachsen der Wasserdampfmenge in der Luft (oder eine Abkühlung der Luft) führt dann zur Kondensation der überschüssigen Wassermoleküle (Nebel, Regen).

Die relative Luftfeuchtigkeit f_r gibt das Verhältnis zwischen der tatsächlichen (absoluten) und der maximalen Luftfeuchtigkeit bei gegebener Temperatur an:

$$f_r = \frac{f_a}{f_m} [\cdot 100\,\%] (\text{oder reine Zahl})$$

3.7.6 Lösungen

In einer Flüssigkeit gelöste Stoffe verändern das Phasenübergangsverhalten der Flüssigkeit. Das Phasendiagramm der Lösung unterscheidet sich von dem des reinen Lösungsmittels durch einen erweiterten Existenzbereich der Flüssigkeit. Die Verdampfungskurve liegt tiefer (Dampfdruckerniedrigung), die Schmelz- bzw. Gefrierkurve liegt weiter links (Gefrierpunktserniedrigung). Die Gefrierkurve der Lösung zeigt den Beginn der Erstarrung des Lösungsmittels. Sinkt die Temperatur weiter ab, so steigt die Konzentration der verbliebenen Lösung mit der fortschreitenden Erstarrung des Lösungsmittels. Das Gefrieren einer Lösung erfolgt also nicht bei konstanter Temperatur, sondern erstreckt sich über einen relativ breiten Erstarrungsbereich.

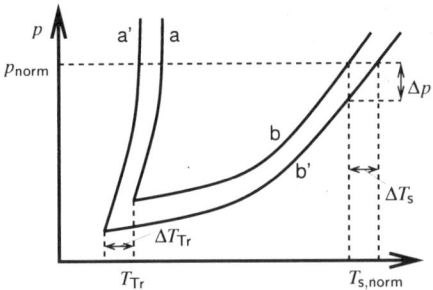

a: Gefrierkurve des reinen Lösungsmittels

a': Gefrierkurve der Lösung mit Erstarrungsbereich

b: Verdampfungskurve des reinen Lösungsmittels

b': Verdampfungskurve der Lösung

Dampfdruckerniedrigung: (nach Raoult)

$$\frac{\Delta P}{P} = -\frac{m_1 \cdot M_0}{M_1 \cdot m_0} = -\frac{n_1}{n_0}$$

Siedepunktserhöhung:

$$\Delta T_S = c_S \cdot \frac{m_1 \cdot M_0}{M_1 \cdot m_0} = c_S \cdot \frac{n_1}{n_0}$$

Gefrierpunktserniedrigung:

$$\Delta T_G = c_G \cdot \frac{m_1 \cdot M_0}{M_1 \cdot m_0} = c_G \cdot \frac{n_1}{n_0}$$

m_0: Masse des Lösungsmittels

M_0: molare Masse des Lösungsmittels

n_0: Stoffmenge des Lösungsmittels

m_1: Masse des gelösten Stoffes

M_1: molare Masse des gelösten Stoffes

n_1: Stoffmenge des gelösten Stoffes

c_S, c_G: Stoffkonstanten

$c_S \cdot M_0$: molare Siedepunktserniedrigung des Lösungsmittels

$c_G \cdot M_0$: molare Gefrierpunktserniedrigung des Lösungsmittels

Alle drei Effekte hängen also nur von der Anzahl der gelösten Teilchen (Stoffmenge), nicht von deren Art ab.

Kältemischungen sind Zweistoffgemische aus einem gefrorenen Lösungsmittel (z.B. Eis) und einer darin löslichen Substanz (z.B. Kochsalz). Da der Gefrierpunkt von Lösungen tiefer liegt als der des reinen Lösungsmittels, bewirkt der Kontakt der beiden Stoffe ein Schmelzen des Lösungsmittels. Die dazu nötige Wärmeenergie wird der Umgebung entzogen. Mischt man z.B. Eis und Kochsalz im Verhältnis 3 : 1, so können dadurch Temperaturen bis ca. −21 °C erreicht werden.

3.7.7 Schmelzdiagramme binärer Systeme

Bei den Lösungen wurde davon ausgegangen, daß praktisch nur das Lösungsmittel in die feste bzw. gasförmige Phase übergeht. Trifft dies nicht zu und zwei Stoffe bilden gemischte Phasen sowohl im festen, als auch im flüssigen Aggregatzustand, so ergibt sich eine andere Situation.

Im Konzentrations-Temperatur-Schmelzdiagramm finden sich im einfachsten Fall eine Liquiduskurve und eine Soliduskurve, die sich bei den Konzentrationen von 0 und 1 (nur eine Komponente vorhanden) auf Höhe der Schmelztemperaturen der einzelnen Komponenten treffen und dazwischen monoton ansteigen ohne sich zu berühren. Unterhalb der Soliduskurve liegt ein Mischkristall, oberhalb der Liquiduskurve eine Schmelze der beiden Komponenten vor. Fällt die Konzentration des Gesamtsystems bei gegebener Temperatur zwischen Solidus- und Liquiduskurve (d.h. in den grauen Bereich), so liegen Schmelze und Mischkristall nebeneinander vor, wobei in den beiden Phasen im allgemeinen unterschiedliche Konzentrationen der Komponenten vorliegen. Die Konzentration der Schmelze ist durch den auf der Liquidus-, die Konzentration des Mischkristalls durch den auf der Soliduskurve liegenden zur herrschenden Temperatur gehörenden Punkt gegeben.

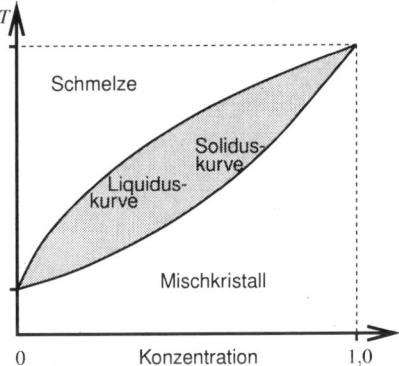

Findet in einem solchen System nun ein Phasenübergang von der Schmelze hin zum Mischkristall statt, wird eine Komponente überproportional aus der Schmelze in den Kristall übergehen, wodurch sich die Konzentration der Schmelze ändert. Hierdurch verschiebt sich im Laufe des Erstarrungsvorgangs die Konzentration der Schmelze und der festen Phase. Dabei wird sich der Konzentrationsunterschied in der festen Phase eventuell sehr langsam ausgleichen.

Vorsicht: Eine Phase eines Systems kann keine Temperatur-Konzentrations-Kombination besitzen, die zwischen der Liquidus- und der Soliduskurve liegt (grauer Bereich), ein mehrphasiges System (im Mittel über alle Phasen) jedoch schon.

Bei realen Systemen weichen Solidus- und Liquiduskurven oft von der Idealform ab: Sie sind nicht monoton und berühren sich.

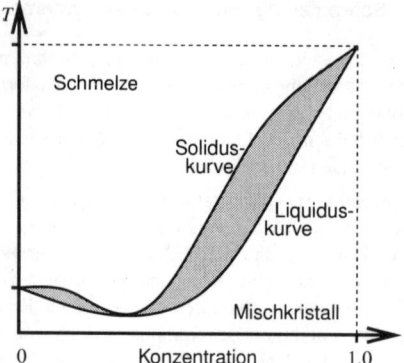

Hinzu kommt oft noch eine Mischungslücke in der festen Phase, also ein (temperaturabhängiger) Konzentrationsbereich, in dem kein Mischkristall existiert. Diese Mischungslücke kann vollständig unterhalb der Soliduskurve verlaufen, oder bis zur Schmelze hinreichen, so daß sich eine Reihe unterschiedlicher Schmelzdiagramme ergeben.

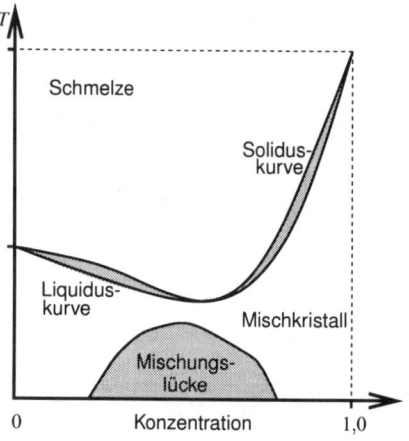

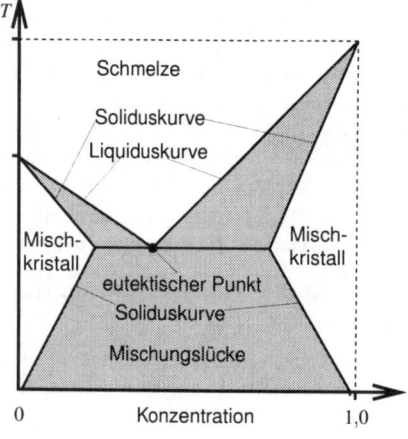

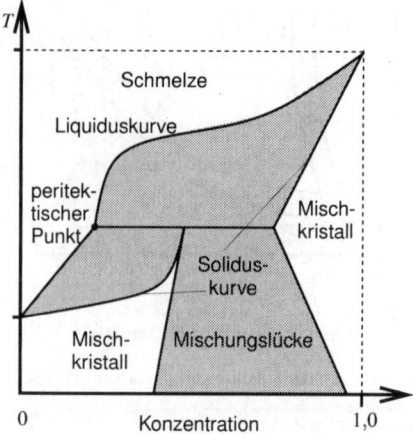

Auch der Extremfall, daß kein Mischkristall gebildet wird, ist möglich. Im zugehörigen Schmelzdiagramm erstreckt sich die Mischungslücke von der Konzentration 0 bis zur Konzentration 1 und feste Phasen treten nur als reine Kristalle einer Komponente auf. Die Soliduskurve ist zu zwei senkrechten Linien bei den Konzentrationen 0 und 1 entartet.

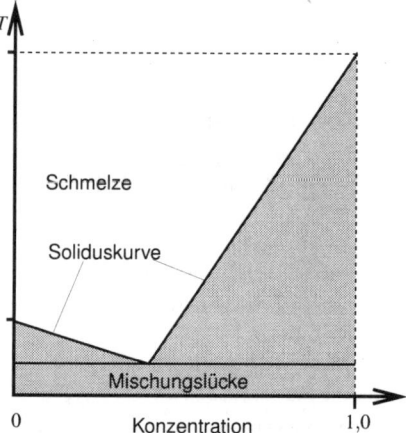

Ist die Konzentration des Gesamtsystems gerade die Konzentration des eutektischen bzw. des peritektischen Punktes, so bleibt beim Erstarren bzw. Schmelzen die Konzentration in der festen und der flüssigen Phase konstant; das System verhält sich wie ein Einkomponentensystem. Eine feste Phase, die gerade die eutektische Konzentration aufweist, nennt man Eutektikum.

3.8 Elektrochemie und Reaktionskinetik

3.8.1 Das Massenwirkungsgesetz

Betrachtet man eine chemische Reaktion, bei der verschiedene Ausgangssubstanzen A_1, A_2, ... zu gewissen

Endsubstanzen E_1, E_2, ... reagieren,

$$\alpha_1 A_1 + \alpha_2 A_2 + \ldots \longrightarrow \varepsilon_1 E_1 + \varepsilon_2 E_2 \ldots$$

so kommt diese Reaktion nach einiger Zeit zum Erliegen. Dabei reagieren nicht die gesamten Ausgangsstoffe, sondern es bleibt ein (eventuell sehr kleiner) Rest „übrig". Dies ist damit zu erklären, daß die Reaktion nicht nur in einer Richtung, sondern auch in der Gegenrichtung abläuft, also auch die Endprodukte zu den Ausgangsprodukten „zurückreagieren". Laufen beide Richtungen der Reaktion gleich schnell ab, so wird ein Gleichgewichtszustand, das chemische Gleichgewicht erreicht. Das Massenwirkungsgesetz besagt nun, daß es eine Gleichgewichtskonstante K gibt, so daß für die Konzentrationen der beteiligten Stoffe im Gleichgewichtszustand gilt[2]:

$$K = \frac{c_{E_1}^{\alpha_1} \cdot c_{E_2}^{\alpha_2} \cdots}{c_{A_1}^{\alpha_1} \cdot c_{A_2}^{\alpha_2} \cdots}$$

Diese Form des Massenwirkungsgesetzes gilt bei Ionenreaktionen in Elektrolyten nicht immer. Insbesondere bei starken Elektrolyten (s.u.) müssen die Konzentrationen durch korrigierte Werte, die sogenannten Aktivitäten ersetzt werden, damit das Massenwirkungsgesetz gültig bleibt. Diese hängen i.a. nicht nur von der Ionenstärke (s.u.) der betrachteten, sondern von allen gelösten Ionen ab. Das Verhältnis von Aktivität zu Konzentration ist der Aktivitätskoeffizient.

3.8.2 Elektrolyte

Elektrolyte sind Lösungen, die geladene Teilchen (Ionen) enthalten. Sie kommen dadurch zustande, daß ein Stoff (z.B. Kochsalz, NaCl) beim Lösungsvorgang (Solvatation) in Ionen, also geladene Teilchen zerfällt (vgl. I 4.4.4). Es findet also eine Reaktion der Form

$$AB \rightleftharpoons A + B$$
$$A_2B \rightleftharpoons 2A + B$$
$$\vdots$$

oder ähnlich statt, für die das Massenwirkungsgesetz in der Form

$$\frac{c_{AB}}{c_A \cdot c_B} = K$$
$$\frac{c_{A_2B}}{c_A^2 \cdot c_B} = K$$

oder entsprechend gilt.

Liegt eine gesättigte Lösung vor, kann also nicht die ganze Stoffmenge gelöst werden, so daß ein ungelöster Rest, der Bodenkörper übrigbleibt, so ist die Konzentration des nicht dissoziierten Stoffes AB bzw. A_2B fest vorgegeben

[2]Die Festlegung, was Ausgangs- bzw. Endprodukte sind, ist völlig willkürlich, die Reaktion findet ja in beiden Richtungen statt.

und sie kann in die Konstante auf der rechten Seite des Massenwirkungsgesetzes einbezogen werden:

$$c_A \cdot c_B = K_L$$
$$c_A^2 \cdot c_B = K_L$$
$$\vdots$$

Die Konstante K_L wird als das **Löslichkeitsprodukt** der entsprechenden Lösung bezeichnet. Sie ist temperaturabhängig.

Man unterscheidet:

Schwache Elektrolyte (K klein) dissoziieren beim Lösungsvorgang nicht vollständig, so daß nur geringe Ionenkonzentrationen auftreten. Wieviel des gelösten Stoffes dissoziiert, wird durch den Dissoziationsgrad α ($0 < \alpha < 1$) charakterisiert, der den dissoziierten Anteil des Stoffes angibt. Er hängt von der Konzentration des gelösten Stoffes ab und geht im Grenzfall unendlich kleiner Konzentrationen gegen 1.

Starke Elektrolyte (K groß) dissoziieren unabhängig von der Konzentration vollständig (Dissoziationsgrad stets etwa 1). Bei hohen Konzentrationen der gelösten Ionen ändert sich zwar der Dissoziationsgrad nicht, doch werden die Eigenschaften der Lösung (wie z.B. die elektrische Leitfähigkeit) wesentlich durch die Wechselwirkung der Ionen untereinander beeinflußt und im Massenwirkungsgesetz müssen die Werte der Konzentrationen durch korrigierte Werte, die Aktivitäten, ersetzt werden. Ein Maß für diese gegenseitige Beeinflussung ist die Ionenstärke I:

$$I = \frac{1}{2} c_1 \cdot z_1^2 + \frac{1}{2} c_2 \cdot z_2^2 + \ldots$$

wobei c_1, c_2, usw. die Konzentrationen der einzelnen Ionensorten und z_1, z_2 usw. ihre Ladungen sind.

3.8.3 Säuren

Eine Reaktion findet auch in reinem Wasser statt:

$$2H_2O \rightleftharpoons OH^- + H_3O^+$$

Das Ionenprodukt (das Analogon zum Löslichkeitsprodukt) ist hierbei

$$K_L = c_{H_3O^+} \cdot c_{OH^-} = 10^{-14} \, mol^2 / l^2$$

In reinem Wasser ist die Konzentration von H_3O^+ dieselbe wie die von OH^-, also 10^{-7} mol/l.

Beim Lösen einer Säure in Wasser dissoziiert das Säuremolekül (RH) in ein Säurerestion (R^-) und ein Wasserstoffion (H^+), das sofort mit einem Wassermolekül zu einem Hydroniumion (H_3O^+) weiterreagiert:

$$RH + H_2O \rightarrow R^- + H_3O^+$$

Diese Reaktion wird als Protolyse bezeichnet. Läuft sie unvollständig ab ($K_L \ll 1$), so spricht man von einer schwachen (im anderen Fall $K_L \approx 1$ von einer starken) Säure. Das entstandene Säurerestion kann eventuell weiter dissoziieren.

Die Protolyse erhöht die Konzentration der Hydroniumionen, so daß die Konzentration der Hydroxidionen (OH^--Ionen) absinken muß (damit das Produkt der beiden Konzentrationen wieder gleich dem Ionenprodukt wird). Ein Maß für die Stärke einer Säure ist ihr K_s-Wert (die Säurekonstante), der als

$$K_s = \frac{c_{H_3O}^+ \cdot c_{R^-}}{c_{rmRH}}$$

definiert ist. Oft wird auch sein Logarithmus, der Säureexponent

$$pK_s = -\log_{10} K_s$$

verwendet.

Stoffe, die die Hydroniumkonzentration in Wasser erniedrigen (indem sie beim Lösungsvorgang OH^--Ionen freisetzen), heißen Basen. Sie sind in der Lage, die Wirkung von Säuren zu neutralisieren.

3.8.4   Pufferlösungen

Eine Pufferlösung ist eine Lösung einer schwachen Säure (HR) und eines anderen Stoffes (RA), der die Konzentration des Säurerestions erhöht. Mit der Definitionsgleichung der Säurekonstanten ergibt sich

$$c_{H_3O^+} = K_s \cdot \frac{c_{HR}}{c_{R^-}}$$

Werden nun durch Hinzugabe einer Säure Hydroniumionen in die Lösung eingebracht (bzw. durch Hinzugabe einer Base der Lösung entzogen), so rekombinieren Säurerestionen (bzw. protolysieren Säuremoleküle). Da aber sehr viele Säurerestionen und viele Säuremoleküle in der Lösung vorhanden sind, müssen sehr viele Hydroniumionen eingebracht oder entzogen werden, um das Verhältnis c_{HR}/c_{R^-} merklich zu verändern.

3.8.5   Chemische Reaktionsabläufe

Bei der Einordnung von chemischen Reaktionen spielen zwei Kriterien eine wichtige Rolle:

Molekularität: Unter der Molekularität versteht man die Anzahl der Teilchen (Atome oder Moleküle), die an einem elementaren Reaktionsvorgang beteiligt sind. Dies können verschiedene oder auch gleiche Teilchen sein. Z.B:

$$O_2 + 2H_2 \longrightarrow 2H_2O$$

Hier reagieren ein Sauerstoffmolekül und zwei Wasserstoffmoleküle, die Reaktion ist also trimolekular.

Höhere Molekularitäten als Trimolekularität, die schon sehr selten ist, werden nicht beobachtet. Hier müßten sich vier Teilchen gleichzeitig treffen, was sehr unwahrscheinlich ist.

Ordnung: Die Ordnung gibt an, wie die Reaktionsgeschwindigkeit von den Konzentrationen der beteiligten Stoffe abhängt. Allgemein gilt für die Reaktionsgeschwindigkeit G

$$G = k \cdot c_1^{\alpha_1} \cdot c_2^{\alpha_2} \cdots$$

wobei $c_1, c_2 \ldots$ die Konzentrationen der beteiligten Stoffe sind. Die Ordnung einer solchen Reaktion ist dann $\alpha_1 + \alpha_2 + \ldots$.

Reaktionen verlaufen in Wirklichkeit aber oft über mehrere Schritte ab. Die Reaktionsgeschwindigkeit wird dann durch den langsamsten Reaktionsschritt bestimmt. Die Ordnung einer solchen Reaktion hängt dann von den Details des Reaktionsverlaufes ab.

Die Reaktionsgeschwindigkeit wird außer von den Konzentrationen der Reaktionspartner auch wesentlich von der Temperatur bestimmt. Um dies zu verstehen, bedient man sich der Vorstellung, daß eine Aktivierungsenergie notwendig ist, um ein oder mehrere Teilchen eine chemische Reaktion durchführen zu lassen. Ein Teilchen muß also, um zu reagieren, eine bestimmte Mindestenergie besitzen; bei mehreren Teilchen müssen sie diese Mindestenergie gemeinsam aufbringen. Aus der Thermodynamik weiß man, daß die Zahl der Teilchen mit der Energie $\geq E$ in der Form $c \cdot e^{-\frac{E}{kT}}$ von der Temperatur abhängt. Entsprechend gilt für die Geschwindigkeit G einer Reaktion mit der Aktivierungsenergie E_a die Arrheniusgleichung

$$G = A \cdot e^{-\frac{E_a}{kT}}$$

Erhöht man also die Temperatur, so stehen mehr Teilchen mit ausreichender Energie für die Reaktion zur Verfügung, und die Reaktionsgeschwindigkeit steigt an. Eine grobe Faustregel besagt, daß bei einer Temperaturerhöhung um 10°C sich die Reaktionsgeschwindigkeit verzwei- bis vervierfacht.

3.8.6   Elektrochemische Zellen

Elektrochemische Zellen sind Anordnungen, in denen chemische Energie direkt in elektrische Energie umgewandelt wird. In ihr laufen Nettoreaktionen der Form

$$A^{z+} + B \to A + B^{z+}$$

ab. Dabei wird Ladung von einer Elektrode zur anderen transportiert. Ein Beispiel ist das Volta-Element:

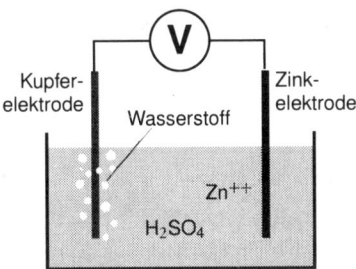

Kupfer-
elektrode

Wasserstoff

Zink-
elektrode

Zn^{++}

H_2SO_4

Hier tauchen in eine H_2SO_4-Lösung eine Kupfer- und eine Zink-Elektrode ein. An der Zink-Elektrode geht Zink in Form von zweifach geladenen Ionen in Lösung. Die Ladung (zwei Elektronen) bleibt in der Elektrode. Wären die beiden Elektroden unverbunden, so käme diese Reaktion schnell zum Erliegen. Verbindet man sie aber, so daß ein Strom fließt und die vom Zink in der Elektrode zurückgelassenen Elektronen zur Kupferelektrode wandern können, so werden dort Hydroniumionen neutralisiert, und es entsteht molekularer Wasserstoff:

$$2H_3O^+ + 2e^- \rightarrow H_2 + 2H_2O$$

Die Nettoreaktion ist dann

$$Zn + 2H_3O^+ \rightarrow Zn^{2+} + H_2 + 2H_2O$$

Ein solches Element kann also als Spannungsquelle benutzt werden. Die Spannung, die ein solches Element maximal liefern kann (Leerlaufspannung), wird durch die Nernstsche Gleichung

$$U = U_0 + \frac{RT}{zF} \cdot \ln\left(\frac{c_A}{c_B}\right)$$

beschrieben. Dabei ist U_0 für die gewählten Stoffe A und B charakteristisch, während R die allgemeine Gaskonstante, T die Temperatur und F die Faraday-Konstante und z die Anzahl der übergehenden Elektronen (im obigen Beispiel also 2) sind.

4   Elektrizität und Magnetismus

4.1   Elektrische Ladungen und Felder

4.1.1   Ladungen

Die elektrische Ladung ist eine Eigenschaft der Materie, d.h. sie ist grundätzlich an einen materiellen Ladungsträger gebunden. Die kleinste isolierbare Ladungsmenge (Elementarladung) ist die elektrische Ladung des Elektrons (per Definition negativ) bzw. des Protons (positiv). Besitzt ein Körper gleiche Mengen an positiver und negativer elektrischer Ladung, so erscheint er nach außen elektrisch neutral, wenn die Ladungsschwerpunkte übereinstimmen (vgl. elektrischer Dipol: I 4.1.8 und Polarisation: I 4.7.1).

Gleichnamige elektrische Ladungen stoßen sich gegenseitig ab. Ungleichnamige elektrische Ladungen ziehen sich gegenseitig an. Werden frei bewegliche Ladungsträger durch Anziehungs- oder Abstoßungskräfte anderer Ladungen verschoben, so spricht man von Influenz (vgl. I 4.1.9).

Elementarladung:

$$e = 1,602 \cdot 10^{-19}\,C \quad \text{(Coulomb)}$$

4.1.2   Coulombsches Gesetz

Der Betrag der Kraft, mit der sich zwei punktförmige elektrische Ladungen q_1 und q_2 anziehen bzw. abstoßen, ist nach Coulomb:

$$F = \frac{q_1 \cdot q_2}{4 \cdot \pi \cdot \varepsilon_0 \cdot \varepsilon_r \cdot r^2}$$

ε_0: elektrische Feldkonstante

ε_r: Dielektrizitätszahl des Mediums, in dem sich die Ladungen befinden (vgl. I 4.1.6, I 4.7.1)

r: Abstand zwischen q_1 und q_2

Die Kraft zwischen den beiden Ladungen wirkt entlang der Verbindungsline zwischen den beiden Ladungen. Für gleichnamige Ladungen ist sie abstoßend, für ungleichnamige anziehend.

4.1.3   Statische elektrische Felder

Unter einem elektrischen Feld versteht man den Wirkungsbereich einer elektrischen Ladung. Zur graphischen Darstellung eines solchen Feldes verwendet man Feldlinien mit folgenden Eigenschaften:

• Elektrische Feldlinien beginnen immer bei einer positiven und enden (Pfeilspitze) immer bei einer negativen Ladung.

- Feldlinien einer „isolierten" Punktladung kommen aus bzw. enden im „Unendlichen" (radiales Feld).

- Elektrische Feldlinien kreuzen sich nicht.

- Die Dichte der Feldlinien ist ein Maß für die Feldstärke.

- Parallele Feldlinien mit gleichem Abstand kennzeichnen ein homogenes Feld, d.h. die Feldstärke ist überall gleich.

- Die Coulombsche Kraft auf eine Probeladung wirkt tangential zur Feldlinie, so daß sich die Probeladung entlang der Feldlinie bewegt (vgl. auch I 4.2.4).

Beispiele: Feldlinienbilder

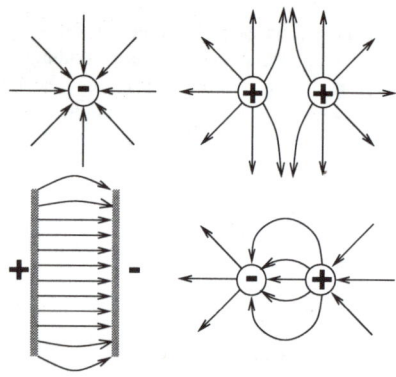

4.1.4 Elektrische Feldstärke

Die elektrische Feldstärke $\vec{E}$ ist definiert durch die Kraft $\vec{F}$, die auf eine Probeladung Q im Feld wirkt:

$$\vec{E} = \frac{\vec{F}}{Q} \quad \left[\frac{N}{C}\right]$$

Bei der Verschiebung einer Ladung Q von S_1 nach S_2 entlang einer Feldlinie wird die Energie ΔW (Überführungsarbeit) umgesetzt.

$$\Delta W = -\int_{S_1}^{S_2} \vec{F} \, d\vec{s}$$

Im homogenen Feld ($F = \text{const.}$) gilt $\Delta W = -F \cdot \Delta s$. Diese Energiedifferenz, bezogen auf die überführte Ladung Q, nennt man **Potentialdifferenz**:

$$\Delta U = \frac{\Delta W}{Q} = \frac{\vec{F} \cdot \Delta \vec{s}}{Q} \quad \left[\frac{N \cdot m}{C} = V \,(\text{Volt})\right]$$

Damit gilt also auch

$$E = \frac{F}{Q} = \frac{\Delta U}{\Delta s} \quad \left[\frac{N}{C} = \frac{V}{m}\right]$$

Die Feldstärke $\vec{E}$ kann also auch angegeben werden durch die elektrische Potentialdifferenz ΔU entlang der Strecke Δs einer Feldlinie. Die Potentialdifferenz ΔU heißt auch elektrische Spannung.

4.1.5 Kapazität

Zwischen einem isolierten Leiter mit der Ladung Q und seiner elektrisch neutralen Umgebung besteht eine Potentialdifferenz U, die proportional zur Ladung Q des Leiters ist: $Q = C \cdot U$. Die Proportionalitätskonstante C heißt Kapazität des Leiters, sie beschreibt das Verhältnis zwischen dessen Ladungsspeichervermögen und der Potentialdifferenz zur Umgebung:

$$C = \frac{Q}{U} \quad \left[\frac{C}{V} = F \,(\text{Farad})\right]$$

Die Kapazität ist eine „Gerätekonstante" und nur von der Gestalt des Leiters und der Art der Umgebung abhängig.

Beispiel: Ein kugelförmiger Leiter mit Radius R hat in einer Umgebung mit der Dielektrizitätszahl ε_r die Kapazität c_K:

$$c_K = 4 \cdot \pi \cdot \varepsilon_0 \cdot \varepsilon_r \cdot R$$

4.1.6 Kondensator

Zwei gegeneinander und gegen ihre Umgebung isolierte elektrische Leiter bilden einen Kondensator. Sind die beiden Leiter unterschiedlich geladen, so besteht zwischen ihnen auch eine Potentialdifferenz oder Spannung U, die der Ladungsdifferenz Q proportional ist. Das Verhältnis zwischen Ladungsspeichervermögen und Spannung heißt auch hier Kapazität: $C = \frac{Q}{U}$. Die Kapazität eines Kondensators ist nur von der Bauart abhängig.

Zwei (in der Regel gleichgroße) parallele gegeneinander und gegen ihre Umgebung isolierte Leiterplatten bilden einen **Plattenkondensator** mit der Kapazität

$$C = \varepsilon_0 \cdot \varepsilon_r \cdot \frac{A}{d}$$

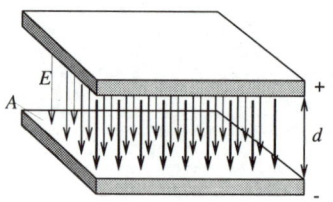

ε_r: Dielektrizitätszahl des Materials zwischen den Platten

A: Plattenfläche (bei verschiedenen Platten: kleinere Plattenfläche)

d: Plattenabstand

Um einen unerwünschten Ladungsausgleich zu vermeiden, muß die Umgebung eines Kondensators und der Raum zwischen den Leitern isolierend wirken. Neben dem Vakuum kann diese Funktion auch ein **Dielektrikum** (materieller Isolator) übernehmen. Das Verhalten eines Dielektrikums wird durch die **Dielektrizitätszahl** ε_r beschrieben (vgl. I 4.7.1). Setzt man für das Vakuum $\varepsilon_r = 1$, so erhält man für jedes Dielektrikum das zugehörige ε_r durch den Vergleich der Kapazitäten eines Kondensators mit und ohne das Dielektrikum:

$$\varepsilon_r = \frac{\text{Kapazität mit Dielektrikum}}{\text{Kapazität ohne Dielektrikum}}$$

Sollen zwei ungleichnamige Ladungen getrennt werden, so muß gegen die Anziehungskraft Arbeit verrichtet werden. Dasselbe gilt bei der Aufladung eines Kondensators (vgl. I 4.1.4):

$$F \cdot ds = dW = Q \cdot dU = C \cdot U \cdot dU$$

$$W = \int_0^U C \cdot U' \cdot dU' = \frac{1}{2} \cdot C \cdot U^2$$

(Q Ladungsdifferenz, U Spannung) Die Trennungs- bzw. Aufladearbeit W wird als potentielle Energie im elektrischen Feld des Kondensators gespeichert.

Energie des elektrischen Feldes:

$$E_{el} = \frac{1}{2} \cdot C \cdot U^2 = \frac{1}{2} \cdot Q \cdot U = \frac{1}{2} \frac{Q^2}{C}$$

4.1.7 Kondensatorschaltungen

Graphisches Symbol für einen Kondensator: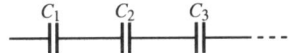

Treten in einem elektrischen Schaltkreis mehrere Kondensatoren auf, so versucht man zur Vereinfachung der Berechnung möglichst viele Kondensatoren durch eine Ersatzkapazität zu ersetzen. Dabei unterscheidet man:

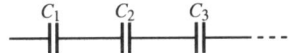

$C_1 \quad C_2 \quad C_3$

Reihenschaltung: Für die Ersatzkapazität C gilt

$$\frac{1}{C} = \frac{1}{C_1} + \frac{1}{C_2} + \frac{1}{C_3} + \ldots$$

Parallelschaltung:

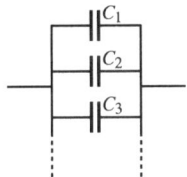

Für die Ersatzkapazität C gilt

$$C = C_1 + C_2 + C_3 + \ldots$$

4.1.8 Elektrischer Dipol

Ein Gebilde, dessen Ladungsbilanz zwar ausgeglichen ist, bei dem aber die Schwerpunkte positiver und negativer Ladung nicht zusammenfallen, nennt man einen elektrischen Dipol. Bei einer Ladungsdifferenz $2Q$ und einem Abstand d zwischen den Ladungsschwerpunkten hat der Dipol ein **Dipolmoment**:

$$p = Q \cdot d$$

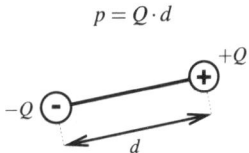

In einem elektrischen Feld wirkt auf einen Dipol ein Drehmoment, das versucht, ihn entlang der Feldlinien auszurichten. Ist das Feld homogen, so heben sich die Kräfte auf Q^+ und Q^- gegenseitig auf. Im inhomogenen Feld überwiegt in der Regel eine dieser Kräfte, so daß der Dipol in Richtung der resultierenden Kraft beschleunigt wird.

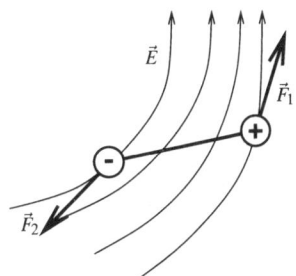

4.1.9 Faraday-Käfig

Unter einem Faraday-Käfig versteht man einen Hohlkörper, dessen Hülle aus einer mehr oder weniger geschlossenen Leiterfläche besteht, z.B. Stahltank, Drahtnetzkäfig, Auto (Blechkarosserie). Das Innere eines Faraday-Käfigs ist im Idealfall (geschlossene metallische Oberfläche, keine isolierten Ladungen im Innern) vollkommen frei von elektrischen Feldern (Blitzschutz, I 4.4.6).

Faraday-Käfig im äußeren Feld:

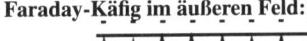

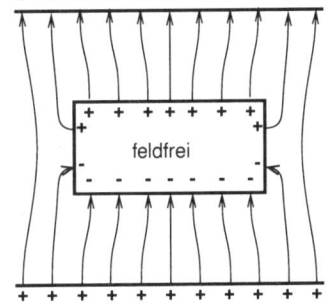

Aufgeladener Faraday-Käfig: Die überschüssigen Ladungen stoßen sich gegenseitig ab und konzentrieren sich so weit außen wie möglich.

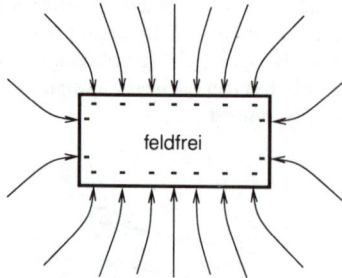

4.2 Stromstärke und Spannung

4.2.1 Stromstärke

Unter der elektrischen Stromstärke I versteht man die pro Zeiteinheit transportierte Ladungsmenge:

$$I = \frac{dQ}{dt} \quad \left[\frac{C}{s} = 1\,A\,(\text{Ampere, vgl. I 1.1.2})\right]$$

Bezieht man die Stromstärke auf den zur Verfügung stehenden Leiterquerschnitt A, so erhält man die Stromdichte J:

$$J = \frac{I}{A} = \frac{Q}{t \cdot A} \quad \left[\frac{A}{m^2} = \frac{C}{s \cdot m^2}\right]$$

4.2.2 Wirkungen des elektrischen Stroms

Ein elektrischer Strom besteht aus bewegten, elektrisch geladenen Teilchen (Elektronen, Ionen).

Wärmewirkung: Je heftiger die Bewegung der geladenen Teilchen ist, um so wärmer wird der durchflossene Leiter (Reibung).

Anwendung: Warmluftgebläse (Föhn), Glühbirne, Herdplatten.

Magnetische Wirkung: Bewegte elektrische Ladungen bilden ein konzentrisches Magnetfeld um ihre Bahn (z.B. Stromkabel). Dadurch treten in der Umgebung elektrischer Ströme immer magnetische Kraftwirkungen auf.

Anwendung: Definition der Einheit der Stromstärke (vgl. I 1.1.2), Elektronenstrahlablenkung (vgl. I 4.4.11).

Chemische Wirkung: In einer Lösung können heteropolare chemische Verbindungen (Salze, Basen, Säuren) durch elektrische Felder getrennt werden (Elektrolyse). Die abgespaltenen Ionen bewegen sich dann entsprechend ihrer Ladung als Ionenstrom im Feld.

Anwendung: galvanische Metallabscheidung (vgl. I 4.4.4, I 4.4.5).

4.2.3 Messung der Stromstärke

Ein Amperemeter (Strommeßgerät) wird immer direkt in den zu bestimmenden Strom geschaltet, so daß dieser durch das Meßgerät fließen muß. Um den zu messenden Strom möglichst wenig zu verfälschen, muß das Amperemeter einen möglichst geringen Eigen- oder Innenwiderstand R_i haben. Im Idealfall wäre $R_i = 0$. Man bemüht sich, den Innenwiderstand von Amperemetern so klein zu halten, daß er normalerweise vernachlässigbar ist.

Beispiel:

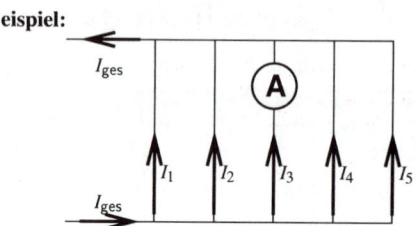

Der Strom durch den Zweig 3 des abgebildeten Leiternetzes soll bestimmt werden. Das Amperemeter wird so geschaltet, daß genau der Strom I_3, aber kein anderer, durch das Meßgerät fließt.

4.2.4 Spannung und Spannungsmessung

Die Ursache für einen Strom elektrischer Ladungen ist stets die Potentialdifferenz in einem elektrischen Feld (vgl. I 4.1.3, I 4.1.4). Eine Vorrichtung, die eine Potentialdifferenz U_0 zwischen zwei Punkten (Anschlußklemmen) zur Verfügung stellt, heißt Spannungsquelle.

Ein Voltmeter (Spannungsmeßgerät) wird immer an den beiden Punkten angeschlossen, zwischen denen die Potentialdifferenz bestimmt werden soll, d.h. es wird parallel zu anderen Leiterzweigen geschaltet, die diese beiden Punkte verbinden. Um die gegebenen Verhältnisse nicht zu verfälschen, sollte durch das Meßgerät selbst möglichst wenig Strom fließen, d.h. der Innenwiderstand eines Voltmeters sollte möglichst groß sein, so daß der Strom durch das Gerät vernachlässigt werden kann.

Beispiel:

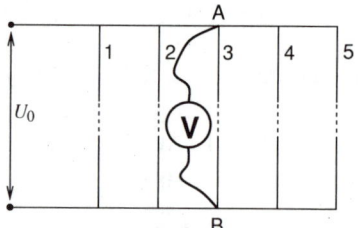

Die am Zweig 3 des abgebildeten Leiternetzes anliegende Spannung, also die Spannung zwischen den Punkten A und B soll bestimmt werden. Das Voltmeter wird zwischen die beiden Punkte, also parallel zum Zweig 3, geschaltet.

4.2.5   Quellenspannung, Innenwiderstand

Modellvorstellung: Eine Spannungsquelle stellt zwischen ihren Polen (Anschlußklemmen) eine Potentialdifferenz U_0 dadurch zur Verfügung, daß sie Ladungen in ihrem Innern von einem Pol zum anderen pumpt. Solange die Pole außen nicht verbunden werden, stauen sich diese Ladungen an den Polen, bis die Pumpkraft der Spannungsquelle (elektromotorische Kraft EMK) im Gleichgewicht mit den (abstoßenden) Coulombkräften der gleichnamigen Ladungen steht. Im Gleichgewichtszustand herrscht zwischen den Polen dann die Potentialdifferenz U_0 (auch Quellenspannung, Leerlauf- oder Urspannung).

Verbindet man die Klemmen der Spannungsquelle über ein beliebiges Leiternetz miteinander, so fließt der Gesamtstrom I auch durch die Spannungsquelle und muß auch deren Eigen- oder Innenwiderstand R_i überwinden. Dabei kommt es zu einem Spannungsverlust (-abfall) $\Delta U = R_i \cdot I$ (vgl. I 4.3.2), so daß an den Klemmen außen eine um ΔU geringere Spannung als U_0 zur Verfügung steht. Die Klemmenspannung ist dann:

$$U_{Kl} = U_0 - \Delta U = U_0 - R_i \cdot I$$

Bestimmung des Innenwiderstands der Spannungsquelle:

$$R_i = \frac{U_0 - U_{Kl}}{I}$$

4.3   Elektrischer Widerstand

4.3.1   Widerstand, Leitwert

Unter dem elektrischen Widerstand R eines Leiters versteht man das Verhältnis aus der Potentialdifferenz U zwischen den Leiterenden und dem Strom I der elektrischen Ladungen. Elektrischer Widerstand:

$$R = \frac{U}{I} \quad \left[\frac{V}{A} = \Omega\,(\text{Ohm})\right]$$

Der Kehrwert des Widerstands R heißt Leitwert G:

$$G = \frac{1}{R} \quad \left[\frac{1}{\Omega} = 1\,\text{Si}\,(\text{Siemens})\right]$$

Der elektrische Widerstand R ist neben der Temperatur (vgl. I 3.3.2) von Material und Abmessungen des Leiters abhängig:

$$R = \rho \cdot \frac{l}{A}$$

l: Länge des Leiters

A: Querschnitt des Leiters

ρ: spezifischer Widerstand des Leitermaterials

Die Temperaturabhängigkeit des spezifischen Widerstands kann in vielen Fällen (insbesondere bei den meisten reinen Metallen) angegeben werden durch

$$\rho(T) = \rho_0 + \rho_0 \cdot \alpha \cdot \Delta T = \rho_0 \cdot (1 + \alpha \cdot \Delta T)$$

ρ_0: bekannter spezifischer Widerstand bei einer Referenztemperatur T_0

α: Temperaturkoeffizient des spez. Widerstands in der Umgebung von T_0

ΔT: Temperaturdifferenz zu T_0

4.3.2   Ohmsches Gesetz

Das Ohmsche Gesetz beschreibt die Abhängigkeit zwischen Stromstärke I und Spannung U bei konstantem (d.h. von U und I unabhängigem) elektrischen Widerstand R. U und I sind einander in diesem Fall direkt proportional:

$$I = G \cdot U = \frac{U}{R}$$

Das Ohmsche Gesetz ist z.B. anwendbar bei metallischen Leitern und nicht allzu großen Temperaturschwankungen. Abweichungen vom Ohmschen Gesetz treten z.B. bei hohen Strömen (Wärmeentwicklung) und bei nicht metallischen Leitern (Elektrolyte, Gase, Halbleiter) auf.

Strom-Spannungs-Kennlinien: Beispiele   (vgl. I 4.4.3, I 4.4.7, I 4.4.10)

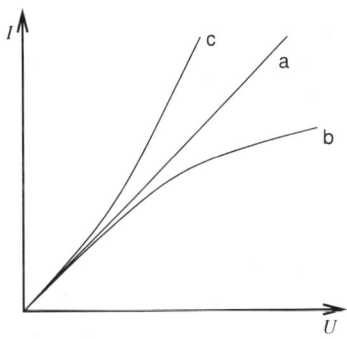

a: Ohmsches Gesetz

b: Glühfaden-Lampe

c: wäßriger Elektrolyt

4.3.3   Energie und Leistung

Die elektrische Arbeit kann dargestellt werden durch (vgl. I 4.1.4)

$$W_{el} = U \cdot Q = U \cdot I \cdot t$$

Damit ist die elektrische Leistung:

$$P_{el} = \frac{W_{el}}{t} = \frac{U \cdot Q}{t} = U \cdot I$$

An einem Widerstand $R = \frac{U}{I}$ gilt für die umgesetzte elektrische Energie und die elektrische Leistung:

$$W_{el} = U \cdot I \cdot t = R \cdot I^2 \cdot t = U^2 \cdot \frac{t}{R}$$

$$P_{el} = U \cdot I = R \cdot I^2 = \frac{U^2}{R}$$

4.3.4 Vergleich: elektrischer Strom — Flüssigkeitsstrom — Wärmefluß

Zwischen dem elektrischen Strom, durch Rohre strömenden Flüssigkeiten und dem Wärmefluß gibt es einige Parallelen, aber auch Unterschiede. Wenn man einen zylindrischen Leiter, eine zylindrische Rohrleitung und einen zylindrischen Stab mit einem Temperaturgefälle zwischen seinen Enden betrachtet, dann ist (Radius: r, Querschnittsfläche: $A = \pi r^2$, Länge: l)

elektrischer Strom	Flüssigkeitsstrom	Wärmestrom
$I \sim r^2$	$\dot{V} \sim r^4$	$\dot{Q} \sim r^2$
$I \sim A$	$\dot{V} \sim A^2$	$\dot{Q} \sim A$
$I \sim 1/l$	$\dot{V} \sim 1/l$	$\dot{Q} \sim 1/l$
$I \sim 1/\rho$	$I \sim \lambda$	$I \sim 1/\eta$
$\dot{E} \sim I^2$	$\dot{E} \sim \dot{V}^2$	$\dot{E} = \dot{Q}$

4.3.5 Kirchhoffsche Regeln, Berechnung von Ersatzwiderständen

Knotenregel: An einem Knoten (Verzweigungspunkt) wird einem Leiternetz weder Ladung entnommen noch hinzugefügt. Die Summe aller aus dem Netz zufließenden Ströme ist deshalb gleich der Summe aller ins Netz abfließenden Ströme.

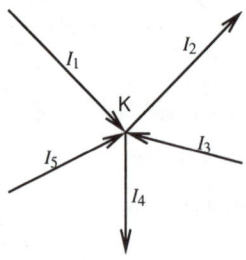

Beispiel:

$$I_1 + I_3 + I_5 = I_2 + I_4$$

oder

$$I_1 + I_3 + I_5 - I_2 - I_4 = 0$$

Maschenregel: In jedem beliebigen Teilstromkreis (Masche, Leiterschleife) eines Leiternetzes gilt: Addiert man in einem festgelegten Umlaufsinn die Spannungen U_i der Spannungsquellen und die Spannungsverluste ΔU_j an den Widerständen R_j, so müssen beide Summen gleich sein. Dabei erhalten Spannungen von gegeneinander geschalteten Quellen unterschiedliche Vorzeichen, alle in Umlaufrichtung fließenden Ströme erhalten ein positives, alle entgegengesetzt fließenden Ströme ein negatives Vorzeichen.

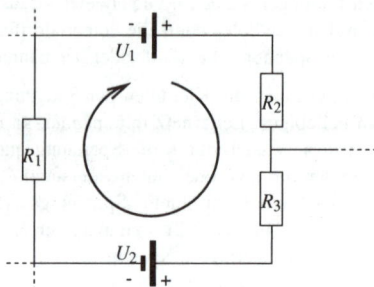

Beispiel:

$$U_1 - U_2 = \Delta U_2 + \Delta U_3 + \Delta U_1$$

oder

$$U_1 - U_2 = R_2 \cdot I_2 + R_3 \cdot I_3 + R_1 \cdot I_1$$

Reihenschaltung: In einem unverzweigten Teil eines Leiternetzes fließt überall der gleiche Strom I. Für den Ersatzwiderstand gilt bei Reihenschaltung:

$$R_{Er} = \sum R_i = R_1 + R_2 + R_3 + \dots$$

Parallelschaltung: In parallelen Leiterzweigen verhalten sich die Ströme umgekehrt wie die Widerstände. Der Strom wählt den Weg des geringsten Widerstands: großer Widerstand — kleiner Strom und umgekehrt. Der Ersatzwiderstand ist

$$\frac{1}{R_{Er}} = \sum \frac{1}{R_i} = \frac{1}{R_1} + \frac{1}{R_2} + \frac{1}{R_3} + \dots$$

Anwendungsbeispiel:

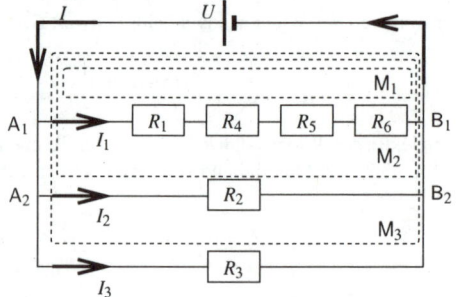

Als Ersatzwiderstand der in Reihe geschalteten Widerstände R_1, R_4, R_5 und R_6 ergibt sich

$$R_{Er} = R_1 + R_4 + R_5 + R_6$$

Dies ergibt auch die Anwendung der Maschenregel auf die Masche M_1:

$$
\begin{aligned}
U &= \Delta U_1 + \Delta U_4 + \Delta U_5 + \Delta U_6 \\
&= R_1 \cdot I_1 + R_4 \cdot I_1 + R_5 \cdot I_1 + R_6 \cdot I_1 \\
&= I_1 \cdot (R_1 + R_4 + R_5 + R_6) \\
&= I_1 \cdot R_{Er}
\end{aligned}
$$
$$
\Rightarrow \frac{U}{I_1} = R_{Er}
$$

Der Ersatzwiderstand der parallel geschalteten Widerstände R_2, R_3 und R_{Er} ist

$$
R_{Er,ges} = \frac{1}{\frac{1}{R_{Er}} + \frac{1}{R_2} + \frac{1}{R_3}}
$$

Die Anwendung der Knotenregel auf die Punkte A_1 und A_2 oder auf die Punkte B_1 und B_2 ergibt

$$
I = I_1 + I_2 + I_3
$$

Mit Berücksichtigung der Maschenregel für die Maschen M_2

$$
U = \Delta U_2.
$$

und M_3

$$
U = \Delta U_3
$$

ergibt sich

$$
\frac{U}{R_{Er,ges}} = \frac{U}{R_{Er}} + \frac{U}{R_2} + \frac{U}{R_3}
$$

was wiederum auf den obigen Ausdruck für den Gesamtersatzwiderstand führt.

4.3.6 Widerstandsmessung

Ein Widerstand kann mit Hilfe der Definitionsgleichung $R = U/I$ aus anliegender Spannung und durchfließendem Strom berechnet werden. Bei gleichzeitiger Messung von U und I wird stets eine der beiden Größen zu groß gemessen:

Schaltung 1: I wird richtig gemessen. Das Voltmeter zeigt dagegen die Summe der Spannungen an R und A an, also einen zu großen Wert für V, so daß R als zu klein bestimmt wird.

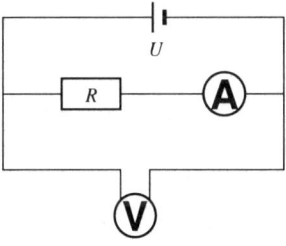

Schaltung 2: U wird richtig gemessen. Das Amperemeter zeigt dagegen die Summe der Ströme durch R und V an, also einen zu großen Wert für V, so daß sich ein zu kleiner Wert für R ergibt.

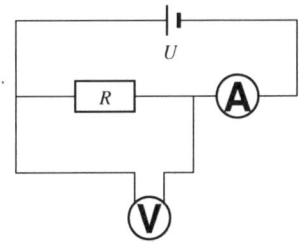

Mit der Wheatstoneschen Brückenschaltung wird ein unbekannter Widerstand R_x durch eine Vergleichsmessung bestimmt.

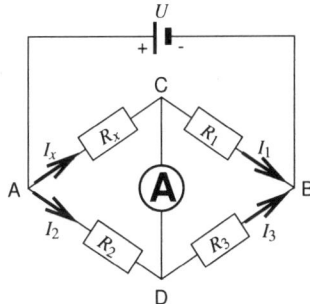

Durch das Amperemeter A soll kein Strom fließen. In diesem Fall darf zwischen C und D keine Potentialdifferenz bestehen, d.h. der Spannungsabfall ΔU zwischen A und C ist gleich dem zwischen A und D.

$$
\Delta U_x = R_x \cdot I_1 = R_2 \cdot I_2 = \Delta U_2
$$

Analog gilt für R_1 und R_3:

$$
\Delta U_1 = R_1 \cdot I_1 = R_3 \cdot I_2 = \Delta U_3
$$

Die Knotenregel ergibt für C: $I_x = I_1$ und für D: $I_2 = I_3$. Damit ergibt sich

$$
\frac{I_2}{I_1} = \frac{R_x}{R_2} = \frac{R_1}{R_3}
$$

und daher

$$
R_x = \frac{R_2 \cdot R_1}{R_3}
$$

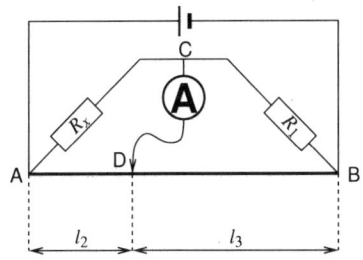

Zur Bestimmung von R_x braucht also neben R_1 nur das Verhältnis zwischen R_2 und R_3 bekannt zu sein. Ersetzt man R_2 und R_3 durch einen Widerstandsdraht mit verschiebbarem Schleifkontakt D, so gilt:

$$\frac{R_2}{R_3} = \frac{l_2}{l_3}$$

$(R \sim l$, vgl. I 4.3.1, I 4.3.7)

4.3.7 Potentiometer

Bezeichnet man mit R den Gesamtwiderstand eines Drahts der Länge l und mit R_x den Teilwiderstand eines Drahtabschnitts x, so gilt wegen $R \sim l$ (vgl. I 4.3.1):

$$\frac{R_x}{R} = \frac{x}{l}$$

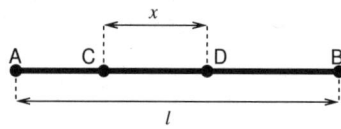

Liegt an den Enden A und B des Drahts eine Spannung U, so fließt durch den Draht ein Strom $I = U/R$. Zwischen zwei beliebigen Punkten C und D (mit Abstand x) auf dem Draht gilt dann $I = U_x/R_x$. Daher ist

$$\frac{U_x}{R_x} = \frac{U}{R}$$

oder

$$U_x = \frac{R_x}{R} \cdot U = \frac{x}{l} \cdot U$$

Man kann also an einem Widerstandsdraht mit beweglichen Kontakten C und D jede beliebige Spannung $U_x \leq U$ abgreifen. In der Praxis verwendet man nur einen Schleifkontakt und verbindet den anderen fest mit einem Ende des Widerstandsdrahts. Eine solche Schaltung heißt Potentiometer oder Spannungsteiler.

4.3.8 Leistungslose   Spannungsmessung durch Kompensation

Bei der Messung der Leerlaufspannung (EMK) einer Spannungsquelle darf durch diese kein Strom fließen, weil sonst der am Innenwiderstand der Spannungsquelle abfallende Anteil der EMK die Messung verfälschen

würde (vgl. I 4.2.5). Bei der Kompensationsschaltung nach Poggendorff wird der Schleifkontakt D so eingestellt, daß das Amperemeter keinen Strom mehr anzeigt. Dann gilt wie bei der Potentiometerschaltung:

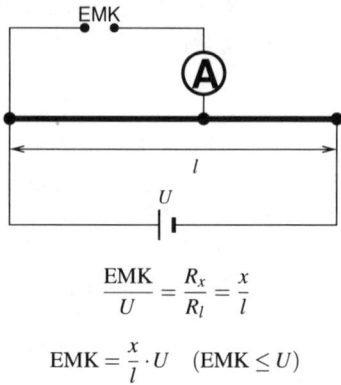

$$\frac{EMK}{U} = \frac{R_x}{R_l} = \frac{x}{l}$$

$$EMK = \frac{x}{l} \cdot U \quad (EMK \leq U)$$

4.4   Ladungstransport

4.4.1   Ladungstransport in Metallen

Die nicht zur Bindung benötigten Valenzelektronen bei Metallen sind innerhalb eines homogenen Metallkörpers frei beweglich und bilden ein sogenanntes Elektronengas. Um den homogenen Metallkörper verlassen zu können, benötigt das Elektron eine vom entsprechenden Metall abhängige Energie (Austrittsarbeit). Die mittlere kinetische Energie der Elektronen steigt mit der Temperatur des Metallkörpers (vgl. I 4.4.9 ff). Bringt man einen Metallkörper in ein elektrisches Feld (z.B. durch Anlegen einer Spannung), so bewegen sich die Elektronen „geordnet" entgegen der Richtung des Feldes (von - nach +). Die „technische" Stromrichtung ist entgegen der theoretischen definiert von + nach -.

Bei steigender Temperatur wird die Beweglichkeit der freien Leitungselektronen durch die stärker werdenden Schwingungen der   Atome im Kristallgitter eingeschränkt. Die spezifische   Leitfähigkeit des Metalls nimmt ab, der spezifische Widerstand wächst.

4.4.2   Ladungstransport in Halbleitern

Im reinen Halbleiterkristall werden im Idealfall alle Valenzelektronen zur kristallischen Bindung benötigt. Infolge von Energiezufuhr (Wärme, Licht, innerer Photoeffekt) können sich Elektronen aber relativ leicht aus der Bindung lösen und an dem verlassenen Atom ein positiv geladenes „Elektronenloch" (Defektelektron) hinterlassen. Bringt man Halbleiter in ein elektrisches Feld, so wandern die aus der Bindung gelösten Elektronen entgegen der Richtung des Feldes. Die dabei freigewordenen Löcher werden von nachfolgenden Elektronen besetzt, die ihrerseits ebenfalls Löcher hinterlassen haben. Man kann diesen Vorgang auch als Wanderung der Löcher in Richtung des Feldes, also dem Elektronenstrom entgegengesetzt, beschreiben. Damit kann man bei Halbleitern von zwei Arten von Ladungsträgern reden: von negativen Elektronen und positiven Löchern oder Defektelektronen.

Bei steigender Temperatur (Energiezufuhr) erhöht sich die Zahl der freien Elektronen und damit auch die Zahl der Löcher, die Leitfähigkeit steigt, der spezifische Widerstand des Halbleitermaterials sinkt.

Typische und technisch wichtige Halbleiter sind die vierwertigen (4 Valenzelektronen) Elemente Silizium (Si) und Germanium (Ge). In der Praxis werden die Leitungseigenschaften dieser Halbleitermaterialien durch gezielte Verunreinigung (Dotierung) mit Fremdatomen beeinflußt. Durch den Einbau von fünfwertigen Atomen wie Arsen (As) und Antimon (Sb) in den Halbleiterkristall erreicht man einen Überschuß an negativen Ladungsträgern (Elektronen), das Material wird n-leitend. Der Einbau von dreiwertigen Atomen wie Indium (In), Gallium (Ga) und Bor (B) führt zu einem Überschuß an positiven Ladungsträgern (Löcher), das Material wird p-leitend.

Fünfwertige Atome, die ein Leitungselektron zur Verfügung stellen können, heißen Donatoren. Dreiwertige Atome, die zur Bindung im Halbleiterkristall ein Elektron beanspruchen, heißen Akzeptoren.

Reines Germanium:

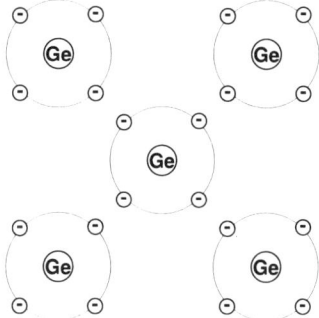

mit Arsen dotiertes Germanium, n-leitend:

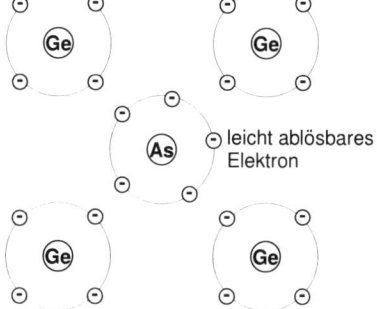

mit Indium dotiertes Germanium, p-leitend:

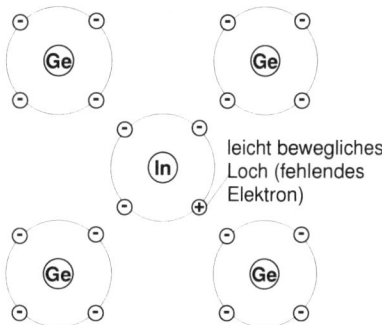

In der Halbleitertechnik werden nicht die Vorgänge im Halbleiter selbst ausgenutzt, sondern die Erscheinungen beim Übergang zwischen p- und n-dotierten Bereichen eines Halbleiterkristalls. Ohne Anliegen einer äußeren Spannung diffundieren einige Elektronen aus dem n-Bereich über die Grenze in den p-Bereich und rekombinieren dort mit Elektronenfehlstellen. Dadurch wird entlang der Bereichsgrenze auf beiden Seiten die überschüssige Ladung reduziert, und es bildet sich eine schmale Zone ohne bewegliche Ladungsträger.

4.4.3 Halbleiter-Bauelemente

Ein Halbleiterkristall, der über je einen p- und einen n- dotierten Bereich verfügt, die beide mit einem Leiteranschluß versehen sind, heißt Diode. Ähnlich der Rückschlagklappe in einem Wasserrohr läßt eine Diode den elektrischen Strom nur in einer Richtung passieren (Gleichrichterwirkung).

Diode in Sperrichtung gepolt: (Def.: $U < 0$) Durch die Polung werden die freien Ladungsträger auseinander gezogen. Dazwischen entsteht eine Sperrschicht ohne bewegliche Ladungsträger.

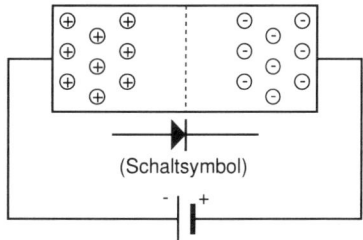

(Schaltsymbol)

Diode in Durchlaßrichtung gepolt (Def.: $U > 0$) Die freien Ladungsträger werden durch die Übergangszone gepreßt und können rekombinieren: Die Diode leitet.

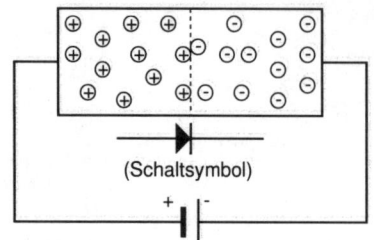

(Schaltsymbol)

Analogie zum Wasserrohr mit Rückschlagklappe

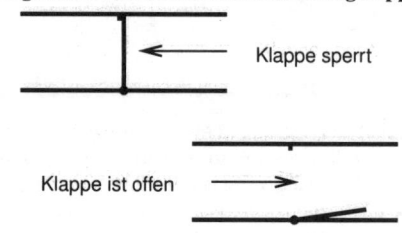

Klappe sperrt

Klappe ist offen

Strom-Spannungs-Kennlinie einer Diode:

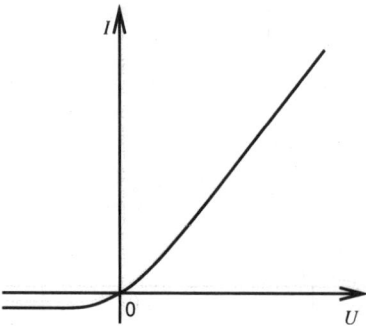

Die Sperrwirkung einer Diode für $U < 0$ ist nicht absolut. Es verbleibt ein sehr kleiner, von der Spannung nahezu unabhängiger „Sperrstrom", vergleichbar mit der Undichtigkeit einer Rückschlagklappe im Wasserrohr.

Ein Halbleiterkristall mit drei hintereinander geschalteten, verschieden dotierten Bereichen (n-p-n oder p-n-p), von denen jeder mit einem Leiteranschluß versehen ist, heißt Transistor. Die beiden äußeren, gleich dotierten Bereiche nennt man Emitter E und Kollektor C, die mittlere, sehr dünne Zone heißt Basis B. Der Emitter erhält gegenüber dem Kollektor stets die Polung, die dem Leitungsmechanismus der äußeren Zone entspricht, d.h.

n-p-n-Transistor: Emitter -, Kollektor +,

p-n-p-Transistor: Emitter +, Kollektor -.

Ob nun ein Strom beweglicher Ladungsträger zwischen Emitter und Kollektor zustande kommt, hängt von der Polung des Übergangs Emitter-Basis ab (vgl. Diode). Ist dieser Übergang in Sperrichtung gepolt, so fließt

auch kein Strom vom Emitter zum Kollektor. Ist der Emitter-Basis-Übergang in Durchlaßrichtung gepolt, so fließt ein Teil des Emitterstroms zur Basis, der größte Teil der beweglichen Ladung hat aber, salopp gesagt, genug Schwung, um die dünne Basis zu überwinden, in den Kollektorbereich zu gelangen und von dort als Kollektorstrom den Transistor zu verlassen.

Kleine Änderungen der Emitter-Basis-Stromstärke haben große Änderungen der Emitter-Kollektor-Stromstärke zur Folge. Mit Hilfe von Transistoren kann man mit kleinen Steuerströmen (Basisstrom) größere Ströme variieren (Verstärker) oder ein/aus-schalten.

n-p-n-Transistor Schaltsymbol:

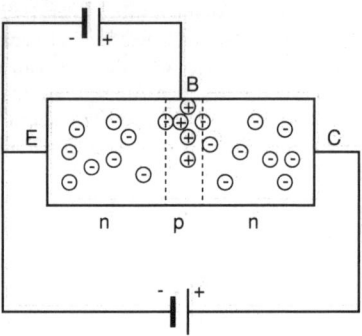

p-n-p-Transistor Schaltsymbol:

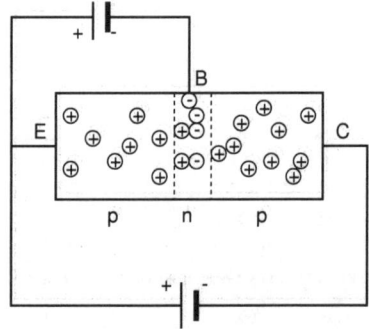

Bei symmetrischen Transistoren ist die Unterscheidung zwischen Emitter und Kollektor willkürlich, jedoch unterscheiden sich Emitter- und Kollektorbereich eines Transistors oft durch Geometrie und Dotierungsstärke.

Als anschauliches Modell kann wieder ein Wasserrohr herangezogen werden. Die Absperrvorrichtung ist diesmal nicht eine Rückschlagklappe, sondern ein Schieber, dessen Stellung vom Volumenstrom in einer kleinen Zulaufleitung abhängt. Ist dieser Zulauf unterbrochen, bleibt der Schieber geschlossen. Je stärker der Zulauf ist, um so weiter öffnet der Schieber.

4.4.4 Ladungstransport in Elektrolyten

Elektrolyte sind Stoffe, deren polare Moleküle in erster Linie durch Coulombsche Anziehungskräfte zwischen positiven und negativen Ionen zusammengehalten werden. Bringt man solche Stoffe in ein Lösungsmittel (z.B. Wasser), so lagern sich dessen Moleküle zwischen den Ionen an. Dort wirken sie als Dielektrikum, das die Coulombschen Anziehungskräfte absinken läßt ($F \sim 1/\varepsilon_r$, vgl. I 4.1.2). Die bei der Anlagerung freiwerdende Energie reicht dann aus, um die Ionen zu trennen, d.h. die polaren Moleküle dissoziieren, ein Vorgang, der Solvatation genannt wird. Dadurch stehen in der Elektrolyt-Lösung freie Ladungsträger zur Verfügung, die sich, wenn ein äußeres elektrisches Feld vorhanden ist, entlang der Feldlinien bewegen können. Man unterscheidet dabei zwei Ströme zwischen den Elektroden (Leiteranschlüsse), die das elektrische Feld aufbauen. Der Strom positiver Ionen (Kationen) fließt in Richtung des Feldes, also zur Kathode ($-$), der Strom negativer Ionen (Anionen) fließt in entgegengesetzter Richtung zur Anode ($+$). Die spezifische Leitfähigkeit von Elektrolyten nimmt mit steigender Temperatur und mit steigender Konzentration der Lösung (bis zur Sättigung) zu.

4.4.5 Faradaysches Gesetz

Da der Ladungstransport in Elektrolyten über bewegte Ionen erfolgt, ist er im Gegensatz zum reinen Elektronenfluß mit einem erheblichen Materietransport verbunden. Die transportierte Masse m ist der transportierten Ladung Q direkt proportional:

$$m = c \cdot Q = c \cdot I \cdot t$$

Der Proportionalitätsfaktor, das **elektrochemische Äquivalent** c, ist abhängig von der molaren Masse M, der Wertigkeit z und einer konstanten Größe F, die angibt, welche Ladung von einem Mol eines einwertigen Stoffs transportiert werden kann. F ergibt sich also aus der Zahl der Teilchen pro Mol (Avogadrosche Konstante N_A) multipliziert mit der Elementarladung e. Sie ist

$$F = N_A \cdot e \approx 96\,500 \frac{C}{mol}$$

($N_A \approx 6.10^{23}\,\text{mol}^{-1}$, $e \approx 1{,}6 \cdot 10^{-19}$ C), und mit

$$c = \frac{M}{z \cdot N_A \cdot e} = \frac{M}{z \cdot F}$$

erhält man für die in einem Ionenstrom transportierte Masse m:

$$m = M \cdot \frac{Q}{z \cdot F} = \frac{M \cdot I \cdot t}{z \cdot N_A \cdot e}$$

und für die transportierte Stoffmenge:

$$n = \frac{m}{M} = \frac{I \cdot t}{F \cdot z}$$

oder

$$F = \frac{I \cdot t}{n \cdot z}$$

An den Elektroden angekommen, werden die Ionen neutralisiert: an der Anode geben Anionen ihre überzähligen Elektronen ab, Kationen nehmen an der Kathode die ihnen fehlenden Elektronen auf. Dabei kommt es zu einer Reihe unterschiedlicher chemischer Reaktionen, die von Elektrolyt, Lösungsmittel und Elektrodenmaterial abhängen. In vielen Fällen scheiden sich Metallatome als Niederschlag auf der Kathode ab. Diese galvanische Beschichtung mit metallischen Überzügen (Vernickeln, Verchromen usw.) hat große technische Bedeutung beim Veredeln von Oberflächen (Korrosionsschutz, Härte, optische Attraktivität).

4.4.6 Ladungstransport in Gasen

Elektrisch neutrale Gase sind Isolatoren. Die geringe Leitfähigkeit, die alle Gase zeigen, ist auf die Gegenwart von Ionen zurückzuführen, die unter realen Bedingungen (natürliche Radioaktivität, kosmische Strahlung) ständig in geringer Anzahl erzeugt werden. Die Anzahl der Ionen, und damit die Leitfähigkeit eines Gases, kann aber durch geeignete Energiezufuhr stark erhöht werden:

- energiereiche elektromagnetische (γ-, Röntgen-, UV-) Strahlung

- α- und β-Strahlung (vg. I 6.1.3)

- starke Erwärmung, thermische Ionisation

- starke äußere elektrische Felder, Stoßionisation durch im Feld beschleunigte Ladungsträger

Allerdings sind Ionen in Gasen relativ kurzlebig. Durch Rekombination (Zusammenlagerung positiver und negativer Ionen, Abgabe überzähliger und Aufnahme fehlender Elektronen) gehen ständig Ladungsträger im Gas verloren. Um die Anzahl der Ladungsträger konstant zu halten, müssen laufend neue Ionen erzeugt werden.

Erfolgt die Ionisation der Gasmoleküle in einem elektrischen Feld, so werden die entstandenen Ladungsträger entlang der Feldlinien beschleunigt, bis sie durch Rekombination oder an den Elektroden einen Ladungsausgleich erfahren. Man nennt den Ladungstransport in Gasen deshalb auch Gasentladung.

Unselbständige Gasentladung: Die Zahl der Ionen, und damit die Leitfähigkeit eines Gases, muß durch ionisierende Strahlung oder Wärmezufuhr von außen aufrechterhalten werden.

Selbständige Gasentladung: Ab einer bestimmten Feldstärke werden die vorhandenen Ladungsträger so stark beschleunigt, daß ihre kinetische Energie am Ende der verfügbaren freien Wegstrecke ausreicht, um ein elektrisch neutrales Molekül beim Zusammenstoß zu ionisieren (Stoßionisation). Bedingung für eine selbständige Gasentladung ist, daß im Durchschnitt jeder einmal vorhandene Gasladungsträger für mindestens einen Nachfolger (im Falle seiner Rekombination) sorgt. Die notwendigen Ladungsträger werden dann durch den Leitungsmechanismus selbst erzeugt.

Bei noch größeren Feldstärken kommt es zu einer lawinenartigen Vermehrung der Ladungsträger (jeweils mehr als ein Nachfolger, Kettenreaktion) und zu einem entsprechenden Anwachsen der Leitfähigkeit des Gases. Nachdem die selbständige Gasentladung einmal gezündet ist, kann die Feldstärke auch wieder etwas zurückgehen, ohne daß die Entladung zusammenbricht.

Beispiel: Während eines Gewitters kommt es in der Atmosphäre zu beträchtlichen Ladungsverschiebungen und damit zum Aufbau sehr starker elektrischer Felder. Die wenigen natürlich vorhandenen Ionen werden in diesen Feldern beschleunigt und lösen eine Kettenreaktion aus (Blitz), die für den atmosphärischen Ladungsausgleich sorgt. Das feldfreie Innere eines Faraday-Käfigs bietet sicheren Schutz vor solchen atmosphärischen Entladungen.

Während einer Gasentladung kommen die Gas-Atome und -Moleküle neben dem ionisierten auch in verschiedenen angeregten Zuständen vor. Durch die Übergänge zwischen solchen Zuständen sind Gasentladungen auch immer von Leuchterscheinungen begleitet (vgl. I 6.1.1, I 6.1.4, I 6.2).

4.4.7 Ionisationskammer

Mit Ionisationskammern kann die Intensität ionisierender Strahlen bestimmt werden. Zwischen den Elektroden wird eine Spannung U_0 (Arbeitspunkt) so gewählt, daß sie im Sättigungsbereich des Stroms liegt. D.h. alle von der ionisierenden Strahlung erzeugten Ladungsträger sollen von den Elektroden „abgesaugt" werden, ohne vorher die Möglichkeit zur Rekombination zu haben, andererseits soll die Spannung nicht zu groß sein, daß sich die Ladungsträger durch Stoßionisation vermehren. Der Sättigungsstrom hängt dann nur von der Zahl der pro Zeiteinheit erzeugten Ladungsträger ab ($I = Q/t$), d.h. von der Intensität der ionisierenden Strahlung.

Ionisationskammer

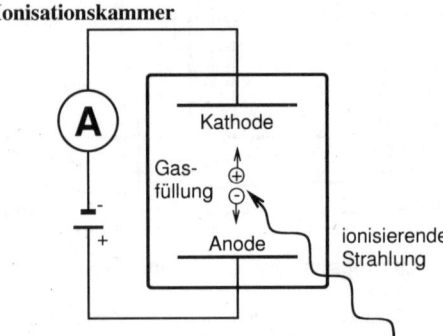

I-U-Kennlinie

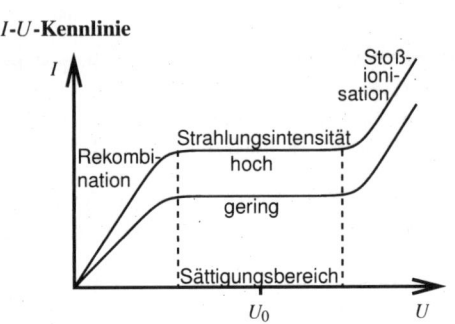

4.4.8 (Geiger-Müller-) Zählrohr

Beim Zählrohr stellen die metallische Hülle (Kathode) und ein isoliert angebrachter Draht (Anode) in der Rohrmitte die Elektroden dar. Dadurch erhält man ein radiales elektrisches Feld mit der größten Feldstärke in der Umgebung des Drahts. Die angelegte Spannung wird so gewählt, daß in der Nähe des Drahts Stoßionisation einsetzt. Die so von einem einzelnen, durch ein einfallendes Strahlungsquant erzeugten Ladungsträger hervorgerufene Elektronenflut sorgt beim Auftreffen auf den Draht für einen deutlichen Signalimpuls. Bis zum Erlöschen der selbständigen Gasentladung kann kein weiteres ionisierendes Ereignis nachgewiesen werden (Totzeit). Um diese Zeit zu verkürzen, werden besondere Füllgase (z.B. Alkoholzusatz) verwendet, auch elektronische Maßnahmen (Spannungssenkung nach dem Impuls) können für ein schnelleres Erlöschen der Entladung sorgen.

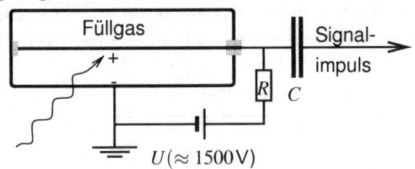

4.4.9 Ladungstransport im Vakuum

Ladungstransport ohne materielle Ladungsträger (Elektronen, Ionen) ist auch im Vakuum nicht möglich. Hochvakuum-Elektronenröhren (Diode, Triode, Braunsche Röhre, Röntgen-Röhre) verwenden als Ladungsträger Elektronen, die von einer glühenden Kathode abgegeben (emittiert) werden. Zu dieser thermischen Elektronenemission kommt es, wenn die thermisch-kinetische Energie der Elektronen größer wird als die zum Verlassen des

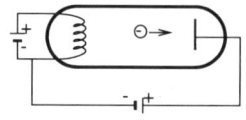

Kathodenmaterials nötige Austrittsarbeit (vgl. I 4.4.1). Um die glühende Kathode bildet sich eine Wolke von Elektronen, die im elektrischen Feld zur Anode (+) wandern. Je größer die Energiezufuhr zur Kathode (z.B. Heizstrom) ist, um so mehr Elektronen verlassen die Kathode und können in Richtung Anode „abgesaugt" werden. Der Anodenstrom wächst also mit steigender Kathodentemperatur.

Kennlinie

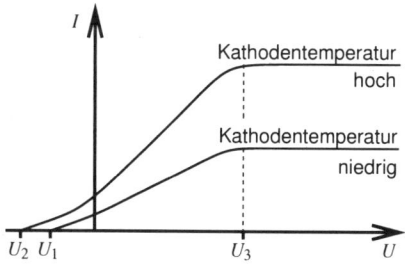

Erklärung zur Kennlinie: Auch bei geringfügig negativer Anodenspannung (d.h. Anode negativ, Kathode positiv) erreichen einige Elektronen infolge ihrer hohen kinetischen Energie die Anode (gegen die Wirkung des elektrischen Feldes). Erst ab einer, von der Kathodentemperatur abhängigen, negativen Spannung U_1 bzw. U_2 sperrt die Diode vollständig (Gleichrichterwirkung). Ab einer (positiven) Spannung U_3 werden alle Elektronen, die die Kathode verlassen, zur Anode „abgesaugt". Eine Erhöhung des Stroms ist dann nur noch durch eine höhere Kathodentemperatur möglich (Sättigungsstrom).

4.4.10 Braunsche Röhre, Elektronenstrahl-Oszilloskop

Die Glühkathode befindet sich in einem negativ geladenen Metallzylinder (Wehnelt-Zylinder), der den Elektronenstrahl bündelt und seine Intensität regelt. Die meisten Elektronen fliegen durch das Loch der ringförmigen Anode in Richtung Leuchtschirm. Auf dem Weg dorthin kann ihre Bahn durch elektrische Felder zwischen den Ablenkungsplatten beeinflußt werden.

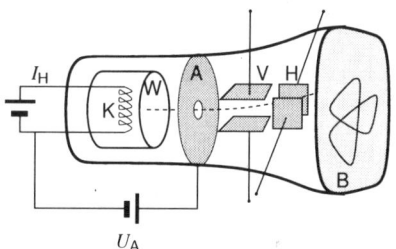

I_H: Heizstrom

U_A: Anodenspannung

K: Glühkathode (Heizwendel)

A: ringförmige Anode

W: Wehnelt-Zylinder (negativ)

V: Vertikal-Ablenkungsplatten

H: Horizontal-Ablenkungsplatten

B: Leucht-Bildschirm

Das Anlegen einer Kippspannung U_H an die Horizontal-Ablenkungsplatten bewirkt einen horizontalen Strich auf dem Leuchtschirm. Der Elektronenstrahl wird verhältnismäßig „langsam" über den Bildschirm geführt und springt dann sehr schnell wieder an den Ausgangspunkt zurück.

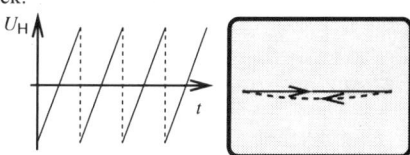

Das Anlegen einer beliebigen Wechselspannung U_V an die Vertikal- Ablenkungsplatten bewirkt ohne die Horizontalablenkung eine vertikale Linie auf dem Bildschirm. Mit Horizontalablenkung wird diese Linie auseinandergezogen und die vertikale Bewegung des Elektronenstrahls auf die gesamte Bildschirmbreite verteilt, so daß man die Art der Wechselspannung U_V (z.B. sinusförmig) erkennen kann. Wenn die Periodendauer T_H ein ganzzahliges Vielfaches der Periode T_V ist, werden aufeinanderfolgende Periodengruppen vom Elektronenstrahl übereinander gezeichnet. Auf dem Bildschirm entsteht ein stehendes Bild (vgl. I 3.1.3), aus dem man Periode T_V und Amplitude A der unbekannten Spannung an den Vertikal-Ablenkungsplatten ablesen kann, vorausgesetzt, man kennt den eingestellten Vertikal-(y-)Verstärkungsfaktor und die Kippfrequenz $1/T_H$.

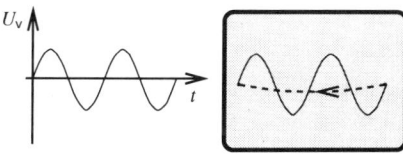

4.4.11 Massenspektrometer

Massenspektrometer oder Massenspektrographen dienen der Bestimmung der spezifischen Ladung (q/m). Bei bekannter Ladung lassen sich damit auch die Massen der Ladungsträger sehr genau bestimmen. Dabei sind jedoch keine absoluten, sondern nur relative Messungen möglich. Es muß also ein Bezugswert (z.B. Masse des ^{12}C-Isotops) gegeben sein, zu dem die Meßwerte in Relation gesetzt werden können.

Prinzipskizze eines Massenspektrometers: Eingezeichnet sind Bahnen für positiv geladenen Ionen. '×' kennzeichnet (magnetische) Feldlinien, die in Blickrichtung senkrecht zur Zeichenebene verlaufen.

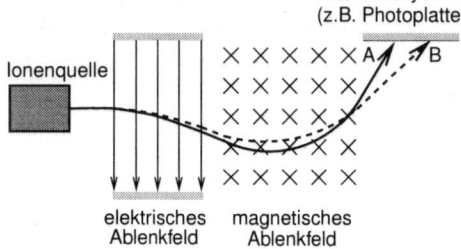

Die Ionen vom Typ A verfügen im Verhältnis zur Masse über eine größere Ladung als die vom Typ B. Bei gleicher Ladung hat also ein A-Ion eine geringere Masse als ein B-Ion.

4.5 Elektromagnetismus

4.5.1 Magnetische Felder

Im Gegensatz zu elektrischen Ladungen gibt es keine magnetischen Einzelladungen, sondern nur magnetische Dipole (Nord- und Südpol). Gleichnamige Pole stoßen sich gegenseitig ab, ungleichnamige Pole ziehen sich gegenseitig an.

Magnetische Felder werden von bewegten elektrischen Ladungen aufgebaut. (Bei Permanentmagneten entsteht das Magnetfeld durch die gleichgerichtete Eigenbewegung vieler Elektronen im Magnet.) Zur graphischen Darstellung von Magnetfeldern verwendet man Feldlinien mit folgenden Eigenschaften:

- Magnetische Feldlinien haben weder Anfang noch Ende, sie sind immer in sich geschlossen.

- Magnetische Feldlinien kreuzen sich nicht.

- Die Dichte der Feldlinien ist ein Maß für die Feldstärke.

- Parallele Feldlinien mit gleichem Abstand kennzeichnen ein homogenes Feld, d.h. die Feldstärke ist überall im Feld gleich.

- Die magnetischen Kräfte auf einen Probe-Dipol (Magnetnadel) wirken tangential zur Feldlinie, so daß sich der Probe-Dipol parallel zu den Feldlinien einstellt. Der Probe-Nordpol zeigt dabei zum Südpol des Felderzeugers.

Magnetische Feldlinien-Bilder:

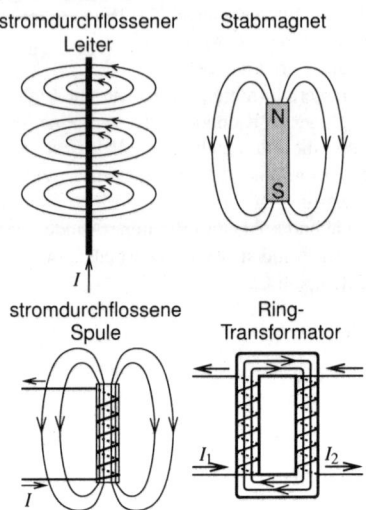

Beispiel: Kompaß. Die Kompaßnadel zeigt zwar in die Gegend des geographischen Nordpols, dort befindet sich aber der magnetische Südpol des Felderzeugers „Erde".

4.5.2 Magnetische Feldgrößen

Im homogenen Feld einer stromdurchflossenen Spule gilt:

Magnetische Feldstärke:

$$\vec{H} = \frac{n \cdot I}{l} \quad \left[\frac{\mathrm{A}}{\mathrm{m}}\right]$$

Magnetische Flußdichte:

$$\vec{B} = \mu_0 \cdot \mu_r \cdot \vec{H} \quad \left[\frac{\mathrm{V} \cdot \mathrm{s}}{\mathrm{m}^2} = \mathrm{T} \, (\mathrm{Tesla})\right]$$

Magnetischer Fluß:

$$\Phi = B \cdot A_S \quad [\mathrm{V} \cdot \mathrm{s} = \mathrm{Wb} \, (\mathrm{Weber})]$$

Dabei ist

n: Windungszahl der felderzeugenden Spule

l: Länge der felderzeugenden Spule

I: Erregerstrom durch die Spule

μ_0: magnetische Feldkonstante

μ_r: relative magnetische Permeabilität des Spulenkerns (gibt an, um wieviel ein Stoff im Magnetfeld die magnetische Flußdichte vergrößert. Für Vakuum gilt: $\mu_r = 1$)

A_S: Spulenquerschnitt, von B senkrecht durchsetzte Fläche

4.5.3 Lorentzkraft

Ein Teilchen mit der elektrischen Ladung q, das sich mit der Geschwindigkeit $\vec{v}$ und im Winkel α zu einem Magnetfeld (Flußdichte $\vec{B}$) bewegt, erfährt in diesem Magnetfeld eine Kraft $\vec{F}$ (Lorentzkraft), die sowohl senkrecht zur Bahn des Teilchens als auch senkrecht zum Magnetfeld wirkt (Vektorprodukt):

$$\vec{F} = q \cdot \vec{v} \times \vec{B}$$

oder betragsmäßig:

$$F = q \cdot v \cdot B \cdot \sin\alpha$$

Wenn sich das Teilchen senkrecht zum Feld bewegt, gilt:

$$F = q \cdot v \cdot B$$

In einem homogenen Magnetfeld (parallele Feldlinien konstanter Dichte) beschreibt ein Teilchen, das sich senkrecht zu den Feldlinien bewegt, eine Kreisbahn. Besitzt es auch eine Geschwindigkeitskomponente parallel zu den Feldlinien, so bewegt es sich auf einer Spiralbahn.

Ein stromdurchflossener Leiter der Länge l sei die Bahn für n bewegliche Elektronen in diesem Leiterstück. In einem Magnetfeld wirkt auf den Leiter dann die Lorentzkraft:

$$F = n \cdot e \cdot v \cdot B \cdot \sin\alpha$$

Die transportierte Ladung Q ist dabei $n \cdot e$ und die Geschwindigkeit der Elektronen $v = l/t$. Damit ergibt sich

$$F = \frac{Q \cdot l}{t} \cdot B \cdot \sin\alpha$$

Der elektrische Strom ist $I = Q/t$. Somit ist

$$F = I \cdot l \cdot B \cdot \sin\alpha$$

Verläuft das Leiterstück senkrecht zum Magnetfeld, so gilt für die Lorentzkraft:

$$F = I \cdot l \cdot B$$

4.5.4 Elektromagnetische Induktion

Unter elektromagnetischer Induktion versteht man die Erzeugung elektrischer Felder (vgl. auch I 4.5.6) durch eine Änderung $\Delta\Phi$ des magnetischen Flusses. Elektrische Ladungen im Bereich dieser Felder erfahren eine Kraft und können, wenn sie frei beweglich sind, verschoben werden. Die dabei auftretende elektrische Potentialdifferenz nennt man auch induzierte Spannung U_{ind}.

Um den magnetischen Fluß $\Phi = B \cdot A_S$ in einer Leiterschleife zu ändern, kann man entweder die vom Leiter umschlossene und vom Magnetfeld senkrecht durchsetzte Fläche A_S ändern oder die magnetische Flußdichte B.

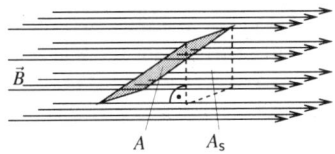

Anschaulich bedeutet das eine Änderung der von der Leiterschleife umfaßten Anzahl magnetischer Feldlinien.

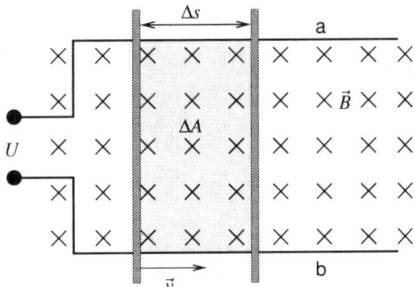

Verschiebt man z.B. einen Leiterbügel der Länge l mit der Geschwindigkeit v auf den Leitern a und b, so verändert man die vom Magnetfeld durchsetzte Fläche der Leiterschleife um ΔA. Dabei wird senkrecht zu B und v ein elektrisches Feld aufgebaut, in dem auf die bewegten Elektronen im Bügel eine Lorentzkraft wirkt. Die dadurch verursachte Ladungsverschiebung im Bügel bewirkt eine induzierte Spannung:

$$U_{ind} = -B \cdot l \cdot v \cdot \sin\alpha$$

wobei α der Winkel zwischen der Bewegungsrichtung ($\vec{v}$) und dem Magnetfeld ($\vec{B}$) ist. Wenn die Bewegung des Leiterstücks senkrecht zu B erfolgt, dann gilt:

$$U_{ind} = -B \cdot l \cdot v = -B \cdot l \cdot \frac{ds}{dt} = -B \cdot \frac{dA}{dt}$$

Bei unveränderlicher Querschnittsfläche A der Leiterschleife und einer Änderung $\frac{dB}{dt}$ der magnetischen Flußdichte gilt für die induzierte Spannung:

$$U_{ind} = -A \cdot \frac{dB}{dt}$$

Infolge der induzierten Spannung fließt in der Leiterschleife ein Induktionsstrom I_{ind}, der um die Bahn seiner bewegten Ladungen ein eigenes Magnetfeld B_{ind} auf-
baut. Damit durch die Überlagerung der beiden Magnetfelder der Induktionsvorgang nicht noch verstärkt wird
(Perpetuum mobile), muß sich die Richtung des Indukti-
onsstroms so einstellen, daß sein Magnetfeld dem verursachenden Feld B entgegengesetzt ist ($B = $ const.) oder
der Änderung von B entgegenwirkt ($A = $ const.).

Lenzsche Regel: Die induzierte Spannung U_{ind} ist stets
so gerichtet (gepolt), daß ihre Auswirkungen (I_{ind}, B_{ind})
der Ursache des Induktionsvorgangs entgegenwirken.

Berücksichtigt man den Vektorcharakter von B und die
Möglichkeit, eine Leiterschleife in n Windungen anzule-
gen (Spule), so erhält man über die Lenzsche Regel das
Faradaysche Induktionsgesetz in der Form:

$$U_{ind} = -n \cdot \frac{d\Phi}{dt}$$

4.5.5   Selbstinduktion

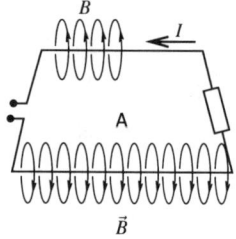

Jeder beliebige Stromkreis (Leiterschleife) umschließt
eine Fläche A, die vom
Magnetfeld des fließenden
Stroms durchsetzt wird.
Beim Ein- oder Ausschal-
ten des Stroms vergeht
immer eine bestimmte
(meist sehr kurze) Zeit-
spanne, während der der
Strom auf seinen endgülti-
gen Wert anwächst oder auf Null absinkt. Während
dieser Zeit ändert auch das Magnetfeld seine Stärke, wodurch nach dem Induktionsgesetz eine Gegenspannung
induziert wird, die das Anwachsen bzw. Abfallen des
Stroms I zu verhindern sucht.

Diese **Selbstinduktion** macht sich vor allem dann deutlich bemerkbar, wenn im Stromkreis eine ganze Reihe
von Windungen (Spule) vorhanden ist. Ohne Spule ist die
An- bzw. Abschwellzeit t_s bei Schaltvorgängen in der Regel vernachlässigbar kurz.

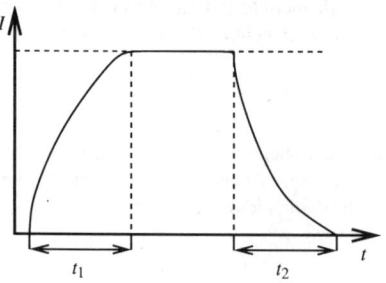

Das negative Verhältnis zwischen der Stromänderung
$\frac{dI}{dt}$ und der hierdurch induzierten Spannung U_{ind} wird
(Selbst-) Induktivität L genannt:

$$L = -\frac{\dot{I}}{U} \quad \left[\frac{A}{V \cdot s} = H\,(Henry)\right]$$

4.5.6   Wirbelströme

Elektrische Felder, die von elektrischen Ladungen ausgehen (bzw. dort enden), nennt man **Quellenfelder**. Im Gegensatz dazu sind Magnetfelder und elektrische Felder,
die von einem sich ändernden Magnetfeld erzeugt werden, quellenfreie **Wirbelfelder**, d.h. sie sind unabhängig
von der Existenz einer Feldquelle (Ladung). Ihre Feldlinien sind in sich geschlossen.

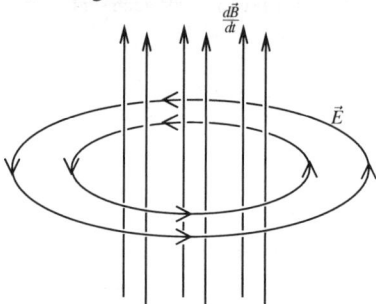

Durchsetzt das sich ändernde Magnetfeld eine leitende
(Metall-) Platte, so sind die frei beweglichen Ladungsträger (Elektronen) im Bereich des entstehenden elektrischen Wirbelfelds nicht an feste Bahnen (Drähte) gebunden, sie bewegen sich entlang der elektrischen Feldlinien
im Kreis, man spricht von Wirbelströmen.

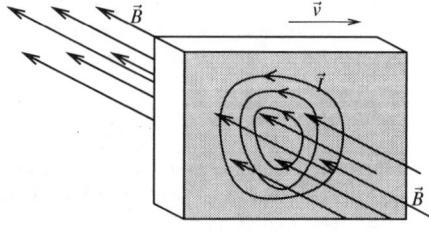

Bewegt man einen flächigen Leiter (Metallplatte) durch
ein konstantes Magnetfeld (z.B. Permanentmagnet), so
entstehen an der Front und Rückseite der felddurchsetz-
ten Fläche ebenfalls Wirbelströme, die so gerichtet sind,
daß ihre eigenen Magnetfelder die Relativbewegung zwischen Platte und verursachendem Feld zu hemmen suchen (vgl. Lenzsche Regel).

Technische Anwendung: Wirbelstrombremsen   (z.B.
LKW), Wirbelstromdämpfung von Schwingungen.

4.5.7 Transformator

Unter einem Transformator versteht man eine Anordnung, die es ermöglicht, denselben magnetischen Fluß Φ durch zwei Spulen mit unterschiedlicher Windungszahl zu führen. Φ wird mit Hilfe eines ferromagnetischen Kerns ($\mu_r \gg 1$, vgl. I 4.8.3) erhöht und gleichzeitig so gebündelt, daß er für beide Spulen gleich ist.

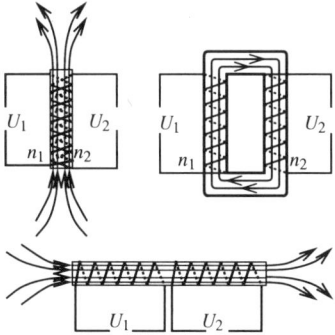

Legt man an eine der Spulen (n_1 Windungen) eine Wechselspannung U_1, so erzeugt man damit einen periodisch wechselnden magnetischen Fluß $\frac{d\Phi}{dt}$, der in der anderen Spule (n_2) eine Wechselspannung U_2 induziert.

Induktionsgesetz:

$$-\frac{d\Phi}{dt} = \frac{U_1}{n_1} = \frac{U_2}{n_2}$$

Energieerhaltungsgesetz:

$$P_1 = P_2 \Rightarrow U_1 \cdot I_1 = U_2 \cdot I_2$$

Amplitudenverhältnis der Spannungen und Ströme:

$$\frac{U_1}{U_2} = \frac{n_1}{n_2} = \frac{I_2}{I_1}$$

4.6   Wechselstromkreis

4.6.1 Wechselspannung, Wechselstrom, sinusförmiger Verlauf

Ein Potentialverlauf mit periodisch wechselnder Polung (+/-) heißt Wechselspannung, ein Strom, der periodisch seine Richtung ändert, heißt Wechselstrom. In der Praxis begegnet man am häufigsten dem sinusförmigen Verlauf von Spannung und Stromstärke:

Sinusförmige Wechselspannung:

$$U(t) = U_0 \cdot \sin(\omega \cdot t + \phi_1)$$

Sinusförmiger Wechselstrom:

$$I(t) = I_0 \cdot \sin(\omega \cdot t + \phi_2)$$

Dabei sind

$U(t), I(t)$ die Momentanwerte von U und I zum Zeitpunkt t

U_0, I_0 die Maximalwerte (Amplitude) von U und I

$\omega = 2 \cdot \frac{\pi}{T}$ die Kreisfrequenz

$\omega \cdot t$ der Phasenwinkel zum Zeitpunkt t

$\Delta\phi = \phi_1 - \phi_2$ die Phasenverschiebung zwischen Spannung und Strom (Winkel)

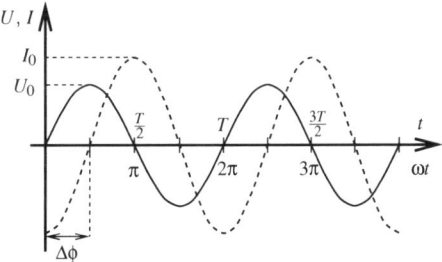

U und I verlaufen phasengleich, wenn sie die gleiche Phasenverschiebung ϕ aufweisen, d.h. wenn $\Delta\phi = 0$ ist.

4.6.2 Effektivwerte

Unter dem Effektivwert einer wechselnden Größe versteht man den Wert der Größe, der — wenn er konstant gehalten wird — dieselbe Wirkung hervorruft, wobei die Wirkung das Produkt aus der umgesetzten Energie und der hierfür benötigten Zeit ist:

$$\text{Wirkung} = \text{Energie} \cdot \text{Zeit} \quad [\text{J} \cdot \text{s}]$$

Bei den Effektivwerten von Spannung und Stromstärke sind das diejenigen Werte von Gleichspannung bzw. Gleichstrom, die in einem Ohmschen Widerstand (keine Phasenverschiebung zwischen U und I, vgl. I 4.6.3) dieselbe mittlere Leistung erzielen.

Der Effektivwert A_{eff} einer mit der Periode T schwankenden Größe A kann allgemein mit folgender Beziehung bestimmt werden:

$$A_{\text{eff}} = \sqrt{\frac{1}{T} \cdot \int_0^T A^2(t) \cdot dt}$$

Beispiele:

Sinusförmiger Verlauf:

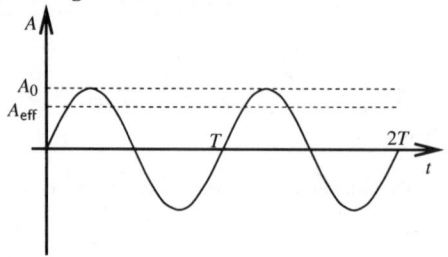

$$A(t) \;=\; A_0 \cdot \sin(\omega \cdot t)$$

$$A_{\text{eff}} \;=\; \frac{A_0}{\sqrt{2}}$$

Rechteckförmiger Verlauf:

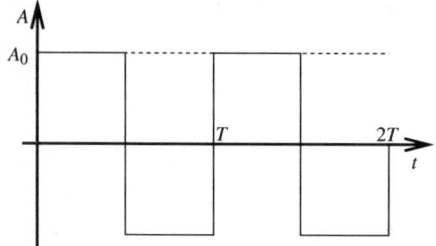

$$A_{\text{eff}} = A_0$$

Dreieckförmiger Verlauf: (z.B. Kippspannung vgl. I 4.4.10)

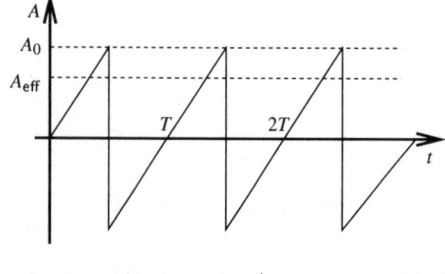

$$A_{\text{eff}} = \frac{A_0}{\sqrt{3}}$$

4.6.3   Wechselstromwiderstand

Kapazitiver Widerstand:

$$R_C = \frac{1}{\omega \cdot C}$$

Wechselstromwiderstand eines Kondensators mit der Kapazität C. Ein Kondensator bewirkt eine Phasen-

verschiebung zwischen U und I:

$$\phi = +\frac{\pi}{2} = +90^\circ$$

d.h. an einem Kondensator eilt der Strom der Spannung um eine viertel Periode $(+T/4)$ voraus.

Induktiver Widerstand:

$$R_L = \omega \cdot L$$

Wechselstromwiderstand einer Spule mit der Induktivität L. Eine Spule bewirkt eine Phasenverschiebung zwischen U und I:

$$\phi = -\frac{\pi}{2} = -90^\circ$$

d.h. an einer Spule hinkt der Strom der Spannung um eine viertel Periode $(-T/4)$ hinterher.

Wirkwiderstand R_W bzw. R_Ω: reiner ohmscher Widerstand, bewirkt keine Phasenverschiebung (zwischen U und I: $\Delta\phi = 0$).

Blindwiderstand $R_B = R_C - R_L$: Differenz   zwischen kapazitivem und induktivem Widerstand.

Scheinwiderstand (Impedanz):

$$R_S = \frac{U_{\text{eff}}}{I_{\text{eff}}}$$

Bei einfacher Reihenschaltung von ohmschen, kapazitiven und induktiven Widerständen kann deren Beziehung untereinander und der resultierende Scheinwiderstand aus folgendem Zeigerdiagramm   hergeleitet werden:

Zeigerdiagramm:

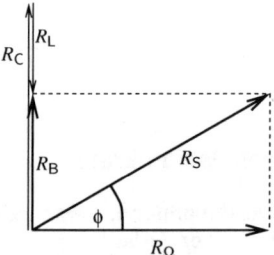

Mit dem Satz des Pythagoras ergibt sich:

$$R_S \;=\; \sqrt{R_\Omega^2 + (R_C - R_L)^2}$$

$$\;=\; \sqrt{R_\Omega^2 + \left(\frac{1}{\omega \cdot C} - \omega \cdot L\right)^2}$$

Für die Phasenverschiebung gilt:

$$\sin\phi = \frac{R_B}{R_S}$$

und

$$\cos\phi = \frac{R_\Omega}{R_S}$$

Das Zeigerdiagramm und die zugehörigen Gleichungen können auch bei einer Parallelschaltung von ohmschem Widerstand, Kapazität und Induktivität verwendet werden, wenn man anstelle der Widerstände die entsprechenden Leitwerte einsetzt:

$$\begin{aligned}
G_S &= \sqrt{G_\Omega^2 + (G_C - G_L)^2} \\
&= \sqrt{R_\Omega^{-2} + \left(\omega \cdot C - \frac{1}{\omega \cdot L}\right)^2}
\end{aligned}$$

4.6.4 Leistung von Wechselströmen

Scheinleistung: $P_S = U_{eff} \cdot I_{eff}$

Blindleistung: $P_B = U_{eff} \cdot I_{eff} \cdot \sin\phi$

Wirkleistung: $P_W = U_{eff} \cdot I_{eff} \cdot \cos\phi$

$\cos\phi$: Leistungsfaktor

Leistungs-Zeit-Diagramme (für verschiedene Phasenverschiebungen):

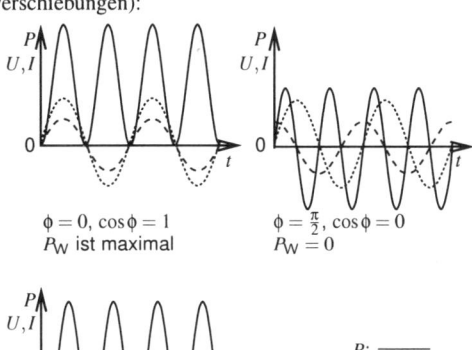

$\phi = 0, \cos\phi = 1$
P_W ist maximal

$\phi = \frac{\pi}{2}, \cos\phi = 0$
$P_W = 0$

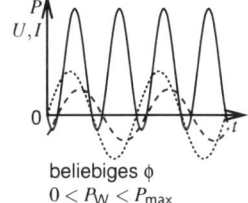

P: ——
U: -----
I: ··········

beliebiges ϕ
$0 < P_W < P_{max}$

4.6.5 Elektrischer Schwingkreis

Ein elektrischer Schwingkreis besteht aus einer Spule und einem Kondensator, die (im Idealfall ohne ohmschen Widerstand) parallel geschaltet sind. In einem idealen Schwingkreis, der nach einer Anregung (Aufladung des Kondensators oder Stromstoß durch die Spule) sich selbst überlassen bleibt, findet ein periodischer Energiewechsel zwischen dem elektrischen Feld des Kondensators und dem Magnetfeld der Spule statt. Die Summe der beiden Energien bleibt konstant (vgl. I 2.3.2):

$$\frac{1}{2} \cdot C \cdot U^2 + \frac{1}{2} \cdot L \cdot I^2 = E_{ges} = \text{const.}$$

Phasen einer Schwingungsperiode beim elektrischen Schwingkreis:

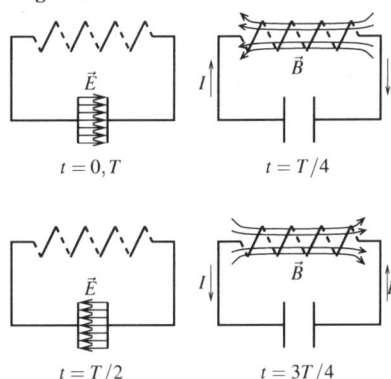

$t = 0, T$ $t = T/4$

$t = T/2$ $t = 3T/4$

Spannungs- und Stromverlauf während einer Periode:

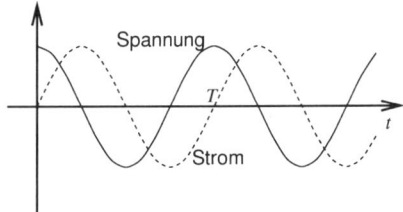

Energieverlauf während einer Periode:

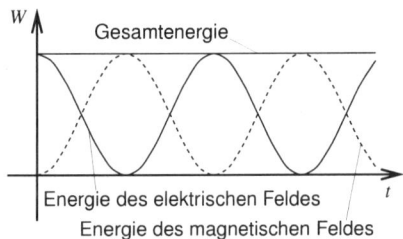

Die Resonanzkreisfrequenz ω_0 (vgl. II 3.1.1) eines elektrischen Schwingkreises ergibt sich aus:

$$R_C = R_L$$

oder

$$\frac{1}{\omega_0 \cdot C} = \omega_0 \cdot L$$

$$\Rightarrow \quad \omega_0^2 = \frac{1}{C \cdot L}$$

$$\Rightarrow \quad \omega_0 = \sqrt{\frac{1}{C \cdot L}}$$

Die Eigenfrequenz ist dann $\nu_0 = \frac{1}{2 \cdot \pi} \cdot \sqrt{\frac{1}{C \cdot L}}$ und die Periodendauer $T = 2 \cdot \pi \cdot \sqrt{C \cdot L}$.

Ein Hertzscher Dipol ist ein „offener", zu einem geraden Stab entarteter Schwingkreis: Ein geschlossener

Schwingkreis (s.o.) wird zunächst so aufgebogen, daß ein gerades Gebilde entsteht. Dann verringert man die Fläche der Kondensatorplatten und die Anzahl der Spulenwindungen immer mehr, bis schließlich nur ein gerader Stab übrig bleibt.

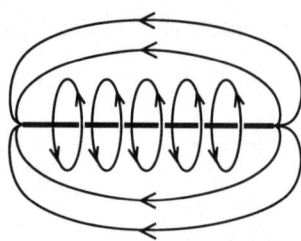

Wie im geschlossenen Schwingkreis kann nun ein periodischer Ladungswechsel zwischen den Spitzen (entartete Kondensatorplatten) des Dipols angeregt werden. Dabei fließt zwischen den Spitzen auch ein periodisch wechselnder Strom durch den Stab (entartete Spule). Elektrisches und magnetisches Feld sind beim Dipol im Gegensatz zum geschlossenen Schwingkreis nicht an die Umgebung gebunden. Die Felder breiten sich, ausgehend vom Dipol, wellenartig aus. Die dabei abtransportierte Energie muß dem Dipol ständig neu zugeführt werden.

Anwendung: Sendeantenne für elektromagnetische Wellen (Rundfunk), als Resonator im Fremdfeld auch Empfangsantenne.

4.6.6 Technische Ströme

Technische Wechselspannung: (Haushaltssteckdose)

- $U_{eff} = 230\,V$
- $U_{max} \approx 325\,V$
- $\nu = 50\,Hz$
- $T = 0,02\,s$

Drehstrom: Beim Drehstrom handelt es sich um ein gleichzeitiges Angebot von drei technischen Wechselströmen, die gegeneinander jeweils eine Phasenverschiebung von 120° aufweisen. Zur Übertragung sind mindestens vier Leiter erforderlich: je einer für die drei Phasen (R, S, T) und ein gemeinsamer Null-Leiter (0).

Die Effektivspannung jeder Phase gegenüber dem 0-Leiter beträgt wie beim einfachen Haushaltsstrom 230 V. Die Effektivspannung zwischen je zwei Phasen beträgt 400 V.

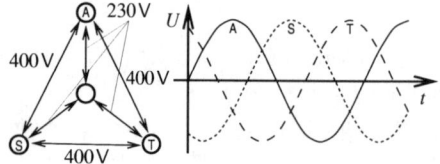

Die Summe aller Momentanspannungen von R, S und T ist zu jedem Zeitpunkt gleich Null. Bei gleichmäßiger Belastung der drei Phasenleitungen ist der Null-Leiter stromlos, nur in den drei Phasen fließt Strom.

Schutzkontakt — Schutzleiter: Zur Stromversorgung genügen normalerweise zwei (Drehstrom: vier) Leiter (Einzelkabel). Man findet jedoch häufig einen zusätzlichen dritten bzw. fünften Leiter mit einem sogenannten Schutzkontakt. Die zusätzliche Leitung soll bei Isolationsfehlern (Spannung an Gehäuse, Handgriff usw.) den fließenden Strom „erden" und eine automatische Abschaltvorrichtung (Sicherung) auslösen.

4.7 Dielektrische Eigenschaften der Materie

4.7.1 Dielektrizität

Zwei gleich große elektrische Ladungen $+q$ und $-q$ im Abstand l bilden einen elektrischen Dipol mit dem Dipolmoment $p = q \cdot l$ (vgl. I 4.1.8). Die Dielektrizitätszahl ε_r ist ein Maß dafür, wie stark ein Isolator in einem elektrischen Feld polarisiert werden kann. Die Dielektrizitätszahl des Vakuums (keine Dipole, also auch keine Polarisierbarkeit) wird gleich 1 gesetzt.

Dielektrische Stoffe besitzen ohne Einwirkung eines äußeren elektrischen Feldes keine elektrischen Dipole, d.h. die Ladungsschwerpunkte der positiven und negativen Ladungen fallen bei diesen Stoffen zusammen. Durch den Einfluß eines äußeren elektrischen Feldes können diese Ladungsschwerpunkte aber gegeneinander verschoben werden. Bei der Polarisation unterscheidet man:

Elektronische Verschiebungspolarisation: Die negativen Elektronenhüllen werden relativ zu den positiven Atomkernen verschoben.

Ionische Verschiebungspolarisation: In Molekülen mit Ionenbindung werden die geladenen Atome bzw. Atomgruppen gegeneinander verschoben.

Bei dielektrischen Stoffen gilt für die Dielektrizitätszahl ε_r ungefähr:

$$1 \le \varepsilon_r \le 10$$

4.7.2 Paraelektrizität

Paraelektrische Stoffe besitzen aufgrund ihres molekularen Aufbaus (unsymmetrische Ladungsverteilung) einen positiven und einen negativen Ladungsschwerpunkt, ihre Moleküle stellen also permanente elektrische Dipole dar. Beispiele: H_2O, HCl, SO_2.

Orientierungspolarisation: In einem elektrischen Feld richten sich permanente elektrische Dipole in Feldrichtung aus. Thermische Bewegung, Massenträgheit und innere Reibung hemmen aber die Orientierung der Dipole im Feld. Der Beitrag der Orientierungspolarisation zur Dielektrizitätszahl ε_r sinkt deshalb mit steigender Temperatur und mit steigender Frequenz (bei Wechselfeldern). Eingefrorene Dipole (in Feststoffen, z.B. Eis) verhalten sich wegen der fehlenden Beweglichkeit nicht paraelektrisch.

Bei paraelektrischen Stoffen gilt für die Dielektrizitätszahl ε_r ungefähr:

$$10 \leq \varepsilon_r \leq 100$$

4.7.3 Ferroelektrizität

Ferroelektrische Stoffe weisen in kleinen Bereichen auch ohne äußeres elektrisches Feld eine elektrische Polarisierung auf. Diese ursprünglich in verschiedenen Richtungen polarisierten Bereiche (elektrische Neutralität nach außen) lassen sich durch Einwirkung eines äußeren elektrischen Feldes in Feldrichtung orientieren. Dadurch erreichen Ferroelektrika sehr hohe Dielektrizitätszahlen ε_r (bis über 1000), die allerdings stark von der Feldstärke des äußeren Feldes abhängen. Ab einer bestimmten äußeren Feldstärke erreicht die elektrische Polarisation dann eine Sättigungsgrenze und steigt nicht weiter an. Nach Abschalten des Feldes bleibt eine Restpolarisation, die erst durch ein entgegengesetzt gerichtetes elektrisches Feld auf Null zurückgeht (Hysterese-Verhalten, vgl. I 4.8.3).

Das ferroelektrische Verhalten geht oberhalb einer kritischen Temperatur (Curie-Temperatur) verloren.

Beispiele:

Seignette-Salz: $NaK(C_4H_4O_6) \cdot 4H_2O$

Barium-Titanat: $BaTiO_3$

4.7.4 Technische Anwendungen

- Erhöhen der Kapazität eines Kondensators durch ein Dielektrikum zwischen den leitenden Ladungsträgern (vgl. I 4.1.6).

- Volumenerwärmung (nicht von der Oberfläche ausgehend). Hochfrequente elektrische Wechselfelder sorgen für eine schnelle Umorientierung der vorhandenen Dipole, dadurch entsteht im Inneren der betroffenen Körper Reibungswärme. Anwendung bei biologischen Objekten; z.B. Kurzwellen-Wärmetherapie und Lebensmittelerwärmung im Mikrowellenherd.

4.8 Magnetische Eigenschaften der Materie

4.8.1 Diamagnetismus

Die magnetische Suszeptibilität χ_m gibt an, wie stark sich ein Stoff durch ein äußeres Magnetfeld „magnetisieren", d.h. magnetisch polarisieren läßt. Es gilt $\chi_m + 1 = \mu_r$ (Permeabilität, vgl. I 4.5.2).

Diamagnetische Stoffe besitzen keine permanenten magnetischen Dipole. Unter Einwirkung eines äußeren Magnetfelds bilden sich aber induzierte magnetische Dipolmomente, die dem äußeren Feld entgegengerichtet sind (vgl. Lenzsche Regel). In inhomogenen magnetischen Feldern erfahren diamagnetische Körper eine Kraft in Richtung abnehmender Feldstärke, d.h. sie werden vom Erzeuger des Feldes abgestoßen. Bei diamagnetischen Stoffen gilt (temperaturunabhängig):

$$\chi_m \approx -10^{-4}$$

d.h. $\chi_m < 0$ bzw. $\mu_r < 1$. Diamagneten sind z.B. Wasser, Quecksilber, Blei, Wismut.

Diamagnetismus ist eine allgemeine Eigenschaft der Materie, die aber bei einigen Stoffen durch den sehr viel stärkeren Paramagnetismus verdeckt wird.

4.8.2 Paramagnetismus

Paramagnetische Stoffe verfügen über permanente magnetische Dipolmomente (wegen des Bahndrehimpulses und Spins der Elektronen), die sich normalerweise nach außen gegenseitig kompensieren. Unter dem Einfluß eines äußeren Magnetfeldes orientieren sich diese Elementarmagnete in Feldrichtung. In inhomogenen Magnetfeldern erfahren paramagnetische Körper eine Kraft in Richtung zunehmender Feldstärke, d.h. sie werden vom Erzeuger des Feldes angezogen. Bei paramagnetischen Stoffen gilt: χ_m nimmt mit steigender Temperatur ab. Es ist meist etwa

$$\chi_m \approx 10^{-4}$$

d.h. $\chi_m > 0$ bzw. $\mu_r > 1$. Paramagneten sind z.B. Luft, Aluminium, Chrom, Platin.

4.8.3 Ferromagnetismus

Ferromagnetische Stoffe weisen in kleinen Bereichen (Weißsche Bezirke) auch ohne äußeres Magnetfeld eine Magnetisierung auf. Diese ursprünglich in verschiedenen Richtungen magnetisierten Bereiche (magnetische Neutralität nach außen) lassen sich durch Einwirkung eines äußeren Magnetfelds H in Feldrichtung orientieren: Die magnetische Suszeptibilität χ_m bzw. die Permeabilität μ_r erreicht dadurch sehr hohe Werte (10^3 bis 10^5), die allerdings erheblich von der Stärke des äußeren Magnetfelds abhängen. Ab einer bestimmten Feldstärke H erreicht die Magnetisierung $M = \chi_m \cdot H$ eine Sättigungsgrenze M_s und steigt dann nicht weiter an.

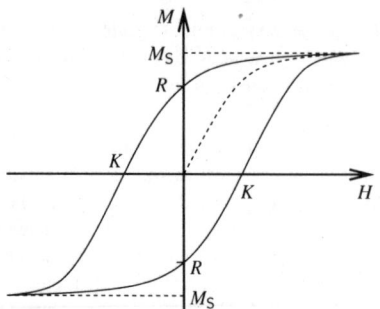

Neukurve: – – – – (beginnt im Ursprung)

Hysteresekurve: ——

M_S: Sättigungsmagnetisierung

R: Remanenz

K: Koerzitivkraft, Koerzitivfeldstärke

Nach Abschalten des äußeren Feldes bleibt eine Restmagnetisierung (Remanenz R), die erst durch ein entgegengerichtetes Magnetfeld einer bestimmten Stärke (Koerzitivkraft oder Koerzitivfeldstärke K) auf Null zurückgeht (Hysterese-Verhalten).

Das ferromagnetische Verhalten geht oberhalb einer kritischen Temperatur (Curie-Temperatur) verloren. Ferromagneten sind z.B. Eisen, Kobalt, Nickel, Legierungen.

Anmerkung: Die Magnetisierung $M = \chi_m \cdot H$ ist nicht zu verwechseln mit der magnetischen Flußdichte $B = \mu_0 \cdot \mu_r \cdot H$, die auch in ferromagnetischen Stoffen keine Sättigungsgrenze erreicht:

$$B = \mu_0 \cdot (\chi_m + 1) \cdot H = \mu_0 \cdot H + \mu_0 \cdot M$$

d.h. auch wenn die Magnetisierung ihren Sättigungswert erreicht hat, steigt B mit wachsender Feldstärke H weiter an, wenn auch wesentlich langsamer als vorher.

5 Optik

5.1 Allgemeines

5.1.1 Modellvorstellungen zur Natur des Lichts

Um die Natur des Lichts zu beschreiben, benötigt man Aussagen über seine Entstehung (Emission), sein Verhalten während der Ausbreitung und sein Verschwinden (Absorption).

Dabei hat sich gezeigt, daß sich das Verhalten des Lichts während der Ausbreitung (Beugung, Brechung, Reflexion, Dispersion und Polarisation) am besten beschreiben läßt, wenn man das Licht als elektro-magnetische Welle betrachtet.

Diese Theorie versagt aber bei der Beschreibung von Emission (nur ganz bestimmte, durch die Wellennatur nicht erklärbare Frequenzen) und Absorption (Photoeffekt, Strahlungsdruck) des Lichts. Hier hat sich die Vorstellung bewährt, dem Licht einen Teilchen-Charakter zuzuschreiben. Diese Lichtteilchen (Quanten, Photonen) bewegen sich ausschließlich mit „Lichtgeschwindigkeit" (ruhende Photonen gibt es nicht) und treten nur bei einer Wechselwirkung mit Materie (Emission, Absorption) in Erscheinung.

Um die Natur des Lichts vollständig beschreiben zu können, muß man sowohl die Wellen- als auch die Teilchen-Theorie heranziehen. Beide stehen gleichberechtigt nebeneinander (vgl. I 6.2).

Elektro-magnetische Welle: Die Schwingungsrichtung des elektrischen ($\vec{E}$) und des magnetischen ($\vec{H}$) Feldvektors stehen senkrecht zueinander und zur Ausbreitungsrichtung.

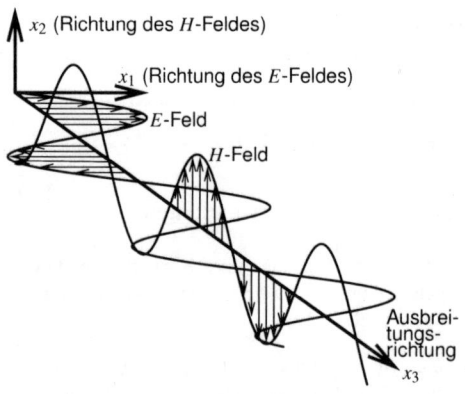

5.1.2 Spektralbereiche

Das sichtbare Licht als Welle ist nur ein kleiner Teil des gesamten Spektrums elektro-magnetischer Wellen. Die untenstehende Tabelle enthält Näherungswerte für Frequenz und Wellenlänge. Dabei gibt es begriffliche Überschneidungen (vgl. auch I 5.3.5):

Bezeichnung	Frequenz in Hz	Wellenlänge in m
Radiowellen		
lang	$3 \cdot 10^5 \ - \ 3 \cdot 10^3$	$1 \cdot 10^3 \ - \ 1 \cdot 10^5$
mittel	$3 \cdot 10^6 \ - \ 3 \cdot 10^5$	$1 \cdot 10^2 \ - \ 1 \cdot 10^3$
kurz	$3 \cdot 10^7 \ - \ 3 \cdot 10^6$	$1 \cdot 10^1 \ - \ 1 \cdot 10^2$
ultrakurz	$3 \cdot 10^8 \ - \ 3 \cdot 10^7$	$1 \cdot 10^0 \ - \ 1 \cdot 10^1$
Mikrowellen	$3 \cdot 10^9 \ - \ 3 \cdot 10^{12}$	$1 \cdot 10^{-1} \ - \ 1 \cdot 10^{-4}$
Infrarot	$3 \cdot 10^{11} - 3,8 \cdot 10^{14}$	$1 \cdot 10^{-3} \ - \ 1 \cdot 10^{-7}$
sichtbares Licht	$3,8 \cdot 10^{14} - 7,5 \cdot 10^{14}$	$8 \cdot 10^{-7} \ - \ 4 \cdot 10^{-7}$
Ultraviolett	$7,5 \cdot 10^{14} \ - \ 3 \cdot 10^{17}$	$4 \cdot 10^{-7} \ - \ 1 \cdot 10^{-9}$
Röntgenstrahlung	$3 \cdot 10^{16} \ - \ 3 \cdot 10^{20}$	$1 \cdot 10^{-8} \ - \ 1 \cdot 10^{-12}$
γ-Strahlung	$3 \cdot 10^{19} \ - \ 3 \cdot 10^{22}$	$1 \cdot 10^{-11} - 1 \cdot 10^{-14}$
kosmische Strahlung	$> 3 \cdot 10^{22}$	$< 1 \cdot 10^{-14}$

5.1.3 Lichtgeschwindigkeit, optische Dichte

Für die Lichtgeschwindigkeit im Vakuum gilt ungefähr:

$$c_V = 3 \cdot 10^8 \, \frac{m}{s} = 300\,000 \, \frac{km}{s}$$

Die Brechzahl n ist ein Maß für die optische Dichte eines Mediums. Je größer die optische Dichte und damit die Brechzahl n ist, um so kleiner ist die Ausbreitungsgeschwindigkeit des Lichts im Medium. Setzt man die Brechzahl des Vakuums $n_V = 1$, so erhält man die Brechzahl eines beliebigen Mediums im Verhältnis zu n_V aus:

$$\frac{n_M}{n_V} = n_M = \frac{c_V}{c_M}$$

(c_M: Lichtgeschwindigkeit im Medium) Für das Licht als Welle gilt: $c = \lambda \cdot \nu$ (vgl. I 3.2.1). Da die Frequenz ν als charakteristische Größe nur vom Wellenerreger, nicht aber vom Ausbreitungsmedium, abhängig ist, muß sich in verschiedenen Medien die Wellenlänge λ proportional zur Lichtgeschwindigkeit c_M im Medium verhalten. Allgemein gilt für den Vergleich der Lichtausbreitung in zwei verschiedenen Medien:

$$\frac{c_1}{c_2} = \frac{\lambda_1}{\lambda_2} = \frac{n_2}{n_1}$$

5.1.4 Interferenz

Huygenssches Prinzip: Jeder Punkt einer Wellenfront kann als Ausgangspunkt (Erregerzentrum) einer neuen Welle angesehen werden. Die Umhüllende aller so entstehenden Elementarwellenfronten ergibt eine neue gemeinsame Wellenfront zu einem späteren Zeitpunkt (vgl. Bugwelle I 6.1.5).

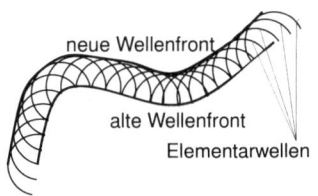

neue Wellenfront

alte Wellenfront
Elementarwellen

Treffen mehrere Wellen an einem Ort zusammen, so addieren sich dort ihre Auslenkungen vektoriell (Überlagerung). Die Summe der Auslenkungen kann dabei sehr groß werden (vgl. Überschallknall I 6.1.5) oder völlig verschwinden (Auslöschung, wenn der resultierende Auslenkungsvektor Null wird).

Voraussetzung für die Auslöschung zweier ganzer Wellenzüge ist deren Übereinstimmung in der Amplitude, der Wellenlänge (und damit auch in der Frequenz), der Ausbreitungsrichtung und der Polarisationsrichtung sowie ein Phasenunterschied von π (das ist ein Gangunterschied oder eine Verschiebung um eine halbe Wellenlänge: $\lambda/2$).

Auch die Beobachtung anderer geordneter Interferenzerscheinungen ist nur unter der Voraussetzung möglich, daß die interferierenden Wellenzüge kohärent sind, d.h. es muß eine feste Phasenbeziehung zwischen ihnen herrschen. Dazu ist es notwendig, daß ihre Wellenlängen bzw. Frequenzen gleich sind. Es bietet sich an, die Ausbreitungsrichtung der Wellen eines Erregers so zu manipulieren, daß in verschiedenen Richtungen verschiedene, aber jeweils konstante Phasendifferenzen auftreten.

Trifft eine Wellenfront auf ein Hindernis, das an einer Stelle unterbrochen ist, so wirkt diese Stelle auf den Raum hinter dem Hindernis wie ein „punktförmiger" Erreger, von dem nun kugelförmige (in der Ebene kreisförmige) Wellenfronten ausgehen. Hat das Hindernis mehrere durchlässige Stellen, so interferieren die davon ausgehenden Elementarwellen und bilden neue gemeinsame Wellenfronten. Für die Entstehung einer neuen Wellenfront ist es nicht erforderlich, daß die an der Hülllinie beteiligten Elementarfronten alle gleich alt sind. Eine Wellenfront, die gerade den Erreger verläßt, kann auch mit einer anderen Front interferieren, die den benachbarten Erreger schon eine Periode früher verlassen hat. Bedingung ist nur, daß die an der Hüllfront beteiligten Elementarfronten in Phase (im Gleichtakt) schwingen, d.h. die Auslenkungen der Elementarwellen sollen sich gegenseitig verstärken und nicht auslöschen.

Die Änderung der Ausbreitungsrichtung von Wellen, die durch ein Hindernis hervorgerufen wird, nennt man Beugung. Dieser Effekt macht sich allerdings nur dann deutlich bemerkbar, wenn das Hindernis größenordnungsmäßig mit der Wellenlänge der betroffenen Welle übereinstimmt.

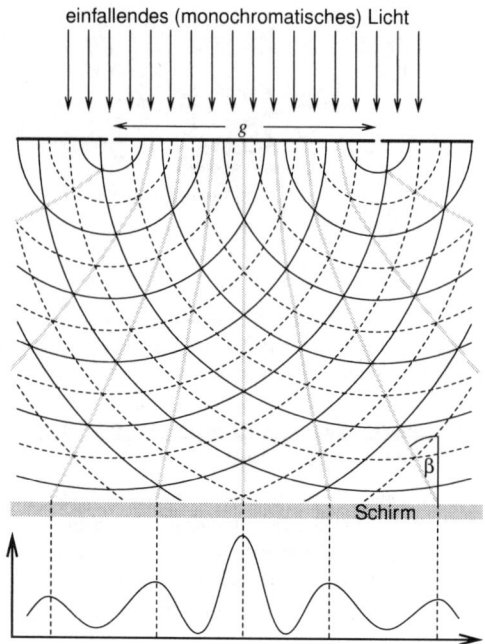

einfallendes (monochromatisches) Licht

Intensitätsverteilung auf dem Schirm

dem Schirm erscheinen in den entsprechenden Richtungen dunkle Linien.

Beugungsmaxima: Elementarwellen aus benachbarten Spalten verlaufen phasengleich, oder mit einem Phasenunterschied, der ein ganzzahliges Vielfaches von π ist, durch die Addition ihrer Amplituden erhält man auf dem Schirm Linien maximaler Helligkeit. Die Verwendung von monochromatischem Licht ergibt ein klares Interferenz-Linienmuster, für dessen Beugungsmaxima gilt:

$$\sin\beta = \frac{n\cdot\lambda}{g}$$

$n = 0, 1, 2, 3, \ldots$

β: Beugungswinkel zum n-ten Beugungsmaximum

λ: Wellenlänge des verwendeten Lichts

g: Gitterkonstante, Abstand zwischen den lichtdurchlässigen Spalten

Lichtbeugung am optischen Gitter (Strichgitter)

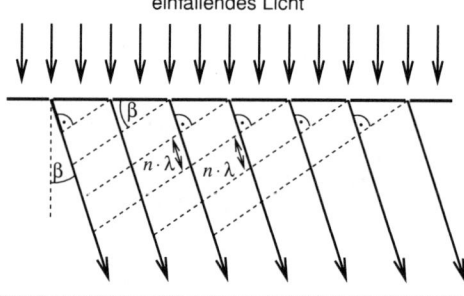

einfallendes Licht

Intensitätsverteilung auf dem Schirm

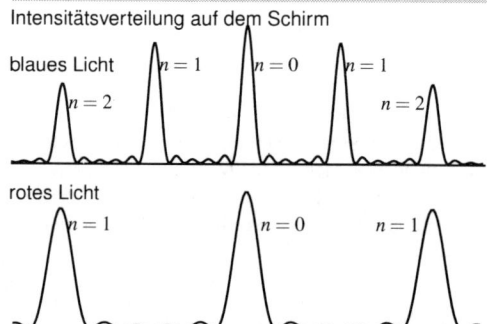

blaues Licht　$n = 1$　$n = 0$　$n = 1$

$n = 2$　　　　　　　$n = 2$

rotes Licht　$n = 1$　$n = 0$　$n = 1$

In der Abbildung treffen Wellen auf ein Hindernis mit Lücken im Abstand g. Dies führt zu Beugungs-Interferenzmustern. Dasselbe geschieht bei Wellen an der Wasseroberfläche, die auf eine Mauer mit Lücken treffen, wie auch bei Licht am optischen Gitter.

Für die Richtung der Beugungsmaxima (größte Lichtintensität) gilt $\sin\beta = \frac{n\cdot\lambda}{g}$, in den anderen Richtungen stellt man je nach Phasendifferenz ϕ teilweise bis vollständige ($\phi = \pi$) Auslöschung fest (vgl. I 5.2.1).

Solche Interferenzmuster entstehen auch, wenn Röntgenstrahlen auf ein Kristallgitter treffen (Wellenlänge in der Größenordnung der Atomabstände). Dies wird zur Strukturanalyse von Festkörpern verwendet.

5.2　Wellenoptik

5.2.1　Beugung am optischen Gitter, Gitterspektrometer

Ritzt man z.B. auf eine Glasfläche sehr viele, dicht beieinander liegende Linien, so wirken die stehengebliebenen Glasflächen wie lichtdurchlässige Spalte, während die eingravierten Linien kein Licht durchlassen. Man erhält ein optisches Gitter, mit dem auf einem Schirm Licht-Interferenzmuster erzeugt werden können (vgl. I 5.1.4):

Beugungsminima: Elementarwellen aus benachbarten Spalten löschen sich gegenseitig aus, wenn ihre Phasendifferenz gerade $\Delta\phi = n\cdot\pi$ mit ungeradem n ist. Auf

Der Beugungswinkel β, unter dem ein bestimmtes Beugungsmaximum auftritt, ist abhängig von λ. Bei der Verwendung von Mischlicht (verschiedene Wellenlängen) beobachtet man deshalb auf dem Schirm keine einheitlichen Beugungsmaxima, sondern (außer bei $n = 0$) Beugungsspektren der im Mischlicht enthaltenen Wellenlängen. Am Beugungsschema (s.o.) erkennt man, daß bei gleichem n der Beugungswinkel β für langwelliges Licht (rot) größer ist als für kurzwelliges (blau). Bei weißem Licht überlappen sich die Beugungsmaxima der Ordnungen $n \geq 2$ von verschiedenen Farben.

Das Beugungsspektrum 1. Ordnung kann zur Isolation einer gewünschten Farbe (Gitter als Monochromator) oder zur Spektralanalyse des verwendeten Lichts herangezogen werden. Der Aufbau eines Gitterspektrometers entspricht dem des Prismenspektrometers (vgl. I 5.4.3).

5.3 Geometrische Optik

5.3.1 Lichtstrahl, Lichtbündel

In der geometrischen Optik genügt es, abgesehen von Reflexion und Brechung, von einer geradlinigen Ausbreitung des Lichts auszugehen. Typische Auswirkungen der Wellennatur des Lichts (Beugung, Interferenz, Polarisierbarkeit) bleiben hier unberücksichtigt (vgl. I 5.2).

Der Lichtstrahl ist ein Modell, mit dem die geradlinige Ausbreitung des Lichts dargestellt werden kann, er markiert sozusagen die Bahn eines Photons.

Mehrere Lichtstrahlen bilden ein Lichtbündel, man unterscheidet:

Parallelbündel: Alle zugehörigen Lichtstrahlen verlaufen parallel.

Lichtkegel:

1. Divergentes Lichtbündel, alle zugehörigen Strahlen kommen von derselben punktförmigen Lichtquelle.
2. Konvergentes Lichtbündel, alle zugehörigen Strahlen treffen sich im selben Punkt (Brennpunkt).

Ein Parallelbündel (vgl. I 5.3.7) kann mit einer ausgedehnten Lichtquelle, einer Sammellinse und einer Lochblende in deren Brennpunkt erzeugt werden:

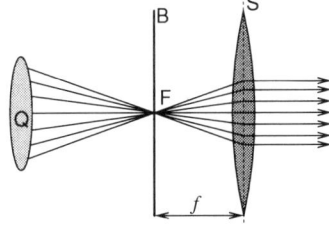

Q: ausgedehnte Lichtquelle

B: Lochblende, simuliert punktförmige Lichtquelle

S: Sammellinse

f: Brennweite der Sammellinse

F: Brennpunkt der Sammellinse

5.3.2 Reflexion

Trifft Licht auf die Grenzfläche zwischen zwei verschiedenen Medien, so wird immer zumindest ein Teil des Lichts reflektiert. Reflexionsgesetz:

1. Einfallender und reflektierter Strahl bilden mit dem Einfallslot eine Ebene (z.B. Zeichenebene auf dem Papier).

2. Einfallswinkel = Reflexionswinkel

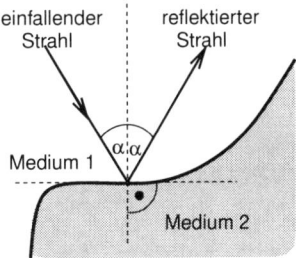

Einfallslot: Senkrechte zur Medientrennfläche im Auftreffpunkt des einfallenden Strahls

Einfallswinkel: Winkel α zwischen Einfallslot und einfallendem Strahl

Reflexionswinkel: Winkel α zwischen Einfallslot und reflektiertem Strahl

5.3.3 Brechung

Beim Übergang von einem Medium 1 zu einem Medium 2 unterschiedlicher optischer Dichte wird ein Lichtstrahl gebrochen, d.h. er ändert an der Grenzfläche seine Ausbreitungsrichtung. Der Winkel zwischen dem Einfallslot und dem gebrochenen Strahl heißt Brechungswinkel β.

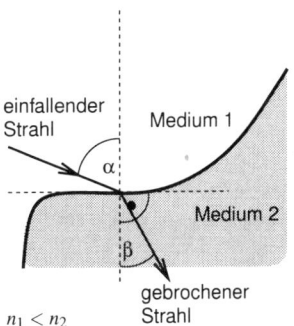

$n_1 < n_2$

Brechungsgesetz:

1. Einfallender und gebrochener Strahl bilden mit dem Einfallslot eine Ebene.

2. Als Brechungsquotient oder relative Brechzahl für den Übergang vom Medium 1 ins Medium 2 ergibt sich:

$$n_{1,2} = \frac{n_2}{n_1} = \frac{\sin\alpha}{\sin\beta}$$

Beim Übergang vom optisch dünneren ins optisch dichtere Medium, also $n_1 < n_2$, ist $\alpha > \beta$. Es erfolgt also eine Brechung zum Lot hin. Beim Übergang vom optisch dichteren ins optisch dünnere Medium, d.h. $n_1 > n_2$, ist $\alpha < \beta$, und es erfolgt eine Brechung vom Lot weg.

5.3.4 Totalreflexion, Lichtleiter

An der Grenzfläche vom optisch dichteren ins optisch dünnere Medium ($n_1 > n_2$) wird der einfallende Strahl vollständig reflektiert, wenn der Einfallswinkel einen bestimmten Grenzwert α_G überschreitet. Dieser Grenzwert wird erreicht, wenn der zugehörige Brechungswinkel β den Wert $90°$ erreicht, der gebrochene Strahl verläuft dann genau in der Grenzfläche zwischen den beiden Medien. Noch größer kann der Brechungswinkel β nicht werden.

Wird der Einfallswinkel größer als α_G, so kann das Licht nicht mehr vom optisch dichteren ins optisch dünnere Medium übertreten und der einfallende Strahl wird total reflektiert:

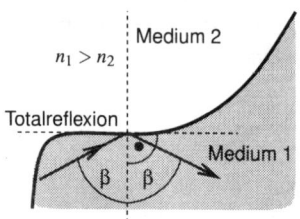

Für den Grenzwinkel α_G der Totalreflexion gilt:

$$\frac{\sin\alpha_G}{\sin 90°} = \frac{n_2}{n_1}$$

oder (mit $\sin 90° = 1$)

$$\sin\alpha_G = \frac{n_2}{n_1}$$

Anwendung: Ein Glasfaserkabel mit hoher Brechzahl, das in einer Umgebung mit kleiner Brechzahl (Ummantelung, Luft) verläuft, kann als Lichtleiter (vgl. Stromkabel, Wasserrohr) verwendet werden. Die Lichtstrahlen im Innern des Glasfaserkabels treffen so flach auf die Wandungen, daß sie immer wieder total reflektiert werden. Das Licht kann den Leiter nicht verlassen.

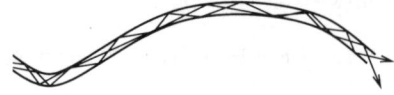

5.3.5 Dispersion

Unter Dispersion versteht man in der Optik das unterschiedliche Verhalten von Licht verschiedener Frequenzen (vgl. auch I 5.4.7). Der Brechungsindex (Brechzahl n, vgl. I 5.1.2, I 5.3.3) eines Mediums steigt in der Regel mit steigender Frequenz, d.h. verschiedenfarbiges Licht wird unterschiedlich stark gebrochen. „Weißes" Licht — eine Mischung aller Frequenzen im sichtbaren Bereich des elektro-magnetischen Spektrums — wird deshalb beim Übergang von einem Medium ins andere in seine spektralen Bestandteile zerlegt (vgl. I 5.4.3).

Brechungsdispersion:

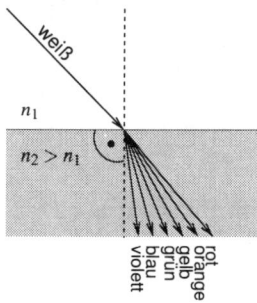

Sichtbares Spektrum

λ in nm	ν in THz	Farbe
400	750	violett
450	670	blau
500	600	
550	550	grün
600	500	gelb
650	460	orange
700	430	
750	400	rot
800	375	

5.3.6 Spiegel

Abbildung am ebenen Spiegel: Hier sind Gegenstandsweite G und Bildgröße B, sowie Gegenstandsweite g und Bildweite b jeweils gleich.

Das Bild ist virtuell, d.h. es entsteht in der gedachten Verlängerung eines wirklichen Strahlengangs. Virtuelle Bilder können im Gegensatz zu reellen Bildern (z.B. Diaprojektion) nicht mit einem Schirm aufgefangen werden.

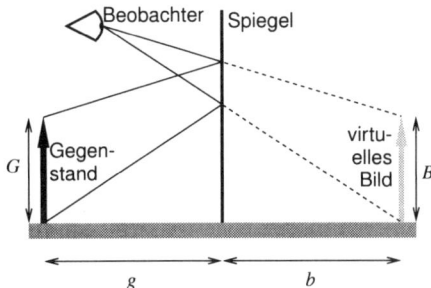

Abbildung am sphärischen Spiegel: Bei sphärischen Spiegeln (Krümmungsradius: r) mit der Brennweite $f = r/2$ gilt die Abbildungsgleichung:

$$\frac{1}{f} = \frac{1}{g} + \frac{1}{b}$$

und

$$\frac{B}{G} = \frac{b}{g}$$

Sphärischer Konvexspiegel: f ist negativ (Definition).

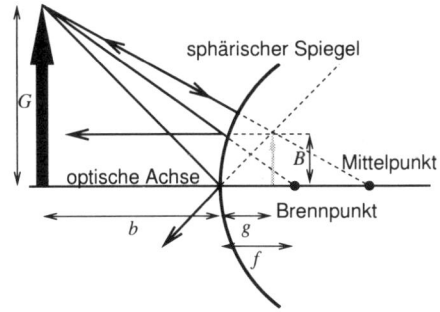

Sphärischer Konkavspiegel: f ist positiv (Definition).

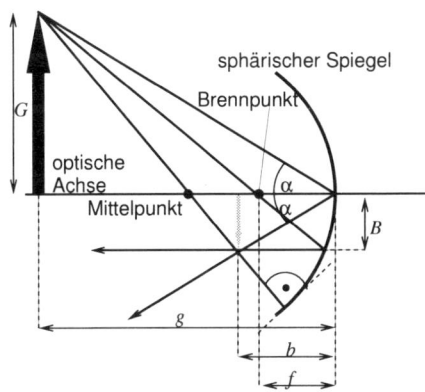

Grundlage der Bildkonstruktion (vgl. Reflexionsgesetz) sind:

Achsenparallele Strahlen werden als Brennpunkt-Strahlen reflektiert, d.h. der reflektierte Strahl oder seine gedachte Verlängerung geht durch den Brennpunkt.

Brennpunkt-Strahlen werden als achsenparallele Strahlen reflektiert.

Zentralstrahlen (treffen den Spiegel an der optischen Achse) werden achsensymmetrisch reflektiert.

Strahlen, die senkrecht auf die Spiegeloberfläche treffen, werden in sich selbst reflektiert.

Zur Bildkonstruktion verwendet man möglichst Strahlengänge, die in der Nähe der optischen Achse verlaufen. Achsenferne Strahlen führen zu Bildverzerrungen (vgl. Zeichnung Konvexspiegel).

5.3.7 Linsen

Ist das Linsenmaterial **optisch dichter** als seine Umgebung, so wirken Konkavlinsen als Zerstreuungslinsen und Konvexlinsen als Sammellinsen.

Ist das Linsenmaterial **optisch dünner** als seine Umgebung, so wirken Konvexlinsen als Zerstreuungslinsen und Konkavlinsen als Sammellinsen.

Strahlengänge bei dünnen Linsen: (in optisch dünnerer Umgebung)

Bikonvex-(Sammel-)Linse: Brennweite f ist nach Definition positiv.

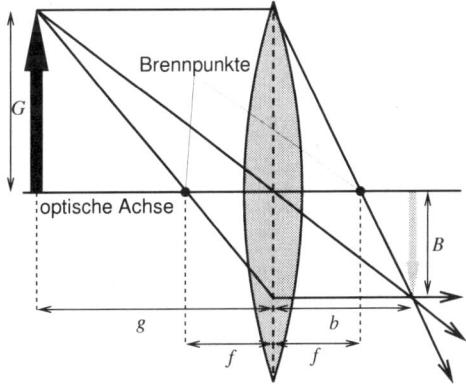

Bikonkav-(Zerstreuungs-)Linse Brennweite f ist nach Definition negativ.

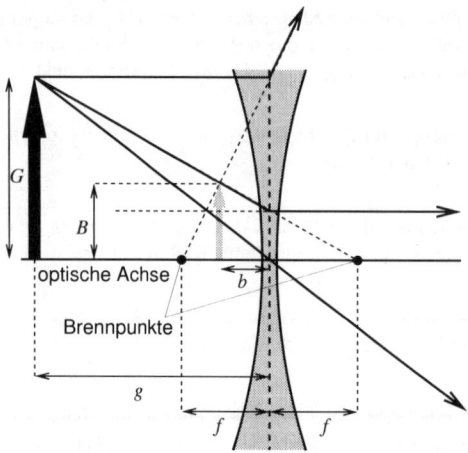

Grundlagen der Bildkonstruktion (vgl. Brechungsgesetz)

Achsenparallele Strahlen werden zu Brennpunkt-Strahlen gebrochen, d.h. der gebrochene Strahl oder seine gedachte Verlängerung geht durch einen der beiden Brennpunkte.

Brennpunkt-Strahlen werden zu achsenparallelen Strahlen gebrochen.

Zentralstrahlen (durch den Mittelpunkt der Linse) werden nicht gebrochen.

Zur Bildkonstruktion verwendet man möglichst achsennahe Strahlen, man beschränkt sich auf eine Richtungsänderung in der Mittelebene der Linse (genauer wäre eine Brechung an beiden Grenzflächen der Linse: Eintritt und Austritt des Strahls).

Abbildungsgleichung (vgl. sphärische Spiegel):

$$\frac{1}{f} = \frac{1}{g} + \frac{1}{b}$$

und

$$\frac{B}{G} = \frac{b}{g}$$

Brechwert: Der Brechwert D ist das Inverse der Brennweite

$$D = \frac{1}{f} \quad \left[\frac{1}{m} = \text{dpt (Dioptrie)}\right]$$

Linsensysteme: Zwei dicht hintereinander stehende dünne Linsen können als Einheit betrachtet werden, dabei gilt

• für die Gesamtbrennweite

$$\frac{1}{f} = \frac{1}{f_1} + \frac{1}{f_2}$$
$$\Rightarrow f = \frac{f_1 \cdot f_2}{f_1 + f_2}$$

• und daher für den Gesamtbrechwert

$$D = D_1 + D_2$$

Brechwerte und Brennweiten von Sammellinsen sind nach Definition positiv. Brechwerte und Brennweiten von Zerstreuungslinsen sind nach Definition negativ.

5.3.8 Linsenfehler

Alle sphärisch geschliffenen Linsen haben die Eigenart, daß Randstrahlen, die weit entfernt von der optischen Achse auf die Linse treffen, stärker gebrochen werden als achsnahe Strahlen. Das führt zu unterschiedlichen Brennweiten für achsnahe und achsferne Strahlen und damit zu unscharfen Bildern. Diese Eigenart nennt man sphärische Aberration. Um ihre Auswirkungen zu begrenzen, kann man den achsfernen Strahlen mit einer Blende den Durchtritt durch die Linse verwehren.

Die Frequenzabhängigkeit der Brechzahl n des Linsenmaterials (vgl. I 4.2.5) führt zur chromatischen Aberration. Die Brennweite einer Linse ist für hochfrequentes (z.B. blaues) Licht kleiner als für niederfrequentes (rotes) Licht. Diese Erscheinung kann nur durch Linsensysteme mit verschiedenen Glassorten (unterschiedliche n) zum Teil ausgeglichen werden.

Sphärische Aberration:

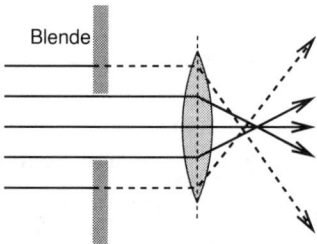

Chromatische Aberration:

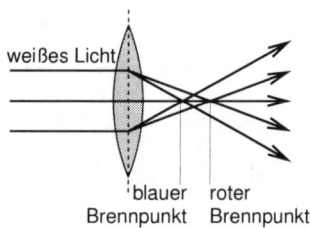

5.4 Optische Einrichtungen

5.4.1 Abbildungsmaßstab, Vergrößerung, Lupe

Das Verhältnis zwischen Bild- und Gegenstandsgröße bei einer optischen Abbildung heißt **Abbildungsmaßstab** β:

$$\beta = \frac{\text{Bildgröße}}{\text{Gegenstandsgröße}} = \frac{B}{G}$$

Durch die Größe G und den Abstand s (Sehweite) eines Gegenstands vom Auge des Beobachters wird der Sehwinkel ε festgelegt:

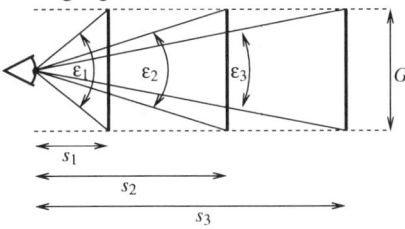

Die (konventionelle) deutliche Sehweite s_0 ist nach Definition $s_0 = 0{,}25\,\text{m}$.

Unter der Vergrößerung V versteht man das Verhältnis zwischen dem wirklichen Sehwinkel ε (mit optischem Hilfsmittel) und dem Sehwinkel ε_0, unter dem der Gegenstand erscheinen würde, wenn er sich im Abstand der deutlichen Sehweite s_0 vom Beobachter befände:

$$V = \frac{\varepsilon}{\varepsilon_0}$$

$$= \frac{\text{Sehwinkel mit optischem Instrument}}{\text{Sehwinkel in 25cm Abstand ohne optisches Instrument}}$$

Mit Sammellinsen hoher Brechkraft (kurzer Brennweite) lassen sich, bei Verwendung als Lupe, bis zu 30-fache Vergrößerungen erzielen. Dazu bringt man den Gegenstand innerhalb der Brennweite möglichst nah an den Brennpunkt der Lupe. Das beobachtende Auge (etwa in der gegenüberliegenden Brennebene) sieht nun — in nicht akkommodiertem (völlig entspanntem) Zustand — ein virtuelles Bild des Gegenstands im Unendlichen ($b \to \infty$). Rückt der Gegenstand aus der Brennebene näher an die Linse, so erhält man auch eine endliche Bildweite b, auf die das Auge akkommodiert werden muß.

Strahlengang bei der Lupe:

$g = f$, Bild im Unendlichen

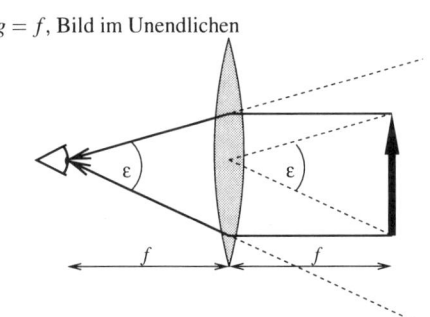

$g < f$, endliche Bildweite

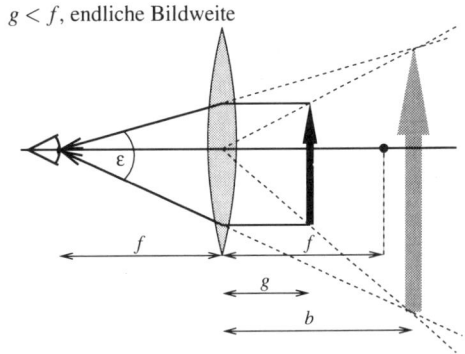

Lupenvergrößerung:

$$\frac{G}{f} \cdot \frac{s_0}{G} = \frac{\varepsilon}{\varepsilon_0} = V_L = \frac{s_0}{f} = D \cdot s_0$$

5.4.2 Lichtmikroskop

Ein Mikroskop besteht aus Objektiv (Brennweite f_1) und Okular (Brennweite f_2). Der Abstand zwischen den beiden Brennebenen heißt Tubuslänge t. Die beiden Linsen sind also im Abstand $f_1 + t + f_2$ angeordnet. Das Objektiv entwirft vom Gegenstand (g etwas größer als f_1) ein vergrößertes, reelles Zwischenbild in der Brennebene des Okulars oder knapp innerhalb der Okularbrennweite (Objektivbildweite $b_1 = f_1 + t$). Mit dem Okular als Lupe sieht der Beobachter ein nochmals vergrößertes virtuelles Bild des Gegenstands.

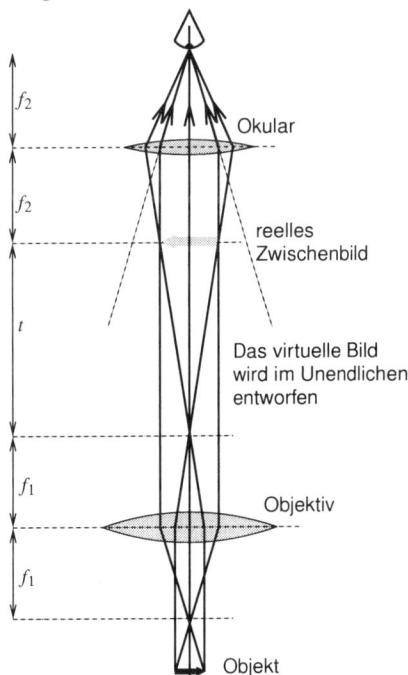

Abbildungsmaßstab des Objektivs:

$$\beta_{Ob} = \frac{ZB}{G} = \frac{t}{f_1}$$

Vergrößerung des Okulars:

$$V_{Ok} = \frac{s_0}{f_2}$$

Gesamtvergrößerung des Mikroskops:

$$V_M = \beta_{Ok} \cdot V_{Ok} = \frac{t}{f_1} \cdot \frac{s_0}{f_2}$$

Meßmikroskop: Mit Hilfe von Okularskalen (in der Ebene des Zwischenbilds) und Objektskalen (z.B. auf dem Objektträger) können die Abmessungen des Objekts vom Beobachter direkt abgelesen werden. Okularskalen müssen bei jeder neuen Objektiv-Okular-Kombination mit Hilfe einer Objektskala geeicht werden.

Mit dem Lichtmikroskop lassen sich etwa 1 000-fache Vergrößerungen erzielen. Die Möglichkeit, zwei Punkte bei kleiner werdendem Abstand voneinander zu unterscheiden (getrennt wahrzunehmen), ist durch die Wellennatur des Lichts (Beugung) begrenzt. Für Mikroskope gilt als kleinster auflösbarer Abstand:

$$g = \frac{\lambda}{\sin \alpha}$$

λ: Wellenlänge des verwendeten Lichts; $2 \cdot \alpha$: Öffnungswinkel desjenigen vom Objekt ausgehenden Strahlenkegels, der gerade noch ins Objektiv gelangt.

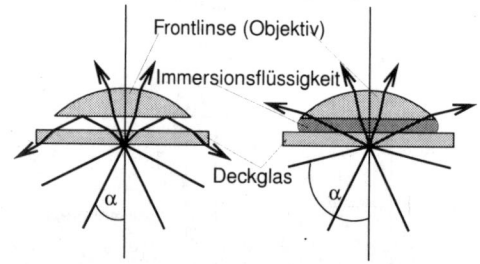

Eine Immersionsflüssigkeit mit der Brechzahl n (z.B. Zedernholzöl, $n = 1,5$) kann verhindern, daß ein Teil des einfallendes Lichts beim Austritt aus dem Objekt-Deckglas total reflektiert wird. Die Wellenlänge des verwendeten Lichts verkürzt sich in der Flüssigkeit auf λ/n, der Winkel α wird größer. Der kleinste auflösbare Abstand ergibt sich nun aus:

$$g = \frac{\lambda}{n \cdot \sin \alpha}$$

Das Auflösungsvermögen ist dann

$$A = \frac{1}{g} = \frac{n \cdot \sin \alpha}{\lambda} = \frac{\text{Numerische Apertur}}{\text{Licht} - \text{Wellenlänge}}$$

Das Auflösungsvermögen eines Mikroskops kann demnach erhöht werden, indem man entweder Licht kürzerer Wellenlänge verwendet, oder indem man mit einer Immersionsflüssigkeit zwischen Objektiv und Deckglas die numerische Apertur vergrößert. Die Auflösungsgrenze von Lichtmikroskopen liegt etwa bei der Wellenlänge des verwendeten Lichts.

Ein noch wesentlich besseres Auflösungsvermögen erhält man, wenn man zur Abbildung sehr kleiner Objekte und Strukturen nicht Licht-, sondern Elektronenstrahlen verwendet. Zur Führung der Elektronenstrahlen dienen elektrische und magnetische Felder anstelle der lichtbrechenden Linsen. Bei einem **Elektronenmikroskop** wird der Elektronenstrahl durch ein Kondensorfeld auf das Objekt gerichtet. Ein Objektiv-Feld erzeugt ein Zwischenbild, das von einem weiteren Feld (Projektionsfeld, entspricht dem Okular beim Lichtmikroskop) zum Endbild auf ein Nachweissystem (Photoplatte, Leuchtschirm) projiziert wird.

Wegen des Welle-Teilchen-Dualismus des Lichts (vgl. I 5.1.1) kann man auch dem Elektronenstrahl eine Wellenlänge zuordnen, die umgekehrt proportional zur Geschwindigkeit der Elektronen ist. Nach de Broglie gilt:

$$\lambda_e = \frac{h}{P_e} = \frac{\text{Plancksches Wirkungsquantum}}{\text{Impuls der Elektronen}(m_e \cdot v_e)}$$

Diese Wellenlänge ist, je nach Geschwindigkeit der Elektronen, sehr viel kleiner als die des sichtbaren Lichts. Die Auflösungsgrenze von Elektronenmikroskopen liegt bei etwa 0,5 nm.

5.4.3 Anwendung der Brechungsdispersion

Bei optischen Prismen wird die Frequenzabhängigkeit der Brechzahl n zur Spektralanalyse ausgenutzt. Durch die Anordnung der brechenden Oberflächen in einem geeigneten Winkel wird erreicht, daß sich die Dispersionserscheinungen beim Eintritt und Austritt des Lichtstrahls verstärken. Je nach Aufgabenstellung können die austretenden Lichtstrahlen auf das Vorkommen oder Fehlen bestimmter Frequenzen untersucht werden (Spektralanalyse), oder man ordnet eine Blende so an, daß nur Licht einer gewünschten Farbe das Hindernis passieren kann (Monochromator).

Prismenspektrometer (Prinzip):

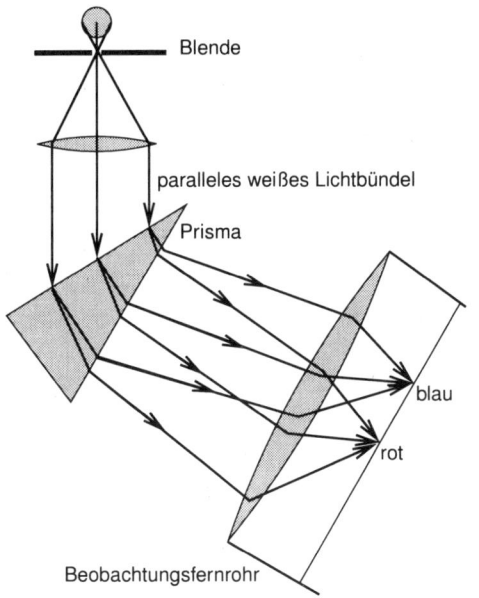

5.4.4 Polarisation des Lichts

Wie alle transversal schwingenden Wellen kann auch das Licht polarisiert werden (vgl. I 3.2.3). Unter der Polarisationsrichtung elektro-magnetischer Wellen versteht man die Schwingungsrichtung des elektrischen Vektors (vgl. I 5.1.1). Beim Übergang auf ein niedrigeres Energieniveau (vgl. I 6.2.2, I 7.2.2) emittiert ein einzelnes Atom zwar polarisiertes Licht, durch die Vielzahl der emittierenden Atome einer Lichtquelle ist natürliches Licht aber in der Regel unpolarisiert, d.h. sein elektrischer Vektor schwingt senkrecht zur Ausbreitungsrichtung in allen Richtungen gleich stark. Vollständig linear polarisiertes Licht schwingt nur in einer einzigen Ebene senkrecht zur Ausbreitungsrichtung. Teilweise polarisiertes Licht schwingt in einer bevorzugten Ebene besonders stark, mit wachsender Abweichung von dieser Ebene nimmt die Amplitude der Schwingung bis auf ein Minimum ab (Abweichung: 90°).

5.4.5 Polarisation durch Brechung und Reflexion

Brechung: Beim Übergang zwischen zwei Medien unterschiedlicher optischer Dichte wird Licht stets teilweise polarisiert. Bevorzugte Schwingungsebene des gebrochenen Lichts ist die Einfallsebene (vgl. I 5.3.2). Je nach Abweichung der Schwingungsrichtung von dieser Ebene wird das Licht bei der Brechung mehr oder weniger stark gedämpft.

Reflexion: Bei der Reflexion an der Grenzschicht zwischen zwei Medien wird Licht in der Regel ebenfalls teilweise polarisiert. Bevorzugte Schwingungsebene des reflektierten Lichts ist die zur Einfallsebene senkrechte Ebene. Je nach Abweichung der Schwingungsrichtung von diese Ebene wird das reflektierte Licht unterschiedlich stark gedämpft.

Ein Sonderfall ergibt sich, wenn der gebrochene und der

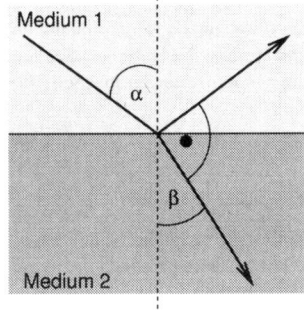

reflektierte Strahl senkrecht aufeinander stehen. Der reflektierte Strahl ist dann nicht teilweise, sondern vollständig polarisiert. Der zugehörige Einfallswinkel α_B heißt Brewster-Winkel, er ergibt sich aus:

$$
\begin{aligned}
\alpha_B + \beta_B &= 90° \\
\Rightarrow \quad \sin\beta_B &= \cos\alpha_B \\
\Rightarrow \quad \frac{\sin\alpha_B}{\sin\beta_B} &= \frac{\sin\alpha_B}{\cos\alpha_B} \\
\Rightarrow \quad n_{1,2} &= \tan\alpha_B
\end{aligned}
$$

Dies ist das Brewstersche Gesetz.

5.4.6 Polarisation durch Doppelbrechung

Optisch anisotrope Medien sind Stoffe, in denen die Ausbreitungsgeschwindigkeit des Lichts nicht in allen Richtungen gleich ist; ihr Brechungsindex n ist abhängig von der Schwingungsrichtung des Lichts. Nicht polarisiertes Licht, das in solche Stoffe eintritt, kann — entsprechend den Komponenten der Schwingungsrichtungen — in zwei Strahlen aufgeteilt (doppelt gebrochen) werden, die beide vollständig polarisiert sind mit senkrecht aufeinanderstehenden Polarisationsrichtungen. Durch Ausblenden eines der beiden Strahlen erhält man vollständig polarisiertes Licht (z.B. Nicolsches Prisma).

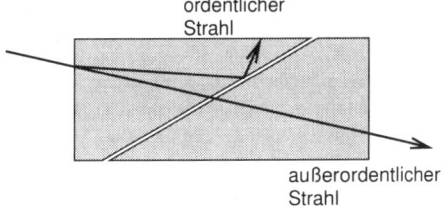

Nicolsches Prisma: (Kalkspat) Beim Eintritt in das Nicol-Prisma wird der unpolarisierte Lichtstrahl in zwei

senkrecht zueinander polarisierte Strahlen A und O aufgeteilt. Der „ordentliche" Strahl O (normale Brechung
gemäß Brechungsgesetz) wird bei B total reflektiert (vgl.
I 5.3.4) und von der Gehäusewand absorbiert. Der „außer-
ordentliche" Strahl A wird kaum gebrochen und verläßt
das Nicol-Prisma mit einer nur geringfügigen Parallelver-
setzung.

Optische Anisotropie tritt auf bei den meisten Kristallen, bei geschichtetem oder faserigem Feinaufbau, bei
strömenden Flüssigkeiten mit gelösten Kettenmolekülen,
aber auch bei normalerweise optisch isotropen Stoffen,
die elektro-magnetischen Feldern oder elastischen Verformungen ausgesetzt sind.

5.4.7 Dichroismus

Optisch anisotrope Kristalle, die zusätzlich zur Doppelbrechung eine unterschiedlich starke Absorption der polarisierten Komponenten aufweisen, nennt man dichroi-
tisch. Bei genügender Schichtdicke der dichroitischen
Substanz kann eine der beiden Komponenten praktisch
völlig absorbiert werden, bei manchen Stoffen (z.B. Tur-
malin) genügt dazu bereits eine Schichtdicke von 1 mm.

Anwendung: Folien, in die stark dichroitische, na-
delförmige Kristalle eingelagert sind, lassen nur Licht einer Schwingungsebene durch (Polarisationsfilter oder -
folien). Denselben Effekt erreicht man durch Streckung
von faserigem Folienmaterial (z.B. Zellulose-Hydrat).

5.4.8 Streupolarisation

Fällt Licht auf Materieteilchen, so veranlaßt die einfallende Lichtwelle (schwingender elektrischer Vektor) die
Elektronen der Atomhülle zu erzwungenen Schwingungen in Polarisationsrichtung, also senkrecht zur Ausbreitungsrichtung des Lichts. Die schwingenden Elektronen
strahlen ihrerseits wieder elektro-magnetische Wellen ab
(vgl. Hertzscher Dipol, I 4.6.5). Diesen Vorgang bezeichnet man als Streuung.

Die Schwingungsrichtung der Elektronen ist wiederum
die Polarisationsrichtung der von ihnen emittierten Lichtwellen. Da die Polarisationsrichtung von Licht stets senkrecht auf seiner Ausbreitungsrichtung steht und bei der
Streuung erhalten bleibt, besitzt alles senkrecht zum einfallenden Licht austretende Licht genau die Polarisationsrichtung, die senkrecht auf der Einfalls- und Ausfallsrich-
tung steht; es ist also (vollständig) polarisiert.

Beispiele: Schwebeteilchen in der Luft, Suspensionen,
Emulsionen, Luftmoleküle in der Atmosphäre („Him-
melslicht" ist als Streuung des Sonnenlichts teilweise polarisiert).

5.4.9 Optische Aktivität, Rotationsdispersion

Stoffe, die beim Durchgang von polarisiertem Licht dessen Polarisationsebene ändern (drehen), nennt man optisch aktiv (z.B. Quarze, Zuckerlösungen). Für die Anwendung interessant sind vor allem Lösungen, deren optische Aktivität zur Konzentrationsbestimmung eingesetzt werden kann.

Die Drehung der Polarisationsebene von Licht in einer
optisch aktiven Substanz ist proportional zur Schichtdicke (Lichtweglänge in der Probe) und bei Lösungen
proportional zur Konzentration. Bei einer Probelösung
mit der Konzentration c und der Schichtdicke d gilt für
den Drehwinkel:

$$\alpha = \alpha' \cdot c \cdot d$$

Der spezifische Drehwinkel α' wächst in der Regel mit
steigender Frequenz des verwendeten Lichts (Rotationsdispersion), d.h. die Polarisationsebene von blauem Licht
wird stärker gedreht als die von rotem Licht. α' ist außerdem abhängig von der Temperatur, der Art des Lösungsmittels und zum Teil auch von der Konzentration c
der Lösung. In Ausnahmefällen kann der Wechsel des
Lösungsmittels bzw. eine Änderung der Konzentration
sogar zu einer Änderung des Drehsinns führen.

Beispiele:

• Chloramphenicol dreht die Polarisationsebene des
Lichts in Ethylacetat nach links, in Ethanol dagegen
nach rechts.

• Bei Apfelsäure beobachtet man einen Wechsel des
Drehsinns zwischen verdünnter und konzentrierter
wäßriger Lösung.

**Schematische Anordnung zur Messung der optischen
Aktivität** (Polarimeter)

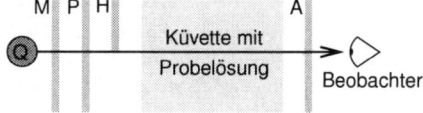

Q: Lichtquelle

M: Monochromator, falls keine monochrome Lichtquelle
(z.B. Na-Dampflampe) verwendet wird.

P: Polarisator (Folie oder Nicol-Prisma)

H: Halbschatteneinrichtung (zusätzlicher kleiner Polarisator)

K: Küvette mit Probelösung

A: Analysator, wie P, aber drehbar mit Winkelskala

B: Beobachter

Die Halbschatteneinrichtung dient der besseren Ablesbarkeit. Ohne H muß die Analysatorstellung gefunden werden, bei der kein Licht aus Q den Beobachter erreicht (subjektive Fehlerquelle: welches ist die „dunkelste" Einstellung?). Die Polarisationseinrichtungen P und H sind um einen kleinen Winkel gegeneinander verdreht, so daß der Beobachter zunächst zwei unterschiedlich helle Bildhälften mit einer klaren Trennungslinie sieht. Der Analysator wird nun so gedreht, daß diese Trennungslinie verschwindet und beide Bildhälften gleich hell erscheinen. Nach diesem sehr empfindlichen Helligkeitsabgleich kann der Drehwinkel α an der Analysatorskala abgelesen werden.

5.4.10 Polarisationsmikroskopie

Im polarisierten Licht machen sich faserige und geschichtete Strukturen, strömende Flüssigkeiten und elastische Verformungen (Spannungszustände) bemerkbar, die im natürlichen Licht nicht als solche zu erkennen sind (vgl. I 5.4.6). Die Beleuchtung des Objekts mit polarisiertem Licht ist deshalb auch in der Mikroskopie ein wichtiges Hilfsmittel.

6 Strahlung

6.1 Strahlungsquellen und Spektren

6.1.1 Lampen, Strahlungsquellen für sichtbares Licht, UV und IR

Glühlampen: In einem evakuierten Glaskolben wird ein schwerschmelzender Metalldraht durch elektrischen Strom bis zum Glühen erhitzt. Glühlampen emittieren überwiegend „Wärmestrahlung" (IR – Anteil > 90 %). Die Emission von sichtbarem Licht (VIS – Anteil < 10 %) erscheint, wenn man den Energieaufwand berücksichtigt, eher wie ein Nebenprodukt.

Metalldampflampen sind Gasentladungslampen (vgl. I 4.4.6). Das Füllgas ist ein Metalldampf, der entweder bei hohem Druck, durch hohe Temperaturen oder durch sehr niedrige Drücke „kalt" erzeugt wird. Gebräuchlich sind z.B.

Leuchtstofflampen sind Niederdruck-Quecksilberdampflampen, deren Glaskörper auf der Innenseite mit Fluoreszenzstoffen beschichtet sind. Das von den Hg-Atomen emittierte UV-Licht regt diese Schicht zum Leuchten an. Da das UV-Licht von Fluoreszenzschicht und Glaskörper der Lampe absorbiert wird, emittiert eine Leuchtstoffröhre hauptsächlich sichtbares Licht.

Hochdruck-Quecksilberdampflampen ergeben eine besonders hohe Lichtausbeute und strahlen auch im IR-Bereich (Wärmeentwicklung). Quecksilberdampflampen mit Quarzglas-Körper absorbieren das von den Hg-Atomen emittierte UV-Licht nicht und strahlen auch nach außen in diesem Bereich („Höhensonne", Entkeimungsstrahler).

Natriumdampflampen, die im sichtbaren Bereich des elektro-magnetischen Spektrums nur gelbes Licht (zwei dicht beieinander liegende Spektrallinien: 589 nm und 590 nm) emittieren und als monochromatische Lichtquellen verwendet werden.

Laser sind Strahlungsquellen, die hochintensive, eng gebündelte Strahlen emittieren. In bestimmten Materialien (Rubin, He-Ne-Gemisch, verschiedene Halbleiter u.a.) kann durch Anregung (Energiezufuhr) zwischen zwei Spiegeln eine stehende elektromagnetische Welle erzeugt werden. Ab einer bestimmten Energie läßt einer der Spiegel, der teilweise durchlässig sein muß, die Welle passieren. Der austretende Strahl ist scharf gebündelt (paralleles Licht) und kohärent (monochromatisch und phasengleich).

Laser sind nicht auf den sichtbaren Bereich des elektro-magnetischen Spektrums beschränkt (IR-, UV- und Röntgen-Laser).

Anwendung: Nachrichtenübermittlung, Materialverdampfung für analytische Zwecke, Mikrochirurgie (Netzhautbefestigung, Laser-Skalpell, Gefäßverschluß), monochromatische Lichtquelle.

6.1.2 Röntgenröhre

Röntgenstrahlen gehören zum Spektrum der elektromagnetischen Wellen. Sie entstehen z.B., wenn schnelle (energiereiche) Elektronen mit Materie in Wechselwirkung treten. Als Strahlungsquelle verwendet man Hochvakuum-Elektronenröhren (vgl. I 4.4.9) mit einer besonders wärmebeständigen, gut gekühlten Anode (z.B. Wolfram). Zwischen Glühkathode und Anode wird eine sehr hohe Anodenspannung U_A angelegt (bis ca. 100 kV), so daß die Elektronen bis zur Anode eine entsprechend hohe kinetische Energie (Aufprallenergie) erreichen. Diese Energie kann sehr einfach als Produkt von Elementarladung und Beschleunigungsspannung angegeben werden:

$$E = U \cdot I \cdot t = U \cdot Q = U \cdot e \quad [\text{eV (Elektronenvolt)}]$$

$(1 \, \text{eV} = 1{,}6 \cdot 10^{-19} \, \text{J})$

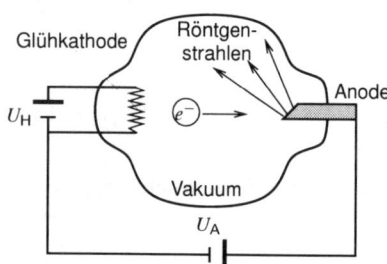

Die meisten Elektronen verlieren ihre Energie beim Aufprall und erwärmen dabei die Anode stark. Bei einigen wird aber die kinetische Energie beim Durchgang durch ein Atom direkt in elektro-magnetische Strahlung umgewandelt (Bremsstrahlung) oder als Anregungsenergie für die Atome des Anodenmaterials verbraucht. Diese strahlen dann bei der Rückkehr in den Ausgangszustand eine charakteristische Eigenstrahlung ab (vgl. I 6.1.4). Brems- und Eigenstrahlung werden als Röntgenstrahlung bezeichnet. Die Energie ("Härte") der Röntgenstrahlen wird von der Aufprallenergie der Elektronen und damit von der Anodenspannung U_A bestimmt, die Intensität hängt von der Anzahl der auftreffenden Elektronen und damit letztlich vom Heizstrom I_H ab.

6.1.3 Radioaktive Stoffe

Radioaktive Stoffe sind Atome, deren Kerne energetisch labil sind. Um einen stabilen Zustand zu erreichen, zerfallen diese Atome, d.h. sie strahlen überschüssige Energie oder Materieteilchen ab. Man unterscheidet (vgl. I 7.3.3, 7.3.1):

α-Strahlung: $^4_2$He-Kerne; Quellen: z.B. $^{210}_{84}$Po, $^{238}_{92}$U

β⁻-Strahlung: schnelle (energiereiche) Elektronen aus dem Atomkern (nicht aus der Hülle!); Quelle: z.B. ^{90}Sr

β⁺-Strahlung: energiereiche Positronen aus dem Atomkern; Quelle: z.B. ^{22}Na

γ-Strahlung: energiereiche elektro-magnetische Wellen; Quelle: z.B. ^{60}Co

n-Strahlung: freie Neutronen spielen eine wichtige Rolle bei atomaren Kettenreaktionen (Kernreaktor); Quelle: z.B. Beryllium unter α-Beschuß (Beryllium-Radium-Gemisch).

6.1.4 Spektren

Bei der Emission elektro-magnetischer Strahlung unterscheidet man:

kontinuierliche Spektren: in einem bestimmten Bereich (z.B. VIS) des elektro-magnetischen Spektrums sind alle Frequenzen bzw. Wellenlängen vertreten. Solche Spektren werden von allen „warmen", heißen (IR) und glühenden Festkörpern und Flüssigkeiten emittiert. Auch das Röntgen-Bremsspektrum (vgl. I 6.1.2) ist kontinuierlich.

Linienspektren sind Spektren, in denen nur ganz spezielle Frequenzen bzw. Wellenlängen vorkommen. Die Strahlung entsteht beim Übergang von Hüllenelektronen in energetisch tiefer liegende Zustände. Die dabei freiwerdende Energie ist charakteristisch für den jeweiligen Elektronenübergang innerhalb der emittierenden Atome. Bei Übergängen in den äußeren Elektronenschalen liegen die Emissionen oft im sichtbaren Bereich (z.B. gelbe Na-Linie: 589 nm), Übergänge in den inneren Elektronenschalen eines Atoms führen zu Emissionen im Röntgenbereich (vgl. I 6.1.2).

Bandenspektren sind Linienspektren, bei denen in bestimmten Bereichen zahlreiche Linien sehr dicht beieinander liegen. Je geringer die Auflösung des Spektralbereichs ist, um so mehr erscheinen diese Linienanhäufungen als kontinuierliche Bereiche (Banden). Bandenspektren sind Molekülspektren, die bei heißen Gasen und Dämpfen beobachtet werden können. Sie entstehen durch

- Elektronenübergänge in einem energetisch begrenzten Bereich, der Emissionen im sichtbaren und im UV-Bereich erlaubt. Größere Energiesprünge (Röntgenbereich) würden zum Zerfall der Moleküle führen.

- Schwingungen von Molekülbausteinen um ihre Gleichgewichtslagen (Emission im kurzwelligen IR-Bereich).

- Rotation von Molekülen (Emission im langwelligen IR-Bereich).

6.1.5 Doppler-Effekt

Wenn sich ein Wellenerreger und ein Beobachter relativ zueinander bewegen, erscheinen dem Beobachter Wellenlänge und Frequenz der Welle verändert (Doppler-Effekt): Bewegen sich Erreger und Beobachter aufeinander zu, so erscheint dem Beobachter (B_1) die Wellenlänge verkürzt (λ_1) und die Frequenz erhöht. Bewegen sich Erreger und Beobachter voneinander weg, so erscheint dem Beobachter (B_2) die Wellenlänge gedehnt (λ_2) und die Frequenz erniedrigt.

Erreger in Ruhe

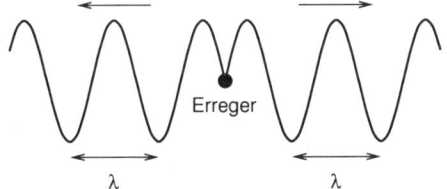

Erreger in Bewegung Der Erreger bewegt sich mit der Geschwindigkeit $\vec{v}$ nach links.

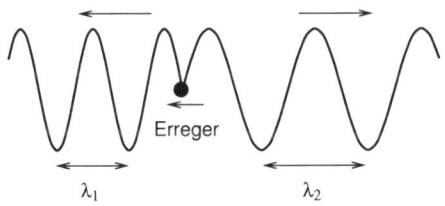

Ein typischer Doppler-Effekt ist der Umschwung des Motorengeräusches vorbeifahrender Autos. Während der Annäherung scheint der Ton des Motors höher zu sein als während der Entfernung des Fahrzeugs.

Ist die Geschwindigkeit $\vec{v}$ des Erregers größer als die Ausbreitungsgeschwindigkeit $\vec{c}$ der Welle im betreffenden Medium, so überschneiden sich die Wellenfronten, die vom Erreger zu verschiedenen Zeitpunkten ausgesandt wurden. Es kommt zur Ausbildung einer Bugwelle (z.B. im Wasser) bzw. eines Machschen Kegels (z.B. Flugzeuge bei Überschallgeschwindigkeit), an dessen Rand (durch Addition) Auslenkungen auftreten, die zum Teil erheblich über der Amplitude des Erregers liegen (Überschallknall).

Entstehung von Bugwellen bzw. Machschen Kegel:

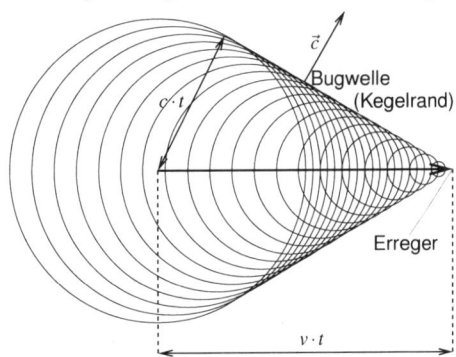

6.2 Strahlungswirkungen und -nachweis

Die in der Optik entwickelten Modellvorstellungen zur Natur des Lichts (Welle-Teilchen-Dualismus, vgl. I 5.1.1) gelten für den gesamten Bereich des elektromagnetischen Spektrums. Die Verbindung zwischen den beiden Modellvorstellungen ergibt sich aus dem Zusammenhang zwischen der Quantenenergie E des „Teilchens" und der Frequenz ν der elektro-magnetischen „Welle":

$$E = h \cdot \nu$$

($h \approx 6{,}626 \cdot 10^{-34}$ J $\cdot$ s, Plancksche Konstante).

Wenn ein solches Strahlungsteilchen mit Materie in Wechselwirkung tritt, gibt es zunächst stets seine gesamte Energie ab, d.h. es wird vollständig zerstört. Die dabei freiwerdende Quantenenergie kann zu verschiedenen Effekten führen:

6.2.1 Erwärmung des Absorbermaterials

Die Atome (Moleküle) des absorbierenden Materials können durch die Strahlung in Bewegung (Schwingung, Rotation) versetzt werden, was zu einer Erwärmung des Absorbers führt; die Quantenenergie wird in diesem Fall in thermisch-kinetische Energie umgewandelt. Der Strahlungsnachweis erfolgt mit Temperaturmeßgeräten (vgl. I 3.2.2, 3.2.3). Thermische Strahlungswirkung beobachtet man hauptsächlich im IR-Bereich, bei steigender Energie (abnehmender Wellenlänge) der absorbierten Strahlung läßt die thermische Wirkung sehr schnell nach, verschwindet aber nicht ganz.

6.2.2 Anregung

Die Quantenenergie kann, wenn sie entsprechend groß ist, auf ein Elektron übertragen werden, das dann innerhalb des Absorberatoms ein höheres Energieniveau besetzt. Das Atom befindet sich dann in einem angeregten

Zustand. Bei der Rückkehr in den Ausgangszustand oder beim Übergang in einen anderen energetisch günstigeren Zustand wird die freiwerdende Energie in Form eines Strahlungsquants abgestrahlt. Dabei ist die emittierte Strahlung in der Regel energieärmer als die absorbierte. Anregende Strahlungswirkung beobachtet man, wenn die Energie der absorbierten Strahlung im Bereich des sichtbaren Lichts oder höher liegt. Die Abstrahlung von sichtbarem Licht nach einer Anregung bezeichnet man als **Lumineszenz**. Man unterscheidet:

Fluoreszenz: Lumineszenz nur während der Strahlungseinwirkung

Phosphoreszenz: Lumineszenz auch lange nach Ende der Bestrahlung

Die Lumineszenz kann mit Hilfe leuchtstoffbeschichteter Flächen (Leuchtschirmen) zum Strahlungsnachweis verwendet werden.

6.2.3 Ionisation

Ist die Quantenenergie der absorbierten Strahlung größer als die Ionisationsenergie des Absorberatoms, so kann ein Elektron aus dessen Hülle losgelöst werden, wobei die überschüssige Quantenenergie vom Elektron als kinetische Energie mitgenommen wird. Im elektromagnetischen Spektrum haben alle Quanten, deren Energie im UV-Bereich oder höher liegt, ionisierende Wirkung. Bei Zählrohr (vgl. I 4.4.8) und Ionisationskammer (vgl. I 4.4.7) wird zum Nachweis ionisierender Strahlung ein gasförmiges Absorbermaterial verwendet.

6.2.4 Photoeffekt

Treten die bei der Ionisation abgelösten Elektronen aus einem festen Absorberkörper aus, so spricht man vom **äußeren Photoeffekt**. Dient die Kathode einer speziellen Röhre (Photozelle) als Absorber, so kann der Strom der ausgetretenen Elektronen zur Anode „abgesaugt" und zum Nachweis der Strahlung verwendet werden.

Bleiben die losgelösten Elektronen im Absorbermaterial, so spricht man vom **inneren Photoeffekt**. Durch die aufgenommene Quantenenergie werden die Elektronen in einen Bereich sehr hoher Energieniveaus (Leitungsband) angehoben, wo sie vom Absorber nahezu unabhängig sind. Dadurch erhöht sich, insbesondere bei einigen Halbleitern, die elektrische Leitfähigkeit beträchtlich. Der Strom durch einen solchen Photowiderstand kann zum Nachweis der einfallenden Strahlung dienen. Der Photoeffekt kann von Strahlungsquanten hervorgerufen werden, deren Energie im Bereich des sichtbaren Lichts und darüber liegt.

6.2.5 Compton-Effekt

Ist die Quantenenergie sehr viel größer als die Ionisationsenergie des Absorberatoms, so kann sie zwischen dem losgelösten Elektron und einem neuen Strahlungsquant aufgeteilt werden, das mit der Differenzenergie in eine neue Richtung ausgestrahlt wird (Compton-Effekt).

6.2.6 Paarbildung

Übersteigt die Quantenenergie den Wert $E = 2 \cdot m_e \cdot c^2$, so reicht sie aus um in der Umgebung eines Atomkerns in ein Elektron-Positron-Paar zu erzeugen. Dabei entsteht ein Elektron (Masse m_e) und ein massegleiches Positron (Anti-Elektron, Ladung positiv), die sich jeweils mit der Geschwindigkeit v_e vom Entstehungsort entfernen. Energiebilanz:

$$h \cdot \nu = 2 \cdot (m_e \cdot c^2 + \frac{1}{2} \cdot m_e \cdot v^2)$$

(ν: Frequenz des Photons, v: Geschwindigkeit von Elektron und Positron)

6.2.7 Photochemische Wirkungen

Die in 6.2.1 bis I 6.2.4 behandelten Strahlenwirkungen können auch zu einer Reihe chemischer Veränderungen im Absorbermaterial führen.

Photodissoziation: Zerstörung von Molekülen durch Strahlungseinwirkungen, z.B. $AgBr \rightarrow Ag + Br$ (photographisches Material).

Photosynthese: Aufbau von Molekülen unter Strahlungseinwirkung.

Technische Anwendungen hierfür sind z.B. Sterilisierung von medizinischem und pharmazeutischem Material, Vernetzung von Kunststoffen, Photographie, Strahlungsnachweis mit photographischem Material.

6.2.8 Absorption elektro-magnetischer Strahlung

Die Intensität I einer monochromatischen elektromagnetischen Strahlung nimmt beim Durchgang durch ein absorbierendes Medium mit wachsender Schichtdicke x exponentiell ab. Mit I_0 als Ausgangsintensität gilt in der Regel:

$$I = I_0 \cdot e^{-k \cdot x} \quad [cd]$$

oder

$$\frac{I}{I_0} = e^{-k \cdot x}$$

Der lineare Absorptionskoeffizient k wächst mit der Dichte ($k \sim \rho$) und der Kernladungszahl ($k \sim Z^3$) des Absorbermaterials und mit der Wellenlänge der einfallenden Strahlung ($k \sim \lambda^3$). Das Durchdringungsvermögen steigt also mit zunehmender Energie (Frequenz, Härte) der Strahlung sehr stark an (Röntgen- oder γ-Strahlung).

Bei Lösungen ist der Absorptionskoeffizient k außerdem abhängig von der Stoffmengenkonzentration c[mol / l]:

$$k = k' \cdot c$$

(k': molarer Extinktionskoeffizient) Dies wird durch das Lambert-Beersches Gesetz:

$$\frac{I}{I_0} = e^{-k' \cdot c \cdot x}$$

beschrieben.

Unter der **Halbwertsdicke** x_H versteht man diejenige Schichtdicke, bei der die **Durchlässigkeit** I/I_0 eines Mediums für eine bestimmte monochromatische Strahlung gerade gleich $\frac{1}{2}$ ist:

$$\frac{I}{I_0} = e^{-k \cdot x_H}$$
$$\Rightarrow \quad x_H = \frac{\ln 2}{k}$$

oder

$$x_H = \frac{\ln 2}{k' \cdot c}$$

Als natürliche Extinktion E bezeichnet man (ln: natürlicher Logarithmus):

$$E = -\ln \frac{I}{I_0} = k \cdot x$$

bzw.

$$E = k' \cdot c \cdot x$$

Die dekadische Extinktion E_{10} ist (lg: dekadischer Logarithmus):

$$E_{10} = -\lg \frac{I}{I_0} = \lg \frac{I_0}{I} = \frac{E}{2.303}$$

6.2.9 Quadratisches Abstandsgesetz

Die pro Zeiteinheit von einer Strahlungsquelle abgestrahlte Energiemenge heißt Strahlungsfluß oder Energiestrom Φ:

$$\Phi = \frac{dE}{dt} \quad \left[\frac{J}{s} = W\right]$$

Bezieht man den Energiestrom auf eine durchstrahlte Fläche A, so erhält man die Energiestromdichte (auch Intensität, Strahlungsflußdichte oder Bestrahlungsstärke):

$$I = \frac{\Phi}{A}$$

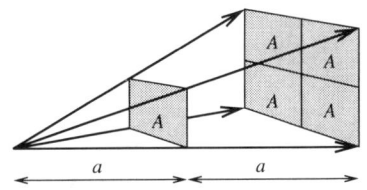

Der von einer punktförmigen Strahlungsquelle Q ausgehende Energiestrom durchsetzt mit zunehmendem Abstand von der Quelle immer größere Flächen. Ein Strahlenkegel, der im Abstand a von der Quelle eine Fläche A durchstrahlt, verteilt seine Energie im doppelten Abstand schon auf die vierfache Fläche. Die Energiestromdichte verhält sich umgekehrt proportional zum Quadrat des Abstands von der Strahlungsquelle Q.

$$I \sim \frac{1}{a^2}$$

6.2.10 Dosimetrie

Eine Dosis gibt den Bezug einer physikalischen Größe zur betroffenen Masse (z.B. Patient) an. Bei Strahlendosen unterscheidet man:

- Die Ladung der von der Strahlung erzeugten Ionenpaare, bezogen auf die Masse des Absorbers, heißt Ionendosis D_I.

$$D_I = \frac{\Delta Q}{m} \quad \left[\frac{C}{kg}\right]$$

(Früher war die Einheit Röntgen = $258 \frac{\mu C}{kg}$ gebräuchlich.)

- Die aus der Strahlung **aufgenommene** Energie, bezogen auf die Masse des Absorbers, heißt Energiedosis D_E.

$$D_E = \frac{\Delta E}{m} \quad \left[\frac{J}{kg} = Gy \quad (Gray)\right]$$

- Die Äquivalentdosis (biologische Dosis) berücksichtigt durch den Bewertungsfaktor q die bei gleicher Energieaufnahme unterschiedliche Wirkung (Schädigung) der radioaktiven Teilchenstrahlen auf biologisches Gewebe.

$$D_B = q \cdot D_E \quad \left[\frac{J}{kg} = Sv \quad (Sievert)\right]$$

(1 Sv = 100 rem)

Strahlungsart		q		
elektro-magnetische Wellen	Röntgenstrahlung	1		
	γ-Strahlung	1		
Teilchen-strahlung	β-Strahlung	1		
	Neutronenstrahlung	3	—	10
	Protonenstrahlung	8	—	10
	α-Strahlung	10	—	20

Eine Dosisleistung gibt den Bezug einer physikalischen Größe zu Masse und Zeit an, z.B. die Energiedosisleistung P_D:

$$P_D = \frac{D_E}{\Delta t} = \frac{\Delta E}{m \cdot \Delta t}$$

$$= \frac{\text{aus der Strahlung aufgenommene Energie}}{\text{Absorbermasse} \cdot \text{Bestrahlungsdauer}} \quad \left[\frac{W}{kg}\right]$$

Zur Beurteilung der Strahlenbelastung beim Menschen verwendet man die biologische oder Äquivalentdosisleistung:

$$P_B = q \cdot P_D$$

Kosmische (Höhen-) Strahlung, Sonnnenstrahlung und die Strahlung natürlich vorkommender radioaktiver Elemente in der Umgebung (Erdstrahlung) und im Körper selbst (^{14}C, ^{90}Sr, ^{40}K) führen zu einer natürlichen Strahlenbelastung, deren durchschnittliche Werte je nach Quelle und geographischer Lage meist mit $0.1 \frac{rem}{a}$ bis $0.5 \frac{rem}{a}$ angegeben werden. Einen Grenzwert für eine absolut unschädliche Strahlenbelastung gibt es nicht, weil jedes einzelne Strahlungsquantum die Schädigung herbeiführen kann. Für beruflich strahlenbelastete Menschen gilt eine Äquivalentdosisleistung von maximal $5 \frac{rem}{a}$ als akzeptabler Kompromiß. Die folgende Tabelle gibt einen Überblick über die Effekte nach kurzzeitiger (z.B. im Laufe eines Arbeitstags) Bestrahlung des ganzen menschlichen Körpers.

aufgenommene Dosis	Effekt
bis 50 rem	vorübergehende „selbstheilende" Veränderungen in Knochenmark, Gewebe und Blutbild
bis 100 rem	Strahlenkrankheiten mit längerer Regenerationsdauer, Übelkeit, Erbrechen
300 — 500 rem	50 % Todesfälle innerhalb von 30 Tagen, lange Regenerationsdauer der Überlebenden
über 600 rem	letale Dosis

6.2.11 Absorption und Nachweis energiereicher Strahlung

Die Halbwertsdicken verschiedener Strahlenarten in organischem Gewebe sind sehr unterschiedlich.

Zur Abschirmung gegen γ-Strahlung sollte das Material der Absorber-Barrieren eine möglichst hohe Dichte und seine Atome eine hohe Kernladungszahl haben (vgl. I 6.2.8: $k \sim \rho \cdot Z^3$), wie z.B. Blei. Bei der Abbremsung schneller Neutronen erzielt man wesentlich bessere Ergebnisse, wenn man statt Blei wasserstoffhaltige Materialien wie Wasser oder Paraffin als Absorber verwendet. Bei elastischen Stößen können Wasserstoffatome

bzw. Protonen einen großen Teil der kinetischen Energie der Neutronen übernehmen, weil sie annähernd dieselbe Masse besitzen (vgl. I 2.3.4, Impulserhaltungssatz).

Strahlenart	Energie	Reichweite	Strahlenschutz bei Experimenten
α-Strahlen	4 MeV	ca. 30 μm	Schutzkleidung Präparat niemals einnehmen oder einatmen
β-Strahlen	1 MeV	ca. 7 mm	Absorberbarrieren (Aluminium, Blei)
γ-Strahlen	1 MeV	ca. 65 cm	dicke Absorberbarrieren
Neutronen	1 MeV	ca. 20 cm	dicke Absorberbarrieren

Zum Nachweis energiereicher Strahlung stehen verschiedene Möglichkeiten zur Verfügung: γ-Strahlen werden hauptsächlich an ihren Photo- und Ionisationswirkungen erkannt. Schnelle geladene Teilchen (α- und β-Strahlen) erkennt man an ihrer ionisierenden Wirkung, außerdem können sie chemische Reaktionen auslösen. Neutronen muß man im allgemeinen indirekt nachweisen, indem man die geladenen Teilchen beobachtet, die bei der Reaktion mit getroffenen Kernen entstehen.

Ionisationskammer: (I 4.4.7) zum Nachweis von α-, β-, γ- und Neutronen-Strahlung

Geiger-Müller-Zählrohr: (I 4.4.8) zum Nachweis von α-, β-, γ- und Neutronen-Strahlung.

Photographisches Material: (I 6.2.7) nur zum Nachweis von α-, β- und γ-Strahlung.

Leuchtstoff-Schirm: (I 6.2.2) nur zum Nachweis von α- und β-Strahlung.

Nebel- bzw. Blasenkammer: α- und β-Strahlung. Sie besteht aus einem zylindrischen Gefäß, das mit einem verschiebbaren Kolben verschlossen und mit einem wasserdampfgesättigten Gas (z.B. Luft) gefüllt wird. Mit einer schnellen Kolbenbewegung kann das Dampfvolumen adiabatisch vergrößert werden, so daß in der Kammer übersättigter Wasserdampf vorliegt (vgl. I 3.7.3). Dieser kondensiert aber erst dann zu kleinen Wasser- bzw. Nebeltropfen, wenn Kondensationskeime (z.B. geladene Gasmoleküle, Ionen, Elektronen) vorhanden sind. Die ionisierenden Strahlen sorgen für diese Kondensationskeime, so daß man bei entsprechender Beleuchtung die Bahn der geladenen Teilchen als leuchtenden Nebelstreifen beobachten kann. So lassen sich z.B. Comptoneffekt und Paarbildung nachweisen.

Szintillationszähler: α- und β-Strahlung. Wenn ein energiereiches Teilchen in einen ZnS-Kristall eindringt, überträgt es seine kinetische Energie schrittweise fast vollständig auf die Kristallatome, von denen sie in Form kleiner Lichtblitze wieder abgestrahlt wird. Diese Blitze können auf einer ZnS-beschichteten Glasplatte mit einem lichtstarken Mikroskop beobachtet oder durch geeignete Geräte automatisch gemessen werden.

6.2.12 Ultraschall, Infraschall

Das menschliche Ohr kann Druckschwingungen zwischen ungefähr 16 Hz und 20 kHz als „Schall" wahrnehmen. Den Frequenzbereich unterhalb von 16 Hz bezeichnet man als Infraschall. Schwingungen in diesem Bereich werden vom Menschen häufig als unangenehm empfunden (z.B. Seekrankheit) und können bei entsprechend ungünstiger Kombination von Frequenz und Intensität (Amplitude) schwere Schäden im Organismus hervorrufen.

Den Frequenzbereich oberhalb von 20 kHz bezeichnet man als Ultraschall. Die verschiedenartigen Wirkungen hochfrequenter mechanischer Schwingungen ergeben ein breites technisches Anwendungsgebiet des Ultraschalls:

- Dispersion fester Stoffe in Flüssigkeiten (Ablösung von Schmutzpartikeln im Ultraschallbad, Farb- und Lackherstellung).

- Emulsion von normalerweise nicht mischbaren Flüssigkeiten.

- Einleitung chemischer Reaktionen.

- Entfernungsmessung mit Hilfe der Laufzeit des Schalls (Echolot, auch in der Natur: Echoortung bei Fledermäusen und Delphinen). Dabei wird die Zeit zwischen dem Aussenden eines Signals und der Rückkehr des Echos gemessen. Bei bekannter Ausbreitungsgeschwindigkeit erhält man daraus die Entfernung des reflektierenden Hindernisses.

- Ultraschallbilder in Medizin und Technik (unterschiedliche Absorption und Reflexion des Ultraschalls durch verschiedene Gewebearten bzw. Materialien).

7 Atomistische Struktur der Materie

7.1 Bausteine der Materie

7.1.1 Atome, atomare Einheiten und Größenordnungen

Atome sind die Bausteine der Materie, die mit chemischen Verfahren nicht weiter zerlegt werden können. Sie bestehen aus einem elektrisch positiv geladenen Atomkern und einer negativen Hülle. Die Anzahl der positiven (Protonen) und negativen (Elektronen) Ladungsträger ist im Normalzustand gleich, so daß ein Atom nach außen elektrisch neutral erscheint. Der Betrag der Kernladung, d.h. die Anzahl der Protonen bestimmt das chemische Element, dessen Baustein das Atom ist.

Die **atomare Masseneinheit** u ist definiert als $\frac{1}{12}$ der Masse des Kohlenstoffisotops ^{12}C:

$$u = 1{,}661 \cdot 10^{-24}\,\text{g}$$

Der Betrag der elektrischen Ladung eines Protons bzw. eines Elektrons heißt Elementarladung e:

$$e = 1{,}602 \cdot 10^{-19}\,\text{C}$$

Die **Avogadrosche Konstante** N_A gibt an, wieviele Bausteine (Atome, Moleküle) ein Mol (vgl. I 1.1.2) eines Stoffs enthält, diese Zahl ist unabhängig von der Art des Stoffs:

$$N_A = 6{,}023 \cdot 10^{23}\,\frac{1}{\text{mol}}$$

Die **Faraday-Konstante** ist das Produkt aus der Avogadro-Konstante und der Elementarladung (vgl. I 4.4.5):

$$F = N_A \cdot e = 96487\,\frac{\text{C}}{\text{mol}}$$

Die Masse eines Elektrons ist nur etwa $\frac{1}{1836}$ der Masse des Protons, d.h. nahezu die gesamte Masse eines Atoms ist im Atomkern konzentriert.

$$m_e = \frac{1}{1836}\,\text{u} \approx 10^{-30}\,\text{kg}$$

Weitere atomare Größenordnungen sind:

Atommassen: $10^{-27}\,\text{kg}$ bis $10^{-25}\,\text{kg}$

Atomdurchmesser: ca. $10^{-10}\,\text{m}$

Atomkerndurchmesser: ca. $10^{-14}\,\text{m}$

7.1.2 Moleküle

Beim Aufbau der Materie bleiben die kleinsten Bausteine der chemischen Elemente, die Atome, nur selten isoliert (Edelgase). Normalerweise lagern sich zwei oder mehr Atome zu Molekülen zusammen. Der Zusammenhalt der Moleküle erfolgt durch Bindungskräfte elektrischer Natur:

Ionenbindung: zwischen Atomen, die bestrebt sind, Elektronen aufzunehmen, und solchen, die relativ leicht Elektronen abgeben. Im NaCl-Molekül übernimmt z.B. das Cl-Atom ein Elektron vom Na-Atom. Die beiden Atome sind nun nach außen nicht mehr elektrisch neutral, sondern entgegengesetzt geladen. Sie werden durch die Coulombkraft (vgl. I 4.1.2) zusammengehalten. Atome, die ihre elektrische Neutralität verloren haben und elektrisch positiv oder negativ geladen sind, nennt man Ionen.

Kovalente Bindung (Valenzbindung): zwischen Atomen, deren Bestreben, Elektronen aufzunehmen, annähernd gleich ist, insbesondere zwischen Atomen des gleichen chemischen Elements (z.B. H_2, O_2, Cl_2). Je nach Elektronenkonfiguration der Einzelatome verfügen die Partner im Molekül über ein oder mehrere gemeinsame Elektronenpaare.

Metallbindung: Metallatome geben ihre Außenelektronen (äußerste Elektronenschale, vgl. I 7.2.2) relativ leicht ab. Sind nun keine Atome in der Nähe, die diese Elektronen aufnehmen können, sondern nur gleichartige oder ähnliche Metallatome, so bilden diese einen Kristall (vgl. I 7.1.4), in dem die Außenelektronen als gemeinsames „Elektronengas" für die Bindung im Gitter sorgen.

Van der Waals-Bindung: Bei unpolaren Molekülen ist die Ladungsverteilung im zeitlichen Mittel symmetrisch, d.h. es existieren keine permanenten Dipolmomente. Da sich die Elektronen aber bewegen, besteht zu jedem Zeitpunkt ein schwaches, momentanes Dipolmoment, das im nächsten Augenblick schon wieder verschwunden ist. So kurzlebig und schwach diese Dipolmomente auch sind, sie bewirken dennoch zwischenmolekulare Anziehungskräfte (van der Waals-Kräfte), die bei „niedrigen" Temperaturen eine Ansammlung unpolarer Moleküle im festen Zustand halten können (vgl. Kohäsion I 2.6.3, 3.7.3).

Dipol-Bindung: Fallen die negativen und positiven Ladungsschwerpunkte in einem Molekül nicht zusammen, so kommt es zur Ausbildung eines permanenten elektrischen Dipolmoments (vgl. I 4.1.8, 4.7). Beispiele: NaCl, H_2O. Zwischen dem positiven Pol des einen und dem negativen Pol eines anderen polaren Moleküls wirken — im Verhältnis zu den van der Waals-Kräften — starke Coulombsche Kräfte, die für eine relativ kräftige zwischenmolekulare Bindung sorgen.

Die Verbindung zwischen den Atomen eines Moleküls ist keineswegs starr. Durch das Gleichgewicht zwischen Anziehungs- und Abstoßungskräften wird zwar ein mittlerer Abstand festgelegt, die einzelnen Atome schwingen dabei aber um ihre Gleichgewichtslagen. Als einfaches Modell kann die Kopplung zweier Körper durch eine Feder dienen (vgl. Federpendel II 3.1.1). Die Eigenfrequenz eines solchen Systems wird bestimmt durch die

- beteiligten Massen: z.B. verschiedene isotope Nuklide (vgl. I 7.3.1) $\nu_0 \sim \sqrt{\frac{1}{m}}$

- Steifigkeit der Verbindung: die Kopplungs- oder Federkonstante D einer Doppelbindung ist z.B. größer als die einer Einfach-Bindung $\nu_0 \sim \sqrt{D}$

Wie beim Federpendel gibt es auch im atomaren Bereich keine verlustfreie, ideale Schwingung. Ein schwingendes Molekül strahlt elektro-magnetische Wellen der Wellenlänge

$$\lambda = c/\nu$$

ab (vgl. I 6.1.4) und verliert dabei Energie (vgl. I 3.6.3, der emittierende Körper wird dabei immer kälter). Absorbiert ein Körper fremde Strahlung passender Frequenz, so werden seine Moleküle zu Resonanzschwingungen angeregt, sie nehmen die fremde Energie auf und der Körper erwärmt sich (vgl. I 6.2.1).

7.1.3 Thermische Bewegung in Fluiden

Bei Gasen und Flüssigkeiten sind die Moleküle (bzw. Atome bei Edelgasen) nicht an einen festen Ort gebunden, sondern mehr oder weniger frei beweglich (innere Reibung). Sie ändern dabei ihre Bewegungsrichtung bei jeder Berührung (Stoß) mit einem anderen Molekül. Bei dieser sogenannten Brownschen Molekularbewegung ist die Bahn eines einzelnen Moleküls nicht vorherbestimmbar (zufällig), die Gesamtheit der Molekülbewegungen gehorcht aber den Gesetzen der Statistik, so daß das Verhalten des Fluids als Ganzes durchaus berechenbar ist (vgl. I 3.3.3, 3.3.4, 3.7.5, 3.7.6, 3.6.2). Die mittlere kinetische Energie der Moleküle ist proportional zur absoluten Temperatur des Fluids. Bei idealen Gasen gilt:

$$\overline{E}_{kin} = \frac{3}{2} \cdot k \cdot T$$

wobei k die Boltzmann-Konstante

$$k = \frac{R}{N_A}$$

(R: Gaskonstante, N_A: Avogadro-Konstante) ist.

7.1.4 Feste Körper, Kristallgitter

Amorphe Stoffe: Bei einigen „festen" Stoffen (z.B. Teer, Gummi, Glas) sind die molekularen Bausteine rein statistisch angeordnet, sie entsprechen in ihrer Struktur einer erstarrten Flüssigkeit. Amorphe Stoffe können schon bei relativ kleinen, aber dauerhaften Belastungen eine deutliche Fließneigung zeigen, sie verhalten sich dann wie sehr zähe Flüssigkeiten.

Bei kristallinen Stoffen sind die molekularen Bausteine in sogenannten Kristallgittern räumlich-periodisch angeordnet. Die Gitterbausteine sind an ortsfeste Gleichgewichtslagen gebunden, um die sie zwar schwingen, die sie aber nicht verlassen können. Erst relativ hohe Temperaturen (starke Schwingungen) und Kräfte führen zu einer Zerstörung der Gitterstruktur (vgl. I 2.2.6 Fließgrenze).

Häufige Gitterstrukturen sind

kubisch-flächenzentriert (kfz): Atome an den Würfelecken und auf den Schnittpunkten der Flächendiagonalen, jedes Atom ist von 6 anderen umgeben, Beispiele: NaCl, Al, Ni, Pb, Cu, Ag, Au, Pt.

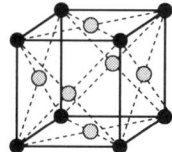

kubisch-raumzentriert (krz): Atome an den Würfelecken und in der Würfelmitte, jedes Atom ist von 8 anderen umgeben, Beispiele: Fe, Cr, Mo, Ta, W, V, Li.

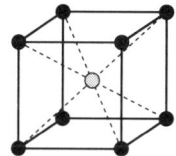

Diamantgitter: Sonderform des kubischen Gitters, Tetraeder, jedes Atom ist von 4 anderen umgeben, Beispiele: C (Diamant), Si, Ge.

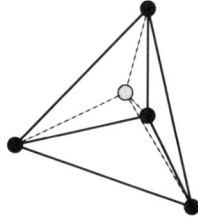

hexagonal (hex): um je ein Atom bilden 6 andere ein flächiges regelmäßiges Sechseck, parallele Schichten sind so verschoben, daß je ein Atom in der Mitte über (unter) einem Dreieck steht, jedes Atom hat damit 12 unmittelbare Nachbarn, Beispiele: Mg, Zn, Ti, Co, Be.

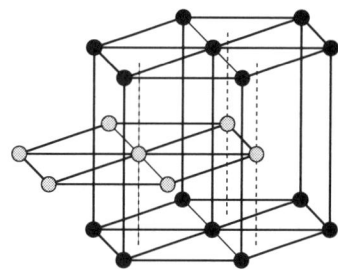

Bildet ein Stoff je nach den äußeren Bedingungen verschiedene Kristallgitter aus, so nennt man die verschiedenen Formen Modifikationen des Stoffes; z.B. Kohlenstoff gibt es als Graphit und als Diamant.

7.1.5 Diffusion

Die Moleküle (Atome) eines Fluids haben infolge der Brownschen Molekularbewegung das Bestreben, sich möglichst gleichmäßig zu verteilen. Das gilt auch, wenn ein Fluid den zur Verfügung stehenden Raum mit einem oder mehreren anderen (gleichen Aggregatzustands) teilen muß. Die Fluide durchmischen sich so lange, bis für jedes einzelne die Partialdichte bzw. der Partialdruck (I 2.4.1) überall gleich ist. Dieses Bestreben, ein räumliches Konzentrationsgefälle auszugleichen, nennt man Diffusion. Ein Diffusionsvorgang ist erst beendet, wenn sich eine homogene Mischung der beteiligten Fluide gebildet hat.

In hohen Reaktionsräumen (z.B. Erdatmosphäre) macht sich bei Gasen die Überlagerung der Brownschen Molekularbewegung durch die Sinkbewegung im Schwerefeld der Erde stark bemerkbar, so daß sich über die gesamte Höhe keine homogene, sondern eine exponentielle Dichteverteilung einstellt (vgl. I 2.4.1). Eine ähnlich inhomogene Dichteverteilung erhält man, wenn zwischen den beteiligten Fluidteilchen große Dichteunterschiede bestehen (Sedimentation, I 2.5.6).

Die Moleküle (Atome) eines Fluids diffundieren auch durch poröse Feststoffe, wenn die Porengröße ein Passieren der Teilchen zuläßt. Enthält eine Fluidmischung verschieden große Teilchen und nur die kleineren können durch einen Feststoff diffundieren, so nennt man diesen Stoff semipermeabel (halbdurchlässig) bezüglich der Fluidmischung.

Die Diffusion durch eine Querschnittsfläche A wird beschrieben durch das erste Ficksche Gesetz:

$$\dot{m} = \frac{dm}{dt} = -D \cdot A \cdot \frac{dc}{dx}$$

$\dot{m}$: Diffusionsstrom (Massenfluß)

D: Diffusionskoeffizient (wächst mit steigender Temperatur T)

A: durchströmte Fläche

c: Konzentration

x: Diffusionsstrecke

Die Konzentrationsänderung an einem Punkt aufgrund von Diffusion ergibt sich aus dem zweiten Fickschen Gesetz, der Diffusionsgleichung:

$$D \cdot \left(\frac{d^2}{dx^2}c + \frac{d^2}{dy^2}c + \frac{d^2}{dz^2}c \right) = \frac{d}{dt}c$$

(D: Diffusionskoeffizient)

Ist in zwei nicht mischbaren Lösungsmitteln derselbe Stoff gelöst, so können die gelösten Teilchen durch die Grenzfläche zwischen den beiden Phasen diffundieren, so daß die Konzentrationen in den Phasen nicht mehr unabhängig voneinander sind. Ein (dynamisches) Gleichgewicht ist erreicht, wenn ebensoviele Teilchen pro Zeiteinheit von der einen Phase in die andere gelangen, wie umgekehrt. Dann gilt für nicht zu große Konzentrationen c_1 und c_2 in den beiden Lösungen der Nernstsche Verteilungssatz

$$\frac{c_1}{c_2} = K$$

wobei K eine vom Lösungsmittels und dem gelösten Stoff abhängige Konstante ist.

7.1.6 Osmose

Trennt man zwei verschiedene Fluide (z.B. Lösung und Lösungsmittel oder gleiche Lösungen verschiedener Konzentration) durch eine semipermeable Wand (Membran), die z.B. nur Moleküle des Lösungsmittels passieren läßt, den gelösten Stoff aber zurückhält, so findet infolge der Diffusion des Lösungsmittels durch die Wand der Versuch eines Konzentrationsausgleichs statt. Diesen Vorgang nennt man Osmose.

Das eindiffundierte Lösungsmittel verursacht im Bereich der Lösung eine Konzentrationsabnahme, aber auch eine Volumenzunahme und damit einen Überdruck gegenüber dem Bereich des Lösungsmittels. Im Gleichgewichtszustand verhindert dieser Überdruck ein weiteres Eindiffundieren des Lösungsmittels. Der Überdruck im Gleichgewichtszustand heißt osmotischer Druck P_{Os}. Nach dem **van't Hoffschen Gesetz** beträgt er

$$P_{Os} = \frac{n \cdot R \cdot T}{V}$$

n: Stoffmenge des gelösten Stoffs

V: Volumen der Lösung

R: allgemeine Gaskonstante

T: absolute Temperatur

Lösungen mit gleichem osmotischem Druck heißen isomotisch oder isotonisch.

7.2 Atommodell und Periodensystem

7.2.1 Bohrsches Atommodell

Die Atommodelle der klassischen Physik konnten das Auftreten diskreter, atomspezifischer Spektrallinien (vgl. I 6.1.4, 6.2.2) ebensowenig klären wie die Frage, warum die kreisenden Hüllenelektronen (Oszillatoren, ähnlich den schwingenden Elektronen im Hertzschen Dipol, vgl. I 4.6.5) nicht allmählich durch die Abstrahlung elektromagnetischer Wellen ihre gesamte Energie verlieren.

Niels Bohr tat einen ersten Schritt zur Klärung der Widersprüche. Er führte drei Postulate ein, die der klassischen Physik völlig fremd waren und erst später mit Hilfe der (hier nicht behandelten) Quantenmechanik begründet werden konnten:

1. Atome können nur ganz bestimmte stationäre Energiezustände annehmen, d.h. die Elektronen eines Atoms können nur wenige, genau definierte Energieniveaus ("Umlaufbahnen") besetzen. In einem solchen stationären Energiezustand kann ein Atom verharren, ohne Energie abzustrahlen.

2. Strahlungsenergie kann nur beim Übergang zwischen zwei stationären Zuständen emittiert bzw. absorbiert werden. Die Frequenz ν der emittierten (absorbierten) Strahlung ergibt sich aus der Energiedifferenz ΔE zwischen den stationären Zuständen (Energieniveaus):

$$\Delta E = E_1 - E_2 = h \cdot \nu$$

(h: Plancksche Konstante)

3. Bedingung für die einem Elektron möglichen Energieniveaus (Umlaufbahnen): Die Größe $b = r_n^2 \cdot m_e \cdot \omega_n$ (der Drehimpuls) eines Elektrons kann nur ganzzahlige Vielfache des Wertes $\hbar = \frac{h}{2 \cdot \pi}$ annehmen.

$$\begin{aligned} b_n &= m_e \cdot r_n^2 \cdot \omega_n \\ &= m_e \cdot r_n^2 \cdot \frac{v_n}{r_n} \\ &= m_e \cdot r_n \cdot v_n \\ &= n \cdot \hbar = n \cdot \frac{h}{2 \cdot \pi} \end{aligned}$$

n: $= 1, 2, 3,...$ Hauptquantenzahl

m_e: Elektronenmasse

ω_n: Kreisfrequenz des Elektrons auf der n-ten Bahn

r_n: n-ter möglicher Bahnradius

v_n: Elektronen-Bahngeschwindigkeit auf der n-ten Bahn

Diese Quantenbedingungen kann man sich relativ einfach mit Hilfe der (erst später) von de Broglie entwickelten Gedankengänge veranschaulichen. Danach ist der in I 5.1.1 besprochene Welle-Teilchen-Dualismus nicht nur auf „Licht" beschränkt, sondern viel allgemeinerer Natur: Man kann grundsätzlich jedes Teilchen auch als Welle auffassen (vgl. auch I 5.4.2, Elektronenmikroskop). Die Wellenlänge einer solchen Materiewelle beträgt nach de Broglie:

$$\lambda = \frac{h}{p} = \frac{h}{m \cdot v}$$

Betrachtet man nun ein um den Atomkern umlaufendes Elektron als Welle, dann muß der Bahnumfang U ein ganzzahliges Vielfaches der Wellenlänge λ sein, damit keine Selbstauslöschung durch Interferenz auftritt (vgl. I 5.1.4). Damit erhält man genau wieder die Bohrsche Bedingung für stationäre Energiezustände:

$$U = 2 \cdot \pi \cdot r = n \cdot \lambda = n \frac{h}{m_e \cdot v_n}$$

$$\Rightarrow r_n \cdot m_e \cdot v_n = n \cdot \frac{h}{2 \cdot \pi} = n \cdot \hbar$$

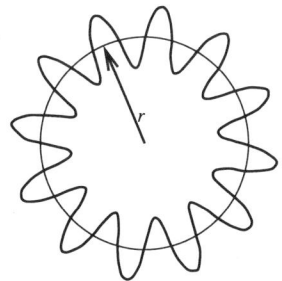

Bohrs Annahmen (Postulate) erklären zwar nicht, warum ein Atom im stationären Zustand nicht strahlt und wie der Elektronenübergang von einem Energieniveau aufs andere vor sich geht, sie erlaubten aber erstmals eine Berechnung von Energieabsorption und -emission, die bei einfachen Fällen (H-Spektrum) mit der Erfahrung aus den Experimenten hinreichend genau übereinstimmte. Vom Prinzip her kann mit Hilfe des Bohrschen Atommodells die Entstehung aller Emissions- und Absorptionsspektren erklärt werden (vgl. I 6.1.4). Absorptionsspektren (Fehlstellen in sonst kontinuierlichen Spektren) erhält man, wenn sich im Lichtweg Atome befinden, die von bestimmten Frequenzen angeregt werden. Dabei werden gerade die Lichtquanten aus dem Lichtstrahl herausgefiltert (absorbiert), die die betroffenen Atome für den Übergang in ein höheres Energieniveau „verwenden" können (vgl. I 6.2.1ff).

7.2.2 Das Periodensystem der Elemente

Beim Versuch, die chemischen Elemente nach ihrem Atomgewicht zu ordnen, fanden Mendelejew und Meyer eine Darstellungsform, die auch eine Reihe anderer Gesetzmäßigkeiten gut erkennen läßt — das Periodensystem der Elemente (PSE). Die durchlaufenden Nummern vor den Elementsymbolen heißen **Ordnungs-** oder **Kernladungszahlen** Z (vgl. I 7.1.1, 7.3.1). Sie geben an, wieviele Protonen und Elektronen das jeweilige Atom (im neutralen Zustand) besitzt. Darunter gibt die **Massezahl** die relative mittlere Atommasse der natürlich vorkommenden Isotopenmischung (vgl. I 7.3.1) in atomaren Masseeinheiten an (vgl. I 7.1.1).

Die Elemente innerhalb der einzelnen Gruppen sind sich chemisch sehr ähnlich (z.B. Edelgase in der 8. Hauptgruppe). Um diese Übersichtlichkeit über die chemische Verwandtschaft der Elemente zu erhalten, müssen die Lanthaniden ($57 \leq Z \leq 71$) und die Actiniden ($89 \leq Z \leq 103$) jeweils auf einen einzigen Platz gesetzt werden. Da sich die chemische Verwandtschaft bei dieser Darstellungsform mit steigendem Z periodisch wiederholt (jeweils in den Gruppen), nennt man die Zeilen dieser Tabelle Perioden.

Neben den chemischen Eigenschaften verhalten sich eine ganze Reihe physikalischer Größen mit steigendem Z ebenfalls periodisch, so z.B. Ionisierungsspannung, Atomdurchmesser und der Aufbau der optischen Spektren. Die Röntgenspektren, die durch Übergänge in den inneren Elektronenschalen entstehen (vgl. I 6.1.4), lassen dagegen keine Periodizität erkennen. Die Eigenschaften, die sich periodisch mit steigendem Z ändern, hängen also offensichtlich von Anzahl und Anordnung der äußeren Elektronen eines Atoms ab.

Die klassischen Atommodelle (einschließlich dem von Bohr) gehen bei der Beschreibung des Atomaufbaus von Elektronen aus, die den Kern auf „Bahnen" umlaufen. Die mathematischen Folgerungen aus der Wellenvorstellung der Elektronen und die Erkenntnisse der Quantenmechanik führten zur Aufgabe des definierten Bahnbegriffs zugunsten von „Elektronenwolken", in deren Bereich die Aufenthaltswahrscheinlichkeit eines Elektrons variiert. Den einfachsten Fall einer Elektronenwolke stellt eine Kugelschale geringer Dicke dar, in deren Bereich die Aufenthaltswahrscheinlichkeit des Elektrons am größten ist. Dieser Fall kommt dem klassischen Gedanken der Elektronen-Kreisbahn recht nahe, er beschreibt ein Wasserstoffatom im Grundzustand (niedrigstes Energieniveau).

Solche Elektronenwolken können verschiedene Ausdehnungen, Formen und Orientierungen annehmen, die den bekannten Energiezuständen entsprechen. Zur Charakterisierung der Elektronenwolken wurden insgesamt vier sogenannte Quantenzahlen eingeführt:

Die Hauptquantenzahl n bestimmt im wesentlichen das Energieniveau eines Elektronenzustands (Radius der Elektronenwolke). Alle Elektronen eines Atoms mit gleicher Hauptquantenzahl bilden eine gemeinsame (Elektronen-) Hauptschale. n ist eine ganze Zahl mit den Werten $n = 1$ (K-Schale), $n = 2$ (L-Schale), ..., $n = 7$ (Q-Schale). Die Anzahl der Hauptschalen eines Atoms ist gleich der Nummer seiner Periode im PSE.

Die Nebenquantenzahl l (auch Bahn- bzw. Drehimpulsquantenzahl) kennzeichnet die Abweichung der Elektronenwolke von der kugelsymmetrischen Form ($l = 0$), z.B. hantelförmige Elektronenwolke ($l = 1$). Alle Elektronen eines Atoms mit gleicher Haupt- und Nebenquantenzahl bilden eine gemeinsame Unterschale. Bei gegebenem n kann l die Werte 0, 1, 2, 3, …, $n - 1$ annehmen. Man bezeichnet die Unterschalen auch mit den Buchstaben s ($l = 0$), p ($l = 1$), d ($l = 2$), f ($l = 3$).

Die Magnetquantenzahl m (auch Richtungsquantenzahl) kennzeichnet die Orientierung einer nicht kugelsymmetrischen ($l \neq 0$) Elektronenwolke bezüglich eines äußeren Magnetfelds. Bei gegebenem l kann m ($2 \cdot l + 1$) verschiedene Werte annehmen: $-l, -l+1, -l+2, \ldots, -1, 0, +1, \ldots, l-2, l-1, l$.

Die Spinquantenzahl s kennzeichnet die Eigendrehung eines Elektrons, die bei vorgegebener Richtung (Achse) nur zwei Werte (Richtungen) annehmen kann:

$$s = \pm \frac{1}{2}$$

Beim Aufbau der Atomhüllen gilt

- Pauli-Prinzip: Innerhalb eines Atoms können niemals zwei oder mehr Elektronen in allen vier Quantenzahlen übereinstimmen (vgl: zwei Körper können nicht gleichzeitig am gleichen Ort sein). Daraus ergibt sich für die einzelnen Hauptschalen die jeweils maximale Elektronenzahl $2 \cdot n^2$.

- Als Grundzustand stellt sich bei jeder Elektronenkonfiguration der energetisch günstigste (energieärmste) Zustand ein. Bei wachsendem Z bedeutet das, daß zur Elektronenhülle des vorhergehenden Atoms einfach ein Elektron auf die energetisch günstigste Weise zugefügt wird. Besonders energiearm sind abgeschlossene Haupt- und Unterschalen. Speziell chemisch sehr stabil (reaktionsträge) sind dabei die sogenannten Edelgaskonfigurationen, bei denen auch die äußeren Schalen mit den 2 (bei He) bzw. 8 Valenzelektronen abgeschlossen sind.

7.3   Atomkerne, Radioaktivität

7.3.1   Bausteine der Atomkerne

Protonen, Neutronen und Elektronen sind die „klassischen" Elementarteilchen der Materie.[3] Während Elektronen die Atomhülle bilden, sind Protonen und Neutronen Bausteine der Atomkerne.

---

[3]Protonen und Neutronen besitzen eine innere Struktur, sind also nicht wirklich elementar. Diese innere Struktur spielt aber erst bei Energien (Wellenlängen) eine Rolle, die so groß (kurz) sind, daß sie nur in speziellen Anlagen (Teilchenbeschleunigern) erreicht werden können.

Elementarteilchen	Masse (ca.)	elektrische Ladung
Elektron	$\frac{1}{1836}$ u	$-e$
Proton	$1{,}007\,3$ u	$+e$
Neutron	$1{,}008\,7$ u	0

Die Anzahl der Protonen eines Nuklids heißt Ordnungs- oder Kernladungszahl Z.

Die Anzahl der Neutronen eines Nuklids sei N. Die Summe der Protonen- und Neutronenzahl eines Kerns heißt Massenzahl oder Nukleonenzahl $A = Z + N$.

Die übliche Darstellung der Nuklide eines chemischen Elements X ist $_Z^A$X. (Die Angabe der Ordnungzahl Z ist nicht unbedingt nötig, sie wird durch den Namen des Elements eindeutig festgelegt.)

Kerne mit gleicher Massenzahl A heißen Isobare. Kerne mit gleicher Neutronenzahl N heißen Isotone. Kerne mit gleicher Kernladungszahl Z heißen Isotope, z.B. $_6^{12}$C, $_6^{14}$C.

Isotope sind nur physikalisch (durch ihre Masse), nicht aber chemisch (sie haben gleiche Elektronenhüllen) zu unterscheiden, sie repräsentieren dasselbe chemische Element. Natürlich vorkommende Elemente besitzen meist mehrere stabile Isotope (instabile Isotope: vgl. I 7.3.3) und treten dann als Isotopenmischung in Erscheinung.

7.3.2   Kernreaktionen

Atomkerne können miteinander, mit Elementarteilchen und mit Strahlungsquanten in Wechselwirkung treten, sie können aber auch ohne äußere Einwirkung zerfallen (natürliche Radioaktivität, vgl. I 7.3.3).

Für alle Kernreaktionen gelten die bekannten Erhaltungssätze:

- Die Summe der Ladungen ist vor und nach einer Kernreaktion gleich.

- Die Anzahl der Nukleonen vor und nach einer Kernreaktion ist gleich (nicht die Zahl der Elektronen, vgl. β-Zerfall, I 7.3.3).

- Energie- und Massenerhaltungssatz gelten mit der Besonderheit, daß beide physikalischen Größen miteinander verknüpft sind. Es gilt

$$E = m \cdot c^2$$

(c: Vakuumlichtgeschwindigkeit)

Bei der Verschmelzung (Fusion) leichter und der Spaltung (Fision) schwerer Kerne wird eine so große Energiemenge in Form von Strahlung frei, daß sich der Energieverlust der Spaltungs- bzw. Fusionsprodukte gegenüber den Ausgangskernen als Verminderung der Masse (Massendefekt) bemerkbar macht.

Beispiele:

Kernspaltung: Unter Neutronenbeschuß entsteht aus ^{235}U das Uranisotop ^{236}U, das sofort weiter zerfällt. Unter den Zerfallsprodukten befinden sich auch zwei weitere Neutronen, die nun ihrerseits mit ^{235}U jeweils dieselbe Reaktion auslösen können (Kettenreaktion).

$$^{235}_{92}U + n \rightarrow {}^{236}_{92}U \rightarrow {}^{94}_{38}Sr + {}^{140}_{54}Xe + 2n + 200\,MeV$$

Beschuß mit Protonen (p):

$$^{11}_{5}B + p^+ \rightarrow {}^{11}_{6}C + n$$

Beschuß mit α-Strahlen:

$$^{9}_{4}Be + \alpha \rightarrow {}^{12}_{6}C + n$$

(vgl. Neutronenquelle, I 6.1.3)

Beschuß mit Neutronen:

$$^{115}_{49}In + n \rightarrow {}^{116}_{49}In + \gamma$$

7.3.3 Radioaktivität

Unter Radioaktivität versteht man den spontanen Zerfall energetisch instabiler Nuklide. Je nach Art des einzelnen Zerfallsakts entsteht dabei radioaktive Strahlung und ein neues Nuklid als Zerfallsprodukt. Man unterscheidet α-, β- und γ-Zerfall nach der Art der dabei emittierten Strahlung:

α-Strahlung: $^{4}_{2}He^{++}$-Kerne

β-Strahlung: energiereiche, schnelle Elektronen (e$^-$) oder Positronen e$^+$

γ-Strahlung: energiereiche elektromagnetische Wellen

Zerfall	Änderung von		
	A	Z	N
α-Zerfall	−4	−2	−2
β$^-$-Zerfall	0	+1	−1
β$^+$-Zerfall	0	−1	+1
γ-Zerfall	0	0	0

Der β$^-$-Zerfall beruht auf der Umwandlung eines Neutrons in ein Proton bei Neutronenüberschuß im Ausgangsnuklid, der β$^+$-Zerfall auf der Umwandlung eines Protons in ein Neutron bei Protonenüberschuß im Ausgangsnuklid. Beim γ-Zerfall wird die freiwerdende Energie beim Übergang eines angeregten Kerns auf ein niedrigeres Energieniveau abgestrahlt.

7.3.4 Zerfallsgesetz

Der radioaktive Zerfall instabiler Atomkerne ist ein rein statistischer Vorgang. Für ein einzelnes Atom kann man lediglich aufgrund der (experimentellen) Erfahrung mit sehr vielen Atomen angeben, mit welcher Wahrscheinlichkeit der Kern im Zeitraum einer Sekunde zerfällt. Diese Wahrscheinlichkeit ist für jede Nuklid-Art eine charakteristische konstante Größe, die Zerfallskonstante λ [s^{-1}]. Daraus ergibt sich für das Nuklid eine mittlere Lebensdauer $\tau = \frac{1}{\lambda}$.

Die Zahl dN der pro Zeitabschnitt dt zerfallenden Nuklide ist der Zahl N, der momentan vorhandenen Kerne und der Zeit dt proportional:

$$dN = \lambda \cdot N \cdot dt$$

Daraus ergibt sich die Zahl der Zerfälle pro Sekunde (Aktivität A):

$$A = -\frac{dN}{dt} = \lambda \cdot N \quad \left[\frac{1}{s} = Bq\,(Becquerel)\right]$$

Ausgehend von einer zur Zeit $t = 0$ vorhandenen Anfangszahl N_0 der Kerne und einer zugehörigen Anfangsaktivität A_0 erhält man für die zur Zeit t noch nicht zerfallenen Kerne das **radioaktive Zerfallsgesetz**:

$$N = N_0 \cdot e^{-\lambda \cdot t} = N_0 \cdot e^{-\frac{t}{\tau}}$$

und für die **momentane Aktivität**:

$$A = A_0 \cdot e^{-\lambda \cdot t} = N_0 \cdot \lambda \cdot e^{-\lambda \cdot t}$$

Unter der **Halbwertszeit** T_H eines radioaktiven Nuklids versteht man die Zeit, nach der die Hälfte der zu Beginn vorhandenen Kerne zerfallen ist, bzw. nach der die Aktivität auf die Hälfte der Anfangsaktivität abgesunken ist:

$$T_H = \frac{\ln 2}{\lambda} = \tau \cdot \ln 2 \approx 0{,}7\tau$$

Zerfallsgesetz bzw. Aktivitätsverlauf in linearer Darstellung:

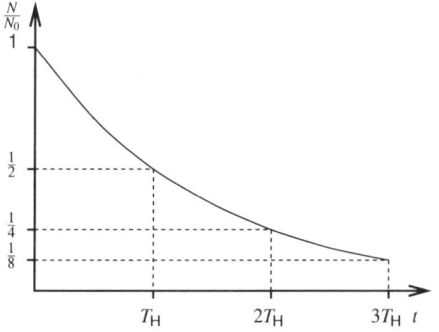

$$N = N_0 \cdot e^{-\lambda \cdot t}$$
$$A = A_0 \cdot e^{-\lambda \cdot t}$$

Zerfallsgesetz in halblogarithmischer Darstellung:

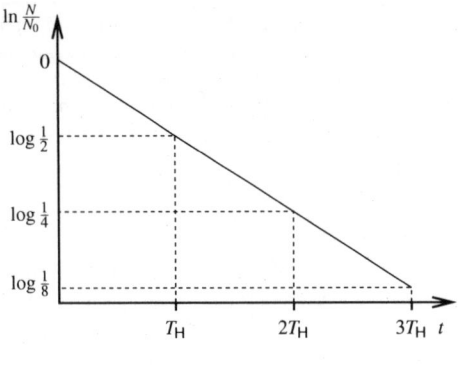

$$\ln N = -\lambda \cdot t + \ln N_0$$

$$\ln A = -\lambda \cdot t + \ln A_0$$

7.3.5 Vorkommen und Gewinnung radioaktiver Nuklide

Von den rund 1 500 bekannten Nukliden sind etwa 1 200 instabil und damit radioaktiv. Technetium ($Z = 43$), Promethium ($Z = 61$) und alle Elemente, deren Ordnungszahl Z größer als 83 ist, besitzen nur instabile Nuklide. Die wenigen in der Natur vorkommenden Radionuklide gehören meist einer der drei natürlichen Zerfallsreihen an, bei denen aus Uran oder Thorium in rund einem Dutzend Schritten ein stabiles Bleiisotop entsteht:

$$^{238}_{92}\text{U} \longrightarrow {}^{206}_{82}\text{Pb}$$
$$^{235}_{92}\text{U} \longrightarrow {}^{207}_{82}\text{Pb}$$
$$^{232}_{90}\text{Th} \longrightarrow {}^{208}_{82}\text{Pb}$$

Außerhalb dieser Zerfallsreihen gibt es unter den leichteren Kernen in der Natur noch einige schwach radioaktive Nuklide (z.B. ^{14}C, ^{40}K).

Die meisten bekannten Radionuklide müssen künstlich hergestellt werden. Sie werden gewonnen, indem man stabile Kerne mit Protonen, Deuteronen (schwerer Wasserstoffkern, der neben einem Proton noch ein Neutron beinhaltet), α-Teilchen, Neutronen oder harten γ-Strahlen beschießt. Auf diese Weise kann man zum Beispiel auch zu einer längeren künstlichen Zerfallsreihe kommen, die von Neptunium ausgeht.

7.3.6 Anwendung radioaktiver Stoffe

Tracer-Technik: Substanzen, deren Weg bzw. Anreicherung verfolgt werden soll, können durch den Einbau radioaktiver Nuklide markiert werden.

Radiodiagnostik: Für medizinische Zwecke verwendet man in erster Linie γ-Strahler, deren Halbwertszeit im Bereich von Stunden oder Tagen liegt. Die Aufnahme der (Aktivitäts-) Verteilung radioaktiver Nuklide nennt man Szintigramm. Zur Diagnose werden radioaktive Nuklide in organspezifische Substanzen eingebaut, deren Verhalten im jeweiligen Organ über Szintigramme verfolgt werden kann. Die weitaus größte Bedeutung in der Radiodiagnostik haben angeregte (metastabile: m) ^{99m}Tc-Nuklide, die unter Ausstrahlung von γ-Quanten in den relativ langlebigen Grundzustand ^{99}Tc übergehen. Anwendung z.B: Natriumpertechnetat (^{99m}Tc-Injektionslösung) in der Schilddrüsen-Szintigraphie und ^{99m}Tc-Methylendiphosphat in der Skelett-Szintigraphie.

Radiotherapie: Bei der Behandlung von Tumoren wird die Tracer-Technik auch angewandt, um radioaktive Nuklide (γ- und/oder β-Strahler) in den Tumor zu befördern, den die Strahlung zerstören soll; z.B. Natriumjodid (^{131}J-Lösung) zur Therapie von Schilddrüsentumoren.

Strahlentherapie: Bei der Behandlung von Tumoren kommen unter anderem auch γ-Strahler von außerhalb des Körpers zum Einsatz. Als Strahlungsquelle verwendet man den starken γ-Strahler ^{60}Co (Kobalt-Bestrahlung).

Sterilisierung von Arzneimittelverpackungen, Arzneimitteln, und Einweggeräten mit Hilfe von γ- und β-Strahlen.

Altersbestimmung: Wenn der Anfangsgehalt (bzw. die Anfangsaktivität) an radioaktiven Isotopen bekannt ist, kann aus der Restaktivität das Alter einer Substanz bestimmt werden. Beim Aufbau organischer Substanzen wird zum Beispiel — bis zu deren Absterben — das radioaktive Kohlenstoffisotop ^{14}C in einem bestimmten, bekannten Verhältnis eingebaut. Aus der Restaktivität einer organischen Substanz kann man also so den Zeitpunkt des Absterbens berechnen (C-14-Methode).

Teil II

Ergänzende Kapitel zum Lehrbuchteil

Die "ergänzenden Kapitel" sollen das Verständnis des Lehrbuches unterstützen, indem sie einige mathematische Grundlagen ins Gedächtnis zurückrufen und das Thema "Schwingungen und Wellen", das an einigen Stellen eine Rolle spielt, etwas abrunden.

1 Mathematische Grundlagen

1.1 Algebraische Rechenregeln

Addition und Multiplikation:

Kommutativgesetz:

$$a + b = b + a$$
$$a \cdot b = b \cdot a$$

Assoziativgesetz:

$$(a + b) + c = a + (b + c)$$
$$(a \cdot b) \cdot c = a \cdot (b \cdot c)$$

Distributivgesetz:

$$a \cdot (b + c) = a \cdot b + a \cdot c$$

Abkürzende Schreibweisen für Summen und Produkte sind:

$$\sum_{i=1}^{n} a_i := a_1 + a_2 + \ldots + a_n$$

$$\prod_{i=1}^{n} b_i := b_1 \cdot b_2 \cdot \ldots \cdot b_n$$

Potenzen und Wurzeln: ($a \geq 0$)

$$a^n := \underbrace{a \cdot a \cdot a \cdot \ldots \cdot a}_{n\,\text{mal}} := \prod_{i=1}^{n} a$$

$$a^{-n} := \frac{1}{a^n}$$

$$a^0 := 1$$

$$a^{\frac{1}{n}} =: \sqrt[n]{a}$$

$$\sqrt{a} := \sqrt[2]{a}$$

Es gelten folgende Rechenregeln:

$$a^m \cdot a^n = a^{m+n}$$
$$a^n \cdot b^n = (a \cdot b)^n$$
$$a^{m \cdot n} = (a^m)^n = (a^n)^m$$
$$a^{\frac{n}{m}} = \sqrt[m]{a^n}$$
$$\frac{a^m}{a^n} = a^{m-n}$$
$$\frac{a^n}{b^n} = \left(\frac{a}{b}\right)^n$$

Logarithmen: Der Logarithmus einer Zahl a zur Basis b ($a, b > 0$, $b \neq 1$) ist definiert durch

$$b^{\log_b a} = a$$

Folgende Schreibweisen sind üblich:

$$\lg = \log_{10}$$
$$\mathrm{lb} = \mathrm{ld} = \log_2$$
$$\ln = \log_e$$

dabei ist e die Eulersche Zahl ($e = 2{,}71828\ldots$). Es gelten folgende Rechenregeln:

$$\log(a \cdot b) = \log a + \log b$$
$$\log \frac{a}{b} = \log a - \log b$$
$$\log a^b = b \cdot \log a$$
$$\log_b a \cdot \log_a b = 1$$
$$\log_b c \cdot \log_c a = \log_b a$$
$$\log_b a = \log_b c \cdot \log_c a$$

1.2 Funktionen

Eine Vorschrift, die jedem Wert einer Variablen x (geneu einen) Funktionswert zuweist, heißt (eindeutige) Funktion.

Trägt man in einem x-y-Koordinatensystem die durch die Funktion beschriebenen Wertepaare (x, y) ein, so erhält man eine „Kurve", den Graphen der Funktion $f(x)$. Dazu einige Beispiele:

Es sei x die unabhängige Variable, a, a_i, c und n Konstanten und $y = f(x)$ die abhängige Variable.

Ganzrationale Funktionen: Allgemein:

$$f(x) = y = \sum_{i=1}^{n} a_i \cdot x^i$$

($x^0 = 1$.) Speziell ist $f(x) = y = c$ die konstante Funktion und $f(x) = y = a \cdot x + c$ eine Gerade mit Steigung (siehe unten) a.

Gebrochenrationale Funktionen: Eine Gebrochenrationale Funktion ist ein Quotient aus zwei Ganzrationalen Funktionen, z.B.: $y = f(x) = \frac{a}{x^n}$; dies sind (für $n \geq 1$) Hyperbeln.

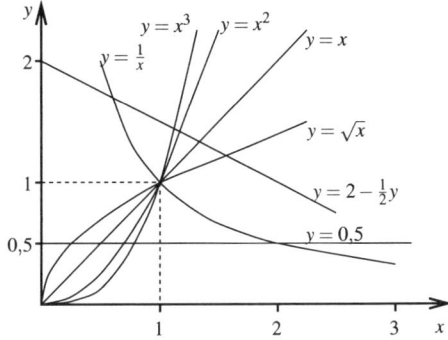

Exponentialfunktion: Sie ist definiert als

$$y = f(x) = a^x = e^{x \cdot \ln a}$$

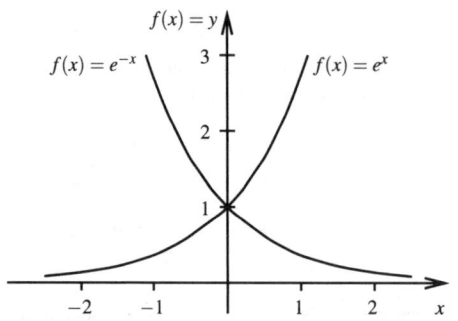

Logarithmusfunktion: Sie ist die Umkehrfunktion zur Exponentialfunktion

$$y = f(x) = \log_a x = \frac{\ln x}{\ln a}$$

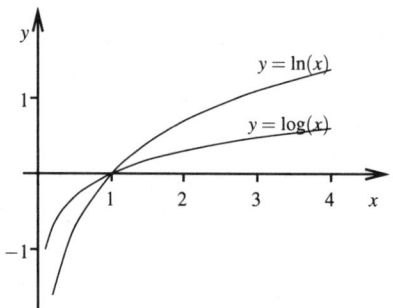

Die graphische Auswertung von Exponentialfunktionen und Potenzfunktionen hoher Ordnung gestaltet sich oft schwierig. Trägt man jedoch statt y gegen x den Logarithmus von y gegen x (bei Exponentialfunktionen) bzw. gegen den Logarithmus von x (bei Potenzfunktionen) auf, so ist der resultierende Graph eine leicht zu behandelnde Gerade.

1.3 Ableitungen und Integrale

Steigung einer Geraden: Um die Steigung einer Geraden zu ermitteln, wählt man zwei beliebige, jedoch verschiedene Punkte (x_1, y_1) und (x_2, y_2) auf der Geraden aus und erhält deren Steigung S als

$$S = \frac{\Delta y}{\Delta x} = \frac{y_2 - y_1}{x_2 - x_1}$$

Der Wert von S ergibt sich dabei unabhängig von der Wahl der beiden Punkte.

Steigung einer beliebigen Funktion: Unter der Steigung einer beliebigen Funktion in einem bestimmten Punkt versteht man die Steigung der in diesem Punkt angelegten Tangente (vorausgesetzt, sie besitzt dort eine Tangente).

Ableitungsfunktion: Unter der Ableitungsfunktion $f'(x)$ einer Funktion $f(x)$ versteht man diejenige Funktion, deren Funktionswert an jeder Stelle x gerade die Steigung der Funktion f an derselben Stelle ist. Man schreibt für $f'(x)$ auch $\frac{df(x)}{dx}$.

Stammfunktion: Unter der Stammfunktion $F(x)$ einer Funktion $f(x)$ vesteht man eine Funktion, deren Ableitungsfunktion gerade $f(x)$ ist. Die Stammfunktion ist nur bis auf eine additive Konstante festgelegt.

Integral: Unter dem Integral einer Funktion $f(x)$ über dem (Integrations-) Intervall (a, b) versteht man die Differenz $F(b) - F(a)$, wobei $F(x)$ die Stammfunktion zu $f(x)$ ist. Man schreibt

$$\int_a^b f(x) \cdot dx = F(x)|_a^b = F(b) - F(a)$$

Dabei ist es gleichgültig, welche Stammfunktion man zur Auswertung benutzt.

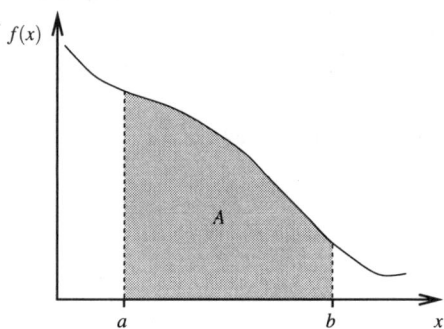

Das Integral läßt sich geometrisch deuten als die Fläche A, die zwischen dem Graph der Funktion $f(x)$, der Abszisse (x-Achse) und den Intervallgrenzen eingeschlossen wird.

$f(x)$	$f'(x)$	$F(x)$
$a \cdot x^n$ $(n \neq -1)$	$n \cdot a \cdot x^{n-1}$	$\frac{a \cdot x^{n+1}}{n+1}$
a	0	$a \cdot x$
$c \cdot e^{a \cdot x}$	$c \cdot a \cdot e^{a \cdot x}$	$\frac{c}{a} \cdot e^{a \cdot x}$
$\ln x$ $(x > 0)$	$\frac{1}{x}$	$x \cdot \ln x - x$
$\sin x$	$\cos x$	$-\cos x$
$\cos x$	$-\sin x$	$\sin x$

Für Ableitungen gelten folgende Rechenregeln:

Summenregel:

$$\frac{d}{dx}(f(x) + g(x)) = \frac{df(x)}{dx} + \frac{dg(x)}{dx} = f'(x) + g'(x)$$

Produktregel:

$$\frac{d}{dx}(f(x) \cdot g(x)) = f(x) \cdot g'(x) + g(x) \cdot f'(x)$$

Quotientenregel:

$$\frac{d}{dx}\frac{f(x)}{g(x)} = \frac{g(x) \cdot f'(x) - f(x) \cdot g'(x)}{g^2(x)}$$

Kettenregel:

$$\frac{d}{dx}f(g(x)) = f'(g(x)) \cdot g'(x)$$

1.4 Geometrie, Trigonometrie

Strahlensätze: In der Skizze schneiden zwei parallele Geraden ein Geradenbündel (Strahlen), die sich alle im Punkt O schneiden:

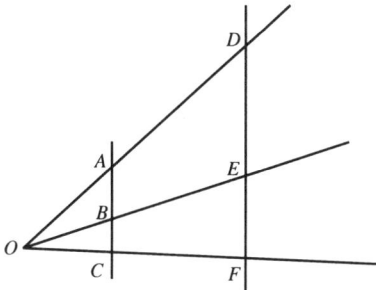

Für die Beträge (Längen) der Strecken gelten folgende Beziehungen:

$$\frac{|\overline{OA}|}{|\overline{AD}|} = \frac{|\overline{OB}|}{|\overline{BE}|} = \frac{|\overline{OC}|}{|\overline{CF}|}$$

$$\frac{|\overline{OA}|}{|\overline{OD}|} = \frac{|\overline{OB}|}{|\overline{OE}|} = \frac{|\overline{OC}|}{|\overline{OF}|}$$

$$\frac{|\overline{OA}|}{|\overline{OB}|} = \frac{|\overline{OD}|}{|\overline{OE}|} = \frac{|\overline{AD}|}{|\overline{BE}|}$$

$$\frac{|\overline{OB}|}{|\overline{OC}|} = \frac{|\overline{OE}|}{|\overline{OF}|} = \frac{|\overline{BE}|}{|\overline{CF}|}$$

$$\frac{|\overline{OC}|}{|\overline{OA}|} = \frac{|\overline{OF}|}{|\overline{OD}|} = \frac{|\overline{CF}|}{|\overline{AD}|}$$

$$\frac{|\overline{AB}|}{|\overline{BC}|} = \frac{|\overline{DE}|}{|\overline{EF}|}$$

$$\frac{|\overline{AB}|}{|\overline{DE}|} = \frac{|\overline{BC}|}{|\overline{EF}|}$$

Rechtwinkliges Dreieck:

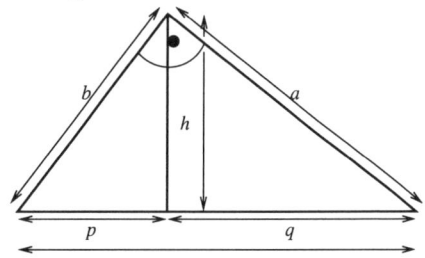

Höhensatz: $h^2 = p \cdot q$

Kathetensatz: $a^2 = c \cdot q$

Fläche A: $A = \frac{1}{2} \cdot a \cdot b = \frac{1}{2}c \cdot h$

Satz des Pythagoras: $c^2 = a^2 + b^2$

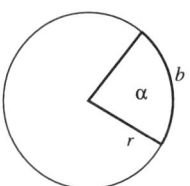

Kreis:

Fläche: $A = \pi \cdot r^2$

Umfang: $U = 2 \cdot \pi \cdot r$

Kreisbogen: $b = 2 \cdot \pi \cdot r \cdot \frac{\alpha}{360°}$

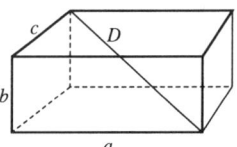

Quader:

Volumen: $V = a \cdot b \cdot c$

Raumdiagonale (Durchmesser): $D = \sqrt{a^2 + b^2 + c^2}$

Beim Sonderfall des Würfels ($a = b = c$) ist $D = a \cdot \sqrt{3}$ und $V = a^3$.

Kugel:

Volumen: $V = \frac{4}{3} \cdot \pi \cdot r^3$

Oberfläche: $A = 4 \cdot \pi \cdot r^2$

Eine wichtige Rolle spielen die trigonometrischen Funktionen sin, cos, tan und cot. Sie sind wie folgt definiert:

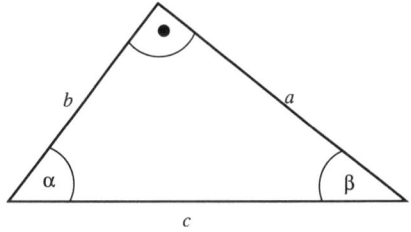

$$\sin\alpha \; := \; \frac{a}{c} = \frac{\text{Gegenkathete}}{\text{Hypotenuse}}$$

$$\cos\alpha \; := \; \frac{b}{c} = \frac{\text{Ankathete}}{\text{Hypotenuse}}$$

$$\cos\alpha \; = \; \sin(\alpha + 90°)$$

$$\tan\alpha \; := \; \frac{a}{b} = \frac{\text{Gegenkathete}}{\text{Ankathete}}$$

$$\tan\alpha \; = \; \frac{\sin\alpha}{\cos\alpha}$$

$$\cot\alpha \; := \; \frac{b}{a} = \frac{\text{Ankathete}}{\text{Gegenkathete}}$$

$$\cot\alpha \; = \; \frac{\cos\alpha}{\sin\alpha} = \frac{1}{\tan\alpha}$$

	$0°$	$30°$	$45°$	$60°$	$90°$
sin	0	$\frac{1}{2}$	$\frac{\sqrt{2}}{2}$	$\frac{\sqrt{3}}{2}$	1
cos	1	$\frac{\sqrt{3}}{2}$	$\frac{\sqrt{2}}{2}$	$\frac{1}{2}$	0
tan	0	$\frac{\sqrt{3}}{3}$	1	$\sqrt{3}$	∞
cot	∞	$\sqrt{3}$	1	$\frac{\sqrt{3}}{3}$	0

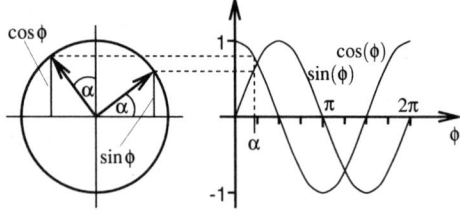

Die Umkehrfunktionen der trigonometrischen Funktionen sind:

arcsin: $\arcsin(\sin(\alpha)) = \alpha$ $-\pi \leq \alpha \leq \pi$
arccos: $\arccos(\cos(\alpha)) = \alpha$ $0 \leq \alpha \leq 2\pi$
arctan: $\arctan(\tan(\alpha)) = \alpha$ $-\pi < \alpha < \pi$
arccot: $\text{arccot}(\cot(\alpha)) = \alpha$ $0 < \alpha < 2\pi$

Oft werden Winkel nicht im Gradmaß, sondern im Bogenmaß angegeben. Das Bogenmaß (arc) eines Winkels ϕ erhält man aus dem Verhältnis der Bogenlänge b zum Radius r. Ist $r = 1$ (Einheitskreis), so ist die Bogenlänge gleich dem Bogenmaß des Winkels.

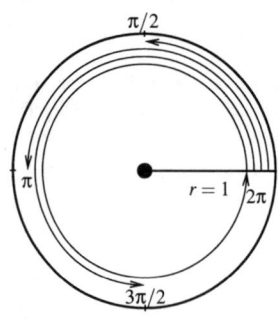

Der Vollwinkel von $\phi = 360°$ ist im Bogenmaß $\phi = 2\pi$, und der rechte Winkel $\phi = 90°$ ist $\phi = \frac{\pi}{2}$.

Rechenregeln:

$$\sin(2x) + \cos(2x) \; = \; 2\sin(x+y)\cos(x-y)$$

$$\cos(2x) + \cos(2y) \; = \; 2\cos(x+y)\cos(x-y)$$

$$\cos(x) + \sin(x) \; = \; \sqrt{2}\sin\left(\frac{\pi}{4}+x\right)$$

$$\cos(x) - \sin(x) \; = \; \sqrt{2}\cos\left(\frac{\pi}{4}+x\right)$$

$$\sin(x+\alpha) + b\sin(x+\beta) \; = \; \sqrt{a^2+b^2+2ab\cos(\beta-\alpha)}\sin\bigl($$

$$2\sin^2(x) \; = \; 1 - \cos(2x)$$

$$2\cos^2(x) \; = \; 1 + \cos(2x)$$

1.5 Vektoren

Vektoren sind Größen, zu deren Charakterisierung neben einem Betrag noch eine Richtung benötigt wird. Größen, die Vektoren repräsentieren, werden oft durch Pfeile über dem Symbol gekennzeichnet. In der Physik sind das z.B. die Geschwindigkeit $\vec{v}$ und der Impuls $\vec{p}$. Fehlt der Pfeil, so ist der Betrag der Größe gemeint ($v = |\vec{v}|$).

Die graphische Darstellung vektorieller Größen erfolgt oft durch Pfeile, deren Länge dem Betrag proportional ist. Dabei zeigen die zu $\vec{a}$ und $-\vec{a}$ gehörigen Pfeile in entgegengesetzte Richtung. (Vorsicht: Vektoren sind durch ihren Betrag und ihre Richtung vollständig gekennzeichnet; verschiebt man also einen Pfeil, ohne seinen Betrag und seine Richtung zu ändern, so repräsentiert er immer noch denselben Vektor!)

Ein Vektor kann in Komponentenschreibweise dargestellt werden:

$$\vec{a} = \begin{pmatrix} a_1 \\ a_2 \\ a_3 \end{pmatrix}$$

Der Betrag des Vektors $\vec{a}$ läßt sich dann schreiben als

$$|\vec{a}| = \sqrt{a_1^2 + a_2^2 + a_3^2}$$

Das Rechnen mit Vektoren unterscheidet sich von dem mit Zahlen in einigen Punkten:

Multiplikation mit einer Zahl c: Ist die Zahl positiv, so ändert sich nur der Betrag des Vektors, seine Richtung bleibt dieselbe; ist sie negativ, so wird zusätzlich die Richtung des Vektors umgekehrt.

$$|c \cdot \vec{a}| = |c| \cdot |\vec{a}| = |c| \cdot a$$

Es gilt das Kommutativgesetz:

$$c \cdot \vec{a} = \vec{a} \cdot c$$

Vektoraddition: Die Vektoraddition erfolgt graphisch durch Aneinandersetzen der Pfeile.

$$\vec{a} + \vec{b} = \vec{c}$$

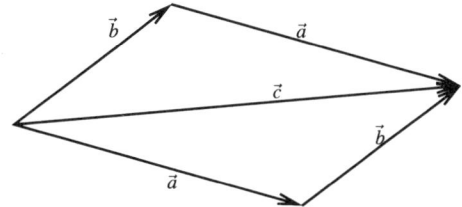

In Komponentenschreibweise ist

$$\vec{a}+\vec{b} = \begin{pmatrix} a_1 \\ a_2 \\ a_3 \end{pmatrix} + \begin{pmatrix} b_1 \\ b_2 \\ b_3 \end{pmatrix} = \begin{pmatrix} a_1+b_1 \\ a_2+b_2 \\ a_3+b_3 \end{pmatrix}$$

Für die Vektoraddition gilt das Kommutativ- und das Assoziativgesetz:

$$\vec{a}+\vec{b} = \vec{b}+\vec{a}$$
$$(\vec{a}+\vec{b})+\vec{c} = \vec{a}+(\vec{b}+\vec{c})$$

Für die Kombination von Vektoraddition und Multiplikation mit einer Zahl gilt das Distributivgesetz:

$$c\cdot(\vec{a}+\vec{b}) = c\cdot\vec{a}+c\cdot\vec{b}$$

Umgekehrt kann man einen Vektor $\vec{a}$ auch graphisch in zwei (im Raum: drei) Vektoren vorgegebener (nicht paralleler, oft senkrecht aufeinanderstehender) Richtungen zerlegen, die zusammenaddiert wieder $\vec{a}$ ergeben.

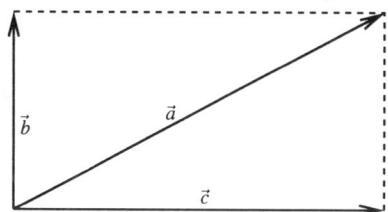

Dabei werden ausgehend vom „Anfangs-" bzw. „Endpunkt" des gegebenen Vektors je zwei Linien in den gewünschten Richtungen gezogen. Die beiden Pfeile vom „Anfangspunkt" zu den beiden Schnittpunkten sind dann die gesuchten Komponentenvektoren (oder auch Vektorkomponenten).

Skalar- oder Inneres Produkt: Das Skalar-Produkt aus zwei Vektoren ist eine gewöhnliche Zahl. Es wird durch einen Mal-Punkt „·" symbolisiert und ist definiert durch

$$\vec{a}\cdot\vec{b} = a\cdot b\cdot\cos\alpha$$

wobei α der von $\vec{a}$ und $\vec{b}$ eingeschlossene Winkel ist.

In Komponentenschreibweise ist

$$\vec{a}\cdot\vec{b} = \begin{pmatrix} a_1 \\ a_2 \\ a_3 \end{pmatrix} \cdot \begin{pmatrix} b_1 \\ b_2 \\ b_3 \end{pmatrix} = a_1\cdot b_1 + a_2\cdot b_2 + a_3\cdot b_3$$

Beim Skalar-Produkt gilt kein Assoziativgesetz.

$$\underbrace{\vec{a}\cdot(\vec{b}\cdot\vec{c})}_{\substack{\text{Inneres Produkt}\\ \text{zweier Vektoren}}} \neq \underbrace{(\vec{a}\cdot\vec{b})\cdot\vec{c}}_{\substack{\text{Inneres Produkt}\\ \text{zweier Vektoren}}}$$

Produkt aus Vektor und Zahl · · · Produkt aus Zahl und Vektor

Die rechte Seite ergibt einen Vektor parallel zu $\vec{c}$, die linke Seite einen Vektor parallel zu $\vec{a}$.

Für das Skalarprodukt gilt bei den hier behandelten Vektoren das Kommutativgesetz, was im allgemeinen nicht der Fall ist.

Vektor-, Kreuz- oder Äußeres Produkt: Das Vektor-Produkt zweier Vektoren ist auf dreidimensionale Vektoren beschränkt. Es wird durch „×" symbolisiert, und sein Ergebnis ist wieder ein Vektor:

$$\vec{a}\times\vec{b} = \vec{c}$$

wobei $\vec{c}$ derjenige Vektor ist, der auf $\vec{a}$ und $\vec{b}$ senkrecht steht und dessen Betrag $c = a\cdot b\cdot\sin\alpha$ ist ($\alpha =$ von $\vec{a}$ und $\vec{b}$ eingeschlossener Winkel). Dadurch ist $\vec{c}$ bis auf sein Vorzeichen (Umkehrung der Richtung) festgelegt. Um die richtige Richtung für $\vec{c}$ zu finden, hilft die rechte-Hand-Merkregel: Zeigt der Daumen der rechten Hand in Richtung des ersten Faktors und der Zeigefinger in Richtung des zweiten Faktors, so zeigt der Mittelfinger in Richtung des Produktvektors. Komponentenschreibweise:

$$\vec{a}\times\vec{b} = \begin{pmatrix} a_1 \\ a_2 \\ a_3 \end{pmatrix} \times \begin{pmatrix} b_1 \\ b_2 \\ b_3 \end{pmatrix} = \begin{pmatrix} a_2\cdot b_3 - a_3\cdot b_2 \\ a_3\cdot b_1 - a_1\cdot b_3 \\ a_1\cdot b_2 - a_2\cdot b_1 \end{pmatrix}$$

Es gilt weder das Assoziativ- noch das Kommutativgesetz, sondern

$$\vec{a}\times\vec{b} = -\vec{b}\times\vec{a}$$

2 Grundlagen der Statistik

2.1 Definitionen

Häufigkeit h: gibt an, wie oft ein diskretes Ereignis auftritt (z.B. bei Experiment oder Stichprobe).

Wahrscheinlichkeit p:

klassisch ist p die Anzahl h der „günstigen" Ausgänge eines Experiments geteilt durch die Anzahl n aller Ausgänge eines Experiments.

statistisch ist $p = \lim \frac{h}{n}$, d.h. Häufigkeit h eines Ereignisses bezogen auf die Anzahl n der Versuche (relative Häufigkeit) im Grenzwert vieler Versuche[4].

Die Wahrscheinlichkeit q für das Nichteintreten des Ereignisses E (Komplementärereignis $\overline{E}$) ist $q = 1 - p$. $p = 1$ bedeutet, das Ereignis tritt sicher ein, $p = 0$ bedeutet, das Ereignis ist unmöglich.

Wahrscheinlichkeitsfunktion: $p(x)$ gibt für jedes mögliche diskrete Ereignis x_i die Wahrscheinlichkeit seines Eintritts an. Zwischenwerte von x treten nicht auf, sie sind unmöglich, d.h. ihre Eintrittswahrscheinlichkeit ist Null. Die Summe $\sum_i p(x_i)$ muß gleich 1 sein, so daß eines der Ereignisse sicher eintritt.

Beispiel:

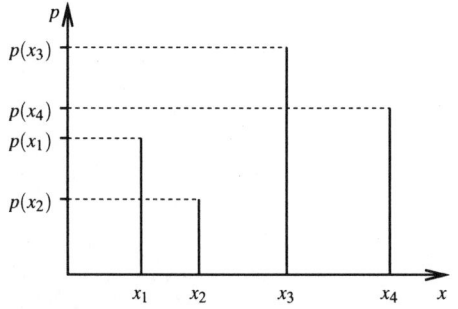

Dichtefunktion: $f(x)$ kann als eine Art von „Häufigkeitsfunktion" für nicht diskret auftretende Ereignisse x aufgefaßt werden. x kann in einem Intervall (a, b) jeden beliebigen Wert annehmen, $f(x)$ kann größer als 1 werden. Die Gesamtfläche G unter der Kurve im Intervall (a, b) jedoch muß gleich 1 sein (Integral über die Wahrscheinlichkeiten aller möglichen x).

Beispiel: (Zur Bedeutung der Teilfläche A vergleiche Verteilungsfunktion.)

[4]Die Grenzwertbildung ist hier mathematisch nicht korrekt, gibt aber eine Vorstellung von dem, was gemeint ist.

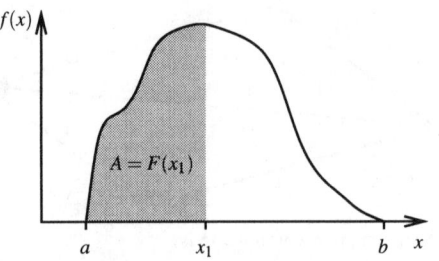

Verteilungsfunktion: $F(x)$ gibt an, wie groß für einen bestimmten Wert x_B die Wahrscheinlichkeit ist, daß ein Wert eintritt, der kleiner oder gleich x_B ist, d.h. die Summe aller Wahrscheinlichkeiten für $x \leq x_B$.

diskret: Aufsummierung aller Werte der Wahrscheinlichkeitsfunktion mit steigendem x; ergibt eine Treppenkurve

$$F(x) = \sum_{x_i \leq x} p(x_i)$$

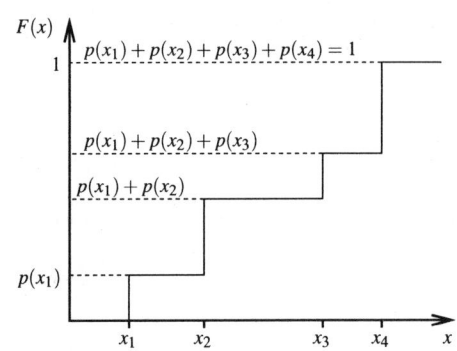

stetig: Integral über der Dichtefunktion; ergibt stetige, monoton steigende Kurve

$$F(x) = \int\limits_a^x f(x)\,dx$$

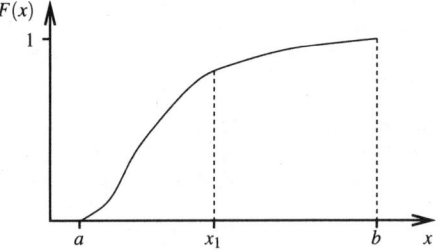

Der Funktionswert A an der Stelle x_1 bedeutet geometrisch den Anteil der Fläche A an der Gesamtfläche G der Dichtefunktion. Da die Gesamtfläche G gleich 1 ist, erreicht auch $F(x)$ am Ende des Intervalls (a, b) den Maximalwert 1, das ist die Summe der Wahrscheinlichkeiten aller möglichen Ereignisse.

Mittelwert:

$$\bar{x} = \frac{\sum_{i=1}^{n} g_i \cdot x_i}{\sum_{i=1}^{n} g_i}$$

$$= \frac{\text{Summe über die gewichteten Einzelwerte}}{\text{Summe über die Gewichte}}$$

nennt man den (gewichteten) Mittelwert und die Faktoren g_i die Gewichte. Wie die Gewichte zu wählen sind, ist je nach Situation zu entscheiden.

Beispiel: Ein Wagen wird zunächst mit der Geschwindigkeit $v_1 = 6\,\text{m}/\text{s}$ eine Strecke $s_1 = 12\,\text{m}$ und gleich anschließend eine weitere Strecke von $s_2 = 12\,\text{m}$ mit der Geschwindigkeit $v_2 = 3\,\text{m}/\text{s}$ gezogen. Will man nun einen Mittelwert der beiden Geschwindigkeiten berechnen, der es erlaubt anzugeben, wie lange der Wagen für die Gesamtstrecke benötigt hat, so sind die zu verwendenden Gewichte die jeweils für die Teilstrecke benötigte Zeit ("Zeitmittel") — 2 s bzw. 4 s — und es ergibt sich

$$\begin{aligned}
\bar{v}_t &= \frac{g_1 \cdot v_1 + g_2 \cdot v_2}{g_1 + g_2} \\
&= \frac{2\,\text{s} \cdot 6\,\text{m}/\text{s} + 4\,\text{s} \cdot 3\,\text{m}/\text{s}}{2\,\text{s} + 4\,\text{s}} \\
&= 4\,\text{m}/\text{s}
\end{aligned}$$

Die benötigte Zeit ist dann $(12\,\text{m} + 12\,\text{m})/(4\,\text{m}/\text{s}) = 6\,\text{s}$.

Der Wagen setzt nun wegen Reibung mechanische Energie in Wärme um. Bei nasser Reibung ist die Reibungskraft der Geschwindigkeit proportional und die Proportionalitätskonstante sei mit c bezeichnet ($F_{\text{Reibung}} = c \cdot v$). Will man nun eine mittlere Geschwindigkeit berechnen, mit der sich die Reibungsarbeit berechnen läßt, so sind als Gewichte die jeweiligen Strecken zu verwenden ("Wegmittel") und der Mittelwert ergibt sich zu

$$\begin{aligned}
\bar{v}_s &= \frac{g_1 \cdot v_1 + g_2 \cdot v_2}{g_1 + g_2} \\
&= \frac{12\,\text{m} \cdot 6\,\text{m}/\text{s} + 12\,\text{m} \cdot 3\,\text{m}/\text{s}}{12\,\text{m} + 12\,\text{m}} \\
&= 4{,}5\,\text{m}/\text{s}
\end{aligned}$$

Die Reibungsarbeit auf der ersten Strecke ist $c \cdot v_1 \cdot s_1 = c \cdot 72\,\text{m}^2\text{s}^{-1}$, die Reibungsarbeit auf der zweiten Strecke $c \cdot v_2 \cdot s_2 = c \cdot 36\,\text{m}^2\text{s}^{-1}$, zusammen also $c \cdot 108\,\text{m}^2\text{s}^{-1}$. Mit dem Mittelwert $\bar{v}_s$ erhält man $c \cdot \bar{v}_s \cdot (s_1 + s_2) = c \cdot 108\,\text{m}^2\text{s}^{-1}$, also den richtigen Wert.[5]

---

[5]In den Prüfungsaufgaben werden gelegentlich Mittelwerte von Geschwindigkeiten verlangt, ohne daß aus der Aufgabenstellung eindeutig hervorgeht, wie die Gewichte zu wählen sind. Es wird dann in der Regel ein Zeitmittel erwartet, das es erlaubt die Gesamtzeit der Bewegung zu berechnen.

Im kontinuierlichen Fall geht der Mittelwert über zu

$$\bar{x} = \frac{\int_{x_1}^{x_2} g(x) \cdot x\,dx}{\int_{x_1}^{x_2} g(x)\,dx}$$

Erwartungswert: Man kann den Mittelwert auch schreiben als

$$\bar{x} = \sum_{i=1}^{n} \frac{g_i}{\sum_{i=1}^{n} g_i} x_i$$

und mit $p_i = g_i / \sum_{i=1}^{n} g_i$ als

$$\bar{x} = \sum_{i=1}^{n} p_i \cdot x_i$$

Jetzt kann man oft die p_i als Wahrscheinlichkeiten interpretieren und man bezeichnet diese Summe, dann als Erwartungswert. Beim Erwartungswert wird immer über alle möglichen Ereignisse summiert, was durch

$$\sum_{i=1}^{n} p_i = 1$$

gewährleistet wird, bei einem Mittelwert eventuell nur über einige "interessierende" (z.B. eingetretene) Ereignisse.

Im kontinuierlichen Fall ergibt sich mit der Dichtefunktion $f(x)$ der Erwartungswert zu

$$\mu = \int_{-\infty}^{\infty} f(x) \cdot x\,dx$$

Median: x_{med} teilt die Fläche der Dichtefunktion $f(x)$ in zwei gleich große Teile.

$$F(x_{\text{med}}) = \int_{-\infty}^{x_{\text{med}}} f(x)\,dx = \frac{1}{2}$$

Modal: x_{mod} ist der häufigste Wert, bei ihm erreicht die Dichtefunktion $f(x)$ ihr Maximum, $f(x_{\text{mod}}) = f(x)_{\text{max}}$.

Varianz und Standardabweichung: σ^2 und $\sigma = \sqrt{\sigma^2}$ sind ein Maß für die durchschnittliche quadratische Abweichung der Werte von ihrem Mittel- oder Erwartungswert:

diskret:

$$\sigma^2 = \frac{1}{n} \sum_{i=1}^{n} (x_1 - \bar{x})^2$$

stetig:

$$\sigma^2 = \int_{-\infty}^{\infty} (x - \mu)^2 \cdot f(x)\,dx$$

Variationsbreite: $b_{\text{v}} = x_{\text{max}} - x_{\text{min}}$

Ausreißer: Wenn ein Wert aus einer Stichprobe offensichtlich atypisch ist für die durch die übrigen Werte modellierte Verteilungsfunktion, so wird er als Ausreißer bezeichnet und weggelassen (nicht berücksichtigt). Hier ist aber stets Vorsicht geboten!

Die Hauptaufgabe der Statistik besteht in der Praxis darin, aus mehr oder weniger umfangreichen Stichproben möglichst gute Informationen über die Gesamtheit der betrachteten Größe zu erhalten. Neben den allgemeinen Definitionen sollte man bei der Anwendung noch eine Reihe anderer Begriffe kennen.

Eine statistische Hypothese ist eine Annahme über eine Kenngröße einer Verteilung, die in einem statistischen Test auf ihre Richtigkeit geprüft wird. Man nennt die zu prüfende Hypothese (aus Vorgabe oder Erfahrungswert) Nullhypothese H_0 und stellt ihr eine Alternative H_1 so gegenüber, daß es neben H_0 und H_1 keine dritte Möglichkeit gibt. Das Ergebnis des Tests wird also eine einfache JA/NEIN-Entscheidung sein. Entweder wird die Nullhypothese für richtig befunden, oder sie wird zugunsten der Alternative verworfen.

Die Konfidenzzahl bzw. das Konfidenzniveau γ gibt die gewünschte Sicherheit an, mit der eine Aussage gemacht werden soll (Wahrscheinlichkeit, daß die Aussage zutrifft). Das Gegenteil davon ist

die Signifikanzzahl oder Irrtumswahrscheinlichkeit . Sie ist definiert als

$$\alpha = 1 - \gamma$$

$(\alpha, \gamma < 1)$

Das Konfidenzintervall oder Vertrauensintervall ist derjenige Bereich, in dem eine betrachtete Größe mit der gewünschten Sicherheit (Konfidenzniveau) liegen soll.

Ein Fehler erster Art ist die Ablehnung einer in Wirklichkeit „guten" Gesamtheit, weil in der Stichprobe mehr als eine vorher festgelegte Anzahl „schlechte" waren. Die Wahrscheinlichkeit für einen Fehler erster Art bezeichnet man als Produzentenrisiko a. Das Produzentenrisiko a [%] entspricht der Signifikanzzahl α.

Ein Fehler zweiter Art ist die Akzeptanz einer in Wirklichkeit mangelhaften Gesamtheit, weil in der Stichprobe weniger als eine vorher festgelegte Anzahl „schlechte" waren. Die Wahrscheinlichkeit für einen Fehler zweiter Art bezeichnet man als Konsumentenrisiko b [%] bzw. β.

Die Macht (eines Tests) ist die Wahrscheinlichkeit, Fehler zweiter Art zu vermeiden, $(1 - \beta)$.

2.2   Beispiele für Verteilungen

Gleichverteilung:

Definitionsbereich: $0 \leq x \leq 1$ (allgemein: $a \leq x \leq b$).

Dichtefunktion: $f(x) = 1$ $(f(x) = \frac{1}{b-a}$)

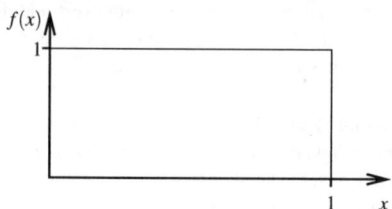

Verteilungsfunktion: $F(x) = x$ $(F(x) = \frac{x}{b-a})$

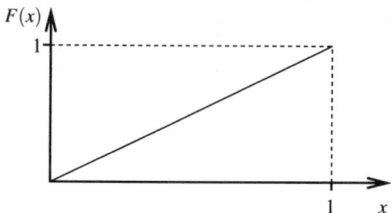

Erwartungswert: $\mu = 0{,}5$ $(\frac{1}{2}(a+b))$

Varianz: $\sigma^2 = 0{,}0833$ $(\sigma^2 = (b-a)^2 \cdot 0{,}0833)$

Linearverteilung:

Definitionsbereich: $0 \leq x \leq 1$ (allgemein: $a \leq x \leq b$).

Dichtefunktion: $f(x) = 2x$

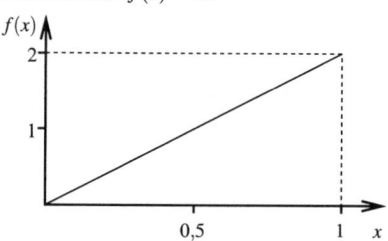

Verteilungsfunktion: $F(x) = x^2$

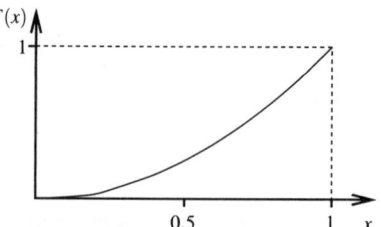

Erwartungswert: $\mu = 0{,}667$

Varianz: $\sigma^2 = 0{,}055$

Exponentialverteilung:

Definitionsbereich: $0 \leq x < \infty$

Dichtefunktion: $f(x) = \lambda \cdot e^{-\lambda \cdot x}$

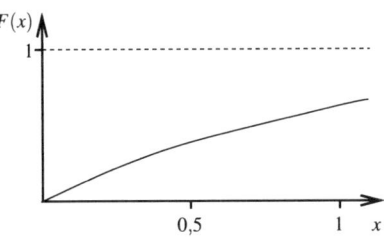

Verteilungsfunktion: $F(x) = 1 - e^{-\lambda \cdot x}$

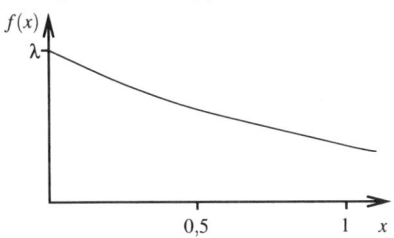

Erwartungswert: $\mu = \frac{1}{\lambda}$

Varianz: $\sigma^2 = \frac{1}{\lambda^2}$

Binomialverteilung: Besteht eine Zufallsgröße aus n gleichen, voneinander unabhängigen Ereignissen, die nur zwei Werte annehmen können (ja — nein, entweder — oder usw.), und der Wert, den sie annimmt, ist die Anzahl der Ereignisse mit „positivem" Ausgang, so ist sie binomialverteilt.

Definitionsbereich: $x = 0, 1, \ldots, n$

Dichtefunktion: Ist die Wahrscheinlichkeit für einen positiven Ausgang eines Ereignisses gerade p, so ist die Verteilungsunktion

$$f(x) = \binom{n}{x} \cdot p^x \cdot (1-p)^{n-x}$$

Hierbei bedeuten

$$\binom{n}{x} = \frac{n!}{(n-x)!\,x!}$$
$$n! = 1 \cdot 2 \cdot 3 \cdot \ldots \cdot n$$
$$0! = 1$$

Verteilungsfunktion:

$$F(x) = \sum_{i=0}^{x} \left(\binom{n}{i} \right) \cdot p^i (1-p)^{n-i}$$

Erwartungswert: $\mu = n \cdot p$

Varianz: $\sigma^2 = n \cdot p \cdot q$

Für kleine p ($p \to 0$) und große n ($n \to \infty$) geht die Binomial- in die Poisson-Verteilung über.

Für große n ($n \to \infty$) und $p \to \frac{1}{2}$ geht die Binomial- in die Normalverteilung über.

Poisson-Verteilung:

Definitionsbereich: $x = 0, 1, 2, 3, \ldots$

Dichtefunktion: $f(x) = \frac{\lambda^x}{x!} \cdot e^{-\lambda}$. hierbei ist λ der Parameter der Verteilung.

Erwartungswert: $\mu = \lambda$

Varianz: $\sigma^2 = \lambda$

Normalverteilung: Die Normal- oder Gaußverteilung ist die in der Praxis wichtigste Verteilung.

Definitionsbereich: $-\infty < x < \infty$

Dichtefunktion: $f(x) = \frac{1}{\sigma \cdot \sqrt{2 \cdot \pi}} \cdot e^{\frac{(x-\mu)^2}{2\sigma}}$. Die Varianz σ taucht hier als Parameter der Verteilung auf. Durch die Transformation $\lambda = \frac{x-\mu}{\sigma}$ erhält man die Normalform:

$$f(\lambda) = \frac{1}{\sqrt{2 \cdot \pi}} \cdot e^{-\frac{\lambda^2}{2}}$$

Die Wahrscheinlichkeit p, daß eine normalverteilte Größe x einen Wert im Intervall $(\mu - n \cdot \sigma, \mu + n \cdot \sigma)$ annimmt, ist:

$n = 1$: $p(|x - \mu| < 1 \cdot \sigma = 0{,}682\,69 \approx 68{,}3\,\%$

$n = 2$: $p(|x - \mu| < 2 \cdot \sigma = 0{,}954\,50 \approx 95{,}5\,\%$

$n = 3$: $p(|x - \mu| < 3 \cdot \sigma = 0{,}997\,30 \approx 99{,}7\,\%$

3 Schwingungen und Wellen

3.1 Schwingungen

3.1.1 Federpendel

Ein Federpendel besteht aus einer Masse, die an einer Feder hängt. Sei nun x die Auslenkung der Masse aus ihrer Ruhelage, so ist dies im allgemeinen eine Funktion der Zeit: $x = x(t)$.

Auf die Masse wirken nun verschiedene Kräfte. Das ist die Rückstellkraft

$$F_{\text{rück}} = -x(t) \cdot D$$

die der Auslenkung proportional ist (Hooksches Gesetz), die Reibungskraft, die wir in der Form

$$F_{\text{reib}} = - \dot{x}(t) \cdot r$$

annehmen wollen, was einer nassen Reibung entspricht. und dazu noch eine externe zeitabhängige Kraft

$$F_{\text{ext}}(t)$$

die von außen auf die Masse wirken soll.

Die Gesamtkraft, die auf die Masse wirkt, ist dann

$$F_{\text{ges}} = F_{\text{ext}}(t) - r \cdot \dot{x}(t) - Dx(t)$$

Für die Bewegung der Pendelmasse gilt also

$$\begin{aligned} m\ddot{x}(t) &= F_{\text{ges}} \\ &= F_{\text{ext}}(t) - r\dot{x}(t) - Dx(t) \end{aligned}$$

oder

$$m\ddot{x}(t) + r\dot{x}(t) + Dx(t) = F_{\text{ext}}(t)$$

Gleichungen dieser Form nennnt man Schwingungsgleichungen und Systeme, deren Bewegung durch solche Gleichungen beschrieben werden, Oszillatoren. Ein anderer Oszillator ist der elektrische Schwingkreis, bei dem in der obigen Schwingungsgleichung die Ersetzungen

$$\begin{aligned} x(t) &\longrightarrow I(t) \\ m &\longrightarrow L \\ r &\longrightarrow R \\ D &\longrightarrow 1/C \end{aligned}$$

anzubringen sind.

Nimmt man an, daß die externe Kraft Null sei, das Federpendel also frei schwingt, so erhält man

$$m\ddot{x}(t) + r\dot{x}(t) + Dx(t) = 0$$

was durch

$$x(t) = Ae^{-\lambda t} \cdot \sin(\omega t + \phi)$$

mit beliebigem A und ϕ und

$$\lambda = \frac{r}{2m}$$

$$\omega = \sqrt{\frac{D}{m} - \lambda^2}$$

gelöst wird. Dies ist eine gedämpfte Schwingung, die im Grenzfall verschwindender Reibung in eine Sinusschwingung übergeht.

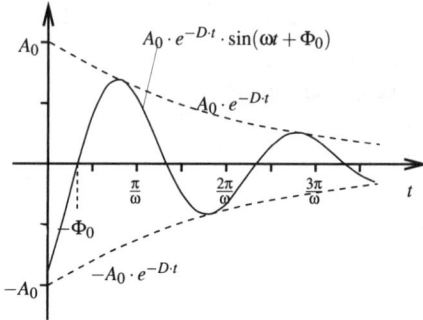

Nun sei die externe Kraft nicht mehr Null, sondern gegeben durch $F_{\text{ext}}(t) = F_1(t) + F_2(t)$. Wenn man nun die Lösungen der Schwingungsgleichung mit $F_1(t)$ als externer Kraft und $F_2(t)$ als externer Kraft, $x_1(t)$ und $x_2(t)$, kennt, so gilt

$$m\frac{d^2}{dt^2}x_1(t) + r\frac{d}{dt}x_1(t) + Dx_1(t) = F_1(t)$$

$$m\frac{d^2}{dt^2}x_2(t) + r\frac{d}{dt}x_2(t) + Dx_2(t) = F_2(t)$$

und wenn man beide Gleichungen addiert

$$\begin{aligned} m\frac{d^2}{dt^2}(x_1(t) + x_2(t)) + r\frac{d}{dt}(x_1(t) + x_2(t)) + \\ + D(x_1(t) + x_2(t)) \\ = F_1(t) + F_2(t) \end{aligned}$$

so daß die Funktion $x(t) = x_1(t) + x_2(t)$ die Schwingungsgleichung mit der externen Kraft $F_{\text{ext}}(t) = F_1(t) + F_2(t)$ löst. Es genügt daher, externe Kräfte der Form $F_{\text{ext}}(t) = A\cos(\omega_{\text{ext}}t)$ zu betrachten, da sich beliebige Kraftfunktionen als Summe solcher Sinusfunktionen schreiben lassen (Fourieranalyse).

Sei nun die externe Kraft von dieser Form, so lautet die Schwingungsgleichung

$$m\ddot{x}(t) + r\dot{x}(t) + Dx(t) = A\cos(\omega_{\text{ext}}t)$$

Sie wird gelöst durch

$$x(t) = A_0\cos(\omega_{\text{ext}}t - \phi)$$

mit

$$A_0 = \frac{F_0}{m\sqrt{(\omega_0 - \omega_{ext}^2)^2 + (\lambda\omega_{ext})^2}}$$

$$\omega_0 = \sqrt{\frac{D}{m}}$$

$$\phi = \arcsin\left(\frac{\lambda\omega_{ext}}{\sqrt{(\omega_0 - \omega_{ext}^2)^2 + (\lambda\omega_{ext})^2}}\right)$$

Diese Lösung ist eine erzwungene Schwingung mit konstanter Amplitude, deren Frequenz durch die Frequenz der externen Kraft vorgegeben ist.

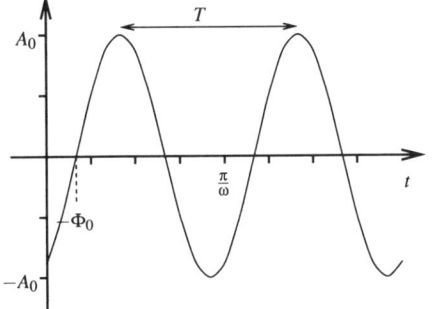

Normiert man die Amplitude der erzwungenen Schwingung mit dem Verhältnis $F_0/(m\omega_0^2)$, so hängt diese nur noch von zwei Verhältnissen ω_{ext}/ω_0 und λ/ω_0 ab:

$$A_{norm} = \frac{A \cdot m \cdot \omega_0^2}{F_0} = \frac{1}{\sqrt{\left(1 - \left(\frac{\omega_{ext}}{\omega_0}\right)^2\right)^2 + \left(\frac{\lambda}{\omega_0}\frac{\omega_{ext}}{\omega_0}\right)^2}}$$

Das Maximum der Amplitude liegt bei $\omega_{ext} = \sqrt{\omega_0^2 - \frac{1}{2}\lambda^2}$; für $\lambda > (\sqrt{2}/2)\omega_0$ ergibt sich kein Maximum, die Amplitude fällt mit steigender Frequenz monoton ab. Das Phänomen der frequenzabhängigen Amplitude nennt man Resonanz.

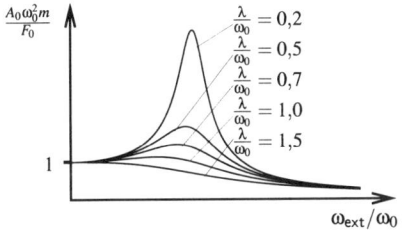

Oft sind Resonanzerscheinungen durchaus erwünscht und werden bewußt angewandt: Tonbildung bei Musikinstrumenten, Schaukel, elektromagnetische Resonanzen in Antennen (Funkempfang).

3.1.2 Weitere Beispiele

Einfache schwingende Systeme (Oszillatoren) sind das Feder- und das Fadenpendel:

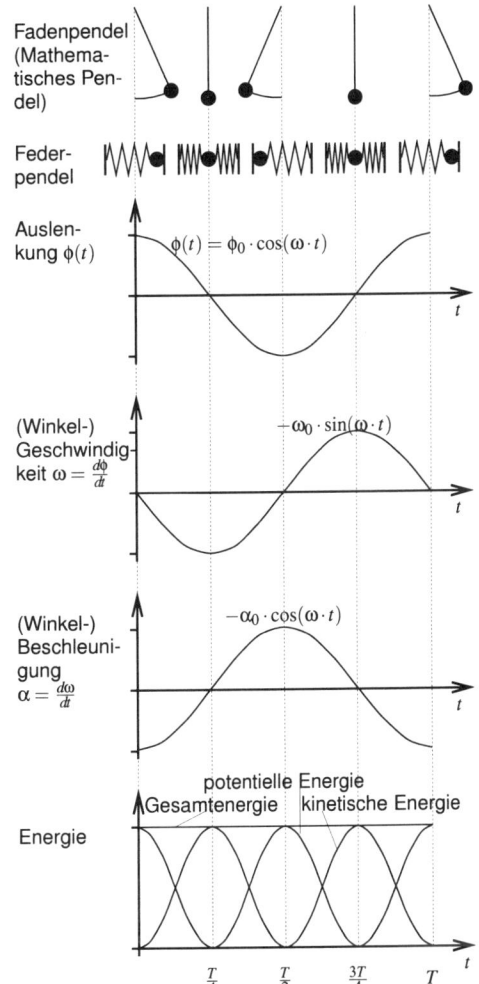

potentielle Energie: $E_0 \cdot \cos^2(\omega \cdot t)$
kinetische Energie: $E_0 \cdot \sin^2(\omega \cdot t)$
  Gesamtenergie: $E_0 \cdot \cos^2(\omega \cdot t) + E_0 \cdot \sin^2(\omega \cdot t) = E_0$

Bei $t = n \cdot \frac{T}{2}, n = 1, 2, \ldots$ liegen die Umkehrpunkte der Bewegung. Hier erreichen Auslenkung, Beschleunigung und potentielle Energie ihr Maximum; Geschwindigkeit und kinetische Energie sind gleich Null.

Bei $t = n \cdot \frac{T}{2} + \frac{T}{4}, n = 1, 2, \ldots$ liegen die Durchgänge durch die Gleichgewichtslage. Geschwindigkeit und kinetische Energie erreichen ihr Maximum; Auslenkung, Beschleunigung und potentielle Energie sind gleich Null.

Die Resonanzfrequenzen der Oszillatoren sind

Fadenpendel:

$$\nu_0 = \frac{1}{2\pi} \cdot \sqrt{\frac{g}{l}}$$

g: Erdbeschleunigung, l: Fadenlänge

Federpendel:

$$v_0 = \frac{1}{2\pi} \cdot \sqrt{\frac{D}{m}}$$

D: Federkennwert, l: Fadenlänge, m: schwingende Masse

elektrischer Schwingkreis:

$$v_0 = \frac{1}{2\pi} \cdot \sqrt{\frac{1}{C \cdot L}}$$

C: Kapazität, L: Induktivität

Anmerkung: In einem harmonisch schwingenden System ist die zur Gleichgewichtslage gerichtete Rückstellkraft stets proportional zur jeweiligen Auslenkung:

$$F_R = c \cdot A(t)$$

Die Schwingung eines Fadenpendels ist nur bei kleinen Amplituden näherungsweise harmonisch.

3.1.3   Stehende Bilder von Schwingungen

Die Phasenlage eines mit konstanter Amplitude schwingenden Systems wiederholt sich jeweils nach einer Phasendifferenz von 2π bzw. nach einem Zeitablauf von T (Periodendauer). Für einen Beobachter, der nach jeweils gleichen Zeitabschnitten $n \cdot T$ ($n = 1, 2, 3, \ldots$) einen kurzen Blick auf das System wirft, ergibt sich ein „stehendes" Bild. Er sieht immer nur dieselbe Phasenlage, d.h. er bemerkt keine Veränderung des Systems. Derselbe Effekt entsteht, wenn ein „im Dunkeln" schwingendes System in konstanten Zeitabschnitten von $n \cdot T$ beleuchtet wird (Stroboskop) oder wenn die Aufzeichnung einer Schwingung nach jeweils n Perioden wieder am selben Punkt beginnt, so daß die Kurven aller Periodengruppen genau aufeinander zu liegen kommen (Oszillographen-Schirm, vgl. I 4.4.10).

3.1.4   Fourier-Analyse   (-Synthese),   Oberschwingungen

Nach Fourier kann jede (fast) beliebige Änderung einer physikalischen Größe (also nicht nur periodische oder harmonische Vorgänge) durch eine Überlagerung von harmonischen Schwingungen dieser Größe beschrieben werden. D.h. wenn man nur genügend viele unterschiedliche harmonische Schwingungen einer physikalischen Größe A überlagert, kann man damit jede denkbare A-Zeit-Beziehung herstellen.

Bei der Fourier-Analyse einer periodischen Schwingung mit der Schwingungsdauer T bzw. der Grundfrequenz $v = \frac{1}{T}$ treten nur Schwingungsanteile mit der Grundfrequenz v oder einem Vielfachen davon ($n \cdot v$) auf (Oberschwingungen).

3.2   Wellen

3.2.1   Definition, Beschreibung

Wellen sind im Raum fortschreitende periodische Änderungen einer physikalischen Größe. Wenn der Erreger einer Welle eine ganze Schwingung durchgeführt hat (Periode T), ist die Erregung bis in eine bestimmte Entfernung λ vom Erreger vorgedrungen. Dort ändert sich nun die physikalische Größe in Phase (im Gleichtakt) mit dem Erreger. Bezeichnet man mit c die Ausbreitungsgeschwindigkeit (Phasengeschwindigkeit) der Welle und mit λ die Wellenlänge, so gilt:

$$\lambda = c \cdot T = \frac{c}{v}$$
$$c = v \cdot \lambda$$

Die Frequenz v ist die charakteristische Größe einer Welle, sie hängt nur von der Schwingungsdauer bzw. Frequenz des Erregers ab. Wellenlänge und Ausbreitungsgeschwindigkeit sind abhängig vom Medium, in dem sich die Welle ausbreitet.

Die Wellenzahl ist definiert durch $k := \frac{2 \cdot \pi}{\lambda}$ (vgl.: $\omega = \frac{2 \cdot \pi}{T}$). Wichtige Beispiele für Wellen sind elektromagnetische Wellen, wie das Licht, oder Radiowellen mit einer Ausbreitungsgeschwindigkeit im Vakuum von $c = 300000 \frac{km}{s} = 3 \cdot 10^8 \frac{m}{s}$ und der Schall (Druckwellen) mit einer Ausbreitungsgeschwindigkeit in Luft von $c \approx 330 \frac{m}{s}$.

3.2.2   Darstellung

Bei Wellen ist die momentane Auslenkung A abhängig von der Zeit (t) und dem Ort (S) der Beobachtung. Für eine harmonische Welle wird das beschrieben durch

$$A(s,t) = A_0 \cdot \sin(\omega \cdot t + k \cdot s)$$

3.2.3   Schwingungsrichtung

Transversale Wellen schwingen senkrecht zu ihrer Ausbreitungsrichtung. Eine bevorzugte Schwingungsebene gibt es dabei meist nicht (vgl. aber I 5.4.6). Transversale Wellen sind polarisierbar, d.h. man kann alle bis auf eine Schwingungsrichtung ausblenden.

Longitudinale Wellen schwingen in ihrer Ausbreitungsrichtung (z.B. Schall); sie sind daher nicht polarisierbar.

3.2.4   Stehende Wellen

Zwei gegenläufige Wellen ($\vec{c}_1 = -\vec{c}_2$) gleicher Wellenlänge bzw. Frequenz und gleicher Amplitude bilden bei der Überlagerung eine sogenannte stehende Welle mit folgenden Kennzeichen:

- Im Abstand von $\lambda/2$ bilden sich ortsfeste Schwingungsknoten, an diesen Stellen ist die Summe der Auslenkung zu jedem Zeitpunkt gleich Null.

- Zwischen zwei benachbarten Knoten schwingen alle Punkte phasengleich, d.h. sie erreichen z.B. gleichzeitig ihr Auslenkungsmaximum.

- Die größte Amplitude tritt jeweils in der Mitte zwischen zwei benachbarten Knoten auf. Eine solche Stelle heißt Schwingungsbauch.

Entstehung einer stehenden Welle: Die beiden Wellen gleicher Amplitude laufen in entgegengesetzter Richtung. Die Überlagerung hat, ebenso wie die beiden erzeugenden Wellen, die Form einer Sinusfunktion. Bei den links bzw. rechts laufenden Wellen bleibt die Amplitude konstant und es wandern die Bäuche und Knoten mit konstanter Geschwindigkeit, während bei der Überlagerungswelle die Bäuche und Knoten immer am gleichen Ort bleiben, sich jedoch die Amplitude der Welle periodisch ändert.

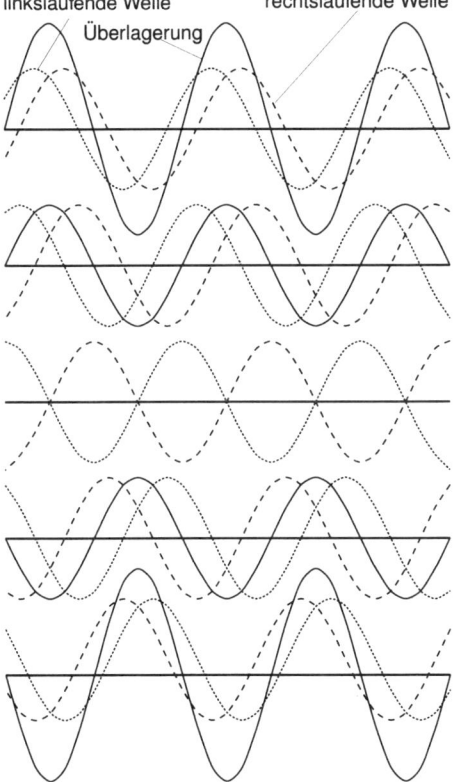

Die Zeichnung zeigt die Überlagerung zweier Wellen zu verschiedenen Zeiten der Schwingungsperiode.

Stehende Wellen kommen oft durch Reflexion einer Welle am Ende des Trägermediums zustande. Dabei unterscheidet man

Reflexion am freien Ende bzw. am dünneren Medium: Das letzte Glied des Trägermediums ist frei beweglich und folgt der Schwingbewegung der Welle. Die Phase der reflektierten Welle schließt sich stetig an die der ankommenden Welle an. Am Ort der Reflexion entsteht ein Schwingungsbauch (Beispiel: Stimmgabel).

Reflexion am festen Ende bzw. am dichteren Medium: Das letzte Glied des Trägermediums ist ortsfest und kann nicht mitschwingen. Die Phase der reflektierten Welle macht einen Phasensprung um π gegenüber der ankommenden Welle. Am Ort der Reflexion entsteht ein Schwingungsknoten (Beispiel: Saite).

Teil III

Aufgaben

Die etwa tausend ausgewählten Aufgaben stammen aus den Prüfungen vom Frühjahr 1987 bis zum Frühjahr 1998.
Die vier Aufgabentypen werden im folgenden gemischt gestellt.

Typ A: Es werden zu einer Frage fünf verschiedene Antwortmöglichkeiten angeboten, von denen eine einzige, und zwar diejenige, die als einzige oder am ehesten zutrifft, auszuwählen ist.

Typ B: Es werden zwei Listen angeboten; Liste 1 enthält Begriffe oder Sachverhalte, denen aus Liste 2 je eine Antwort (Größe, Begriff o.a.) zuzuordnen ist. Dabei kann für mehrere Punkte der Liste 1 dieselbe Antwort aus Liste 2 die zutreffende sein.

Typ C: Hier werden zwei Aussagen angeboten, die mit "weil" kausal verknüpft werden. Die Antwort ist, je nachdem, ob die erste Aussage, die zweite Aussage und ihre kausale Verknüpfung zutreffend sind, dem zugehörigen Lösungsschema zu entnehmen:

Antwort	Aussage 1	Aussage 2	Verknüpfung
A	richtig	richtig	richtig
B	richtig	richtig	falsch
C	richtig	falsch	—
D	falsch	richtig	—
E	falsch	falsch	—

Typ D: Hier werden mehrere Aussagen vorgegeben und die angebotenen Antwortmöglichkeiten bezeichnen jeweils eine Auswahl daraus (also keine, eine oder mehrere) als richtig.

1 Allgemeines

F88 1.1 Welchen der folgenden Aussagen stimmen Sie zu?

Zu den Basisgrößen des SI gehören:

   (1) elektrische Spannung

   (2) Kraft

   (3) Stoffmenge

(A) nur 1

(B) nur 2

(C) nur 3

(D) nur 1 und 2

(E) nur 2 und 3

F88 1.2 Welche der folgenden Äquivalenzen treffen zu?

   (1) $1\,hPa = 10^{-2}\,Pa$

   (2) $1\,\mu s = 10^{-3}\,s$

   (3) $1\,cm^2 = 10^{-2}\,m^2$

   (4) $1\,ml = 10^{-3}\,l$

(A) nur 3

(B) nur 4

(C) nur 1 und 3

(D) nur 2 und 3

(E) nur 3 und 4

H97 1.3 Welche Ausage trifft **nicht** zu?

Basisgrößen des SI-Systems sind:

(A) Gewicht

(B) Temperatur

(C) elektrische Stromstärke

(D) Stoffmenge

(E) Zeit

F88 1.4 Ein Zähler wird zur Zeit t_1 an einen Taktgenerator, der die skizzierten periodischen Signale der Spannung U abgibt, angeschlossen und zur Zeit t_2 wieder von ihm getrennt. Dabei werden 341 428 Signale gezählt.

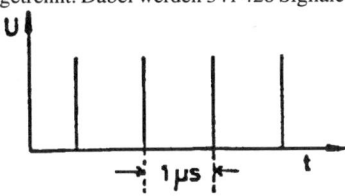

Wie groß und etwa wie unsicher ist die Zeitspanne $(t_2 - t_1)$?

(A) $341{,}428\,ms \pm 0{,}5\,\mu s$

(B) $341{,}428\,ms \pm 1\,\mu s$

(C) $341{,}428\,ms \pm 2\,\mu s$

(D) $341{,}428\,\mu s \pm 1\,\mu s$

(E) $341{,}428\,\mu s \pm 2\,\mu s$

H97 1.5 Welche der folgenden Aussagen über die Stoffmenge treffen zu?

   (1) Die Stoffmenge einer Probe wird in Gramm angegeben.

   (2) Ihre Einheit ist 1 Mol/Gramm.

   (3) Ihre Einheit ist 1 Mol.

   (4) Das Volumen eines Mols beträgt unter Normbedingungen stets 22,4 l.

(A) nur 1

(B) nur 2

(C) nur 3

(D) nur 1 und 4

(E) nur 3 und 4

F88 1.6 Das Produkt $p \cdot V$ entspricht dimensionsmäßig (hinsichtlich der Größenart):

(A) einer absoluten Temperatur

(B) einem Wirkungsgrad

(C) einer Arbeit

(D) einer Entropieänderung

(E) einer Wärmeleistung

1.1 ✓ C   1.2 ✓ B   1.3 ✓ A   1.4 ✓ B   1.5 ✓ C   1.6 ✓ C

F90 1.7 Bei einer Viskositätsmessung abgelesene Zahlenwerte z werden gegen $1/T$ aufgetragen und liefern untenstehenden Zusammenhang. Welche der folgenden Gleichungen gibt diesen Sachverhalt wieder? (a und b sind jeweils positive Konstanten)

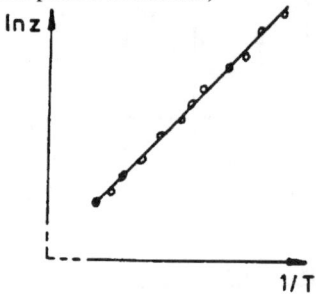

(A) $\ln z = a \cdot b \cdot T$

(B) $\ln z = a \cdot e^{b/T}$

(C) $\ln z = a + \ln(1/T)$

(D) $\ln z = a + b/T$

(E) $\ln z = a + e^{b \cdot T}$

F90 1.8 An einem Widerstand liegt eine Spannung $U = (100 \pm 2)\,\text{V}$; dabei fließt eine Stromstärke $I = (5 \pm 0,1)\,\text{A}$.

Wie groß ist die maximale absolute Unsicherheit der Leistung?

(A) $\pm 0,2\,\text{W}$

(B) $\pm 2,1\,\text{W}$

(C) $\pm 10\,\text{W}$

(D) $\pm 15\,\text{W}$

(E) $\pm 20\,\text{W}$

F90 1.9 Bei einem Bildschirmgerät wird die Horizontalablenkung x des Elektronenstrahls mit einer Kippspannung U_x zeitlinear betrieben. Für die Ränder des Sichtfeldes nimmt sie die Grenzwerte bei U_r an.

Welches Diagramm gibt die Abhängigkeit dieser Ablenkspannung von der Zeit am besten wieder?

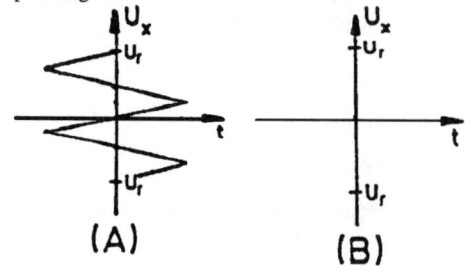

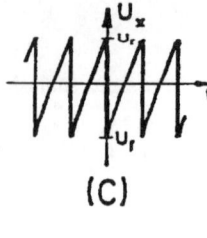

(C)

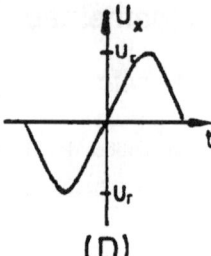

(D)

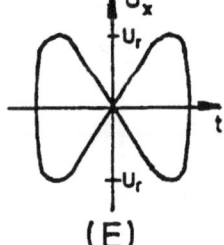

(E)

F90 1.10 Welchen der folgenden Aussagen stimmen Sie zu?

Zur voltametrischen Analyse wird ein netzbetriebenes Gerät verwandt. Mit seinem Regelkreis soll es eine konstante Stromstärke in der Meßzelle bewirken. In diesem System gilt:

  (1) Der Sollwert ist die Spannung an der Meßzelle.

  (2) Der Istwert ist die Stromstärke in der Meßzelle.

  (3) Störgröße kann eine Änderung der Netzspannung sein.

(A) nur 1

(B) nur 2

(C) nur 3

(D) nur 1 und 2

(E) nur 2 und 3

F91 1.11 Ordnen Sie bitte den physikalischen Größen aus Liste 1 die zutreffenden Einheiten aus Liste 2 zu.

Liste 1

  (1) magnetische Feldstärke H

  (2) magnetischer Fluß Φ

  (3) magnetische Flußdichte B

1.7✓ D   1.8✓ E   1.9✓ C   1.10✓ E

Liste 2

(A) $Wb = V \cdot s$

(B) A / m

(C) $H = V \cdot s / V$

(D) $F = A \cdot s / V$

(E) $T = Wb / m^2 = V \cdot s / m^2$

F91 **1.12** Sie messen eine physikalische Größe y in Abhängigkeit von einer anderen physikalischen Größe x und erhalten untenstehendes Ergebnis. Wie ist der Zusammenhang quantitativ zu formulieren? (a und b sind positive Konstanten)

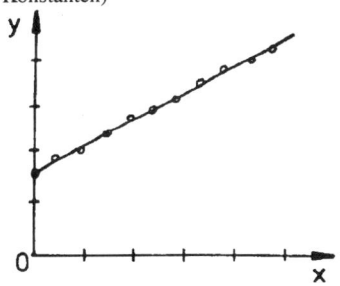

(A) $y = (a + b) \cdot x$

(B) $y = \frac{a}{x} + b$

(C) $y = a \cdot x^b$

(D) $y = b - a \cdot x$

(E) $y = a \cdot x + b$

F91 **1.13** Wird der gleiche physikalische Meßwert mit unterschiedlich großen Einheiten dargestellt, so erhält man für die größere Einheit auch die größere Maßzahl,

weil

zu jeder Einheit auch ein Bruchteil derselben angebbar ist.

Antwort	Aussage 1	Aussage 2	Verknüpfung
A	richtig	richtig	richtig
B	richtig	richtig	falsch
C	richtig	falsch	—
D	falsch	richtig	—
E	falsch	falsch	—

F91 **1.14** Welche Aussage trifft zu?
Eine Einheit des elektrischen Leitwertes ist:

(A) Coulomb

(B) Farad

(C) Henry

(D) Ohm

(E) Siemens

F91 **1.15** Welche Aussage trifft **nicht** zu?

(A) SI-Basiseinheit der Länge ist 1 m.

(B) Ein rechter Winkel beträgt im Bogenmaß π.

(C) Zeitintervalle können auch in der Einheit h angegeben werden.

(D) Die Dauer eines Tages beträgt 86 400 s.

(E) Die Zeit ist eine skalare Größe.

F91 **1.16** Welche der folgenden physikalischen Größen ist **kein** Vektor?

(A) elektrische Feldstärke

(B) Beschleunigung

(C) Kraft

(D) Energie

(E) Impuls

F91 **1.17** Welche der angegebenen Einheiten oder Einheitenkombinationen können eine Kraft kennzeichnen?

(1) $kg \cdot m / s$

(2) $kg \cdot m / s^2$

(3) N

(4) $Pa \cdot m^2$

(A) nur 1

(B) nur 2

(C) nur 2 und 3

(D) nur 1, 3 und 4

(E) nur 2, 3 und 4

1.11✓ (1,B) (2,A) (3,E) **1.12**✓ E **1.13**✓ D **1.14**✓ E **1.15**✓ B **1.16**✓ D **1.17**✓ E

F92 1.18 Die Zahlenwerte y einer gemessenen Größe stellen sich in Abhängigkeit von den Zahlenwerten x einer ebenfalls gemessenen Größe auf log-lin-Papier wie skizziert dar. Offensichtlich wird der Zusammenhang zwischen y und x am besten wiedergegeben durch die Gleichung

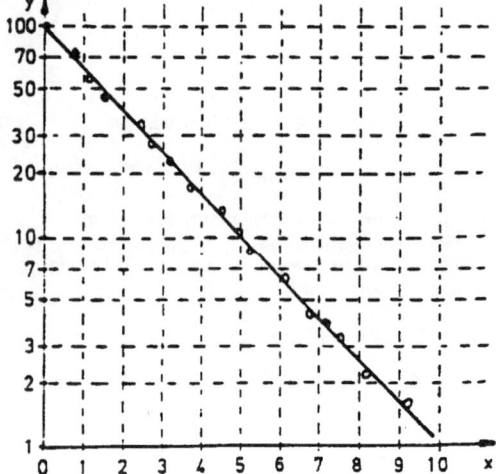

(A) $y = 100 - 10 \cdot x$

(B) $y = 100 - x^2$

(C) $y = 100 - \lg x$

(D) $y = 100 - 10^{x/5}$

(E) $y = 100 \cdot 10^{-x/5}$

F93 1.19 Ein Stab der Länge $(11,0 \pm 0,1)\,\mathrm{cm}$ soll in den $(10,0 \pm 0,1)\,\mathrm{cm}$ großen Zwischenraum zwischen zwei Apparaturteilen möglichst genau eingepaßt werden. Mit welcher maximalen relativen Fehlergrenze kann hieraus die Strecke angegeben werden, um die der Stab **gekürzt** werden muß?

(A) $\pm 20\%$

(B) $\pm 10\%$

(C) $\pm 2\%$

(D) $\pm 1\%$

(E) $\pm 0\%$

F91 1.20 Welche der folgenden Größen kann mit der früher verwendeten Einheit cal (ohne Kombination mit anderen Einheiten) dargestellt werden?

(A) atomare Masseneinheit (bezogen auf Kohlenstoff)

(B) spezifische Wärmekapazität von Wasser

(C) Wärmeenergie

(D) allgemeine Gaskonstante

(E) Stoffmenge

F91 1.21 Durch einen Widerstand R fließt ein Strom $I = 2,99\,\mathrm{A} \pm 3\%$; der Spannungsabfall beträgt $U = 100\,\mathrm{V} \pm 2\%$.

Wie groß ist die maximale relative Unsicherheit des aus U und I berechneten Widerstandes R?

(A) $\pm 67\%$

(B) $\pm 30\%$

(C) $\pm 6\%$

(D) $\pm 5\%$

(E) $\pm 6 \cdot 10^{-5}\%$

F93 1.22 An einer elektronischen Waage mit digitaler Anzeige wird abgelesen $21,56\,\mathrm{g}$. Bei einer Anzeigenunsicherheit der letzten Stelle um etwa ± 1 folgt für die relative Unsicherheit der Messung etwa:

(A) $\pm 0,005\%$

(B) $\pm 0,02\%$

(C) $\pm 0,05\%$

(D) $\pm 0,2\%$

(E) $\pm 0,5\%$

F91 1.23 Welche der folgenden Einheitenkombinationen stellt **keine** Beschleunigungseinheit dar?

(A) $\mathrm{dm/h^2}$

(B) $\mathrm{mm/s^2}$

(C) $\mathrm{cm/h^2}$

(D) $\mathrm{dm/\mu s^2}$

(E) $\mathrm{mK/min^2}$

1.18 ✓ E   1.19 ✓ A   1.20 ✓ C   1.21 ✓ D   1.22 ✓ C   1.23 ✓ E

F93 1.24 In einer fremdsprachigen Tabelle wird die Fläche eines Rechtecks in der Einheit $inch^2$ angegeben. Wie ändert sich der Zahlenwert der Fläche, wenn sie in der Einheit cm^2 angegeben wird?

$$1\,inch \triangleq 2,54\,cm$$

(A) $\frac{1}{(2,54)^2}$

(B) $\frac{1}{2,54}$

(C) 1

(D) $2,54$

(E) $(2,54)^2$

F93 1.25 Eine Leistung P läßt sich darstellen in der SI-Einheit Watt. Dies ist äquivalent zu:

(A) $\frac{kg\,m}{s}$

(B) $\frac{kg\,m^2}{s^2}$

(C) $\frac{kg\,m}{s^2}$

(D) $\frac{kg\,m^2}{s^3}$

(E) $\frac{kg\,m^2}{s}$

F93 1.26 Welche der folgenden Aussagen treffen zu?

Vektorielle Größen sind die

(1) Beschleunigung

(2) elektrische Feldstärke

(3) magnetische Flußdichte

(A) nur 1

(B) nur 1 und 2

(C) nur 1 und 3

(D) nur 2 und 3

(E) 1 bis 3 (alle)

F94 1.27 In einer älteren Arbeit werden Wärmeenergiewerte in „cal" angegeben. Mit welchem Faktor muß der ursprüngliche Zahlenwert multipliziert werden, um den Energiewert in der Einheit „J" zu erhalten?

$$1\,J \triangleq 0,24\,cal$$

(A) $(0,24)^2$

(B) $0,24$

(C) 1

(D) $\frac{1}{0,24}$

(E) $\frac{1}{(0,24)^2}$

F94 1.28 Ein Linsensystem bestehe aus zwei dicht hintereinander stehenden Sammellinsen der Brechwerte $D_1 = (20 \pm 0,5)\,dpt$ bzw. $D_2 = (30 \pm 1,0)\,dpt$. Wie groß ist die maximale Unsicherheit des Brechwertes dieses Linsensystems?

(A) $\pm 0,5\,dpt$

(B) $\pm 0,75\,dpt$

(C) $\pm 1\,dpt$

(D) $\pm 1,5\,dpt$

(E) $\pm 3\,dpt$

F94 1.29 Welche Aussage trifft **nicht** zu?

Die Streckenlänge 1 m ist gleich

(A) $10^{-3}\,km$

(B) $10^2\,cm$

(C) $10^3\,mm$

(D) $10^6\,pm$

(B) $10^9\,nm$

F94 1.30 Welche Aussage trifft **nicht** zu?

Zwischen der Krafteinheit Newton und anderen Einheiten des Internationalen Einheitensystems SI gelten folgende Äquivalenzen:

(A) $1\,N = 1\frac{V \cdot A \cdot s}{m}$

(B) $1\,N = 1\frac{J}{m}$

(C) $1\,N = 1\frac{W}{m \cdot s}$

(D) $1\,N = 1\,Pa \cdot m^2$

(E) $1\,N = 1\frac{kg \cdot m}{s^2}$

1.24 ✓ E   1.25 ✓ D   1.26 ✓ E   1.27 ✓ D   1.28 ✓ D   1.29 ✓ D   1.30 ✓ C

H96 1.31 Welche der folgenden Aussagen treffen zu?

Bei einer analytischen Messung ist nach Arzneibuch die Einhaltung eines engen Temperaturbereiches vorgeschrieben. Dazu wird ein Temperaturregler eingesetzt.

Für das System gilt:

(1) Der Istwert wird mit einem geeigneten Fühler gemessen.

(2) Störgröße kann eine Abkühlung durch Öffnen eines Fensters im Labor sein.

(3) Der Sollwert ist stets größer als der Istwert.

(A) nur 1

(B) nur 2

(C) nur 1 und 2

(D) nur 2 und 3

(E) 1 bis 3 (alle)

F94 1.32 Welche Aussagen treffen zu?

Der Widerstand eines Bauelements wird von verschiedenen Personen mit derselben Meßanordnung bestimmt zu (siehe untenstehende Tabelle)

20,04 Ω

20,07 Ω

20,00 Ω

20,03 Ω

20,06 Ω

(1) Der Mittelwert dieser Meßreihe beträgt 20,04 Ω

(2) Die maximale Unsicherheit der einzelnen Meßdaten gegenüber ihrem Mittelwert beträgt ±0,02 Ω

(3) Die maximale relative Unsicherheit der einzelnen Meßdaten beträgt etwa ±2 · 10^{-3}.

(A) nur 1

(B) nur 1 und 2

(C) nur 1 und 3

(D) nur 2 und 3

(E) 1 bis 3 (alle)

F94 1.33 Welche der folgenden physikalischen Größen sind Skalare?

(1) kinetische Energie

(2) Impuls

(3) Leistung

(4) Druck

(A) nur 1 und 4

(B) nur 3 und 4

(C) nur 1, 2 und 3

(D) nur 1, 3 und 4

(E) 1 bis 4 (alle)

H88 1.34 Welchen der folgenden Aussagen stimmen Sie zu?

Folgende Einheiten gehören als Basis- oder abgeleitete Einheiten zum SI-System:

(1) Volt

(2) mmHg

(3) Siemens

(4) Kalorie

(A) nur 1

(B) nur 1 und 2

(C) nur 1 und 3

(D) nur 2, 3 und 4

(E) 1 bis 4 (alle)

H88 1.35 Wird die Beschleunigung eines Körpers mit einer auf ein Tausendstel verringerten Längeneinheit (und einer unveränderten Zeiteinheit) dargestellt, so ändert sich der Zahlenwert der Beschleunigung um einen Faktor

(A) 10^6

(B) 10^3

(C) 1

(D) 10^{-3}

(E) 10^{-6}

1.31 ✓ C   1.32 ✓ C   1.33 ✓ D   1.34 ✓ C   1.35 ✓ B

H89 **1.36** Ordnen Sie bitte den Größen aus Liste 1 den entsprechenden Ausdruck aus Liste 2 zu. (m Masse, v Geschwindigkeit, a Beschleunigung, t Zeit)

Liste 1

  (1) Energie

  (2) Impuls

Liste2

(A) $m \cdot v$

(B) $\frac{m}{2} \cdot v^2$

(C) $m \cdot v \cdot t$

(D) $\frac{m}{2} \cdot a^2$

(E) $m \cdot a$

H88 **1.37** Welche der folgenden Umrechnungen treffen zu?

  (1) $1\,\mathrm{hl} = 0,1\,\mathrm{m}^3$
  (2) $1\,\mathrm{dl} = 10\,\mathrm{cm}^3$
  (3) $1\,\mathrm{ml} = 10^{-6}\,\mathrm{cm}^3$

(A) nur 1

(B) nur 2

(C) nur 3

(D) nur 1 und 2

(E) nur 1 und 3

H89 **1.38** Welche der folgenden Größen sind Basisgrößen des SI-Systems?

  (1) Länge
  (2) Masse
  (3) elektrische Ladung
  (4) Kraft
  (5) Zeit

(A) nur 1 und 5

(B) nur 1, 2 und 4

(C) nur 1, 2 und 5

(D) nur 2, 3 und 5

(E) nur 1, 2, 4 und 5

H89 **1.39** Gegebene physikalische Meßwerte sollen mit der zehnfach größeren Längeneinheit dargestellt werden.

Die neue Maßzahl beträgt:

(A) bei Flächen ein Zehntel der ursprünglichen

(B) bei Flächen das Zehnfache der ursprünglichen

(C) bei Flächen das Hundertfache der ursprünglichen

(D) bei Volumina ein Tausendstel der ursprünglichen

(E) bei Volumina das Tausendfache der ursprünglichen

H93 **1.40** Welche Beziehung besteht zwischen den in der Zeichnung dargestellten Geschwindigkeiten $\vec{v}_1$, $\vec{v}_2$ und $\vec{v}$?

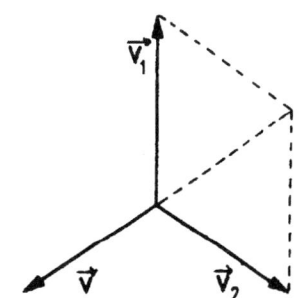

(A) $\vec{v} = \vec{v}_2 - \vec{v}_1$

(B) $\vec{v} = -(\vec{v}_1 + \vec{v}_2)$

(C) $\vec{v} = \vec{v}_1 + \vec{v}_2$

(D) $\vec{v} = \vec{v}_1 - \vec{v}_2$

(E) $\vec{v} = -2(\vec{v}_2 + \vec{v}_1)$

H89 **1.41** Ein ursprünglich genaues Bandmaß hat sich durch langen Gebrauch (gleichmäßig) um 2% gedehnt. Es wird an eine lange Stange angelegt, eine Markierung bei „0" und eine bei „1,50 m" werden angebracht. Dann wird ein Stück der Stange gemäß diesen Markierungen abgesägt. Wie lang ist es tatsächlich ausgefallen?

(A) $1,47\,\mathrm{m}$

(B) $1,48\,\mathrm{m}$

(C) $1,503\,\mathrm{m}$

(D) $1,52\,\mathrm{m}$

(E) $1,53\,\mathrm{m}$

1.36✓ (1,B) (2,A)   **1.37**✓ A   **1.38**✓ C   **1.39**✓ D   **1.40**✓ B   **1.41**✓ E

H91 1.42 Bei der Dehnung eines elastischen Fadens wird experimentell untenstehender Zusammenhang zwischen der angreifenden Kraft F und der Fadenlänge l beobachtet. Entnehmen Sie dem Diagramm die Steigung $\Delta l / \Delta F$.

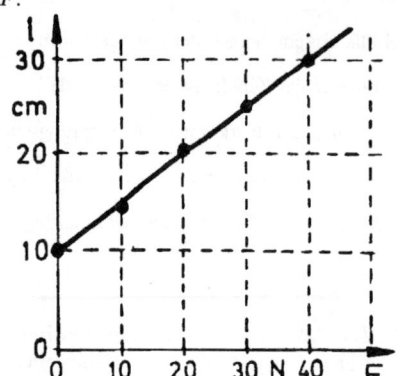

(A) $2,00\,\text{cm}/\text{N}$

(B) $1,50\,\text{cm}/\text{N}$

(C) $1,00\,\text{cm}/\text{N}$

(D) $0,75\,\text{cm}/\text{N}$

(E) $0,50\,\text{cm}/\text{N}$

H90 1.43 Welchen der folgenden Aussagen stimmen Sie zu?

Zwischen der Krafteinheit N und anderen Einheiten des SI gelten folgende Äquivalenzen:

(1) $1\,\text{N} = 1\,\frac{\text{V}\cdot\text{A}}{\text{m}}$

(2) $1\,\text{N} = 1\,\frac{\text{Pa}}{\text{m}^2}$

(3) $1\,\text{N} = 1\,\frac{\text{J}}{\text{m}}$

(A) nur 3

(B) nur 1 und 2

(C) nur 1 und 3

(D) nur 2 und 3

(E) 1 bis 3 alle

H89 1.44 Bei einer Einzelmessung wird der Wert $109,418\,82\,\text{V}$ abgelesen. Zu diesem Wert ist das digital anzeigende Instrument auf $\pm 0,1\%$ genau kalibriert.

Der bezeichneten Genauigkeit des Gerätes entspricht am besten folgende Angabe des Meßwertes in einem Protokoll:

(A) $109\,\text{V}$

(B) $109,4\,\text{V}$

(C) $109,42\,\text{V}$

(D) $109,419\,\text{V}$

(E) $109,4188\,\text{V}$

H90 1.45 Welche Aussage trifft **nicht** zu?
Eine Basisgröße und eine jeweils zugehörige Basiseinheit des SI sind

(A) Masse   — Kilogramm

(B) Lichtstärke   — Candela

(C) Temperatur   — Kelvin

(D) Wärmeenergie — Kalorie

(E) Stoffmenge   — Mol

H90 1.46 Welche der folgenden Aussagen trifft **nicht** zu?

(A) $1\,\text{MV} = 10^{-3}\,\text{V}$

(B) $1\,\text{GW} = 10^{9}\,\text{W}$

(C) $1\,\text{pF} = 10^{-12}\,\text{F}$

(D) $1\,\text{kg} = 10^{3}\,\text{g}$

(E) $1\,\text{ns} = 10^{-9}\,\text{s}$

H90 1.47 Welche der folgenden Größen sind Skalare?

(1) elektrische Ladung

(2) elektrische Feldstärke

(3) magnetische Feldstärke

(4) magnetische Flußdichte

(A) keine der Aussagen trifft zu.

(B) nur 1

(C) nur 1 und 3

(D) nur 3 und 4

(E) nur 2, 3 und 4

1.42✓ E   1.43✓ A   1.44✓ B   1.45✓ D   1.46✓ A   1.47✓ B

H90 **1.48** Mit einer Schieblehre soll der Außendurchmesser eines Reagenzglases bestimmt werden. Dabei ergibt sich folgende Skalen- und Noniuseinstellung:

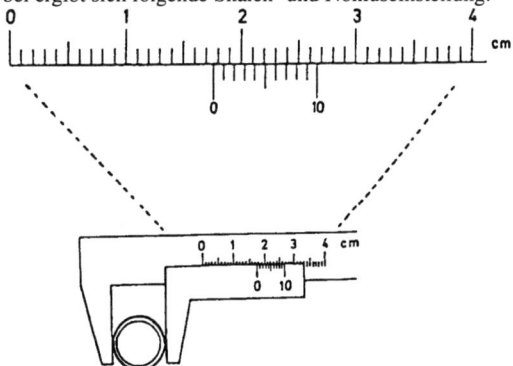

Welchen Durchmesser hat das Reagenzglas?

(A) 1,76 cm

(B) 2,22 cm

(C) 2,30 cm

(D) 2,36 cm

(E) 2,66 cm

F96 **1.49** Welchen der folgenden Aussagen stimmen Sie zu?

Bei elektroanalytischen Verfahren wird zuweilen mit einem Regelsystem für die Konstanthaltung der Stromstärke gearbeitet. Dazu gilt:

(1) Bei einem solchen Regelsystem wird fortlaufend der Ist- mit dem Soll-Wert verglichen.

(2) Ist-Wert wäre in diesem Falle die durch die Meßzelle fließende Stromstärke

(3) Als Störung kann eine Änderung der elektrischen Leitfähigkeit (infolge Temperaturschwankung) wirken.

(A) nur 1

(B) nur 1 und 2

(C) nur 1 und 3

(D) nur 2 und 3

(E) 1 bis 3 (alle)

H91 **1.50** Aus einer Massenbestimmung (rel. Unsicherheit ±2%) und einer Volumenbestimmung (rel. Unsicherheit ±3%) wird eine Dichte errechnet. Das Ergebnis ist mit folgender maximaler relativer Unsicherheit behaftet:

(A) ±6%

(B) ±5%

(C) ±1,5%

(D) ±1%

(E) ±$\frac{2}{3}$%

H91 **1.51** Welchen der folgenden Aussagen stimmen Sie zu?

Eine elektronische Waage mit digitaler Anzeige zeigt 46,87 g an.

(1) Mit einem Digitalisierungsfehler von mindestens ±0,01 g muß gerechnet werden.

(2) Die relative Anzeigenunsicherheit beträgt mindestens etwa ±0,02%.

(3) Der Eichungsfehler kann bedeutend größer als der Digitalisierungsfehler sein.

(4) Es kann sein, daß die angezeigten Werte alle systematisch zu klein sind.

(A) nur 1, 2 und 3

(B) nur 1, 2 und 4

(C) nur 1, 3 und 4

(D) nur 2, 3 und 4

(E) 1 bis 4 (alle)

H93 **1.52** Die Fläche A eines Rechtecks wird zunächst in der Einheit mm^2 dargestellt. Wird stattdessen die Einheit cm^2 verwendet, ändert sich der Zahlenwert der Flächenangabe um den Faktor:

(A) 10^4

(B) 10

(C) 1

(D) 10^{-2}

(E) 10^{-4}

1.48 √ A   1.49 √ E   1.50 √ B   1.51 √ E   1.52 √ D

F96 1.53 Beim Einwiegen einer Probe zur Herstellung einer Salzlösung betrage unter Berücksichtigung der Genauigkeit der Waage die Masse

des leeren Gefäßes	$100\,g \pm 0{,}2\,mg$
des Gefäßes mit eingefülltem Salz	$101\,g \pm 0{,}2\,mg$
des mit Lösungsmittel aufgefüllten fertigen Gefäßes	$201\,g \pm 0{,}3\,mg$

Ordnen Sie bitte den Größen der Liste 1 den zutreffenden Wert aus Liste 2 zu!

Liste 1

(1) maximale absolute Unsicherheit (Fehler) der eingewogenen Salzmasse

(2) maximale absolute Unsicherheit (Fehler) der eingewogenen Lösungsmittelmasse

Liste 2

(A) $\pm 0{,}1\,mg$

(B) $\pm 0{,}2\,mg$

(C) $\pm 0{,}4\,mg$

(D) $\pm 0{,}5\,mg$

(E) $\pm 0{,}7\,mg$

H92 1.54 Welche Länge entspricht 1 nm?

(A) $10^{-3}\,m$

(B) $10^{-6}\,m$

(C) $10^{-9}\,m$

(D) $10^{-10}\,m$

(E) $10^{-12}\,m$

F96 1.55 Die Krafteinheit 1 N ist gleich

(A) $1\,kg \cdot m \cdot s^{-2}$

(B) $1\,kg \cdot m \cdot s^{-3}$

(C) $1\,kg \cdot m^2 \cdot s^{-1}$

(D) $1\,kg \cdot m^2 \cdot s^{-2}$

(E) $1\,kg \cdot m^2 \cdot s^{-3}$

H93 1.56 Welche Aussage trifft **nicht** zu? Basiseinheiten des SI-Systems sind:

(A) Ampere

(B) Kilogramm

(C) Newton

(D) Sekunde

(E) Meter

F96 1.57 Die Streckenlänge 1 nm ist gleich

(A) $10^{-3}\,\mu m$

(B) $10^{-5}\,mm$

(C) $10^{-8}\,cm$

(D) $10^{-12}\,m$

(E) keiner der vorstehenden Größen

F96 1.58 Wird die Fläche eines Rechtecks mit einer 1 000-fach größeren Längeneinheit dargestellt, so ändert sich der Zahlenwert der **Flächen**angabe um den Faktor

(A) 10^6

(B) 10^3

(C) 1

(D) 10^{-3}

(E) 10^{-6}

H93 1.59 Aus einer Massenbestimmung (rel. Unsicherheit $\pm 1\,\%$) und einer Volumbestimmung (rel. Unsicherheit $\pm 3\,\%$) wird die Dichte einer Probe berechnet.

Wie groß ist der maximale Wert für deren relative Unsicherheit?

(A) $\pm \frac{1}{3}\,\%$

(B) $\pm 1\,\%$

(C) $\pm 2\,\%$

(D) $\pm 3\,\%$

(E) $\pm 4\,\%$

1.53✓ (1,C) (2,D)   **1.54**✓ C   **1.55**✓ A   **1.56**✓ C   **1.57**✓ A   **1.58**✓ E   **1.59**✓ E

F96 1.60 Die „Relative Dichte" ist mit folgender Einheitenkombination darstellbar;

(A) $g \cdot ml^{-1}$

(B) $g \cdot cm^{-3}$

(C) $Pa \cdot m^2$

(D) $kg \cdot m^{-3}$

(E) dimensionslos

F96 1.61 Welche Aussage trifft **nicht** zu?

Folgende Größen sind Skalare:

(A) Gewichtskraft

(B) Masse

(C) Stoffmenge

(D) Dichte

(E) Temperatur

F96 1.62 Mit welchen der folgenden Einheiten oder Einheitenkombinationen läßt sich die dynamische Viskosität einer Flüssigkeit angeben?

   (1) $N \cdot m^2 / s$

   (2) $N \cdot s / (m^2)$

   (3) $Pa \cdot s$

(A) nur 1

(B) nur 2

(C) nur 3

(D) nur 1 und 3

(E) nur 2 und 3

H97 1.63 Eine skalare Größe ist

(A) die elektrische Ladung

(B) die Beschleunigung

(C) die magnetische Feldstärke

(D) das elektrische Dipolmoment

(E) der Impuls

F97 1.64 Die Dichte eines Quaders soll bestimmt werden. Bekannt sind

Masse: $299,450$ g, relative Unsicherheit $\pm 3 \cdot 10^{-5}$

Volumen: $100,1$ cm^3, relative Unsicherheit $\pm 2 \cdot 10^{-3}$

Wie groß ist die relative Unsicherheit der Dichte etwa?

(A) $\pm 6 \cdot 10^{-8}$

(B) $\pm 5 \cdot 10^{-8}$

(C) $\pm 2 \cdot 10^{-5}$

(D) $\pm 2 \cdot 10^{-3}$

(E) $\pm 1 \cdot 10^{-2}$

H94 1.65 Aus einer Messung der elektrischen Stromstärke (relative Unsicherheit $\pm 3\,\%$) sowie einer Bestimmung des Spannungsabfalls (relative Unsicherheit $\pm 1,5\,\%$) an einem Widerstand wird die umgesetzte elektrische Leistung berechnet.

Das Ergebnis weist folgende maximale relative Unsicherheit auf:

(A) $\pm 1,5\,\%$

(B) $\pm 2,0\,\%$

(C) $\pm 3,0\,\%$

(D) $\pm 3,15\,\%$

(E) $\pm 4,5\,\%$

F96 1.66 Welche der folgenden Aussagen treffen zu?

Die Energieeinheit 1 eV ist gleich

   (1) der Energieänderung eines Elektrons, das im Vakuum die Potentialdifferenz (Spannung) 1 V durchläuft

   (2) der Energieänderung eines einfach geladenen Ions, das im Vakuum die Potentialdifferenz (Spannung) 1 V durchläuft

   (3) der Jouleschen Wärme in einem Widerstand $R = 1\,\Omega$ durch den die Stromstärke $I = 1\,A$ fließt

(A) nur 1

(B) nur 2

(C) nur 3

(D) nur 1 und 2

(E) nur 2 und 3

1.60 ✓ E   **1.61** ✓ A   **1.62** ✓ E   **1.63** ✓ A   **1.64** ✓ D   **1.65** ✓ E   **1.66** ✓ D

F98 **1.67** Welche der folgenden Einheiten ist keine SI-Basiseinheit?

(A) Mol

(B) Volt

(C) Ampere

(D) Candela

(E) Kilogramm

H96 **1.68** Welche der folgenden Umrechnungen trifft **nicht** zu?

(A) $1\,pF = 10^{-12}\,F$

(B) $1\,\mu V = 10^{-6}\,V$

(C) $1\,GHz = 10^{6}\,Hz$

(D) $1\,dl = 10^{-1}\,l$

(E) $1\,M = 10^{6}\,\Omega$

F97 **1.69** Beim Studium einer älteren Zeitschrift aus den USA stoßen Sie auf eine Temperaturangabe in der Einheit Grad Farenheit (°F). Diese Skala ist ebenso wie die Celsiusskala eine lineare Skala, die derart festgelegt ist, daß $0\,°C \triangleq 32\,°F$ und $100\,°C \triangleq 212\,°F$.

Demnach entsprechen 104 °F

(A) 136 °C

(B) 72 °C

(C) 58 °C

(D) 40 °C

(E) Keiner der angegebenen Werte trifft annähernd zu.

H96 **1.70** Welche der folgenden Aussagen treffen zu?

Vektorielle Größen sind

   (1) Impuls

   (2) Arbeit

   (3) Energie

   (4) Leistung

(A) keine

(B) nur 1

(C) nur 1 und 4

(D) nur 1, 3 und 4

(E) nur 2, 3 und 4

F97 **1.71** Welche Aussage trifft **nicht** zu?
Der Druckeinheit 1 bar entsprechen etwa

(A) $10^{5}\,\frac{N}{m^2}$

(B) $10^{5}\,Pa$

(C) der Druck von 760 mm Quecksilbersäule

(D) der Druck von 10 m Wassersäule

(E) $10^{6}\,mbar$

F97 **1.72** Welche Aussage trifft **nicht** zu?
Folgende Größen sind Vektoren:

(A) Beschleunigung

(B) Frequenz

(C) Impuls

(D) magnetische Feldstärke

(E) elektrische Feldstärke

H97 **1.73** Eine Kraft F läßt sich darstellen mit der SI-Einheit Newton. Diese ist äquivalent zu:

(A) $\frac{m^2}{kg \cdot s}$

(B) $\frac{kg \cdot m}{s^2}$

(C) $\frac{kg \cdot m^2}{s^2}$

(D) $\frac{kg \cdot m}{s}$

(E) $\frac{kg}{s \cdot m}$

F97 **1.74** Welche der folgenden Aussagen treffen zu?
Die Einheitenkombination

$$kg \cdot m^2 / s^2$$

ist geeignet, folgende Größen anzugeben

1.67 ✓ B   1.68 ✓ C   1.69 ✓ D   1.70 ✓ B   1.71 ✓ E   1.72 ✓ B   1.73 ✓ B   1.74 ✓ D

(1) Drehmoment

(2) Energie

(3) Impuls

(A) Keine

(B) nur 1

(C) nur 2

(D) nur 1 und 2

(E) nur 2 und 3

H97 1.75 Die Kantenlängen eines Quaders sind mit relativen Unsicherheiten von ±2%, ±3% und ±2% bestimmt worden. Für das berechnete Volumen ergibt sich als maximale relative Unsicherheit etwa:

(A) ±12%

(B) ±7%

(C) ±4,3%

(D) ±3%

(E) ±2,3%

F98 1.76 Welche Masse entspricht $1\,\mu$g?

(A) 10^{-3} kg

(B) 10^{-6} kg

(C) 10^{-8} kg

(D) 10^{-9} kg

(E) 10^{-12} kg

F98 1.77 Die mittlere thermische Geschwindigkeit von Molekülen beträgt in Luft etwa $500\,$m/s. Diese Geschwindigkeit ist gleich

(A) $3\,600\,$km/h

(B) $3\,000\,$km/min

(C) $1\,800\,$km/h

(D) $300\,$km/min

(E) Keiner der vorstehend angegebenen Geschwindigkeitswerte.

F98 1.78 Welche der folgenden Einheiten ist keine **Basis**einheit des SI?

(A) Sekunde

(B) Kilogramm

(C) Coulomb

(D) Kelvin

(E) Mol

F98 1.79 An einem digitalen Voltmeter wird abgelesen: $21,54\,$V.

Während der Messung schwankt die Anzeige der letzten Stelle um ±2. Schon aus diesem Grunde beträgt die relative Unsicherheit des Meßergebnisses etwa:

(A) ±0,1%

(B) ±0,2%

(C) ±1%

(D) ±2%

(E) ±4%

F90 1.80 Welche der folgenden Definitionen stimmen im Prinzip mit den Festlegungen der Basiseinheiten Meter, Sekunde und Ampere im Internationalen Einheitensystem überein?

(1) Das Meter ist durch die Länge eines Metallstabes (Urmeter) unter bestimmten Bedingungen festgelegt.

(2) Die Sekunde ist ein bestimmtes Vielfaches der Periodendauer der einem festgelegten Übergang eines ausgewählten Atoms entsprechenden elektromagnetischen Strahlung.

(3) Das Ampere ist die zeitlich unveränderliche Stromstärke, die aus einer wäßrigen Lösung von Silbernitrat pro Sekunde eine bestimmte Masse Silber abscheidet.

(A) nur 1

(B) nur 2

(C) nur 3

(D) nur 1 und 3

(E) 1 bis 3 (alle)

1.75√ B   1.76√ D   1.77√ C   1.78√ C   1.79√ A   1.80√ B

F90 **1.81** In dem dargestellten Ausschnitt aus einem Weg-Zeit-Diagramm betragen die relativen Unsicherheiten (Fehlergrenzen) der einzelnen Wegangaben etwa:

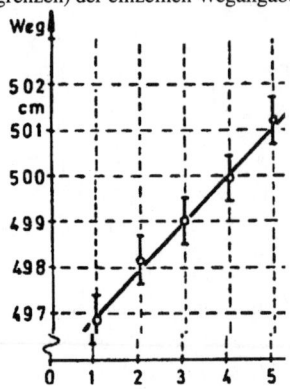

(A) ±1%

(B) ±0,5%

(C) ±2‰

(D) ±1‰

(E) ±0,5‰

2 Mechanik

F88 **2.1** Eine Kugel 1 bewege sich mit der konstanten Geschwindigkeit v auf die beiden ruhenden Kugeln 2 und 3 zu auf der Verbindungslinie von 2 und 3 (vgl. Skizze).

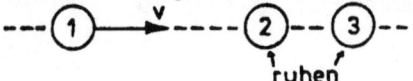

Wie groß ist der Gesamtimpuls p der drei Kugeln (jede von der Masse m) nach den (elastischen) Zusammenstößen?

(A) $p = 3mv$

(B) $p = 2mv$

(C) $p = mv$

(D) $p = \frac{1}{2}mv$

(E) $p = \frac{1}{3}mv$

F88 **2.2** Bei der Messung eines osmotischen Drucks mit einem wassergefüllten U-Rohr-Manometer wird eine Niveaudifferenz $\Delta h = 8\,cm$ beobachtet. Dieser Druck entspricht etwa:

(A) 8 mbar

(B) 80 mbar

(C) 8 bar

(D) 8 Pa

(E) 80 Pa

F88 **2.3** Ein Fahrzeug bewegt sich gemäß untenstehendem Weg-Zeit-Diagramm. An welchem der Punkte liegt die größte Geschwindigkeit vor?

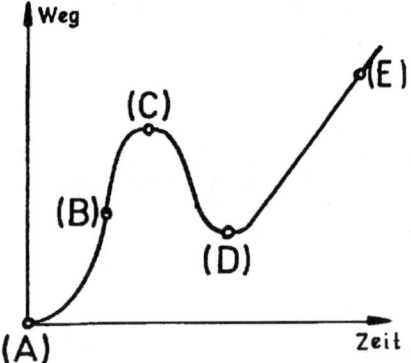

F98 **2.4** Welchen der folgenden Aussagen stimmen Sie zu?

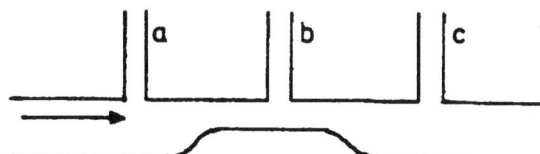

Zwischen den Steighöhen h_a, h_b und h_c in den Manometersäulen a, b und c können bei stationärer Strömung folgende Relationen auftreten:

(1) $h_a > h_b$

(2) $h_a > h_c$

(3) $h_b > h_c$

(A) nur 1

(B) nur 2

(C) nur 1 und 2

(D) nur 2 und 3

(E) 1 bis 3 (alle)

F98 **2.5** Welche Aussagen für vollständig benetzende Flüssigkeiten treffen bei gegebenem Wandmaterial zu?

Je größer die Kraft pro Länge der Berandung, desto

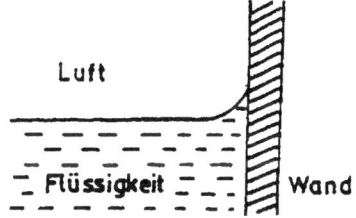

(1) größer ist die spezifische Oberflächenenergie

(2) besser ist die benetzende Wirkung

(3) höher steigt die Flüssigkeit in einer Kapillare

(A) nur 1

(B) nur 2

(C) nur 3

(D) nur 2 und 3

(E) 1 bis 3 (alle)

F98 **2.6** Ein Wagen auf einer geraden Bahn wird konstant beschleunigt (positiv oder negativ).

Welche Diagramme der Bewegung sind einzeln (d.h. unabhängig voneinander) damit vereinbar (v: Geschwindigkeit, s: Weg)?

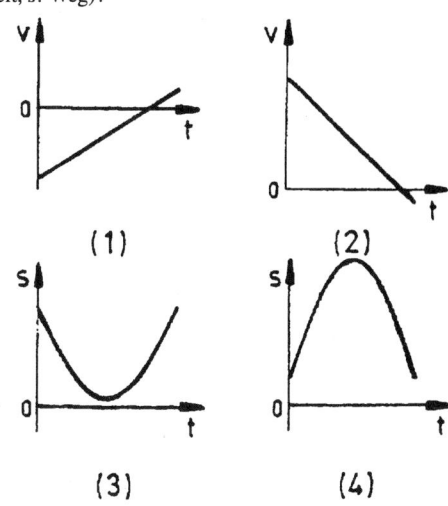

(A) nur 1

(B) nur 4

(C) nur 1 und 4

(D) nur 2 und 3

(E) 1 bis 4 (alle)

F88 **2.7** Drei Körper von je 1 kg Masse bewegen sich jeweils mit der Geschwindigkeit $v = 3 \, \text{m/s}$, wie untenstehend dargestellt. W sei die Summe der kinetischen Energien aller drei Körper.

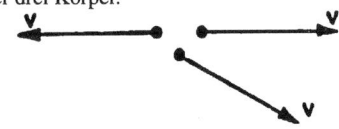

Es gilt:

(A) $W < 4{,}5 \, \text{J}$

(B) $W = 4{,}5 \, \text{J}$

(C) $4{,}5 \, \text{J} < W < 13{,}5 \, \text{J}$

(D) $W = 13{,}5 \, \text{J}$

(E) $W > 13{,}5 \, \text{J}$

2.4✓ E/C   2.5✓ E   2.6✓ E   2.7✓ D

F88 2.8   Ein Draht der Länge 3 m vom Querschnitt 1,5 mm² wird bei Belastung mit 90 N um $\Delta l = 2$ mm elastisch gedehnt. Wie groß ist sein Elastizitätsmodul?

(A) $1,8 \cdot 10^5$ N / mm²

(B) $9 \cdot 10^4$ N / mm²

(C) 1,8 N / mm²

(D) 250 N / mm²

(E) 90 N / mm²

F88 2.9   Ein Gasgemisch bestehe zu 40% (V/V) aus Helium, zu 60% aus Neon. Der Druck des Gasgemisches betrage 200 Pa.

Folglich beträgt der Partialdruck des Heliums:

(A) 5 Pa

(B) 40 Pa

(C) 80 Pa

(D) 120 Pa

(E) 200 Pa

F88 2.10   An den Enden einer um ihren Mittelpunkt drehbaren Stange werden, wie untenstehend skizziert, an zwei verschieden langen Fäden zwei gleichgroße Massen aufgehängt (Fadenmasse vernachlässigbar).

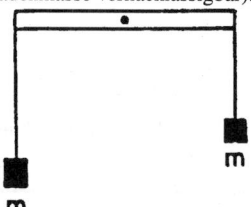

Wie dreht sich die Stange aus der skizzierten Lage nach dem Loslassen?

(A) gar nicht, die Stange bleibt in Ruhe

(B) gleichförmige Drehbewegung nach rechts (im Uhrzeigersinn)

(C) beschleunigte Drehbewegung nach rechts (im Uhrzeigersinn)

(D) gleichförmige Drehbewegung nach links (entgegen dem Uhrzeigersinn)

(E) beschleunigte Drehbewegung nach links (entgegen dem Uhrzeigersinn)

F90 2.11   Eine Straßenbahn startet an einer Haltestelle mit der konstanten Beschleunigung 0,4 m / s².

Welche Geschwindigkeit hat sie in 20 s, und welchen Weg hat sie nach dieser Zeit zurückgelegt?

Geschwindigkeit	**zurückgelegter Weg**
(A) 4 m / s	40 m
(B) 4 m / s	80 m
(C) 8 m / s	40 m
(D) 8 m / s	80 m
(E) 8 m / s	160 m

F90 2.12   Welchen Aussagen stimmen Sie zu?

Die Handkurbel einer Laborzentrifuge wird mit gleichbleibender Winkelgeschwindigkeit gedreht. An einem umlaufenden Einsatz mit Probenflüssigkeit gilt:

(1) Die Bahnbeschleunigung wird periodisch größer und kleiner.

(2) Der Betrag der Zentrifugalbeschleunigung ist konstant.

(3) Der Beschleunigungsvektor steht immer parallel zur Drehachse.

(A) nur 1

(B) nur 2

(C) nur 3

(D) nur 1 und 2

(E) nur 2 und 3

F90 2.13   Welche Aussage trifft zu?

Bei einer gleichförmigen Kreisbewegung entspricht die Winkelgeschwindigkeit dem Ausdruck:

(A) Umfangsgeschwindigkeit/Umlaufzeit

(B) Radius/Umlaufzeit

(C) Radius/Umfangsgeschwindigkeit

(D) Umfangsgeschwindigkeit/Radius

(E) Kreisfrequenz · Umlaufzeit

2.8 √ B   **2.9** √ C   **2.10** √ A   **2.11** √ D   **2.12** √ B   **2.13** √ D

F90 **2.14** Ein homogener Block der Masse m steht auf einer schiefen Ebene (Skizze). Ordnen Sie den Kraftkomponenten der auf den Block wirkenden Schwerkraft aus Liste 1 den zutreffenden Ausdruck aus Liste 2 zu!

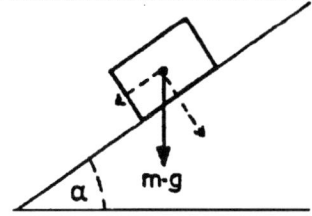

Liste 1

(1) Kraftkomponente senkrecht auf die schiefe Ebene

(2) Kraftkomponente parallel zur schiefen Ebene

Liste 2

(A) $m \cdot g \cdot \sin \alpha$

(B) $m \cdot g \cdot \cos \alpha$

(C) $m \cdot g \cdot \tan \alpha$

(D) $m \cdot g \cdot (1 - \sin \alpha)$

(E) $m \cdot g \cdot (1 - \cos \alpha)$

F88 **2.15** In der Liste 1 sind der Strömungsleitwert, den eine zähe inkompressible Newtonsche Flüssigkeit bei laminarer Durchströmung eines langen zylindrischen Rohres der Länge l erfährt, und der elektrische Leitwert eines langen homogenen zylindrischen Leiters der Länge l aufgeführt. Ordnen Sie diesen Größen die jeweils entsprechende Proportionalität aus Liste 2 zu.

Liste 1

(1) Der Strömungsleitwert ist proportional zu

(2) Der elektrische Leitwert ist proportional zu

Liste 2

(A) $1/l^2$

(B) $1/l$

(C) l

(D) l^2

(E) l^4

F88 **2.16** In welchen der aufgezählten Einheiten ist die Oberflächenspannung (spezifische Grenzflächenspannung) angebbar?

(1) N / m

(2) W / m^2

(3) J / m^2

(A) nur 1

(B) nur 2

(C) nur 3

(D) nur 1 und 3

(E) 1 bis 3 (alle)

F90 **2.17** Ein Kraftfahrzeug mit einer Gesamtmasse von 1 200 kg fährt mit einer Geschwindigkeit von 30 m / s auf einer Straße, die mit 5% Steigung (5 m auf 100 m Fahrbahnlänge) bergauf führt. Dabei steigt pro Sekunde die potentielle Energie im Schwerefeld um etwa

(A) 1,8 kJ

(B) 3,6 kJ

(C) 18 kJ

(D) 36 kJ

(E) 360 kJ

F90 **2.18** Welche der angegebenen Gleichungen beschreibt eine harmonische Schwingung?

(1) $y = \hat{y} \cdot \cos(\omega \cdot t)$

(2) $y = \hat{y} \cdot \sin(\omega \cdot t + \phi)$

(3) $y = \hat{y} \cdot \cos(\omega \cdot t + \phi)$

(4) $y = \hat{y} \cdot \cos(\omega \cdot t - \phi)$

(A) nur 1

(B) nur 2

(C) nur 1 und 2

(D) nur 2, 3 und 4

(E) 1 bis 4 (alle)

2.14✓ (1,B) (2,A)   **2.15**✓ (1,B) (2,B)   **2.16**✓ D   **2.17**✓ C   **2.18**✓ E

F90 2.19 Welches Geschwindigkeit-Zeit-Diagramm gehört zu untenstehendem Weg-Zeit-Diagramm?

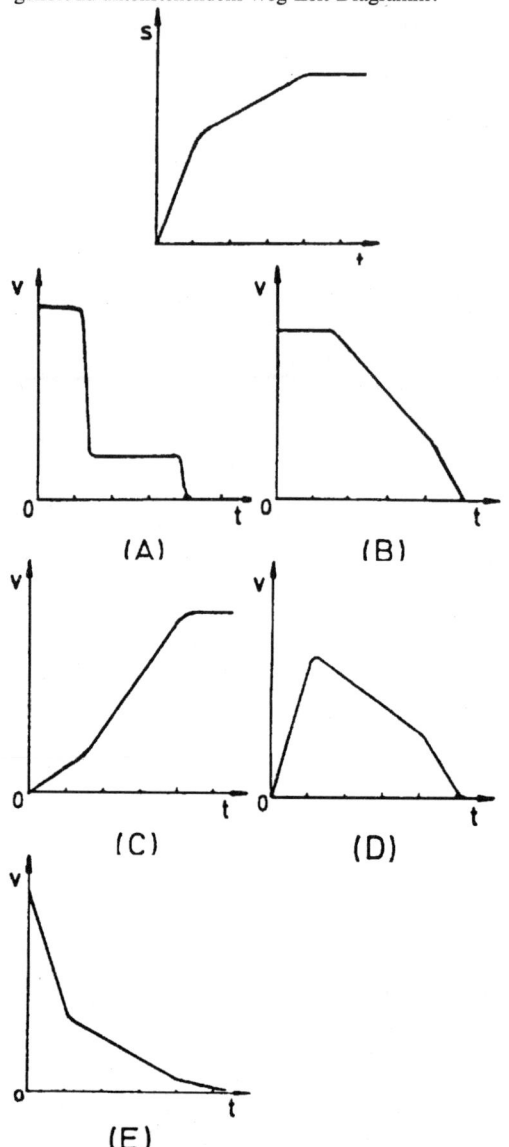

(A)

(B)

(C)

(D)

(E)

F90 2.20 Welchen der folgenden Aussagen stimmen Sie zu?

Bei Wasser, das als Newtonsche Flüssigkeit durch ein zylindrisches Rohr fließt, gilt für den Strömungswiderstand R:

    (1) R wächst mit zunehmender lichter Weite des Rohres.

    (2) R wächst proportional zur Rohrlänge.

    (3) Mit zunehmender Viskosität η wird R kleiner.

(A) nur 1

(B) nur 2

(C) nur 1 und 2

(D) nur 2 und 3

(E) 1 bis 3 (alle)

F90 2.21 Eine Druckpumpe im Keller eines Hauses pumpt Wasser mit einem Druck von 5 bar in eine Steigleitung. Wie hoch kann das Wasser höchstens steigen?

(A) 5 m

(B) 7,6 m

(C) 10 m

(D) 50 m

(E) keine Einschränkung

F91 2.22 Für welche Werte der Frequenz f sowie der Periodendauer T gelten jeweils paarweise die angegebenen Werte?

    (1) $f=8\,\text{Hz}$, $T=0{,}125\,\text{s}$

    (2) $f=20\,\text{Hz}$, $T=4\,\text{s}$

    (3) $T=4\,\text{ms}$, $f=4\,\text{kHz}$

    (4) $T=25\,\text{ms}$, $f=40\,\text{Hz}$

(A) nur 1 und 2

(B) nur 1 und 4

(C) nur 2 und 3

(D) nur 1, 2 und 4

(E) nur 2, 3 und 4

2.19√ A   2.20√ B   2.21√ D   2.22√ B

F90 **2.23** Ein harmonisches Federpendel sei auf eine bestimmte Dehnung gedehnt und werde zur Zeit $t = 0$ losgelassen.

Welche der gezeichneten zeitlichen Abhängigkeiten stellt die potentielle Energie W_p der Feder und die kinetische Energie W_k der Masse qualitativ richtig dar, wenn Reibungsverluste vernachlässigt werden?

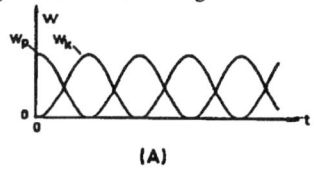

(A)

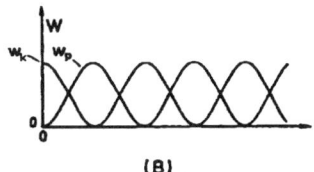

(B)

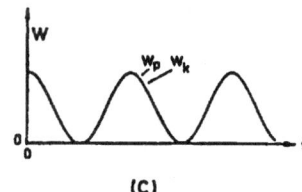

(C)

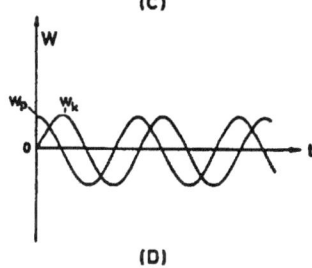

(D)

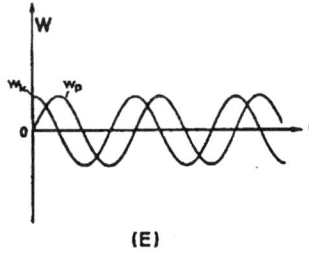

(E)

F90 **2.24** Zwei Kapillaren aus gleichem Material werden in die gleiche Flüssigkeit getaucht. Bei der ersten Kapillare stellt sich eine Steighöhe h_1 ein. Bei der zweiten Kapillare mit doppelter innerer Querschnittsfläche die Höhe h_2.

Es gilt:

(A) $h_2 = \frac{1}{4}h_1$

(B) $h_2 = \frac{1}{2}h_1$

(C) $h_2 = \frac{1}{\sqrt{2}}h_1$

(D) $h_2 = \sqrt{2}h_1$

(E) $h_2 = 2h_1$

F91 **2.25** Ein Ozeandampfer bewege sich mit der Geschwindigkeit 8 m / s über Grund. Auf dem Dampfer bewege sich mit 4 m / s ein Läufer senkrecht zu dieser Bewegungsrichtung des Schiffes.

Welcher der Pfeile A — E gibt die Richtung des Geschwindigkeitsvektors des Läufers über Grund bezüglich der Fahrtrichtung des Schiffes richtig wieder?

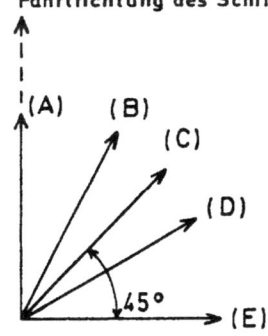

F98 **2.26** Um einen Körper reibungsfrei längs einer schiefen Ebene auf eine bestimmte Höhe zu heben, muß eine kleinere Arbeit geleistet werden, als bei senkrechtem Hochheben

weil

die Kraft, die zur reibungsfreien Bewegung eines Körpers längs einer schiefen Ebene benötigt wird, kleiner ist, als die zum senkrechten Hochheben benötigte.

Antwort	Aussage 1	Aussage 2	Verknüpfung
A	richtig	richtig	richtig
B	richtig	richtig	falsch
C	richtig	falsch	—
D	falsch	richtig	—
E	falsch	falsch	—

2.23✓ A **2.24**✓ C **2.25**✓ B **2.26**✓ D

F91 2.27 Eine Rakete fliegt ohne Antrieb im Weltraum; es sollen keine äußeren Kräfte wirken. Während einer Zeitspanne τ wird eine Steuerungsdüse eingeschaltet, die eine schwache konstante Kraft in Flugrichtung der Rakete bewirkt.

Welches Diagramm beschreibt die Geschwindigkeit v der Rakete am besten?

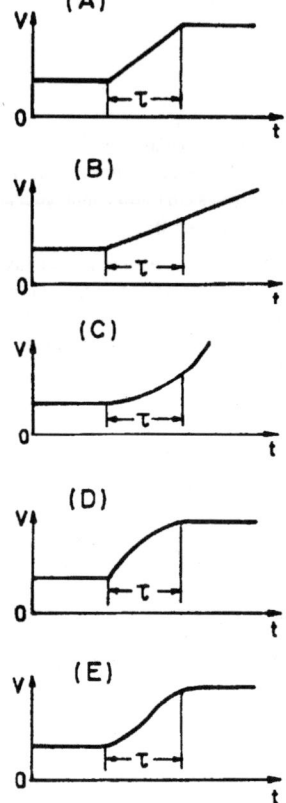

F91 2.28 Auf welchen Teil oder welches Vielfache des ursprünglichen Wertes ändert sich die Zentrifugalkraft am äußeren Rand eines Zentrifugenrotors bei Verdoppelung der Drehzahl?

Auf:

(A) ein Viertel

(B) die Hälfte

(C) das Wurzel-Zwei-fache

(D) das Doppelte

(E) das Vierfache

F90 2.29 Kleine gleichartige Kunststoffkugeln (Dichte $\rho = 1,2\,\mathrm{g/cm^3}$) durchlaufen bei der Sedimentation eine bestimmte Sinkstrecke im Wasser ($\rho = 1,0\,\mathrm{g/cm^3}$) in 5 Minuten.

Welche Zeit benötigen sie ungefähr in einer Flüssigkeit gleicher Viskosität und der Dichte $\rho = 0,8\,\mathrm{g/cm^3}$ für die gleiche Sinkstrecke?

(A) 10 min

(B) 6 min

(C) 4 min

(D) 2,5 min

(E) 1,8 min

F91 2.30 In einem auf beiden Seiten offenen, in Luft in senkrechter Lage befindlichen U-Rohr befinden sich Quecksilber (Dichte etwa $13,6\,\mathrm{g/cm}$) und Wasser (vgl. Skizze). Für die Höhen h_1, h_2 sowie h_3 gilt dann etwa (Grenzflächeneffekte seien vernachlässigbar):

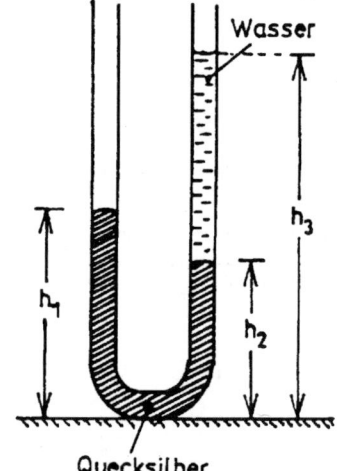

(A) $\frac{h_3 - h_2}{h_1 - h_2} = 13,6$

(B) $\frac{h_3 - h_2 - 0,76\mathrm{m}}{h_1 - h_2} = 13,6$

(C) $\frac{h_1}{h_3} = 13,6$

(D) $\frac{h_2}{h_1} = 12,6$

(E) $\frac{h_3 - h_1}{h_1 - h_2} = 12,6$

F91 2.31 Welche der folgenden Aussagen sind in den Newtonschen Axiomen enthalten?

2.27 ✓ A   2.28 ✓ E   2.29 ✓ D   2.30 ✓ A

(1) Geht von einem Körper A eine Wirkung aus, die zur Anziehung eines Körpers B führt, so übt auch der Körper B auf den Körper A eine anziehende Kraft aus.

(2) Eine Masse, auf die keine äußere Kraft wirkt, bleibt im Zustand der Ruhe oder der gleichförmig beschleunigten Bewegung.

(3) Wirken auf einen Körper mehrere Kräfte, so erfährt er eine Beschleunigung stets in Richtung der größten angreifenden Kraft.

(A) nur 1

(B) nur 2

(C) nur 1 und 2

(D) nur 2 und 3

(E) 1 bis 3 (alle)

(1) Teilchen mit $\rho_t < \rho_f$ steigen zur Flüssigkeitsoberfläche auf.

(2) Teilchen gleicher Größe sinken umso rascher zu Boden, je größer die Differenz $\rho_t - \rho_f$ ist.

(3) Teilchen gleicher Dichte ($\rho_t > \rho_f$) sinken umso rascher zu Boden, je größer die Teilchen sind.

(A) nur 2

(B) nur 3

(C) nur 1 und 3

(D) nur 2 und 3

(E) 1 bis 3 (alle)

F91 **2.32** Ein Kraftfahrzeug fahre geradlinig mit konstanter Geschwindigkeit eine schiefe Ebene hinauf. Die Geschwindigkeit werde dann verdoppelt. Bitte ordnen Sie den Aussagen in Liste 1 die zutreffende Aussage in Liste 2 zu! (Reibungseinflüsse sind zu vernachlässigen)

Liste 1

(1) Die Leistung des Kraftfahrzeugs ist dann

(2) Die Arbeit, die das Kraftfahrzeug zur Überwindung eines bestimmten Höhenunterschiedes auf der schiefen Ebene aufwendet, ist dann

Liste 2

(A) viermal so groß wie vorher

(B) doppelt so groß wie vorher

(C) unverändert

(D) halb so groß wie vorher

(E) ein Viertel so groß wie vorher

F91 **2.33** Welche der folgenden Aussagen treffen zu?

Man betrachte im Schwerefeld die Sedimentation kleiner Teilchen der Dichte ρ_t, die in einer Flüssigkeit der Dichte ρ_f aufgeschlämmt sind.

F91 **2.34** Eine Saugpumpe hoher Saugleistung saugt Quecksilber (Dichte $\rho = 13,6 \frac{g}{cm^3}$) aus einem offenen Gefäß an. Bis zu welcher Höhe h steigt das Quecksilber höchstens?

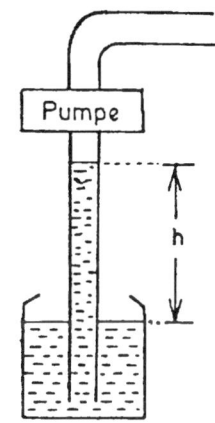

(A) es steigt überhaupt nicht

(B) ca. 0,76 m

(C) 10 m

(D) 13,6 m

(E) es steigt beliebig hoch

2.31✓ A   **2.32**✓ (1,B) (2,C)   **2.33**✓ E   **2.34**✓ B

F91 **2.35** Um einen Körper reibungsfrei längs einer schiefen Ebene auf eine bestimmte Höhe zu heben, muß die gleiche Arbeit geleistet werden wie bei senkrechtem Hochheben,

weil

die Kraft, die zum gleichförmigen reibungsfreien Hochschieben eines Körpers längs einer schiefen Ebene benötigt wird zwar kleiner ist als die zum senkrechten Hochheben benötigte Kraft, dafür aber die zurückzulegende Strecke entsprechend länger wird, so daß das Produkt Kraft · Weg in beiden Fällen das gleiche ist.

Antwort	Aussage 1	Aussage 2	Verknüpfung
A	richtig	richtig	richtig
B	richtig	richtig	falsch
C	richtig	falsch	—
D	falsch	richtig	—
E	falsch	falsch	—

F92 **2.36** Ein Wagen wird von einer Zugmaschine mit der (nicht konstanten) Kraft F über eine Landstraße von S_1 noch S_2 gezogen. Im Kraft-Weg-Diagramm ergibt sich ein Verlauf von a nach b (fett ausgezogene Kurve). Welche Strecke bzw. Fläche im Diagramm repräsentiert die geleistete Arbeit?

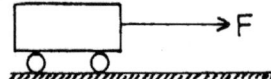

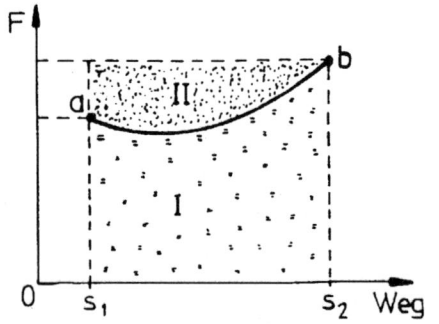

(A) Strecken S_1, S_2

(B) Bogenlänge ab

(C) Fläche I

(D) Fläche $I + II$

(E) Fläche $I - II$

F91 **2.37** Zwischen zwei zunächst ruhenden Wagen der Massen m und $2m$ befinde sich eine gespannte Feder vernachlässigbarer Masse. Nach der vollständigen Entspannung der Feder gilt für die Impulse der beiden reibungsfrei auseinander laufenden Wagen

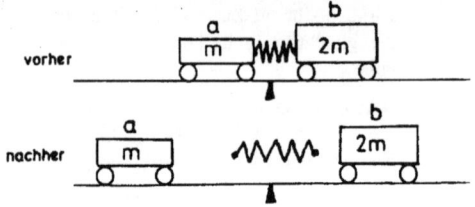

(A) $\vec{p}_a + \vec{p}_b = 0$

(B) $\vec{p}_a + 2\vec{p}_b = 0$

(C) $2\vec{p}_a + \vec{p}_b = 0$

(D) $\vec{p}_a - \vec{p}_b = 0$

(E) $\vec{p}_a - 2\vec{p}_b = 0$

F91 **2.38** In einer Flüssigkeit der Dichte $\rho = 0,9\,\mathrm{g/cm^3}$ ist ein Körper mit dem Volumen $30\,\mathrm{cm^3}$ ganz untergetaucht. Dabei erfährt er etwa folgende Auftriebskraft:

(A) $0,27\,\mathrm{N}$

(B) $2,7\,\mathrm{N}$

(C) $3\,\mathrm{N}$

(D) $27\,\mathrm{N}$

(E) $30\,\mathrm{N}$

F91 **2.39** Zwei zylindrische Kapillaren übereinstimmender Länge werden bei gleicher Druckdifferenz von einer inkompressiblen Flüssigkeit bei Newtonschem Fließverhalten durchströmt.

Ihre Radien verhalten sich wie $1 : \sqrt{2}$. Die Strömungswiderstände sich demnach wie

(A) $1 : 1$

(B) $\sqrt{2} : 1$

(C) $2 : 1$

(D) $4 : 1$

(E) $16 : 1$

2.35✓ A   2.36✓ C   2.37✓ A   2.38✓ A   2.39✓ D

F91 **2.40** Welchen der folgenden Aussagen stimmen Sie zu?

   (1) Eine Flüssigkeit, die eine Festkörperoberfläche nicht benetzt, weist keine Oberflächenspannung auf.

   (2) Wird eine Festkörperoberfläche von einer Flüssigkeit vollständig benetzt, so ist deren Adhäsion größer als die Kohäsion.

   (3) Bei frei fallenden Flüssigkeitstropfen tritt keine Kohäsion auf.

(A) nur 1

(B) nur 2

(C) nur 3

(D) nur 1 und 2

(E) nur 2 und 3

F91 **2.41** Welchen der folgenden Aussagen stimmen Sie zu?

An einem Stalagmometer (Tropfenzähler) gilt:

   (1) Starke Schräglage ergibt mehr Tropfen je ml Flüssigkeit.

   (2) Waschmittelzusatz in wäßrigen Flüssigkeiten ergibt weniger Tropfen je ml Flüssigkeit.

   (3) Abnehmende Oberflächenspannung (z.B. infolge wachsender Temperatur) ergibt mehr Tropfen je ml Flüssigkeit.

(A) nur 1

(B) nur 1 und 2

(C) nur 1 und 3

(D) nur 2 und 3

(E) 1 bis 3 alle

F93 **2.42** Welche Aussage trifft **nicht** zu?

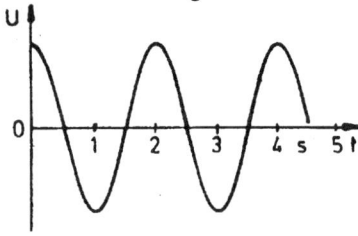

Der Positionssensor eines Rührgerätes liefert die dargestellte elektrische Spannung U.

(A) die Amplitude ist konstant

(B) der Verlauf ist harmonisch

(C) die Frequenz beträgt 2 Hz

(D) die Kreisfrequenz beträgt $3{,}14\,\mathrm{s}^{-1}$

(E) die Periodendauer beträgt 2 s

H88 **2.43** Eine Kugel der Dichte $5\,\mathrm{g/cm^3}$ wird zur Zeit $t = 0$ in ruhendem Wasser aus der Ruhe losgelassen. In welchem der folgenden Diagramme wird die Geschwindigkeit v bzw. die Beschleunigung a der Kugel in Abhängigkeit von der Zeit t richtig wiedergegeben?

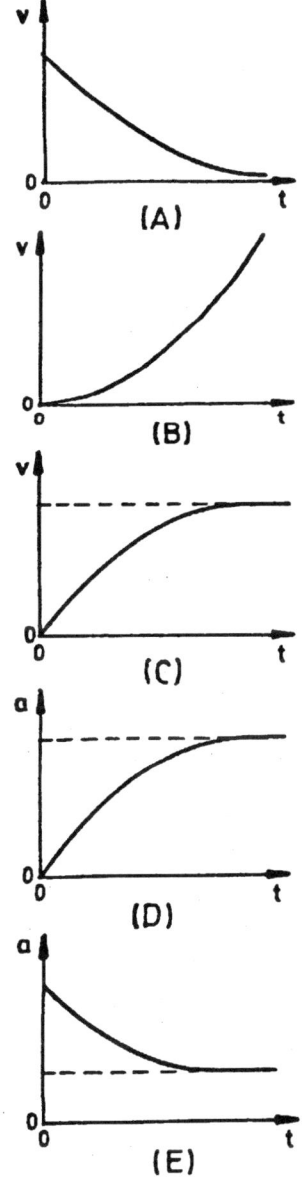

2.40✓ B   **2.41**✓ C   **2.42**✓ C   **2.43**✓ C

F92 **2.44** Ein Körper, der auf dem Mond aus der Ruhelage fällt, legt in 2 Sekunden einen Weg von etwa 3 Metern zurück.

Wie groß ist demnach die Fallbeschleunigung auf dem Mond ungefähr?

(A) $0.75\,\mathrm{m/s^2}$

(B) $1.5\,\mathrm{m/s^2}$

(C) $3\,\mathrm{m/s^2}$

(D) $6\,\mathrm{m/s^2}$

(E) aus den gemachten Angaben nicht zu berechnen

F92 **2.45** Welche Antwort trifft zu?

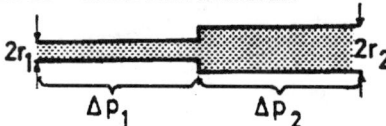

Zwei Rohre gleicher Länge sind hintereinander geschaltet (s. Skizze). Die Radien der Rohre verhalten sich wie $r_1 : r_2 = 1 : 2$. Durch die Rohre wird Wasser gepumpt.

In welchem Verhältnis stehen auf Grund des Hagen-Poiseuilleschen Gesetzes die Druckdifferenzen Δp_1 und Δp_2 zueinander?

(A) $\Delta p_1 : \Delta p_2 = 16 : 1$

(B) $\Delta p_1 : \Delta p_2 = 8 : 1$

(C) $\Delta p_1 : \Delta p_2 = 4 : 1$

(D) $\Delta p_1 : \Delta p_2 = 1 : 4$

(E) $\Delta p_1 : \Delta p_2 = 1 : 16$

F92 **2.46** Der Strömungswiderstand eines langen zylindrischen Rohres der Länge l, das von einer zähen inkompressiblen Newtonschen Flüssigkeit laminar durchflossen wird, ist proportional zu

(A) l^4

(B) l^2

(C) l

(D) $1/l$

(E) $1/l^4$

F92 **2.47** Zwischen einem U-förmig gebogenen Draht und einem verschiebbaren Drahtbügel ist eine Flüssigkeitslamelle aufgespannt. Die Oberflächenspannung der Flüssigkeit sei σ.

Wie groß muß die Kraft F sein, die benötigt wird, um den Bügel der Länge b in seiner Lage zu behalten?

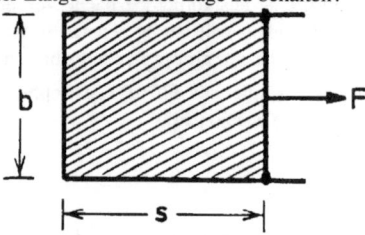

(A) $F = \sigma/(2 \cdot s)$

(B) $F = 2 \cdot b \cdot \sigma$

(C) $F = 2 \cdot s \cdot \sigma$

(D) $F = \sigma/(2 \cdot b)$

(E) $F = \sigma \cdot s/(2 \cdot b)$

F93 **2.48** Ein Federpendel schwinge ungedämpft um seine Ruhelage (siehe Zeichnung).

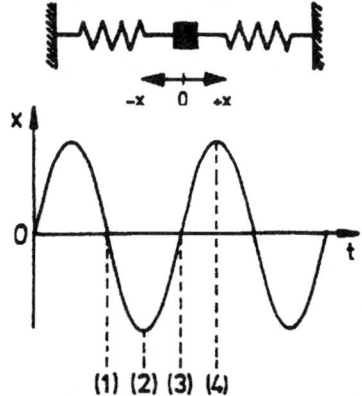

In welchen der mit (1) bis (4) gekennzeichneten Punkte liegt die Schwingungsenergie vollständig als kinetische Energie vor?

(A) nur 3

(B) nur 4

(C) nur 1 und 3

(D) nur 2 und 4

(E) 1 bis 4 (alle)

2.44 √ B   2.45 √ A   2.46 √ C   2.47 √ B   2.48 √ C

F93 **2.49** Die Grundfrequenz des dargestellten periodischen Vorgangs errechnet sich zu

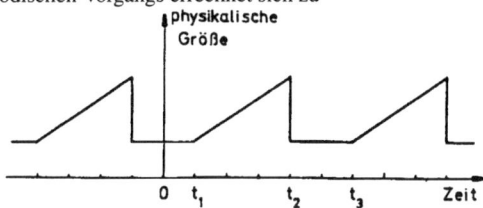

(A) $1/t_3$

(B) $1/t_2$

(C) $1/(t_2-t_1)$

(D) $1/(t_3-t_2)$

(E) $1/(t_3-t_1)$

F92 **2.50** Wenn eine inkompressible Flüssigkeit durch ein Rohr strömt, dessen Querschnitt sich an einer bestimmten Stelle verengt, so nimmt dort die mittlere Strömungsgeschwindigkeit ab,

weil

bei einer unverzweigten stationären Strömung einer inkompressiblen Flüssigkeit durch einen kleineren Querschnitt ein kleineres Volumen pro Zeiteinheit hindurchtritt.

Antwort	Aussage 1	Aussage 2	Verknüpfung
A	richtig	richtig	richtig
B	richtig	richtig	falsch
C	richtig	falsch	—
D	falsch	richtig	—
E	falsch	falsch	—

F93 **2.51** Ein Wagen, der mit der Geschwindigkeit 5 m/s fährt, wird in 2 Sekunden gleichmäßig bis zum Stillstand gebremst.

Wie groß ist in dieser Zeit seine Beschleunigung?

(A) $-10\,\mathrm{m/s^2}$

(B) $-2{,}5\,\mathrm{m/s^2}$

(C) $-2\,\mathrm{m/s^2}$

(D) $-0{,}4\,\mathrm{m/s^2}$

(E) Keiner der angegebenen Werte trifft annähernd zu.

F93 **2.52** Aus untenstehend skizziertem Stalagmometer (Tropfenzähler) tropfen nacheinander zwei Flüssigkeiten A (Dichte 1 g/cm³, Volumen eines Tropfens 0,08 ml) und B (Dichte 0,5 g/cm³, Volumen eines Tropfens 0,04 ml).

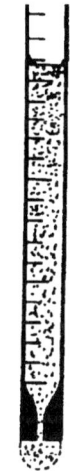

Wie verhalten sich die Oberflächenspannungen σ ungefähr zueinander?

(A) $\sigma_A/\sigma_B = 4$

(B) $\sigma_A/\sigma_B = 2$

(C) $\sigma_A/\sigma_B = 1$

(D) $\sigma_A/\sigma_B = 1/2$

(E) $\sigma_A/\sigma_B = 1/4$

F93 **2.53** Welche der folgenden Aussagen treffen zu?

Ein Aräometer der Masse 9 g hat ein Gesamtvolumen von 10 cm³ von dem 1 cm³ als Hals mit der Meßskala ausgebildet ist. Das Gerät ist geeignet zur Messung der Dichte folgender Proben:

    (1) Toluol (0,87 g/cm³)

    (2) Olivenöl (0,92 g/cm³)

    (3) Essigsäure (1,05 g/cm³)

(A) nur 1

(B) nur 2

(C) nur 3

(D) nur 1 und 2

(E) nur 2 und 3

2.49✓ E   2.50✓ E   2.51✓ B   2.52✓ A   2.53✓ B

F93 2.54   Zwei Sportler starten gleichzeitig am Ausgangspunkt und bewegen sich in entgegengesetzter Richtung jeweils geradlinig so auseinander, daß in 10 s der eine 80 m und der andere 60 m zurücklegt.

Mit welcher Geschwindigkeit bewegen sich die Personen auseinander?

(A) $2 \, \text{m} / \text{s}$

(B) $10 \, \text{m} / \text{s}$

(C) $14 \, \text{m} / \text{s}$

(D) $20 \, \text{m} / \text{s}$

(E) $140 \, \text{m} / \text{s}$

F93 2.55   Eine Metallstange der Länge 1 m vom Querschnitt $1 \, \text{cm}^2$ wird bei Belastung mit 20 000 N um 2 mm elastisch gedehnt.

Wie groß ist der Elastizitätsmodul?

(A) $5 \cdot 10^4 \, \text{N} / \text{cm}^2$

(B) $5 \cdot 10^5 \, \text{N} / \text{cm}^2$

(C) $1 \cdot 10^6 \, \text{N} / \text{cm}^2$

(D) $5 \cdot 10^6 \, \text{N} / \text{cm}^2$

(E) $1 \cdot 10^7 \, \text{N} / \text{cm}^2$

F93 2.56   Eine Pumpe fördert pro Sekunde 20 l Wasser 15 m hoch. Die dabei aufzubringende Hubleistung beträgt etwa

(A) 150 W

(B) 300 W

(C) 600 W

(D) 1 500 W

(E) 3 000 W

F93 2.57   Luft enthalte auf das Volumen bezogen, 78 % N_2, 21 % O_2 und 1 % Edelgase. Wie groß ist dann unter Normalbedingungen der Partialdruck der Edelgase etwa?

(A) 0,01 Pa

(B) 1 Pa

(C) 100 Pa

(D) 1 kPa

(E) 100 kPa

F93 2.58   Eine Rohrleitung mit kreisförmigem Querschnitt verbindet zwei Behälter. Für eine vorliegende inkompressible Newtonsche Flüssigkeit hat sie den Strömungswiderstand R. Welcher Gesamt-Strömungswiderstand ergibt sich, wenn noch eine zweite gleiche Leitung parallel dazu angeschlossen wird?

(A) $4R$

(B) $2R$

(C) R

(D) $R/2$

(E) $R/4$

F93 2.59   In einer Flüssigkeit der Viskosität η und der Dichte ρ_f sinkt eine Kugel der Dichte ρ_k mit konstanter Geschwindigkeit v.

Nach dem Stokesschen Gesetz gilt:

(A) $v \sim \eta (\rho_k + \rho_f)$

(B) $v \sim \eta (\rho_k - \rho_f)$

(C) $v \sim \frac{1}{\eta} (\rho_k + \rho_f)$

(D) $v \sim \frac{1}{\eta} (\rho_k - \rho_f)$

(E) $v \sim \frac{1}{\eta} \cdot \frac{\rho_k}{\rho_f}$

F93 2.60   Bei einem Molekül wird in einer OH-Gruppe das Wasserstoffatom durch Tritium (dreifache H-Masse) ersetzt.

Wie groß ist jetzt die auftretende Infrarot-Schwingungsfrequenz etwa (ursprünglicher Wert f_H)

(A) $3 f_H$

(B) $\sqrt{3} f_H$

(C) $f_H / \sqrt{3}$

(D) $f_H / 3$

(E) $f_H / 9$

2.54 $\checkmark$ C   2.55 $\checkmark$ E   2.56 $\checkmark$ E   2.57 $\checkmark$ D   2.58 $\checkmark$ D   2.59 $\checkmark$ D   2.60 $\checkmark$ C

F93 **2.61** Welche Aussage trifft **nicht** zu?

Die Kontinuitätsgleichung für Fluide

(A) besagt, daß bei einer inkompressiblen Flüssigkeit in einem durchströmten Rohr von veränderlichem Radius die mittlere Strömungsgeschwindigkeit zunimmt, wenn der Radius abnimmt

(B) gilt nur für Strömungskanäle mit kreisförmigem Querschnitt

(C) ist anwendbar auf ideal viskose (newtonsche) Flüssigkeiten

(D) ist anwendbar auf ideale (reibungsfreie) Fluide, für die die Bernoullische Beziehung gilt

(E) ist auf Gase anwendbar, sofern deren Dichte konstant bleibt

F93 **2.62** Die Oberflächenspannung von Wasser wird durch Zusatz von oberflächenaktiven Stoffen (Waschmitteln) erhöht,

weil

die Oberflächenspannung von Flüssigkeiten proportional zu deren Dichte ist.

Antwort	Aussage 1	Aussage 2	Verknüpfung
A	richtig	richtig	richtig
B	richtig	richtig	falsch
C	richtig	falsch	—
D	falsch	richtig	—
E	falsch	falsch	—

F93 **2.63** Welche der folgenden Aussagen treffen zu?

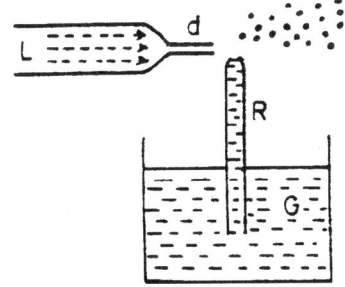

Notwendige Bedingung dafür, daß die Flüssigkeit aus dem offenen Gefäß G im Röhrchen R hochsteigt und vernebelt wird, ist, daß

(1) in der Flüssigkeit mindestens ein Salz gelöst ist

(2) ein genügend starker Luftstrom L die Düse d durchsetzt

(3) die Temperatur des Luftstroms mindestens 30°C unter jener der Flüssigkeit liegt

(A) nur 1

(B) nur 2

(C) nur 1 und 2

(D) nur 1 und 3

(E) nur 2 und 3

F94 **2.64** Eine Flüssigkeit strömt laminar durch das skizzierte Rohr

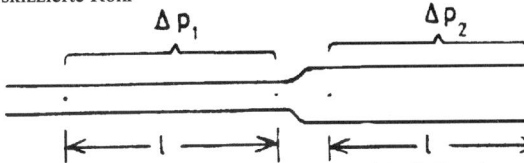

An den Meßstrecken der Länge l ergeben sich die Druckdifferenzen Δp_1 und Δp_2. Es gilt

(A) $\Delta p_1 > \Delta p_2$

(B) $\Delta p_1 < \Delta p_2$

(C) $\Delta p_1 = \Delta p_2 \neq 0$

(D) $\Delta p_1 = \Delta p_2 = 0$

(E) Eine Angabe über Δp_1 und Δp_2 ist nicht möglich.

F94 **2.65** An einer um ihren Endpunkt drehbar gelagerten Stange der Länge l greift eine Kraft $\vec{F}$ an wie untenstehend dargestellt.

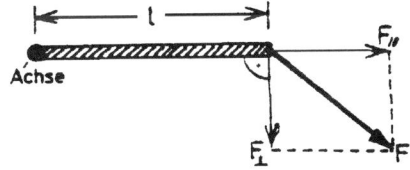

Wie groß ist der Betrag des auf die Stange wirkenden Drehmoments?

(A) $\vec{F} \cdot l$

(B) $\vec{F}_\perp \cdot l$

(C) $\vec{F}_\parallel \cdot l$

(D) $\vec{F} \cdot l^2$

(E) $\vec{F}_\perp \cdot l^2$

2.61 ✓ E   **2.62** ✓ E   **2.63** ✓ B   **2.64** ✓ A   **2.65** ✓ B

F94 2.66 Wenn eine Masse m auf einer Kreisbahn mit dem Radius r und der Bahngeschwindigkeit v umläuft, läßt sich die Zentrifugalkraft ausdrücken mit:

(A) $m \cdot v \cdot r$

(B) $m \cdot v / r$

(C) $m \cdot r^2 / v$

(D) $m \cdot v / r^2$

(E) $m \cdot v^2 / r$

F94 2.67 Welche Auftriebskraft erfährt ungefähr ein voll eingetauchter Körper von $50\,\mathrm{cm}^3$ Volumen und der Dichte $3\,\mathrm{g}/\mathrm{cm}^3$ in Wasser der Dichte $1\,\mathrm{g}/\mathrm{cm}^3$?

(A) 0,5 N

(B) 1,5 N

(C) 1,67 N

(D) 2,5 N

(E) 5 N

F94 2.68 In einer Stahlflasche befindet sich Luft. Die Partialdrücke seien zunächst beim Sauerstoff $p_O = 15$ bar und für den Stickstoff $p_N = 60$ bar.

Der Gesamtdruck wird auf 25 bar erniedrigt. Der Stickstoffpartialdruck ändert sich dadurch auf

(A) 4 bar

(B) 5 bar

(C) 20 bar

(D) 35 bar

(E) 40 bar

F94 2.69 Ein Flugzeug werde beim Start auf der Startbahn aus dem Stand mit der Beschleunigung $1,6\,\mathrm{m}/\mathrm{s}^2$ gleichmäßig beschleunigt.

Welche Geschwindigkeit hat die Maschine nach 50 s erreicht und welchen Weg hat sie dann zurückgelegt?

	Geschwindigkeit	**zurückgelegter Weg**
(A)	80 m / s	1 000 m
(B)	80 m / s	2 000 m
(C)	80 m / s	4 000 m
(D)	40 m / s	1 000 m
(E)	40 m / s	2 000 m

F94 2.70 Eine Newtonsche Flüssigkeit ströme laminar durch eine zylindrische Leitung mit dem Volumenstrom (früher: Stromstärke) $\dot{V}_1$.

Durch Temperaturerhöhung sinke die Viskosität der Flüssigkeit auf 2/3 ihres ursprünglichen Wertes bei weiterhin laminarer Strömung.

Wie groß ist nunmehr der Volumenstrom $\dot{V}_2$ bei gleicher Druckdifferenz zwischen den Enden der Leitung?

(A) $\dot{V}_2 = \frac{9}{4}\,\dot{V}_1$

(B) $\dot{V}_2 = \frac{3}{2}\,\dot{V}_1$

(C) $\dot{V}_2 = \frac{2}{3}\,\dot{V}_1$

(D) $\dot{V}_2 = \frac{4}{9}\,\dot{V}_1$

(E) $\dot{V}_2 = \frac{1}{3}\,\dot{V}_1$

F94 2.71 Eine Flüssigkeitslamelle, die in einem U-förmigen Draht mit verschiebbarem Bügel aufgespannt ist, wird wie dargestellt von 0 auf a gedehnt.

Wie hängen die Oberflächenenergie W und die Länge a zusammen?

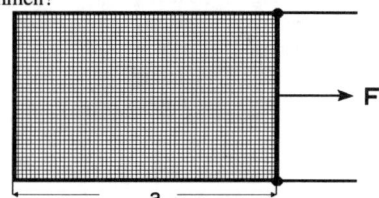

(A) gar nicht

(B) $W \sim a$

(C) $W \sim a^2$

(D) $W \sim \sqrt{a}$

(E) $W \sim 1/a$

F94 2.72 Wie groß ist die Frequenz der Wechselspannung, die vom Oszilloskop bei der angegebenen Zeitablenkung aufgezeichnet wird?

2.66 √ E   2.67 √ A   2.68 √ C   2.69 √ B   2.70 √ B   2.71 √ B

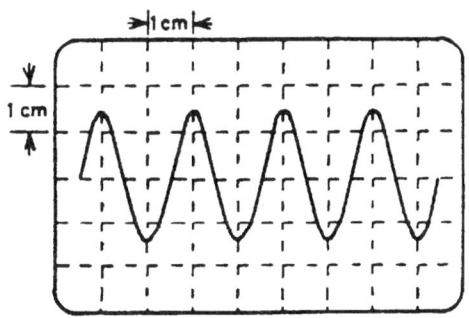

Horizontalablenkung
ms/cm

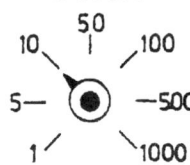

(A) 10 Hz

(B) 10 ms/cm

(C) 25 Hz

(D) 20 ms/cm

(E) 50 Hz

H88 **2.73** Ein Faß der Masse 20 kg rollt eine schiefe Ebene von 3 m Höhe herab, wie untenstehend dargestellt (Reibung werde vernachlässigt).

Wie groß ist ungefähr seine dabei gewonnene Bewegungsenergie W?

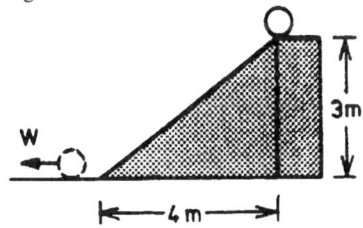

(A) 600 N m

(B) 800 N m

(C) 1 000 N m

(D) 1 400 N m

(E) Keiner der vorstehenden Werte trifft zu.

F94 **2.74** Ordnen Sie den in Liste 1 beschriebenen Fällen die jeweils benötigte Arbeit aus Liste 2 zu (F = Kraft)!

Liste 1

(1) Dehnung eines elastischen Fadens um $\Delta l = 5$ cm gemäß beistehendem Diagramm

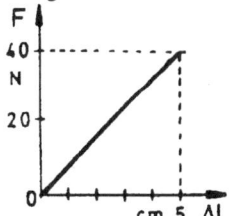

(2) Anhebung einer Last um $\Delta l = 5$ cm gemäß beistehendem Diagramm

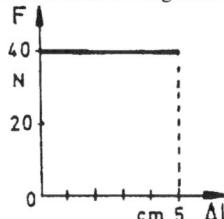

(A) 8 N · cm

(B) 16 N · cm

(C) 50 N · cm

(D) 100 N · cm

(E) 200 N · cm

F94 **2.75** Bei einer Flüssigkeit, die ein festes Material (Wand) nicht benetzt, gilt stets:

(A) Es gibt überhaupt keine Wechselwirkung zwischen den Teilchen der Flüssigkeit und der Wand.

(B) Die Adhäsion an die Wand ist gleich der Kohäsion innerhalb der Flüssigkeit.

(C) Die Adhäsion zwischen Flüssigkeit und Wand ist wesentlich größer als die Kohäsion innerhalb der Flüssigkeit.

(D) Die Kohäsion innerhalb der Flüssigkeit überwiegt die Adhäsion bei weitem.

(E) Die Dichte der Flüssigkeit ist geringer als jene der Wand.

2.72 ✓ E   2.73 ✓ A   2.74 ✓ (1,D) (2,E)   2.75 ✓ D

H88 **2.76** Welche der folgenden Beziehungen zwischen Impuls, Masse und Geschwindigkeit trifft zu (Pfeil über der Größe bedeutet: Vektor)?

(A) $\vec{p} = \vec{m} \cdot v$

(B) $\vec{p} = m \cdot \vec{v}$

(C) $\vec{p} = \vec{m} \cdot \vec{v}$

(D) $p = \vec{m} \cdot \vec{v}$

(E) $\vec{p} = \vec{m} \times \vec{v}$

F94 **2.77** Welche Aussagen über schwingende Federpendel treffen zu?

(1) Die Schwingungsenergie pendelt periodisch zwischen den Formen kinetischer Energie — potentieller Energie hin und her.

(2) Die Schwingungsfrequenz f ist der Kehrwert der Periodendauer T:

$$f = \frac{1}{T}$$

(3) Die Schwingungsfrequenz nimmt ab, wenn die Masse an der Feder vergrößert wird.

(A) nur 1

(B) nur 1 und 2

(C) nur 1 und 3

(D) nur 2 und 3

(E) 1 bis 3 (alle)

H88 **2.78** Welche Aussage trifft zu?

Beim freien (reibungslosen) Fall aus der Ruhelage eines Körpers der Masse m steigt die Geschwindigkeit mit der Fallzeit t proportional zu

(A) $\sqrt{t}$

(B) t

(C) $t \cdot m$

(D) t^2

(E) $t^2 \cdot m$

F94 **2.79** Welche der folgenden Aussagen treffen zu?

(1) Meßwerte für die Dichte lassen sich darstellen mit der Einheit kg/m^3.

(2) Relative Dichten sind darstellbar in mol/l.

(3) Die mittlere Dichte eines einheitlichen Pulvers (Haufwerk) ist größer als die Dichte der einzelnen Pulverteilchen.

(A) nur 1

(B) nur 2

(C) nur 1 und 2

(D) nur 2 und 3

(E) 1 bis 3 (alle)

H88 **2.80** An einer (zunächst in Ruhe befindlichen) drehbaren Stange greifen zwei Kräfte an wie gezeichnet.

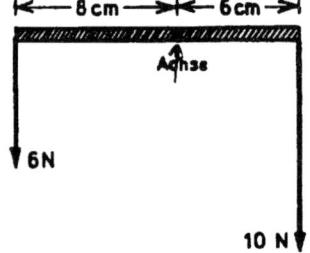

Wie groß ist das wirkende Drehmoment, und welche Drehung bewirkt es?

(A) $12\,N \cdot cm$ entgegen dem Uhrzeigersinn

(B) $12\,N \cdot cm$ im Uhrzeigersinn

(C) $108\,N \cdot cm$ entgegen dem Uhrzeigersinn

(D) $108\,N \cdot cm$ im Uhrzeigersinn

(E)   0   keine

H88 **2.81** In einem Wasserbecken schwimme ein Kahn, in dem sich ein Mann, ein großer schwimmfähiger Holzbalken und ein schwerer Stein befinden. Der Mann werfe entweder den Holzbalken oder den Stein ins Wasser.

Welche der folgenden Aussagen über die Höhe des Wasserspiegels im Becken treffen zu?

Nach dem Hineinwerfen

(1) des Holzbalkens bleibt er unverändert

(2) des Holzbalkens steigt er

2.76✓ B   2.77✓ E   2.78✓ B   2.79✓ A   2.80✓ B

(3) des Steines sinkt er

(4) des Steines bleibt er unverändert

(5) des Steines steigt er

(A) nur 4

(B) nur 5

(C) nur 1 und 3

(D) nur 1 und 4

(E) nur 2 und 5

H88 **2.82** Mit einer Mohrschen Waage (siehe untenstehende Skizze) kann **direkt** bestimmt werden:

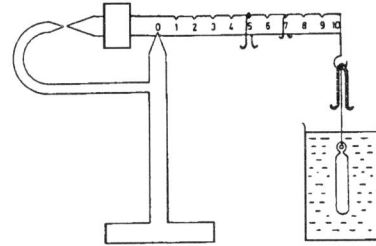

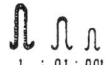

1 : 0,1 : 0,01

(A) der Volumenausdehnungskoeffizient des Eintauchkörpers

(B) der lineare Ausdehnungskoeffizient der Flüssigkeit

(C) die Dichte der Flüssigkeit

(D) die molare Masse des Eintauchkörpers

(E) die molare Masse der Flüssigkeit

H88 **2.83** Eine **ideal reibungsfreie** Flüssigkeit ströme laminar durch ein Rohr mit variablem Querschnitt. Die Manometer 1, 2, 3 zeigen die Werte des statischen Drucks p_1, p_2, p_3 an.

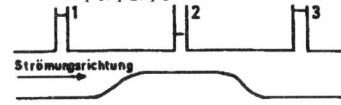

Welche Relation zwischen den angezeigten Drücken trifft zu?

(1) $p_1 < p_2$

(2) $p_1 = p_3$

(3) $p_1 < p_3$

(4) $p_2 > p_3$

(A) nur 2

(B) nur 1 und 2

(C) nur 1 und 3

(D) nur 2 und 4

(E) nur 3 und 4

H88 **2.84** Ein Körper taucht zunächst vollständig in eine Flüssigkeit ein. Welche der folgenden Bedingungen müssen erfüllt sein, damit der Körper nach dem Herausziehen von der Flüssigkeit benetzt ist?

(1) Kohäsionskräfte sind kleiner als Adhäsionskräfte.

(2) Kohäsionskräfte sind größer als Adhäsionskräfte.

(3) Die Dichte des Festkörpers ist größer als die der Flüssigkeit.

(A) nur 1

(B) nur 2

(D) nur 3

(D) nur 1 und 3

(E) nur 2 und 3

H88 **2.85** Welche Aussagen über die Viskosität von Flüssigkeiten treffen zu?

(1) Bei (inkompressiblen) Newtonschen Flüssigkeiten ist sie unabhängig vom Volumenstrom.

(2) Mit wachsender Temperatur nimmt sie zu.

(3) Sie kann mit Kapillaren durch Steighöhenmessung bestimmt werden.

(A) nur 1

(B) mur 2

(C) nur 1 und 2

(D) nur 2 und 3

(E) 1 bis 3 (alle)

2.81✓ C **2.82**✓ C **2.83**✓ A **2.84**✓ A **2.85**✓ A

H88 2.86 Eine Glaskugel sinkt in Paraffinöl nach einiger Fallzeit mit konstanter Geschwindigkeit,

weil

eine Kugel in einer Flüssigkeit eine Auftriebskraft erfährt.

Antwort	Aussage 1	Aussage 2	Verknüpfung
A	richtig	richtig	richtig
B	richtig	richtig	falsch
C	richtig	falsch	—
D	falsch	richtig	—
E	falsch	falsch	—

H88 2.87 Welchen der folgenden Aussagen stimmen Sie zu?

Für die Steighöhe h einer vollständig benetzenden Flüssigkeit in einer Kapillaren (mit kreisförmigem Querschnitt) gilt:

(1) $h \sim d$ (Durchmesser)

(2) $h \sim \rho$ (Dichte der Flüssigkeit)

(3) $h \sim r^{-1}$ (r Radius der Kapillare)

(4) $h \sim \sigma^{-1}$ (σ Grenzflächenspannung)

(A) nur 3

(B) nur 4

(C) nur 1 und 2

(D) nur 2 und 3

(E) nur 3 und 4

H89 2.88 Welche Wege legt ein Körper, der aus dem Ruhezustand zur Zeit $t = 0$ losgelassen wird, in den Zeitintervallen 0 bis 1, 1 bis 2, 2 bis 3, 3 bis 4, 4 bis 5 s im freien Fall ($g \approx 10\,\text{m}/\text{s}^2$) etwa zurück?

Alle folgenden Zahlenangaben in m.

(A) $10, 30, 50, 70, 90$

(B) $10, 20, 30, 40, 50$

(C) $5, 20, 45, 80, 125$

(D) $5, 15, 25, 35, 45$

(E) $5, 10, 15, 20, 25$

H89 2.89 Ein Flaschenschüttler bewegt sich mit einer Frequenz von rund 0,6 Hz. Die zum Antrieb verwendete Exzenterwelle läuft mit einer Kreisfrequenz von etwa:

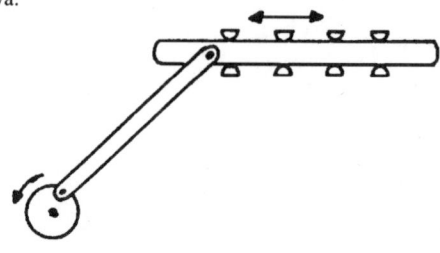

(A) $6\,\text{s}^{-1}$

(B) $3{,}7\,\text{s}^{-1}$

(C) $1{,}7\,\text{s}^{-1}$

(D) $0{,}6\,\text{s}^{-1}$

(E) $0{,}1\,\text{s}^{-1}$

H89 2.90 Bei einer harmonischen Schwingung eines Federpendels bestehe zwischen dem Ausschlag y und der Zeit t der Zusammenhang:

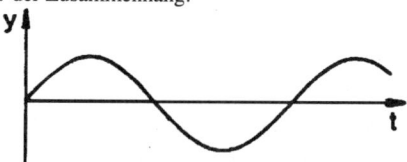

Für die kinetische Energie W_k der schwingenden Masse ist, bei gleicher Zeitskala, folgendes Diagramm qualitativ richtig:

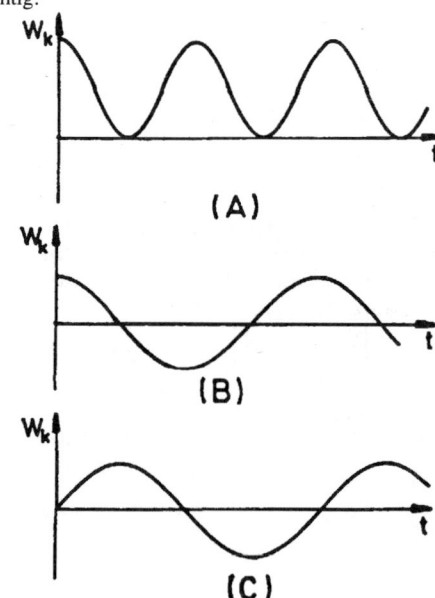

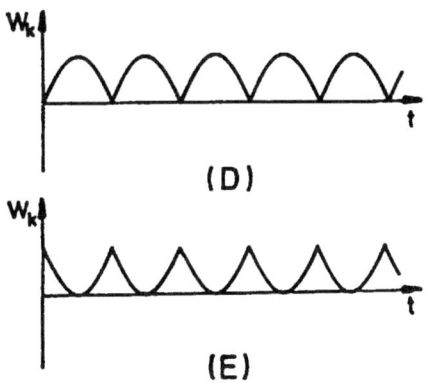

(D)

(E)

H89 **2.91** In Luft verhalten sich die Partialdrücke von Sauerstoff und Stickstoff wie 1 : 4. Bei einem Gesamtdruck von 1020 mbar liegt demnach folgender Stickstoffpartialdruck vor:

(A) 204 mbar

(B) 255 mbar

(C) 408 mbar

(D) 765 mbar

(E) 816 mbar

H89 **2.92** Welchen der folgenden Aussagen stimmen Sie zu?

(1) Eine Einheit zur Darstellung eines Drehmomentes ist $N \cdot m$.

(2) Wirkt eine Kraft senkrecht auf einen Hebelarm der Länge l, so beträgt das wirkende Drehmoment $F \cdot l$.

(3) Ein Drehmoment, das an einem frei beweglichen Körper angreift, bewirkt eine Winkelbeschleunigung.

(4) Damit sich eine Balkenwaage im Gleichgewicht befindet, müssen sich die angreifenden Drehmomente kompensieren.

(A) nur 1 und 2

(B) nur 2 und 3

(C) nur 2 und 4

(D) nur 1, 2 und 3

(E) 1 bis 4 (alle)

H89 **2.93** Ein Körper kann reibungsfrei auf einer Unterlage gleiten. Zunächst ist der Körper in Ruhe. Dann wird ihm ein Impuls $p_1 = 0,3 \, \text{kg} \cdot \frac{m}{s}$ nach rechts, anschließend ein zweiter Impuls $p_2 = 0,4 \, \text{kg} \cdot \frac{m}{s}$ senkrecht dazu übertragen.

Welchen Gesamtimpuls (Betrag) hat der Körper anschließend?

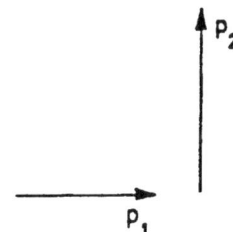

(A) $p = 0,7 \, \text{kg} \cdot \frac{m}{s}$

(B) $p = 0,5 \, \text{kg} \cdot \frac{m}{s}$

(C) $p = 0,25 \, \text{kg} \cdot \frac{m}{s}$

(D) $p = 0,1 \, \text{kg} \cdot \frac{m}{s}$

(E) $p = 0,05 \, \text{kg} \cdot \frac{m}{s}$

H89 **2.94** Ein Körper hängt an einer Federwaage. In Luft zeigt sie eine Gewichtskraft von 6 N an. Ist der Körper ganz in Wasser der Dichte $1 \, \text{g} / \text{cm}^3$ untergetaucht, werden nur noch 2 N angezeigt. Die relative Dichte des Körpers (Dichteverhältnis bezogen auf Wasser) beträgt daher etwa:

(A) 1,5

(B) 3

(C) 4

(D) 5

(E) 8

H89 **2.95** Ein Wasserzufluß mit dem Volumenstrom von 5 l / min wird vor zwei Kühlern verzweigt. Einer nimmt 0,05 l / s ab.

Für den anderen steht dann zur Verfügung:

(A) 2,0 l / min

(B) 4,7 l / min

(C) 4,95 l / min

(D) 5,05 l / min

(E) 5,3 l / min

2.90 ✓ A   2.91 ✓ E   2.92 ✓ E   2.93 ✓ B   2.94 ✓ A   2.95 ✓ A

H89 2.96 Welche Kurve in dem untenstehenden Diagramm gibt den Zusammenhang zwischen dem Strömungswiderstand R eines zylindrischen Rohres, das von einer Newtonschen Flüssigkeit durchströmt wird, und dem Rohrradius r richtig wieder?

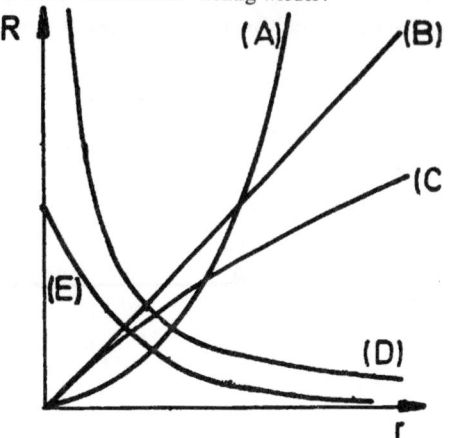

H89 2.97 Eine Kugel sinkt in einer (Newtonschen) Flüssigkeit.

Welche Kurve gibt die Abhängigkeit der Stokeschen Reibungskraft F_R von der Geschwindigkeit v richtig wieder?

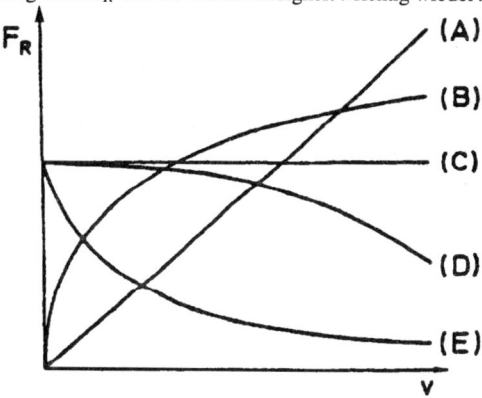

H89 2.98 Welchen der folgenden Aussagen stimmen Sie zu?

Ein Flüssigkeitstropfen auf einer ebenen Unterlage habe folgende Form:

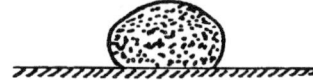

Dann gilt

  (1) Die Flüssigkeit benetzt die Unterlage.

  (2) Die Flüssigkeit benetzt die Unterlage nicht.

  (3) Die inneren Kohäsionskräfte der Flüssigkeit sind größer als die Adhäsionskräfte zur Unterlage.

  (4) Die inneren Kohäsionskräfte der Flüssigkeit sind kleiner als die Adhäsionskräfte zur Unterlage.

(A) nur 1

(B) nur 1 und 3

(C) nur 1 und 4

(D) nur 2 und 3

(E) nur 2 und 4

H90 2.99 Zwei Sportler starten gleichzeitig am Ausgangspunkt und bewegen sich in entgegengesetzten Richtungen geradlinig so auseinander, daß ihre Geschwindigkeiten 3 bzw. 4 m/s betragen.

Mit welcher Geschwindigkeit bewegen sie sich auseinander?

(A) $1\,\text{m}/\text{s}$

(B) $2\,\text{m}/\text{s}$

(C) $\sqrt{7}\,\text{m}/\text{s}$

(D) $5\,\text{m}/\text{s}$

(E) $7\,\text{m}/\text{s}$

H90 2.100 Welche Aussage trifft **nicht** zu?

Folgende Diagramme gehören zu einer geradlinigen Bewegung mit konstanter Beschleunigung:

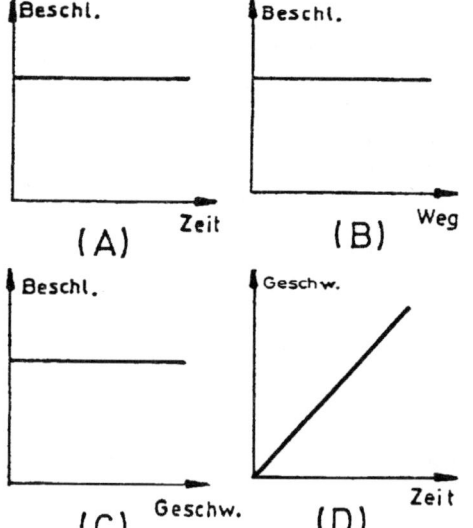

2.96√ D   **2.97√** A   **2.98√** D   **2.99√** E

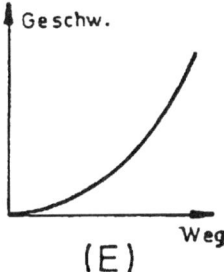

(E)

H90 2.101 Ein Flugzeug werde beim Start auf der Startbahn aus dem Stand mit der Beschleunigung $1,6\,\mathrm{m/s^2}$ über eine Zeit von 50s gleichmäßig beschleunigt.

Ordnen Sie bitte den in Liste 1 aufgeführten Größen den zutreffenden Wert aus Liste 2 zu!

Liste 1

(1) Endgeschwindigkeit des Flugzeugs

(2) Mittlere Geschwindigkeit des Flugzeugs während der Beschleunigungszeit

Liste 2

(A) $31,3\,\mathrm{m/s}$

(B) $40\,\mathrm{m/s}$

(C) $62,6\,\mathrm{m/s}$

(D) $80\,\mathrm{m/s}$

(E) Keiner der Werte trifft zu.

H90 2.102 Eine inkompressible Newtonsche Flüssigkeit ströme mit dem Volumenstrom $\dot{V}_1$ laminar durch eine zylindrische Leitung. Durch Abkühlen steige die Viskosität der Flüssigkeit auf 4/3 ihres ursprünglichen Wertes bei weiterhin laminarer Strömung.

Wie groß ist nunmehr der Volumenstrom $\dot{V}_2$ bei gleicher Druckdifferenz zwischen den Enden der Leitung?

(A) $\dot{V}_2 = \frac{9}{16}\,\dot{V}_1$

(B) $\dot{V}_2 = \frac{3}{4}\,\dot{V}_1$

(C) $\dot{V}_2 = \sqrt{\frac{3}{4}}\,\dot{V}_1$

(D) $\dot{V}_2 = \frac{4}{3}\,\dot{V}_1$

(E) $\dot{V}_2 = \frac{16}{9}$

H90 2.103 Der Teller eines mit 45 Umdrehungen pro Minute laufenden Plattenspielers kommt nach dem Abschalten im Verlauf von 3s zum Stillstand.

Der Betrag der mittleren negativen Winkelbeschleunigung während des Auslaufens ist etwa

(A) $1,57\,\mathrm{s^{-2}}$

(B) $0,94\,\mathrm{s^{-2}}$

(C) $0,25\,\mathrm{s^{-2}}$

(D) $0,15\,\mathrm{s^{-2}}$

(E) Keiner der angegebenen Werte ist annähernd richtig.

H90 2.104 Das nebenstehende Bild zeigt die Bahnkurve eines schräg auf die Unterlage geworfenen Balles (Reibung werde vernachlässigt).

In welche Richtung zeigt die Beschleunigung des Balles im Punkt P?

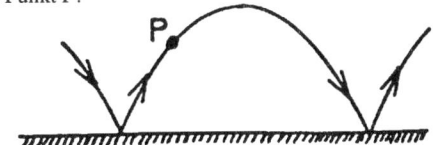

(A) $\searrow$

(B) $\nearrow$

(C) $\downarrow$

(D) $\rightarrow$

(E) $\uparrow$

H90 2.105 Wie groß muß in untenstehendem Beispiel die Masse M gewählt werden, damit Gleichgewicht herrscht?

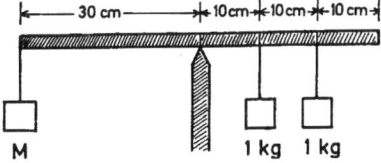

(A) $0,5\,\mathrm{kg}$

(B) $0,75\,\mathrm{kg}$

(C) $1,0\,\mathrm{kg}$

(D) $1,33\,\mathrm{kg}$

(E) $2\,\mathrm{kg}$

2.100 ✓ E   2.101 ✓ (1,D) (2,B)   2.102 ✓ B   2.103 ✓ A   2.104 ✓ C   2.105 ✓ C

H90 2.106 Wie groß muß eine 10 cm dicke Eisscholle (Dichte $900\,\text{kg}/\text{m}^3$) etwa sein, damit sie einen Jungen mit der Masse 40 kg gerade noch tragen könnte?

(A) $2\,\text{m}^2$

(B) $4\,\text{m}^2$

(C) $9\,\text{m}^2$

(D) $36\,\text{m}^2$

(E) $40\,\text{m}^2$

H90 2.107 Welche Aussage trifft zu?

Zwei Massen m_1 bzw. m_2 bewegen sich mit den Geschwindigkeiten v_1 bzw. v_2.

Ihre gesamte Energie beträgt

(A) $\frac{1}{2}(m_1 + m_2) \cdot (v_1 + v_2)^2$

(B) $\frac{1}{2}(m_1 v_1 + m_2 v_2)^2$

(C) $\frac{1}{2}(m_1 v_1^2 + m_2 v_2^2)$

(D) $m_1 v_1 + m_2 v_2$

(E) $\frac{1}{2}(m_1 + m_2) \cdot (v_1^2 + v_2^2)$

H90 2.108 Ein Auto beginnt mit abgestelltem Motor eine abschüssige Straße hinabzurollen.

Die Zunahme der kinetischen Energie ist kleiner als die Abnahme der potentiellen Energie,

weil

ein Teil der Energie durch Reibung in Wärmeenergie umgewandelt wird.

Antwort	Aussage 1	Aussage 2	Verknüpfung
A	richtig	richtig	richtig
B	richtig	richtig	falsch
C	richtig	falsch	—
D	falsch	richtig	—
E	falsch	falsch	—

H90 2.109 Welchen der folgenden Aussagen stimmen Sie zu?

Für den Betrag des Impulses p eines Körpers der Masse m und der Geschwindigkeit v treffen folgende Beziehungen zu (F = Kraft):

(1) $p = \frac{m}{2} \cdot v^2$

(2) $p = \frac{F}{v}$

(3) $p = m \cdot v$

(A) nur 3

(B) nur 1 und 2

(C) nur 1 und 3

(D) nur 2 und 3

(E) 1 bis 3 (alle)

H90 2.110 Welche Aussage trifft zu?

Bei einer Zentrifuge, die mit gleichmäßiger Drehfrequenz läuft, läßt sich die Winkelgeschwindigkeit ω des Rotors darstellen durch:

(A) $\omega = 2\pi \cdot \text{Umlaufzeit}$

(B) $\omega = \text{Drehfrequenz}/2\pi$

(C) $\omega = \text{Drehfrequenz}/\text{Umlaufzeit}$

(D) $\omega = 2\pi/\text{Umlaufzeit}$

(E) $\omega = 2\pi/\text{Drehfrequenz}$

H90 2.111 Was gilt für die r-Abhängigkeit des Strömungswiderstands, den eine zähe inkompressible Newtonsche Flüssigkeit bei laminarer Durchströmung eines langen zylindrischen Rohres vom (inneren) Radius r erfährt **und** des elektrischen Widerstands eines langen homogenen zylindrischen Leiters vom Radius r?

	Der Strömungswiderstand ist proportional zu	Der elektrische Widerstand ist proportional zu
(A)	$1/r$	$1/r^2$
(B)	$1/r^2$	$1/r^2$
(C)	$1/r^4$	$1/r^2$
(D)	$1/r^2$	$1/r$
(E)	$1/r^4$	$1/r^4$

H90 2.112 Welche Aussage über Aräometer trifft **nicht** zu?

(A) Die Skalenwerte für kleine Dichten befinden sich am Skalenrohr oben, für große Dichten unten.

(B) Das eingetauchte Teilvolumen des Aräometers ist umgekehrt proportional zur Dichte der Flüssigkeit.

2.106 ✓ B   2.107 ✓ C   2.108 ✓ A   2.109 ✓ A   2.110 ✓ D   2.111 ✓ C   2.112 ✓ D

(C) Der Schwerpunkt des Aräometers muß unterhalb der Skala liegen.

(D) Mit einem Aräometer kann man die Dichte nur bei solchen Flüssigkeiten bestimmen, die die Wand (meist Glas) benetzen.

(E) Bei sonst gleicher Bauweise ist die Empfindlichkeit um so größer, je dünner der Skalenrohrhals ist.

H90 **2.113** Welchen der folgenden Aussagen zum Impulserhaltungssatz stimmen Sie zu?

(1) In einem abgeschlossenen System bleibt der Gesamtimpuls stets konstant.

(2) Der Impulserhaltungssatz gilt nicht bei unelastischen Stößen.

(3) In einem abgeschlossenen System gilt der Impulssatz nicht, wenn innerhalb des Systems die kinetische Energie (z. B. wegen Reibung) abnimmt.

(A) Keine der Aussagen trifft zu.

(B) nur 1

(C) nur 2

(D) nur 1 und 2

(E) nur 2 und 3

H90 **2.114** Welchen der folgenden Aussagen stimmen Sie zu?

Ein ideales Gas strömt stationär (gleichmäßig) durch eine unverzweigte Rohrleitung mit Abschnitten unterschiedlichen Durchmessers.

In jedem Querschnitt stimmen jeweils überein der

(1) Volumenstrom

(2) Stoffmengenstrom

(3) Massenstrom

(A) nur 3

(B) nur 1 und 2

(C) nur 1 und 3

(D) nur 2 und 3

(E) 1 bis 3 (alle)

H90 **2.115** Welchen der folgenden Aussagen stimmen Sie zu?

Die Viskosität einer gegebenen Newtonschen Flüssigkeit

(1) nimmt im allgemeinen mit steigender Temperatur ab.

(2) nimmt im allgemeinen mit steigender Temperatur zu.

(3) nimmt in engen Rohren mit steigendem Volumenstrom (Fließgeschwindigkeit) ab.

(4) nimmt bei Durchströmung eines Rohres von innen nach außen ab.

(A) nur 1

(B) nur 2

(C) nur 1 und 3

(D) nur 1 und 4

(E) nur 2 und 3

H91 **2.116** Ein Fahrzeug bewegt sich gemäß untenstehendem Ort-Zeit-Diagramm. In welchem der eingezeichneten Punkte (1) bis (4) wird (im Rahmen der Zeichengenauigkeit) die Geschwindigkeit Null (Ort x, Zeit t)?

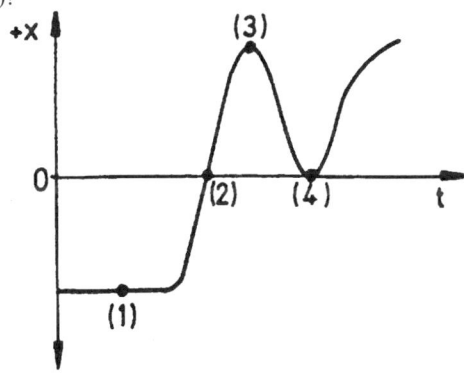

(A) nur 1

(B) nur 1 und 3

(C) nur 2 und 4

(D) nur 3 und 4

(E) nur 1, 3 und 4

2.113✓ B   2.114✓ D   2.115✓ A   2.116✓ E

H90 **2.117** Welchen der folgenden Aussagen stimmen Sie zu?

Eine Kugel sinke in einer Newtonschen Flüssigkeit mit konstanter Geschwindigkeit.

Es gilt:

(1) |Schwerkraft| − |Auftrieb| = |Reibungskraft|

(2) Die Reibungskraft ist unabhängig vom Durchmesser der Kugel.

(3) Der Auftrieb ist unabhängig von der Dichte der Kugel.

(A) nur 1

(B) nur 1 und 2

(C) nur 1 und 3

(D) nur 2 und 3

(E) 1 bis 3 (alle)

H91 **2.118** Zwei Sportler starten (gleichzeitig) am Ausgangspunkt und bewegen sich unter einem rechten Winkel jeweils geradlinig so auseinander, daß in 10 s der eine 80 m und der andere 60 m zurücklegt.

Mit welcher Geschwindigkeit bewegen sich die Personen auseinander?

(A) 2 m/s

(B) $\sqrt{14}$ m/s

(C) 10 m/s

(D) 14 m/s

(E) 20 m/s

H91 **2.119** Welche der angegebenen Kurven, in denen eine physikalische Größe y gegen die Zeit aufgetragen ist, stellt (innerhalb der Zeichengenauigkeit) einen harmonischen Vorgang dar?

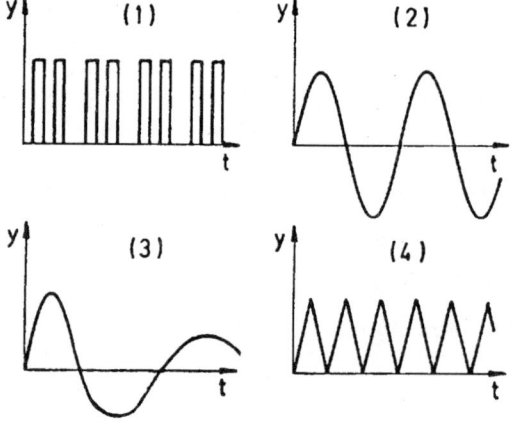

(A) nur 2

(B) nur 1 und 4

(C) nur 2 und 3

(D) nur 1, 2 und 4

(E) 1 bis 4 (alle)

H91 **2.120** Ein Hebel ist über ein Gelenk reibungsfrei gelagert. An ihm greifen die Kräfte G_1, G_2, G_3 an (die Rollen seien reibungsfrei).

Bei welchen der folgenden Werte G_1, G_2, G_3 bleibt der Hebel im Gleichgewicht?

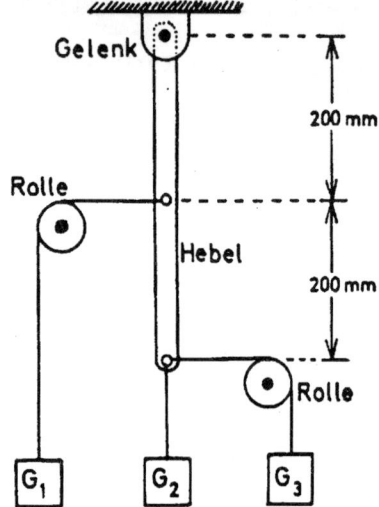

	G_1	G_2	G_3
(A)	200 N	200 N	100 N
(B)	100 N	100 N	100 N
(C)	100 N	100 N	200 N
(D)	100 N	200 N	200 N
(E)	200 N	400 N	200 N

H91 **2.121** Die Kraft $\vec{F}$, die an einer um ihren Endpunkt P drehbaren Stange angreift, soll in zwei Komponenten zerlegt werden, die senkrecht ($\vec{F}_\perp$) und parallel ($\vec{F}_\parallel$) zur Stange sind.

Welche der angegebenen Zerlegungen ist richtig?

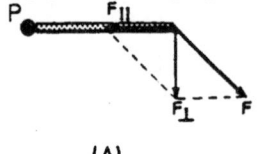

(A)

2.117 ✓ C · 2.118 ✓ C · 2.119 ✓ A · 2.120 ✓ A

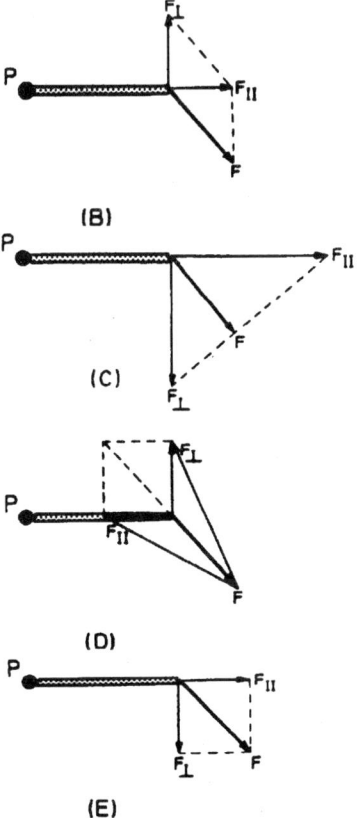

(B)

(C)

(D)

(E)

H91 2.122 Wie lange muß eine Kraft $F = 100\,\text{N}$ an einer Masse $m = 200\,\text{kg}$ angreifen, um sie (bei Vernachlässigung der Reibung) aus der Ruhe auf eine Geschwindigkeit $v = 7\,\text{m}/\text{s}$ zu beschleunigen?

(A) 28,0 s

(B) 14,0 s

(C) 7,0 s

(D) 3,5 s

(E) 1,4 s

H91 2.123 Eine Laborzentrifuge erreicht im Probeeinsatz zunächst eine Zentrifugalkraft, die der 8-fachen Fallbeschleunigung entspricht. Bei einer Verdoppelung der Drehzahl wird das Verhältnis Zentrifugalkraft/Fallbeschleunigung etwa:

(A) 8

(B) 10

(C) 16

(D) 32

(E) 64

H91 2.124 Welche der folgenden Aussagen treffen zu?

Nach dem Hookschen Gesetz ist die (absolute) Längenänderung Δl elastischer Fäden, wenn man sie durch die belastende mechanische Spannung, die Fadenlänge und den Fadenquerschnitt ausdrückt,

    (1) proportional zur Spannung

    (2) proportional zur Länge

    (3) proportional zum Querschnitt

(A) keine

(B) nur 1

(C) nur 1 und 2

(D) nur 1 und 3

(E) 1 bis 3 (alle)

H93 2.125 Die Energieeinheit 1 J ist gleich

(A) $1\,\text{kg}\cdot\text{m}\cdot\text{s}^{-2}$

(B) $1\,\text{kg}\cdot\text{m}\cdot\text{s}^{-3}$

(C) $1\,\text{kg}\cdot\text{m}^2\cdot\text{s}^{-1}$

(D) $1\,\text{kg}\cdot\text{m}^2\cdot\text{s}^{-2}$

(E) $1\,\text{kg}\cdot\text{m}^2\cdot\text{s}^{-3}$

H91 2.126 Welche Antwort trifft **nicht** zu?

Folgende Ausdrücke stellen Energien dar:

(A) Stromstärke · Spannung

(B) Leistung · Zeit

(C) Kraft · Weg

(D) Ladung · Spannung

(E) Druck · Volumen

2.121 ✓ E   2.122 ✓ B   2.123 ✓ D   2.124 ✓ C   2.125 ✓ D   2.126 ✓ A

H91 2.127 Die Reibungskraft, die an einem auf horizontaler ruhender Unterlage bewegten Körper angreift, hat dieselbe Richtung wie dessen Geschwindigkeit,

weil

der Betrag der Reibungskraft bei solcher Bewegung im allgemeinen umgekehrt proportional zum Betrag der Geschwindigkeit ist.

Antwort	Aussage 1	Aussage 2	Verknüpfung
A	richtig	richtig	richtig
B	richtig	richtig	falsch
C	richtig	falsch	—
D	falsch	richtig	—
E	falsch	falsch	—

H91 2.128 Zwei unelastische (plastische) Kugeln gleicher Masse treffen sich zentral.

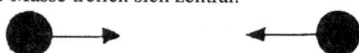

Nach dem Stoß ist

(A) die kinetische Energie beider Kugeln zusammen genau so groß wie vor dem Stroß.

(B) die kinetische Energie beider Kugeln zusammen kleiner als vor dem Stoß.

(C) der Gesamtimpuls beider Kugeln größer als vor dem Stoß.

(D) der Gesamtimpuls beider Kugeln kleiner als vor dem Stoß.

(E) die Geschwindigkeit beider Kugeln doppelt so groß wie vor dem Stoß.

H91 2.129 Wenn eine inkompressible Newtonsche Flüssigkeit laminar durch ein Rohr strömt, dessen Querschnitt sich an einer bestimmten Stelle verengt, so nimmt dort die mittlere Strömungsgeschwindigkeit zu,

weil

bei einer unverzweigten stationären Strömung einer inkompressiblen Flüssigkeit deren Viskosität vom Rohrquerschnitt unabhängig ist.

Antwort	Aussage 1	Aussage 2	Verknüpfung
A	richtig	richtig	richtig
B	richtig	richtig	falsch
C	richtig	falsch	—
D	falsch	richtig	—
E	falsch	falsch	—

H91 2.130 Welchen der folgenden Aussagen stimmen Sie zu?

Eine Kugel sinke in einer viskosen Flüssigkeit mit konstanter Geschwindigkeit abwärts.

(1) An der Kugel greifen an: Gewichtskraft, Auftriebskraft, Reibungskraft.

(2) Die Vektor-Summe aller angreifenden Kräfte ist Null.

(3) Der Auftrieb ist unabhängig von der Art der Flüssigkeit.

(4) Die Reibungskraft hängt von der Viskosität der Flüssigkeit, dem Radius der Kugel und der Sinkgeschwindigkeit ab.

(A) nur 1, 2 und 3

(B) nur 1, 2 und 4

(C) nur 1, 3 und 4

(D) nur 2, 3 und 4

(E) 1 bis 4 (alle)

H91 2.131 Wasser benetzt Glas,

weil

Wasser sich der Form des Gefäßes anpaßt, in dem es aufbewahrt wird.

Antwort	Aussage 1	Aussage 2	Verknüpfung
A	richtig	richtig	richtig
B	richtig	richtig	falsch
C	richtig	falsch	—
D	falsch	richtig	—
E	falsch	falsch	—

H91 2.132 Ein beiderseitig offenes enges Glasrohr taucht in einen Becher Quecksilber.

Welche Abbildung gibt das Verhalten des Quecksilbers richtig wieder?

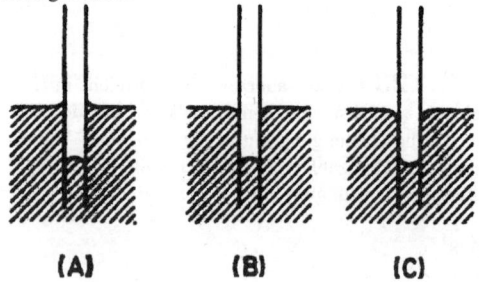

(A)　　　　**(B)**　　　　**(C)**

2.127√ E　2.128√ B　2.129√ B　2.130√ B　2.131√ B

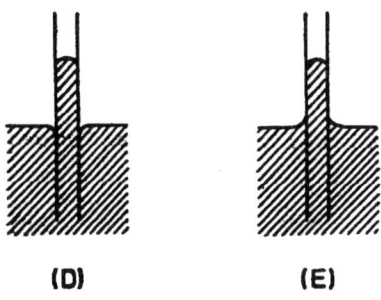

(D)   **(E)**

H92 **2.133** Welche der folgenden Aussagen treffen zu?

Der Tropfen an einem Stalagmometer (Tropfenzähler) reißt ab, wenn sein Gewicht G die Kraft F infolge der Grenzflächenspannung überwindet.

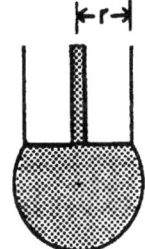

Für diese Kraft F gilt:

    (1) $F \sim r^2$ (r = Radius, vgl. Skizze)

    (2) $F \sim r$

    (3) $F \sim \sigma$ (σ = Grenzflächenspannung)

    (4) $F \sim 1/\sigma$

(A) nur 3

(B) nur 4

(C) nur 1 und 3

(D) nur 2 und 3

(E) nur 2 und 4

H93 **2.134** Ein Paket wird mit einer Kraft F auf einer Tischfläche (drehfrei) verschoben. Die auftretende Reibungskraft F_r

(A) steht senkrecht zu F

(B) weist in die gleiche Richtung wie F

(C) ist der momentanen Geschwindigkeit entgegengerichtet

(D) steht senkrecht auf der Tischfläche

(E) ist ständig Null

H93 **2.135** Welche Aussage trifft zu?

Ein Körper bewegt sich gemäß untenstehendem Weg-Zeit-Diagramm (Weg s, Zeit t).

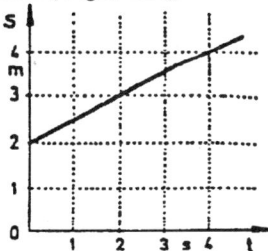

Die Geschwindigkeit

(A) ist konstant und beträgt $0{,}5\,\mathrm{m/s}$

(B) ist konstant und beträgt $1\,\mathrm{m/s}$

(C) wächst linear bis auf $1\,\mathrm{m/s}$

(D) beträgt zu Beginn $2\,\mathrm{m/s}$

(E) nimmt mit wachsender Zeit ab

H93 **2.136** Eine Kapillare taucht in eine Flüssigkeit, die ihre Wand benetzt.

Welche Abbildung gibt das Verhalten der Flüssigkeit richtig wieder?

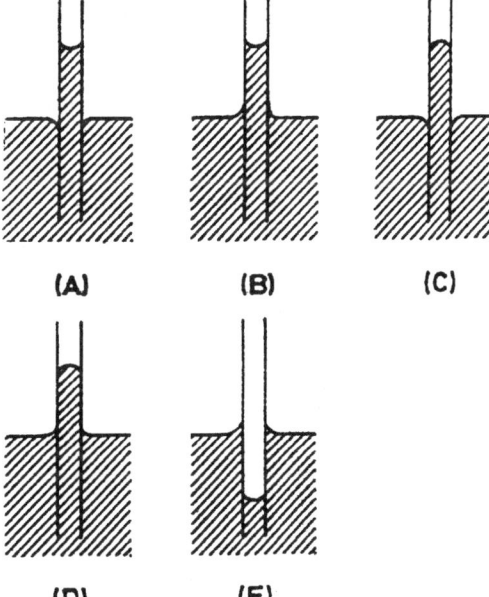

(A)   **(B)**   **(C)**

(D)   **(E)**

2.132 ✓ B   2.133 ✓ D   2.134 ✓ C   2.135 ✓ A   2.136 ✓ B

H91 2.137 Ein Laborant rollt ein Faß (Masse $m = 30\,\text{kg}$) eine 2 m hohe Rampe empor.

Welche Hubarbeit ist dazu notwendig? (Reibung werde vernachlässigt)

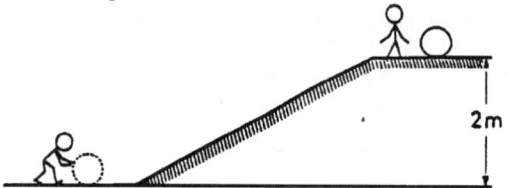

2 m

(A) ca. $60\,\text{N}\cdot\text{m}$

(B) ca. $150\,\text{N}\cdot\text{m}$

(C) ca. $300\,\text{N}\cdot\text{m}$

(D) ca. $600\,\text{N}\cdot\text{m}$

(E) Aus diesen Angaben nicht zu berechnen.

H93 2.138 Welche der folgenden Aussagen treffen zu?

(1) Jeder kräftefreie Körper behält seine Geschwindigkeit nach Betrag und Richtung bei.

(2) Ein sich gleichförmig geradlinig bewegender Körper ist kräftefrei.

(3) Ein beschleunigter Körper erfährt eine Kraft $\vec{F}$ = Masse mal Beschleunigung.

(4) Wirkt ein Körper 1 auf einen Körper 2 mit der Kraft $\vec{F}_1$, so wirkt der Körper 2 auf den Körper 1 mit der Kraft $\vec{F}_2$, für die gilt: $\vec{F}_2 = \vec{F}_1$.

(A) nur 2

(B) nur 3 und 4

(C) nur 1, 2 und 3

(D) nur 2, 3 und 4

(E) 1 bis 4 (alle)

H93 2.139 Strömt ein Fluid der Dichte ρ mit der Geschwindigkeit v, so wird gegenüber der ruhenden Flüssigkeit hierdurch

(A) der statische Druck um $\frac{1}{2}\rho v^2$ erhöht

(B) der statische Druck nicht verändert

(C) der Gesamtdruck um $\frac{1}{2}\rho v^2$ erhöht

(D) der Gesamtdruck nicht verändert

(E) der Gesamtdruck um $\frac{1}{2}\rho v^2$ abgesenkt

H93 2.140 Welche Aussage trifft zu?

Ein $10 \cdot 15 \cdot 20\,\text{cm}^3$ großer Quader hat die Masse 1 kg.

In Wasser

(A) schwimmt der Körper, wobei $\frac{1}{10}$ seines Volumens eintaucht

(B) schwimmt der Körper, wobei $\frac{1}{3}$ seines Volumens eintaucht

(C) schwimmt der Körper, wobei $\frac{2}{3}$ seines Volumens eintauchen

(D) schwebt der Körper

(E) sinkt der Körper zu Boden

H93 2.141 Die Grundfrequenz des dargestellten periodischen Vorgangs beträgt

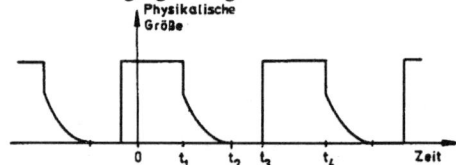

(A) $1/t_2$

(B) $1/t_3$

(C) $1/(t_3 - t_1)$

(D) $1/(t_4 - t_1)$

(E) $1/(t_4 - t_2)$

H93 2.142 Welche Aussage trifft **nicht** zu?

Folgende Ausdrücke repräsentieren Energiegrößen:

(A) $p \cdot V$ (p = Druck, V = Volumen)

(B) $U \cdot I \cdot t$ (U = Spannung, I = Stromstärke, t = Zeit)

(C) $\frac{1}{2}m \cdot v^2$ (m = Masse, v = Geschwindigkeit)

(D) $h \cdot \nu$ (h = Plancksches Wirkungsquantum, ν = Frequenz)

(E) $\frac{1}{2}g \cdot t^2$ (g = Erdbeschleunigung, t = Zeit)

2.137 ✓ D   2.138 ✓ C   2.139 ✓ D   2.140 ✓ B   2.141 ✓ D   2.142 ✓ E

H93 2.143 Das konische Gefäß der Abbildung (Grundfläche 80 cm², Eigengewicht vernachlässigbar) sei bis zu einer Höhe von 20 cm mit 1,2 l Wasser gefüllt.

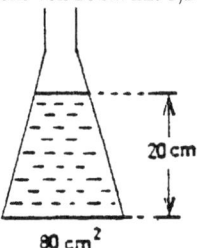

Ordnen Sie den in Liste 1 angegebenen physikalischen Größen die jeweils (näherungsweise) richtige Druckangabe aus Liste 2 zu

Liste 1

(1) Schweredruck des Wassers auf den Boden der Flasche

(2) Mittlerer Druck des Flaschenbodens auf die Unterlage

Liste 2

(A) 1 500 Pa

(B) 2 000 Pa

(C) 2 500 Pa

(D) 15 000 Pa

(E) 20 000 Pa

H93 2.144 Wenn eine inkompressible Flüssigkeit laminar durch ein Rohr strömt, dessen Querschnitt sich an einer bestimmten Stelle erweitert, so nimmt dort auch die mittlere Strömungsgeschwindigkeit zu,

weil

bei einer unverzweigten stationären Strömung einer inkompressiblen Flüssigkeit durch jeden Querschnitt in gleichen Zeiten gleiche Volumina hindurchtreten.

Antwort	Aussage 1	Aussage 2	Verknüpfung
A	richtig	richtig	richtig
B	richtig	richtig	falsch
C	richtig	falsch	—
D	falsch	richtig	—
E	falsch	falsch	—

H93 2.145 Zwei Rohrleitungen werden parallel verbunden betrieben.

Der Strömungswiderstand der Parallelschaltung ist geringer als der für eine Leitung alleine,

weil

in beiden Leitungen zusammen mehr Flüssigkeit enthalten ist als in einer alleine.

Antwort	Aussage 1	Aussage 2	Verknüpfung
A	richtig	richtig	richtig
B	richtig	richtig	falsch
C	richtig	falsch	—
D	falsch	richtig	—
E	falsch	falsch	—

H93 2.146 Um einen Körper längs einer schiefen Ebene auf eine bestimmte Höhe zu heben (Reibung sei vernachlässigbar), muß die gleiche Arbeit geleistet werden wie bei senkrechtem Hochheben,

weil

das Skalarprodukt aus Kraft mal Weg bei senkrechtem Hochheben auf eine bestimmte Höhe genau so groß ist wie bei reibungsfreier Bewegung längs einer schiefen Ebene.

Antwort	Aussage 1	Aussage 2	Verknüpfung
A	richtig	richtig	richtig
B	richtig	richtig	falsch
C	richtig	falsch	—
D	falsch	richtig	—
E	falsch	falsch	—

H93 2.147 Welche der folgenden Aussagen treffen zu?

Die Beschleunigung eines Massepunktes

(1) entspricht dem Differentialquotienten $\frac{dv}{dt}$ (v = Geschwindigkeit, t = Zeit).

(2) ist stets parallel zu seiner Geschwindigkeit

(3) ist stets senkrecht zu seiner Geschwindigkeit

(A) keine der vorstehenden Aussagen

(B) nur 1

(C) nur 2

(D) nur 3

(E) nur 1 und 2

2.143✓ (1,B) (2,A)   **2.144**✓ D   **2.145**✓ B   **2.146**✓ A   **2.147**✓ B

H93 **2.148** Welche der folgenden Aussagen treffen zu?

v bezeichne den Betrag der Umfangsgeschwindigkeit eines Punktes im Abstand r von der Drehachse eines mit der Winkelgeschwindigkeit ω rotierenden Zentrifugenrotors, ϕ den Drehwinkel, α die Winkelbeschleunigung und t die Zeit. Für diese Größen gilt stets

(1) $v = r^2 \cdot \omega$

(2) $\omega = \frac{d\phi}{dr}$

(3) $\alpha = \frac{d\omega}{dt}$

(A) nur 1

(B) nur 3

(C) nur 1 und 2

(D) nur 2 und 3

(E) 1 bis 3 (alle)

H93 **2.149** Welche der folgenden Aussagen treffen zu?

Die Viskosität einer Newtonschen Flüssigkeit

(1) nimmt im allgemeinen mit steigender Temperatur ab

(2) ist in engen Röhren unabhängig von der mittleren Fließgeschwindigket (Volumenstrom).

(3) nimmt bei Durchströmung eines Rohres von innen nach außen ab.

(A) nur 1

(B) nur 2

(C) nur 1 und 2

(D) nur 1 und 3

(E) 1 bis 3 (alle)

F90 **2.150** Die Dichte eines Festkörpers soll nach der Schwebemethode bestimmt werden. Dazu wird er in eine Flüssigkeit getaucht, deren Dichte solange kontinuierlich verändert wird, bis der Körper in der Flüssigkeit schwebt. Welche (prinzipielle) Aussage über dieses Verfahren trifft zu?

(1) Die Dichte der Flüssigkeit kann durch Lösen eines Salzes verändert werden.

(2) Durch Mischen der Flüssigkeit mit einer Flüssigkeit anderer Dichte läßt sich die zum Schweben des Festkörpers nötige Umgebung herstellen.

(3) Das Ergebnis ist unabhängig von der Schwerkraft (d.h. dem Ort an der Erdoberfläche).

(A) nur 1

(B) nur 3

(C) nur 1 und 2

(D) nur 2 und 3

(E) 1 bis 3 (alle)

H94 **2.151** Welchen der folgenden Aussagen stimmen Sie zu?

Das Rad eines Autos drehe sich gleichmäßig mit 10 Umdrehungen in der Sekunde.

Diese Angabe entspricht einer

(1) Drehzahl von $10\,\mathrm{s}^{-1}$

(2) Winkelgeschwindigkeit von etwa $63\,\mathrm{s}^{-1}$

(3) Periodendauer von $0{,}1\,\mathrm{s}$

(A) Keiner

(B) nur 1

(C) nur 3

(D) nur 1 und 2

(E) 1 bis 3 (alle)

H95 **2.152** Ein Draht der Länge 4 m vom Querschnitt $2\,\mathrm{mm}^2$ wird bei Belastung mit $500\,\mathrm{N}$ um $\Delta l = 5\,\mathrm{mm}$ gedehnt.

Wie groß ist sein Elastizitätsmodul?

(A) $2 \cdot 10^5\,\mathrm{N}/\mathrm{mm}^2$

(B) $5 \cdot 10^4\,\mathrm{N}/\mathrm{mm}^2$

(C) $2 \cdot 10^4\,\mathrm{N}/\mathrm{mm}^2$

(D) $1 \cdot 10^4\,\mathrm{N}/\mathrm{mm}^2$

(E) $5 \cdot 10^3\,\mathrm{N}/\mathrm{mm}^2$

2.148✓ B   **2.149**✓ C   **2.150**✓ E   **2.151**✓ E   **2.152**✓ A

H95 **2.153** Bei einer Zentrifuge wird die Drehzahl von $2400\,\text{min}^{-1}$ auf $800\,\text{min}^{-1}$ verringert. Die Zentrifugalkraft der umlaufenden Teile wird dabei von ihrem vorherigen Wert F_Z geändert auf

(A) $\sqrt{\frac{1}{3}F_Z}$

(B) $\frac{1}{\sqrt{3}}F_Z$

(C) $\frac{1}{3}F_Z$

(D) $\frac{1}{9}F_Z$

(E) $\sqrt{\frac{1}{9}F_Z}$

H95 **2.154** Zwei Wagen mit den Massen $m_1 = 2\,\text{t}$ und $m_2 = 3\,\text{t}$ rollen mit den Geschwindigkeiten $v_1 = 5\,\frac{\text{m}}{\text{s}}$ und $v_2 = 4\,\frac{\text{m}}{\text{s}}$ aufeinander zu. Wie groß ist der Betrag des Gesamtimpulses der beiden Wagen?

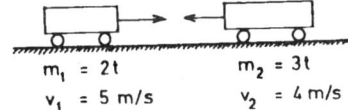

$m_1 = 2\,\text{t}$ $m_2 = 3\,\text{t}$
$v_1 = 5\,\text{m/s}$ $v_2 = 4\,\text{m/s}$

(A) 0

(B) $1000\,\text{kg}\cdot\frac{\text{m}}{\text{s}}$

(C) $2000\,\text{kg}\cdot\frac{\text{m}}{\text{s}}$

(D) $22000\,\text{kg}\cdot\frac{\text{m}}{\text{s}}$

(E) $45000\,\text{kg}\cdot\frac{\text{m}}{\text{s}}$

F96 **2.155** Eine Tablettenschachtel läuft auf einer Transportvorrichtung erst 5 m in 5 s und direkt anschließend weiter 5 m in 7 s.

Wie groß ist die mittlere Geschwindigkeit

(A) $0,6\,\text{km}/\text{h}$

(B) $1,2\,\text{km}/\text{h}$

(C) $3,0\,\text{km}/\text{h}$

(D) $5,0\,\text{km}/\text{h}$

(E) $6,0\,\text{km}/\text{h}$

F96 **2.156** Ein Wagen erreicht auf gerader Strecke aus dem Stand innerhalb von 20 Sekunden eine Geschwindigkeit von $30\,\text{m}/\text{s}$.

Wie groß ist die mittlere Beschleunigung?

(A) $0,67\,\text{m}/\text{s}^2$

(B) $1,2\,\text{m}/\text{s}^2$

(C) $1,5\,\text{m}/\text{s}^2$

(D) $2,5\,\text{m}/\text{s}^2$

(E) $15,0\,\text{m}/\text{s}^2$

F96 **2.157** Ein Körper fällt frei ab der Zeit $t = 0$ aus der Höhe $h = h_1$ zu Boden ($h = 0$).

Welches Weg-Zeit-Diagramm ist richtig? (Reibung vernachlässigen)

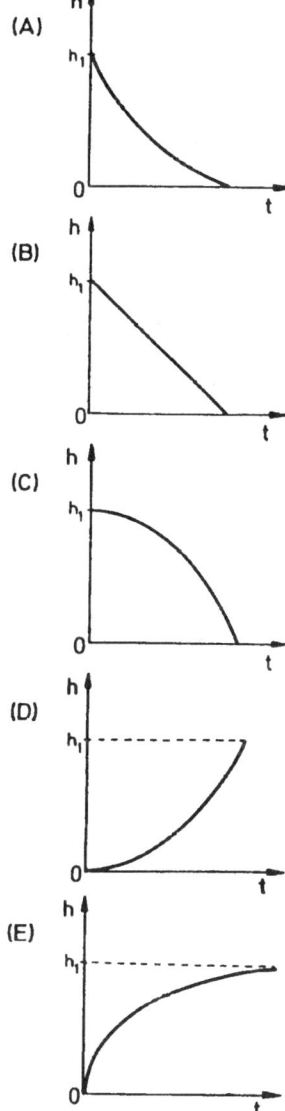

2.153 ✓ D   2.154 ✓ C   2.155 ✓ C   2.156 ✓ C   2.157 ✓ C

F96 **2.158**   An dem Gegenstand G (auf einer horizontalen Unterlage reibungsfreibeweglich) greifen horizontal drei Kräfte an.

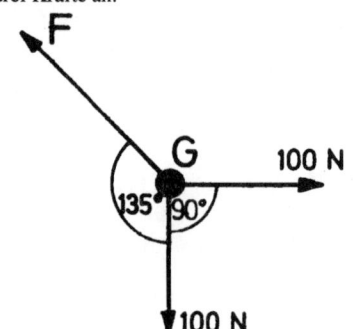

Wie groß muß F sein, damit der Gegenstand in Ruhe bleibt?

(A) 100 N

(B) $\sqrt{2} \cdot 100$ N

(C) 150 N

(D) $\sqrt{3} \cdot 100$ N

(E) 200 N

F96 **2.159**   Eine Masse von 100 g falle aus der Ruhe reibungsfrei aus 20 m Höhe zu Boden. Beim Auftreffen hat sie eine kinetische Energie von etwa

(A) 1 J

(B) 2 J

(C) 5 J

(D) 10 J

(E) 20 J

F96 **2.160**   Der Strömungsleitwert eines langen zylindrischen Rohres mit dem (inneren) Halbmesser r, das von einer zähen Newtonschen Flüssigkeit laminar durchflossen wird, ist proportional zu:

(A) r^4

(B) r^2

(C) r

(D) $1/r^2$

(E) $1/r^4$

F96 **2.161**   Eine schwere Presse wird mit einer Seilwinde 20 Meter zur Seite gezogen. Zur Überwindung der Reibung benötigt man eine horizontale Seilkraft von $1 \cdot 10^4$ N; die Presse bewegt sich dabei mit einer konstanten Geschwindigkeit von 0,1 m / s.

Wie groß ist die aufgewendete Arbeit?

(A) $5 \cdot 10^2$ N $\cdot$ m

(B) $1 \cdot 10^3$ N $\cdot$ m

(C) $2 \cdot 10^4$ N $\cdot$ m

(D) $2 \cdot 10^5$ N $\cdot$ m

(E) $2 \cdot 10^6$ N $\cdot$ m

F96 **2.162**   Ein Körper wiegt in Luft 11 N, voll in Wasser eingetaucht nur noch 1 N.

Wie groß ist etwa die Dichte des Körpers?

(A) $0,09 \, \text{g} / \text{cm}^3$

(B) $0,90 \, \text{g} / \text{cm}^3$

(C) $1,01 \, \text{g} / \text{cm}^3$

(D) $1,10 \, \text{g} / \text{cm}^3$

(E) $11,0 \, \text{g} / \text{cm}^3$

F96 **2.163**   Das nebenstehen skizzierte U-Rohr enthält zwei verschiedene nicht mischbare Flüssigkeiten mit den Dichten ρ_1 bzw. ρ_2.

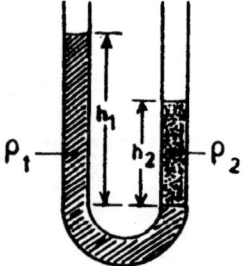

Für das Verhältnis der Dichten gilt angenähert

(A) $\frac{\rho_1}{\rho_2} = \frac{h_1}{h_2}$

(B) $\frac{\rho_1}{\rho_2} = \frac{h_2}{h_1}$

(C) $\frac{\rho_1}{\rho_2} = h_2 - h_1$

(D) $\frac{\rho_1}{\rho_2} = \frac{h_1 - h_2}{h_1 + h_2}$

(E) $\frac{\rho_1}{\rho_2} = \frac{h_1 - h_2}{h_1}$

2.158 $\checkmark$ B   2.159 $\checkmark$ E   2.160 $\checkmark$ A   2.161 $\checkmark$ D   2.162 $\checkmark$ D   2.163 $\checkmark$ B

F96 **2.164** Eine Kugel mit dem Radius 0,5 cm bewege sich mit einer Geschwindigkeit von 20 cm/s in Glycerol mit der Zähigkeit 1,5 N s/m². Die auf die Kugel wirkende Reibungskraft nach Stokes beträgt damit etwa (wenn man in der Stokesschen Formel 6π durch 20 annähert):

(A) 0,03 N

(B) 0,06 N

(C) 0,12 N

(D) 60 N

(E) Keiner der genannten Werte trifft annähernd zu.

F96 **2.165** Welche Beziehungen gelten für den hydrostatischen Druck in der Tiefe h unter der Oberfläche einer inkompressiblen Flüssigkeit der Dichte ρ und den Staudruck derselben Flüssigkeit, wenn sie reibungsfrei mit der Geschwindigkeit v strömt?

	Hydrostatischer Druck	Staudruck
(A)	$\rho \cdot g \cdot h$	$\frac{1}{2} \cdot \rho \cdot v^2$
(B)	$\rho \cdot g \cdot h$	$\rho \cdot v$
(C)	$\rho \cdot g \cdot h$	v^2/ρ
(D)	$g \cdot h/\rho$	v^2/ρ
(E)	$g \cdot h/\rho$	v^2/ρ

F96 **2.166** Welche Aussage trifft **nicht** zu?

Die Gültigkeit der Hagen-Poiseulle-Beziehung für den Volumenstrom durch ein langes Rohr

$$\dot{V} = \frac{\pi \cdot r^4 \cdot \Delta p}{8 \cdot \eta \cdot l}$$

setzt voaraus, daß

(A) die Strömung laminar ist

(B) das Fluid inkompressibel ist

(C) ein Newtonsches Fluid vorliegt

(D) die Strömungsgeschwindigkeit unmittelbar an der Rohrwand Null ist

(E) die innere Reibung des Fluids vernachlässigbar ist

F96 **2.167** Welche Aussage trifft **nicht** zu?

Zu dem angegebenen Wert der Frequenz f gehört die entsprechende Periode T bzw. die Kreisfrequenz ω:

(A) $f = 100\,\text{Hz}$, $T = 10\,\text{ms}$

(B) $f = 40\,\text{Hz}$, $T = 0{,}04\,\text{s}$

(C) $f = 5\,\text{Hz}$, $T = 2 \cdot 10^{-4}\,\text{s}$

(D) $f = 31{,}4\,\text{Hz}$, $\omega = 197\,\text{s}^{-1}$

(E) $f = 100\,\text{Hz}$, $\omega = 628\,\text{s}^{-1}$

F96 **2.168** Strömt eine inkompressible Flüssigkeit stationär durch ein Rohr mit variierendem Querschnitt, so ist überall der Volumenstrom konstant,

weil

bei der stationären Strömung einer inkompressiblen Flüssigkeit durch ein Rohr die mittlere Strömungsgeschwindigkeit sich jeweils so einstellt, daß überall die Kontinuitätsbedingung erfüllt ist.

Antwort	Aussage 1	Aussage 2	Verknüpfung
A	richtig	richtig	richtig
B	richtig	richtig	falsch
C	richtig	falsch	—
D	falsch	richtig	—
E	falsch	falsch	—

F96 **2.169** Welche Aussagen zur Oberflächenspannung von Flüssigkeiten stimmen Sie zu?

(1) Die Oberflächenspannung bewirkt, daß frei fallende Tropfen näherungsweise Kugelgestalt annehmen.

(2) Vergrößert man die Oberfläche einer Lamelle (z.B. durch Auseinanderziehen), so steigt die Oberflächenenergie der Lamelle.

(3) Die Oberflächenspannung ist im allgemeinen von der Temperatur abhängig.

(A) nur 2

(B) nur 1 und 2

(C) nur 1 und 3

(D) nur 2 und 3

(E) 1 bis 3 (alle)

2.164✓ A   **2.165**✓ A   **2.166**✓ E   **2.167**✓ B   **2.168**✓ A   **2.169**✓ E

F96 **2.170**   Quecksilber benetzt eine Glasoberfläche nicht,

weil

Quecksilber eine größere elektrische Leitfähigkeit als Glas aufweist.

Antwort	Aussage 1	Aussage 2	Verknüpfung
A	richtig	richtig	richtig
B	richtig	richtig	falsch
C	richtig	falsch	—
D	falsch	richtig	—
E	falsch	falsch	—

H96 **2.171**   Was wird durch die Kurve dargestellt?

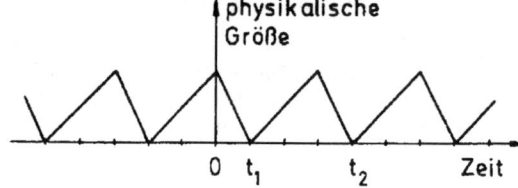

(A) Ein periodischer Vorgang mit der Grundfrequenz $t_2 - t_1$

(B) Ein periodischer Vorgang mit der Grundfrequenz $1/t_1$

(C) Ein periodischer Vorgang mit der Grundfrequenz $1/t_2$

(D) Ein periodischer Vorgang mit der Grundfrequenz $1/(t_2 - t_1)$

(E) Ein harmonischer Vorgang mit der Grundfrequenz $1/(t_2 - t_1)$

H96 **2.172**   Ein Auto fährt mit konstanter Geschwindigkeit $v_1 = 20\,\mathrm{m/s}$ hinter einem anderen Wagen her, dessen konstante Geschwindigkeit $v_2 = 12\,\mathrm{m/s}$ beträgt.

Welche Zeit t benötigt das Automobil, bis es den anderen Wagen eingeholt hat, und welchen Weg x legt es dabei zurück, wenn der anfängliche Abstand 600 m beträgt?

(A) $t = 75\,\mathrm{s}$, $x = 1500\,\mathrm{m}$

(B) $t = 75\,\mathrm{s}$, $x = 1200\,\mathrm{m}$

(C) $t = 75\,\mathrm{s}$, $x = 1000\,\mathrm{m}$

(D) $t = 50\,\mathrm{s}$, $x = 600\,\mathrm{m}$

(E) $t = 30\,\mathrm{s}$, $x = 600\,\mathrm{m}$

H96 **2.173**   Bei der abgebildeten Mohrschen Waage verhalten sich die Gewichte der Reiter wie 1 : 0,1 : 0,01. Der größte Reiter auf Marke 10 (Haken) kompensiert bei austarierter Waage gerade den Auftrieb einer Flüssigkeit mit der Dichte $1\,\mathrm{g/cm^3}$.

Wie groß ist die Dichte der unbekannten Flüssigkeitsprobe in dem dargestellten Beispiel?

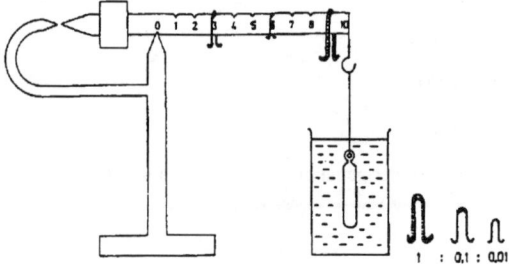

(A) $0,369\,\mathrm{g/cm^3}$

(B) $0,9036\,\mathrm{g/cm^3}$

(C) $0,936\,\mathrm{g/cm^3}$

(D) $0,963\,\mathrm{g/cm^3}$

(E) $1,936\,\mathrm{g/cm^3}$

H96 **2.174**   Eine Rakete fliegt ohne Antrieb im Weltraum; es sollen keine anderen Kräfte wirken. Während einer Zeitspanne τ wird eine Korrekturdüse eingeschaltet, die eine schwache konstante Kraft entgegen der Flugrichtung bewirkt.

Welches Diagramm beschreibt die Geschwindigkeit v der Rakete am besten?

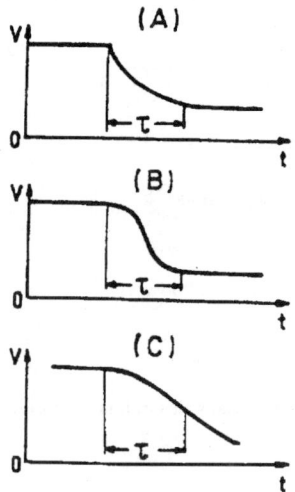

2.170 ✓ B   2.171 ✓ D   2.172 ✓ A   2.173 ✓ C

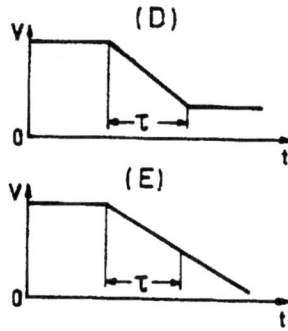

(C) $3 \cdot F_1 = 2 \cdot F_2$

(D) $4 \cdot F_1 = 9 \cdot F_2$

(E) $9 \cdot F_1 = 4 \cdot F_2$

H96 2.178 Ein homogener Würfel von 10 cm Kantenlänge und einer Masse von 6 kg wird in Wasser getaucht und losgelassen.

Welcher Teil seines Volumens ragt über die Wasseroberfläche?

(A) $40 \, \text{cm}^3$

(B) $60 \, \text{cm}^3$

(C) $400 \, \text{cm}^3$

(D) $600 \, \text{cm}^3$

(E) nichts, der Würfel sinkt

H96 2.175 Welche Aussage trifft zu?

Ein Kran hebt eine Last von 2000 N und 3 m in die Höhe und transportiert sie anschließend 4 m weit horizontal seitwärts. Dabei wird die potentielle Energie der Last erhöht um etwa

(A) 6 kJ

(B) 10 kJ

(C) 14 kJ

(D) 60 kJ

(E) 100 kJ

H96 2.179 Welche der folgenden Aussagen treffen zu?

Ein teilweise eingetauchter zylindrischer Glasstab wird — wie skizziert — mit jeweils konstanter Geschwindigkeit $\vec{v}$ durch eine Newtonsche Flüssigkeit bewegt.

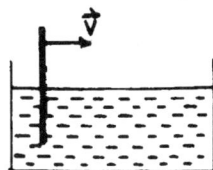

H96 2.176 Welche Aussage trifft zu?

(A) Leistung = Kraft · Weg

(B) Leistung = $\frac{\text{Energie}}{\text{Zeit}}$

(C) Leistung = Energie − Arbeit

(D) Leistung = Energie · Zeit

(E) Leistung = Spannung · Stromstärke · Zeit

(1) Die auf den Stab wirkende Reibungskraft ist der Geschwindigkeit entgegengerichtet.

(2) Der Betrag der Reibungskraft nimmt mit wachsender Geschwindigkeit zu.

(3) Unter sonst gleichen Bedingungen ist die Reibungskraft in Glykol jeweils größer als in Wasser.

H96 2.177 Wie verhalten sich die Beträge der gegenseitigen Gravitationskräfte F_1 und F_2 zweier Himmelskörper, wenn sich ihre Massen $M_1 : M_2 = 2 : 3$ verhalten?

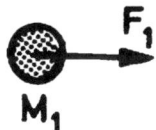 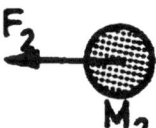

(A) nur 1

(B) nur 2

(C) nur 1 und 3

(D) nur 2 und 3

(E) 1 bis 3 (alle)

(A) $F_1 = F_2$

(B) $2 \cdot F_1 = 3 \cdot F_2$

F98 2.180   In einer hydraulischen Presse wirkt eine Kraft von 100 N auf den Pumpkolben (Fläche $0,5\,\text{cm}^2$).

Welche Kraft übt der Arbeitskolben (Fläche $20\,\text{cm}^2$) auf das Preßgut aus?

(A) 4000 N

(B) 2000 N

(C) 1000 N

(D) 500 N

(E) 400 N

H96 2.181   Zwei verschiedene Flüssigkeiten werden gleichmäßig angesaugt (siehe Skizze). Dabei stellen sich die Steighöhen h_1 bzw. h_2 ein (der Dampfdruck der Flüssigkeiten und Kapillareffekte sollen vernachlässigt werden). Dann gilt für die Dichten ρ_1 bzw. ρ_2 der Flüssigkeiten

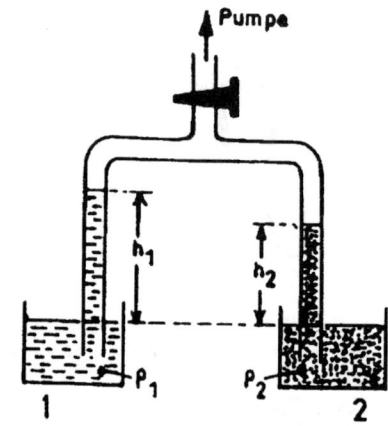

(A) $\frac{\rho_1}{\rho_2} = h_1 - h_2$

(B) $\frac{\rho_1}{\rho_2} = \frac{h_1 - h_2}{h_1 + h_2}$

(C) $\frac{\rho_1}{\rho_2} = \frac{h_1}{h_2}$

(D) $\frac{\rho_1}{\rho_2} = \frac{h_2}{h_1}$

(E) $\frac{\rho_1}{\rho_2} = \frac{h_1 \cdot h_2}{h_1 - h_2}$

H96 2.182   Eine inkompressible viskose Flüssigkeit ströme laminar durch eine zylindrische Röhre mit unterschiedlichem Innenradius r.

Der Volumenstrom ist proportional zu r^2,

weil

die Flüssigkeit überall im Rohr mit der gleichen Geschwindigkeit strömt.

Antwort	Aussage 1	Aussage 2	Verknüpfung
A	richtig	richtig	richtig
B	richtig	richtig	falsch
C	richtig	falsch	—
D	falsch	richtig	—
E	falsch	falsch	—

H96 2.183   Ein inkompressibles Fluid strömt laminar durch eine asymmetrisch verzweigte Rohrleitung (s. Skizze).

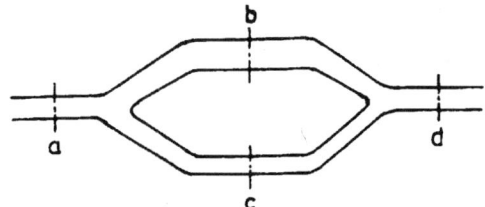

Welche der folgenden Aussagen über den Volumenstrom $\dot{V}$ an den Querschnitten a bis d treffen zu?

(1) $\dot{V}_a = \dot{V}_d$

(2) $\dot{V}_a = \dot{V}_b + \dot{V}_c$

(3) $\dot{V}_a + \dot{V}_b = \dot{V}_c + \dot{V}_d$

(A) nur 2

(B) nur 3

(C) nur 1 und 2

(D) nur 1 und 3

(E) nur 2 und 3

H96 2.184   Welche der folgenden Aussagen treffen zu?

Die nebenstehende Abbildung vergleicht die kapillare Steighöhe von (a) reinem Wasser und (b) der verdünnten wäßrigen Lösung eines Stoffes S in derselben Kapillare (Dichteänderungen seien vernachlässigbar).

2.180 ✓ A   2.181 ✓ D   2.182 ✓ E   2.183 ✓ C

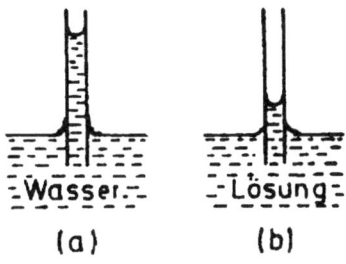

(a)   (b)

(1) Wasser benetzt das Kapillarmaterial.

(2) Die Lösung benetzt das Kapillarmaterial.

(3) Der Stoff S senkt die Oberflächenspannung der Lösung im Vergleich zu Wasser.

(4) Der Stoff S erhöht die Oberflächenspannung der Lösung im Vergleich zu Wasser.

(A) nur 1 und 3

(B) nur 2 und 3

(C) nur 2 und 4

(D) nur 1, 2 und 3

(E) nur 1, 2 und 4

H96 **2.185**   Welche Aussagen treffen zu?

Die Oberflächenspannung einer Flüssigkeit ist mit folgenden Größen darstellbar:

(1) Energie/Länge

(2) Kraft/Fläche

(3) Energie/Fläche

(4) Kraft/Länge

(A) nur 1

(B) nur 3

(C) nur 4

(D) nur 1 und 2

(E) nur 3 und 4

H96 **2.186**   Welche der folgenden Aussagen treffen zu?

Eine Kugel (Masse $m = 10\,$g) wird mit der Geschwindigkeit $v = 200\,$m$\,/\,$s in einen an einem langen dünnen Seil aufgehängten, zunächst ruhenden Sandsack geschossen, in dem die Kugel steckenbleibt.

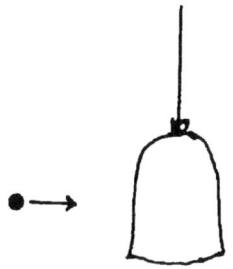

(1) Der Impuls der Kugel vorher beträgt $p_k = 2\,$kg$\,\frac{m}{s}$.

(2) Der Impuls des Sandsacks vorher beträgt $p_s = 0$.

(3) Der Impuls von Sandsack mit darinsteckender Kugel unmittelbar nach dem Einschuß beträgt $p_{k+s} = 2\,$kg$\,\frac{m}{s}$.

(A) nur 1

(B) nur 1 und 2

(C) nur 1 und 3

(D) nur 2 und 3

(E) 1 bis 3 (alle)

H96 **2.187**   Welche der folgenden Aussagen treffen zu?

Nach dem Hookschen Gesetz ist die **relative** Längenänderung, d.h. die Längenänderung dividiert durch die ursprüngliche Länge, elastischer Fäden proportional

(1) zur Länge

(2) zum Fadenquerschnitt

(3) zur angreifeden Kraft

(A) nur 3

(B) nur 1 und 2

(C) nur 1 und 3

(D) nur 2 und 3

(E) 1 bis 3 (alle)

2.184 ✓ D   **2.185** ✓ E   **2.186** ✓ E   **2.187** ✓ A

H96 **2.188** Welche der folgenden Aussagen treffen zu?

Auf einem fest montierten (ruhenden) ebenen Labortisch steht ein Behälter mit Chemikalien, der mit einer horizontalen Kraft F_a bewegt werden soll. Dabei kann folgendes auftreten:

(1) Infolge der Haftreibung kann der Behälter stehenbleiben.

(2) Bei genügend großer Kraft F_a fängt der Behälter an zu gleiten. Die dabei auftretende Reibungskraft ist i.a. seiner momentanen Geschwindigkeit entgegengerichtet.

(3) Die auftretende Reibungskraft hat die gleiche Richtung, wie die Gewichtskraft.

(A) nur 1

(B) nur 2

(C) nur 3

(D) nur 1 und 2

(E) nur 1 und 3

F97 **2.189** Welches Weg-Zeit-Diagramm entspricht qualitativ nebenstehendem Geschwindigkeits-Zeit-Diagramm?

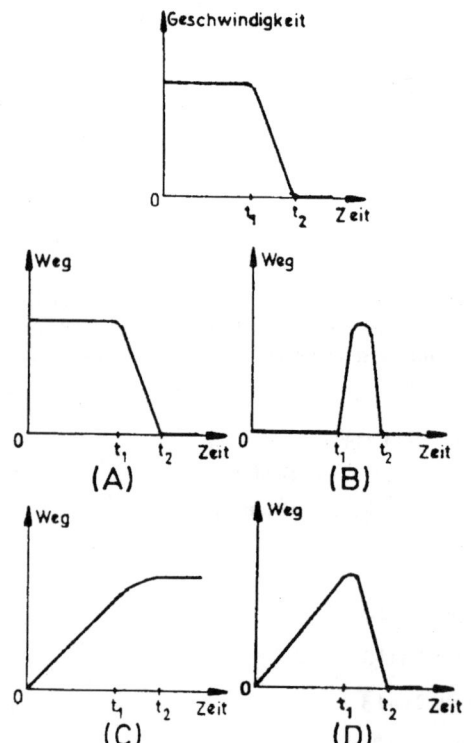

(A)   (B)   (C)   (D)

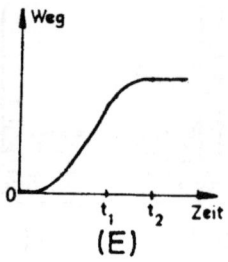

(E)

H96 **2.190** Welche der folgenden Aussagen treffen zu?

Die Erde führt eine vollständige Umdrehung um ihre Rotationsachse in $86\,400\,\text{s}$ durch.

Diese Angabe entspricht etwa einer

(1) Periodendauer von 24 h

(2) Drehzahl von $10^5\,\text{s}^{-1}$

(3) Winkelgeschwindigkeit von $6 \cdot 10^5\,\text{s}^{-1}$

(A) Keine

(B) nur 1

(C) nur 3

(D) nur 1 und 2

(E) 1 bis 3 (alle)

H96 **2.191** Welche der folgenden Aussagen treffen zu?

Wird eine lose geschüttete (kristalline) Pulverprobe in einem Gefäß gestampft, so gilt i.a. folgendes:

(1) Das Volumen der Probe insgesamt kann dabei abnehmen.

(2) Die mittlere Dichte der Probe kann zunehmen.

(3) Die Dichte der einzelnen kristallinen Körner nimmt zu.

(A) nur 1

(B) nur 2

(C) nur 1 und 2

(D) nur 2 und 3

(E) 1 bis 3 (alle)

2.188 √ D   2.189 √ C   2.190 √ B   2.191 √ C

F97 **2.192** Die dynamische Viskosität einer Newtonschen Flüssigkeit nimmt mit steigender Temperatur ab,

weil

(abgesehen vom Anomalie-Bereich des Wassers) die Dichte von Newtonschen Flüssigkeiten im allgemeinen mit steigender Temperatur zunimmt.

Antwort	Aussage 1	Aussage 2	Verknüpfung
A	richtig	richtig	richtig
B	richtig	richtig	falsch
C	richtig	falsch	—
D	falsch	richtig	—
E	falsch	falsch	—

F97 **2.193** Wenn man einen Körper an einen Ort mit kleinerer Fallbeschleunigung bringt,

(A) nimmt seine Masse zu

(B) nimmt seine Masse ab

(C) nimmt seine Gewichtskraft zu

(D) nimmt seine Gewichtskraft ab

(E) Keine der vorstehenden Aussagen trifft zu.

F97 **2.194** Der Winkel ϕ, den ein um eine feste Achse drehbarer Körper in Abhängigkeit von der Zeit t gegenüber einer festen Richtung einnimmt, ist nebenstehend graphisch dargestellt.

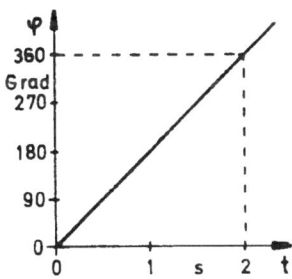

Es gilt etwa

(A) Die Winkelbeschleunigung nimmt jede Sekunde um πs^{-1} *zu*.

(B) Die Winkelbeschleunigung beträgt $\alpha = \pi s^{-1}$.

(C) Die Winkelgeschwindigkeit beträgt $\omega = 2 \cdot \pi s^{-1}$

(D) Die Winkelgeschwindigkeit beträgt $\omega = \pi s^{-1}$.

(E) Die Winkelgeschwindigkeit beträgt $\omega = 0{,}5 s^{-1}$.

F97 **2.195** An einem Hebel, der drehbar an der Decke gelagert ist, greifen zwei Kräfte F_a und F_b an. Wie groß muß F_b sein, damit der Hebel im Gleichgewicht bleibt?

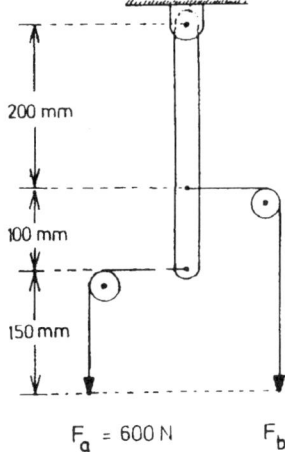

(A) 300 N

(B) 360 N

(C) 900 N

(D) 1 000 N

(E) 1 800 N

F97 **2.196** Welche Beziehung besteht zwischen den in der Zeichnung dargestellten Geschwindigkeiten $\vec{v}$, $\vec{v}_1$ und $\vec{v}_2$?

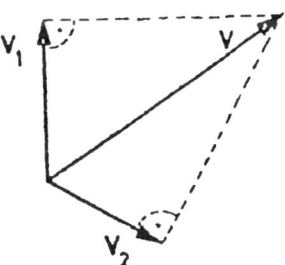

(A) $\vec{v} = \vec{v}_1 + \vec{v}_2$

(B) $\vec{v} = \vec{v}_1 - \vec{v}_2$

(C) $\vec{v} = \vec{v}_2 - \vec{v}_1$

(D) $\vec{v} = -(\vec{v}_1 + \vec{v}_2)$

(E) Keine der Antworten trifft zu.

2.192✓ C **2.193**✓ D **2.194**✓ D **2.195**✓ C **2.196**✓ E

F97 2.197 Ein harmonisch schwingendes Pendel benötigt jeweils von einem Umkehrpunkt zum nächstfolgenden eine Zeit von 0,5 Sekunden. Seine Frequenz beträgt somit

(A) 0,5 Hz

(B) 1,0 Hz

(C) 2,0 Hz

(D) 3,14 Hz

(E) 6,28 Hz

F97 2.198 Welche der angegebenen Kombinationen ist möglich?

Gefäße, Kapillaren und Unterlagen bestehen jeweils aus dem gleichen Material; es handelt sich stets um die gleiche Flüssigkeit in der gleichen Gasatmosphäre.

Randwinkel   Kapillareffekt   Tropfenform

(A)

(B)

(C)

(D)

(E)

H97 2.199 Ein Wagen erreicht auf gerader Strecke aus dem Stand innerhalb von 20 Sekunden eine Geschwindigkeit von $108 \frac{km}{h}$.

Wie groß ist etwa die mittlere Beschleunigung?

(A) $0,15 \, m/s^2$

(B) $0,67 \, m/s^2$

(C) $1,5 \, m/s^2$

(D) $2,7 \, m/s^2$

(E) $10,8 \, m/s^2$

F97 2.200 Eine Newtonsche Flüssigkeit strömt laminar durch ein langes Rohr von kreisförmigem Querschnitt. Wie hängt der Strömungswiderstand R vom Rohrradius r qualitativ ab?

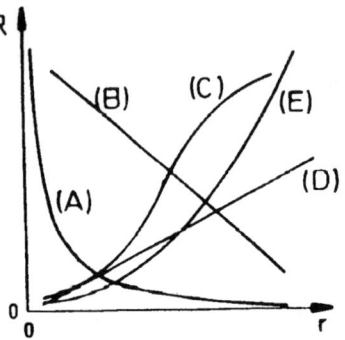

F97 2.201 Die Oberflächenspannung von Wasser wird durch Zusatz eines Tensids verändert. Welches Diagramm gibt den Zusammenhang zwischen der Oberflächenspannung der Lösung σ und der Konzentration des Tensids c qualitativ am besten wieder?

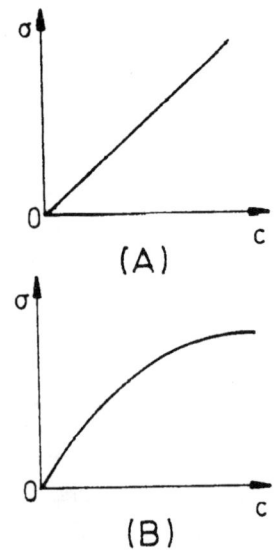

2.197 ✓ B   **2.198** ✓ D   **2.199** ✓ C   **2.200** ✓ A

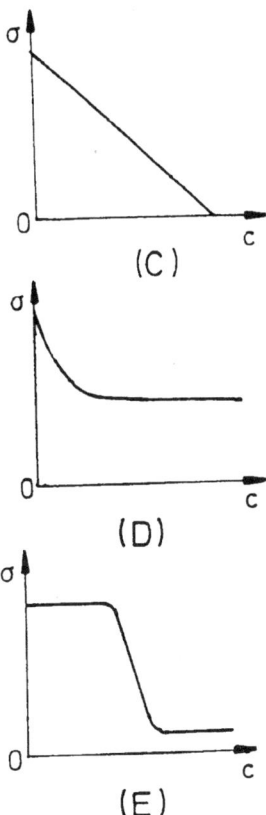

(C)

(D)

(E)

F97 2.202 In einen quaderförmigen starren Behälter mit einer waagerechten Bodenfläche von $80\,\text{m}^2$ und senkrechten Seitenflächen werde Wasser bis zu einer Höhe von $10\,\text{m}$ eingefüllt. Ordnen Sie bitte den in Liste 1 aufgeführten Größen den (etwa) zutreffenden Wert aus Liste 2 zu!

Liste 1

(1) hydrostatischer Druck, ausgeübt auf die Bodenfläche

(2) Mittelwert des hydrostatischen Drucks, ausgeübt auf die Seitenflächen

(A) $0{,}5 \cdot 10^5\,\text{Pa}$

(B) $1 \cdot 10^5\,\text{Pa}$

(C) $2 \cdot 10^5\,\text{Pa}$

(D) $4 \cdot 10^5\,\text{Pa}$

(E) $8 \cdot 10^5\,\text{Pa}$

F97 2.203 Welche der folgenden Aussagen zum dämpfungsfreien horizontal schwingenden Federpendel treffen zu?

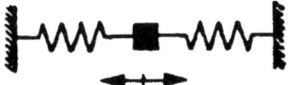

(1) Die Summe der Momentanwerte von kinetischer und potentieller Energie ist zeitlich konstant.

(2) Zu den Zeitpunkten des Durchgangs der Masse durch ihre Ruhelage ist im Schwingungsvorgang nur potentielle Energie gespeichert.

(3) Zu den Zeitpunkten der maximalen Auslenkung der Masse ist nur kinetische Energie gespeichert.

(A) nur 1

(B) nur 2

(C) nur 1 und 2

(D) nur 2 und 3

(E) 1 bis 3 (alle)

H97 2.204 An der Peripherie einer Kreisscheibe mit dem Radius r, die um eine Achse durch den Mittelpunkt (senkrecht zur Zeichenebene) drehbar ist, greifen wie gezeichnet die Kräfte $4\,\text{N}$ und $8\,\text{N}$ an. Wie groß muß die Kraft F sein, die im Abstand $r/2$ von der Achse wie gezeichnet angreift, damit das Gesamtdrehmoment verschwindet?

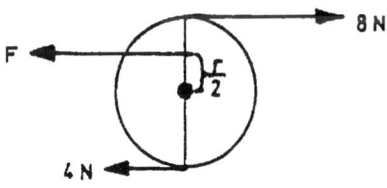

(A) $24\,\text{N}$

(B) $12\,\text{N}$

(C) $8\,\text{N}$

(D) $6\,\text{N}$

(E) $2\,\text{N}$

2.201 ✓ D   **2.202** ✓ (1,B) (2,A)   **2.203** ✓ A   **2.204** ✓ A

H97 2.205 Die Zeitabhängigkeit der Auslenkung $x(t)$ eines schwingenden Systems werde durch

$$x(t) = \hat{x} \cdot \cos \omega t$$

beschrieben.

Wie groß ist der zeitliche arithmetische Mittelwert von $x(t)$?

(A) $\frac{\hat{x}}{2\pi}$

(B) $\hat{x}$

(C) $\frac{\hat{x}}{2}$

(D) $\frac{\hat{x}}{\sqrt{2}}$

(E) 0

H97 2.206 Auf eine elastische, zylinderförmige Stange von 50 cm Länge wirkt eine Zugspannung von $2 \cdot 10^6 \, \text{N} / \text{m}^2$.

Um welchen Betrag Δl wird die Stange gedehnt, wenn ihr Elastizitätsmodul $2 \cdot 10^{10} \, \text{N} / \text{m}^2$ beträgt?

(A) 0,2 mm

(B) 0,1 mm

(C) 0,05 mm

(D) 0,01 mm

(E) 0,005 mm

F97 2.207 Welche der folgenden Aussagen treffen zu?

An einem Waagebalken sind zwei unterschiedliche Massen aus gleichem homogenem Material (also von unterschiedlichem Volumen) so aufgehängt, daß der Waagebalken sich in der Horizontalen im Gleichgewicht befindet.

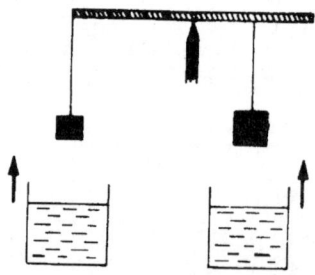

Tauchen danach beide Massen vollständig in Wasser ein, so gilt

(1) Der Waagebalken bleibt in der Horizontalen im Gleichgewicht.

(2) Der Auftrieb des größeren Körpers ist größer als der des kleineren.

(3) Der Auftrieb des kleineren Körpers ist größer als der des größeren.

(A) keine

(B) nur 1

(C) nur 3

(D) nur 1 und 2

(E) nur 1 und 3

H97 2.208 Welche der folgenden Abbildungen gehört zu einer geradlinigen Bewegung mit konstanter Beschleunigung?

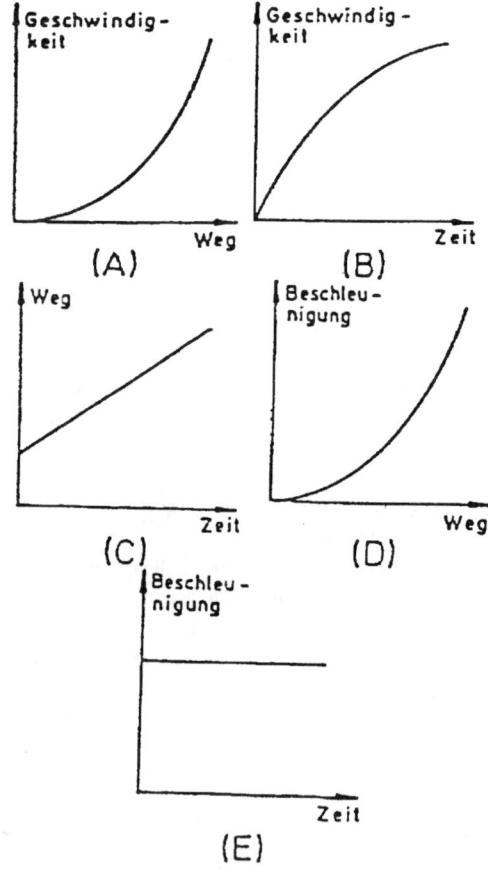

2.205 ✓ E   2.206 ✓ C   2.207 ✓ D   2.208 ✓ E

F97 **2.209** Ein Körper der Masse $m_1 = 5\,kg$ fliege mit der Geschwindigkeit $v_1 = 1\,m/s$ nach rechts, ein Körper der Masse $m_2 = 4\,kg$ mit der Geschwindigkeit $v_2 = 0{,}5\,m/s$ nach links.

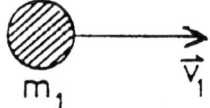 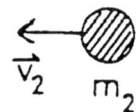

Ordnen Sie den in Liste 1 angegebenen physikalischen Größen die richtigen Maßzahlen (gemessen in $kg \cdot \frac{m}{s}$ bzw. $kg \cdot \frac{m^2}{s^2}$) aus Liste 2 zu!

Liste 1

(1) Gesamtimpuls der beiden Massen

(2) gesamte kinetische Energie beider Massen

Liste 2

(A) 2

(B) 3

(C) 7

(D) 10,125

(E) 13,5

H97 **2.210** Die Winkelgeschwindigkeit $\omega = d\phi/dt$ eines rotierenden Körpers ist nebenstehend graphisch dargestellt.

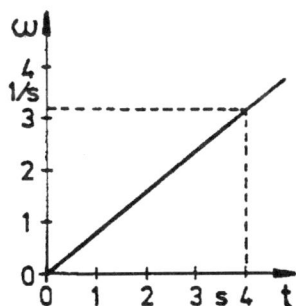

Demnach gilt etwa:

(A) Die Winkelbeschleunigung beträgt $\alpha = \frac{\pi}{2}\,s^{-2}$

(B) Die Winkelbeschleunigung beträgt $\alpha = \frac{\pi}{4}\,s^{-2}$

(C) Die Winkelbeschleunigung nimmt ständig zu

(D) Die Winkelgeschwindigkeit beträgt $\omega = \frac{\pi}{2}\,s^{-1}$

(E) Die Winkelgeschwindigkeit beträgt $\omega = \frac{\pi}{4}\,s^{-1}$

H97 **2.211** Drei Kräfte von 3 N, 4 N und 5 N greifen in einem Punkte an. Die Kräfte von 3 N und 4 N stehen senkrecht aufeinander (vgl. Zeichnung).

Damit die resultierende Kraft verschwindet, muß der Winkel α, d.h. die Richtung der Kraft 5 N geändert werden.

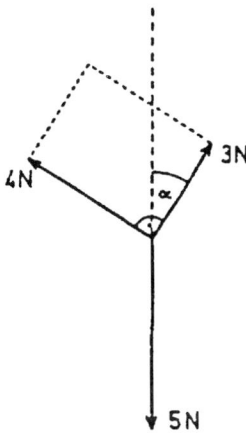

Welche Bedingung muß gelten?

(A) $\tan \alpha = 5/3$

(B) $\tan \alpha = 3/5$

(C) $\tan \alpha = 4/3$

(D) $\sin \alpha = 3/4$

(E) $\sin \alpha = 3/5$

H97 **2.212** Welche der folgenden Aussagen treffen zu?

In einem zylindrischen Rohrstück strömt stationär eine Newtonsche Flüssigkeit (im Gültigkeitsbereich der Beziehung von Hagen-Poiseuille). Dabei gilt

(1) Der Strömungsleitwert steigt, wenn die dynamische Viskosität zunimmt.

(2) Der Strömungsleitwert steigt, wenn der Rohrdurchmesser verringert wird.

(3) Bei Temperaturerniedrigung wird im allgemeinen die dynamische Viskosität größer.

(A) nur 1

(B) nur 2

(C) nur 3

(D) nur 1 und 2

(E) nur 2 und 3

2.209 ✓ (1,B) (2,B)   **2.210** ✓ B   **2.211** ✓ C   **2.212** ✓ C

H97 **2.213**   Ein Körper wiegt in Luft 11N, vollständig in Wasser eingetaucht nur noch 1 N. Wie groß ist etwa das Volumen des Körpers?

(A) 0,1 l

(B) 1,0 l

(C) 1,1 l

(D) 10 l

(E) 11 l

H97 **2.214**   An einem Stalagmometer (Normaltropfenzähler) bilden sich bei reinem Wasser von 20 °C etwa 20 Tropfen je ml. Wird stattdessen ein wässriges Arzneimittel (gleicher Dichte) abgetropft, dessen Wirkstoff die Oberflächenspannung um 20 % erniedrigt, so erhält man etwa:

(A) 16 Tropfen je ml

(B) 18 Tropfen je ml

(C) 20 Tropfen je ml

(D) 24 Tropfen je ml

(E) 40 Tropfen je ml

H97 **2.215**   Ordnen Sie den in Liste 1 beschriebenen Fällen die jeweils benötigte **Arbeit** aus Liste 2 zu (F = Kraft).

Liste 1

(1) Dehnung eines elastischen Fadens um $\Delta l =$ 5 cm gemäß nebenstehendem Diagramm

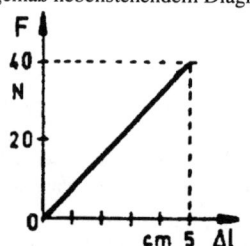

(2) Hebung einer konstanten Last um $\Delta l =$ 5 cm gemäß nebenstehendem Diagramm

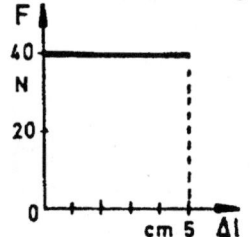

Liste 2

(A) 8 N · cm

(B) 16 N · cm

(C) 50 N · cm

(D) 100 N · cm

(E) 200 N · cm

H97 **2.216**   Eine Flüssigkeit, die in einem U-förmigen Draht mit verschiebbarem Bügel aufgespannt ist, wird, wie dargestellt, um Δl gedehnt.

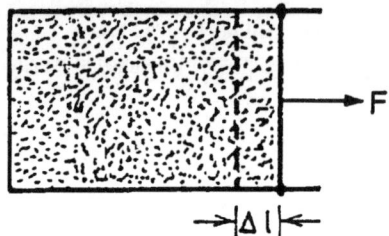

Ordnen Sie jeder der in Liste 1 angegebenen Größe die zutreffende Abhängigkeit aus Liste 2 zu.

Liste 1

(1) Kraft F

(2) Zunahme der Oberflächenenergie

Liste 2

(A) unabhängig von Δl

(B) $\sim \Delta l$

(C) $\sim (\Delta l)^2$

(D) $\sim \sqrt{\Delta l}$

(E) $\sim 1/\Delta l$

H97 **2.217**   Gase zeigen keine dynamische Viskosität,

weil

der Durchmesser der Gasteilchen sehr viel kleiner ist, als ihr mittlerer Abstand.

Antwort	Aussage 1	Aussage 2	Verknüpfung
A	richtig	richtig	richtig
B	richtig	richtig	falsch
C	richtig	falsch	—
D	falsch	richtig	—
E	falsch	falsch	—

2.213 ✓ B   2.214 ✓ D   2.215 ✓ (1,D) (2,E)   2.216 ✓ (1,A) (2,B)   2.217 ✓ D

H97 **2.218** Wenn eine inkompressible Flüssigkeit laminar durch ein Rohr strömt, dessen Querschnitt sich an einer bestimmten Stelle erweitert, so nimmt dort die mittlere Strömungsgeschwindigkeit ab,

weil

bei einer unverzweigten stationären Strömung einer inkompressiblen Flüssigkeit durch einen größeren Querschnitt auch ein größeres Flüssigkeitsvolumen pro Zeiteinheit hindurchtritt.

Antwort	Aussage 1	Aussage 2	Verknüpfung
A	richtig	richtig	richtig
B	richtig	richtig	falsch
C	richtig	falsch	—
D	falsch	richtig	—
E	falsch	falsch	—

H97 **2.219** Welche der folgenden Aussagen treffen zu?

Bei der stationären Bewegung einer Kugel durch eine ruhende Flüssigkeit ist die nach der Stokesschen Beziehung wirkende **Reibungskraft** proportional

(1) zum Volumen der Kugel

(2) zur Geschwindigkeit der Kugel

(3) zur dynamischen Viskosität der Flüssigkeit

(A) keine der Aussagen trifft zu

(B) nur 1 und 2

(C) nur 1 und 3

(D) nur 2 und 3

(E) 1 bis 3 (alle)

F98 **2.220** Welche der folgenden Aussagen trifft zu?

In einem Molekül wird eine H-O-Gruppe durch eine T-O-Gruppe mit etwa gleicher Kopplungskonstante ersetzt. In den IR-Spektren gilt für einen analogen Streckschwingmodus jeweils innerhalb dieser Gruppe für die Wellenzahlen $\tilde{v}_{HO}$, $\tilde{v}_{TO}$ bzw. die Frequenzen f_{HO}, f_{TO}:

(A) $\tilde{v}_{HO} > \tilde{v}_{TO}$ und $f_{HO} > f_{TO}$

(B) $\tilde{v}_{HO} > \tilde{v}_{TO}$ und $f_{HO} < f_{TO}$

(C) $\tilde{v}_{HO} = \tilde{v}_{TO}$ und $f_{HO} = f_{TO}$

(D) $\tilde{v}_{HO} < \tilde{v}_{TO}$ und $f_{HO} > f_{TO}$

(E) $\tilde{v}_{HO} < \tilde{v}_{TO}$ und $f_{HO} < f_{TO}$

H97 **2.221** Welche der folgenden Aussagen treffen zu?

Die Beschleunigung eines Massepunktes ist gleich

(1) der Ableitung seines Weges nach der Zeit

(2) der zweiten Ableitung seines Weges nach der Zeit

(3) der Ableitung seiner Geschwindigkeit nach der Zeit

(4) der zweiten Ableitung seiner Geschwindigkeit nach der Zeit

(A) nur 1

(B) nur 2

(C) nur 3

(D) nur 1 und 4

(E) nur 2 und 3

F98 **2.222** Ein Wohnanhänger der Masse 1 200 kg werde von einem PKW auf ebener Straße mit 0,8 km / s² beschleunigt. Mit welcher Kraft zieht der PKW an dem Anhänger?

(A) 0

(B) 960 N

(C) 1 200 N

(D) 1 500 N

(E) aus obigen Daten nicht angebbar

F98 **2.223** Ein Flugzeug legt die Entfernung von 6 300 km zwischen zwei Flughäfen in Nordamerika und Europa wegen unterschiedlicher Witterungsverhältnisse beim Hin- und Rückflug mit den Geschwindigkeiten 700 km / s bzw. 900 km / h zurück.

Für beide Reisen zusammen beträgt die mittlere Geschwindigkeit somit:

(A) 850 km / h

(B) 812,5 km / h

(C) 800 km / h

(D) 787,5 km / h

(E) 750 km / h

2.218 √ C   2.219 √ D   2.220 √ A   2.221 √ E   2.222 √ B   2.223 √ D

H97 2.224 Welche der folgenden Aussagen treffen zu?

Bei einem Federpendel, das verlustfrei schwingt

(1) nimmt die Summe der Momentanwerte von kinetischer und potentieller Energie zweimal pro Periode ein Maximum an

(2) ist die kinetische Energie in den Umkehrpunkten der Bewegung maximal

(3) ist der Wert der kinetischen Energie stets positiv oder Null

(4) ist die gespeicherte Deformationsenergie (potentielle Energie) in den Umkehrpunkten der Bewegung Null

(A) nur 3

(B) nur 1 und 3

(C) nur 2 und 4

(D) nur 2, 3 und 4

(E) 1 bis 4 (alle)

F98 2.225 Welche Aussage trifft zu?

Nebenstehend ist der zeitliche Ablauf eines periodischen Vorganges skizziert. Der markierte Abstand $\overline{ab}$ in dem Diagramm entspricht

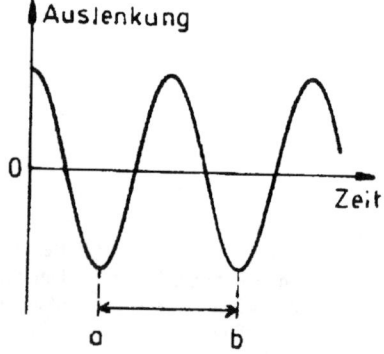

(A) der Wellenlänge

(B) der Periodendauer

(C) der Phasendifferenz π

(D) der Phasendifferenz 2π

(E) dem negativen Scheitelwert

F98 2.226 Ein Körper der Masse $m = 20\,\text{kg}$ kann reibungsfrei auf einer horizontalen Fläche bewegt werden. Wie groß ist seine Beschleunigung (Betrag), wenn gleichzeitig zwei Kräfte

$$F_1 = 6\,\text{N} \qquad \text{und} \qquad F_2 = 8\,\text{N}$$

in der Fläche senkrecht zueinander am Körper angreifen?

(A) $0{,}25\,\text{m}/\text{s}^2$

(B) $0{,}5\,\text{m}/\text{s}^2$

(C) $1\,\text{m}/\text{s}^2$

(D) $2\,\text{m}/\text{s}^2$

(E) $10\,\text{m}/\text{s}^2$

F98 2.227 Eine Kugel fällt aus dem Ruhezustand in der Höhe h_a auf den Boden ($h = 0$). Nach Durchfallen der **Hälfte** der Höhendifferenz ergibt sich für die Geschwindigkeit v an dieser Stelle:

(A) $v = \frac{1}{2} g h_a$

(B) $v = \frac{1}{2} g h_a^2$

(C) $v = \sqrt{\frac{1}{2} g h_a}$

(D) $v = \sqrt{g h_a}$

(E) $v = \sqrt{2 \cdot g h_a}$

F98 2.228 Eine Scheibe rotiere zunächst mit konstanter Winkelgeschwindigkeit ω_0 um eine starre Achse. Vom Zeitpunkt t_1 an wirke eine (die Drehzahl erhöhende) zeitlich konstante Winkelbeschleunigung, die zum Zeitpunkt t_2 verschwindet.

Welches Diagramm gibt qualitativ den zeitlichen Verlauf der Winkelgeschwindigkeit ω wieder (Reibung vernachlässigbar).

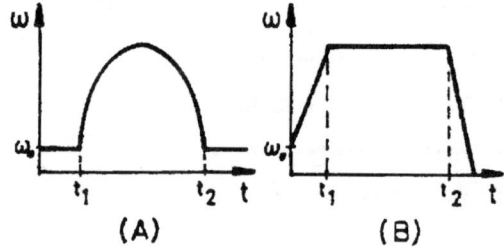

2.224 ✓ A **2.225** ✓ B **2.226** ✓ B **2.227** ✓ D

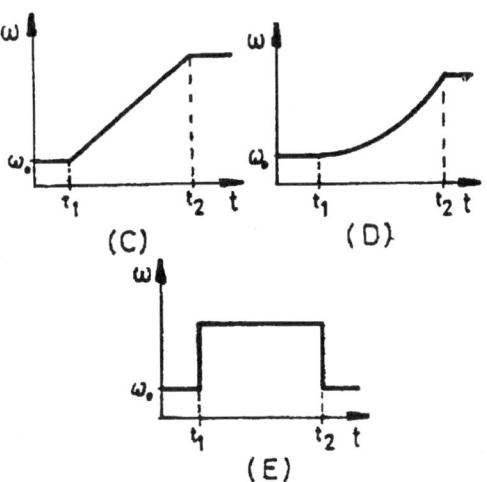

(A) 18 s

(B) 20 s

(C) 27 s

(D) 33 s

(E) 39 s

F98 **2.231** Bei laminarer Strömung einer Newtonschen Flüssigkeit durch ein zylindrisches Rohr ist der Volumenstrom proportional

(A) zur Druckdifferenz zwischen Rohranfang und Rohrende

(B) zum Quadrat des Rohrradius

(C) zur dynamischen Viskosität

(D) zur Rohrlänge

(E) zum Kehrwert der (absoluten) Temperatur

F98 **2.229** Wie groß ist etwa der Gasdruck p in dem Kolben, den das nebenstehende Quecksilbermanometer anzeigt, wenn der äußere Luftdruck 900 mbar beträgt (1 mmHg = 1,33 mbar)

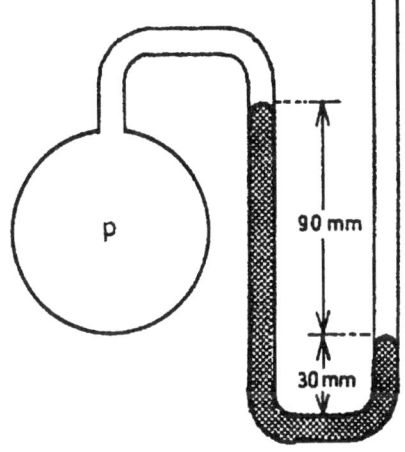

F98 **2.232** Ein Körper der Gewichtskraft $6,6 \cdot 10^{-2}$ N hängt an einer Federwaage und taucht gerade voll in destilliertes Wasser der Dichte 1 g / cm³ ein (siehe Skizze). Die Anzeige der Federwaage beträgt $3,6 \cdot 10^{-2}$ N.

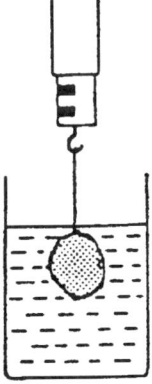

Wie groß ist die Dichte des Körpers?

(A) 1 020 mbar

(B) 960 mbar

(C) 860 mbar

(D) 820 mbar

(E) 780 mbar

(A) $1,2 \, \text{g} / \text{cm}^3$

(B) $1,8 \, \text{g} / \text{cm}^3$

(C) $2,2 \, \text{g} / \text{cm}^3$

(D) $3,0 \, \text{g} / \text{cm}^3$

(E) $3,6 \, \text{g} / \text{cm}^3$

F98 **2.230** Ein kugelförmiges Teilchen (Dichte $\rho_k = 1,2 \, \text{g} / \text{cm}^3$) sinkt stationär in Wasser durch eine Meßstrecke in 30 Sekunden. In einem Ethanol-Wasser-Gemisch der Dichte $\rho_f = 0,9 \, \text{g} / \text{cm}^3$, mit etwa gleicher Viskosität wie Wasser, erwarten wir als Sinkzeit durch die Meßstrecke:

2.228 √ C   2.229 √ E   2.230 √ B   2.231 √ A   2.232 √ C

F98 **2.233** Welche Aussage trifft nicht zu?

Bei einer gleichförmigen Kreisbewegung gilt:

(A) Die Bewegung ist periodisch.

(B) Die Winkelgeschwindigkeit $\omega = 2 \cdot \pi \cdot f$ ist konstant.

(C) Für die Umfangsgeschwindigkeit v gilt: $v = \omega \cdot r$ (r Bahnradius).

(D) Die Winkelbeschleunigung ist Null.

(E) Für die Umlaufdauer T gilt: $T = \frac{1}{\omega}$ (ω Kreisfrequenz).

F91 **2.236** Ein Wagen, der mit der Geschwindigkeit 12 m/s fährt, wird in 6 Sekunden gleichmäßig bis zum Stillstand gebremst.

Wie groß ist in dieser Zeit seine Beschleunigung?

(A) $\frac{1}{72}$ m/s^2

(B) $\frac{1}{2}$ m/s^2

(C) 1 m/s^2

(D) 2 m/s^2

(E) 72 m/s^2

F98 **2.234** Eine Glaskugel sinkt in Paraffinöl nach einiger Fallzeit mit konstanter Geschwindigkeit,

weil

eine Kugel in einer Flüssigkeit eine Auftriebskraft erfährt.

Antwort	Aussage 1	Aussage 2	Verknüpfung
A	richtig	richtig	richtig
B	richtig	richtig	falsch
C	richtig	falsch	—
D	falsch	richtig	—
E	falsch	falsch	—

F98 **2.235** Welche der folgenden Aussagen über die Reibung, die bewegte Körper erfahren, treffen zu?

(1) Die reibungsbedingte Kraft F_r ist der Bewegungsrichtung entgegengesetzt orientiert.

(2) Bei einer reibungsbehafteteten Bewegung um die Strecke Δx wird infolge Reibung eine Energie ΔW in Wärme umgesetzt, wobei gilt $\Delta W = F_r \cdot \Delta x$.

(3) Bei einer reibungsbehafteten Bewegung um die Strecke Δx gilt für die reibungsbedingte Energieumsetzung $W = \frac{1}{2} F_r \cdot (\Delta x)^2$.

(A) nur 1

(B) nur 2

(C) nur 3

(D) nur 1 und 2

(E) nur 1 und 3

2.233 √ E   2.234 √ B   2.235 √ D   2.236 √ D

3 Wärmelehre

F98 3.1 Bei einer isothermen, reversiblen Kompression eines idealen Gases

(A) bleibt der Druck des Gases konstant

(B) erwärmt sich das Gas

(C) wird Wärme an die Umgebung abgegeben

(D) steigt die Innere Energie des Gases

(E) steigt die Entropie des Gases

F98 3.2 Das Bild zeigt das Schmelzdiagramm eines binären Systems der Komponenten A und B. Das flüssige Gemisch verhält sich wie eine ideale Lösung; die Festkörper sind nicht miteinander mischbar.

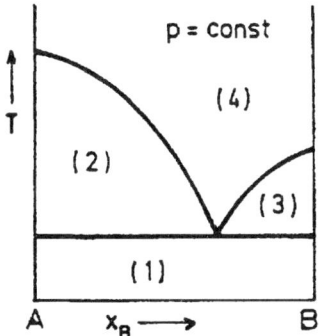

Welche Aussagen zu den verschiedenen Bereichen des Diagramms treffen zu?

(1) enthält festes A und festes B

(2) ist Bereich des Eutektikums

(3) enthält festes A und Schmelze

(4) ist Schmelze

(A) nur 2

(B) nur 1 und 4

(C) nur 2 und 3

(D) nur 2, 3 und 4

(E) 1 bis 4 (alle)

F88 3.3 Welchen der folgenden Aussagen stimmen Sie zu?

Bei einer Temperaturmessung mit einem Thermoelement muß die Vergleichslötstelle auf konstanter Temperatur gehalten werden.

Dies ist möglich mit einem

(1) Eis-Wassergemisch

(2) Bunsenbrenner

(3) leeren Dewar-Gefäß

(A) nur 1

(B) nur 1 und 2

(C) nur 1 und 3

(D) nur 2 und 3

(E) 1 bis 3 (alle)

F88 3.4 Welchen der folgenden Aussagen stimmen Sie zu?

Zur Temperaturbestimmung

(1) mit Halbleiterfühlern verwendet man im allgemeinen Material, das im Nutzungsbereich abnehmenden Widerstand bei wachsender Temperatur zeigt.

(2) mit Metallfühlern verwendet man im allgemeinen Material, das im Nutzungsbereich zunehmenden Widerstand bei wachsender Temperatur zeigt.

(3) kann man den elektrischen Widerstand von Metall oder Halbleiterfühlern mit einer Wheatstoneschen Brücke messen.

(A) nur 1

(B) nur 3

(C) nur 1 und 2

(D) nur 2 und 3

(E) 1 bis 3 (alle)

F98 3.5 In Salzlösungen beobachtet man eine gegenüber dem reinen Lösungsmittel erhöhte Siedetemperatur

weil

der Dampfdruck einer Salzlösung gegenüber dem des reinen Lösungsmittels herabgesetzt ist.

Antwort	Aussage 1	Aussage 2	Verknüpfung
A	richtig	richtig	richtig
B	richtig	richtig	falsch
C	richtig	falsch	—
D	falsch	richtig	—
E	falsch	falsch	—

3.1✓ C   3.2✓ B   3.3✓ A   3.4✓ E   3.5✓ A

F98 3.6 Welche der folgenden Aussagen über ein ideales Gas treffen zu?

Durch Gaszufuhr bei konstanter Temperatur in ein Gefäß konstanten Volumens wird die Stoffmenge darin erhöht.

Dabei bleibt konstant

(1) der Druck

(2) die Innere Energie

(3) die Freie Energie

(4) die Entropie

(A) Keine der genannten Größen

(B) nur 1

(C) nur 2

(D) nur 3

(E) nur 4

F98 3.7 Welche der folgenden Aussagen treffen zu?

Für **Phasen** (von Materie) gilt:

(1) Eine Phase ist ein stofflich und physikalisch homogener Bereich.

(2) Zwischen zwei unterschiedlichen flüssigen Phasen kann sich eine Phasengrenze ausbilden.

(3) An einer Phasengrenze ändert sich mindestens eine chemische oder physikalische Eigenschaft sprunghaft.

(A) nur 1

(B) nur 2

(C) nur 1 und 2

(D) nur 2 und 3

(E) 1 bis 3 (alle)

F98 3.8 Welche der folgenden Aussagen treffen zu?

Verteilt sich ein Stoff durch eine Phasengrenze infolge der in beiden Richtungen ablaufenden diffusiven Transportvorgänge in zwei verdünnten Lösungen A und B, so gilt im Gleichgewicht:

(1) pro Zeiteinheit treten von A nach B ebensoviele Teilchen über, wie von B nach A.

(2) Der Nernstsche Verteilungssatz macht eine Aussage über den Quotienten der Konzentrationswerte eines Stoffes in den beiden Phasen.

(3) Der Verteilungskoeffizient ist unabhängig von der Art der transportierten Teilchen.

(A) nur 1

(B) nur 2

(C) nur 1 und 2

(D) nur 1 und 3

(E) 1 bis 3 (alle)

F98 3.9 Welche der folgenden Aussagen treffen zu?

(1) Wird ein Gas an einer Feststoffoberfläche adsorbiert, so wird meistens eine Adsorptionswärme frei.

(2) Bei höherer Temperatur wird bei gleichem Druck stets mehr adsorbiert.

(3) Mit wachsendem Druck kann bei gleicher Temperatur meistens mehr adsorbiert werden.

(A) nur 2

(B) nur 3

(C) nur 1 und 2

(D) nur 1 und 3

(E) nur 2 und 3

F88 3.10 In welcher der folgenden Einheiten läßt sich die Wärmekapazität eines Körpers angeben?

(A) $J \cdot K^{-1}$

(B) $J \cdot kg^{-1} \cdot K^{-1}$

(C) $J \cdot K$

(D) $J \cdot K \cdot kg^{-1}$

(E) $J \cdot K^{-1} \cdot s^{-1}$

3.6✓ A   **3.7**✓ E   **3.8**✓ C   **3.9**✓ D   **3.10**✓ A

F88 3.11 Welchen der folgenden Aussagen stimmen Sie zu?

Zwei Körper befinden sich auf unterschiedlichen und konstant gehaltenen Temperaturen T_1 und T_2 und sind durch einen homogenen zylindrischen Stab der Länge L, der Querschnittsfläche A und der Wärmeleitfähigkeit λ verbunden. Der durch den Stab infolge Wärmeleitung hindurchfließende Wärmestrom ist proportional

    (1) $1/L$

    (2) A

    (3) λ

    (4) $(T_1 - T_2)$

(A) nur 1

(B) nur 2

(C) nur 1 und 3

(D) nur 2 und 4

(E) 1 bis 4 (alle)

F88 3.12 Ein heißer und ein kalter Körper, die in einer Vakuumkammer getrennt voneinander an dünnen Fäden mit vernachlässigbarer Wärmeleitung aufgehängt sind, gleichen ihre Temperaturen einander nicht an,

weil

Wärmeenergie nur durch Wärmeleitung oder Konvektion übertragen werden kann.

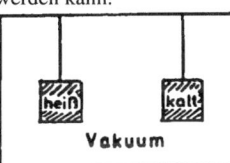

Antwort	Aussage 1	Aussage 2	Verknüpfung
A	richtig	richtig	richtig
B	richtig	richtig	falsch
C	richtig	falsch	—
D	falsch	richtig	—
E	falsch	falsch	—

F88 3.13 Welche Aussage trifft auf Gitterbausteine in einem kristallinen Festkörper am besten zu?

(A) Sie schwingen um Gleichgewichtslagen.

(B) Sie üben keinerlei Kräfte aufeinander aus.

(C) Sie können sich leicht gegeneinander verschieben.

(D) Sie sind bei Normtemperatur starr an Ruhelagen gebunden.

(E) Sie rotieren mit Nachbarbausteinen um den gemeinsamen Masseschwerpunkt des Festkörpers.

F90 3.14 Welche Aussage trifft zu?

$0\,°C$ und $100\,°C$ entsprechen

(A) Tripelpunkt und Siedepunkt von Wasser

(B) Tripelpunkt und kritischem Punkt von Wasser

(C) Schmelzpunkt von Eis und Tripelpunkt von Wasser

(D) Schmelzpunkt von Eis und Siedepunkt von Wasser

(E) Schmelzpunkt von Eis und Siedepunkt von Wasser bei 1 013 mbar

F90 3.15 Welchen der folgenden Aussagen für eine gegebene Probe eines idealen Gases stimmen Sie zu?

    (1) $p \cdot V = $ const. gilt bei isobaren Prozessen.

    (2) $p/T = $ const. gilt bei isochoren Prozessen.

    (3) $V/T = $ const. gilt bei adiabatischen Prozessen.

(A) nur 1

(B) nur 2

(C) nur 3

(D) nur 1 und 2

(E) nur 2 und 3

F90 3.16 Die Partikel realer Gase weisen ein Eigenvolumen auf,

weil

zwischen den Teilchen realer Gase Anziehungskräfte wirken.

Antwort	Aussage 1	Aussage 2	Verknüpfung
A	richtig	richtig	richtig
B	richtig	richtig	falsch
C	richtig	falsch	—
D	falsch	richtig	—
E	falsch	falsch	—

3.11✓ E   **3.12**✓ E   **3.13**✓ A   **3.14**✓ E   **3.15**✓ B   **3.16**✓ B

F90 3.17   Ein Fluid durchströmt eine gut wärmeiso-
lierte Rohrleitung:

$$\text{Massenstromstärke } I = 2\,\text{kg}/\text{s}.$$

Welche Heizleistung ist stationär notwendig, wenn das
Fluid um $10\,°C$ aufgeheizt werden soll (spezifische
Wärmekapazität $c = 3 \cdot 10^3 \frac{J}{\text{kg}\cdot\text{K}}$)?

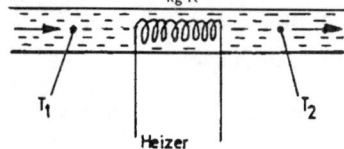

(A) $1,6 \cdot 10^{-2} \frac{J}{s}$

(B) $6,7 \cdot 10^{-2} \frac{J}{s}$

(C) $6 \cdot 10^{2} \frac{J}{s}$

(D) $1,5 \cdot 10^{4} \frac{J}{s}$

(E) $6 \cdot 10^{4} \frac{J}{s}$

F90 3.18   Die bei konstantem Druck gemessene molare Wärmekapazität eines idealen Gases c_{mp} ist größer
als die bei konstantem Volumen gemessene molare
Wärmekapazität c_{mV},

weil

bei konstantem Druck die aufgenommene Wärmemenge
auf die Erhöhung der inneren Energie des idealen Gases
und die vom Gas zu leistende Ausdehnungsarbeit aufgeteilt wird.

Antwort	Aussage 1	Aussage 2	Verknüpfung
A	richtig	richtig	richtig
B	richtig	richtig	falsch
C	richtig	falsch	—
D	falsch	richtig	—
E	falsch	falsch	—

F90 3.19   Bei einem adiabatischen Prozeß kann die
Innere Energie eines Körpers nur durch Austausch von
Wärmeenergie geändert werden,

weil

bei einem adiabatischen Prozeß keine Arbeit geleistet
wird.

Antwort	Aussage 1	Aussage 2	Verknüpfung
A	richtig	richtig	richtig
B	richtig	richtig	falsch
C	richtig	falsch	—
D	falsch	richtig	—
E	falsch	falsch	—

F90 3.20   Einem Quecksilberklotz wird, beginnend
bei $-50\,°C$, dauernd eine konstante Wärmeleistung zugeführt.

Welche der folgenden Abbildungen stellt die Temperatur T des festen Quecksilbers, bzw. nach dem Schmelzen
des flüssigen Quecksilbers, in Abhängigkiet von der Zeit
t dar?

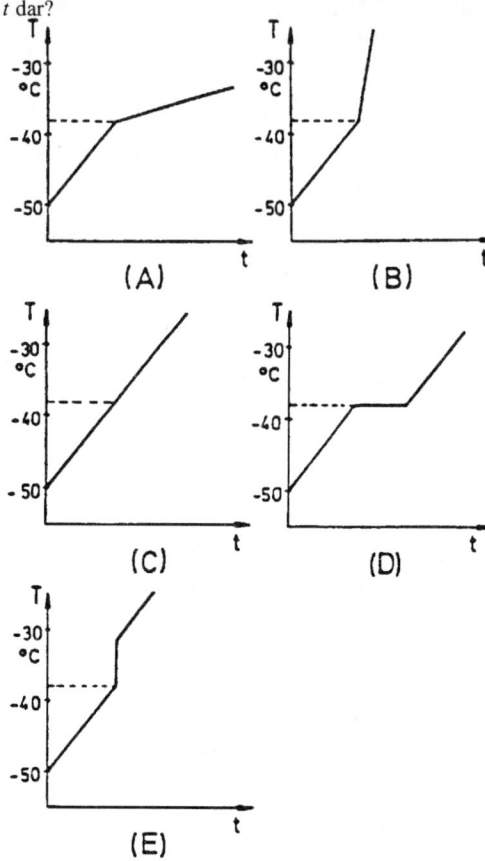

F90 3.21   Der Sättigungsdruck eines Dampfes im
Gleichgewicht mit der Flüssigkeit beträgt in einem geschlossenen Topf $10\,000\,\text{Pa}$.

Auf welchen Wert stellt sich der Sättigungsdampfdruck
ein, wenn das dem Dampf zur Verfügung stehende Volumen bei konstanter Temperatur halbiert wird?

(A) $20\,000\,\text{Pa}$

(B) $10\,000\,\text{Pa}$

(C) $5\,000\,\text{Pa}$

(D) $2\,500\,\text{Pa}$

(E)   aus den Angaben nicht zu berechnen

3.17 ✓ E   3.18 ✓ A   3.19 ✓ E   3.20 ✓ D   3.21 ✓ B

F91 **3.22** Wärmeenergie und Temperatur sind Bezeichnungen für dieselbe physikalische Größe,

weil

man Werte für Wärmeenergie mit Hilfe eines dimensionslosen Zahlenfaktors in Temperaturen umrechnen kann und umgekehrt.

Antwort	Aussage 1	Aussage 2	Verknüpfung
A	richtig	richtig	richtig
B	richtig	richtig	falsch
C	richtig	falsch	—
D	falsch	richtig	—
E	falsch	falsch	—

F91 **3.23** Ein ideales Gas befinde sich in einem Gefäß konstanten Volumens. Verringert man die Temperatur von zunächst 273 °C auf 0 °C, so

(A) wird der Druck 0.

(B) sinkt der Druck auf 1/273 seines Wertes bei 273 °C.

(C) sinkt der Druck auf die Hälfte seines Wertes bei 273 °C.

(D) steigt der Druck um 1/273 seines Wertes bei 273 °C.

(E) steigt der Druck auf das Doppelte seines Wertes bei 273 °C.

F91 **3.24** Eine gegebene Probe eines idealen Gases befinde sich in einem Zylinder mit beweglichem Kolben.

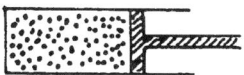

Welches Diagramm kann mögliches Verhalten dieses Gases bei langsamer Kompression darstellen?

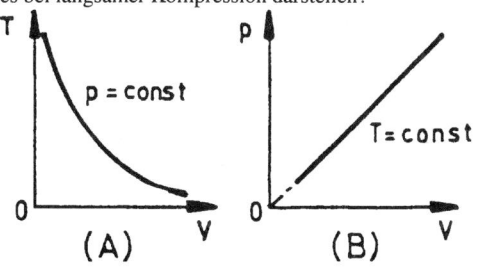

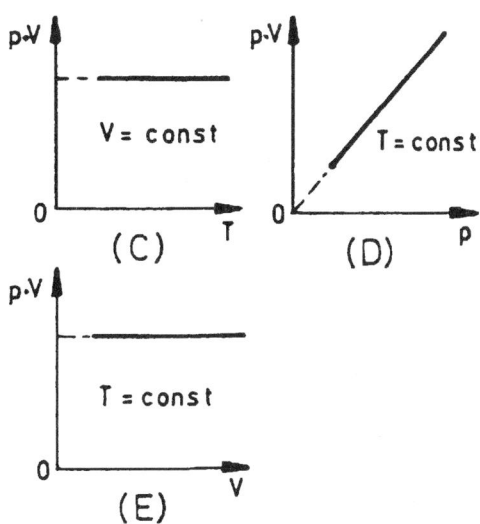

F91 **3.25** In einem Isoliergefäß mit vernachlässigbarer Wärmekapazität befinden sich 300 g Wasser von 15 °C.

Welche Zeit wird ungefähr benötigt, um bei einer Heizleistung von 300 W die Temperatur auf 75 °C zu erhöhen? (Die spezifische Wärmekapazität des Wassers beträgt etwa 4 J/(g·K).)

(A) 80 s

(B) 2 min

(C) 3 min

(D) 4 min

(E) 6 min

F91 **3.26** Zur Verdampfung von 50 g einer siedenden Flüssigkeit mit einem Tauchsieder von 1 000 W Leistung werden 20 s benötigt.

Wie groß ist die spezifische Verdampfungswärme der Flüssigkeit?

(A) 20 J/g

(B) 40 J/g

(C) 200 J/g

(D) 400 J/g

(E) 2 500 J/g

3.22 ✓ E   3.23 ✓ C   3.24 ✓ E   3.25 ✓ D   3.26 ✓ D

F92 3.27 Ein ideales Gas werde so komprimiert, daß die Kompressionsarbeit vollständig in Erhöhung der Inneren Energie umgesetzt wird.

Es handelt sich um einen

(A) adiabatischen Prozeß

(B) isothermen Prozeß

(C) isochoren Prozeß

(D) isobaren Prozeß

(E) anderen Prozeß, der vorstehend nicht aufgeführt ist.

F91 3.28 In einem Dampfsterilisator (Autoklav) wird mittels Heizregelung jeweils eine gleiche Temperatur eingestellt.

Welche einzelne der folgenden Maßnahmen kann den (Gleichgewichts-) Wasserdampfdruck im Gefäß gegenüber dem ursprünglichen Wert **erniedrigen**?

(1) Verringerung der Wasserfüllung.

(2) Zugabe von etwa 10 % Glycerol zur Wasserfüllung.

(3) Auflösung von Kochsalz in der Wasserfüllung.

(A) nur 1

(B) nur 2

(C) nur 3

(D) nur 2 und 3

(E) 1 bis 3 (alle)

F91 3.29 Zur Sublimation von Schwefel wird keine Wärme benötigt,

weil

bei der Sublimation die feste Phase direkt in die Dampfphase (Gasphase) übergeht.

Antwort	Aussage 1	Aussage 2	Verknüpfung
A	richtig	richtig	richtig
B	richtig	richtig	falsch
C	richtig	falsch	—
D	falsch	richtig	—
E	falsch	falsch	—

F92 3.30 Welcher der gezeichneten Punkte im p-T-Diagramm eines Einstoffsystems kann bedeuten:

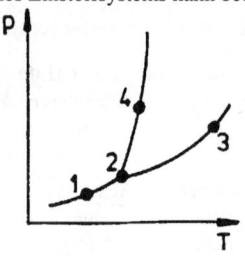

	Erstarren	Kondensieren	Sublimieren
(A)	4	1	2
(B)	3	2	4
(C)	1	4	2
(D)	4	3	1
(E)	1	3	2

F92 3.31 Welche der folgenden Einheitenkombinationen kann zur Angabe einer Entropie verwendet werden?

(A) J/s

(B) $J \cdot s$

(C) W/kg

(D) W/K

(E) J/K

F92 3.32 Berußte Thermoelemente sind zum Strahlungsnachweis in einem großen Bereich des elektromagnetischen Spektrums geeignet,

weil

Absorption elektromagnetischer Strahlung eine Erwärmung der bestrahlten Materie verursachen kann.

Antwort	Aussage 1	Aussage 2	Verknüpfung
A	richtig	richtig	richtig
B	richtig	richtig	falsch
C	richtig	falsch	—
D	falsch	richtig	—
E	falsch	falsch	—

3.27 ✓ A   3.28 ✓ D   3.29 ✓ D   3.30 ✓ D   3.31 ✓ E   3.32 ✓ A

F92 3.33 Eine Gasflasche, die nur Stickstoff enthält, werde mit einer Gasflasche, die nur mit Sauerstoff von gleichem Druck und gleicher Temperatur gefüllt ist, verbunden. Nach längerer Zeit sind Stickstoff und Sauerstoff vermischt

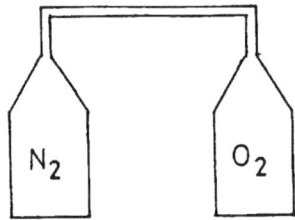

(A) durch Diffusion

(B) durch Osmose

(C) durch Strömung

(D) durch Konvektion

(E) überhaupt nicht

F92 3.34 Bei adiabatischer Kompression eines idealen Gases bleibt die Temperatur konstant,

weil

beim adiabatischen Prozeß keine Wärme ausgetauscht wird.

Antwort	Aussage 1	Aussage 2	Verknüpfung
A	richtig	richtig	richtig
B	richtig	richtig	falsch
C	richtig	falsch	—
D	falsch	richtig	—
E	falsch	falsch	—

F92 3.35 Löst man in 1 l Wasser 10 g Glukose bzw. 10 g Fruktose, so ist bei jeweils übereinstimmender Temperatur der Dampfdruck beider Lösungen gleich,

weil

die relative Dampfdruckerniedrigung allein von der Zahl der gelösten Teilchen abhängt, die für Glukose und Fruktose bei Massengleichheit übereinstimmt.

Antwort	Aussage 1	Aussage 2	Verknüpfung
A	richtig	richtig	richtig
B	richtig	richtig	falsch
C	richtig	falsch	—
D	falsch	richtig	—
E	falsch	falsch	—

F98 3.36 Welche der folgenden Aussagen treffen zu?

(1) Von der Körperoberfläche eines frierenden Menschen geht Wärmestrahlung aus.

(2) In Thermoskannen verwendet man Verspiegelung zwecks Verminderung des strahlungsbedingten Energieaustauschs mit der Umgebung.

(3) Wärmestrahlung breitet sich nur im Vakuum aus.

(A) nur 1

(B) nur 1 und 2

(C) nur 1 und 3

(D) nur 2 und 3

(E) 1 bis 3 (alle)

F98 3.37 Für ein ideales Gas ist die molare Wärmekapazität C_{mp} bei konstantem Druck größer als die molare Wärmekapazität C_{mv} bei konstantem Volumen,

weil

sich bei konstantem Druck die Teilchen eines idealen Gases stärker anziehen, als bei konstantem Volumen.

Antwort	Aussage 1	Aussage 2	Verknüpfung
A	richtig	richtig	richtig
B	richtig	richtig	falsch
C	richtig	falsch	—
D	falsch	richtig	—
E	falsch	falsch	—

F98 3.38 Ein ideales Gas soll, ausgehend vom jeweils gleichen Anfangszustand, einmal adiabatisch und einmal isotherm auf jeweils das gleiche Endvolumen expandiert werden.

Eine solche adiabatische Expansion führt zu einem höheren Enddruck als die isotherme Expansion,

weil

bei der adiabatischen Expansion des Gases gleichzeitig die Temperatur steigt.

Antwort	Aussage 1	Aussage 2	Verknüpfung
A	richtig	richtig	richtig
B	richtig	richtig	falsch
C	richtig	falsch	—
D	falsch	richtig	—
E	falsch	falsch	—

3.33√ A   3.34√ D   3.35√ A   3.36√ B   3.37√ C   3.38√ E

F92 3.39 Welchen der folgenden Aussagen stimmen Sie zu?

Zwei Gefäße, das eine gefüllt mit Wasser, das andere mit verdünnter wäßriger Zuckerlösung, seien durch eine semipermeable, nur für Wasser durchlässige Wand getrennt.

Der osmotische Druck ist etwa proportional

   (1) zur Konzentration der Zuckerlösung

   (2) zur absoluten Temperatur

   (3) zum Luftdruck

(A) nur 1

(B) nur 2

(C) nur 1 und 2

(D) nur 1 und 3

(E) 1 bis 3 (alle)

F92 3.40 Welche der folgenden Aussagen gelten nur bei realen, nicht aber bei idealen Gasen?

   (1) Sie sind verflüssigbar.

   (2) Anziehungskräfte zwischen den Atomen bzw. den Molekülen beeinflussen das Verhalten des Gases.

   (3) Das Eigenvolumen der Atome bzw. Moleküle wird in der Gasgleichung berücksichtigt.

(A) nur 1

(B) nur 2

(C) nur 3

(D) nur 2 und 3

(E) 1 bis 3 (alle)

F92 3.41 Welchen der folgenden Aussagen stimmen Sie zu?

   (1) Bei verdünnten Salzlösungen ist der Gefrierpunkt höher als bei den entsprechenden reinen Lösungsmitteln.

   (2) Die feste Phase eines reinen Stoffes kann direkt in die gasförmige übergehen (ohne vorher zu verflüssigen).

   (3) Beim Kondensieren der gasförmigen Phase wird Wärme frei.

(A) nur 2

(B) nur 3

(C) nur 1 und 3

(D) nur 2 und 3

(E) 1 bis 3 (alle)

F92 3.42 Welchen der folgenden Aussagen stimmen Sie zu?

Ein Dampfsterilisator (Autoklav) mit fest eingestelltem Überdruckventil befindet sich im Abblasebetrieb. Die **Siedetemperatur** steigt auf **höhere** Werte, wenn zur ursprünglichen Wasserfüllung noch:

   (1) etwa 10% destilliertes Wasser hinzugefügt wird

   (2) etwa 10% Glycerol gemischt wird

   (3) etwas Kochsalz zugesetzt wird

(A) nur 1

(B) nur 2

(C) nur 3

(D) nur 1 und 3

(E) nur 2 und 3

F93 3.43 Ein Metallblock mit einer Masse von 1 kg wird auf 100 °C erwärmt und in 1 kg Wasser von 10 °C mit einer spezifischen Wärmekapazität von etwa $4 \, J/(g \, K)$ gebracht. Es stellt sich eine Endtemperatur von 20 °C ein. Die Wärmekapazität des Kalorimeters (Wasserwert) ist vernachlässigbar. Die spezifische Wärmekapazität des Metalls beträgt ungefähr

(A) $1{,}60 \frac{J}{g \cdot K}$

(B) $1{,}00 \frac{J}{g \cdot K}$

(C) $0{,}50 \frac{J}{g \cdot K}$

(D) $0{,}44 \frac{J}{g \cdot K}$

(E) $0{,}20 \frac{J}{g \cdot K}$

3.39 ✓ C   3.40 ✓ E   3.41 ✓ D   3.42 ✓ E   3.43 ✓ C

F93 **3.44** Die Innere Energie eines Körpers kann nur erhöht werden, indem Wärmezufuhr von außen erfolgt,

weil

Arbeit von einem Körper nur abgegeben werden kann.

Antwort	Aussage 1	Aussage 2	Verknüpfung
A	richtig	richtig	richtig
B	richtig	richtig	falsch
C	richtig	falsch	—
D	falsch	richtig	—
E	falsch	falsch	—

F93 **3.45** Haben zwei Körper dieselbe Temperatur, so enthalten sie stets auch dieselbe Wärmeenergie,

weil

bei einem Körper der Wärmekapazität C zwischen einer (kleinen) Temperaturerhöhung ΔT und der zugeführten Wärmeenergie ΔQ der Zusammenhang

$$\Delta Q = C \cdot \Delta T$$

besteht.

Antwort	Aussage 1	Aussage 2	Verknüpfung
A	richtig	richtig	richtig
B	richtig	richtig	falsch
C	richtig	falsch	—
D	falsch	richtig	—
E	falsch	falsch	—

F93 **3.46** Welchen der folgenden Aussagen stimmen Sie zu?

Ein ideales Gas befinde sich in einem Gefäß konstanten Volumens und seine Temperatur wird von $0\,°C$ auf $273\,°C$ erhöht.

Dabei gilt:

(1) Die Dichte des Gases steigt auf etwa das Doppelte des Wertes bei $0\,°C$

(2) Die Dichte des Gases sinkt auf die Hälfte des Wertes bei $0\,°C$.

(3) Der Druck steigt auf etwa das Doppelte seines Wertes bei $0\,°C$

(A) nur 1

(B) nur 2

(C) nur 3

(D) nur 1 und 3

(E) nur 2 und 3

F93 **3.47** Welche der folgenden Aussagen treffen zu?

Adiabatische Prozesse eines Systems sind gekennzeichnet durch:

(1) Es findet kein Wärmeaustausch statt.

(2) Die Änderung der Inneren Energie ist Null.

(3) Es wird keine Arbeit zu- oder abgeführt.

(A) nur 1

(B) nur 2

(C) nur 3

(D) nur 2 und 3

(E) 1 bis 3 (alle)

H88 **3.48** Welche Aussage trifft zu?

Die Temperatur

(A) ist eine Form der Energie

(B) kann in Joule angegeben werden

(C) ist eine Zustandsgröße

(D) ist über das gesamte Volumen eines Körpers stets konstant

(E) ist für den Aggregatszustand eines Körpers ohne Bedeutung

F93 **3.49** Welchen Aussagen stimmen Sie zu?

Die Siedetemperatur einer **gegebenen** Flüssigkeit hängt ab

(1) vom Außendruck

(2) von der Art und Menge gelöster Substanz

(3) von der Energiezufuhr

(4) von der Verdampfungsgeschwindigkeit

(5) von der Verdampfungswärme

(A) nur 1 und 2

(B) nur 1 und 3

(C) nur 1 und 5

(D) nur 1, 3 und 4

(E) nur 2, 4 und 5

3.44 ✓ E   **3.45** ✓ D   **3.46** ✓ C   **3.47** ✓ A   **3.48** ✓ C   **3.49** ✓ A

F93 **3.50** Welche der folgenden Aussagen treffen zu?

Die mittlere Geschwindigkeit von Gasteilchen

(1) ist temperaturabhängig

(2) nimmt ab bei steigender Teilchenmasse

(3) ist verschieden für verschiedene Isotope desselben Elements

(A) nur 1

(B) nur 1 und 2

(C) nur 1 und 3

(D) nur 2 und 3

(E) 1 bis 3 (alle)

F93 **3.51** Welchen der folgenden Aussagen zum Phasenübergang Eis-Wasser am Schmelzpunkt stimmen Sie zu?

(1) Während des Schmelzvorgangs nimmt die Temperatur des Eis-Wasser-Gemisches deutlich zu.

(2) Feste und flüssige Phase haben bei der Schmelztemperatur die gleiche Dichte.

(3) Eis kann auch ohne Wärmezufuhr schmelzen, wenn es unter Druck gesetzt wird.

(A) nur 2

(B) nur 3

(C) nur 1 und 2

(D) nur 1 und 3

(E) nur 2 und 3

F94 **3.52** Wie groß ist die Längenänderung einer Eisenstange von 5 m Länge bei Erwärmung von 20 °C auf 120 °C?

Setzen Sie den thermischen Längenausdehnungskoeffizienten von Eisen $\alpha = 1{,}2 \cdot 10^{-5} K^{-1}$.

(A) 0,6 mm

(B) 1,2 mm

(C) 2,4 mm

(D) 6,0 mm

(E) 12 mm

F94 **3.53** Zwischen den Flächen einer Laborwärmeisolierungsplatte fließe bei einer bestimmten Temperaturdifferenz die Leistung (Wärmeenergie pro Sekunde) 50 J / s durch die Isolierung.

Welche Leistung fließt in gleicher Richtung durch die doppelt so dicke Platte aus gleichem Material, an der die doppelte Temperaturdifferenz liegt?

(A) 200 J / s

(B) 100 J / s

(C) 50 J / s

(D) 25 J / s

(E) 12,5 J / s

F94 **3.54** Welche Anordnung ist für eine Temperaturmessung mittels Thermoelement am besten geeignet?

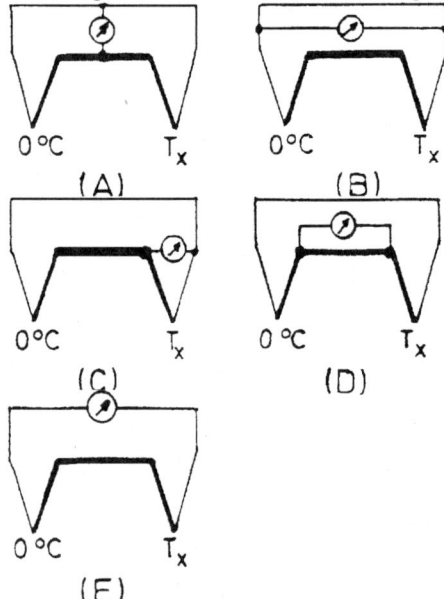

F94 **3.55** Für eine Gas-Probe kann die molare Wärmekapazität C_{mp} bestimmt werden. Sie kann in folgender Einheit angegeben werden:

(A) $\frac{J \cdot K}{mol}$

(B) $\frac{J \cdot kg}{K \cdot mol}$

(C) $\frac{J}{K \cdot mol}$

(D) $\frac{J \cdot mol}{K}$

(E) $\frac{J}{kg \cdot K}$

3.50 √ E   3.51 √ B   3.52 √ D   3.53 √ C   3.54 √ E   3.55 √ C

F94 3.56 Ein ideales Gas befinde sich in einem Gefäß konstanten Volumens: der Druck bei $0\,°C$ sei p_0. Erhöht man die Temperatur auf $50\,°C$, so ändert sich der Druck auf den Wert p_{50}.

Es gilt

(A) $p_{50} = p_0 + \frac{1}{273}p_0$

(B) $p_{50} = \frac{1}{273}p_0$

(C) $p_{50} = \frac{50}{273}$

(D) $p_{50} = p_0 + \frac{50}{273}p_0$

(E) $p_{50} = \frac{273+50}{50}p_0$

F94 3.57 Die Geschwindigkeit einer thermisch aktivierten chemischen Reaktion 0. Ordnung A $\longrightarrow$ B

(A) ist immer verschwindend klein

(B) nimmt mit steigender Temperatur linear zu

(C) nimmt mit steigender Temperatur linear ab

(D) ist temperatur**un**abhängig

(E) Keine der obigen Aussagen trifft zu.

F94 3.58 Für ein fluides System sei U die Innere Energie, F die Freie Energie, T die absolute Temperatur und S die Entropie.

Welche der folgenden Relationen trifft zu?

(A) $F = U - TS$

(B) $F = U - \frac{T}{S}$

(C) $F = U - \frac{S}{T}$

(D) $F = (U - S)/T$

(E) $F = (U - T)/S$

F94 3.59 Für eine gegebene Stoffprobe eines Gases kann eine Erhöhung der Inneren Energie um ein bestimmtes ΔU sowohl durch Wärmezufuhr, als auch mittels Kompressionsarbeit erreicht werden,

weil

im Rahmen des 1. Hauptsatzes der Wärmelehre verschiedene Prozeßabläufe möglich sind, die zum gleichen Zustand einer gegebenen Stoffprobe führen.

Antwort	Aussage 1	Aussage 2	Verknüpfung
A	richtig	richtig	richtig
B	richtig	richtig	falsch
C	richtig	falsch	—
D	falsch	richtig	—
E	falsch	falsch	—

F94 3.60 Einem Eis-Wasser-Gemisch wird langsam isotherm eine Wärmeenergie $\Delta Q = 1\,366\,J$ zugeführt; dabei schmilzt ein Teil des Eises.

Wie groß ist die Schmelzentropie (Entropieänderung) des Eis-Wasser-Gemisches etwa (der Prozeß soll als reversibel betrachtet werden)?

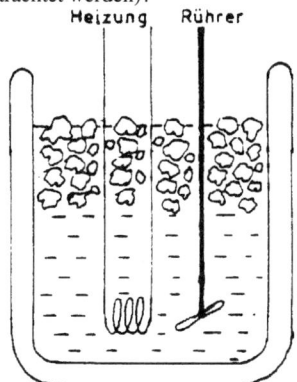

(A) unendlich groß

(B) $500\,J\,/\,K$

(C) $5\,J\,/\,K$

(D) $0{,}2\,J\,/\,K$

(E) $0{,}05\,J\,/\,K$

F94 3.61 Welche Aussage trifft **nicht** zu?

Die Zustandsgleichung $V(p, T)$ realer Gase nach van der Waals berücksichtigt

(A) die Eigenvolumina der Gasteilchen

(B) Wechselwirkungen zwischen den Gasteilchen

(C) die Zunahme der Gaskonstanten R mit wachsender Temperatur

(D) die Druckabhängigkeit des Volumens

(E) die Temperaturabhängigkeit des Druckes

F94 3.62 Der Sättigungsdampfdruck einer Flüssigkeit kann nur bis zur kritischen Temperatur bestimmt werden,

weil

beim Sieden Dampfdruck und äußerer Druck gleich sind.

Antwort	Aussage 1	Aussage 2	Verknüpfung
A	richtig	richtig	richtig
B	richtig	richtig	falsch
C	richtig	falsch	—
D	falsch	richtig	—
E	falsch	falsch	—

3.56 ✓ D   **3.57** ✓ E   **3.58** ✓ A   **3.59** ✓ A   **3.60** ✓ C   **3.61** ✓ C   **3.62** ✓ B

F94 3.63 Eine Mischung idealer Gase ist ein Mehrphasen-System,

weil

eine Mischung idealer Gase mehrere Komponenten enthält.

Antwort	Aussage 1	Aussage 2	Verknüpfung
A	richtig	richtig	richtig
B	richtig	richtig	falsch
C	richtig	falsch	—
D	falsch	richtig	—
E	falsch	falsch	—

F94 3.64 Welche Aussage trifft für starke Elektrolyte mit Wasser als Lösungsmittel zu?

Sie

(1) sind praktisch nicht dissoziiert

(2) enthalten immer mehrfach geladene Ionen

(3) zeigen eine relativ schwache Konzentrationsabhängigkeit der molaren Leitfähigkeit

(4) zeigen eine starke Konzentrationsabhängigkeit der molaren Leitfähigkeit

(A) nur 1

(B) nur 3

(C) nur 1 und 4

(D) nur 2 und 4

(E) 1,2 und 3

F94 3.65 Ein ideales Gas werde reversibel **adiabatisch** expandiert.

Welche der folgenden Aussagen treffen zu?

(1) Die Temperatur steigt.

(2) Die Innere Energie steigt.

(3) Die Entropie steigt.

(A) Keine

(B) nur 1

(C) nur 3

(D) nur 1 und 2

(E) 1 bis 3 (alle)

F94 3.66 Welche der folgenden Aussagen treffen zu?

Die Faraday-Konstante F

(1) ist das Produkt aus Avogadro-Zahl und Ionenbeweglichkeit

(2) entspricht dem Betrag der Ladung eines Mols Elektronen

(3) ist das Produkt aus Avogadro-Zahl und Elementarladung

(4) ist der Innenwiderstand eines Elektrolyten

(A) nur 3

(B) nur 1 und 2

(C) nur 1 und 4

(D) nur 2 und 3

(E) nur 2, 3 und 4

H88 3.67 In ein thermisch isoliertes Mischgefäß speisen zwei Zuleitungen gleichmäßig Wasser ein:

$$3\,l/s \quad \text{von} \quad t_1 = 5\,°C$$

und

$$1\,l/s \quad \text{von} \quad t_2 = 15\,°C$$

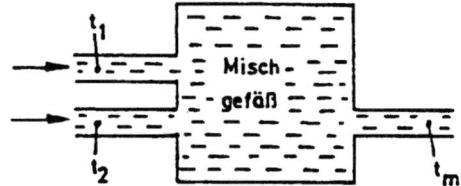

Wie groß ist die stationäre Mischtemperatur t_m etwa?

(A) 7,5 °C

(B) 9 °C

(C) 10 °C

(D) 12,5 °C

(E) 20 °C

F94 3.68 Welche der folgenden Aussagen treffen zu?

Die Temperatur eines Körpers

(1) kann man durch Zufuhr weiterer Temperatur erhöhen

3.63 √ D   3.64 √ B   3.65 √ A   3.66 √ D   3.67 √ A

(2) kann man durch Zufuhr von Wärmeenergie erhöhen

(3) ist eine Zustandsgröße dieses Körpers

(4) ist gleich seiner Wärmeenergie

(A) nur 2

(B) nur 1 und 2

(C) nur 1 und 4

(D) nur 2 und 3

(E) nur 1, 3 und 4

F94 **3.69** Eine Probe eines idealen Gases wird in einen Zylinder mit beweglichem Kolben gebracht. Welche der angegebenen Diagramme beschreiben zutreffend eine (beliebig langsame) **Kompression** ?

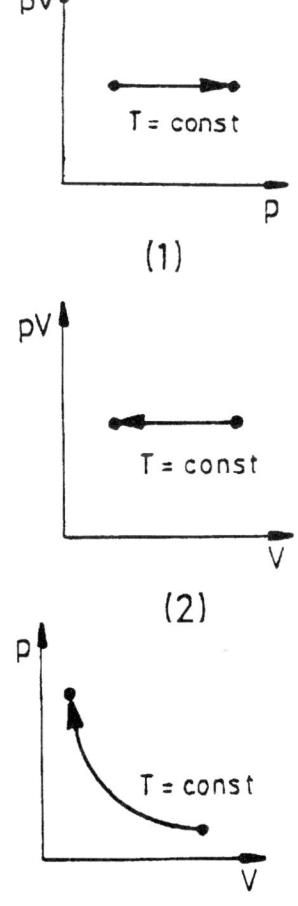

(1)

(2)

(3)

(A) nur 3

(B) nur 1 und 2

(C) nur 1 und 3

(D) nur 2 und 3

(E) 1 bis 3 (alle)

H88 **3.70** Welche Aussage zu Phasenübergängen trifft **nicht** zu?

(A) Die Dichte der festen Phase eines Stoffes ist (bei gleicher Temperatur) **stets** größer als die der flüssigen Phase.

(B) Zum Verdampfen eines Stoffes ist stets Energie erforderlich.

(C) Die Dichte der festen Phase eines Stoffes ist meist wesentlich größer als jene des gasförmigen Aggregatszustandes.

(D) Zum Schmelzen eines Stoffes ist stets Energie erforderlich.

(E) Die Dichte der flüssigen Phase eines Stoffes ist meist wesentlich größer als jene des gasförmigen Aggregatszustandes.

F94 **3.71** Welche der folgenden Aussagen treffen zu?

Während des Verdampfens einer reinen Flüssgkeit unter konstantem Druck

(1) nimmt die Entropie zu

(2) nimmt das Volumen zu

(3) nimmt die Temperatur der Flüssigkeit zu

(4) nimmt die Temperatur des Dampfes zu

(5) wird die Verdampfungswärme frei

(A) nur 1 und 2

(B) nur 1 und 4

(C) nur 1, 2 und 3

(D) nur 1, 3, 4 und 5

(E) nur 2, 3, 4 und 5

3.68√ D   3.69√ E   3.70√ A   3.71√ A

H88 3.72 Welcher der eingezeichneten Zweige des *p-T*-Diagramms eines Einstoffsystems repräsentiert die

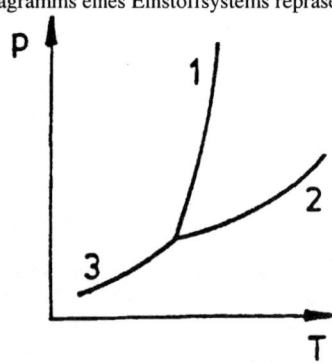

	Siededruckkurve	Schmelzdruckkurve
(A)	1	2
(B)	2	1
(C)	2	3
(D)	3	2
(E)	1	3

H88 3.73 Welche der folgenden Aussagen treffen zu?

Die mittlere thermische Energie der Teilchen eines idealen Gases verdoppelt sich, wenn man das Gas

(1) von 300 K auf 600 K erwärmt.

(2) von 50 °C auf 100 °C erwärmt.

(3) isotherm auf die Hälfte des Volumens komprimiert.

(A) nur 1

(B) nur 2

(C) nur 3

(D) nur 1 und 3

(E) 1 bis 3 (alle)

H88 3.74 Welche Aussagen über Wärmestrahlung treffen zu?

(1) Jeder warme Körper strahlt elektromagnetische Strahlen (Wärmestrahlen) aus.

(2) Infolge Wärmestrahlung ist ein Wärmetransport auch ohne materielle Verbindung, also auch durch Vakuum hindurch, möglich.

(3) Je höher die Temperatur eines Körpers wird, desto intensiver wird die von ihm ausgehende Wärmestrahlung.

(A) nur 1

(B) nur 2

(C) nur 1 und 3

(D) nur 2 und 3

(E) 1 bis 3 (alle)

H88 3.75 Welchen Aussagen über Wärmeübertragung durch Flüssigkeitskonvektion stimmen Sie zu?

(1) Sie ist verbunden mit einem Materietransport.

(2) Sie hängt von der Strömungsgeschwindigkeit der Flüssigkeit ab.

(3) Sie hängt von der spezifischen Wärmekapazität der wärmeübertragenden Flüssigkeit ab.

(A) nur 1

(B) nur 2

(C) nur 1 und 2

(D) nur 2 und 3

(E) 1 bis 3 (alle)

H89 3.76 Welche Aussage trifft zu?

Die spezifische Schmelzwärme von Eis beträgt etwa:

(A) $18\frac{J}{g}$

(B) $80\frac{J}{g}$

(C) $330\frac{J}{g}$

(D) $1400\frac{J}{g}$

(E) $6000\frac{J}{g}$

3.72✓ B   3.73✓ A   3.74✓ E   3.75✓ E   3.76✓ C

H88 **3.77** In Salzlösungen beobachtet man eine gegenüber dem reinen Lösungsmittel erniedrigte Erstarrungstemperatur,

weil

der Dampfdruck einer Salzlösung größer ist als der des reinen Lösungsmittels.

Antwort	Aussage 1	Aussage 2	Verknüpfung
A	richtig	richtig	richtig
B	richtig	richtig	falsch
C	richtig	falsch	—
D	falsch	richtig	—
E	falsch	falsch	—

H89 **3.78** Welchen der folgenden Aussagen stimmen Sie zu?

Einem idealen Gas wird Wärmeenergie bei konstantem Volumen zugeführt.

(1) Es wird keine äußere Arbeit geleistet.

(2) Die Innere Energie nimmt zu.

(3) Die Temperatur steigt.

(4) Der Druck steigt.

(A) nur 1 und 2

(B) nur 3 und 4

(C) nur 1, 2 und 3

(D) nur 2, 3 und 4

(E) 1 bis 4 (alle)

H89 **3.79** Welchen der folgenden Aussagen stimmen Sie zu?

Der II. Hauptsatz der Wärmelehre besagt u.a.

(1) Arbeit kann mit einer periodisch wirkenden Maschine nicht vollständig in Wärmeenergie umgewandelt werden.

(2) Wärmeenergie aus einem Wärmereservoir kann mit einer periodisch wirkenden Maschine nicht vollständig in Arbeit umgewandelt werden.

(3) Die Entropie eines abgeschlossenen Systems bleibt konstant oder nimmt zu.

(A) nur 1

(B) nur 2

(C) nur 3

(D) nur 1 und 3

(E) nur 2 und 3

H89 **3.80** Welchen Aussagen zur Wärmeübertragung durch Konvektion stimmen Sie zu?

(1) Wärmeübertragung durch Konvektion ist im Vakuum nicht möglich.

(2) Wärmeübertragung durch Konvektion ist in Flüssigkeiten und Gasen möglich.

(3) Ideale Gase können keine Wärmeenergie durch Konvektion übertragen.

(A) nur 1

(B) nur 2

(C) nur 1 und 2

(D) nur 2 und 3

(E) 1 bis 3 (alle)

H89 **3.81** Welche Aussage trifft **nicht** zu?

Wärmeenergie

(A) kann in J angegeben werden

(B) kann einem Körper durch elektromagnetische Strahlung zugeführt werden

(C) kann durch Umwandlung von Rotations-Energie erhalten werden

(D) ist eine Zustandsgröße von Körpern

(E) muß zum Schmelzen eines Stückes Eis diesem auch dann zugeführt werden, wenn der Schmelzvorgang bei konstanter Temperatur erfolgt

H90 **3.82** Bei der Temperaturmessung mit einem Thermoelement müssen beide Schenkel (Lötstellen) des Thermoelements die zu messende Temperatur annehmen,

weil

bei unterschiedlicher Temperatur der beiden Schenkel eines Thermoelements eine Thermospannung auftritt, die um so höher ist, je größer die Temperaturdifferenz der beiden Schenkel ist.

Antwort	Aussage 1	Aussage 2	Verknüpfung
A	richtig	richtig	richtig
B	richtig	richtig	falsch
C	richtig	falsch	—
D	falsch	richtig	—
E	falsch	falsch	—

3.77 √ C   3.78 √ E   3.79 √ E   3.80 √ C   3.81 √ D   3.82 √ D

H90 3.83 Ein Würfel von zunächst 10,0 cm Kantenlänge werde erwärmt. Seine Kantenlängen wachsen dabei um 1%. Das Volumen des Würfels steigt dabei um rund

(A) $1\,mm^3$

(B) $3\,mm^3$

(C) $1\,cm^3$

(D) $10\,cm^3$

(E) $30\,cm^3$

H90 3.84 Welchen der folgenden Aussagen stimmen Sie zu?

Mit einem idealen Gas werde eine isotherme Expansion durchgeführt.

Dabei gilt:

(1) Das Volumen nimmt zu.

(2) Die Temperatur bleibt konstant.

(3) Der Druck nimmt ab.

(A) nur 1

(B) nur 2

(C) nur 1 und 2

(D) nur 2 und 3

(E) 1 bis 3 (alle)

H90 3.85 Untenstehend ist für eine gegebene Probe eines idealen Gases mit dem Druck p und dem Volumen V eine Zustandsänderung von einem Zustand 1 nach einem Zustand 2 dargestellt.

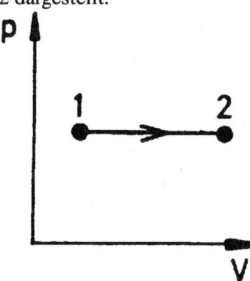

Welche der folgenden Aussagen treffen auf diesen Prozeß zu?

Der Prozeß

(1) ist isobar.

(2) ist isochor.

(3) läuft mit Wärmeaustausch ab.

(4) ist isotherm.

(A) nur 1

(B) nur 2

(C) nur 1 und 3

(D) nur 1 und 4

(E) nur 2 und 3

H90 3.86 Ein ideales Gas werde adiabatisch komprimiert. Welche der folgenden Aussagen treffen auf den Prozeß zu?

(1) Es wird keine Arbeit zu- oder abgeführt.

(2) Es wird keine Wärme zu- oder abgeführt.

(3) Die Innere Energie bleibt konstant.

(4) Die Temperatur wird erhöht.

(A) nur 1 und 4

(B) nur 2 und 3

(C) nur 2 und 4

(D) nur 1, 3 und 4

(E) nur 2, 3 und 4

H90 3.87 In einen Verdampfer fließen pro Sekunde 2 kg Wasser von 100 °C zu.

Welche Heizleistung muß stationär mindestens aufgebracht werden, um das zufließende Wasser gerade vollständig zu verdampfen?

Spezifische Verdampfungsenthalpie von Wasser: $2{,}3 \cdot 10^6 \frac{J}{kg}$

(A) $5{,}5 \cdot 10^3 \frac{J}{s}$

(B) $2{,}2 \cdot 10^4 \frac{J}{s}$

(C) $4{,}6 \cdot 10^4 \frac{J}{s}$

(D) $1{,}15 \cdot 10^6 \frac{J}{s}$

(E) $4{,}6 \cdot 10^6 \frac{J}{s}$

3.83 √ E   3.84 √ E   3.85 √ C   3.86 √ C   3.87 √ E

H91 3.88 Welche Aussage trifft zu?

Mit der nebenstehend skizzierten Anordnung eines Thermoelements, dessen Empfindlichkeit („Thermokraft") $40\,\mu V / K$ betrage, soll die unbekannte Temperatur T_x einer Flüssigkeit bestimmt werden.

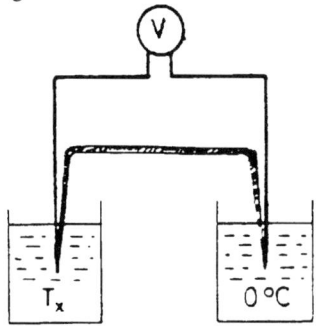

Das Meßinstrument zeigt eine Spannung von $2\,mV$ an.

(A) $T_x = 50\,K$

(B) $T_x = 80\,K$

(C) $T_x = 50\,°C$

(D) $T_x = 80\,°C$

(E) $T_x = 323\,°C$

H91 3.89 Welches Diagramm veranschaulicht die Beziehung

$$p \cdot V = konstant$$

bei der isothermen Kompression eines idealen Gases?

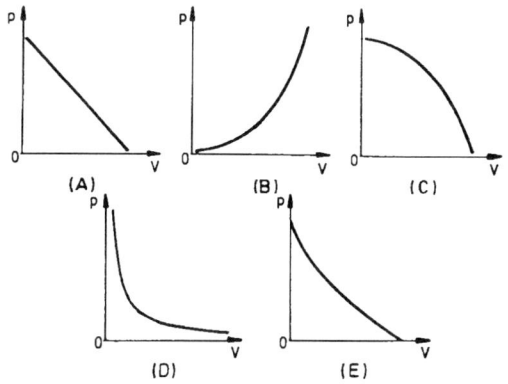

H91 3.90 Bei idealen Gasen ist die molare Wärmekapazität c_{mV} bei konstantem Volumen größer als die molare Wärmekapazität c_{mp} bei konstantem Druck,

weil

bei Erwärmung eines idealen Gases unter konstantem Volumen eine zusätzliche Arbeit gegen den äußeren Druck geleistet werden muß.

Antwort	Aussage 1	Aussage 2	Verknüpfung
A	richtig	richtig	richtig
B	richtig	richtig	falsch
C	richtig	falsch	—
D	falsch	richtig	—
E	falsch	falsch	—

H91 3.91 Welchen der folgenden Aussagen stimmen Sie zu?

Adiabatische Expansion eines idealen Gases ist stets verbunden mit:

(1) Temperaturkonstanz

(2) Stoffmengenzuwachs

(3) Druckabnahme

(A) nur 1

(B) nur 2

(C) nur 3

(D) nur 1 und 3

(E) nur 2 und 3

H91 3.92 Welche der folgenden Aussagen treffen zu?

Der I. Hauptsatz der Wärmelehre $\Delta U = \Delta Q + \Delta W$ (ΔU: Änderung der Inneren Energie, ΔQ: zugeführte Wärmeenergie, ΔW: zugeführte Arbeit)

(1) ist auf ideale Gase nicht anwendbar.

(2) gilt auch bei festen Stoffen.

(3) ist eine Form des Energieerhaltungssatzes.

(4) gilt auch bei adiabatischen Prozessen.

(A) nur 3

(B) nur 2 und 3

(C) nur 2 und 4

(D) nur 2, 3 und 4

(E) 1 bis 4 (alle)

3.88 ✓ C   **3.89** ✓ D   **3.90** ✓ E   **3.91** ✓ C   **3.92** ✓ D

H91 3.93 Die mittlere kinetische Energie der Teilchen eines idealen Gases hängt wie folgt von der absoluten Temperatur T ab:

(A) $\sim T^{-1}$

(B) $\sim T^{-1/2}$

(C) gar nicht

(D) $\sim T^{1/2}$

(E) $\sim T$

H91 3.94 Führt man einem Gefäß mit Eis Wärmeenergie zu (bis ein Teil des Eises geschmolzen ist), so nimmt dabei die Entropie zu,

weil

die Entropie eines Systems bei Zufuhr einer Wärmeenergie ΔQ mindestens um $\Delta S = \Delta Q / T$ abnimmt.

Antwort	Aussage 1	Aussage 2	Verknüpfung
A	richtig	richtig	richtig
B	richtig	richtig	falsch
C	richtig	falsch	—
D	falsch	richtig	—
E	falsch	falsch	—

H91 3.95 In der Zustandsgleichung für ideale Gase tritt das Produkt Druck · Volumen auf. Es stellt folgende physikalische Größe dar:

(A) Teilchenzahl

(B) Kraft

(C) Leistung

(D) Energie

(E) reziproke Temperatur

H91 3.96 Welchen der folgenden Aussagen stimmen Sie zu?

Folgende Prozesse sind irreversible Prozesse:

(1) Einströmen von Luft beim Öffnen eines evakuierten Gefäßes.

(2) Auflösen von $NaCl$ in H_2O.

(3) Wärmeaustausch zwischen zwei Körpern unterschiedlicher Temperatur.

(A) nur 1

(B) nur 1 und 2

(C) nur 1 und 3

(D) nur 2 und 3

(E) 1 bis 3 (alle)

H91 3.97 Eine reine Flüssigkeit kann in flüssigem Zustand keinesfalls unter den Erstarrungspunkt abgekühlt werden,

weil

am Schmelzpunkt flüssige und feste Phase koexistieren.

Antwort	Aussage 1	Aussage 2	Verknüpfung
A	richtig	richtig	richtig
B	richtig	richtig	falsch
C	richtig	falsch	—
D	falsch	richtig	—
E	falsch	falsch	—

H91 3.98 Welche Aussage zu Aggregatzuständen trifft **nicht** zu?

(A) Bei allen Stoffen (chemische Veränderungen seien ausgeschlossen) nimmt der Dampfdruck mit wachsender Temperatur zu.

(B) Bei verdünnten Salzlösungen ist der Gefrierpunkt niedriger als bei den entsprechenden reinen Lösungsmitteln.

(C) Der Tripelpunkt ist stets verschieden vom kritischen Punkt.

(D) Der Dampfdruck einer verdünnten Lösung hängt von der Konzentration der in Lösung befindlichen Teilchen ab.

(E) Zwischen fester und gasförmiger Phase tritt bei Wärmezufuhr stets der flüssige Zustand auf.

H91 3.99 Die Siedetemperatur einer Flüssigkeit in einem offenen Gefäß nimmt mit wachsender Höhe über dem Erdboden ab,

weil

der Luftdruck mit wachsender Höhe abnimmt, und eine Flüssigkeit dann siedet, wenn ihr Dampfdruck mit dem äußeren Luftdruck übereinstimmt.

Antwort	Aussage 1	Aussage 2	Verknüpfung
A	richtig	richtig	richtig
B	richtig	richtig	falsch
C	richtig	falsch	—
D	falsch	richtig	—
E	falsch	falsch	—

3.93 ✓ E   3.94 ✓ C   3.95 ✓ D   3.96 ✓ E   3.97 ✓ D   3.98 ✓ E   3.99 ✓ A

H91 **3.100** Löst man in je 1 l Wasser 10 g Glukose und 10 g Rohrzucker, so ist bei jeweils übereinstimmender Temperatur der Dampfdruck beider Lösungen gleich,

weil

nach dem Raoultschen Gesetz die relative Dampfdruckerniedrigung allein von der Zahl der gelösten Teilchen pro Liter Wasser abhängt.

Antwort	Aussage 1	Aussage 2	Verknüpfung
A	richtig	richtig	richtig
B	richtig	richtig	falsch
C	richtig	falsch	—
D	falsch	richtig	—
E	falsch	falsch	—

H91 **3.101** Welcher der folgenden Aussagen über den Tripelpunkt des Wassers stimmen Sie zu?

(1) Beim Tripelpunkt sind festes Eis, flüssiges Wasser und gasförmiger Wasserdampf (im Gleichgewicht) gleichzeitig anwesend.

(2) Mit wachsendem Druck verschiebt sich beim Wasser der Tripelpunkt zu tieferen Temperaturen.

(3) Am Tripelpunkt ist die Dichte der flüssigen Phase (Wasser) und der dampfförmigen Phase (Wasserdampf) gleich.

(A) nur 1

(B) nur 2

(C) nur 3

(D) nur 1 und 3

(E) nur 2 und 3

H91 **3.102** Die Reinheit eines Lösungsmittels läßt sich in der Regel mit Hilfe der Bestimmung von Schmelz- und Siedepunkt überprüfen,

weil

alle gelösten Stoffe den Gefrierpunkt erhöhen und den Siedepunkt erniedrigen.

Antwort	Aussage 1	Aussage 2	Verknüpfung
A	richtig	richtig	richtig
B	richtig	richtig	falsch
C	richtig	falsch	—
D	falsch	richtig	—
E	falsch	falsch	—

H91 **3.103** Welchen Aussagen über thermische (Brownsche) Bewegung stimmen Sie zu?

(1) Sie ist zu beobachten an sehr kleinen Teilchen in flüssiger Umgebung.

(2) Sie ist zu beobachten an sehr kleinen Tröpfchen in einer gasförmigen Umgebung.

(3) Die mittlere kinetische Energie der bewegten Teilchen wächst mit zunehmender Temperatur.

(A) nur 1

(B) nur 1 und 2

(C) nur 1 und 3

(D) nur 2 und 3

(E) 1 bis 3 (alle)

H93 **3.104** Welches Diagramm gibt das Phasendiagramm das Wassers richtig wieder?

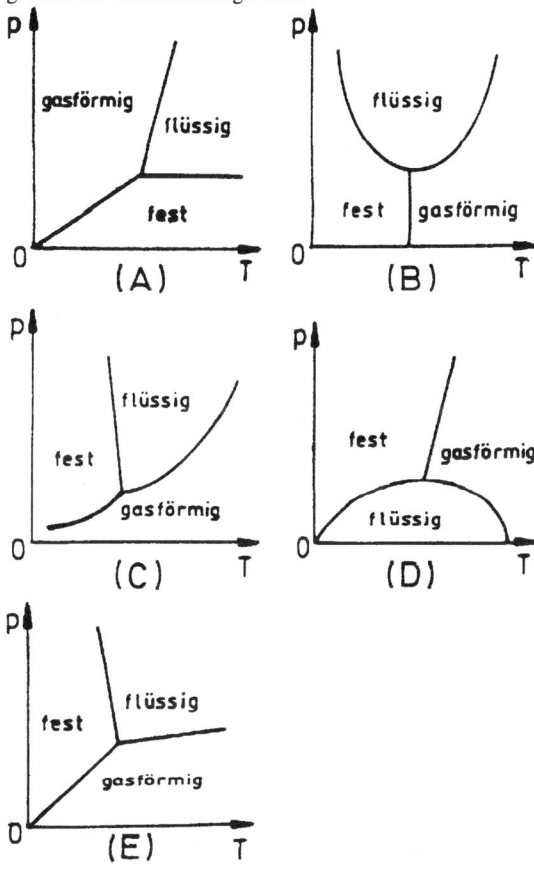

3.100 ✓ D   3.101 ✓ A   3.102 ✓ C   3.103 ✓ E   3.104 ✓ C

H91 3.105 Welchen der folgenden Aussagen stimmen Sie zu?

In einer wäßrigen, (nicht konvektiven) Lösung bestehe ein Konzentrationsgefälle des gelösten Stoffes. Die Geschwindigkeit des Ausgleichs der Konzentrationsunterschiede ist

    (1) umso größer, je geringer die Konzentrationsunterschiede sind.

    (2) umso größer, je größer die Konzentrationsunterschiede sind.

    (3) umso größer, je höher die Temperatur ist.

(A) nur 1

(B) nur 2

(C) nur 3

(D) nur 1 und 3

(E) nur 2 und 3

H91 3.106 Welche der folgenden Aussagen treffen zu?

Der gesamte Diffusionsstrom von Wasserstoffgas durch poröse Wandflächen steigt mit

    (1) zunehmender Wandfläche

    (2) wachsendem Konzentrationsgefälle

    (3) zunehmender Temperatur

(A) nur 1

(B) nur 2

(C) nur 3

(D) nur 2 und 3

(E) 1 bis 3 (alle)

H92 3.107 Ein ideales Gas befinde sich in einem Gefäß konstanten Volumens. Erhöht man die Temperatur von zunächst 0 °C auf 100 °C, so

(A) steigt der Druck um 1/273 seines Wertes bei 0 °C an

(B) steigt der Druck um 100/273 seines Wertes bei 0 °C an

(C) ändert sich der Druck auf 1/273 seines Wertes bei 0 °C an

(D) sinkt der Druck um 100/273 seines Wertes bei 0 °C

(E) bleibt der Druck konstant und die Innere Energie steigt um 1/273 ihres Wertes bei 0 °C an

H92 3.108 Ein ideales Gas werde so komprimiert, daß die zugeführte Kompressionsarbeit vollständig als Wärmeenergie nach außen an das Kühlwasser abgegeben wird.

(A) Die Kompression erfolgt adiabatisch.

(B) Die Kompression erfolgt isotherm.

(C) Die Temperatur des Gases steigt.

(D) Der Druck bleibt konstant.

(E) Das Volumen ändert sich proportional zur Temperatur.

H92 3.109 Einem System werde reversibel die (kleine) Wärmemenge dQ bei der absoluten Temperatur T zugeführt. Welche der folgenden Relationen gibt die daraus resultierende Änderung dS der Entropie des Systems zutreffend an?

(A) $dS = T \cdot dQ$

(B) $dS = dQ - \frac{1}{T}$

(C) $dS = \frac{dQ}{T}$

(D) $dS = \frac{dQ}{dT}$

(E) $dS = \frac{T}{dQ}$

H92 3.110 Welche Aussage trifft auf die Moleküle einer Flüssigkeit am besten zu?

(A) Sie schwingen um ortsfeste Gleichgewichtslagen.

(B) Sie üben keinerlei Kräfte aufeinander aus.

(C) Sie üben überwiegend abstoßende Kräfte aufeinander aus.

(D) Sie können sich leicht gegeneinander verschieben.

(E) Sie sind starr an Ruhelagen gebunden.

3.105✓ E   3.106✓ E   3.107✓ B   3.108✓ B   3.109✓ C   3.110✓ D   3.111✓ D

H92 **3.111** Der Dampfdruck einer 0,1-molaren (dissoziierenden) wäßrigen Kochsalzlösung ist gleich dem Dampfdruck einer 0,1-molaren Glukoselösung (gleicher Temperatur),

weil

nach dem Raoultschen Gesetz die relative Dampfdruckerniedrigung bei vorgegebener Menge des Lösungsmittels allein von der Zahl der gelösten Teilchen abhängt.

Antwort	Aussage 1	Aussage 2	Verknüpfung
A	richtig	richtig	richtig
B	richtig	richtig	falsch
C	richtig	falsch	—
D	falsch	richtig	—
E	falsch	falsch	—

H92 **3.112** Trennt eine semipermeable Wand W zwei Lösungen unterschiedlicher Konzentration, dann stellen sich im allgemeinen im Gleichgewicht die beiden Flüssigkeitsspiegel auf unterschiedliche Höhen ein (obwohl sie zu Beginn auf gleicher Höhe standen),

weil

der osmotische Druck von der Stoffmengenkonzentration der gelösten Substanz abhängt.

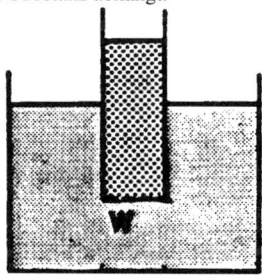

Antwort	Aussage 1	Aussage 2	Verknüpfung
A	richtig	richtig	richtig
B	richtig	richtig	falsch
C	richtig	falsch	—
D	falsch	richtig	—
E	falsch	falsch	—

H93 **3.113** Welche Aussage über Temperatur und Wärme trifft zu?

(A) Bei Temperaturerhöhung sinkt die Innere Energie einer Probe.

(B) Temperatur ist eine Form von Energie.

(C) Zwei Proben mit gleicher Temperatur haben stets den gleichen Energiegehalt.

(D) Zwei Proben mit gleicher Dichte haben stets den gleichen Energiegehalt.

(E) Durch Zufuhr von Wärmeenergie kann man die Temperatur einer Probe und/oder ihren Phasenzustand ändern.

H93 **3.114** Eine gegebenes Thermoelement mit Verbindungsstellen auf den Temperaturen 300 K und 400 K liefert eine elektrische Spannung von etwa 4 mV. Befinden sich die Verbindungsstellen auf 20 °C und 80 °C, so tritt etwa folgende Thermospannung auf:

(A) 0,45 mV

(B) 0,6 mV

(C) 2,0 mV

(D) 2,4 mV

(E) 3,2 mV

H93 **3.115** Das Manometer eines Druckgaszylinders zeigt bei einer Gastemperatur von 27 °C einen Druck von 150 bar an. Um wieviel steigt der Druck, wenn die Gastemperatur um 10 °C steigt? (Verhalten eines idealen Gases werde vorausgesetzt.)

(A) 0,2 bar

(B) 0,3 bar

(C) 0,5 bar

(D) 5 bar

(E) 55 bar

H93 **3.116** Welche Energie ist etwa erforderlich, um 1 l Wasser von 20 °C auf 80 °C zu erwärmen. (Man setze die spezifische Wärmekapazität des Wassers $c = 4,2 \frac{Ws}{g \cdot K}$)

(A) 0,07 kWh

(B) 0,09 kWh

(C) 7 J

(D) 9 J

(E) 24 kWh

3.112✓ A **3.113**✓ E **3.114**✓ D **3.115**✓ D **3.116**✓ A

H93 3.117   Wird eine (gegebene) Gasprobe adiabatisch komprimiert, so

(A) wird dabei auch Wärmeenergie zugeführt

(B) wird dabei Wärmeenergie abgegeben

(C) bleibt die Temperatur konstant

(D) steigt ihre Innere Energie

(E) bleibt ihre Innere Energie konstant

H93 3.118   Welches Diagramm stellt das Boyle-Mariottesche Gesetz dar?

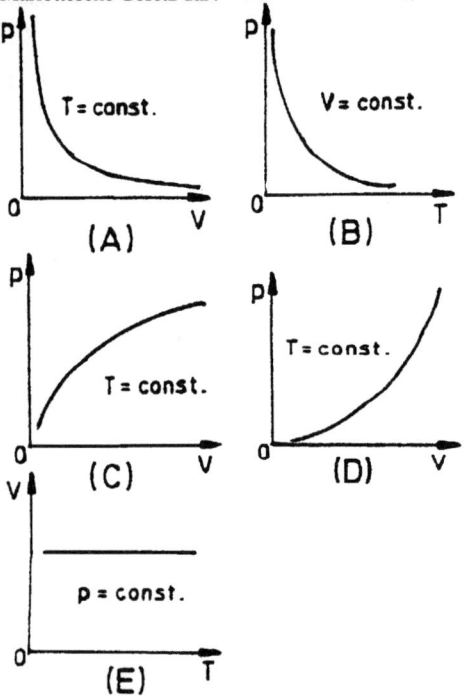

H93 3.119   Welche der folgenden Aussagen treffen zu?

Bei Wasser unter Normaldruck gilt:

(1) Die mittleren Abstände benachbarter Moleküle sind im flüssigen und im festen Zustand etwas verschieden.

(2) Im flüssigen Zustand sind die Moleküle leicht gegeneinander verschiebbar.

(3) Reiner Wasserdampf hat keine freie Oberfläche.

(A) nur 1

(B) nur 2

(C) nur 1 und 2

(D) nur 2 und 3

(E) 1 bis 3 (alle)

H93 3.120   Ordnen Sie den in Liste 1 aufgeführten Begriffen die für sie zutreffende Aussage (Liste 2) zu!

Liste 1

(1) Solvation

(2) Sublimation

Liste 2

(A) Löslichkeit in g / cm^3

(B) Trockenvorgang

(C) Phasenübergang zwischen fest und gasförmig

(D) Phasenübergang gasförmig $\longrightarrow$ flüssig.

(E) Keine der obigen Aussagen trifft zu.

H93 3.121   Sie lösen 0,2 mol NaCl (vollständig dissoziierend) in einer gegebenen Menge Wasser auf und beobachten eine Gefrierpunktserniedrigung von 0,3 K. Werden dazu noch 0,6 mol Saccharose aufgelöst, tritt als weitere Senkung der Gefriertemperatur auf:

(A) 0,1 K

(B) 0,4 K

(C) 0,45 K

(D) 0,9 K

(E) 1 K

H93 3.122   Für eine chemische Reaktion 1. Ordnung in einem abgeschlossenen System gilt:

(A) Sie verläuft immer exotherm.

(B) Sie kann nur zwischen Gasen stattfinden.

(C) Die Reaktionsrate ist unabhängig von der Konzentration der Reaktanden.

(D) Die Reaktionsrate ist immer temperaturunabhängig.

(E) Die Ausgangskonzentration nimmt zeitlich exponentiell ab.

3.117✓ D   **3.118**✓ A   **3.119**✓ E   **3.120**✓ (1,E) (2,C)   **3.121**✓ C   **3.122**✓ E

H93 **3.123** Einem idealen Gas werde bei konstantem Volumen reversibel Wärmeenergie zugeführt.

Welche der folgenden Aussagen trifft auf diesen Prozeß **nicht** zu?

(A) Die Tempepratur steigt.

(B) Der Druck steigt.

(C) Die Innere Energie steigt.

(D) Die Entropie steigt.

(E) Die Freie Energie steigt.

F88 **3.124** Die Dichte von Stickstoff bei Atmosphärendruck und $0\,°C$ beträgt etwa $1,25\,kg/m^3$. In einer Druckgasflasche von $10\,l$ Inhalt befinden sich bei fünfzigfachem Atmosphärendruck und $0\,°C$ demnach eine Stickstoffmasse von etwa

(A) $0,625\,kg$

(B) $1,25\,kg$

(C) $6,25\,kg$

(D) $12,5\,kg$

(E) $62,5\,kg$

H93 **3.125** Nach der Modellvorstellung kann ein ideales Gas nicht kondensieren,

weil

in der Modellvorstellung des idealen Gases zwischen den Teilchen keine Anziehungskräfte auftreten.

Antwort	Aussage 1	Aussage 2	Verknüpfung
A	richtig	richtig	richtig
B	richtig	richtig	falsch
C	richtig	falsch	—
D	falsch	richtig	—
E	falsch	falsch	—

H93 **3.126** Welche der folgenden Aussagen treffen zu?

Die Stoffmenge eines Adsorbats, die eine Pulver-Probe im Gleichgewicht zu adsorbieren vermag (solange keine Sättigung eingetreten ist), nimmt zu, wenn

(1) die Temperatur abgesenkt wird

(2) der Partialdruck des Adsorbats steigt

(3) die Temperatur steigt

(A) nur 1

(B) nur 2

(C) nur 3

(D) nur 1 und 2

(E) nur 2 und 3

F93 **3.127** Siedeverzug kann bei Flüssigkeiten auftreten,

weil

durch Lösen von Salzen der Dampfdruck von Flüssigkeiten erniedrigt wird.

Antwort	Aussage 1	Aussage 2	Verknüpfung
A	richtig	richtig	richtig
B	richtig	richtig	falsch
C	richtig	falsch	—
D	falsch	richtig	—
E	falsch	falsch	—

F93 **3.128** Bei einer (periodisch arbeitenden) realen Wärmekraftmaschine läßt sich in keinem Fall die gesamte Wärme in mechanische Energie umsetzen,

weil

mechanische Energie nie ganz in Wärme überführt werden kann.

Antwort	Aussage 1	Aussage 2	Verknüpfung
A	richtig	richtig	richtig
B	richtig	richtig	falsch
C	richtig	falsch	—
D	falsch	richtig	—
E	falsch	falsch	—

H94 **3.129** Ideale Gase lassen sich nicht mischen

weil

bei Teilchen idealer Gase keine van der Waals-Kräfte auftreten.

Antwort	Aussage 1	Aussage 2	Verknüpfung
A	richtig	richtig	richtig
B	richtig	richtig	falsch
C	richtig	falsch	—
D	falsch	richtig	—
E	falsch	falsch	—

3.123 ✓ E   3.124 ✓ A   3.125 ✓ A   3.126 ✓ D   3.127 ✓ B   3.128 ✓ C   3.129 ✓ D

H93 3.130   Welche der folgenden Prozesse sind reversibel?

(1) Ausströmen von Sauerstoff aus einer Druckgasflasche

(2) Vermischen von Wasser und Alkohol

(3) freie atmosphärische Verbrennung von Erdgas

(4) Auflösung von Kochsalz in Wasser

(A) keiner

(B) nur 1

(C) nur 3

(D) nur 1 und 3

(E) nur 2 und 4

H93 3.131   Welche der folgenden Aussagen treffen zu?

Konvektive Wärmeübertragung ist möglich:

(1) mit wäßrigen Lösungen

(2) in Gasen

(3) mittels Photonen im Vakuum

(4) mit flüssigen Metallen

(A) nur 1, 2 und 3

(B) nur 1, 2 und 4

(C) nur 1, 3 und 4

(D) nur 2, 3 und 4

(E) 1 bis 4 (alle)

H93 3.132   Welche der folgenden Aussagen über das Verhalten eines einheitlichen Stoffs treffen zu?

(1) Der Tripelpunkt verschiebt sich bei Änderung des äußeren Luftdrucks.

(2) Der Sättigungsdampfdruck über der flüssigen Phase wird mit abnehmender Temperatur geringer.

(3) Oberhalb der kritischen Temperatur bildet sich keine Phasengrenze mehr aus.

(A) nur 1

(B) nur 2

(C) nur 1 und 2

(D) nur 2 und 3

(E) 1 bis 3 (alle)

H93 3.133   Welche der folgenden Aussagen für eine gegebene chemische Reaktion treffen zu?

Die Arrhenius-Gleichung ($k = $ Reaktionsgeschwindigkeitskonstante)

(1) kann formuliert werden als

$$k = A \cdot e^{E_a/RT}$$

(2) kann formuliert werden als

$$k = A \cdot e^{-E_a/RT}$$

(3) beschreibt die Temperaturabhängigkeit der Aktivierungsenergie einer chemische Reaktion

(4) beschreibt die Temperaturabhängigkeit der Reaktionsgeschwindigkeitskonstanten.

(A) nur 1 und 3

(B) nur 1 und 4

(C) nur 2 und 3

(D) nur 2 und 4

(E) nur 2, 3 und 4

H94 3.134   Welche Aussagen über Vorgänge beim Schmelzen eines einheitlichen Stoffes stimmen Sie zu?

(1) Die mittleren Abstände benachbarter Atome oder Ionen ändern sich wenig.

(2) Die Anziehungskräfte zwischen nächsten Nachbarn verschwinden.

(3) Die molare Masse des Stoffes ändert sich.

(A) nur 1

(B) nur 2

(C) nur 1 und 2

(D) nur 1 und 3

(E) nur 2 und 3

3.130✓ A   **3.131**✓ B   **3.132**✓ D   **3.133**✓ D   **3.134**✓ A

H94 3.135 Das Produkt aus absoluter Temperatur und Entropie $T \cdot S$ hat die Dimension einer

(A) molaren Wärmekapazität

(B) Energie

(C) reziproken Energiedichte

(D) Entropiedichte

(E) reziproken Enthalpie

F98 3.136 Welche Aussage trifft **nicht** zu?

Um den Druck eines idealen Gases zu verdreifachen, kann man

(A) bei fester Stoffmenge und konstantem Volumen die Temperatur verdreifachen

(B) bei fester Stoffmenge und konstanter Temperatur das Volumen auf ein Drittel verringern

(C) bei konstantem Volumen und konstanter Temperatur die Stoffmenge verdreifachen

(D) bei fester Stoffmenge das Volumen verdoppeln und die Temperatur versechsfachen

(E) bei fester Stoffmenge die Temperatur verdoppeln und das Volumen versechsfachen

H94 3.137 Welche der folgenden Aussagen trifft **nicht** zu?

Ein ideales Gas werde reversibel isotherm komprimiert. Für dieses Gas gilt:

(A) Die Temperatur ist konstant.

(B) Das Volumen nimmt ab.

(C) Die Innere Energie ist konstant.

(D) Die Entropie nimmt ab.

(E) Der Druck nimmt ab.

H94 3.138 Welche der folgenden Aussagen treffen zu?

Vergleicht man Sauerstoff und Stickstoff im (praktisch idealen) Gaszustand bei gleicher Temperatur und unter gleichem Druck, so gilt näherungsweise, daß Sauerstoff

(1) die größere Dichte aufweist

(2) im gleichen Volumen eine größere Stoffmenge enthält

(3) bei gleicher Masse auch das gleiche Volumen erfüllt

(A) nur 1

(B) nur 3

(C) nur 1 und 3

(D) nur 2 und 3

(E) 1 bis 3 (alle)

F95 3.139 Eine gegebene Gasmenge wird vom Volumen V_1 auf das Volumen V_2 komprimiert. Welches Flächenstück repräsentiert die geleistete Arbeit?

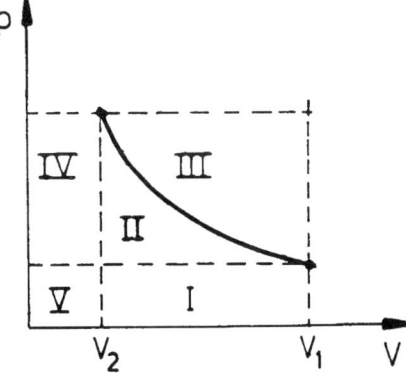

(A) II

(B) I+II

(C) II+IV

(D) I+II+III

(E) I+II+IV+V

F95 3.140 Der Zustand eines idealen Gases werde reversibel geändert. Ordnen Sie den in Liste 1 spezifizierten Prozessen diejenige Zustandsgröße aus Liste 2 zu, die bei dem Prozess konstant bleibt!

Liste 1

(1) Der Prozeß ist isobar

(2) Der Prozeß ist adiabatisch

Liste 2

(A) Innere Energie

(B) Entropie

(C) Temperatur

(D) Volumen

(E) Druck

3.135✓ B   **3.136**✓ E   **3.137**✓ E   **3.138**✓ A   **3.139**✓ B   **3.140**✓ (1,E) (2,B)

F95 3.141 1 mol eines idealen Gases enthält mehr Teilchen als 1 mol eines realen Gases,

weil

im realen Gas zwischen den Teilchen Anziehungskräfte auftreten.

Antwort	Aussage 1	Aussage 2	Verknüpfung
A	richtig	richtig	richtig
B	richtig	richtig	falsch
C	richtig	falsch	—
D	falsch	richtig	—
E	falsch	falsch	—

H95 3.142 Die Ordnung einer chemischen Reaktion

(A) ist ein Maß für die dabei auftretende Entropieänderung

(B) gibt die räumliche Verteilung der Reaktanden an

(C) ist die Summe der Konzentrationen der beteiligten Reaktanden

(D) kann Werte von $-\infty$ bis $+\infty$ anehmen

(E) Keine der obigen Aussagen trifft zu.

H95 3.143 Welche Aussage trifft **nicht** zu?

Folgende Größen sind (thermodynamische) Zustandsfunktionen:

(A) Innere Energie U

(B) Freie Enthalpie G

(C) Entropie S

(D) Gaskonstante R

(E) Volumen V

F96 3.144 Um 1 mol eines einwertigen Metalls durch Elektrolyse abzuscheiden, benötigt man eine Ladungsmenge von rund 10^5 C.

Welche Zeit benötigt man überschlägig, um bei 2 A Stromstärke 0,1 mol eines dreiwertigen Metalls abzuscheiden?

(A) 12 h

(B) 8 h

(C) 4 h

(D) 2 h

(E) 1 h

F96 3.145 In einem abgeschlossenen System seien zwei Körper im thermischen Gleichgewicht. Dann muß in jedem Fall für beide Körper gleich sein:

(A) die Masse

(B) das Volumen

(C) die Temperatur

(D) die Energie

(E) die Entropie

F96 3.146 Welche Darstellung gibt den Verlauf einer Freundlichschen Adsorptions-Isotherme qualitativ am besten wieder?

θ = Bedeckungsgrad; p = Gasdruck.

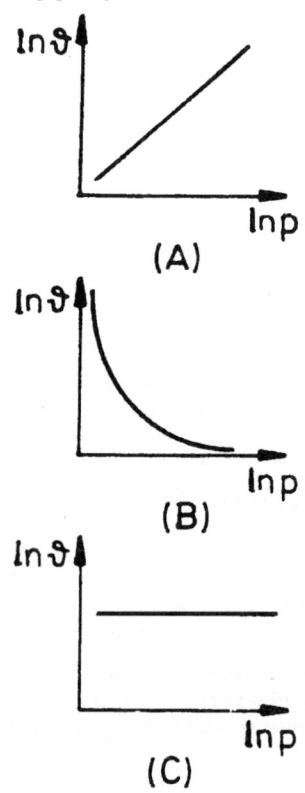

3.141✓ D   **3.142**✓ E   **3.143**✓ D   **3.144**✓ C   **3.145**✓ C

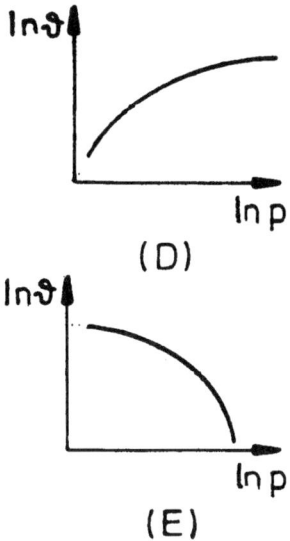

(D)

(E)

F96 3.147 Die Temperatur in einem Ofen wird mit einem Thermoelement gemessen, dessen Empfindlichkeit („Thermokraft") $50\,\mu V\,/\,K$ beträgt. Die eine Kontaktstelle des Thermoelements ist im Ofen, die andere in Eiswasser ($0\,°C$). Gemessen wird eine Thermospannung $U = 25\,mV$.

Welche Temperatur herrscht im Ofen?

(A) $227\,°C$

(B) $500\,°C$

(C) $773\,°C$

(D) $2\,000\,°C$

(E) $2\,227\,°C$

F96 3.148 Das Manometer an einem Druckgaszylinder mit Helium zeigt einen Druck von $100\,bar$ an; die Temperatur des Zylinders beträgt $27\,°C$. In der kühleren Nacht zeigt das Manometer nur noch $95\,bar$ an, obwohl kein Gas entnommen wurde. **Um wieviel Grad** ist die Temperatur des Gases gesunken? (Verhalten eines idealen Gases soll angenommen werden)

(A) $1,3\,°C$

(B) $2,6\,°C$

(C) $15\,°C$

(D) $21\,°C$

(E) $28,5\,°C$

F96 3.149 Bei isothermer Volumenänderung eines idealen Gases von V_1 nach V_2 (oder umgekehrt) entspricht die schraffierte Fläche unter der p-V-Kurve im nebenstehenden Diagramm

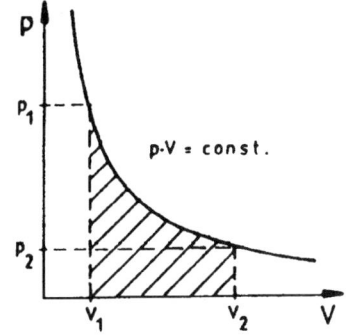

(A) der Druckänderung

(B) der Volumenänderung

(C) der Dichteänderung

(D) der Entropieänderung

(E) der reversiblen, isothermen Volumenarbeit

F96 3.150 Ein geschlossenes Gefäß enthält $2\,mol$ Helium unter einem Druck von $1\,bar$ bei $20\,°C$. Dann wird $1\,mol$ Wasserstoff H_2 von $100\,°C$ dazugepumpt. Wie groß ist der Partialdruck des Heliums, wenn das Gefäß wieder auf die ursprüngliche Temperatur abgekühlt ist?

(A) $\frac{2}{3}\,bar$

(B) $1\,bar$

(C) $\frac{4}{3}\,bar$

(D) $2\,bar$

(E) $3\,bar$

F96 3.151 Welche Aussage trifft **nicht** zu?

Bei der adiabatischen Expansion eines idealen Gases ändert sich dessen

(A) Temperatur

(B) Innere Energie

(C) Entropie

(D) Druck

(E) Dichte

3.146✓ A   3.147✓ B   3.148✓ C   3.149✓ E   3.150✓ B   3.151✓ C

F96 3.152 Aus folgendem Grund weist ein feuchtes Tuch an einer Wäscheleine eine etwas niedrigere Temperatur auf als seine Umgebung:

(A) die Siedetemperatur des Wassers ist höher als jene von flüssiger Luft

(B) seine mittlere Dichte ist größer als die der Umgebung

(C) die spezifische Wärmekapazität des Wassers ist größer als die der Luft

(D) die Wärmeleitfähigkeit von nassem Stoff ist größer als die Wärmeleitfähigkeit von Luft

(E) bei der Verdunstung des Wassers wird Wärmeenergie verbraucht

F96 3.153 Welchen der folgenden Aussagen zur Wärmeleitung stimmen sie zu?

Zwei Körper, die sich auf unterschiedlichen Temperaturen (Temperaturdifferenz ΔT) befinden, sind durch einen homogenen Stab, der Länge l und des Querschnitts A miteinander verbunden. Der Wärmestrom, d.h. die pro Zeiteinheit transportierte Wärmemenge ist:

(1) proportional ΔT

(2) proportional l

(3) proportional A

(4) umgekehrt proportional A

(A) nur 1

(B) nur 3

(C) nur 1 und 3

(D) nur 2 und 4

(E) nur 1, 2 und 4

F96 3.154 Beginnend mit der Anfangstemperatur $T = 300\,\text{K}$ wird isochor einer Gasprobe von 50 mol eine Wärmemenge $Q = 450\,\text{J}$ zugeführt. Wärmeaustausch zwischen Probe und Umgebung sei vernachlässigbar. Wie groß ist die Änderung der molaren inneren Energie?

(A) 0,03 J / mol

(B) 1,5 J / mol

(C) 9 J / mol

(D) 75 J / mol

(E) 2 700 J / mol

F96 3.155 In einem Isoliergefäß wird eine Menge Wasser langsam von 27 °C auf 28 °C aufgeheizt. Dabei wird insgesamt eine Wärmeenergie $\Delta Q = 1\,500\,\text{J}$ zugeführt. Wie groß ist die Entropieänderung des Wassers etwa?

(A) Abnahme um ca. 1 500 J / K

(B) Abnahme um ca. 5 J / K

(C) Abnahme um ca. 0,5 J / K

(D) Zunahme um ca. 0,5 J / K

(E) Zunahme um ca. 5 J / K

F96 3.156 Zwei Körper bilden gemeinsam ein nach außen abgeschlossenes System. Sie befinden sich zunächst auf verschiedenen Temperaturen. Dann wird zwischen ihnen Wärmeaustausch ermöglicht (Wärmeleitung, und Strahlung). In diesem System gilt für die pauschalen Energie- und Entropiebilanzen:

Der Körper mit geringerer Temperatur nimmt irreversibel Energie auf und der Körper mit höherer Temperatur verliert Energie, und zwar solange, bis Temperaturgleichheit erreicht ist,

weil

diese Prozeßrichtung die Entropie eines solchen Systems konstant läßt.

Antwort	Aussage 1	Aussage 2	Verknüpfung
A	richtig	richtig	richtig
B	richtig	richtig	falsch
C	richtig	falsch	—
D	falsch	richtig	—
E	falsch	falsch	—

F96 3.157 Der Sättigungsdampfdruck einer reinen Flüssigkeit in einem Autoklaven hängt von dessen Abmessungen ab,

weil

der Druck als Kraft pro Fläche definiert ist.

Antwort	Aussage 1	Aussage 2	Verknüpfung
A	richtig	richtig	richtig
B	richtig	richtig	falsch
C	richtig	falsch	—
D	falsch	richtig	—
E	falsch	falsch	—

F96 3.158 Welche der folgenden Aussagen über die Gefrierpunktserniedrigung ΔT_g treffen zu?

3.152 ✓ E   3.153 ✓ A   3.154 ✓ C   3.155 ✓ E   3.156 ✓ C   3.157 ✓ D

(1) Sie ist nur für gelöste Feststoffe meßbar.

(2) Sie ist jeweils gleich groß, wie die Siede-temperaturerhöhung ΔT_s.

(3) Die kryoskopische Konstante ist für alle Lösungsmittel gleich.

(A) Keine dieser Aussagen trifft zu.

(B) nur 1

(C) nur 2

(D) nur 1 und 3

(E) nur 2 und 3

F96 3.159 Ein ideales Gas werde reversibel iso-therm expandiert. Welche der folgenden Aussagen treffen zu?

(1) Die Temperatur ist konstant.

(2) Das Volumen steigt.

(3) Die Entropie steigt.

(A) Keine

(B) nur 1

(C) nur 3

(D) nur 1 und 2

(E) 1 bis 3 (alle)

F96 3.160 Die Ursache für den Unterschied zwi-schen der molaren Wärmekapazität eines idealen Gases bei konstantem Druck C_{mp} und der molaren Wärmekapa-zität bei konstantem Volumen C_{mv} liegt

(A) in der unterschiedlichen Wechselwirkung der Gas-teilchen untereinander bei konstantem Druck bzw. konstantem Volumen

(B) in der unterschiedlichen Wärmeleitfähigkeit von idealen Gasen bei konstantem Druck bzw. konstan-tem Volumen

(C) in der unterschiedlichen kritischen Temperatur des idealen Gases bei konstantem Druck bzw. konstan-tem Volumen

(D) in der unterschiedlichen Kondensationswärme des idealen Gases bei konstantem Druck bzw. konstan-tem Volumen

(E) in der Volumenarbeit, die bei konstantem Druck ne-ben dem Wärmeenergieaustausch des Gases aufge-wandt wird

F96 3.161 Die Zustandsgleichung für ein Mol eines realen Gases nach van der Waals

$$\left(p + \frac{a}{V_m^2}\right) \cdot (V_m - b) = RT$$

enthält zwei Terme, die in der Zustandsgleichung eines idealen Gases nicht vorkommen.

Der Term $\frac{a}{V_m^2}$ geht darauf zurück, daß in dem zugrunde liegenden Modell explizit berücksichtigt werden:

(1) das Eigenvolumen der Gasteilchen

(2) die Masseverteilung der Gasteilchen

(3) anziehende Kräfte zwischen den Gasteil-chen

(A) nur 1

(B) nur 2

(C) nur 3

(D) nur 1 und 3

(E) 1 bis 3 (alle)

H96 3.162 Eine Teilchenpopulation kann sich auf zwei energetisch verschiedenen Zuständen verteilen. Die Zahl der Teilchen im Grundzustand sei N, die im ange-regten Zustand N^*. Im thermischen Gleichgewicht läßt sich der Besetzungsunterschied wie folgt beschreiben:

(ΔE = Energiedifferenz zwischen den Zuständen, k = Boltzmann-Konstante, T = Temperatur in Kelvin)

(A) $\frac{N^*}{N} = e^{\frac{-\Delta E}{k \cdot T}}$

(B) $\frac{N}{N^*} = e^{\frac{-\Delta E}{k \cdot T}}$

(C) $\frac{N}{N^*} = \Delta E - k \cdot T$

(D) $\frac{N}{N^*} = \Delta E^{k \cdot T}$

(E) $\frac{N^*}{N} = T \cdot \Delta E$

3.158 ✓ A   3.159 ✓ E   3.160 ✓ E   3.161 ✓ C   3.162 ✓ A

H96 **3.163**   Der   Massengehalt   (Massen-anteil)   einer   wäßrigen   NaCl-Lösung   wird   mit $(4,000 \pm 0,002) \frac{g}{100 \text{gLösung}}$ angegeben.

Die maximale relative Unsicherheit der Angabe beträgt:

(A) $\pm 4 \cdot 10^{-2}$

(B) $\pm 1 \cdot 10^{-3}$

(C) $\pm 5 \cdot 10^{-4}$

(D) $\pm 5 \cdot 10^{-5}$

(E) $\pm 2 \cdot 10^{-5}$

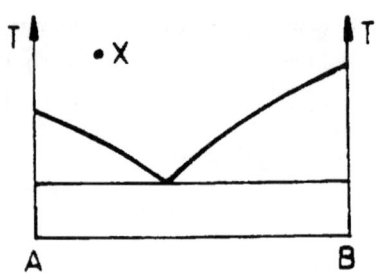

(A) nonvariant

(B) univariant

(C) bivariant

(D) trivariant

(E) unbestimmt

H96 **3.164**   Welches Diagramm beschreibt die Temperaturabhängigkeit des Gleichgewichtsdampfdrucks p reiner Flüssigkeit am besten?

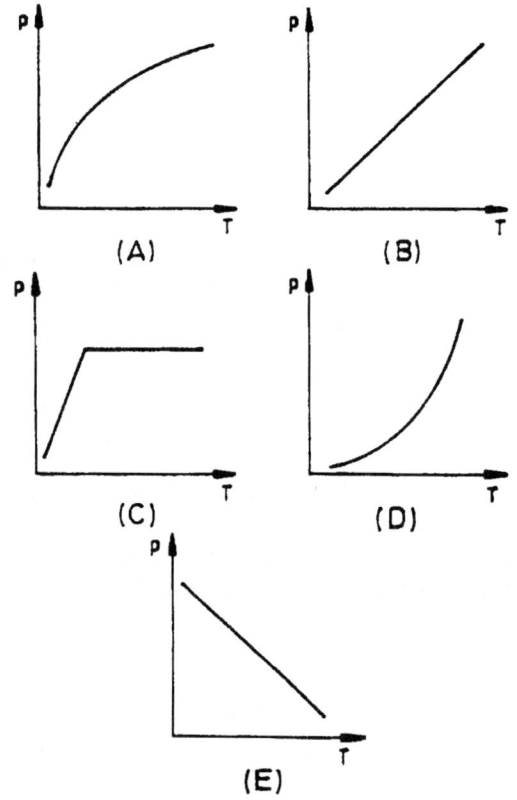

H96 **3.166**   Ein ideales Gas wird unter konstantem Druck $p = 30\,\text{N}/\text{cm}^2$ erwärmt und dehnt dabei sein Volumen von 400 auf 600 cm^3 aus.

Wie groß ist die geleistete Ausdehnungsarbeit?

(A) $30\,\text{N} \cdot \text{m}$

(B) $60\,\text{N} \cdot \text{m}$

(C) $120\,\text{N} \cdot \text{m}$

(D) $180\,\text{N} \cdot \text{m}$

(E) $300\,\text{N} \cdot \text{m}$

H96 **3.167**   In einem Kolben werden 2 mol Helium und 1 mol Argon gemischt und so komprimiert, daß sich ein Gesamtdruck von 6 bar einstellt.

Wie groß ist dann der Partialdruck des Heliums?

(A) 2,0 bar

(B) 3,0 bar

(C) 4,0 bar

(D) 4,8 bar

(E) 5,0 bar

H96 **3.165**   Eine binäre Schmelze mit dem untenstehenden Schmelzdiagramm stehe unter ihrem Gleichgewichtsdampfdruck. Welche Varianz sagt die Gibbssche Phasenregel für das System im Punkt X dann voraus?

3.163 ✓ C   **3.164** ✓ D   **3.165** ✓ C   **3.166** ✓ B   **3.167** ✓ C

H96 **3.168** Einem Gefäß (vernachlässigbarer Wärmekapazität) mit Eis wird eine Heizleistung von 500 W zugeführt. Ordnen Sie den in Liste 1 beschriebenen Vorgängen die zutreffende Zeit aus Liste 2 zu! Die benötigten Stoffdaten von H_2O entnehmen Sie der folgenden Tabelle.

spezifische Wärmekapazität	$4,2 \, J/(g \cdot K)$
molare Wärmekapazität	$75 \, J/(mol \cdot K)$
spezifische Schmelzwärme	$330 \, J/g$
molare Schmelzwärme	$6\,000 \, J/mol$
spezifische Verdampfungswärme	$2\,200 \, J/g$
molare Verdampfungswärme	$41 \, kJ/mol$

Liste 1

(1) Schmelzen von 2 kg Eis von 0 °C

(2) Erwärmen von 2 kg Wasser von 0 °C auf 100 °C

(3) Verdampfen von 2 kg Wasser von 100 °C

Liste 2

(A) ca. 22 min

(B) ca. 28 min

(C) ca. 50 min

(D) ca. 150 min

(E) ca. 200 min

F97 **3.169** Ausgehend von dem Anfangszustand V_1 (Volumen), p_1 (Druck) und T_1 (absolute Temperatur) werde ein ideales Gas zunächst bei konstantem Druck p_1 auf die Temperatur $2T_1$ erwärmt, wobei sich ein Volumen V_2 ergibt, und anschließend bei konstantem Volumen V_2 wieder auf die Temperatur T_1 abgekühlt, wobei sich ein Druck p_2 ergibt.

Es gilt:

(A) $V_2 = \frac{1}{2}V_1$ und $p_2 = \frac{1}{2}p_1$

(B) $V_2 = V_1$ und $p_2 = p_1$

(C) $V_2 = \frac{1}{2}V_1$ und $p_2 = 2p_1$

(D) $V_2 = 2V_1$ und $p_2 = \frac{1}{2}p_1$

(E) $V_2 = 2V_1$ und $p_2 = \frac{1}{2}p_1$

H96 **3.170** Welchen der folgenden Aussagen stimmen Sie zu?

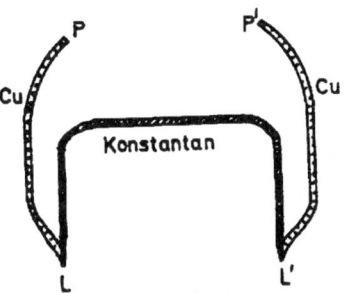

In einem Laborexperiment sollen Temperaturen mit einem Thermoelement gemessen werden. Dazu werden an einen Konstantandraht zwei Kupferdrähte gelötet, wie nebenstehend dargestellt. Die Lötstellen sind mit L bzw. L' bezeichnet, die freien Enden der Kupferdrähte mit P und P'. Um mit dieser Anordnung Temperaturen zu messen

(1) müssen P und P' mit einer Spannungsquelle verbunden werden

(2) muß zwischen P und P' ein geeignetes Meßinstrument angeschlossen werden

(3) muß eines der Enden P bzw. P' mit dem Meßobjekt wärmeleitend verbunden werden, das andere Ende in Eiswasser getaucht werden

(4) muß die eine Lötstelle L bzw. L' mit dem Meßobjekt wärmeleitend verbunden werden, die andere auf bekannter, konstanter Temperatur gehalten werden

(A) nur 1 und 4

(B) nur 2 und 3

(C) nur 2 und 4

(D) nur 3 und 4

(E) nur 1, 2 und 4

H96 **3.171** Bei idealen Gasen ist die molare Wärmekapazität c_{mp} bei konstantem Druck gleich der bei konstantem Volumen c_{mV},

weil

die Teilchen eines idealen Gases (außer bei Zusammenstößen) keine Kräfte aufeinander ausüben.

Antwort	Aussage 1	Aussage 2	Verknüpfung
A	richtig	richtig	richtig
B	richtig	richtig	falsch
C	richtig	falsch	—
D	falsch	richtig	—
E	falsch	falsch	—

3.168✓ (1,A) (2,B) (3,D)   **3.169**✓ D   **3.170**✓ C   **3.171**✓ D

H96 3.172 Ein Thermometer enthalte $400\,mm^3$ Quecksilber (Volumenausdehnungskoeffizient $0,000\,18\,K^{-1}$). Welchen Querschnitt muß die Kapillare etwa haben, damit einem Temperaturanstieg um $1\,K$ ein Anstieg der Quecksilbersäule um $2\,mm$ entspricht?

(A) $0,036\,mm^2$

(B) $0,072\,mm^2$

(C) $0,144\,mm^2$

(D) $0,360\,mm^2$

(E) Keiner der obigen Werte trifft annähernd zu.

H96 3.173 Welche der folgenden Aussagen treffen zu?

Ein Stempel S schließt eine konstante Menge eines idealen Gases in ein Volumen $V = V_1 + V_2$ (siehe nebenstehende Zeichnung) so ein, daß der Innendruck p ständig gleich dem konstanten Außendruck p_a ist, also $p = p_a$.

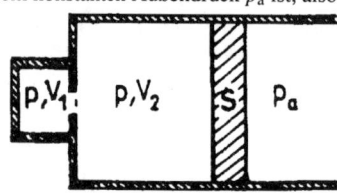

Wird die Temperatur T verändert, so gilt für das Volumen V_1 (n: Stoffmenge in V_1):

(1) $p \cdot V_1 = \text{const.}$
(2) $n \cdot T = \text{const.}$
(3) $n = \text{const.}$

(A) nur 1

(B) nur 2

(C) nur 3

(D) nur 1 und 2

(E) nur 1 und 3

F96 3.174 Reines Wasser besitzt am Tripelpunkt nur einen Freiheitsgrad (unabhängig veränderbare Zustandsgröße),

weil

am Tripelpunkt nur der Druck frei variiert werden kann.

Antwort	Aussage 1	Aussage 2	Verknüpfung
A	richtig	richtig	richtig
B	richtig	richtig	falsch
C	richtig	falsch	—
D	falsch	richtig	—
E	falsch	falsch	—

H96 3.175 Welche Aussage trifft **nicht** zu?

Ein ideales Gas strömt laminar bei näherungsweise konstantem Druck stationär durch eine Heizvorrichtung; dabei erhöht sich die Gastemperatur von T_1 auf T_2. Hierbei steigen ebenfalls die

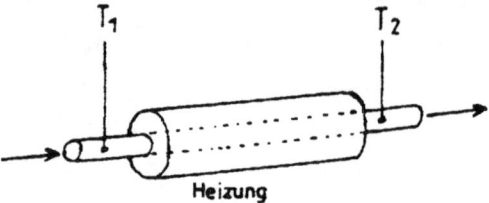

(A) Innere Energie/Mol

(B) Dichte

(C) mittlere kinetische Energie (der ungeordneten Bewegung) der Gasteilchen

(D) Entropie/Mol

(E) Enthalpie/Mol

H96 3.176 Welche der Aussagen treffen zu?

Zwei Körper befinden sich auf verschiedenen Temperaturen und werden dann in Berührung gebracht. Sie bilden ein abgeschlossenes System; Energieaustausch mit der Umgebung kann vernachlässigt werden. Für den Austauschvorgang zwischen den Körpern, der zur Temperaturangleichung führt, gilt:

(1) Der Körper auf höherer Temperatur gibt ebensoviel Wärmeenergie ab, wie der auf niedriger Temperatur befindliche aufnimmt (Gesamtenergie konstant).

(2) Die Gesamtenergie der beiden Körper wird größer.

(3) Es tritt keine Entropieänderung ein.

(4) Die Gesamtentropie der beiden Körper nimmt zu.

(A) nur 4

(B) nur 1 und 3

(C) nur 1 und 4

(D) nur 2 und 3

(E) nur 2 und 4

3.172 ✓ A **3.173** ✓ D **3.174** ✓ E **3.175** ✓ B **3.176** ✓ C

F97 **3.177** Betrachtet wird der Druck einer konstanten Stoffmenge eines idealen Gases bei konstantem Volumen. Welche der angegebenen Kurven gibt die Abhängigkeit des Drucks p von der Temperatur t, gemessen in °C, qualitativ richtig wieder?

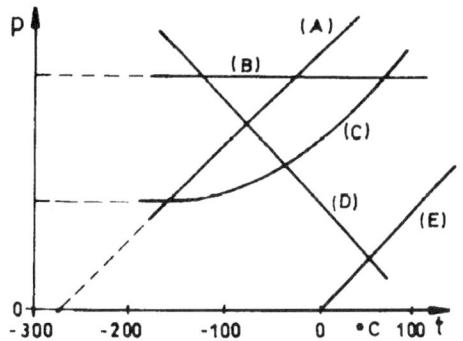

H96 **3.178** Welche der folgenden Aussagen über reale Gase treffen zu?

(1) Sie lassen sich nicht verflüssigen.

(2) Adiabatische Zustandsänderungen sind damit nicht möglich.

(3) Zwischen ihren Partikeln wirken keine Anziehungskräfte.

(A) keine

(B) nur 1

(C) nur 2

(D) nur 3

(E) nur 2 und 3

F97 **3.179** Der Ausdruck für die Differenz der molaren Wärmekapazitäten bei konstantem Druck p bzw. konstantem Volumen V

$$c_{\mathrm{m}p} - c_{\mathrm{m}V} = \frac{p \cdot V}{n \cdot T}$$

gilt stets für

(A) ein ideales Gas

(B) ein reales (van der Waal'sches) Gas

(C) flüssiges Wasser

(D) Feststoffe

(E) gar nicht

F97 **3.180** Welche der folgenden Aussagen zum Phasenübergang Eis-Wasser trifft zu?

(A) Während des Schmelzvorganges nimmt die Temperatur des Eis-Wasser-Gemisches langsam ab.

(B) Feste und flüssige Phase haben bei Schmelztemperatur die gleiche Dichte.

(C) Am Schmelzpunkt hat das Wasser seine größte Dichte.

(D) Wird das Wasser-Eis-Gemisch unter Druck gesetzt, erstarrt es.

(E) Reines Wasser kann, ohne zu erstarren, vorübergehen unter die Schmelztemperatur abgekühlt werden.

F97 **3.181** Der Zustand eines idealen Gases werde reversibel geändert. Ordnen Sie den in Liste 1 spezifizierten Prozessen diejenige Zustandsgröße aus Liste 2 zu, die bei dem Prozeß konstant bleibt!

Liste 1

(1) der Prozeß ist isobar

(2) der Prozeß ist isochor

Liste 2

(A) Innere Energie

(B) Entropie

(C) Temperatur

(D) Volumen

(E) Druck

H97 **3.182** Die Temperaturdifferenz zweier Körper beträgt 260 °C. Bei Gebrauch der Kelvin-Skala beträgt dieselbe Temperaturdifferenz

(A) 13 K

(B) 260 K

(C) 273 K

(D) 533 K

(E) Keine der Angaben trifft zu.

3.177 ✓ A   **3.178** ✓ A   **3.179** ✓ A   **3.180** ✓ E   **3.181** ✓ (1,E) (2,D)   **3.182** ✓ B

F97 **3.183** Welche der hier dargestellten Meßanordnungen sind brauchbar zur Erfassung der Differenz der Temperaturen T_1 und T_2?

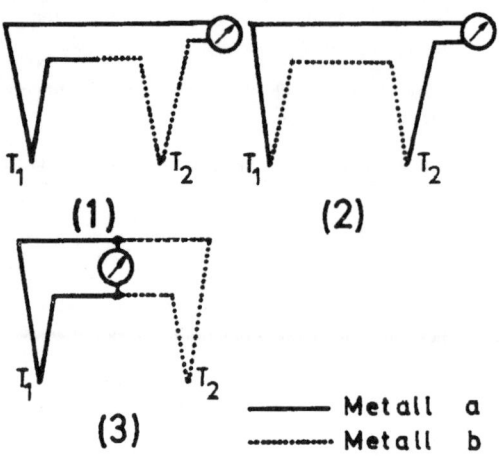

(1)   **(2)**

(3)   ——— Metall a
          ············ Metall b

(A) nur 1

(B) nur 2

(C) nur 3

(D) nur 1 und 2

(E) nur 1 und 3

F97 **3.184** Welche Aussage trifft zu?

Unter Konvektion versteht man unter anderem

(A) Adiabatische Entspannung (Druckerniedrigung)

(B) Endotherme chemische Reaktionen

(C) Abstrahlung von Infrarot

(D) Wärmeleitung in Festkörpern

(E) Wärmetransport durch strömende Gase oder Flüssigkeiten

F97 **3.185** Welche Aussage trifft zu?

Die dargestellte elektrochemische Zelle, bestehend aus zwei reinen Kupferelektroden, die jeweils in eine reine x- bzw. y-normale $CuSO_4$-Lösung der Temperatur T_1 bzw. T_2 eintauchen, liefert die Spannung $U = 0$ wenn

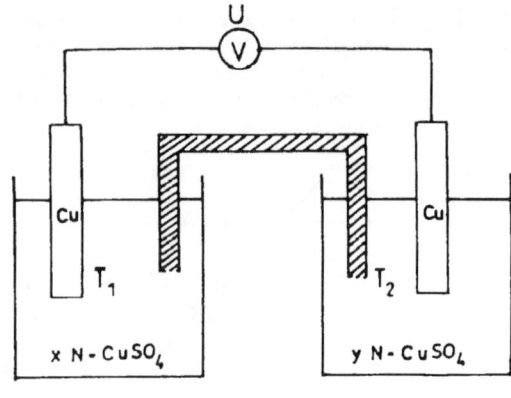

(A) $x = y, T_1 = T_2$

(B) $x > y, T_1 = T_2$

(C) $x < y, T_1 = T_2$

(D) $x = y, T_1 > T_2$

(E) $x = y, T_1 < T_2$

F97 **3.186** Bei der Verdampfung einer gegebenen Menge reinen Wassers in einem offenen Gefäß gilt für die Temperatur des Wassers während des Siedens: Sie

(A) nimmt exponentiell zu

(B) nimmt linear zu

(C) bleibt unverändert

(D) nimmt linear ab

(E) nimmt exponentiell ab

F97 **3.187** Die Halbwertszeit einer einfachen chemischen Zerfallsreaktion (1. Ordnung)

(A) gibt die Hälfte der Zeit an, bei der die gesamte Ausgangsstoffmenge zerfallen ist

(B) ist proportional zur Ausgangsstoffmenge

(C) ist unabhängig von der Temperatur

(D) gibt die Zeitdauer an, innerhalb derer die Reaktionsgeschwindigkeit auf die Hälfte abgenommen hat

(E) gibt die Zeitdauer an, innerhalb derer die Zerfallsgeschwindigkeitskonstante auf den halben Wert abgenommen hat

3.183√ B   3.184√ E   3.185√ A   3.186√ C   3.187√ D

F97 **3.188** Wasser siedet bei konstantem Druck. Der Quotient $\Delta H_V / T_V$ (ΔH_V: Verdampfungsenthalpie, T_V: Siedetemperatur) entspricht

(A) der Verdampfungsgeschwindigkeit

(B) der reziproken Verdampfungsgeschwindigkeit

(C) der spezifischen Wärmekapazität c_p von Wasserdampf bei Siedetemperatur

(D) der spezifischen Wärmekapazität von flüssigem Wasser bei Siedetemperatur

(E) der Verdampfungsentropie

F97 **3.189** Die Gibbssche Phasenregel lautet für ein Mehrkomponentensystem im Gleichgewicht mit

F: Zahl der Freiheitsgrade

K: Zahl der Komponenten

P: Zahl der Phasen

(A) $F = P - K + 2$

(B) $F = P + K - 2$

(C) $F = P - K - 2$

(D) $F = K - P + 2$

(E) $F = K + P + 2$

F97 **3.190** Ein ideales Gas soll, ausgehend vom jeweils gleichen Anfangszustand, einmal adiabatisch und einmal isotherm auf jeweils das gleiche Endvolumen komprimiert werden.

Eine solche adiabatische Kompression führt zu einem höheren Enddruck, als die isotherme Kompression

weil

bei der adiabatischen Kompression des Gases gleichzeitig die Temperatur zunimmt.

Antwort	Aussage 1	Aussage 2	Verknüpfung
A	richtig	richtig	richtig
B	richtig	richtig	falsch
C	richtig	falsch	—
D	falsch	richtig	—
E	falsch	falsch	—

F97 **3.191** Löst man je 1 l Wasser 10 g Glukose bzw. 10 g Rohrzucker, so ist bei jeweils übereinstimmender Temperatur der Dampfdruck beider Lösungen gleich,

weil

nach dem Raoultschen Gesetz die relative Dampfdruckerniedrigung allein von der Masse des gelösten Stoffes abhängt.

Antwort	Aussage 1	Aussage 2	Verknüpfung
A	richtig	richtig	richtig
B	richtig	richtig	falsch
C	richtig	falsch	—
D	falsch	richtig	—
E	falsch	falsch	—

H97 **3.192** C_{mp} und C_{mV} beschreiben die molare Wärmekapazität von **flüssigem Wasser** bei gegebener Temperatur und konstantem Druck p bzw. konstantem Volumen V. Es gilt (R = Gaskonstante):

(A) $C_{mV} - C_{mp} = R$

(B) $C_{mp} - C_{mV} = R$

(C) $C_{mp} : C_{mV} = R$

(D) $C_{mV} : C_{mp} = R$

(E) $C_{mp} - C_{mV} \ll R$

F97 **3.193** Welche der folgenden Aussagen treffen zu?

Ein Druckgaszylinder (Ventil geschlossen) mit einer Preßluftfüllung wird erwärmt. Der Druck steigt um 10 %.

(1) Der Stickstoffpartialdruck nimmt um 10 % zu.

(2) Der Stickstoffpartialdruck nimmt um 8 % zu.

(3) Die Stoffmenge des Stickstoffs bleibt konstant.

(4) Die Stoffmenge des Stickstoffs wächst um 10 %.

(A) nur 2

(B) nur 1 und 3

(C) nur 1 und 4

(D) nur 2 und 3

(E) nur 2 und 4

3.188 ✓ E   3.189 ✓ D   3.190 ✓ A   3.191 ✓ E   3.192 ✓ E   3.193 ✓ B

H97 **3.194** Ein Kühler wird von 1 Liter Wasser pro Sekunde gleichmäßig durchströmt. Das Kühlwasser erwärmt sich dabei um 10 °C.

Wie groß ist die abgeführte Leistung?

Hinweis: Die spezifische Wärmekapazität des Wassers beträgt ca. 4,2 J/(g K).

(A) ca. 42 W s

(B) ca. 42 W

(C) ca. $4,2 \cdot 10^3$ W

(D) ca. $4,2 \cdot 10^4$ W s

(E) ca. $4,2 \cdot 10^4$ W

F97 **3.195** Welche der folgenden Aussagen treffen zu?

Eine Probe idealen Gases werde (reversibel) adiabatisch komprimiert.

Dabei steigt in dieser Probe die

(1) Dichte

(2) Temperatur

(3) Entropie

(A) nur 1

(B) nur 2

(C) nur 1 und 2

(D) nur 1 und 3

(E) 1 bis 3 (alle)

F97 **3.196** Welche der folgenden Aussagen über Stoffsysteme treffen zu?

Zwei Stoffe (Komponenten) und zwei Phasen liegen vor bei einer:

(1) Mischung von flüssigem Wasser und Zinkgranulat

(2) Mischung von flüssigem Wasser und Eis

(3) Lösung von Kochsalz in Wasser (ohne Bodenkörper)

(A) nur 1

(B) nur 2

(C) nur 3

(D) nur 1 und 2

(E) nur 2 und 3

F97 **3.197** Welche der folgenden Aussagen treffen zu?

Die Lösungsgeschwindigkeit eines festen Arzneistoffs, der in der Lösung noch nicht die Sättigungskonzentration erreicht hat, ist:

(1) abhängig von der Festkörperoberfläche (z.B. Größe, Beschaffenheit)

(2) abhängig von der Temperatur

(3) unabhängig von der bereits erreichten Konzentration

(A) nur 1

(B) nur 2

(C) nur 1 und 2

(D) nur 2 und 3

(E) 1 bis 3 (alle)

F98 **3.198** Bei einer einfachen Reaktion erster Ordnung nimmt die Konzentration [A] der Ausgangssubstanz A gemäß folgender Beziehung ab:

$$[A] = [A]_0 \cdot e^{-k \cdot t}$$

Bei welcher Art der Auftragung erhält man eine Gerade?

t: Zeit, T: Temperatur

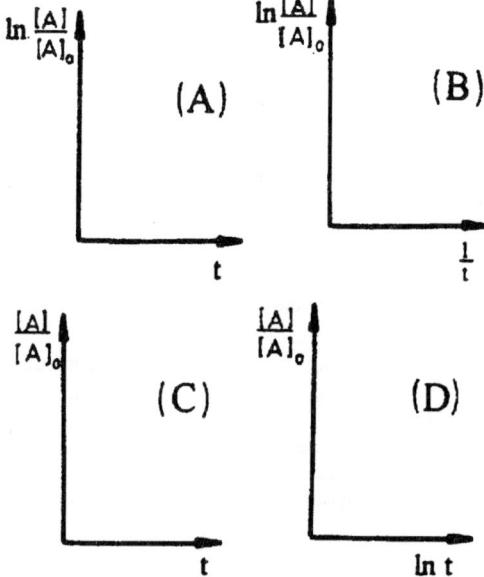

3.194 ✓ E   **3.195** ✓ C   **3.196** ✓ A   **3.197** ✓ C

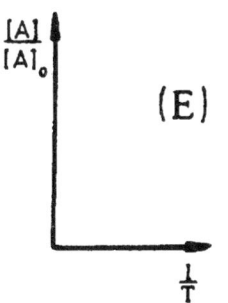

H97 3.199 Bei der Erwärmung einer Wassermenge wird experimentell nebenstehender Zusammenhang zwischen Temperatur T und der Zeit t beobachtet. Entnehmen Sie dem Diagramm die Steigung $\Delta T/\Delta t$!

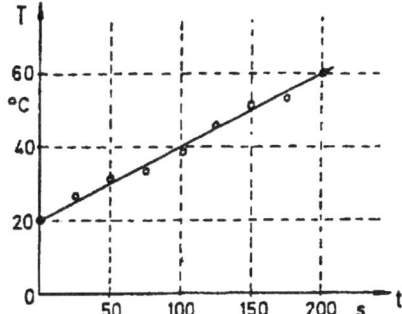

(A) $0{,}2\,°C/s$

(B) $0{,}3\,°C/s$

(C) $0{,}4\,°C/s$

(D) $0{,}5\,°C/s$

(E) $5{,}0\,°C/s$

H97 3.200 Ordnen Sie den Größen aus Liste 1 die zutreffende Kombination aus Liste 2 zu (U: Innere Energie; S: Entropie; T: absolute Temperatur; p: Druck; V: Volumen)!

Liste 1

(1) Freie Energie F

(2) Freie Enthalpie G

Liste 2

(A) $U + p \cdot V$

(B) $U + T \cdot S$

(C) $U - T \cdot S$

(D) $U + p \cdot V - T \cdot S$

(E) $U - p \cdot V + T \cdot S$

F98 3.201 In einem geschlossenen Gefäß befindet sich nur eine flüssige Lösung von Kochsalz in Wasser (ohne Bodenkörper) sowie darüber Wasserdampf. In diesem Mehrphasensystem liegen vor

	Stoffe (Komponenten)	Phasen
(A)	3	3
(B)	3	2
(C)	2	4
(D)	2	3
(E)	2	2

H97 3.202 Die allgemeine thermische Zustandsgleichung für ein ideales Gas lautet (p =Druck, V =Volumen, T =Temperatur, n =Molzahl, R =allgemeine Gaskonstante)

(A) $n \cdot p \cdot V = R \cdot T$

(B) $p = \frac{n \cdot R \cdot T}{V}$

(C) $p \cdot T = \frac{n \cdot R}{V}$

(D) $p \cdot T = n \cdot R \cdot V$

(E) $\cdot V = \frac{R \cdot T}{n}$

H97 3.203 $5{,}8\,g$ NaCl (molare Masse ca. $58\,g/mol$) dissoziieren in wäßriger Lösung und bewirken in einer gegebenen Wassermenge ein Gefriertemperaturerniedrigung von etwa $0{,}2\,K$.

Welche Masse Saccharose (nicht dissoziierend, molare Masse $342\,g/mol$), müßte in einer gleichen Wassermenge vollständig gelöst werden, um eine gleiche Senkung der Gefriertemperatur zu ereichen?

(A) ca. $68\,g$

(B) ca. $120\,g$

(C) ca. $170\,g$

(D) ca. $230\,g$

(E) ca. $340\,g$

3.198 ✓ A 3.199 ✓ A 3.200 ✓ (1,C) (2,D) 3.201 ✓ E 3.202 ✓ B 3.203 ✓ A

H97 3.204 Es werde die Verdampfungsenthalpie ΔH_v von Wasser in Abhängigkeit von der Temperatur betrachtet.

Welches Diagramm gibt die Temperaturabhängigkeit von ΔH_v qualitativ richtig wieder? (T_k =kritische Temperatur)

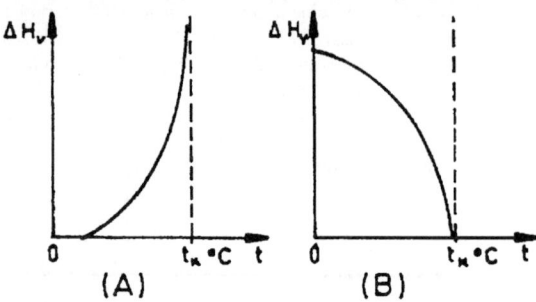
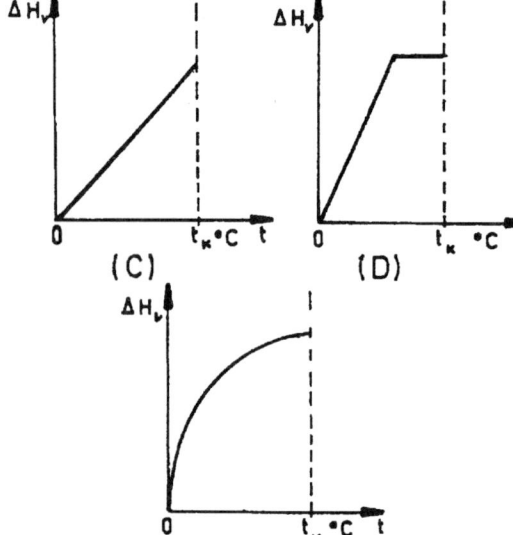

H94 3.205 Der physikalisch-chemische Begriff der „Phase" bezeichnet

(A) die Richtung eines elektrochemischen Stroms

(B) den Momentanzustand einer ablaufenden chemischen Reaktion

(C) einen Zustandsbereich der Materie, in dem sie bezüglich ihrer chemischen Zusammensetzung und bezüglich ihres physikalischen Zustandes homogen ist

(D) den Pluspol einer Batterie

(E) die Ableitung einer Zustandsfunktion

H97 3.206 Die Abbildung zeigt das Schmelzdiagramm eines Zweikomponentensystems (A,B) mit vollständiger Mischungslücke im festen Zustand unter seinem Gleichgewichtsdampfdruck.

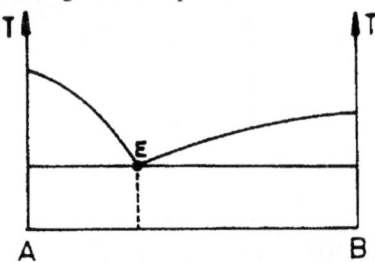

Für den eutektischen Punkt E ergib die Gibbssche Phasenregel die Zahl der (in Grenzen) frei wählbaren Variablen zu:

(A) $F = 0$

(B) $F = 1$

(C) $F = 2$

(D) $F = 3$

(E) $F = $ unbestimmt

H97 3.207 Welche Aussage trifft **nicht** zu?

Der Grad der Gleichgewichtsbedeckung einer festen Oberfläche mit Teilchen aus einer angrenzenden Gasphase hängt (bei sonst konstanten Bedingungen) ab von

(A) den Eigenschaften der Oberfläche

(B) der Art der Gasteilchen

(C) der Temperatur

(D) dem Gasdruck

(E) der Größe der Oberfläche

H97 3.208 Die Oberflächenspannung von Wasser wird durch Zusatz von oberflächenaktiven Stoffen (Waschmitteln) herabgesetzt,

weil

durch Lösen von Salzen der Dampfdruck erniedrigt wird.

Antwort	Aussage 1	Aussage 2	Verknüpfung
A	richtig	richtig	richtig
B	richtig	richtig	falsch
C	richtig	falsch	—
D	falsch	richtig	—
E	falsch	falsch	—

3.204 ✓ B   3.205 ✓ C   3.206 ✓ B   3.207 ✓ E   3.208 ✓ B

H97 3.209 Welche Aussage trifft **nicht** zu?

In ein unter einem Druck von 1000 mbar stehendes ideales Gasgemisch aus 80 % (mol / mol) N_2 und 20 % (mol / mol) O_2 wird **isobar** soviel CO_2 eingeleitet, daß der CO_2-Partialdruck 100 mbar beträgt.

Danach

(A) beträgt der Partialdruck des O_2 200 mbar

(B) beträgt der Partialdruck des N_2 720 mbar

(C) enthält das Gemisch 10 % (mol / mol) CO_2

(D) enthält das Gemisch 18 % (mol / mol) O_2

(E) beträgt der Gesamtdruck 1000 mbar

H97 3.210 Welche Aussage trifft **nicht** zu?

Zwei gleiche Gefäße, in denen sich jeweils Helium im gleichen Zustand befinde, werden durch Öffnen eines Hahns in der Verbindungsleitung miteinander verbunden. Dabei werden folgende Zustandsgrößen der entstandenen Gasmenge Helium gegenüber der entsprechenden Zustandsgröße in einem einzelnen Gefäß vor Öffnen des Hahns verdoppelt:

(A) die Innere Energie

(B) die Entropie

(C) der Druck

(D) das Volumen

(E) die Atomzahl

H97 3.211 Es werden jeweils 100 g Wasser von 20 °C

(a) mit 10 g Wasser von 0 °C

(b) mit 10 g Eis von 0 °C

gemischt.
Bei der Mischung Eis-Wasser stellt sich die niedrigere Endtemperatur ein,

weil

aufgrund der Anomalie des Wassers dieses seine größte Dichte etwa bei +4 °C besitzt.

Antwort	Aussage 1	Aussage 2	Verknüpfung
A	richtig	richtig	richtig
B	richtig	richtig	falsch
C	richtig	falsch	—
D	falsch	richtig	—
E	falsch	falsch	—

H97 3.212 Die Entropie eines abgeschlossenen Systems nimmt bei einem irreversiblen Vorgang zu,

weil

bei einem irreversiblen Vorgang in einem abgeschlossenen System die Entropie der Umgebung abnimmt.

Antwort	Aussage 1	Aussage 2	Verknüpfung
A	richtig	richtig	richtig
B	richtig	richtig	falsch
C	richtig	falsch	—
D	falsch	richtig	—
E	falsch	falsch	—

H97 3.213 Wird das Volumen eines Zylinders, der gesättigten Wasserdampf und einige Wassertröpfchen enthält, langsam isotherm auf die Hälfte verringert, steigt der Druck im Zylinder auf den doppelten Wert,

weil

für gesättigte Dämpfe das Gesetz von Boyle-Mariotte

$$p \cdot V = \text{konstant}$$

gilt.

Antwort	Aussage 1	Aussage 2	Verknüpfung
A	richtig	richtig	richtig
B	richtig	richtig	falsch
C	richtig	falsch	—
D	falsch	richtig	—
E	falsch	falsch	—

H97 3.214 Welche der folgenden Aussagen treffen im Gültigkeitsbereich von Langmuirschen Adsorptionsisothermen zu?

(1) Alle Adsorptionsplätze sind äquivalent.

(2) Im Grenzfall großer Drücke geht die Besetzungswahrscheinlichkeit gegen 1.

(3) Langmuirsche Adsorptionsisothermen zeigen keine Sättigung, wenn der Druck steigt.

(A) nur 1

(B) nur 3

(C) nur 1 und 2

(D) nur 2 und 3

(E) 1 bis 3 (alle)

H97 3.215   In zwei nebeneinanderstehenden Gefäßen sieden reines Wasser bzw. eine wässrige Kochsalzlösung.

Welche Aussagen treffen für die beiden Flüssigkeiten zu?

(1) Die Siedetemperatur der Kochsalzlösung liegt höher.

(2) Die Dampfdrücke sind beim Sieden gleich.

(3) Der Dampfdruck der siedenden Lösung liegt um so tiefer, je höher die Salzkonzentration ist.

(A) nur 1

(B) nur 2

(C) nur 3

(D) nur 1 und 2

(E) nur 1 und 3

H97 3.216   Welche der folgenden Aussagen treffen zu?

Erhöht man die Temperatur eines in einem festen Kolben eingeschlossenen Gases, so treten folgende Änderungen auf:

(1) Die mittlere Geschwindigkeit der Teilchen nimmt zu.

(2) Die mittlere kinetische Energie der Teilchen nimmt zu.

(3) Die Dichte nimmt zu.

(A) nur 1

(B) nur 1 und 2

(C) nur 1 und 3

(D) nur 2 und 3

(E) 1 bis 3 (alle)

H97 3.217   Welche Aussagen treffen zu?

Durch die Wand eines Vakuumisoliergefäßes (Dewar-Gefäß) strömt umso mehr Wärmeenergie pro Zeiteinheit

(1) je größer die Temperaturdifferenz zwischen Innenraum und Umgebung ist.

(2) je besser die Oberfläche der Wand verspiegelt ist

(3) je dicker das Wandmaterial ist

(A) nur 1

(B) nur 2

(C) nur 1 und 2

(D) nur 2 und 3

(E) 1 bis 3 (alle)

F98 3.218   Von vier gleichgroßen Behältern ist zunächst einer evakuiert, die anderen gefüllt mit verschiedenen Edelgasen, deren Drücke

$$p_1 = 1\,\text{MPa}$$
$$p_2 = 2\,\text{MPa}$$
$$p_3 = 3\,\text{MPa}$$

betragen.

Welcher Druck stellt sich nach dem Öffnen aller Ventile und Temperaturausgleich ein? (Das Volumen der Verbindungsleitungen werde vernachlässigt.)

(A) 6 MPa

(B) 4,5 MPa

(C) 3 MPa

(D) 2 MPa

(E) 1,5 MPa

F98 3.219   In der folgenden Abbildung ist ein Druck-Volumen-Diagramm eines idealen Gases dargestellt.

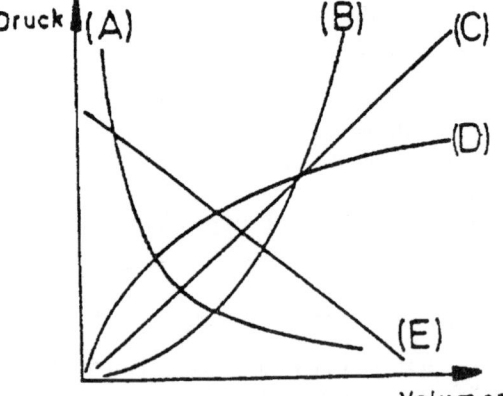

Welche Kurve stellt die isotherme Zustandsänderung dar?

3.215✓ D   3.216✓ B   3.217✓ A   3.218✓ E   3.219✓ A

F98 **3.220** Welches Diagramm beschreibt die Temperaturabhängigkeit des Sättigungs-Dampfdrucks einer reinen Flüssigkeit am besten?

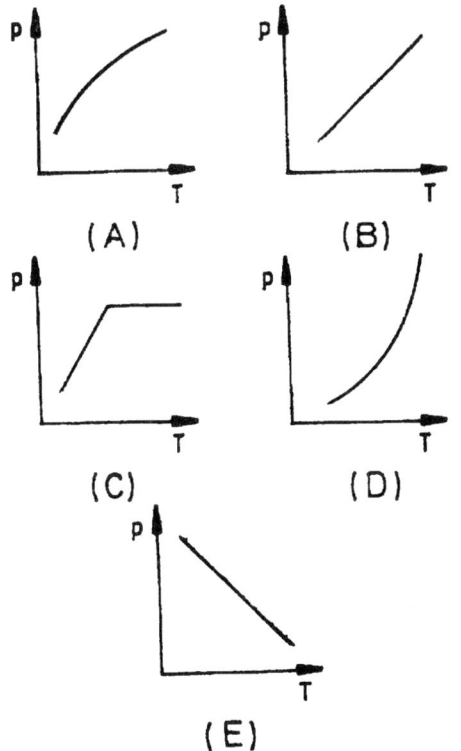

(A) (B)

(C) (D)

(E)

F98 **3.221** Bei einer Temperatur von $T = 300\,\text{K}$ wird isotherm und reversibel einer Gasprobe vom 50 mol eine Wärmemeenergie von $Q = 450\,\text{J}$ zugeführt. Wärmeaustausch zwischen Probe und Umgebung sei vernachlässigbar. Wie groß ist die molare Entropieänderung der Probe?

(A) $0,01\,\text{J}/(\text{K} \cdot \text{mol})$

(B) $0,03\,\text{J}/(\text{K} \cdot \text{mol})$

(C) $1,5\,\text{J}/(\text{K} \cdot \text{mol})$

(D) $9\,\text{J}/(\text{K} \cdot \text{mol})$

(E) $75\,\text{J}/(\text{K} \cdot \text{mol})$

F98 **3.222** Welche Aussage trifft zu?

Die molare Gefrierpunktserniedrigung von Wasser als Lösungsmittel beträgt $1,86\,\text{K} \cdot \text{kg}/\text{mol}$. Wenn in 500 g Wasser 32 g Methylalkohol (CH_3OH) gelöst sind, beträgt die beobachtete Gefrierpunktserniedrigung etwa

(A) $0,12\,\text{K}$

(B) $0,37\,\text{K}$

(C) $1,86\,\text{K}$

(D) $3,72\,\text{K}$

(E) $8,40\,\text{K}$

F98 **3.223** Welche der folgenden Aussagen treffen zu?

Die Zustandsgleichung für ein Mol eines realen Gases im Modell nach van der Waals

$$\left(p + \frac{a}{V_{(m)}^2}\right) \cdot \left(V_{(m)} \cdot b\right) = R \cdot T$$

enthält zwei Terme, die in der Zustandsgleichung eines idealen Gases nicht vorkommen.

Der Term „b" wird in diesem Modell zurückgeführt auf:

(1) das Eigenvolumen der Gasteilchen

(2) die mittlere Dichte der Gasteilchen

(3) anziehende Kräfte zwischen den Gasteilchen

(A) nur 1

(B) nur 2

(C) nur 3

(D) nur 2 und 3

(E) 1 bis 3 (alle)

F98 **3.224** Ein Metallblock der Masse 200 g und der Temperatur 100 °C wird in ein Kalorimeter mit 1 000 g Wasser von 16,0 °C mit einer spezifischen Wärmekapazität von etwa $4\,\text{J}/(\text{g} \cdot \text{K})$ eingetaucht. Die Wärmekapazität (Wasserwert) des Kalorimeters sei vernachlässigbar.

Nach einiger Zeit haben Wasser und Körper eine Temperatur von 20,0 °C angenommen.

Wie groß ist ungefähr die spezifische Wärmekapazität des Materials, aus dem der Metallblock besteht?

(A) $6,00\,\text{J}/(\text{g} \cdot \text{K})$

(B) $1,00\,\text{J}/(\text{g} \cdot \text{K})$

(C) $0,60\,\text{J}/(\text{g} \cdot \text{K})$

(D) $0,20\,\text{J}/(\text{g} \cdot \text{K})$

(E) $0,04\,\text{J}/(\text{g} \cdot \text{K})$

3.220✓ D   3.221✓ B   3.222✓ D   3.223✓ A   3.224✓ B

F98 3.225 Ein Ausgangsstoff X reagiere parallel zu den Produkten Y und Z (k_Y, k_Z = Reaktions-Geschwindigkeitskonstanten). Welche der folgenden Angaben zu Konzentrationsverhältnissen gelten nach Reaktionsbeginn während der gesamten Reaktionsdauer?

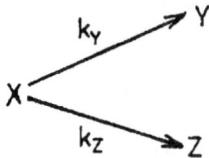

(A) $C_X : C_Y = C_X : C_Z$

(B) $C_X : C_Y = k_Y$

(C) $C_X : C_Z = k_Z$

(D) $C_Y : C_Z = k_Y : k_Z$

(E) $C_Y : C_Z = k_Z : k_Y$

F93 3.226 Einem idealen Gas werde bei **konstantem Volumen** (reversibel) Wärme zugeführt.

Welche Aussagen treffen auf diesen Prozess zu?

(1) Die Entropie steigt.

(2) Die Innere Energie steigt.

(3) Die Temperatur steigt.

(A) nur 1

(B) nur 2

(C) nur 3

(D) nur 1 und 2

(E) 1 bis 3 (alle)

F98 3.227 Welche Aussage trifft **nicht** zu?
Die Avogadro-Konstante N_A

(A) hängt von der jeweiligen Substanz ab

(B) ist unabhängig von der Temperatur

(C) ist unabhängig von Druck und Volumen

(D) ist gleich F/e (F: Faraday-Konstante, e: Elementarladung)

(E) gibt die Zahl der Moleküle an, die bei Normbedingungen (1013 mbar, 0 °C) in 22,4 l eines idealen Gases enthalten sind.

F98 3.228 Die Sublimierungsenthalpie eines Feststoffes ist kleiner als die Summe seiner Schmelzenthalpie und seiner Verdampfungsenthalpie

weil

beim Sublimieren die Moleküle des Feststoffes unmittelbar in die Dampfphase übertreten.

Antwort	Aussage 1	Aussage 2	Verknüpfung
A	richtig	richtig	richtig
B	richtig	richtig	falsch
C	richtig	falsch	—
D	falsch	richtig	—
E	falsch	falsch	—

F98 3.229 Die Gibbssche Phasenregel beschreibt

(A) die Volumina koexistenter Phasen

(B) die Partialdrücke koexistenter Phasen

(C) die Geschwindigkeit von Phasenumwandlungen

(D) die Konzentrationsabhängigkeit von Phasenumwandlungswärmen

(E) Keine der vorstehenden Aussagen trifft zu.

H96 3.230 Welches der p-V-Diagramme gibt den Unterschied zwischen adiabatischer (- - -) und Isothermer (—) Zustandsänderung eines idealen Gases qualitativ richtig wieder?

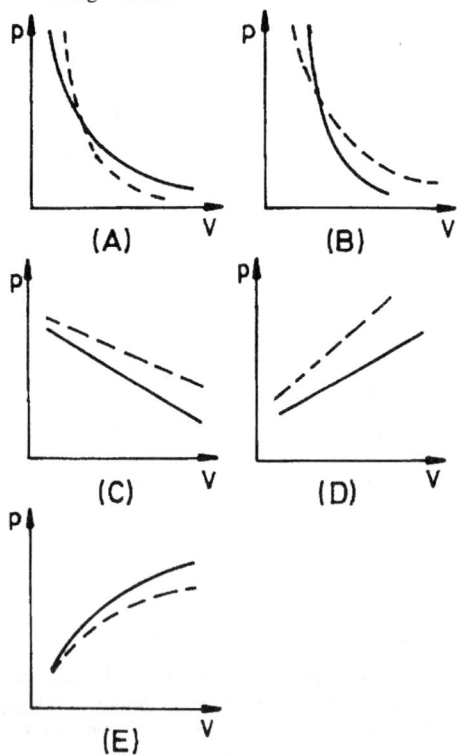

4 Elektrizität und Magnetismus

F88 **4.1** Ein Faraday-Käfig, der gegen elektrostatische Felder abschirmen soll, muß

(A) an eine Wechselspannungsquelle angeschlossen sein.

(B) an eine Gleichspannungsquelle angeschlossen sein.

(C) aus nichtleitendem Material (Dielektrikum) bestehen.

(D) aus magnetischem Material bestehen.

(E) Keine der vorstehenden Antworten trifft zu.

F88 **4.2** Welchen der folgenden Aussagen stimmen Sie zu?

Für den Ladungstransport in gebräuchlichem Halbleitermaterial gilt:

(1) Bewegliche Ladungsträger sind hauptsächlich negative Ionen.

(2) Bewegliche Ladungsträger sind hauptsächlich positive Ionen.

(3) Bei sehr tiefen Temperaturen wird es zum Isolator.

(A) nur 1

(B) nur 2

(C) nur 3

(D) nur 1 und 3

(E) nur 2 und 3

F88 **4.3** Welche Kurve in dem Diagramm gibt die Abhängigkeit der Kapazität C eines Kondensators mit parallelen Kreisplatten von deren Radius qualitativ richtig wieder?

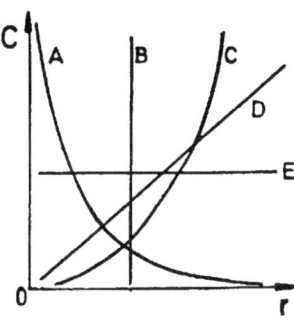

F88 **4.4** Welche Aussage trifft **nicht** zu?

Die Einheit Ω des elektrischen Widerstandes läßt sich folgendermaßen durch andere Einheiten ausdrücken:

(A) $1\,\Omega = 1\,V\,/\,A$

(B) $1\,\Omega = 1\,H\,/\,s$

(C) $1\,\Omega = 1\,s\,/\,F$

(D) $1\,\Omega = 1\,W\,/\,A^2$

(E) $1\,\Omega = 1\,V\,/\,W$

F90 **4.5** Welchen der folgenden Aussagen zur elektrischen Feldstärke stimmen Sie zu?

(1) Besteht zwischen zwei planparallelen Metallplatten im Abstand d die Spannung U, so herrscht zwischen den Platten in der Mitte der Anordnung die elektrische Feldstärke $E = U/d$.

(2) Füllt man den Raum zwischen zwei Metallplatten, zwischen denen eine konstante Spannung aufrechterhalten wird, ganz mit einem Dielektrikum aus, so sinkt die Feldstärke.

(3) Befindet sich eine Ladung Q in einem elektrischen Feld der Feldstärke E, so wirkt auf die Ladung eine Kraft $F = Q \cdot E$.

(A) nur 1

(B) nur 3

(C) nur 1 und 3

(D) nur 2 und 3

(E) 1 bis 3 (alle)

F91 **4.6** Welche Aussage trifft zu?

Eine Einheit des elektrischen Leitwertes ist:

(A) Coulomb

(B) Farad

(C) Henry

(D) Ohm

(E) Siemens

4.1√ E   4.2√ C   4.3√ C   4.4√ E   4.5√ C   4.6√ E

F88 4.7   Welche (elektrostische) Feldlinienanordnung liegt bei einem aufgeladenen Kugelkondensator vor?

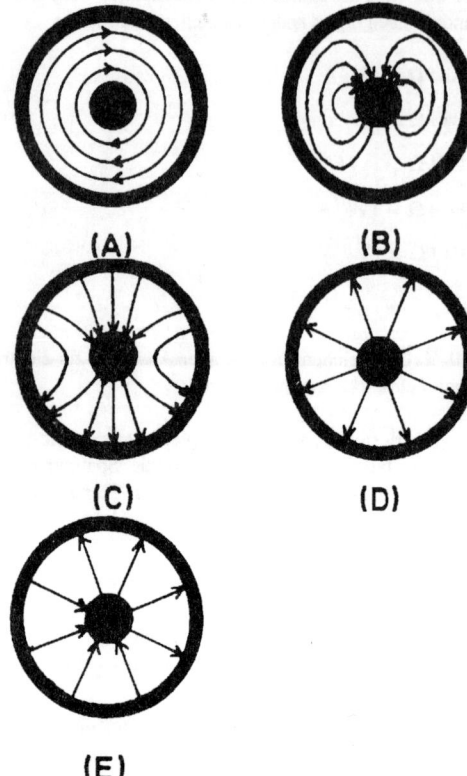

(A)

(B)

(C)

(D)

(E)

(A) nur 1

(B) nur 2

(C) nur 1 und 2

(D) nur 2 und 3

(E) 1 bis 3 (alle)

F88 4.10   Welchen der folgenden Aussagen stimmen Sie zu?

Beim Ladungstransport in einem wässrigen Elektrolyten

(1) wandern die positiv geladenen Ionen zur Kathode.

(2) nimmt die Leitfähigkeit der Flüssigkeit mit wachsender Temperatur zu.

(3) fließt im Elektrolyten die gleiche Stromstärke wie im äußeren Stromkreis.

(A) nur 1

(B) nur 1 und 2

(C) nur 1 und 3

(D) nur 2 und 3

(E) 1 bis 3 (alle)

F88 4.8   Eine Batterie liefert 10 Minuten lang eine Stromstärke von 0,5 A. Welche Ladung wurde der Batterie entnommen?

(A) 500 C

(B) 300 C

(C) 30 C

(D) 5 C

(E) 0,5 C

F90 4.9   Welchen der folgenden Aussagen stimmen Sie zu?

Die Elementarladung

(1) tritt als positive Ladung auf.

(2) tritt als negative Ladung auf.

(3) hängt im Massenspektrographen von der Geschwindigkeit der Ionen ab.

F90 4.11   Die Spannung zwischen den Punkten (1) und (2) der gezeichneten Schaltung beträgt:

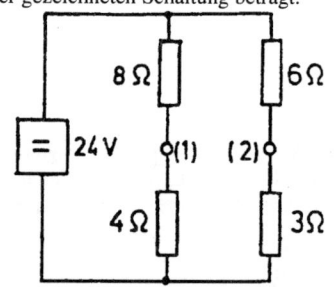

(A) 8 V

(B) 6 V

(C) 4 V

(D) 3 V

(E) 0 V

4.7 ✓ D   4.8 ✓ B   4.9 ✓ C   4.10 ✓ E   4.11 ✓ E

F88 **4.12** Welche Aussage trifft zu?

Unter Remanenz einer ferromagnetischen Probe versteht man

(A) die oberhalb der Curie-Temperatur verbleibende Sättigungspolarisation.

(B) die Feldstärke H, die vorliegen muß, damit die magnetische Polarisation gerade verschwindet.

(C) die bei einmaligem Durchlaufen der Hystereseschleife anfallende Energie (Verlustwärme).

(D) die im Anschluß an eine Sättigung bei Feldabschaltung verbleibende Polarisation (Magnetisierung).

(E) Keine dieser Antworten trifft zu.

F88 **4.13** Welche der folgenden Ausdrücke stellt eine Arbeit dar?

(A) Spannung · Stromstärke

(B) Spannung · Ladung

(C) Masse · Geschwindigkeit

(D) Dichte · Fallbeschleunigung · Höhe

(E) Keine der Antworten trifft zu.

F88 **4.14** Welches Diagramm gibt einen Wechselstrom der Form

$$I = \hat{I} \cdot \cos \omega t$$

wieder?

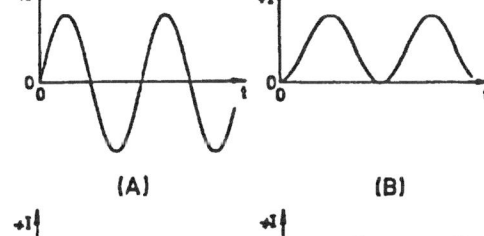

(A)   **(B)**

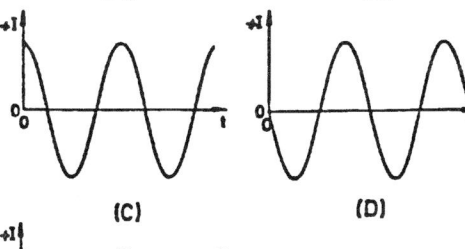

(C)   **(D)**

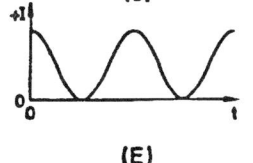

(E)

F88 **4.15** Welche Aussage trifft zu?

Drehstrom

(A) kann von drei sich drehenden Gleichstromgeneratoren (Minuspole verbunden) geliefert werden.

(B) besteht aus 2 Wechselströmen, deren Phasendifferenz sich mit konstanter Geschwindigkeit ändert.

(C) wird von einem in Drehung befindlichen Fahrraddynamo geliefert.

(D) kann man aus drei im Stern (Minuspole verbunden) geschalteten Laborakkus entnehmen.

(E) ist ein System von drei Wechselströmen, zwischen denen Phasendifferenzen von je $120°$ bestehen.

F90 **4.16** Die Gesamtkapazität der in der Skizze abgebildeten Schaltung beträgt

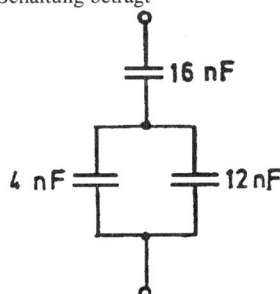

(A) 8 nF

(B) 16 nF

(C) 19 nF

(D) 24 nF

(E) 32 nF

F91 **4.17** Welche Aussage trifft zu?

Der Temperaturkoeffizient des elektrischen Widerstandes von Kupfer beträgt $0{,}004 \, \text{K}^{-1}$. Bei Erwärmung eines Kupferdrahtes von $0\,°\text{C}$ auf $30\,°\text{C}$ erhöht sich dessen Widerstand von zunächst $10\,\Omega$ um

(A) $0{,}0013\,\Omega$

(B) $0{,}075\,\Omega$

(C) $0{,}13\,\Omega$

(D) $0{,}75\,\Omega$

(E) $1{,}2\,\Omega$

4.12✓ D   4.13✓ B   4.14✓ C   4.15✓ E   4.16✓ A   4.17✓ E

F90 4.18   In dem untenstehend gezeichneten Schaltkreis mit geladenem Kondensator wird der Schalter S zur Zeit $t = 0$ geschlossen.

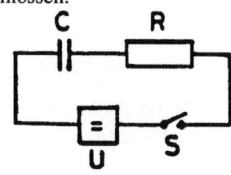

Welches der folgenden Diagramme gibt die Zeitabhängigkeit der Stromstärke I im Kreis qualitativ richtig wieder?

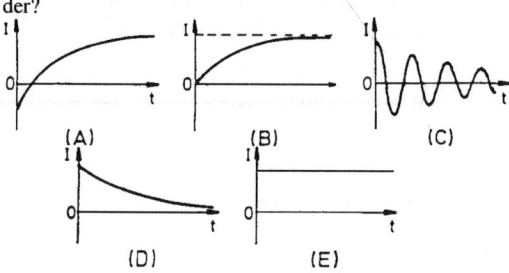

F90 4.19   Ein Spannungsmesser, dessen Innenwiderstand 10k beträgt, wird mit einer Spannungsquelle verbunden und zeigt 200V an. Dann wird zusätzlich ein Widerstand von 40k in eine der beiden Zuführungsleitungen geschaltet.

Welchen Wert liest man jetzt auf dem Spannungsmesser ab? (Der Innenwiderstand der Spannungsquelle sei vernachlässigbar.)

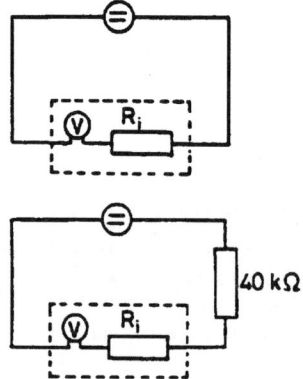

(A) 40V

(B) 50V

(C) 80V

(D) 160V

(E) 200V

F90 4.20   Ordnen Sie den in Liste 1 angegebenen Stromstärken, die in der Zeichnung (Kompensationsschaltung) definiert sind, die richtigen Werte in Liste 2 zu.

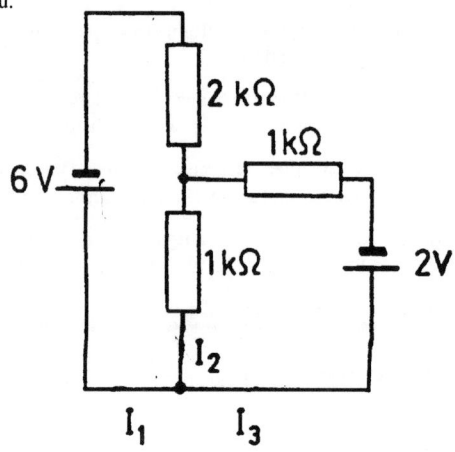

Liste 1

(1) I_1

(2) I_3

Liste 2

(A) 0

(B) 1 mA

(C) 2 mA

(D) 3 mA

(E) 4 mA

F91 4.21   Welche Aussage trifft zu?

Unter der elektrischen Stromdichte in einem Leiter versteht man den Ausdruck:

(A) elektrische Ladung/Leitervolumen

(B) elektrische Ladung/Leiterquerschnitt

(C) elektrische Stromstärke/Leitervolumen

(D) elektrische Stromstärke/Leiterquerschnitt

(E) elektrische Stromstärke/Leiterlänge

4.18 ✓ D   **4.19** ✓ A   **4.20** ✓ (1,C) (2,A)   **4.21** ✓ D

F90 **4.22** Welche Aussage trifft zu?

Wenn drei Batterien mit je 6 V Klemmenspannung hintereinandergeschaltet werden, erhält man folgende Gesamtklemmenspannung U:

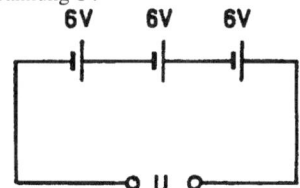

(A) 2 V

(B) 6 V

(C) 12 V

(D) 18 V

(E) Keiner der angegeben Werte trifft zu

F90 **4.23** Eine Spule rotiert in einem Magnetfeld derart, daß an ihrem freien Ende (keine Stromentnahme!) eine sinusförmige Wechselspannung entsteht.

Wie ändert sich deren Effektivwert, wenn die Winkelgeschwindigkeit der Spule verdoppelt wird?

Der Effektivwert

(A) wird viermal so groß.

(B) wird doppelt so groß.

(C) bleibt gleich.

(D) geht auf die Hälfte zurück.

(E) geht auf ein Viertel zurück.

F90 **4.24** Der Wechselstrom $I = \hat{I} \cdot \sin \omega t$ durchfließt während der Zeitspanne Δt, die groß ist gegenüber der Periode $T = \frac{2\pi}{\omega}$, einen Widerstand R.

Wie groß ist die dabei umgesetzte elektrische Energie?

(A) $\hat{I}^2 \cdot R \cdot \Delta t$

(B) $\frac{\hat{I}^2}{R} \cdot \Delta t$

(C) $\frac{1}{\sqrt{2}} \frac{\hat{I}^2}{R}$

(D) $\hat{I}^2 \cdot R \cdot (\Delta t)^2$

(E) $\frac{1}{2} \hat{I}^2 \cdot R \cdot \Delta t$

F90 **4.25** Welche Aussage trifft zu?

Der Effektivwert eines sinusförmigen Wechselstromes ist

(A) der Wert eines Gleichstromes, der in einem gleichen Ohmschen Widerstand die gleiche Leistung umsetzt.

(B) die Hälfte der Scheitelstromstärke.

(C) das Produkt aus den Mittelwerten von Spannung und Stromstärke.

(D) die Differenz zwischen dem Maximalwert und dem Minimalwert der Stromstärke während einer Periode.

(E) der zeitliche Mittelwert der Stromstärke.

F91 **4.26** Welchen der folgenden Aussagen zum elektrischen Feld des untenstehend skizzierten aufgeladenen Kugelkondensators stimmen Sie zu?

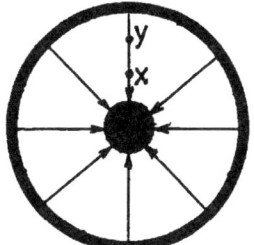

(1) Das Feld ist homogen.

(2) Das Feld ist inhomogen.

(3) Im Punkt X ist die Feldstärke größer als im Punkt Y.

(4) Im Punkt X ist die Feldstärke kleiner als im Punkt Y.

(5) In den Punkten X und Y herrscht die gleiche Feldstärke.

(A) nur 1

(B) nur 1 und 5

(C) nur 2 und 3

(D) nur 2 und 4

(E) nur 2 und 5

4.22 ✓ D   4.23 ✓ B   4.24 ✓ E   4.25 ✓ A   4.26 ✓ C

F91 **4.27**   An eine Spannungsquelle der Leerlaufspannung 12 V, deren Innenwiderstand 2 Ω betrage, wird
ein Widerstand von 5 Ω angeschlossen. In den Stromkreis
wird zur Bestimmung der Stromstärke ein Amperemeter
mit dem Innenwiderstand 1 Ω geschaltet.

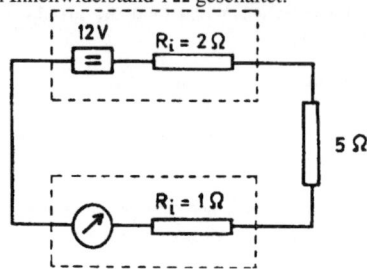

Welche Stromstärke zeigt es an?

(A) 2,4 A

(B) 2,0 A

(C) 1,7 A

(D) 1,5 A

(E) 1,3 A

F91 **4.28**   Das Diagramm zeigt die elektrische
Stromstärke I durch einen Draht in Abhängigkeit von der
elektrischen Spannung U zwischen den Drahtenden. Der
Widerstand des Drahtes beträgt etwa

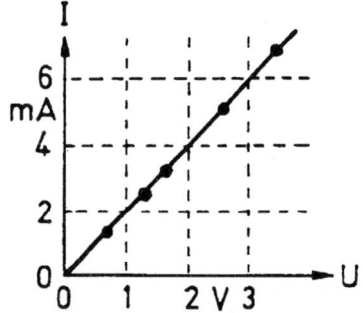

(A) 1 k

(B) 500 Ω

(C) 2 Ω

(D) 1 Ω

(E) 0,5 Ω

F91 **4.29**   Wie groß ist die Gesamtkapazität nebenstehender Kondensatorschaltung?

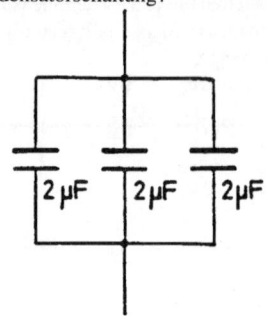

(A) 6 μF

(B) 2 μF

(C) $\frac{3}{2}$ μF

(D) $\frac{2}{3}$ μF

(E) $\frac{1}{6}$ μF

F91 **4.30**   Welche der im folgenden gezeichneten
Stromstärkeverteilungen in der Umgebung eines Leiterknotens ist bei stationären Strömen möglich?

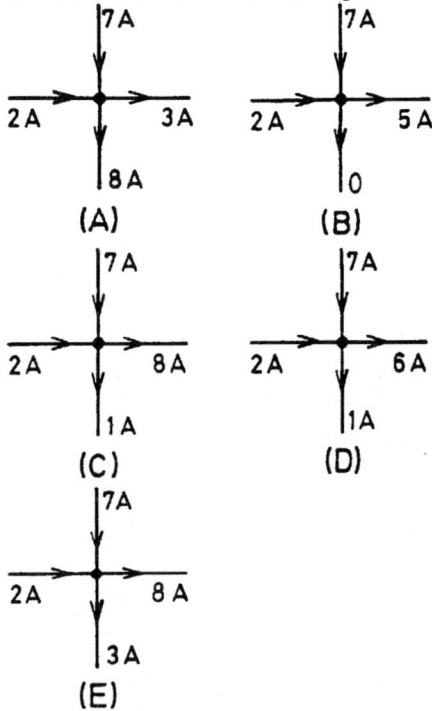

4.27√ D   4.28√ B   4.29√ A   4.30√ C

F91 **4.31** Wie groß muß in der gezeichneten Schaltung der Widerstand R sein, damit das Meßinstrument stromlos ist?

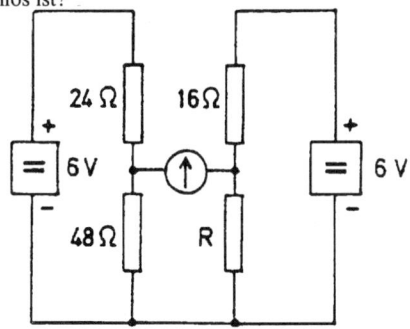

(A) $48\,\Omega$

(B) $32\,\Omega$

(C) $24\,\Omega$

(D) $16\,\Omega$

(E) $8\,\Omega$

F91 **4.32** Der elektrische Widerstand R einer zylindrischen Probe aus einer reinen homogenen Substanz nimmt mit steigender Temperatur stark ab.

Auf welche der im folgenden genannten Materialien könnte diese Angabe zutreffen?

(1) Germanium

(2) Kupfer

(3) Silber

(4) Silizium

(A) auf keines

(B) nur auf 1 und 4

(C) nur auf 2 und 3

(D) nur auf 2, 3 und 4

(E) auf 1 bis 4 (alle)

F91 **4.33** An einer Elektrolysezelle messen wir die Stromstärke 1 A. Wieviele einwertige Ionen kommen etwa je Sekunde an der Kathode an?

(A) $6 \cdot 10^{23}$

(B) $6 \cdot 10^{22}$

(C) $6 \cdot 10^{18}$

(D) $96\,500$

(E) $1,6 \cdot 10^{-19}$

F93 **4.34** Welche der folgenden Darstellungen gibt die Temperaturabhängigkeit des elektrischen Widerstandes von Kupfer oberhalb von $300\,\mathrm{K}$ qualitativ am besten wieder?

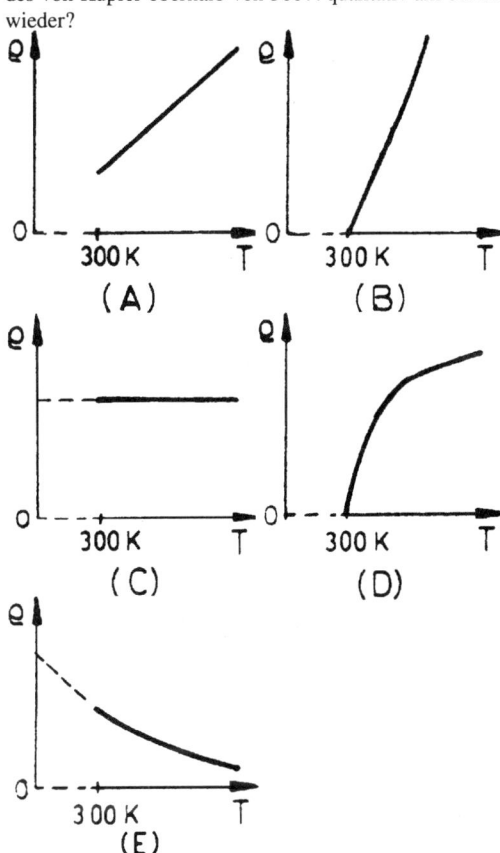

F93 **4.35** Ein temperaturunabhängiger elektrischer Widerstand R_x nimmt bei einer angelegten Spannung von $200\,\mathrm{V}$ eine Leistung von $20\,\mathrm{W}$ auf.

R_x beträgt

(A) $20\,000\,\Omega$

(B) $2\,000\,\Omega$

(C) $1\,000\,\Omega$

(D) $200\,\Omega$

(E) $100\,\Omega$

4.31✓ B   **4.32**✓ B   **4.33**✓ C   **4.34**✓ A   **4.35**✓ B

F91 4.36 Welchen der folgenden Aussagen stimmen Sie zu?

Die Kraft, die auf ein drehbar aufgehängtes, stromdurchflossenens Leiterstück im homogenen Magnetfeld wirkt, ist proportional

    (1) zur magnetischen Flußdichte.

    (2) zur Länge des Leiterstückes.

    (3) zum Abstand des Leiters von der Drehachse (Kraftarm).

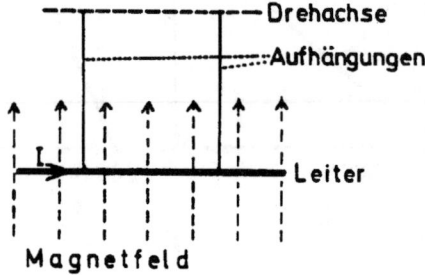

(A) nur 1

(B) nur 2

(C) nur 1 und 2

(D) nur 1 und 3

(E) 1 bis 3 (alle)

F91 4.37 Welche Aussage trifft **nicht** zu?

Ein Kondensator der Kapazität C sei mit einer Ladung Q_a aufgeladen und werde plötzlich mit einer Induktivität, die keinen Ohmschen Widerstand habe, überbrückt.

Dann gilt:

(A) Die Ladung auf dem Kondensator führt eine harmonische Schwingung mit dem Anfangswert Q_a aus.

(B) Die Spannung an dem Kondensator führt eine harmonische Schwingung mit dem Anfangswert $U_a = Q_a/C$ aus.

(C) Die Stromstärke I durch die Induktivität führt eine harmonische Schwingung mit dem Anfangswert $I_a = 0$ aus.

(D) Die Spannung an dem Kondensator ist jeweils gleich der Spannung an der Induktivität.

(E) Die elektrostatische Feldenergie des Kondensators ist stets gleich der magnetischen Feldenergie der Induktivität.

F91 4.38 Ein idealer verlustfreier Transformator ist primärseitig an das 230V-Netz angeschlossen und liefert sekundärseitig eine Spannung von 1150V. Dann verhalten sich die Windungszahlen (primärseitig n_1, sekundärseitig n_2)

(A) $n_1 : n_2 = 1 : 25$

(B) $n_1 : n_2 = 1 : 5$

(C) $n_1 : n_2 = 1 : 2$

(D) $n_1 : n_2 = 5 : 1$

(E) $n_1 : n_2 = 25 : 1$

F92 4.39 Welche Aussage trifft zu?

Hauptzweck des Faraday-Käfigs ist

(A) Erhöhung der magnetischen Feldstärke im Inneren des Käfigs

(B) Erhöhung der elektrischen Feldstärke im Inneren des Käfigs

(C) Abschirmung elektrischer Felder

(D) Abschirmung magnetischer Felder

(E) Abschirmung energiereicher Neutronenstrahlung

F91 4.40 Welchen der folgenden Aussagen zu Erscheinungsformen der dielektrischen Polarisation von Materie im elektrischen Feld stimmen Sie zu?

    (1) In einem Dielektrikum kann ionische Verschiebungspolarisation durch entgegengesetzt gerichtete Verlagerung positiver und negativer Ionen entstehen.

    (2) Elektrische Verschiebungspolarisation entsteht durch Verschiebung der Elektronenhüllen relativ zu den Atomkernen.

    (3) In jedem Dielektrikum tritt Orientierungspolarisation auf.

(A) nur 3

(B) nur 1 und 2

(C) nur 1 und 3

(D) nur 2 und 3

(E) 1 bis 3 (alle)

4.36✓ C   4.37✓ E   4.38✓ B   4.39✓ C   4.40✓ B

F92 4.41 Welche Aussage über die Kräfte, die zwei punktförmige elektrische Ladungen aufeinander ausüben, trifft **nicht** zu?

(A) Die Kräfte sind umgekehrt proportional dem Quadrat des Abstandes der beiden Ladungen.

(B) Bei Ladungen gleichen Vorzeichens ergeben sich abstoßende Kräfte zwischen den Ladungen.

(C) Die Kräfte sind proportional zu jeder der beiden Ladungen.

(D) Die Kräfte haben die Richtung der Verbindungslinie der beiden Ladungen.

(E) Die Kräfte sind proportional der Dielektrizitätszahl (früher Dielektrizitätskonstante) des Mediums, in dem sich die Ladungen befinden.

F92 4.42 Welche der folgenden Aussagen treffen zu?

In einer Spule (in Luft) ist im allgemeinen die induzierte Spannung proportional zur zeitlichen Änderung

   (1) der magnetischen Feldstärke H

   (2) des magnetischen Flusses Φ

   (3) der magnetischen Flußdichte B

(A) nur 1

(B) nur 2

(C) nur 3

(D) nur 2 und 3

(E) 1 bis 3 (alle)

F92 4.43 Welche der folgenden Aussagen treffen zu?

Bei einer üblichen Schuko-Steckdose

   (1) beträgt der Spitzenwert der angebotenen Wechselspannung $\hat{U} = 220\,\text{V}$.

   (2) beträgt die Kreisfrequenz der Wechselspannung $\omega = 50\,\text{s}^{-1}$

   (3) dient der Schutzkontaktleiter stets auch als Rückleiter des Stromes

(A) keine

(B) nur 1

(C) nur 1 und 2

(D) nur 2 und 3

(E) 1 bis 3 (alle)

F93 4.44 Die Zeitabhängigkeit einer Wechselspannung werde durch

$$U(t) = \hat{U} \cdot \sin \omega t$$

beschrieben.

Wie groß ist der zeitliche Mittelwert von $U(t)$

(A) 0

(B) $\frac{\hat{U}}{\sqrt{2}}$

(C) $\frac{\hat{U}}{2}$

(D) $\hat{U}$

(E) $\frac{\hat{U}}{2\pi}$

F93 4.45 Der Gesamtwiderstand der in der Skizze abgebildeten Schaltung beträgt:

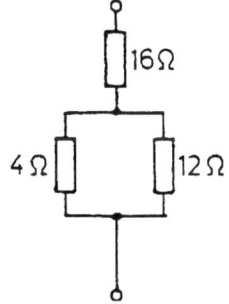

(A) $8\,\Omega$

(B) $16\,\Omega$

(C) $19\,\Omega$

(D) $24\,\Omega$

(E) $32\,\Omega$

4.41✓ E   4.42✓ E   4.43✓ A   4.44✓ A   4.45✓ C

F94 4.46 Die Klemmenspannung U einer Spannungsquelle mit stromunabhängigem Innenwiderstand ändert sich gegenüber der Leerlaufspannung U_1, wenn eine Stromstärke I entnommen wird.

Welches Diagramm ist richtig?

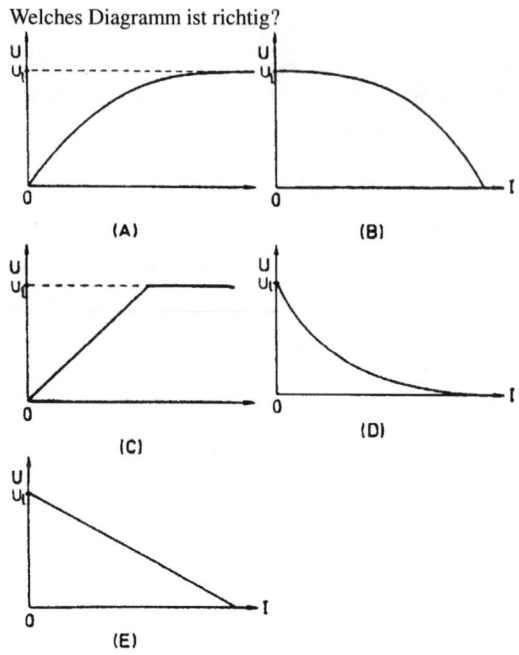

F93 4.47 Der Spannungsmesser (dessen Stromaufnahme vernachlässigt werden kann) zeigt in beistehender Schaltung folgende Spannung an:

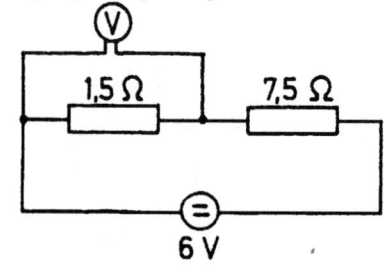

(A) 1,0 V

(B) 1,2 V

(C) 1,5 V

(D) 4,8 V

(E) 5,0 V

F93 4.48 Ein elektrischer Dipol bestehe aus zwei entgegengesetzten, gleichgroßen Ladungen ($+Q$ und $-Q$) im Abstand l.

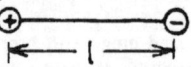

Wie groß ist sein Dipolmoment?

(A) Q/l

(B) $2 \cdot Q \cdot l$

(C) $Q^2 \cdot l$

(D) $Q \cdot l^2$

(E) $Q \cdot l$

F93 4.49 Ein idealer verlustfreier Transformator besitze primärseitig 800 Windungen, sekundärseitig 40 Windungen. An der Primärseite liege eine Wechselspannung von 220 V.

Welche Spannung tritt an der Sekundärseite auf?

(A) 44 000 V

(B) 4 400 V

(C) 550 V

(D) 11 V

(E) 1,1 V

F93 4.50 Der magnetische Fluß Φ durch eine Leiterschleife ändert sich zeitlich, wie beistehend dargestellt.

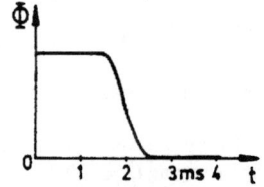

Wie sieht der zeitliche Verlauf der induzierten Spannung U aus?

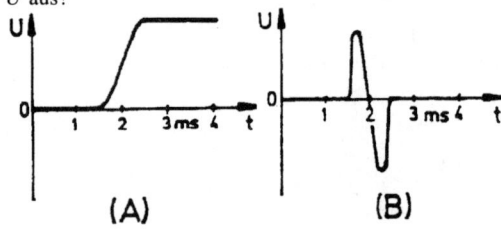

4.46✓ E   4.47✓ A   4.48✓ E   4.49✓ D

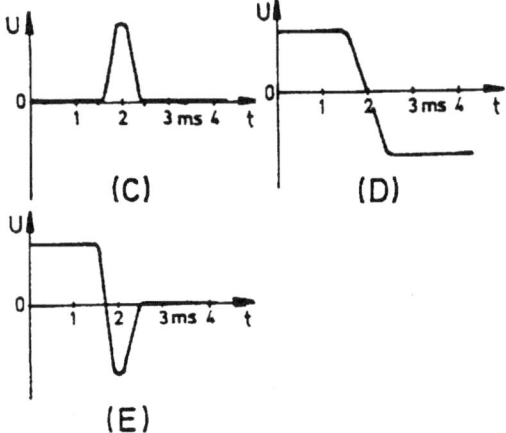

(C)   (D)   (E)

(3) proportional zur Dielektrizitätszahl (früher: Dielektrizitätskonstante) der Umgebung

(A) nur 1

(B) nur 3

(C) nur 1 und 2

(D) nur 2 und 3

(E) 1 bis 3 (alle)

F93 4.51 Der elektrische Widerstand eines Platindrahtes kann zur Messung von Temperaturen verwendet werden,

weil

der elektrische Widerstand von Platindraht mit wachsender Temperatur ständig zunimmt.

Antwort	Aussage 1	Aussage 2	Verknüpfung
A	richtig	richtig	richtig
B	richtig	richtig	falsch
C	richtig	falsch	—
D	falsch	richtig	—
E	falsch	falsch	—

F93 4.52 Welche Zuordnung einer Permeabilitätszahl (relative Permeabilität) μ_r zu der angegebenen magnetische Stoffklasse ist richtig?

(A) $\mu_r = 0{,}000\,098$ paramagnetisch

(B) $\mu_r = 0{,}000\,120$ ferromagnetische

(C) $\mu_r = 0{,}999\,983$ diamagnetisch

(D) $\mu_r = 1{,}000\,014$ diamagnetisch

(E) $\mu_r = 1\,108$ diamagnetisch

F93 4.53 Welche der folgenden Aussagen treffen zu?

Eine Punktladung Q zieht eine im Abstand r befindliche gleichgroße Ladung entgegengesetzten Vorzeichens an mit einer Kraft

(1) proportional zu Q^2

(2) proportional zu $1/r$

F93 4.54 Welche der folgenden Aussagen treffen zu?

Elektrischer Strom

(1) in wäßrigen Elektrolyten ist stets mit Wärmeerzeugung verbunden

(2) in wäßrigen Elektrolyten läßt stets magnetische Felder entstehen

(3) führt in üblichen Metallen zur Wärmeentstehung

(A) nur 1

(B) nur 2

(C) nur 1 und 3

(D) nur 2 und 3

(E) 1 bis 3 (alle)

F93 4.55 Welchen der folgenden Aussagen stimmen Sie zu?

Die Stromstärke durch stark verdünnte wäßrige Elektrolyte steigt bei vorgegebener Spannung mit

(1) zunehmender Konzentration

(2) zunehmender Temperatur

(3) abnehmender Konzentration

(4) abnehmender Temperatur

(A) nur 1

(B) nur 1 und 2

(C) nur 1 und 4

(D) nur 2 und 3

(E) nur 3 und 4

4.50 ✓ C   4.51 ✓ A   4.52 ✓ C   4.53 ✓ A   4.54 ✓ E   4.55 ✓ B

F93 4.56   Welche Aussagen treffen zu?

An einer Steckdose eines auf 230 V umgestellten Labor-Netzes sind meßbar:

(1) Scheitelspannung 230 V

(2) Periodendauer 20 ms

(3) Scheitelspannung 400 V

(4) Effektivspannung 230 V

(A) nur 1

(B) nur 4

(C) nur 1 und 2

(D) nur 2 und 4

(E) nur 2, 3 und 4

F94 4.57   Zwei gleichgroße Ladungen Q im Abstand R stoßen einander ab; die abstoßenden Kräfte seien F_1 und F_2.

Wie ändern sich diese beiden Kräfte, wenn man die zweite Ladung näher an die erste Ladung heranbringt, so daß der ursprüngliche Abstand halbiert wird?

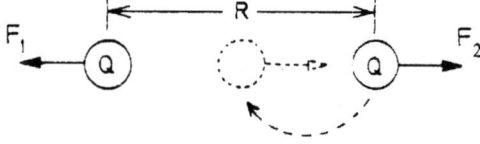

(A) F_1 vervierfacht sich, F_2 vervierfacht sich

(B) F_1 verdoppelt sich, F_2 vervierfacht sich

(C) F_1 verdoppelt sich, F_2 verdoppelt sich

(D) F_1 bleibt unverändert, F_2 vervierfacht sich

(E) F_1 bleibt unverändert, F_2 verdoppelt sich

F94 4.58   Ein verlustfreier Schwingkreis, bestehend aus einer Kapazität C und einer Induktivität L, werde in Resonanz angeregt. Dann beträgt die Kreisfrequenz ω der Anregung

(A) $\omega = C \cdot L$

(B) $\omega = \sqrt{C \cdot L}$

(C) $\omega = C/L$

(D) $\omega = 1/(C \cdot L)$

(E) $\omega = 1/\sqrt{C \cdot L}$

F94 4.59   Wie groß ist der unbekannte Widerstand R_x in der untenstehenden Wheatstone-Brücke ($U > 0$), wenn das Instrument mit den angegebenen Widerstandswerten stromlos ist?

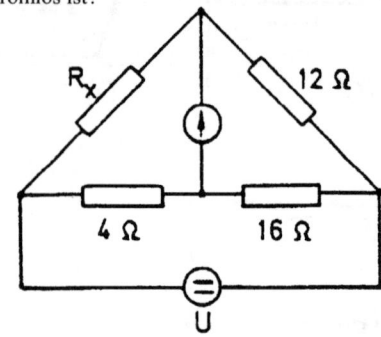

(A) $3\,\Omega$

(B) $5{,}33\,\Omega$

(C) $8\,\Omega$

(D) $48\,\Omega$

(E) Nicht angebbar, da die Größe der Spannung U nicht bekannt ist.

F93 4.60   Welche der folgenden Stoffe zeigen im elektrischen Feld dielektrische Orientierungspolarisation?

(1) CO_2

(2) O_2

(3) H_2O

(4) He

(A) keine der Antworten trifft zu.

(B) nur 3

(C) nur 1 und 3

(D) nur 2 und 3

(E) nur 1, 2 und 4

F94 4.61   Ein Plattenkondensator wird an eine Spannungsquelle angeschlossen und aufgeladen. Dann wurde, während der Kondensator an die Quelle angeschlossen bleibt, der Abstand der Platten verdoppelt.

Wie ändern sich die Spannung an bzw. die Ladung auf den Kondensatorplatten?

4.56 ✓ D   **4.57** ✓ A   **4.58** ✓ E   **4.59** ✓ A   **4.60** ✓ B

(A) Die Spannung verdoppelt sich, die Ladung bleibt konstant.

(B) Die Spannung verdoppelt sich, die Ladung verdoppelt sich.

(C) Die Spannung bleibt konstant, die Ladung verdoppelt sich.

(D) Die Spannung bleibt konstant, die Ladung sinkt auf die Hälfte.

(E) Die Spannung sinkt auf die Hälfte, die Ladung bleibt konstant.

F94 4.62 Welche Stromstärke stellt sich in der untenstehenden Schaltung ein (die Innenwiderstände der Spannungsquellen seien vernachlässigbar)?

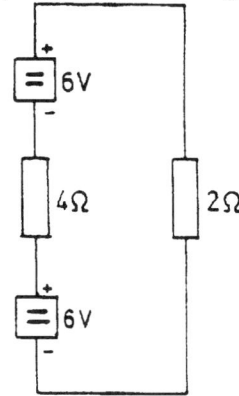

(A) 0

(B) 1 A

(C) 2 A

(D) 3 A

(E) 6 A

F94 4.63 In welcher Einheit kann der spezifische elektrische Widerstand (Resistivität) angegeben werden?

(A) Ω

(B) $\Omega \cdot m$

(C) $\Omega \cdot m^{-1}$

(D) $\Omega \cdot mm^2$

(E) $\Omega \cdot mm^{-1}$

F94 4.64 Wie verhält sich mit steigender Temperatur der elektrische Leitwert (bei vorgegebener Form des Leiters) bei üblichen Metallen und gebräuchlichen Halbleitermaterial?

	Metalle	Halbleitermaterial
(A)	Abnahme	Abnahme
(B)	Zunahme	Abnahme
(C)	Abnahme	Zunahme
(D)	Abnahme	Konstant
(E)	Konstant	Zunahme

H88 4.65 In nebenstehender Potentiometerschaltung sei der Innenwiderstand der Spannungsquelle vernachlässigbar klein, der Innenwiderstand des Voltmeters praktisch unendlich.

Ordnen Sie jeder der in Liste 1 aufgeführten Einstellungen des Schalters S die zugehörige Spannungsanzeige des Spannungsmessers aus Liste 2 zu.

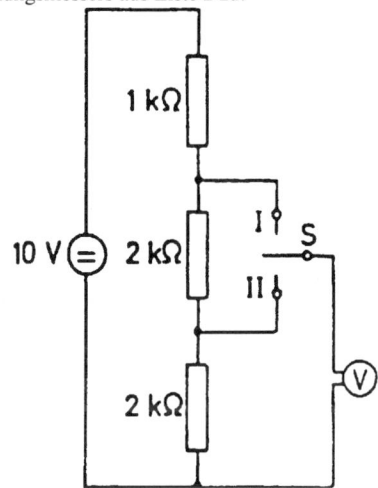

Liste 1

(1) Schalter verbunden mit I

(2) Schalter verbunden mit II

Liste 2

(A) 2 V

(B) 4 V

(C) 6 V

(D) 8 V

(E) 10 V

4.61✓ D   **4.62**✓ C   **4.63**✓ B   **4.64**✓ C   **4.65**✓ (1,D) (2,B)

F94 4.66 Ein homogenes Feld der magetischen Flußdichte $B = 0,5\,\mathrm{T}$ durchsetze eine ebene rechteckförmige Leiterschleife mit den Kantenlängen 2 und 4 cm so, daß $\vec{B}$ senkrecht auf der Ebene der Leiterschleife steht. Der Betrag des magnetischen Flusses Φ durch die Leiterschleife ist dann gegeben durch

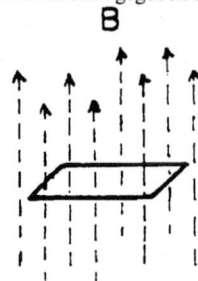

(A) $\Phi = 0$

(B) $\Phi = 4 \cdot 10^{-4}\,\mathrm{V\,s}$

(C) $\Phi = 0,25\,\mathrm{V\,s}$

(D) $\Phi = 1\,\mathrm{V\,s}$

(E) $\Phi = 4\,\mathrm{V\,s}$

F94 4.67 Eine Spule (Querschnit A) mit n Windungen wird von einem magnetischen Feld der Flußdichte B senkrecht zur Windungsfläche durchsetzt. Das Induktionsgesetz ergibt für die am Meßgerät feststellbare Spannung U_{ind}: (μ_0 = magnetische Feldkonstante, frühere Bezeichnung: Permeabilität des Vakuums)

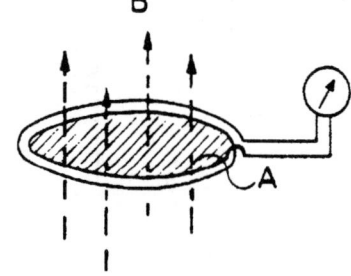

(A) $U_{\mathrm{ind}} = -n^2 \cdot A \cdot \frac{dB}{dt}$

(B) $U_{\mathrm{ind}} = -\frac{n}{A} \cdot \frac{dB}{dt}$

(C) $U_{\mathrm{ind}} = -n \cdot \mu_0 \cdot \frac{dB}{dt}$

(D) $U_{\mathrm{ind}} = -\frac{n}{\mu_0 \cdot A} \cdot \frac{dB}{dt}$

(E) $U_{\mathrm{ind}} = -n \cdot A \cdot \frac{dB}{dt}$

F94 4.68 Gegeben sei ein elektrisches Heizgerät. Gemessen werden die anliegende Spannung U, die Stromstärke I und die Einschaltdauer Δt. Ordnen Sie den Größen aus Liste 1 den entsprechenden Ausdruck aus Liste 2 zu.

Liste 1

(1) zugeführte elektrische Energie

(2) elektrische Leistung des Geräts

Liste 2

(A) U^2/I

(B) $U \cdot I$

(C) $U \cdot I / \Delta t$

(D) $I/(U \cdot \Delta t$

(E) $U \cdot I \cdot \delta t$

H88 4.69 Welche Aussage trifft zu?

Die elektrische Feldstärke

(A) läßt sich angeben in $\mathrm{V \cdot s / m^2}$.

(B) ist eine skalare Größe.

(C) ist nur bei statischen elektrischen Feldern angebbar.

(D) ist im Inneren von Dielektrika stets gleich Null.

(E) ist angebbar als Spannung/Länge.

F94 4.70 Welche der folgenden Aussagen treffen auf einen elektrischen Dipol zu?

(1) Ein elektrischer Dipol kann näherungsweise realisiert werden durch zwei gleich große elektrische Ladungen verschiedenen Vorzeichens, die sich in einem kleinen Abstand voneinander befinden.

(2) Auf einen elektrischen Dipol wirkt in einem homogenen elektrischen Feld eine resultierende Gesamtkraft.

(3) Auf einen elektrischen Dipol wirkt im homogenen elektrischen Feld ein Drehmoment, das bestrebt ist, den Dipol in Richtung der Feldlinien auszurichten.

(A) nur 1

(B) nur 1 und 2

4.66 ✓ B   **4.67** ✓ E   **4.68** ✓ (1,E) (2,B)   **4.69** ✓ E   **4.70** ✓ C

(C) nur 1 und 3

(D) nur 2 und 3

(E) 1 bis 3 (alle)

H88 **4.71** Welche Aussage über einen idealen Plattenkondensator trifft **nicht** zu?

(A) Bringt man ein Dielektrikum zwischen die Platten, so wird die Kapazität vergrößert.

(B) Vergrößert man den Plattenabstand, so steigt die Spannung zwischen den Platten, wenn die Ladung konstant gehalten wird.

(C) Vergrößert man den Plattenabstand, so nimmt die Ladung auf den Platten ab, wenn die Spannung zwischen den Platten konstant gehalten wird.

(D) Die Ladung auf den Platten ist proportional zur Spannung zwischen den Platten.

(E) Der Wechselstromwiderstand des Kondensators nimmt mit steigender Frequenz zu.

H88 **4.72** Bringt man in nebenstehend dargestellten Ausschnitt eines inhomogenen elektrischen Feldes eine positive Probeladung $+q$, so wirkt auf diese eine Kraft. Für diese Kraft gilt:

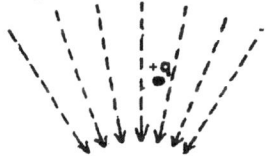

(A) Sie ist überall gleich groß.

(B) Ihre Richtung ist senkrecht zu den Feldlinien.

(C) Sie ist proportional zur Geschwindigkeit der Probeladung.

(D) Sie ist proportional zum Wert q der Probeladung.

(E) Ihre Richtung ist unabhängig vom Vorzeichen der Probeladung.

H88 **4.73** In der untenstehend gezeichneten Schaltung zeigt das Amperemeter 1 eine größere Stromstärke an als das Amperemeter 2,

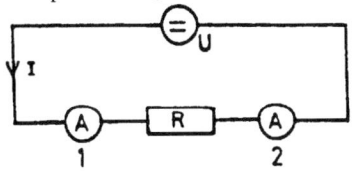

weil

in dem Widerstand R elektrische Energie in Wärmeenergie umgewandelt wird.

Antwort	Aussage 1	Aussage 2	Verknüpfung
A	richtig	richtig	richtig
B	richtig	richtig	falsch
C	richtig	falsch	—
D	falsch	richtig	—
E	falsch	falsch	—

H89 **4.74** Ordnen Sie bitte den in Liste 1 dargestellten Schaltungen die zugehörige Gesamtkapazität aus Liste 2 zu.

Liste 1

(1)

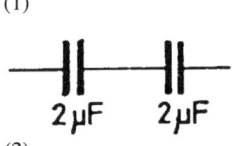

(2)

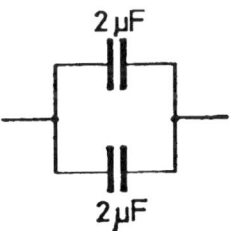

Liste 2

(A) $4\,\mu F$

(B) $2\,\mu F$

(C) $1\,\mu F$

(D) $\frac{1}{2}\,\mu F$

(E) $\frac{1}{4}\,\mu F$

4.71✓ E   4.72✓ D   4.73✓ D   4.74✓ (1,C) (2,A)

H88 4.75 Welche der folgenden Anordnungen stellt einen elektrischen Schwingkreis dar?

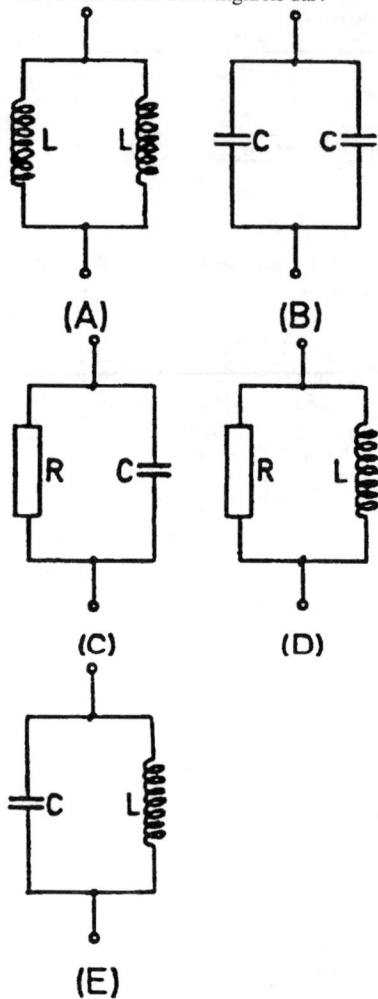

(A) **(B)**

(C) **(D)**

(E)

H88 4.76 Heizt man (schwer schmelzbare) Metalle im Vakuum auf hohe Temperatur, so können sie Elektronen emittieren,

weil

bei genügend hoher Temperatur die thermische Energie einzelner Elektronen ausreicht, um die Austrittsarbeit zu überwinden.

Antwort	Aussage 1	Aussage 2	Verknüpfung
A	richtig	richtig	richtig
B	richtig	richtig	falsch
C	richtig	falsch	—
D	falsch	richtig	—
E	falsch	falsch	—

H88 4.77 Welchen der folgenden Aussagen zur elektromagnetischen Induktion stimmen Sie zu?

(1) Im zeitlich unveränderlichen Feld eines Permanentmagneten kann keine elektrische Spannung induziert werden.

(2) Die elektrische Stromstärke in einer geschlossenen Leiterschleife ist **allein** durch die zeitliche Änderung des umschlossenen magnetischen Flusses bestimmt.

(3) Die in einer geschlossenen Leiterschleife induzierte elektrische Spannung ist betragsmäßig gleich der zeitlichen Änderung des von der Schleife umschlossenen magnetischen Flusses.

(A) nur 2

(B) nur 3

(C) nur 1 und 2

(D) nur 1 und 3

(E) 1 bis 3 (alle)

H88 4.78 Welche Aussage über die elektrische Leitfähigkeit der Metalle trifft zu?

(A) Die elektrische Leitfähigkeit aller Metalle ist bei Raumtemperatur gleich groß.

(B) Metalle sind bei tiefer Temperatur schlechte Leiter.

(C) Bei Metallen nimmt die Konzentration beweglicher Ladungsträger mit wachsender Temperatur stark zu.

(D) Bei Metallen erfolgt der Ladungstransport vorwiegend durch Elektronen.

(E) Die Leitungselektronen schwingen im Gitter periodisch um ihre Ruhelage.

H88 4.79 Ein elektrischer Schwingkreis (Skizze) schwinge ungedämpft. Die Stromstärke im Kreis zeigt nebenstehenden Verlauf:

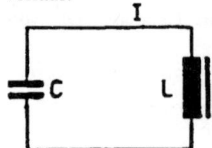

4.75 ✓ E   4.76 ✓ A   4.77 ✓ B   4.78 ✓ D

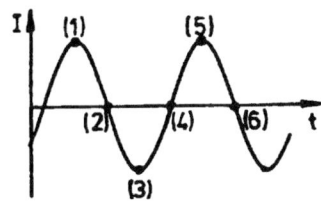

Zu welchen der eingezeichneten Zeitpunkte (1) bis (6) ist die im Kondensator gespeicherte Energie maximal?

(A) nur bei 3

(B) nur bei 1 und 5

(C) nur bei 2 und 6

(D) nur bei 1, 3 und 5

(E) nur bei 2, 4 und 6

H89 4.80 Ein permanenter elektrischer Dipol (z.B. ein polares Molekül), dargestellt durch zwei Punktladungen mit festem Abstand, befinde sich in der eingezeichneten Stellung im elektrischen Feld zwischen einer Schneide und einer Metallplatte, die an eine Spannungsquelle angeschlossen sind.

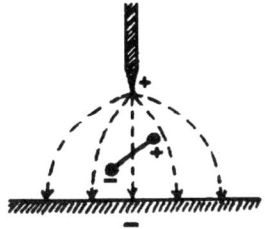

Auf den Dipol wirkt in der eingezeichneten Stellung

(A) nur ein Drehmoment.

(B) nur eine resultierende Kraft in Richtung auf die Schneide.

(C) nur eine resultierende Kraft in Richtung auf die Platte.

(D) ein Drehmoment und zugleich eine resultierende Kraft in Richtung auf die Schneide.

(E) ein Drehmoment und zugleich eine resultierende Kraft in Richtung auf die Platte.

H89 4.81 Ein Akkumulator habe eine Leerlaufspannung von 2,0 V und einen Innenwiderstand von 0,1 Ω.

Welche Joulesche Leistung wird bei Kurzschluß in dem Akkumulator umgesetzt?

(A) 40 W

(B) 20 W

(C) 2,0 W

(D) 0,2 W

(E) 0 W

H89 4.82 Die Klemmenspannung einer Batterie sinkt bei Belastung mit einer Stromstärke I,

weil

die Stromstärke I einen Spannungsabfall über dem Innenwiderstand der Batterie erzeugt.

Antwort	Aussage 1	Aussage 2	Verknüpfung
A	richtig	richtig	richtig
B	richtig	richtig	falsch
C	richtig	falsch	—
D	falsch	richtig	—
E	falsch	falsch	—

H89 4.83 Welche Aussage trifft zu?

Eine Spule mit der Induktivität $L = 5$ H und vernachlässigbarem Gleichstromwiderstand ist in Serie mit einem Widerstand $R = 5\,\Omega$ an eine Quelle angeschlossen, die eine Gleichspannung von 10 V abgibt (vgl. Zeichnung).

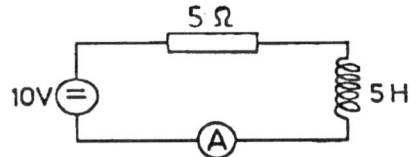

Die im stationären Zustand in dem Kreis fließende Stromstärke I beträgt:

(A) $I = 0$ A

(B) $I = 1$ A

(C) $I = 2$ A

(D) $I = 4$ A

(E) Keiner der genannten Werte ist richtig.

4.79√ E   **4.80**√ E   **4.81**√ A   **4.82**√ A   **4.83**√ C

H89 4.84 Welche der folgenden Darstellungen gibt den Zusammenhang zwischen der Stromstärke I durch und der Spannung U an einer für 220 V ausgelegten gebräuchlichen Glühlampe qualitativ richtig wieder?

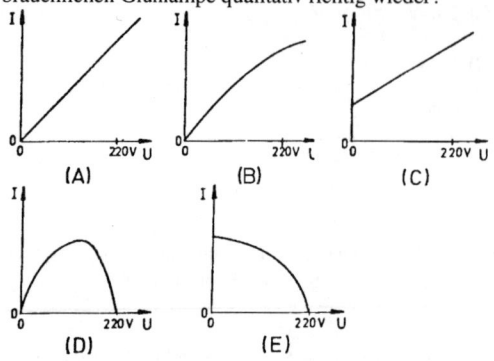

H89 4.85 Die elektrische Leistungsaufnahme eines Heizwiderstandes soll bestimmt werden. Zur Verfügung stehen:

    (1) Voltmeter

    (2) Amperemeter

    (3) Stoppuhr

    (4) Thermometer

Welche der genannten Instrumente werden benötigt.

(A) nur 4

(B) nur 1 und 2

(C) nur 1, 2 und 3

(C) nur 1, 2 und 4

(E) 1 bis 4 (alle)

H89 4.86 Ein Draht habe einen Querschnitt von $2\,mm^2$, sei 3 m lang und besitze über seine volle Länge einen elektrischen Widerstand von $0,75\,\Omega$. Der spezifische Widerstand des Materials beträgt demnach

(A) $0,5 \cdot 10^{-3}\,\Omega\,mm$

(B) $1,125 \cdot 10^{-3}\,\Omega\,mm$

(C) $0,5 \cdot 10^3\,\Omega\,mm$

(D) $045 \cdot 10^3\,\Omega\,mm$

(E) $1,125 \cdot 10^3\,\Omega\,mm$

H89 4.87 Wie groß ist die Stromstärke, die in nebenstehender Schaltung durch den $30\,\Omega$-Widerstand fließt?

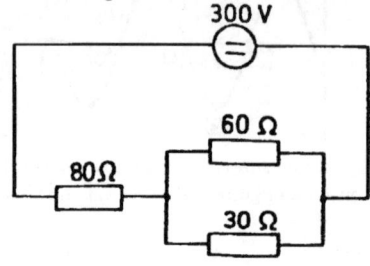

(A) 3 A

(B) 2 A

(C) 1 A

(D) 0,50 A

(E) 0,25 A

H89 4.88 Bei Parallelschaltung mehrerer Widerstände errechnet sich der Gesamtwiderstand als Mittelwert der Einzelwiderstände,

weil

bei Parallelschaltung von Widerständen sich die Leitwerte addieren.

Antwort	Aussage 1	Aussage 2	Verknüpfung
A	richtig	richtig	richtig
B	richtig	richtig	falsch
C	richtig	falsch	—
D	falsch	richtig	—
E	falsch	falsch	—

H89 4.89 Welche Aussage trifft zu?

Bei Erhöhung der Temperatur nimmt

(A) die elektrische Leitfähigkeit von wäßrigen Elektrolytlösungen ab.

(B) die Viskosität Newtonscher Flüssigkeiten ab.

(C) die isobare Dichte von Gasen zu.

(D) die Dichte von Flüssigkeiten in der Regel zu.

(E) die Dichte von Wasser (vom Schmelzpunkt ausgehend) zunächst ab und dann zu.

4.84 ✓ B   4.85 ✓ B   4.86 ✓ A   4.87 ✓ B   4.88 ✓ D   4.89 ✓ B

H89 **4.90** Ein homogenes Magnetfeld der Flußdichte $\vec{B}$ durchsetze einen ebenen kreisförmigen Leiterring vom Radius r derart, daß $\vec{B}$ **senkrecht** auf der Ebene des Leiterrings steht. Der Betrag des magnetischen Flusses Φ, der den Leiterring durchsetzt, ist dann gegeben durch:

(A) $\Phi = 0$

(B) $\Phi = 2\pi r B$

(C) $\Phi = B/(\pi r^2)$

(D) $\Phi = \pi r^2 B$

(E) $\Phi = \frac{4}{3}\pi r^3 B$

H89 **4.91** In einem Massenspektrometer lassen sich die in ihrer Masse stark unterschiedlichen Ionen NH_3^+ und O_2^+ vergleichsweise leicht trennen,

weil

die Kräfte, die die elektrischen und magnetischen Felder auf geladene Teilchen ausüben, von deren Masse abhängig sind.

Antwort	Aussage 1	Aussage 2	Verknüpfung
A	richtig	richtig	richtig
B	richtig	richtig	falsch
C	richtig	falsch	—
D	falsch	richtig	—
E	falsch	falsch	—

H89 **4.92** Welche Aussage trifft **nicht** zu?

Zwei parallele Kupferschienen seien an einer Stelle miteinander leitend verbunden. Eine verschiebbare Kupferstange, ständig in leitendem Kontakt mit den Schienen, werde mit konstanter Geschwindigkeit v in der gezeichneten Weise bewegt.

Diese Anordnung befinde sich in einem ausgedehnten homogenen Magnetfeld, das senkrecht auf der Zeichenebene stehe.

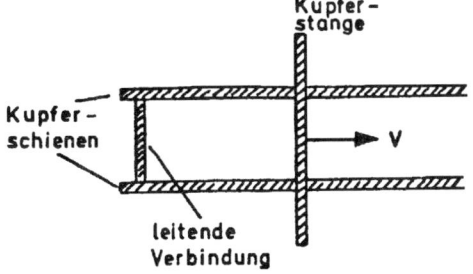

(A) Der magnetische Fluß, der die (aus der Kupferstange, Schienen und Verbindung gebildete) Leiterschleife durchsetzt, ändert sich linear mit der Zeit.

(B) Auf die bewegte Kupferstange wirkt eine Kraft.

(C) In der Leiterschleife wirkt ein Drehmoment.

(D) In der Leiterschleife tritt eine elektrische Spannung auf.

(E) In der Leiterschleife fließt ein elektrischer Strom.

H89 **4.93** Welcher Spannungsverlauf $U_R(t)$ wird beim untenstehend gezeichneten Wechselstromkreis mit dem Oszilloskop beobachtet, wenn der Spannungsgenerator eine sinusförmige Spannung abgibt?

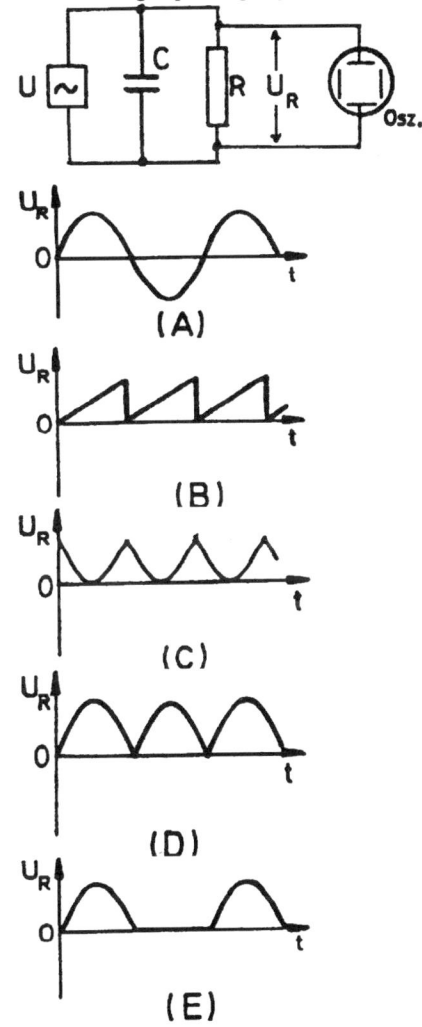

H89 4.94 Welche der gezeichneten zeitlichen Spannungsverläufe haben den gleichen Effektivwert?

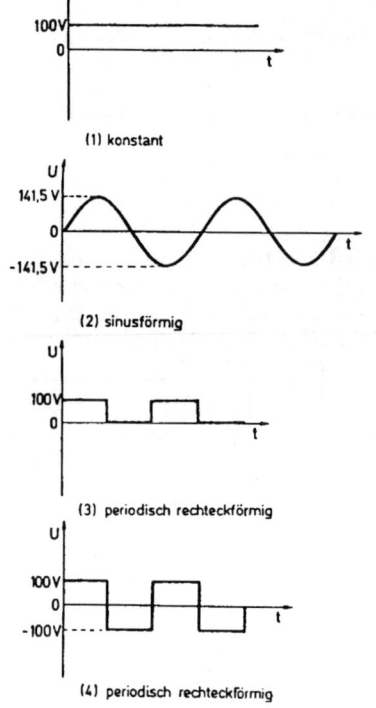

(A) nur 1 und 2

(B) nur 1 und 3

(C) nur 2 und 3

(D) nur 1, 2 und 4

(E) 1 bis 4 (alle)

H89 4.95 Ein Elektronenstrahl, der in ein homogenes Magnetfeld senkrecht zur Feldlinienrichtung eingeschossen wird, beschreibt eine Kreisbahn,

weil

in einem homogenen Magnetfeld auf bewegte, geladene Teilchen die Lorentz-Kraft wirkt.

Antwort	Aussage 1	Aussage 2	Verknüpfung
A	richtig	richtig	richtig
B	richtig	richtig	falsch
C	richtig	falsch	—
D	falsch	richtig	—
E	falsch	falsch	—

H89 4.96 Welchen der folgenden Aussagen über eine einfache gedämpfte Schwingung in einem elektrischen Schwingkreis stimmen Sie zu?

(1) Die Schwingungsdauer bleibt konstant.

(2) Die Energie pendelt (unter Verlusten) zwischen Kondensator und Spule.

(3) Der Scheitelwert nimmt fortlaufend ab.

(A) nur 3

(B) nur 1 und 2

(C) nur 1 und 3

(D) nur 2 und 3

(E) 1 bis 3 (alle)

H90 4.97 Durch einen Kupferdraht fließe eine Stunde lang eine elektrische Stromstärke von 1 A.

Wieviele Elektronen fließen dann in dieser Zeit etwa durch einen beliebigen Querschnitt des Drahtes?

(A) $2{,}25 \cdot 10^{22}$

(B) $2{,}25 \cdot 10^{19}$

(C) $1{,}6 \cdot 10^{19}$

(D) $0{,}16 \cdot 10^{19}$

(E) $2{,}25 \cdot 10^{16}$

H90 4.98 Untenstehend ist die Feldverteilung eines aufgeladenen Kondensators skizziert. Die drei Punkte 1, 2 und 3 sollen alle im homogenen Bereich des elektrischen Feldes liegen. Dann gilt für die elektrischen Feldstärken E_1, E_2 und E_3 in diesen Punkten:

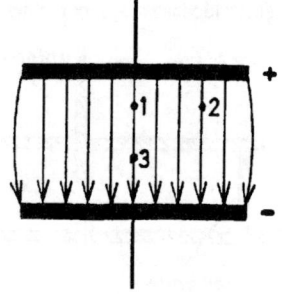

(A) $E_1 = E_2 < E_3$

(B) $E_1 = E_3 < E_2$

(C) $E_1 = E_3 > E_2$

4.94✓ D **4.95**✓ A **4.96**✓ E **4.97**✓ A **4.98**✓ E

(D) $E_1 = E_2 > E_3$

(E) $E_1 = E_2 = E_3$

(A) nur 1

(B) nur 2 und 4

(C) nur 3 und 4

(D) nur 2 und 5

(E) nur 3 und 5

H90 4.99 Welchen der folgenden Aussagen stimmen Sie zu?

Die Faradaysche Konstante entspricht

(1) der Ladung, die zur elektrolytischen Abscheidung von 1 mol eines einwertigen Metalls erforderlich ist.

(2) der Ladung, die zur elektrolytischen Abscheidung von 22,4 l Wasserstoff (bei Normbedingungen gemessen) erforderlich ist.

(3) dem Produkt aus Elementarladung und Avogadro-Konstante.

(A) nur 1

(B) nur 2

(C) nur 1 und 2

(D) nur 1 und 3

(E) 1 bis 3 (alle)

H90 4.101 Welchen der folgenden Aussagen stimmen Sie zu?

An die Platten eines Kondensators der Kapazität C werde eine Spannung U gelegt. Der Kondensator ist dann mit der Ladung Q aufgeladen, zwischen den Platten herrsche die Feldstärke E.

Die elektrische Feldenergie des Kondensators läßt sich ausdrücken durch:

(1) $\frac{1}{2}\frac{Q^2}{C}$

(2) $\frac{1}{2}CU^2$

(3) $Q \cdot E$

(4) $\frac{Q}{E}$

(A) nur 1 und 2

(B) nur 1 und 3

(C) nur 2 und 3

(D) nur 2 und 4

(E) nur 1, 2 und 4

H90 4.100 Welchen der Aussagen stimmen Sie zu?

In das homogene Feld eines Plattenkondensators werden zwei ungeladene Metallplatten A und B gebracht, die sich zunächst berühren. Sie werden im Feld etwas auseinandergeschoben (s. Skizze) und dann einzeln isoliert herausgezogen. Jetzt gilt:

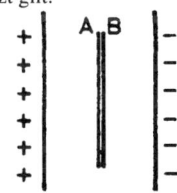

(1) Beide Platten sind ungeladen.

(2) Platte A ist negativ, Platte B positiv geladen.

(3) Platte A ist positiv, Platte B negativ geladen.

(4) Der Betrag der Ladungen auf beiden Platten ist gleich groß.

(5) Der Betrag der Ladung hängt davon ab, wo im Feld die Platten getrennt wurden.

H90 4.102 Wie groß ist in der untenstehend gezeichneten Schaltung die Stromstärke durch den Widerstand R_1?

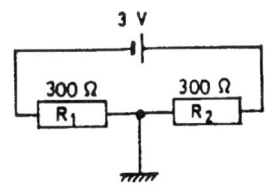

(A) 5 mA

(B) 10 mA

(C) 20 mA

(D) 50 mA

(E) 200 mA

4.99 ✓ D **4.100** ✓ B **4.101** ✓ A **4.102** ✓ A

H90 4.103 Welche Aussage trifft **nicht** zu?

Die Einheit F der elektrostatischen Kapazität läßt sich folgendermaßen durch andere Einheiten ausdrücken:

(A) $1\,F = 1\,As/V$

(B) $1\,F = 1\,s^2/H$

(C) $1\,F = 1\,Ws/(V^2)$

(D) $1\,F = 1\,s/\Omega$

(E) $1\,F = 1\,A^2/W$

H90 4.104 An einem Widerstand von $12\,\Omega$ liegt $4\,s$ lang eine Spannung von $6\,V$. Ordnen Sie bitte den Größen der Liste 1 (gemessen in Watt bzw. Joule) den zugehörigen Zahlenwert aus Liste 2 zu.

Liste 1

(1) Leistung

(2) umgesetzte Energie

Liste 2

(A) 2

(B) 3

(C) 4

(D) 12

(E) 16

H90 4.105 An eine Spannungsquelle, deren Leerlaufspannung $6\,V$ betrage und die einen Innenwiderstand von $1\,\Omega$ aufweist, wird ein Widerstand von $5\,\Omega$ angeschlossen. Welche Spannung liegt an diesem Widerstand?

(A) $6\,V$

(B) $5\,V$

(C) $\frac{6}{5}\,V$

(D) $1\,V$

(E) $\frac{5}{6}\,V$

H90 4.106 Der elektrische Widerstand R eines zylindrischen Drahtes aus einer reinen homogenen Substanz nimmt mit steigender Temperatur zu.

Auf welche der im folgenden genannten Drahtmaterialien kann diese Angabe zutreffen?

(1) Gold

(2) Kupfer

(3) Silber

(A) auf keines

(B) nur 1

(C) nur 2

(D) nur 2 und 3

(E) 1 bis 3 (alle)

H90 4.107 Ein unbekannter Ohmscher Widerstand R_x soll mittels einer Wheatstone-Brücke gemessen werden. Untenstehende Schaltung sei aufgebaut worden.

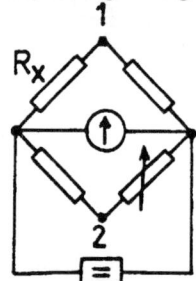

(A) Die Schaltung ist korrekt, R_x kann gemessen werden.

(B) Die Gleichspannungsquelle muß durch eine Wechselspannungsquelle ersetzt werden.

(C) Es fehlt ein Spannungsmesser, mit dem der Wert der angelegten Spannung genau bestimmt wird.

(D) Es fehlt ein Amperemeter, das die Stromstärke durch R_x mißt.

(E) Das Nullinstrument müßte zwischen den Punkten 1 und 2 liegen.

H90 4.108 Welche der folgenden Aussagen zur thermischen Elektronenemission aus Metallen treffen zu?

(1) Mit wachsender Temperatur der emittierenden Oberfläche nimmt die Stärke des Elektronenstroms zu.

(2) Die Stärke des Emissionsstroms hängt ab vom Material, aus dem die Elektronen austreten.

(3) Radioaktive β-Strahlung ist eine Form thermischer Elektronenemission.

4.103 ✓ C   4.104 ✓ (1,B) (2,D)   4.105 ✓ B   4.106 ✓ E   4.107 ✓ E   4.108 ✓ C

(A) nur 1

(B) nur 2

(C) nur 1 und 2

(D) nur 1 und 3

(E) 1 bis 3 (alle)

(A) 40 Hz

(B) 10 Hz

(C) 4 Hz

(D) 2,5 Hz

(E) 0,1 Hz

H91 **4.109** Eine Sicherheitsbeleuchtung in einem Raum mit Elektrolysezellen wird mit Wechselspannung von 7 V betrieben.

Wie groß ist etwa deren Scheitelwert?

(A) 3,5 V

(B) 5 V

(C) 7 V

(D) 10 V

(E) 14 V

H90 **4.110** Die Stromstärke durch eine Elektrolysezelle mit einem verdünnten wäßrigen Elektrolyten steigt bei vorgegebener Spannung mit wachsender Elektrolytkonzentration,

weil

nach dem Ohmschen Gesetz die Stromstärke bei vorgegebenem Widerstand proportional zur angelegten Spannung wächst.

Antwort	Aussage 1	Aussage 2	Verknüpfung
A	richtig	richtig	richtig
B	richtig	richtig	falsch
C	richtig	falsch	—
D	falsch	richtig	—
E	falsch	falsch	—

H90 **4.111** Auf dem Bildschirm eines Oszilloskops entstehe das dargestellte Bild während einer Durchlaufzeit von 0,1 s.

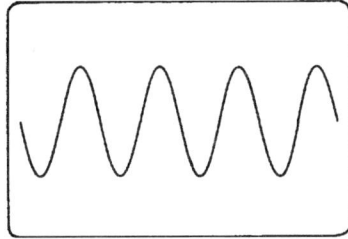

Wie groß ist die Frequenz der dargestellten Wechselspannung?

H91 **4.112** Ordnen Sie bitte den Schaltungen aus Liste 1 den zugehörigen Gesamtwiderstand aus Liste 2 zu.

Liste 1

(1)

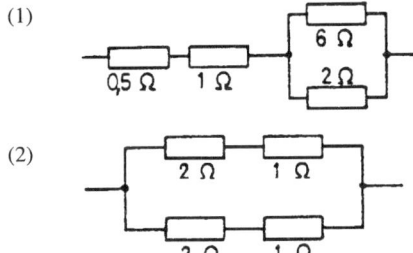

(2)

Liste 2

(A) 6 Ω

(B) 4,5 Ω

(C) 3 Ω

(D) 1,5 Ω

(E) 0,66 Ω

H91 **4.113** Ein (idealer, verlustfreier) Kondensator $C = 1$ F wird mit einem konstanten Strom $I = 50$ mA aufgeladen.

Wie lange dauert es, bis seine Spannung auf 3 V gestiegen ist?

(A) 0,06 s

(B) 0,15 s

(C) 6 s

(D) 60 s

(E) 150 s

4.109 ✓ D   **4.110** ✓ B   **4.111** ✓ A   **4.112** ✓ (1,C) (2,D)   **4.113** ✓ D

H91 4.114 Welche Aussagen treffen zu?

Zwischen elektrischer Leistung P, Spannung U, Stromstärke I und Widerstand R bestehen folgende Zusammenhänge:

(1) $P = U/I$

(2) $P = U^2 R$

(3) $P = U^2/R$

(4) $P = I/U$

(A) nur 2

(B) nur 3

(C) nur 1 und 2

(D) nur 2 und 4

(E) nur 3 und 4

H91 4.115 Welche Aussage trifft zu?

Ein mit Luft gefüllter Kondensator habe eine Kapazität von 2 nF. Füllt man ihn mit einer Flüssigkeit, so steige seine Kapazität auf 8 nF. Das Dielektrizitätszahlen-Verhältnis beträgt somit:

(A) 2

(B) 4

(C) 6

(D) 8

(E) 16

H91 4.116 Welche Aussagen treffen zu?

Wenn in einem (nicht supraleitenden) geradlinigen metallischen Leiter ein elektrischer Gleichstrom fließt, so ist damit stets verbunden

(1) eine Wärmeentwicklung im Leiter

(2) ein statisches Magnetfeld in seiner Umgebung

(3) eine chemische Veränderung (Elektrolyse)

(A) nur 1

(B) nur 2

(C) nur 1 und 2

(D) nur 1 und 3

(E) 1 bis 3 (alle)

H91 4.117 An eine Spannungsquelle der Leerlaufspannung 24 V und dem Innenwiderstand 2 Ω wird eine Heizplatte vom Widerstand 5 Ω angeschlossen. In den Stromkreis wird noch ein Amperemeter geschaltet, dessen Innenwiderstand 1 Ω beträgt. Ordnen Sie bitte den Größen aus Liste 1 den zugehörigen Zahlenwert aus Liste 2 zu.

Liste 1

(1) Stromstärke durch den Verbraucher, gemessen in A

(2) Spannung am Verbraucher, gemessen in V

(3) im Verbraucher umgesetzte Leistung, gemessen in W

Liste 2

(A) 45

(B) 30

(C) 15

(D) 4,8

(E) 3,0

H91 4.118 Welche der folgenden Aussagen treffen zu?

Der elektrische Widerstand eines homogenen drahtförmigen Leiters

(1) hängt im allgemeinen von der Temperatur ab.

(2) ist proportional zum Querschnitt.

(3) ist proportional zur Länge.

(4) ist proportional zur spezifischen Leitfähigkeit.

(A) nur 3

(B) nur 1 und 3

(C) nur 2 und 4

(D) nur 1, 3 und 4

(E) 1 bis 4 (alle)

4.114 ✓ B **4.115** ✓ B **4.116** ✓ C **4.117** ✓ (1,E) (2,C) (3,A) **4.118** ✓ B

H91 **4.119** Ein Heizwiderstand R wird aus einer Wechselspannungsquelle mit einer unbekannten Spannung versorgt. Mit einem Amperemeter (Strommesser) und einem Voltmeter (Spannungsmesser) soll die Stromstärke durch R und der Spannungsabfall an R bestimmt werden.

Welche Schaltung ist dazu am besten geeignet?

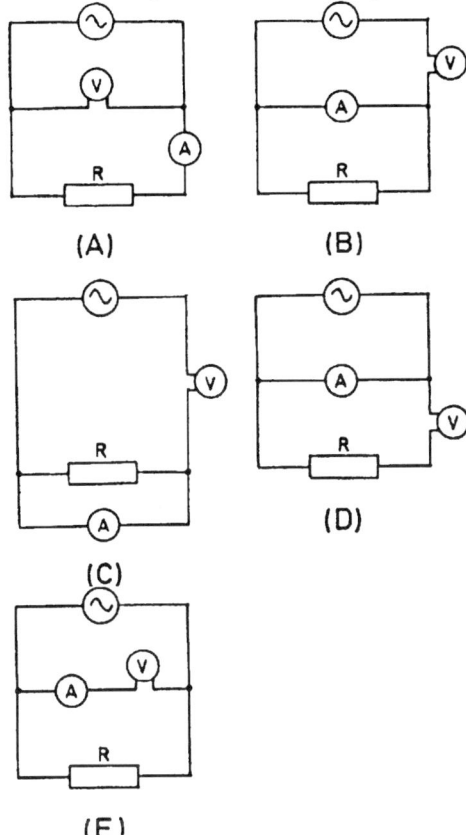

H91 **4.121** Die elektrolytische Abscheidung von 1 mol Kupfer aus einer Cu(II)-Sulfat-Lösung bei einer Stromstärke von 32 A benötigt etwa

(A) 50 Minuten.

(B) 100 Minuten.

(C) 3 h.

(D) 6 h.

(E) eine Zeit, die um mehr als 10% von den vorstehend angegebenen Werten abweicht.

H91 **4.122** Welche Aussagen treffen zu?

Ladungstransport in einem wäßrigen Elektrolyten

(1) ist stets mit Gasentwicklung an den Elektroden verknüpft.

(2) ist in sauren Lösungen möglich.

(3) erfolgt nur durch Elektronen.

(A) nur 2

(B) nur 1 und 2

(C) nur 1 und 3

(D) nur 2 und 3

(E) 1 bis 3 (alle)

H91 **4.123** Welchen der folgenden Aussagen stimmen Sie zu?

Bei der Elektrolyse wäßriger KOH-Lösung wird Wasser zersetzt, d.h. an den Elektroden wird Wasserstoff (H_2) und Sauerstoff (O_2) abgeschieden.

(1) An der Kathode entsteht H_2, an der Anode O_2.

(2) An der Kathode entsteht O_2, an der Anode H_2.

(3) Pro Molekül H_2 entsteht ein Molekül O_2.

(4) Pro Molekül H_2 entstehen zwei Moleküle O_2.

(A) nur 1

(B) nur 2

(C) nur 3

(D) nur 1 und 3

(E) nur 1 und 4

H90 **4.120** Die Spannung des Wechselstromnetzes ($U_{\text{eff}} = 230\,\text{V}$, $f = 50\,\text{Hz}$) liege an einem idealen Kondensator.

Wie groß ist dann die Phasenverschiebung zwischen Stromstärke und Spannung? (Positives Vorzeichen besagt: Strom eilt vor.)

(A) $+\pi$

(B) $+\pi/2$

(C) 0

(D) $-\pi/2$

(E) $-\pi$

4.119✓ A   **4.120**✓ B   **4.121**✓ B   **4.122**✓ A   **4.123**✓ A

H91 **4.124**　Welche Kurve gibt für einen Plattenkondensator mit Vakuum zwischen den Platten die Abhängigkeit des Wechselstromwiderstandes Z (Impedanz) von der Frequenz f qualitativ richtig wieder?

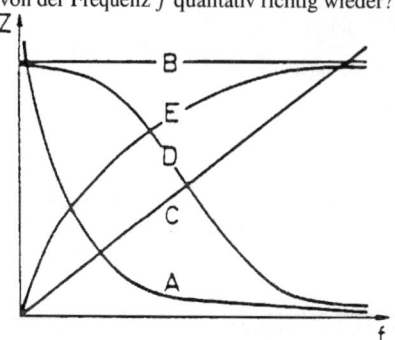

H92 **4.125**　Drei gleiche Glühlampen werden hintereinander an einer Haushaltssteckdose betrieben. Glühlampe 2 brennt durch, ihr Widerstand wird sehr groß.

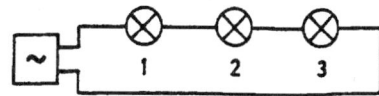

(A)　Die Lampen 1 und 3 erlöschen.

(B)　Lampe 1 brennt unverändert hell weiter, Lampe 3 erlischt.

(C)　Lampe 1 brennt viel heller weiter, Lampe 3 erlischt.

(D)　Lampen 1 und 3 brennen unverändert hell weiter.

(E)　Lampen 1 und 3 brennen viel heller weiter.

H92 **4.126**　Ein homogenes Feld der magnetischen Flußdichte $\vec{B}$ durchsetze eine ebene kreisförmige Leiterschleife mit dem Radius r so, daß $\vec{B}$ senkrecht auf der Ebene der Leiterschleife steht. Der Betrag des magnetischen Flusses, Φ der die Leiterschleife durchsetzt, ist dann gegeben durch:

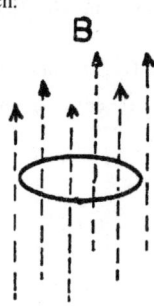

(A)　$\Phi = 0$

(B)　$\Phi = B/\pi^2$

(C)　$\Phi = B/2\pi r$

(D)　$\Phi = 2\pi r B$

(E)　$\Phi = \pi r^2 B$

H93 **4.127**　Einem Laborakku wird eine Stromstärke von 10 A entnommen; die Klemmenspannung des Akkus wird dabei gegenüber der Leerlaufspannung um 0,1 V erniedrigt.

Wie groß ist der Innenwiderstand des Akkus?

(A)　1,0 m

(B)　10 m

(C)　100 m

(D)　10 Ω

(E)　100 Ω

H93 **4.128**　Welche der folgenden gezeichneten Stromstärkeverteilungen in der Umgebung eines Leiterknotens ist bei stationären Strömen möglich?

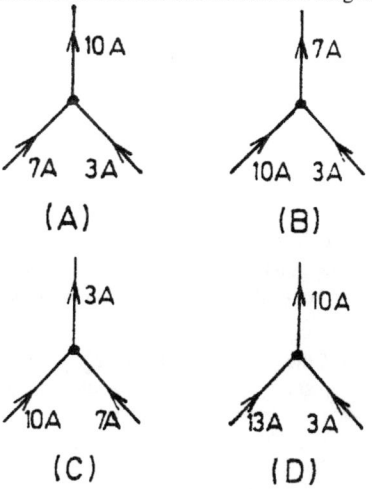

(E)　keine der gezeichneten Stromverteilungen

4.124✓ A　**4.125**✓ A　**4.126**✓ E　**4.127**✓ B　**4.128**✓ A

H93 **4.129** Eine unbekannte Spannung U_x soll mit der Kompensationsmethode bestimmt werden. Dazu wird das Potentiometer so eingestellt, daß das Instrument in untenstehender Schaltung stromlos ist.

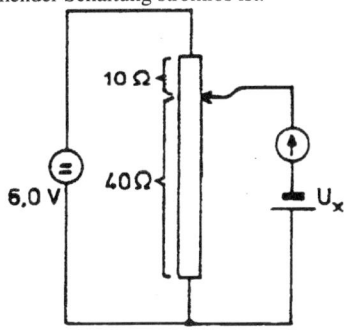

(A) $U_x = 1{,}2\,V$

(B) $U_x = 1{,}5\,V$

(C) $U_x = 4{,}8\,V$

(D) $U_x = 5{,}0\,V$

(E) $U_x = 8{,}0\,V$

H93 **4.130** An einen Plattenkondensator mit der Kapazität 100 pF und dem Plattenabstand 1 cm werde eine konstante Spannung von 100 V angelegt. Von der positiv geladenen Platte löse sich ein kleines Kügelchen, das eine positive Ladung von 1 pC trage, und bewege sich zu der negativ geladenen Platte. Unmittelbar vor dem Erreichen der negativ geladenen Platte hat es die kinetische Energie (Reibung sei nicht vorhanden)

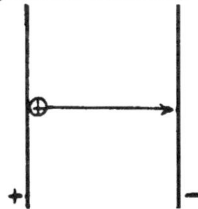

(A) 0

(B) $1{,}6 \cdot 10^{-19}\,J$

(C) $10^{-12}\,J$

(D) $10^{-11}\,J$

(E) $10^{-10}\,J$

H93 **4.131** Welches der angegebenen Diagramme entspricht am besten der Resonanzkurve eines einfachen elektrischen Schwingkreises?

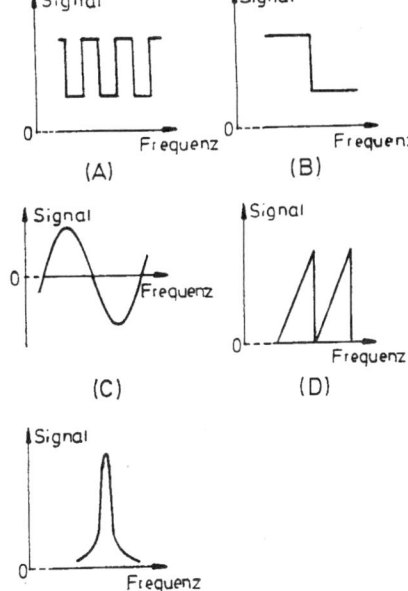

H93 **4.132** In der untenstehenden Schaltung werde der Schalter S geschlossen.

Als Folge nimmt die Gesamtstromstärke I ab,

weil

der Gesamtwiderstand der Schaltung durch das Schließen des Schalters S zunimmt.

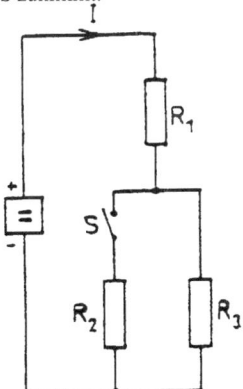

Antwort	Aussage 1	Aussage 2	Verknüpfung
A	richtig	richtig	richtig
B	richtig	richtig	falsch
C	richtig	falsch	—
D	falsch	richtig	—
E	falsch	falsch	—

4.129✓ C   **4.130**✓ E   **4.131**✓ E   **4.132**✓ E

H93 **4.133**   Zwei gleichnamige Ladungen verhalten sich wie $Q_1 : Q_2 = 3 : 4$.

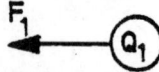 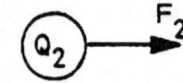

Wie verhalten sich die Kräfte F_1 und F_2 auf die beiden Ladungen Q_1 und Q_2?

(A) $F_1 : F_2 = 16 : 9$

(B) $F_1 : F_2 = 4 : 3$

(C) $F_1 : F_2 = 1 : 1$

(D) $F_1 : F_2 = 3 : 4$

(E) $F_1 : F_2 = 9 : 16$

H93 **4.134**   Welche der folgenden Darstellungen gibt das Magnetfeld einer zylindrischen Spule, die von einer konstanten elektrischen Stromstärke I durchflossen wird, qualitativ richtig wieder?

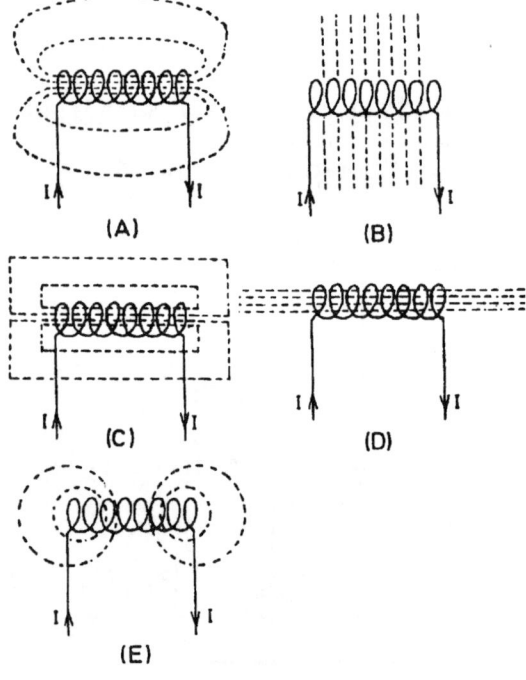

H93 **4.135**   Ein geradliniger Leiter, durch den eine elektrische Stromstärke von 2 A fließe, befinde sich in einem homogenen Magnetfeld der Flußdichte 0,5 T, das parallel zur Achse des Leiters gerichtet sei. Die Kraft F auf ein Leiterstück der Länge 4 cm beträgt somit:

(A) 0

(B) 0,04 N

(C) 0,25 N

(D) 1 N

(E) 4 N

H93 **4.136**   Ordnen Sie den Schaltungen aus Liste 1 den zugehörigen Gesamtwiderstand zu!

Liste 1

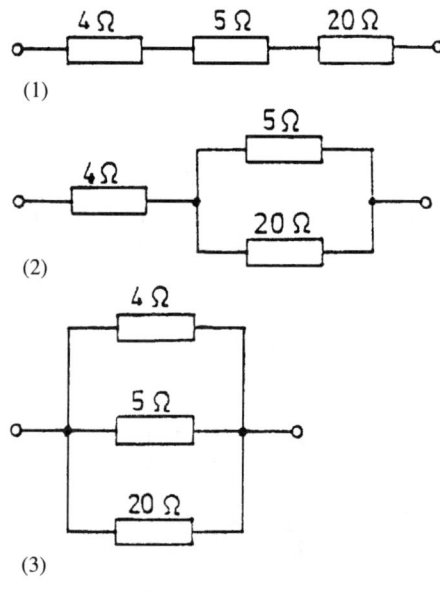

Liste 2

(A) $29\,\Omega$

(B) $21\,\Omega$

(C) $8\,\Omega$

(D) $6\,\Omega$

(E) $2\,\Omega$

4.133✓ C   **4.134**✓ A   **4.135**✓ A   **4.136**✓ (1,A) (2,C) (3,E)

H93 **4.137** Ein idealer, verlustfreier Transformator hat eine Primärwicklung mit 690 Windungen und wird an einer 230 V-Steckdose betrieben. Um einen Verbraucher mit 6 V zu versorgen, muß folgende Windungszahl der Sekundärwicklung anschließbar sein:

(A) 2

(B) 18

(C) 36

(D) 72

(E) 120

H93 **4.138** Welche der folgenden Aussagen treffen zu?

Der elektrische **Leitwert** eines homogenen drahtförmigen Leiters

    (1) hängt im allgemeinen von der Temperatur ab

    (2) ist proportional zum Querschnitt

    (3) ist proportional zur Länge

    (4) ist proportional zur spezifischen Leitfähigkeit

(A) nur 2

(B) nur 1 und 2

(C) nur 3 und 4

(D) nur 1, 2 und 4

(E) 1 bis 4 (alle)

H95 **4.139** Die Kennlinie einer Halbleiterdiode entspricht am besten

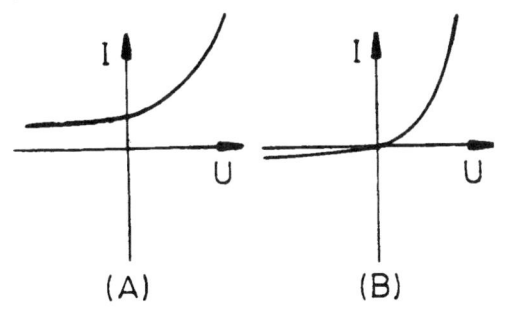

H93 **4.140** Welche der folgenden Aussagen treffen zu?

Durch eine Ladung von etwa 386 kC werden elektrisch abgeschieden

    (1) 22,4 l molekularer Wasserstoff (bei Normbedingungen) aus angesäuertem Wasser

    (2) 22,4 l molekularer Sauerstoff (bei Normbedingungen) aus angesäuertem Wasser

    (3) 1 mol Ag aus $AgNO_3$-Lösung

    (4) 1 mol Cu aus $CuSO_4$-Lösung

(A) keine

(B) nur 1

(C) nur 2

(D) nur 3

(E) nur 4

F95 **4.141** Die Spannung U, die an der Heizvorrichtung (mit temperaturunabhängigem Widerstand R) einer Destillationsanlage, wird verdoppelt.

Die Heizleistung wird dabei

(A) ein Viertel so groß

(B) halb so groß

(C) gleich bleiben

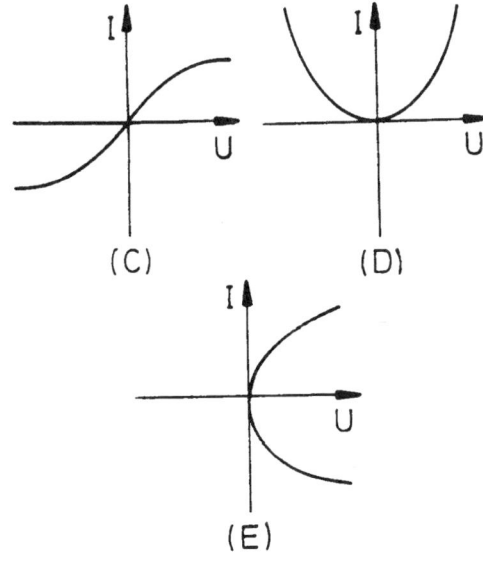

4.137✓ B   **4.138**✓ D   **4.139**✓ B   **4.140**✓ C   **4.141**✓ E

(D) doppelt so groß

(E) viermal so groß

(D) 100 W

(E) 1 kW

F95 4.142 An einen ebenen Plattenkondensator mit der Kapazität 100 pF und dem Plattenabstand 1 cm werde eine konstante Spannung von 100 V angelegt. Ein kleines Kügelchen mit der positiven Ladung von 1 pC werde auf einer Geraden parallel zu den Platten über eine Strecke von 1 cm durch die Mitte des Kondensators hindurchgeführt. Dabei wird die Arbeit geleistet:

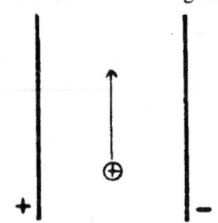

(A) 0

(B) $1{,}6 \cdot 10^{-18}$ J

(C) 10^{-12} J

(D) 10^{-11} J

(E) 10^{-10} J

H95 4.143 Ein elektrischer Dipol ist nicht von einem elektrischen Feld umgeben,

weil

zwei gleichgroße Ladungen entgegengesetzten Vorzeichen am selben Ort sich gegenseitig kompensieren.

Antwort	Aussage 1	Aussage 2	Verknüpfung
A	richtig	richtig	richtig
B	richtig	richtig	falsch
C	richtig	falsch	—
D	falsch	richtig	—
E	falsch	falsch	—

H95 4.144 In einer Röntgenröhre fließt bei einer Anodenspannung von 100 kV im Anodenstromkreis eine Stromstärke von 10 mA.

Wie groß ist die umgesetzte elektrische Leistung?

(A) 1 kJ

(B) 10 kJ

(C) 1 kW s

F95 4.145 Welchen der folgenden Aussagen stimmen Sie zu?

In elektrischen Feldern können an nichtleitenden Substanzen (Dielektrika) folgende Effekte einzeln oder kombiniert beobachtet werden:

(1) entgegengesetzte Verlagerung positiver und negativer Ionen (Ionische Verschiebungspolarisation)

(2) eine geringe Verlagerung der Elektronenhülle gegenüber dem zugehörigen Atomkern (elektronische Verschiebungspolarisation)

(3) Edelgase zeigen stets eine Orientierungspolarisation

(A) nur 3

(B) nur 1 und 2

(C) nur 1 und 3

(D) nur 2 und 3

(E) 1 bis 3 (alle)

H95 4.146 Zwei zylindrische metallische Drähte gleicher Länge und gleichen Materials, deren Radien sich wie $r_1 : r_2 = 1 : 2$ verhalten, sind parallel geschaltet. Liegt eine elektrische Spannung an, so verhalten sich die Spannungen an den Drähten wie

(A) $U_1 : U_2 = 1 : 4$

(B) $U_1 : U_2 = 1 : 2$

(C) $U_1 : U_2 = 1 : 1$

(D) $U_1 : U_2 = 2 : 1$

(E) $U_1 : U_2 = 4 : 1$

H95 4.147 Durch ein Meßgefäß mit einer Elektrolytfüllung fließt bei einer angelegten Spannung von 0,04 V eine Stromstärke von 20 mA.

Der Leitwert der Anordnung beträgt dabei:

(A) 0,008 Si

(B) 0,02 Si

4.142 ✓ A   4.143 ✓ D   4.144 ✓ E   4.145 ✓ B   4.146 ✓ C   4.147 ✓ D

(C) $0,2\,Si$

(D) $0,5\,Si$

(E) $0,8\,Si$

H95 **4.148** Um 1 mol eines einwertigen Metalls durch Elektrolyse abzuscheiden, benötigt man eine Ladung von rund $1 \cdot 10^5\,A\,s$.

In welcher Zeit wird daher ungefähr die Stoffmenge 1 mol eines zweiwertigen Metalls abgeschieden bei einer Stromstärke von 10 A?

(A) 500 s

(B) 1000 s

(C) 2000 s

(D) 20000 s

(E) Keiner der Werte trifft annähernd zu.

H95 **4.149** Der spezifische elektrische Widerstand ρ eines homogenen Festkörpers nimmt mit steigender Temperatur stark ab.

Auf welches Material kann diese Aussage zutreffen?

(A) Silizium

(B) Silber

(C) Aluminium

(D) Kupfer

(E) Gold

F96 **4.150** Welche Abbildung gibt Vorzeichen und Richtung der magnetischen Feldlinien um einen Stabmagneten schematisch richtig wieder?

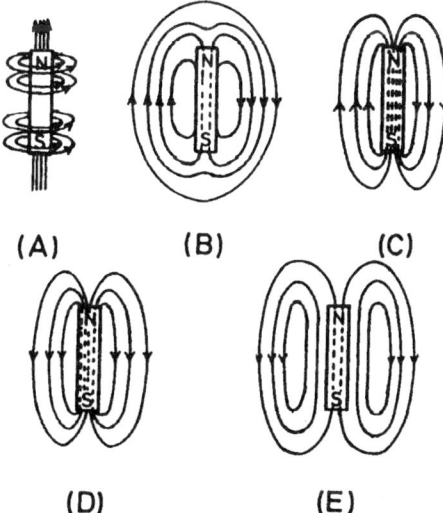

(A)   (B)   (C)

(D)   (E)

H95 **4.151** Nebenstehendes Bild zeigt schematisch den Verlauf der Strom-Spannungs-Kennlinie einer Ionisationskammer.

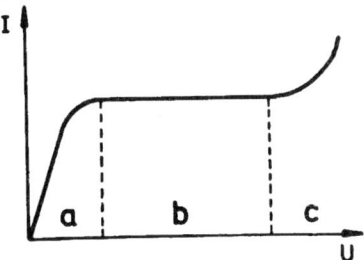

Welche Aussage trifft **nicht** zu?

(A) Im Bereich a rekombinieren die gebildeten Ionen zum Teil wieder.

(B) Im Bereich a hängt die Entstehungsrate primär gebildeter Ionen von der Spannung U ab.

(C) Im Bereich b werden praktisch alle primär gebildeten Ionen an die Elektroden abgeführt.

(D) Bereich b ist am besten für quantitative Messungen der Dosisrate geeignet.

(E) Im Bereich c erfolgt Stoßionisation.

F96 **4.152** Sie messen die Klemmenspannung U einer Batterie in Abhängigkeit von der entnommenen Stromstärke I und erhalten nebenstehendes Meßergebnis.

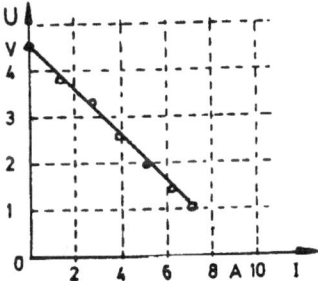

Entnehmen Sie dem Diagramm die Leerlaufspannung sowie den Innenwiderstand der Batterie

	Leerlaufspannung	Innenwiderstand
(A)	4,5 V	2 Ω
(B)	4,5 V	1 Ω
(C)	4,5 V	0,5 Ω
(D)	1 V	0,5 Ω
(E)	1 V	2 Ω

4.148√ C   **4.149**√ A   **4.150**√ D   **4.151**√ B   **4.152**√ C

H95 **4.153** Ein idealer (verlustfreier) Transformator, der primärseitig $n_1 = 5\,000$ Windungen besitzt, werde an einer Wechselspannung $U_1 = 200\,V$ angeschlossen und sekundärseitig mit einem Ohmschen Widerstand $R = 2\,\Omega$ belastet. Im Sekundärkreis fließt dabei eine Stromstärke $I_2 = 2\,A$.

Wie groß ist demnach die Windungszahl n_2 der Sekundärspule?

(A) 100

(B) 200

(C) 250

(D) 500

(E) 1 000

F96 **4.154** Ein periodischer Vorgang wird mit einem Oszilloskop sichtbar gemacht und ergibt mit einer Horizontalablenkgeschwindigkeit von 10 ms / cm (vgl. Zeichnung) das gezeichnete stehende Bild auf dem Leuchtschirm.

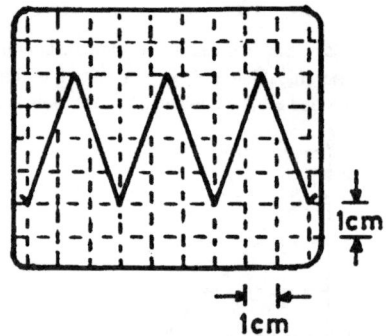

Wie groß ist die Periodendauer des dargestellten Vorgangs?

(A) 3 ms

(B) 15 ms

(C) 30 ms

(D) 40 ms

(E) 300 ms

F96 **4.155** Welchen Wert und welche Richtung hat die Stromstärke I im unteren Zweig des nebenstehend abgebildeten Stromknotens?

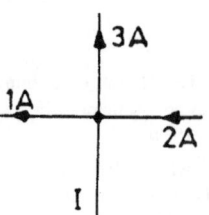

(A) 6 A, nach oben (in den Knoten hinein)

(B) 4 A, nach unten (aus dem Knoten heraus)

(C) 2 A, nach oben (in den Knoten hinein)

(D) 2 A, nach unter (aus dem Knoten heraus)

(E) 0

F96 **4.156** In der gezeichneten Masche fließen die angegebenen Stromstärken. Welcher der folgenden Werte trifft für die elektrische Stromstärke I (siehe Skizze) zu?

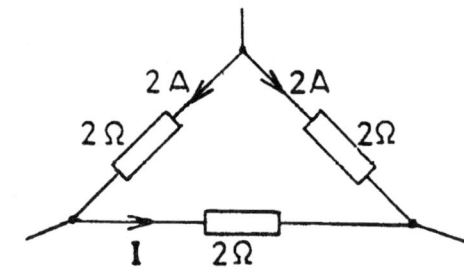

(A) 0

(B) 1 A

(C) 2 A

(D) 4 A

(E) 6 A

F96 **4.157** Ein homogenes Feld der magnetischen Flußdichte $B = 0{,}5\,T$ durchsetze eine ebene rechteckförmige Leiterschleife mit den Kantenlängen 2 und 4 cm so, daß B parallel zu der Ebene der Leiterschleife liegt. Der Betrag des magnetischen Flusses Φ durch die Leiterschleife ist dann gegeben durch

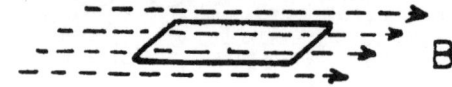

(A) $\Phi = 0$

(B) $\Phi = 4 \cdot 10^{-4}\,\mathrm{V\,s}$

(C) $\Phi = 0{,}25\,\mathrm{V\,s}$

(D) $\Phi = 1\,\mathrm{V\,s}$

(E) $\Phi = 4\,\mathrm{V\,s}$

(A) $I_1 : I_2 = 1 : 4$

(B) $I_1 : I_2 = 1 : 2$

(C) $I_1 : I_2 = 1 : 1$

(D) $I_1 : I_2 = 2 : 1$

(E) $I_1 : I_2 = 4 : 1$

F96 **4.158** Welche der angegebenen Schaltungen (Veränderbarkeit der Widerstände vorausgesetzt) ist als Wheatstone-Brücke verwendbar?

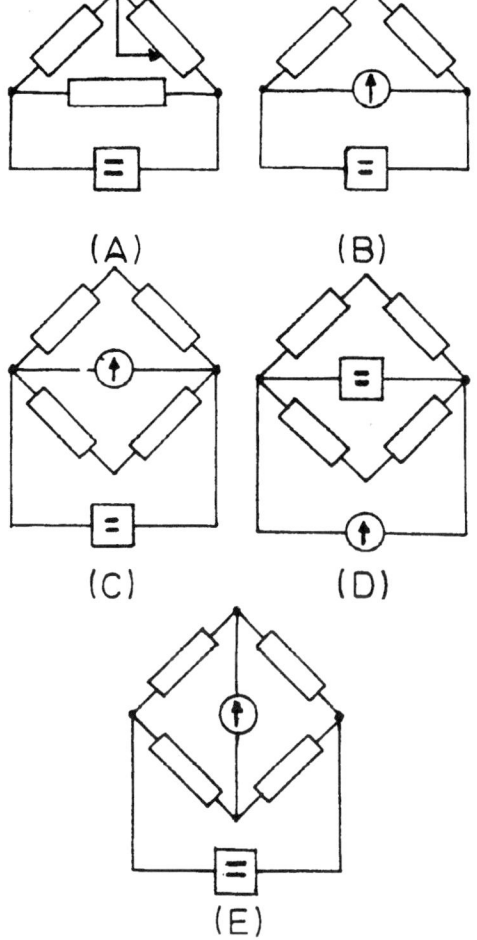

H96 **4.160** An einer unbelasteten Spannungsquelle werden 12,0V gemessen. Bei Entnahme von 12,5A Stromstärke sinkt die Klemmenspannung auf 11,0V.

Wie groß ist der Innenwiderstand der Quelle?

(A) $0{,}045\,\Omega$

(B) $0{,}080\,\Omega$

(C) $0{,}125\,\Omega$

(D) $12{,}5\,\Omega$

(E) Keiner der vorstehenden Werte ist näherungsweise richtig.

F96 **4.161** Nebenstehend ist der zeitliche Verlauf einer elektrischen Stromstärke skizziert. Der markierte Abstand $\overline{ab}$ in dem Diagramm entspricht

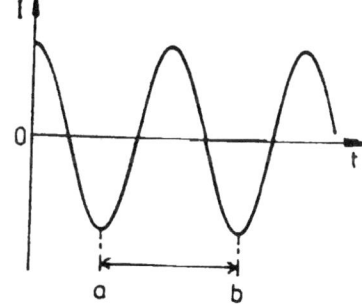

(A) dem negativen Scheitelwert

(B) der Phasendifferenz $\frac{3}{2}\pi$

(C) der Phasendifferenz π

(D) der halben Periodendauer

(E) der Periodendauer

F96 **4.159** Zwei zylindrische metallische Drähte gleicher Länge und gleichen Materials, deren Radien sich wie $r_1 : r_2 = 1 : 2$ verhalten, sind hintereinandergeschaltet. Liegt eine elektrische Spannung an, so gilt für die Stromstärken in den Drähten

4.157 ✓ A   **4.158** ✓ E   **4.159** ✓ C   **4.160** ✓ B   **4.161** ✓ E

F96 4.162   Eine Batterie liefert bei einer Spannung von 6,0 V insgesamt 2 Minuten lang eine Stromstärke von 3 A.

Ordnen Sie bitte den Größen der Liste 1 den zugehörigen Wert aus Liste 2 zu!

Liste 1

(1) umgesetzte Energie

(2) Leistung

Liste 2

(A) 2 160

(B) 1 080

(C) 120

(D) 36

(E) 18

F96 4.163   Welche der folgenden Aussagen treffen zu?

Ein Plattenkondensator ohne Dielektrikum (Kapazität C, Plattenfläche A, Plattenabstand d) sei mit den Ladungen $+Q$ und $-Q$ auf seinen beiden Platten aufgeladen, und zwischen den Platten herrsche die Spannung U. Dann gilt:

(1) $C = U/Q$

(2) $C = \varepsilon_0 d/A$ (ε_0 elektrische Feldkonstante)

(3) Löst sich ein Splitter von der positiv geladenen Platte, der eine kleine positive Ladung q trägt, so wird er durch das elektrische Feld in dem Kondensator zur negativ geladenen Platte beschleunigt und hat bis dort die Energie $q \cdot U$ aufgenommen.

(A) keine

(B) nur 1

(C) nur 2

(D) nur 3

(E) nur 1 und 2

F96 4.164   In welchen der dargestellten Anordnungen zweier gleichartiger elektrischer Dipole tritt eine resultierende anziehende Kraft zwischen ihnen auf?

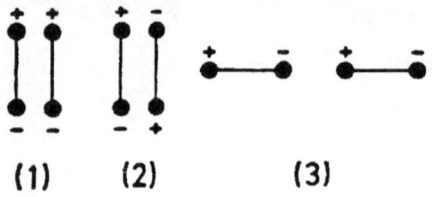

(A) nur 2

(B) nur 3

(C) nur 1 und 3

(D) nur 2 und 3

(E) 1 bis 3 (alle)

H96 4.165   Elektronen durchlaufen ein elektrisches Feld der Feldstärke $10^3 \frac{V}{cm}$ über eine Distanz von 10 cm. Welche Energie gewinnen die Elektronen dabei?

(A) 10^2 eV

(B) 10^4 eV

(C) 10^5 eV

(D) 10^3 eV / cm

(E) 10^5 eV / cm

H96 4.166   Ein geradliniger Leiter, durch den eine elektrische Stromstärke von 2 A fließe, befinde sich in einem homogenen Magnetfeld der Flußdichte 0,5 T, das senkrecht auf der Leiterrichtung stehe. Die Kraft F auf ein Leiterstück der Länge 4 cm beträgt somit:

(A) 0

(B) 0,04 N

(C) 0,25 N

(D) 1 N

(E) 4 N

4.162 ✓ (1,A) (2,E)   **4.163** ✓ D   **4.164** ✓ D   **4.165** ✓ B   **4.166** ✓ B

H96 **4.167** Wie groß ist der Gesamtwiderstand der nebenstehenden Schaltung, wenn alle 4 Widerstände den Wert 40 Ω haben?

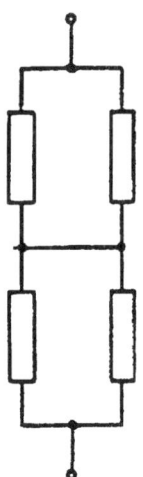

(A) 10 Ω

(B) 40 Ω

(C) 80 Ω

(D) 160 Ω

(E) Keiner der obigen Werte trifft zu.

F96 **4.168** Welche der folgenden Aussagen treffen zu?

Die elektrische Stromstärke (Gleichstrom) in einem Leiter ist gleich dem Produkt aus

(1) der durch den Leiterquerschnitt geflossenen Ladung und der dabei vergangenen Zeit

(2) der Stromdichte und dem Leiterquerschnitt

(3) der am Leiter anliegenden Spannung und seinem Widerstand

(A) nur 1

(B) nur 2

(C) nur 3

(D) nur 1 und 3

(E) 1 bis 3 (alle)

H96 **4.169** Welches elektrostatische Feldlinienbild trifft bei einem aufgeladenen Plattenkondensator zu?

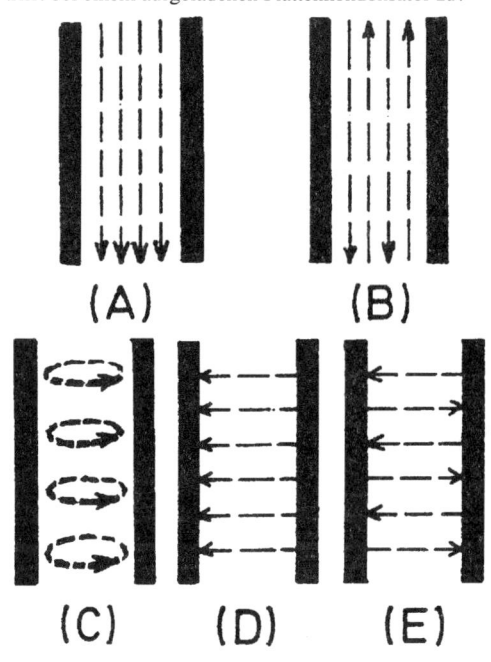

H96 **4.170** Zwei Heizwiderstände werden — durch eine Sicherung Si abgesichert — an einer Steckdose betrieben (Innenwiderstand vernachlässigbar). Nach einiger Zeit brennt R_1 durch; sein Widerstand wird dabei sehr groß.

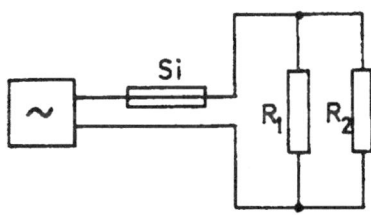

Anschließend

(A) schaltet die Sicherung Si den Stromkreis ab

(B) verdoppelt sich die Stromstärke durch R_2

(C) nimmt die Stromstärke durch R_2 um den Faktor $\frac{R_1 \cdot R_2}{R_1 + R_2}$ zu

(D) bleibt die Stromstärke durch R_2 unverändert

(E) brennt R_2 wegen Überlastung ebenfalls durch

4.167 ✓ B   **4.168** ✓ B   **4.169** ✓ D   **4.170** ✓ D

H96 4.171 Wie groß muß in der gezeichneten Schaltung der Widerstand R sein, damit das Meßinstrument stromlos ist?

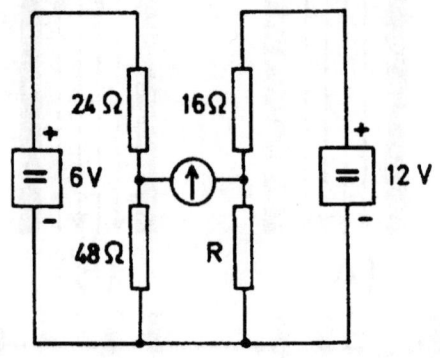

(A) $48\,\Omega$

(B) $32\,\Omega$

(C) $24\,\Omega$

(D) $16\,\Omega$

(E) $8\,\Omega$

H96 4.172 Wie groß ist die Gesamtkapazität der dargestellten Kombination von drei Kondensatoren gleicher Kapazität C?

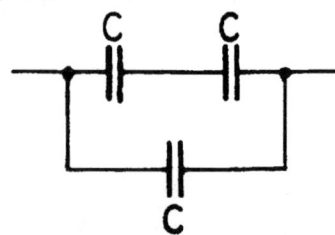

(A) $\frac{2}{3}\cdot C$

(B) $1\cdot C$

(C) $\frac{3}{2}\cdot C$

(D) $3\cdot C$

(E) Keine der obigen Werte trifft zu.

H96 4.173 Wie verändert sich die Induktivität L einer vorgegebenen Spule ohne Kern mit der Kreisfrequenz ω der angelegten Wechselspannung?

(A) $L\sim\omega$

(B) $L\sim\sqrt{\omega}$

(C) $L\sim 1/\omega$

(D) $L\sim 1/\sqrt{\omega}$

(E) gar nicht

H96 4.174 Der Effektivwert einer sinusförmigen Wechselspannung betrage 200V. Der Scheitelwert ergibt sich etwa zu:

(A) 560V

(B) 280V

(C) 200V

(D) 143V

(E) 100V

H96 4.175 Einer Steckdose wird bei 220V durch einen Heizofen 5h lang eine Stromstärke von 8A entnommen. Ordnen Sie den in Liste 1 genannten Größen den zutreffenden Wert (gemessen in kWh bzw. kW) aus Liste 2 zu!

Liste 1

(1) umgesetzte elektrische Energie

(2) elektrische Leistung

(A) 0,35

(B) 1,10

(C) 1,76

(D) 8,80

(E) 17,60

H96 4.176 Spannungsmeßgeräte sollten einen hohen Innenwiderstand aufweisen,

weil

die Stärke des Stroms, der durch ein Spannungsmeßgerät fließt, gering sein sollte.

Antwort	Aussage 1	Aussage 2	Verknüpfung
A	richtig	richtig	richtig
B	richtig	richtig	falsch
C	richtig	falsch	—
D	falsch	richtig	—
E	falsch	falsch	—

4.171✓ E   **4.172**✓ C   **4.173**✓ E   **4.174**✓ B   **4.175**✓ (1,C) (2,D)   **4.176**✓ A

H96 **4.177** Welche der folgenden Aussagen treffen zu?

Die Kraft zwischen zwei punktförmigen Ladungen ist proportional zum

    (1) Kehrwert des Quadrates ihres Abstandes

    (2) Produkt der beiden Ladungen

    (3) Kehrwert der Dielektrizitätszahl des (homogenen) Mediums, in dem sich die Ladungen befinden

(A) nur 2

(B) nur 1 und 2

(C) nur 1 und 3

(D) nur 2 und 3

(E) 1 bis 3 (alle)

H96 **4.178** Welche der folgenden Aussagen treffen zu?

Nebenstehend ist das Oszillogramm einer sinusförmigen Wechselspannung U in Abhängigkeit von der Zeit t skizziert.

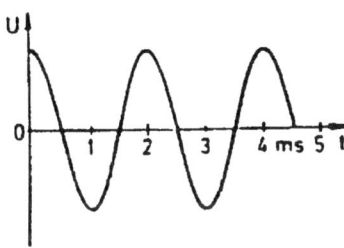

    (1) Die Periodendauer beträgt $T = 2\,\text{ms}$.

    (2) Die Frequenz beträgt $f = 50\,\text{Hz}$.

    (3) Die Kreisfrequenz beträgt $\omega = 3{,}14 \cdot 10^4\,\text{s}^{-1}$.

(A) nur 1

(B) nur 2

(C) nur 3

(D) nur 1 und 2

(E) nur 1 und 3

H96 **4.179** Welche der folgenden Aussagen treffen zu?

An den freien Enden einer Leiterschleife kann eine induzierte Spannung beobachtet werden, wenn man

    (1) die Leiterschleife in einem Magnetfeld um eine geeignete Achse dreht.

    (2) die Stärke eines Magnetfeldes, in dem sich die Leiterschleife befindet, ändert.

    (3) die Leiterschleife durch ein zeitlich konstantes, inhomogenes Magnetfeld geeignet verschiebt.

(A) nur 1

(B) nur 2

(C) nur 1 und 3

(D) nur 2 und 3

(E) 1 bis 3 (alle)

H96 **4.180** Welche der folgenden Aussagen treffen zu?

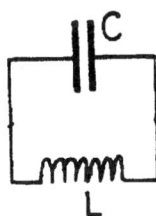

Der skizzierte schwingende LC-Kreis

    (1) zeigt die Eigenfrequenz $f = \sqrt{L \cdot C}$

    (2) zeigt die Eigenkreisfrequenz $\omega = \frac{1}{\sqrt{L \cdot C}}$.

    (3) speichert wechselnd elektrische Energie im Kondensator und magnetische Energie in der Spule

(A) nur 1

(B) nur 2

(C) nur 3

(D) nur 1 und 3

(E) nur 2 und 3

4.177$\checkmark$ E   **4.178**$\checkmark$ A   **4.179**$\checkmark$ E   **4.180**$\checkmark$ E

F97 4.181 Zwei gleichnamige Ladungen Q_1 und Q_2 im Abstand R stoßen sich gegenseitig ab.

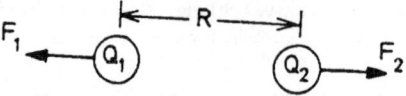

Wie ändern sich die Abstoßungskräfte F_1 und F_2, wenn bei gleichbleibendem Abstand die Ladung Q_2 verdoppelt wird?

(A) F_1 ändert sich nicht, F_2 verdoppelt sich

(B) F_1 verdoppelt sich, F_2 ändert sich nicht

(C) F_1 verdoppelt sich, F_2 verdoppelt sich

(D) F_1 verdoppelt sich, F_2 vervierfacht sich

(E) F_1 vervierfacht sich, F_2 verdoppelt sich

F97 4.182 Welchen Gesamtwiderstand bzw. welche Gesamtkapazität haben die beiden folgenden Schaltungen?

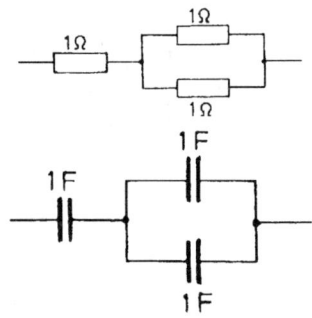

(A) $R = 1,5\,\Omega$ und $C = 1,5\,\text{F}$

(B) $R = 1,5\,\Omega$ und $C = \frac{2}{3}\,\text{F}$

(C) $R = \frac{2}{3}\,\Omega$ und $C = 1,5\,\text{F}$

(D) $R = \frac{2}{3}\,\Omega$ und $C = \frac{2}{3}\,\text{F}$

(E) Keine dieser Kombinationen trifft zu.

F97 4.183 Die elektrische Leistungsaufnahme eines Tauchsieders soll aus Stromstärke und Spannungsabfall bestimmt werden.

Welche Schaltung ist hierfür am besten geeignet?

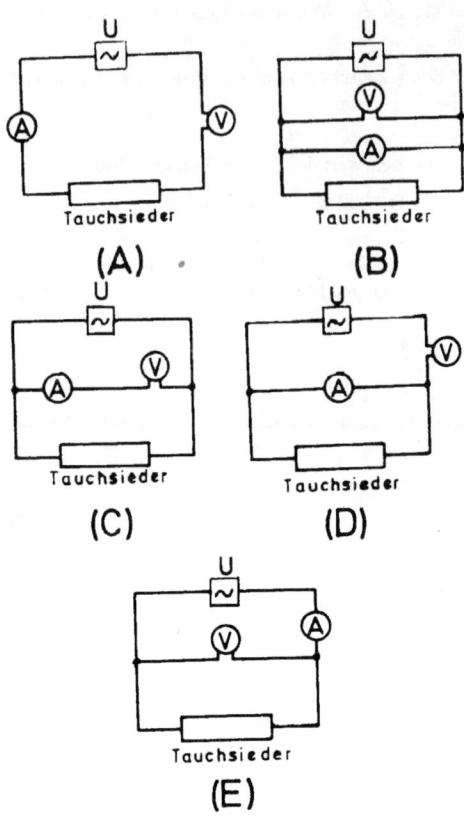

F97 4.184 Wie groß ist bei nebenstehender (unbelasteter) Spannungsteilerschaltung die Ausgangsspannung U_A, wenn die Eingangsspannung $U_e = 50\,\text{V}$ beträgt?

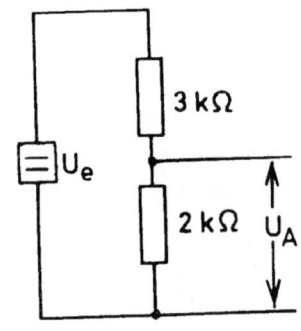

(A) 16,7V

(B) 17,5V

(C) 20,0V

(D) 30,0V

(E) 33,3V

4.181√ C   4.182√ B   4.183√ E   4.184√ C

F97 4.185 Welche der folgenden Aussagen treffen zu?

Die elektrische Stromstärke (Gleichstrom) in einem Leiter ist gleich dem Quotienten aus

(1) der durch den Leiterquerschnitt geflossenen Ladung und der dabei vergangenen Zeit

(2) der Stromdichte und dem Leitungsquerschnitt

(3) der am Leiter anliegenden Spannung und seinem Widerstand

(A) nur 1

(B) nur 2

(C) nur 3

(D) nur 1 und 3

(E) 1 bis 3 (alle)

F97 4.186 Welche der folgenden Aussagen treffen zu?

Eine Halbleiterdiode

(1) zeigt in Durchlaßrichtung größeren Widerstand als in Sperrichtung

(2) läßt in Sperrichtung überhaupt keinen Ladungstransport zu

(3) kann zur Gleichrichtung von Wechselstrom eingesetzt werden

(A) nur 1

(B) nur 2

(C) nur 3

(D) nur 1 und 3

(E) nur 2 und 3

H96 4.187 Eine Leiterschleife der Fläche A dreht sich gleichförmig in einem Magnetfeld der Flußdichte $\vec{B}$. Bei welcher momentanen Stellung der Schleife erreicht der magnetische Fluß den Maximalwert $\Phi_{max} = B \cdot A$?

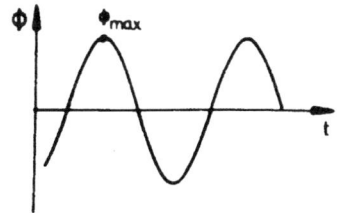

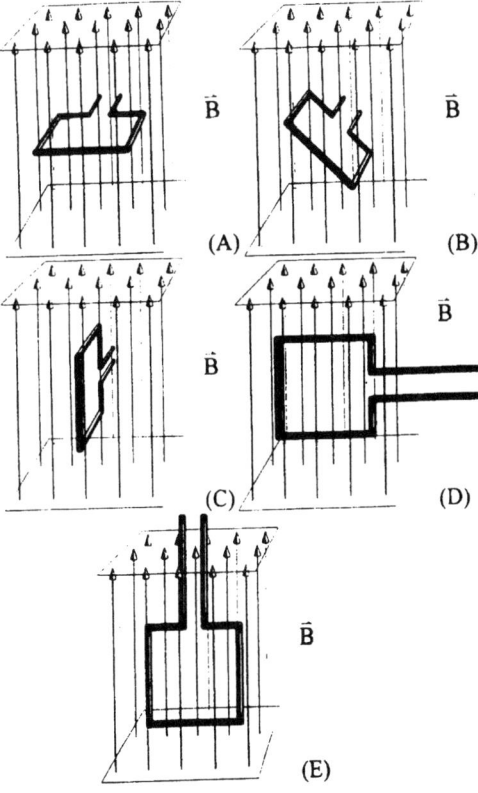

F98 4.188 In der skizzierten Schaltung (Innenwiderstände von Spannungsquelle und Strommeßgerät vernachlässigbar) fließt durch das Meßgerät eine Stromstärke von

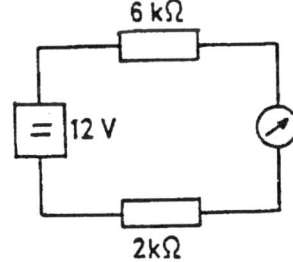

(A) 1,5 mA

(B) 2 mA

(C) 4 mA

(D) 6 mA

(E) 8 mA

4.185 ✓ D   **4.186** ✓ C   **4.187** ✓ A   **4.188** ✓ A

F97 4.189 Welche der folgenden Aussagen treffen zu?

In einem typischen Metall

(1) nimmt die elektrische Leitfähigkeit mit wachsender Temperatur ab

(2) erfolgt Ladungstransport durch Elektronen

(3) nimmt bei konstanter Temperatur der Widerstand mit wachsender Stromstärke ab

(A) nur 2

(B) nur 1 und 2

(C) nur 1 und 3

(D) nur 2 und 3

(E) 1 bis 3 (alle)

F97 4.190 Welche der folgenden Aussagen treffen zu?

Ein elektrisch geladenes Teilchen bewegt sich in einem homogenen Magnetfeld unter Wirkung der Lorentzkraft derart, daß sein Geschwindigkeitsvektor stets senkrecht auf der Richtung des Feldes steht.

(1) Das Teilchen bewegt sich auf einer Kreisbahn.

(2) Die Lorentzkraft ist proportional zur Ladung des Teilchens.

(3) Die Lorentzkraft ist proportional zur magnetischen Flußdichte B.

(4) Die Lorentzkraft ist unabhängig vom Betrag der Teilchengeschwindigkeit.

(A) nur 1, 2 und 3

(B) nur 1, 2 und 4

(C) nur 1, 3 und 4

(D) nur 2, 3 und 4

(E) 1 bis 4 (alle)

H97 4.191 In einem Leiter vom Querschnitt $2\,\mathrm{mm^2}$ fließt — gleichmäßig über den Querschnitt verteilt — eine Stromstärke von $10\,\mathrm{A}$.

Wie groß ist die Stromdichte?

(A) $5 \cdot 10^4 \frac{A}{m^2}$

(B) $2 \cdot 10^5 \frac{A}{m^2}$

(C) $5 \cdot 10^6 \frac{A}{m^2}$

(D) $2 \cdot 10^7 \frac{A}{m^2}$

(E) $5 \cdot 10^8 \frac{A}{m^2}$

F97 4.192 Welche der folgenden Verknüpfungen zwischen den Beträgen der Feldgrößen magnetische Feldstärke H und magnetische Flußdichte B treffen zu (μ_0 magnetische Feldkonstante, μ_r relative Permeabilität)?

(1) im Vakuum gilt $B = \mu_0 H$

(2) Für diamagnetische Materie gilt $B = \mu_r \mu_0 H$ mit $\mu_r < 1$.

(3) Bei ferromagnetischen Proben wird der Zusammenhang durch eine Hyterese-Kurve beschrieben.

(A) nur 1

(B) nur 2

(C) nur 1 und 2

(D) nur 2 und 3

(E) 1 bis 3 (alle)

H97 4.193 Eine Spule ohne Kern liegt an einer Wechselspannung.

Welche der folgenden Darstellungen gibt die Abhängigkeit des induktive Widerstands R_L von der Kreisfrequenz qualitativ richtig wieder?

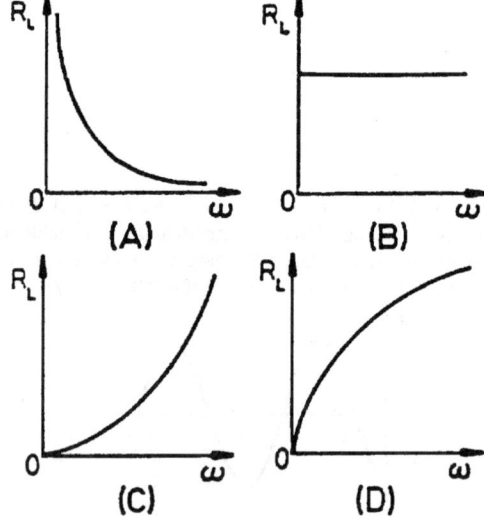

4.189 ✓ B   **4.190** ✓ A   **4.191** ✓ C   **4.192** ✓ E

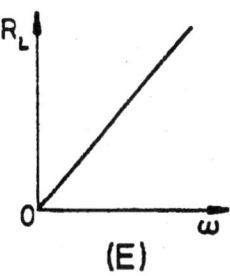

(E)

H97 4.194 An einem Plattenkondensator mit der Kapazität 100 pF und dem Plattenabstand 1 cm werde eine konstante Spannung von 100 V angelegt. Welche Arbeit muß aufgewendet werden, um eine positive Ladung von 1 pC von der negativ zu der positiv geladenen Platte durch das Feld des Kondensators zu transportieren?

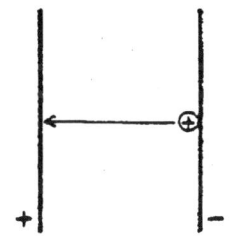

(A) 0

(B) 10^{-12} J

(C) 10^{-11} J

(D) 10^{-10} J

(E) 10^{-9} J

H97 4.195 Zwei Akkumulatoren von 2,0 V Leerlaufspannung und 0,02 Ω Innenwiderstand werden hintereinander geschaltet.

Welche Leerlaufspannung U_l und welchen Innenwiderstand R_i hat die Schaltung.

(A) $U_l = 4$ V $R_i = 0,04$ Ω

(B) $U_l = 4$ V $R_i = 0,02$ Ω

(C) $U_l = 4$ V $R_i = 0,01$ Ω

(D) $U_l = 2$ V $R_i = 0,04$ Ω

(E) $U_l = 2$ V $R_i = 0,01$ Ω

H97 4.196 Welchen Wert und welche Richtung hat die Stromstärke I im untenstehenden Zweig des nebenstehend abgebildeten Stromknotens?

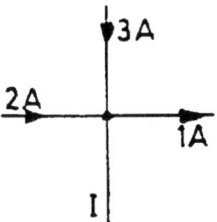

(A) 6 A nach oben (in den Knoten hinein)

(B) 6 A nach unten (aus dem Knoten heraus)

(C) 4 A nach oben (in den Knoten hinein)

(D) 4 A nach unten (aus dem Knoten heraus)

(E) Keine der obigen Aussagen trifft zu.

F98 4.197 Eine Batterie liefert bei einer Spannung von 12,0 V 2 Minuten lang eine Stromstärke von 5 A.

Wie groß ist die elektrische Leistung?

(A) 7 200 Watt

(B) 120 Watt

(C) 60 Watt

(D) 30 Watt

(E) 0,5 Watt

H97 4.198 Wie verhält sich mit steigender Temperatur die elektrische Leitfähigkeit bei üblichen Metallen und wäßrigen Elektrolyten (z.B. wäßrigen Salzlösungen)?

	Metalle	Elektrolyte
(A)	Zunahme	Zunahme
(B)	Zunahme	Abnahme
(C)	Konstant	Zunahme
(D)	Abnahme	Konstant
(E)	Abnahme	Zunahme

4.193 ✓ E   4.194 ✓ D   4.195 ✓ A   4.196 ✓ D   4.197 ✓ C   4.198 ✓ E

H97 **4.199**   Welchen Aussagen stimmen Sie zu?

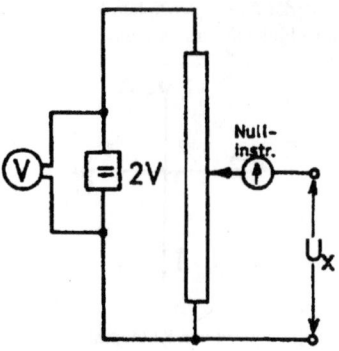

Mit der Kompensationsmethode soll eine unbekannte Spannung U_x bestimmt werden. Die Spannung der Vergleichsspannungsquelle beträgt 2,0 V.

Bei der Messung

(1) darf die zu bestimmende Spannung U_x nicht größer als 2,0 V sein.

(2) muß das Potentiometer so eingestellt werden, daß das Nullinstrument stromlos ist.

(3) darf der Potentiometerwiderstand nicht mehr als 2,0 Ω betragen.

(A) nur 2

(B) nur 1 und 2

(C) nur 1 und 3

(D) nur 2 und 3

(E) 1 bis 3 (alle)

H97 **4.200**   Die Resonanzkreisfrequenz eines näherungsweise verlustfreien Schwingkreises, bestehend aus einer Induktivität $L = 0,1\,\mathrm{H}$ und einer Kapazität $C = 25\,\mathrm{nF}$, beträgt.

(A) $2 \cdot 10^{-6}\,\mathrm{s}^{-1}$

(B) $5 \cdot 10^{-5}\,\mathrm{s}^{-1}$

(C) $2 \cdot 10^{4}\,\mathrm{s}^{-1}$

(D) $2 \cdot 10^{5}\,\mathrm{s}^{-1}$

(E) $4 \cdot 10^{8}\,\mathrm{s}^{-1}$

H97 **4.201**   Die beiden dargestellten Wechselspannungen unterscheiden sich

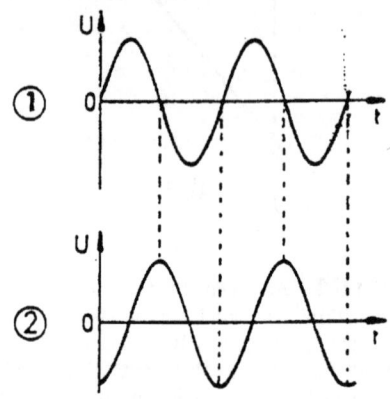

(A) um eine Frequenzänderung von $f/4$

(B) um eine Änderung der Periodendauer von $T/4$

(C) um eine Phasenverschiebung von $\pi/4$

(D) um eine Phasenverschiebung von $\pi/2$

(E) in ihrem Effektivwert

F98 **4.202**   Welchen Wert hat der unbekannte Widerstand R_x, wenn die Brücke mit den angegebenen Widerstandswerten genau abgeglichen ist?

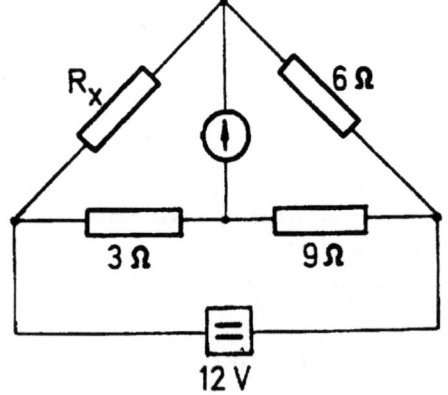

(A) $R_x = 18\,\Omega$

(B) $R_x = 12\,\Omega$

(C) $R_x = 6\,\Omega$

(D) $R_x = 3\,\Omega$

(E) $R_x = 2\,\Omega$

4.199 ✓ B   4.200 ✓ C   4.201 ✓ D   4.202 ✓ E

H97 **4.203** In einem homogenen Magnetfeld $\vec{B}$ bewegt sich ein Teilchen der Ladung e und der Masse m, dessen Geschwindigkeitsvektor $\vec{v}$ senkrecht auf $\vec{B}$ steht, auf einer Kreisbahn. Der Radius r des Kreises läßt sich berechnen durch Gleichsetzung der Beträge von Zentrifugal- und Lorentzkraft gemäß

(A) $m \cdot v \cdot r = e \cdot v \cdot B$

(B) $m \cdot v \cdot r = e \cdot v^2 \cdot B$

(C) $m \cdot v^2 \cdot r = e \cdot v \cdot B$

(D) $\frac{m \cdot v^2}{r} = e \cdot v \cdot B$

(E) $\frac{m \cdot v^2}{r} = e^2 \cdot v \cdot B$

H97 **4.204** Stromstärkemeßgeräte sollten einen hohen Innenwiderstand aufweisen,

weil

am Innenwiderstand von Stromstärkemeßgeräten ein Spannungsabfall auftritt, der groß sein sollte.

Antwort	Aussage 1	Aussage 2	Verknüpfung
A	richtig	richtig	richtig
B	richtig	richtig	falsch
C	richtig	falsch	—
D	falsch	richtig	—
E	falsch	falsch	—

H97 **4.205** Welche Aussage trifft zu?

Ein polares Molekül (z.B. HCl) erfährt im homogenen Feld eines Plattenkondensators:

(A) nur eine Anziehungskraft zur positiven Platte hin

(B) nur eine Anziehungskraft zur negativen Platte hin

(C) ein Drehmoment und eine Anziehung zur positiven Platte hin

(D) ein Drehmoment und eine Anziehung zur negativen Platte hin

(E) nur ein Drehmoment

H97 **4.206** Welche der folgenden Aussagen über einen idealen Plattenkondensator und seine Kapazität trifft **nicht** zu?

(A) Die Kapazität wächst mit der angelegten Spannung.

(B) Die Kapazität wächst mit zunehmender Plattengröße.

(C) Die Kapazität nimmt mit zunehmendem Plattenabstand ab.

(D) Die Kapazität hängt von der Dielektrizitätszahl des Mediums zwischen den Platten ab.

(E) Beim Anlegen einer Spannung üben die Platten eine anziehende Kraft aufeinander aus.

F98 **4.207** Welche Aussage trifft zu?

Wenn drei gleichartige Batterien mit je 6 V Klemmenspannung parallelgeschaltet werden, erhält man folgende Gesamtklemmenspannung U:

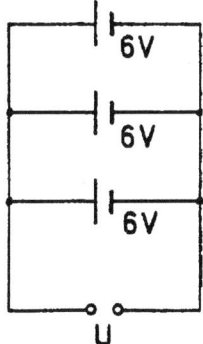

(A) 2 V

(B) 6 V

(C) 9 V

(D) 18 V

(E) Keiner der vorstehenden Werte trifft zu.

F98 **4.208** Zwei zylindrische metallische Drähte gleicher Länge und gleichen Materials, deren Radien sich wie $r_1 : r_2 = 1 : 2$ verhalten, sind hintereinandergeschaltet. Liegt eine elektrische Spannung an, so verhalten sich die beiden Teilspannungen an den Drähten wie

(A) $U_1 : U_2 = 1 : 4$

(B) $U_1 : U_2 = 1 : 2$

(C) $U_1 : U_2 = 1 : 1$

(D) $U_1 : U_2 = 2 : 1$

(E) $U_1 : U_2 = 4 : 1$

4.203 ✓ D   4.204 ✓ E   4.205 ✓ E   4.206 ✓ A   4.207 ✓ B   4.208 ✓ E

F98 4.209 Welche der folgenden Aussagen über die Kräfte, die zwei punktförmige elektrische Ladungen aufeinander ausüben, trifft zu?

(A) Die Kräfte sind umgekehrt proportional zu jeder der beiden Ladungen.

(B) Die Kräfte sind umgekehrt proportional zur Dielektrizitätszahl (früher: Dielektrizitätskonstante) des Mediums in dem sich die Ladungen befinden.

(C) Die Kräfte stehen senkrecht auf der Verbindungslinie der beiden Ladungen.

(D) Die Kräfte sind proportional dem Abstand der beiden Ladungen.

(E) Bei Ladungen gleichen Vorzeichens ergeben sich anziehende Kräfte zwischen den Ladungen.

F98 4.210 Die Spannung U am Widerstand R und die Stromstärke I durch R sollen gemeinsam gemessen werden.

Ordnen Sie bitte jeder der in der Liste 1 aufgeführten Schaltungen die zutreffende Aussage (Liste 2) für den Fall zu, daß die Innenwiderstände der Meßinstrumente zu berücksichtigen sind!

Liste 1

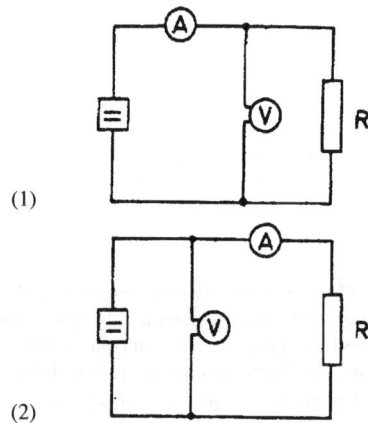

(1)

(2)

Liste 2

(A) U und I werden richtig angezeigt.

(B) U wird zu klein, I zu groß angezeigt.

(C) U wird richtig, I zu groß angezeigt.

(D) U wird zu groß, I richtig angezeigt.

(E) U wird zu groß, I zu klein angezeigt.

F98 4.211 Welche Antwort trifft zu?

Beim (elektrolytischen) Vergolden eines Werkstückes werden bei konstanter Stromstärke in 12 Stunden 10 g Gold niedergeschlagen.

In welcher Zeit würde bei gleicher Stromstärke ein Silberniederschlag etwa gleicher Masse entstehen?

Man rechne mit folgenden abgerundeten Werten:

Gold (Au)   3-wertig   relative Atommasse 200;

Silber (Ag)   1-wertig   relative Atommasse 100;

(A) 24 Stunden

(B) 18 Stunden

(C) 8 Stunden

(D) 6 Stunden

(E) 4 Stunden

F98 4.212 Welche Aussage trifft nicht zu?

Ein frei verschiebbarer und drehbarer permanenter elektrischer Dipol befinde sich in einem elektrischen Feld.

(A) In einem homogenen Feld wirkt auf den Dipol eine Kraft, die seine Ortsveränderung bewirken kann.

(B) In einem homogenen Feld wirkt auf den Dipol ein Drehmoment, das ihn parallel zu den Feldlinien auszurichten sucht.

(C) In einem inhomogenen Feld wirkt auf den Dipol im allgemeinen eine resultierende Kraft, die seine Ortsveränderung bewirken kann.

(D) Nach dem Umpolen eines Gleichfelds ändert sich die Einstellrichtung des Dipols.

(E) In einem elektrischen Wechselfeld hinreichend geringer Frequenz ändert der Dipol periodisch seine Richtung.

F98 4.213 In welchen der dargestellten Anordnungen gleicher Magnetnadeln tritt eine resultierende anziehende Kraft zwischen ihnen auf?

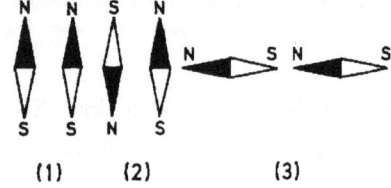

(1)   (2)   (3)

4.209✓ B   **4.210**✓ (1,C) (2,D)   **4.211**✓ C   **4.212**✓ A   **4.213**✓ D

(A) nur 2

(B) nur 3

(C) nur 1 und 3

(D) nur 2 und 3

(E) a bis 3 (alle)

F98 **4.214** Welche Aussage trifft nicht zu?

In der Regel nimmt bei Erhöhung der Temperatur

(A) die Dichte von festen Körpern ab.

(B) die Dichte von Flüssigkeiten ab.

(C) die isobare Dichte von Flüssigkeiten zu.

(D) der spezifische elektrische Widerstand von Metallen zu.

(E) der spezifische elektrische Widerstand von gebräuchlichen Halbleitermaterial ab.

F98 **4.215** Welche Aussagen treffen zu?

Ein verlustfreier Labor-Transformator wird mit einer Wechselspannung von 220V betrieben. Die Primärwicklung hat 1000 Windungen, die Sekundärwicklung 40 Windungen mit einem Abgriff bei 10 Windungen.

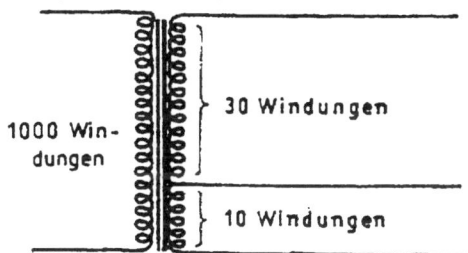

1000 Windungen

30 Windungen

10 Windungen

Folgende Spannungen sind abgreifbar:

(1) 2 V

(2) 6 V

(3) 12 V

(A) keine

(B) nur 1

(C) nur 2

(D) nur 1 und 2

(E) nur 1 und 3

F98 **4.216** Welche der folgenden Verknüpfungen zwischen den Beträgen der Feldgrößen magnetische Feldstärke H und magnetischer Flußdichte B treffen zu?

(1) Im Vakuum gilt $B = \mu_0 \cdot H$ (μ_0 magnetische Feldkonstante).

(2) Für diamagnetische Materie gilt $B = \mu_r \mu_0 H$ mit $\mu_r > 1$.

(3) Für paramagnetische Materie gilt $B = \mu_r \mu_0 H$ mit $\mu_r < 1$.

(A) nur 1

(B) nur 2

(C) nur 3

(D) nur 2 und 3

(E) 1 bis 3 (alle)

F98 **4.217** Welche Aussagen treffen zu?

An eine Steckdose eines auf „230V" umgestellten Labor-Netzes sind meßbar:

(1) Scheitelspannung 400 V

(2) Periodendauer 50 ms

(3) Effektivspannung 230 V

(4) Scheitelspannung 230 V

(A) nur 3

(B) nur 1 und 2

(C) nur 2 und 3

(D) nur 2 und 4

(E) nur 1, 2 und 3

F97 **4.218** Der Wechselstromwiderstand einer Spule nimmt mit steigender Frequenz ab,

weil

bei einer Spule Wechselspannung und -stromstärke gegeneinander phasenverschoben sind.

Antwort	Aussage 1	Aussage 2	Verknüpfung
A	richtig	richtig	richtig
B	richtig	richtig	falsch
C	richtig	falsch	—
D	falsch	richtig	—
E	falsch	falsch	—

4.214 ✓ C   4.215 ✓ D   4.216 ✓ A   4.217 ✓ A   4.218 ✓ D

F91 **4.219**　Wie groß ist die Amplitude (Scheitelwert) der Wechselspannung, die vom Oszilloskop mit der angegebenen Einstellung aufgezeichnet wird?

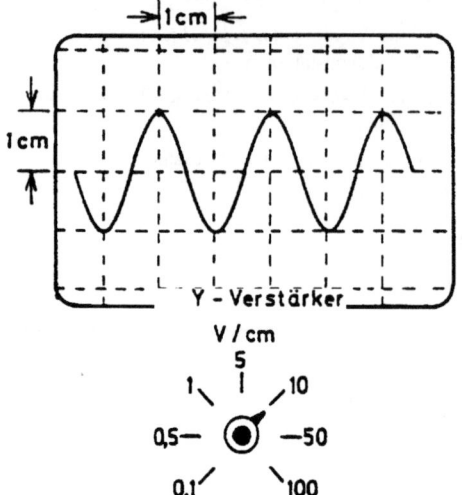

(A) 5 V

(B) 10 V / cm

(C) 10 V

(D) 20 V / cm

(E) 20 V

F98 **4.220**　Welchen der folgenden Aussagen zum Ladungstransport stimmen Sie zu?

(1) Er ist auch in Flüssigkeiten mit einem magnetischen Feld verknüpft.

(2) Er ist mit Bewegung positiver und negativer Ladungsträger verbunden.

(3) Er ist in wässriger Elektrolytlösungen mit Wanderung von Ladungsträgern in entgegengesetzten Richtungen verknüpft.

(A) nur 1

(B) nur 2

(C) nur 3

(D) nur 1 und 3

(E) nur 2 und 3

F98 **4.221**　Welche der folgenden Aussagen zum thermischen Verhalten gebräuchlicher Halbleitermaterialien treffen üblicherweise zu?

(1) Die elektrische Leitfähigkeit nimmt mit sinkender Temperatur ab.

(2) Die Konzentration beweglicher Ladungsträger nimmt mit steigender Temperatur zu.

(3) Der spezifische Widerstand nimmt mit steigender Temperatur zu.

(4) Die Energie zur Bildung beweglicher Ladungsträger kann aus der thermischen Energie aufgebracht werden.

(A) nur 1 und 2

(B) nur 1 und 3

(C) nur 2 und 3

(D) nur 3 und 4

(E) nur 1, 2 und 4

F98 **4.222**　Ordnen Sie den in Liste 1 aufgeführten Widerständen aus der nebenstehend dargestellten Schaltung, durch die insgesamt eine Stromstärke von 0,3 A fließt, den zutreffenden Wert der jeweils abfallenden Spannung zu!

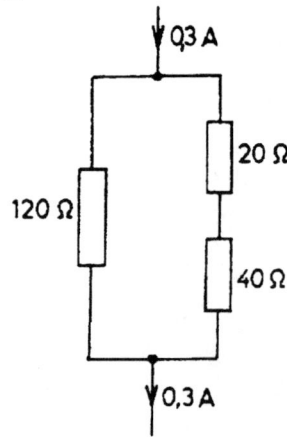

Liste 1

(1) 120 Ω
(2) 20 Ω

Liste 2

(A) 4 V

(B) 8 V

(C) 12 V

(D) 24 V

(E) 36 V

4.219 ✓ C　4.220 ✓ D　4.221 ✓ E　4.222 ✓ (1,C) (2,A)

5 Optik

F88 5.1 Welche Aussage trifft zu?

Das Huygenssche Prinzip sagt aus:

(A) Jeder Punkt einer Wellenfläche ist in isotropen Medien Ausgangspunkt einer Kugelwelle; die Einhüllende all dieser Kugelwellen ergibt die neue Wellenfläche.

(B) Jeder Punkt in der Wellenfläche einer Kugelwelle ist Ausgangspunkt einer ebenen Welle.

(C) In durchsichtiger Materie (z.B. Glas) ist die Lichtgeschwindigkeit umso geringer, je niedriger die Frequenz des Lichtes ist.

(D) Nur ebene Wellen können miteinander interferieren.

(E) Nur longitudinale Wellen können polarisiert werden.

F88 5.2 Welchen der folgenden Aussagen stimmen Sie zu?

Für Lichtausbreitung gilt:

(1) Licht kann polarisiert werden.

(2) Licht kann als transversale Welle beschrieben werden.

(3) Zwei Wellen gleicher Schwingungsebene, gleicher Frequenz, gleicher Amplitude und der Phasendifferenz $\pi/2$ löschen sich aus, wenn sie interferieren.

(4) Licht hat sowohl Wellencharakter als auch Quantencharakter.

(A) nur 1, 2 und 3

(B) nur 1, 2 und 4

(C) nur 1, 3 und 4

(D) nur 2, 3 und 4

(E) 1 bis 4 (alle)

F88 5.3 Licht interferiere hinter einem Gitter. Ordnen Sie bitte jeder der in Liste 1 aufgeführten Größen die zutreffende Strecke in der unten abgebildeten Konstruktion (Liste 2) an einem Ausschnitt des Gitters zu.

Liste 1

(1) Gitterkonstante g

(2) Gangunterschied Δs zwischen den Strahlen I und II hinter dem Gitter

Liste 2

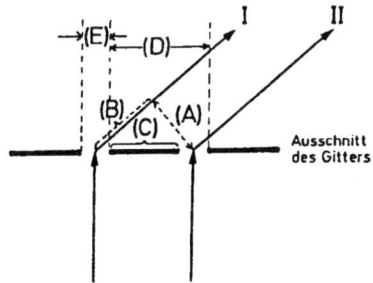

Ausschnitt des Gitters

F88 5.4 Welchen Aussagen zur Totalreflexion stimmen Sie zu?

Totalreflexion

(1) liegt vor, wenn die untergehende Sonne auf einer ruhigen Wasseroberfläche spiegelnde Reflexe liefert.

(2) liegt vor, wenn die gesamte auffallende Strahlung reflektiert wird, dabei aber Einfalls- und Ausfallswinkel nicht gleich sind.

(3) ist nur möglich, wenn der Lichtstrahl vom optisch dichteren auf das optisch dünnere Medium auffällt.

(4) kann nur dann auftreten, wenn der Einfallswinkel einen bestimmten Grenzwinkel überschreitet.

(A) nur 1 und 4

(B) nur 3 und 4

(C) nur 1, 2 und 3

(D) nur 2, 3 und 4

(E) 1 bis 4 (alle)

F90 5.5 Welche Zeit benötigt ein Funksignal (Frequenz $1{,}5 \cdot 10^{10}$ Hz), um die Strecke Erde — Sonne (Abstand ca. $1{,}5 \cdot 10^8$ km) und wieder zurück zu durchlaufen?

(A) $5 \cdot 10^2$ s

(B) $1 \cdot 10^3$ s

(C) $1 \cdot 10^6$ s

(D) $3 \cdot 10^6$ s

(E) $1 \cdot 10^9$ s

5.1 ✓ A   **5.2** ✓ B   **5.3** ✓ (1,D) (2,B)   **5.4** ✓ B   **5.5** ✓ B

F88 5.6   Von einem weit entfernten Gegenstand der (linearen) Gegenstandsgröße G wird durch eine Sammellinse ein reelles Bild etwa in der Brennebene entworfen. Für eine Linse der Brennweite f_1 erhält man die (lineare) Bildgröße B_1, für eine Linse der Brennweite f_2 die (lineare) Bildgröße B_2. Es gilt

(A) $B_1/B_2 = f_1/f_2$

(B) $B_1/B_2 = f_2/f_1$

(C) $B_1/B_2 = 1$

(D) $B_1/G = G/B_2$

(E) $B_1 \cdot B_2 = 1/G^2$

F90 5.7   Welche Aussage trifft **nicht** zu?

Bei einem Lichtmikroskop mit auswechselbarem Objektiv und Okularen seien folgende Vergrößerungsangaben anzutreffen:

Auf den Objektiven: 6-fach, 25-fach, 40-fach

Auf den Okularen: 10-fach, 20-fach

Damit sind u.a. folgende Gesamtvergrößerungen einstellbar:

(A) 45-fach

(B) 60-fach

(C) 120-fach

(D) 400-fach

(E) 800-fach

F90 5.8   Welche Aussage trifft zu?

Unter Rotationsdispersion versteht man

(A) die chromatische Aberration an rotationssymmetrischen Linsen.

(B) optische Erscheinungen, die bei einem rotierenden Prisma auftreten.

(C) Die Brechzahlverteilung in einem Zentrifugensediment.

(D) die Drehung der Schwingungsebene polarisierten Lichtes durch optisch aktive Substanzen.

(E) die Frequenzabhängigkeit des Drehwinkels der Schwingungsebene elektromagnetischer Wellen in optisch aktiven Substanzen.

F91 5.9   Welche der folgenden Aussagen über das Licht trifft **nicht** zu?

(A) Die Ausbreitungsgeschwindigkeit des Lichts beträgt im Vakuum etwa $300000\,\text{km}/\text{s}$.

(B) Licht kann linear polarisiert werden.

(C) In manchen Experimenten zeigt Licht Welleneigenschaften.

(D) In manchen Experimenten zeigt Licht Korpuskeleigenschaften.

(E) Licht ist eine longitudinale elektromagnetische Welle.

F91 5.10   Welche Aussage trifft zu?

Ordnet man die elektromagnetischen Strahlungsarten

Sichtbares Licht   (VIS)

Infrarote Strahlung   (IR)

Ultraviolette Strahlung   (UV)

nach zunehmenden Frequenzen, so ist die richtige Reihenfolge

(A) VIS, IR, UV

(B) VIS, UV, IR

(C) IR, VIS, UV

(D) IR, UV, VIS

(E) UV, VIS, IR

F91 5.11   Das Licht einer Strahlungsquelle mit folgendem Spektrum

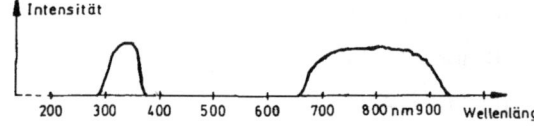

ist für das Auge

(A) weiß

(B) blau-violett

(C) grün

(D) rot

(E) unsichtbar

5.6✓A   **5.7**✓A   **5.8**✓E   **5.9**✓E   **5.10**✓C   **5.11**✓D

F91 5.12 Welche der folgenden Darstellungen gibt den Durchgang eines Lichtstrahls durch eine planparallele Glasplatte im Vakuum qualitativ richtig wieder?

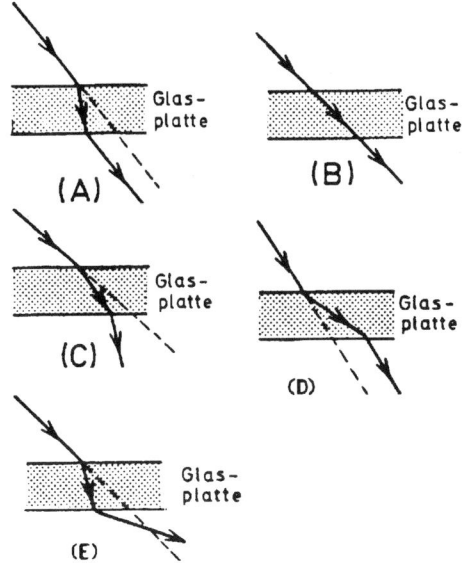

F91 5.13 Welchen der folgenden Aussagen stimmen Sie zu?

Mit einem Prisma soll ein (monochromatischer) Lichtstrahl abgelenkt werden (vgl. Skizze).

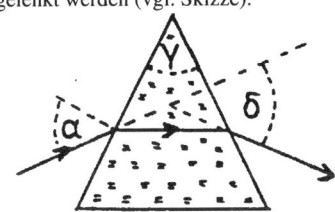

Die Größe des Ablenkwinkels δ ist u.a. abhängig

(1) von der Brechzahl des Mediums, in dem sich das Prisma befindet.

(2) vom Winkel γ zwischen den Prismenflächen.

(3) vom Einfallswinkel α des Lichtstrahls.

(4) von der Länge des Lichtweges im Prisma (bei festem α und γ).

(A) nur 3

(B) nur 2 und 3

(C) nur 1, 2 und 3

(D) nur 1, 2 und 4

(E) 1 bis 4 (alle)

F91 5.14 Ein Gegenstand der Größe $G = 6\,\text{cm}$ stehe senkrecht zur optischen Achse vor einer Sammellinse in der Gegenstandsweite $g = 8\,\text{cm}$. Ein reelles Bild entstehe in der Bildweite $b = 24\,\text{cm}$.

Ordnen Sie bitte den Größen aus Liste 1 den zutreffenden Zahlenwert aus Liste 2 zu.

Liste 1

(1) Brennweite f der Linse

(2) Bildgröße B

Liste 2

(A) $1/6\,\text{cm}$

(B) $2\,\text{cm}$

(C) $6\,\text{cm}$

(D) $18\,\text{cm}$

(E) $24\,\text{cm}$

F91 5.15 Ein Polarimeter zur Untersuchung optisch aktiver Substanzen soll aufgebaut werden. Ein Laborant habe folgende schematisch skizzierte Apparatur zusammengestellt:

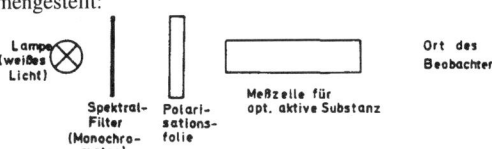

Die Apparatur ist als Polarimeter zu verwenden,

(A) ohne weitere Änderungen.

(B) wenn das Spektralfilter entfernt ist.

(C) wenn zwischen Spektralfilter und Polarisationsfolie ein Beugungsgitter eingefügt wird.

(D) wenn zwischen Meßzelle und den Ort des Beobachters eine weitere, drehbare Polarisationsfolie eingefügt wird.

(E) wenn die Polarisationsfolie zwischen Spektralfilter und Meßzelle entfernt und statt dessen zwischen Meßzelle und Ort des Beobachters gesetzt wird.

5.12 ✓ A   **5.13** ✓ C   **5.14** ✓ (1,C) (2,D)   **5.15** ✓ D

F91 5.16 In welcher der folgenden Darstellungen wird die Auswirkung der sphärischen Aberration einer konvexen sphärischen Linse, die sich in Luft befinde, auf die Brechung eines achsenparallelen Strahlenbündels qualitativ richtig dargestellt?

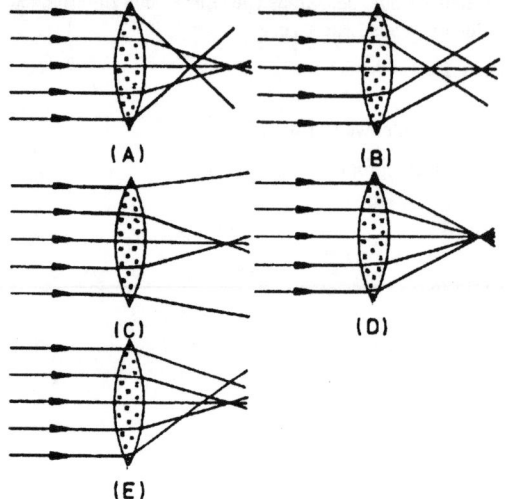

(A) (B) (C) (D)

(E)

F91 5.17 Welchen der folgenden Aussagen zum Lichtmikroskop stimmen Sie zu?

(1) Das Objektiv entwirft vom Gegenstand ein vergrößertes reelles Zwischenbild.

(2) Die Vergrößerung des Mikroskops hängt von der Brennweite des Objektives und des Okulars ab.

(3) Das Auflösungsvermögen wächst mit der Brechzahl der verwendeten Immersionsflüssigkeit.

(A) nur 1

(B) nur 2

(C) nur 1 und 2

(D) nur 2 und 3

(E) 1 bis 3 (alle)

F93 5.18 Mit einer Kleinbildkamera, deren Objektiv (dünne Linse) eine Brennweite von 5 cm hat, wird im Labor eine Probe bei einer Gegenstandsweite von 30 cm fotografiert.

Für eine scharfe Aufnahme brauchen Sie die Bildweite:

(A) 35 cm

(B) 25 cm

(C) 6 cm

(D) 5 cm

(E) 3,5 cm

F93 5.19 Eine bikonvexe Linse aus Glas mit der Brechzahl (Brechungsindex) $n = 1,53$ wird in verschiedene Flüssigkeiten (Liste 1) getaucht. Ordnen Sie jedem dieser Fälle die zutreffende Antwort (Liste 2) zu, wie sich der Brechwert (früher Brechkraft) der Linse ändert, verglichen mit ihrem Brechwert in Luft.

Liste 1

(1) Wasser, $n = 1,33$

(2) Benzol, $n = 1,53$

(3) 1-Brom-naphtalin, $n = 1,66$

Liste 2

(A) Der Brechwert ist negativ (Zerstreuungslinse)

(B) Der Brechwert verschwindet (wird = 0)

(C) Der Brechwert wird kleiner, bleibt aber positiv

(D) Der Brechwert bleibt gleich

(E) Der Brechwert wird gößer

F93 5.20 Welchen der folgenden Aussagen stimmen Sie zu?

Zwei Lichtwellen können sich vollständig auslöschen, wenn

(1) sie die gleiche Amplitude aufweisen

(2) sie die gleiche Frequenz aufweisen

(3) ihre Phasendifferenz 0 beträgt

(4) sie die gleiche Lage der Polarisationsebene aufweisen

(A) nur 1, 2 und 3

(B) nur 1, 2 und 4

(C) nur 1, 3 und 4

(D) nur 2, 3 und 4

(E) 1 bis 4 (alle)

5.16✓ A   **5.17**✓ E   **5.18**✓ C   **5.19**✓ (1,C) (2,B) (3,A)   **5.20**✓ B

F93 **5.21** Zwei dünne Sammellinsen der Brennweite 6 cm bzw. 30 cm werden dicht hintereinander gesetzt.

Wie groß ist die Brennweite des Linsensystems?

(A) 0,2 cm

(B) 5 cm

(C) 20 cm

(D) 36 cm

(E) 180 cm

F94 **5.22** Licht der Frequenz $f = 5 \cdot 10^{14}$ Hz breite sich in einem Lichtleiter mit einer Geschwindigkeit $c = 2,5 \cdot 10^8$ m / s aus.

Wie groß ist die Wellenlänge λ des Lichts im Lichtleiter?

(A) $\lambda = 7,5\,\mu m$

(B) $\lambda = 5,0\,\mu m$

(C) $\lambda = 2,5\,\mu m$

(D) $\lambda = 0,75\,\mu m$

(E) $\lambda = 0,50\,\mu m$

F93 **5.23** Welchen der folgenden Aussagen stimmen Sie zu?

Für normale Rotationsdispersion gilt:

(1) Eine Probe zeigt bei verschiedenen Farben des Lichtes unterschiedliche Drehwinkel der Polarisationsebene.

(2) Blaues Licht wird weniger als rotes Licht gedreht.

(3) Rotes Licht wird weniger gedreht als gelbes Licht.

(4) Der Effekt tritt bei Zucker nicht auf.

(A) nur 1

(B) nur 4

(C) nur 1 und 2

(D) nur 1 und 3

(E) nur 1, 3 und 4

F94 **5.24** Eine (dünne) Zerstreuungslinse hat eine Brennweite von −40 cm. Wie groß ist ihr Brechwert?

(A) −40 dpt

(B) −4 dpt

(C) −2,5 dpt

(D) $-\frac{1}{4}$ dpt

(E) $-\frac{1}{40}$ dpt

F94 **5.25** Eine Lupe trägt die Vergrößerungsangabe „3x". Wie groß ist die Brennweite der Lupe etwa?

(A) 75 cm

(B) $\frac{25}{3}$ cm

(C) 3 cm

(D) $\frac{1}{3}$ cm

(E) $\frac{3}{25}$ cm

F94 **5.26** Ein sphärischer Hohlspiegel mit einem Radius 20 cm entwerfe von einem Gegenstand G mit einer Ausdehnung von 1 cm, der im Krümmungsmittelpunkt M des Spiegels senkrecht zur optischen Achse aufgestellt ist (vgl. Zeichnung), ein reelles Bild. In welchem Abstand vom Scheitelpunkt S des Spiegels entsteht das Bild und wie groß ist es?

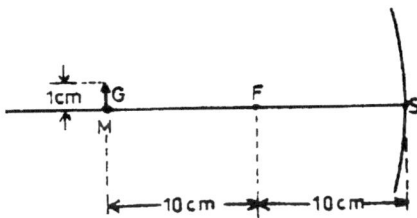

	Bildabstand von S	Größe des Bildes
(A)	20 cm	1 cm
(B)	20 cm	2 cm
(C)	10 cm	1 cm
(D)	10 cm	0,5 cm
(E)	40 cm	2 cm

5.21 √ B   5.22 √ E   5.23 √ D   5.24 √ C   5.25 √ B   5.26 √ A

F94 5.27 Ein paralleles Lichtbündel läuft durch Glas (Brechzahl $n = 1,5$) und trifft unter dem Winkel β schräg auf die an Wasser (Brechzahl $n = 1,33$) grenzende Oberfläche des Glases.

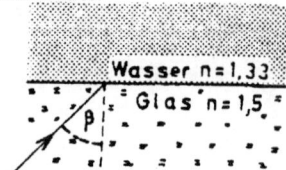

Wie berechnet sich der Grenzwinkel der Totalreflexion β_g?

(A) $\sin\beta_g = \frac{1,33}{1,5}$

(B) $\sin\beta_g = \frac{1,5}{1,33}$

(C) $\sin\beta_g = 1,33 - 1,5$

(D) $\sin\beta_g = 1,5 - 1,33$

(E) $\sin\beta_g = \frac{1,5-1,33}{1,5}$

F94 5.28 Bei welchem der folgenden Effekte zeigt sich die Wellennatur des Lichts am deutlichsten?

(A) Lumineszenz

(B) chromatische Aberration

(C) Totalreflexion

(D) Brechung

(E) Interferenz

F94 5.29 Welche der folgenden Aussagen zur Funktionsweise von Objektiv, Okular und Tubus eines üblichen Mikroskops (für visuelle Beobachtung) treffen zu?

(1) Das Objektiv entwirft ein virtuelles Bild des Objektes.

(2) Das Okular entwirft ein reelles Bild.

(3) Der Tubus wird zur Verbesserung des Auflösungsvermögens evakuiert.

(A) keine

(B) nur 1

(C) nur 3

(D) nur 1 und 2

(E) 1 bis 3 (alle)

F94 5.30 Ordnen Sie den Spektren aus Liste 1 den zutreffenden Farbeindruck zu, den das menschliche Auge bei elektromagnetischer Strahlung mit dem entsprechenden Spektrum empfindet!

Liste 1

(1)

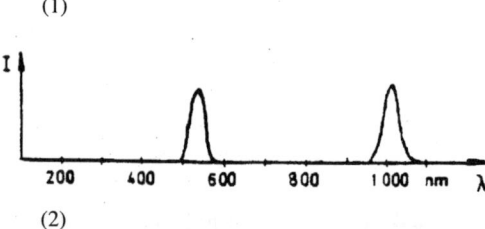

(2)

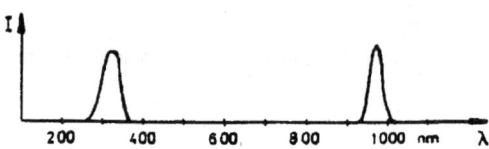

Liste 2

(A) unsichtbar

(B) violett

(C) grün

(D) rot

(E) weiß

F94 5.31 Eine Anordnung aus Glühlampe, Lochblende, Sammellinse liefere ein paralleles Lichtbündel. Wo kann ein (dünnes) Farbfilter eingefügt werden, damit die austretende Strahlung annähernd monochromatisch ist?

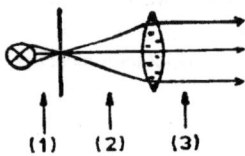

Das Farbfilter kann angeordnet sein

(A) nur bei 1

(B) nur bei 2

(C) nur bei 3

(D) nur bei 2 oder 3

(E) beliebig bei 1, 2 oder 3

5.27 √ A   5.28 √ E   5.29 √ A   5.30 √ (1,C) (2,A)   5.31 √ E

H88 **5.32** Zwei dünne Sammellinsen der Brennweiten f_1 bzw. f_2 werden dicht hintereinandergesetzt.

Die Brennweite f des Linsensystems errechnet sich zu

(A) $f = f_1 + f_2$

(B) $f = \frac{f_1 + f_2}{2}$

(C) $f = f_1 \cdot f_2$

(D) $f = \frac{f_1 \cdot f_2}{f_1 + f_2}$

(E) $f = \frac{f_1 + f_2}{f_1 \cdot f_2}$

F94 **5.33** Welche der folgenden Aussagen treffen zu?

Unpolarisiertes Licht kann fast vollständig linear polarisiert werden durch:

   (1) Reflexion an einer Glasplatte unter dem Brewsterwinkel

   (2) Durchgang durch eine Zuckerlösung

   (3) Mittels einer dichroitischen Folie

(A) nur 1

(B) nur 3

(C) nur 1 und 3

(D) nur 2 und 3

(E) 1 bis 3 (alle)

H88 **5.34** Welche der folgenden Aussagen treffen zu?

Ein virtuelles Bild eines Gegenstandes kann erzeugt werden durch einfache Abbildung mit

   (1) einem Hohlspiegel.

   (2) einem ebenen Spiegel.

   (3) einer Zerstreuungslinse.

(A) nur 1

(B) nur 2

(C) nur 1 und 3

(D) nur 2 und 3

(E) 1 bis 3 (alle)

H88 **5.35** Welche der folgenden Eigenschaften eines Objekts können in einem Polarisationsmikroskop den Bildkontrast gegenüber einer Beobachtung mit natürlichem Licht ändern?

   (1) Dichte

   (2) Doppelbrechung

   (3) Dichroismus

(A) nur 1

(B) nur 2

(C) nur 1 und 3

(D) nur 2 und 3

(E) 1 bis 3 (alle)

H89 **5.36** x, y, z seien die Achsen eines räumlichen kartesischen Koordinatensystems. Ein Strahl linear polarisierten Lichts breite sich in y-Richtung aus (Skizze).

Welche Schwingungsrichtungen (in den Skizzen durch einen Doppelpfeil gekennzeichnet) sind möglich?

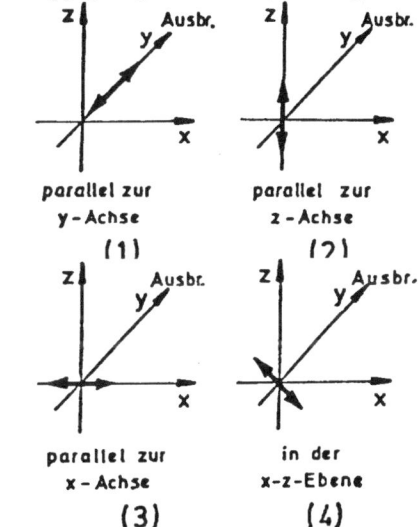

(A) nur 1

(B) nur 2

(C) nur 2 und 3

(D) nur 2, 3 und 4

(E) 1 bis 4 (alle)

5.32 ✓ D   5.33 ✓ C   5.34 ✓ E   5.35 ✓ D   5.36 ✓ D

H89 5.37   Welche der folgenden Aussagen über die Ausbreitung des Lichtes trifft **nicht** zu?

(A) Licht breitet sich im Vakuum geradlinig aus.

(B) Die Ausbreitungsgeschwindigkeit in Materie hängt im allgemeinen von der Frequenz des Lichtes ab.

(C) Die Ausbreitungsgeschwindigkeit ist im Vakuum geringer als in Materie.

(D) Die Brechzahl eines Stoffes hängt im allgemeinen von der Frequenz des Lichtes ab.

(E) An kleinen Öffnungen wird Licht gebeugt.

H89 5.38   Ein Lichtstrahl tritt durch zwei dicke planparallele Glasscheiben, die in einigem Abstand in Luft parallel aufgestellt sind.

Welches Bild zeigt den Verlauf des Lichtstrahls qualitativ zutreffend?

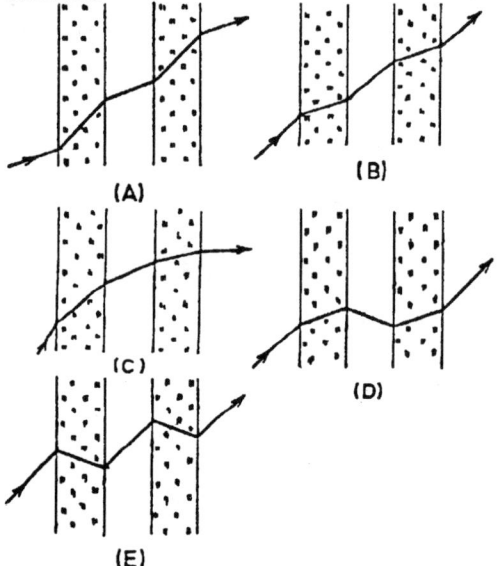

H89 5.39   Welchen der folgenden Aussagen zu Linsenfehlern stimmen Sie zu?

(1) Die chromatische Aberration beruht darauf, daß die Brechzahl des Linsenmaterials von der Wellenlänge des einfallenden Lichtes abhängt.

(2) Die sphärische Aberration wird dadurch sichtbar, daß der Brennpunkt für achsennahe Parallelstrahlen anders liegt als der Brennpunkt für achsenferne Parallelstrahlen.

(3) Sowohl chromatische als auch sphärische Aberration können bei Zerstreuungslinsen auftreten.

(A) nur 1

(B) nur 1 und 2

(C) nur 1 und 3

(D) nur 2 und 3

(E) 1 bis 3 (alle)

H89 5.40   Ein Gegenstand G steht schräg vor einem ebenen Spiegel.

Wie ist das zugehörige virtuelle Bild (im Rahmen der Zeichengenauigkeit) zu skizzieren?

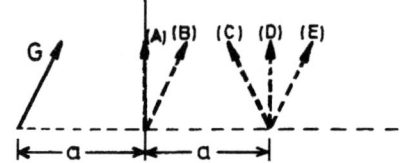

H89 5.41   Wie läuft der gestrichelt eingezeichnete Strahl rechts von der Linse weiter?

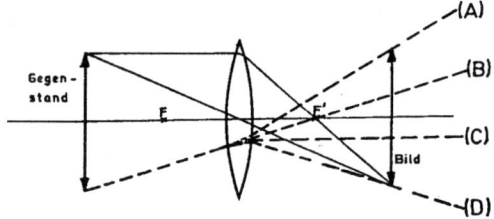

(E) keiner der gezeichneten Richtungen trifft zu.

H89 5.42   Die dargestellten (dünnen) Linsen seien aus einem Material der Brechzahl 1,4 hergestellt und befinden sich in einer umgebenden Flüssigkeit der Brechzahl 1,5.

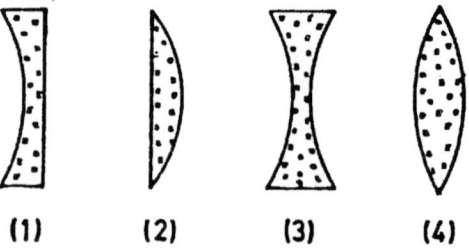

Welche von ihnen wirken unter diesen Umständen als Sammellinsen?

5.37 ✓ C   5.38 ✓ B   5.39 ✓ E   5.40 ✓ C   5.41 ✓ A   5.42 ✓ D

(A) nur 1

(B) nur 2

(C) nur 4

(D) nur 1 und 3

(E) nur 2 und 4

H89 **5.43** Ein Mikroskop erbringt eine Vergrößerung $V = 480$. Das Objektiv wird gegen eines mit doppelter, das Okular gegen eines mit dreifacher Brennweite ausgetauscht.

Die Vergrößerung beträgt dann:

(A) 60

(B) 80

(C) 240

(D) 320

(E) 720

H90 **5.44** Welche der folgenden Darstellungen gibt die Brechung von Licht an einem Prisma mit normaler Dispersion schematisch richtig wieder?

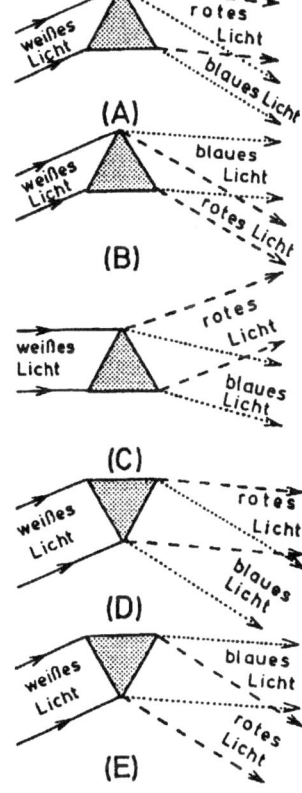

H89 **5.45** Welche Aussage trifft zu?

Ein unpolarisierter Lichtstrahl fällt unter dem Einfallswinkel α aus Luft auf eine Glasplatte (Brechzahl n) und wird teilweise reflektiert und teilweise gebrochen (Brechungswinkel β). Der reflektierte Strahl ist stets dann vollständig linear polarisiert, wenn folgende **hinreichende** Bedingung erfüllt ist:

(A) Einfallswinkel gleich Brechungswinkel ($\alpha = \beta$)

(B) Einfallswinkel gleich Reflexionswinkel

(C) $\frac{\sin \alpha}{\sin \beta} = n$

(D) $\frac{\sin \beta}{\sin \alpha} = n$

(E) $\alpha + \beta = 90°$

H90 **5.46** Licht im blauen Teil des Spektrums hat eine Frequenz $f = 7 \cdot 10^{14}$ Hz.

Welche Frequenz könnte zu sichtbarem rotem Licht gehören?

(A) $4{,}5 \cdot 10^{13}$ Hz

(B) $1{,}4 \cdot 10^{14}$ Hz

(C) $4{,}5 \cdot 10^{14}$ Hz

(D) $1{,}4 \cdot 10^{15}$ Hz

(E) $4{,}5 \cdot 10^{15}$ Hz

H90 **5.47** Welche Aussage trifft **nicht** zu?

Vollständig oder teilweise polarisiertes Licht kann aus natürlichem Licht erzeugt werden

(A) bei der Streuung an kleinen Teilchen in einer trüben Flüssigkeit

(B) durch die Dispersion des Vakuums.

(C) bei der Reflexion an einer Glasplatte unter dem Brewster-Winkel.

(D) beim Durchgang durch dichroitische Folien.

(E) durch Doppelbrechung in Kalkspat und anschließender Totalreflexion des „ordentlichen Strahls".

5.43 ✓ B   5.44 ✓ A   5.45 ✓ E   5.46 ✓ C   5.47 ✓ B

H91 5.48 Welche schematische Skizze beschreibt die Erzeugung und Begrenzung eines nahezu parallelen Lichtbündels mittels ausgedehnter Lichtquelle Q, nahezu punktförmiger Lochblende B und Sammellinse L der Brennweite f qualitativ richtig?

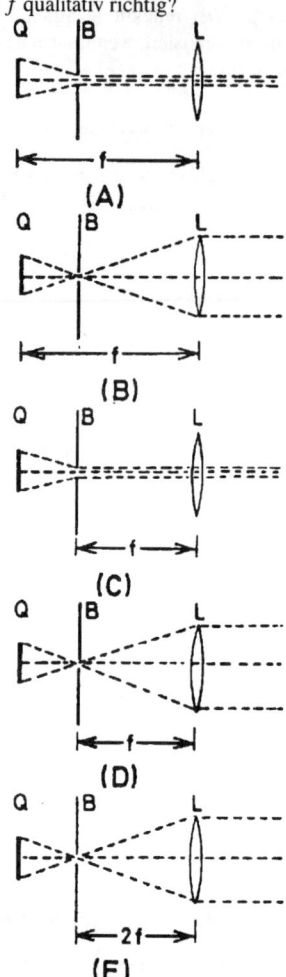

(A) nur 2

(B) nur 1 und 4

(C) nur 3 und 4

(D) nur 1, 2 und 3

(E) 1 bis 4 (alle)

H92 5.50 In einem Gitterspektrometer wird das Gitter mit monochromatischem Natrium-Licht beleuchtet. Auf dem Schirm können mehrere Ordnungen beobachtet werden.

Wie ändert sich der Abstand der Linien, wenn das Gitter ausgetauscht wird gegen eines mit einer doppelt so großen Gitterkonstanten?

(A) Er geht auf die Hälfte zurück.

(B) Er geht auf ein Viertel zurück.

(C) Überhaupt nicht.

(D) Er verdoppelt sich.

(E) Er wird viermal so groß.

H91 5.49 Welchen der folgenden Aussagen stimmen Sie zu?

Ein paralleles, monochromatisches Lichtbündel tritt senkrecht durch eine Küvette mit einer Lösung optisch aktiver Substanz. Dabei

(1) verringert sich die Frequenz des Lichtes.

(2) wird die Polarisationsebene des Lichtes gedreht.

(3) tritt Doppelbrechung auf.

(4) vergrößert sich die Wellenlänge des Lichtes.

H91 5.51 Welche der folgenden Verfahren oder Anordnungen werden unmittelbar zur Herstellung von linear polarisiertem Licht aus unpolarisiertem Licht benutzt?

(1) Totalreflexion am optisch dünneren Medium

(2) Durchstrahlung von optisch drehender Substanz

(3) dichroitische Folien

(A) keine

(B) nur 3

(C) nur 1 und 2

(D) nur 1 und 3

(E) nur 2 und 3

5.48✓ D   5.49✓ A   5.50✓ A   5.51✓ B

H92 **5.52** Eine dünne Sammellinse der Brennweite 10 cm entwirft ein Bild von einem 50 cm entfernten Gegenstand.

Ist dieses Bild reell oder virtuell, und wie groß ist die Bildweite?

	Bild	Bildweite
(A)	reell	50 cm
(B)	reell	12.5 cm
(C)	reell	0.08 cm
(D)	virtuell	12.5 cm
(E)	virtuell	0.08 cm

H93 **5.53** Eine dünne Sammellinse der Brennweite 12 cm und eine dünne Zerstreuungslinse der Brennweite −48 cm werden dicht aneinander gesetzt.

Welche Wirkung und Brennweite hat das so gebildete System?

(A) sammelnd, 16 cm

(B) sammelnd, 36 cm

(C) sammelnd, 60 cm

(D) zerstreuend, −16 cm

(E) zerstreuend, −36 cm

H93 **5.54** Ein Lichtstrahl fällt schräg auf eine planparallele Glasplatte. Beim Eintritt und beim Austritt findet teilweise Reflexion bzw. Brechung statt.

Welches Bild trifft qualitativ zu?

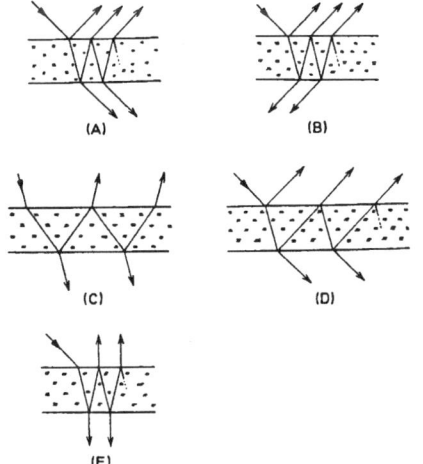

H93 **5.55** Welche der folgenden Aussagen trifft auf das Lichtmikroskop **nicht** zu?

(A) Das Auflösungsvermögen (Unterscheidbarkeit von Objekteinzelheiten) wächst mit der Brechzahl der verwendeten Immersionsflüssigkeit.

(B) Das Auflösungsvermögen (Unterscheidbarkeit von Objekteinzelheiten) nimmt mit zunehmender Wellenlänge der verwendeten Strahlung zu.

(C) Die Vergrößerung des Mikroskops hängt von den Brennweiten des verwendeten Objektivs und des Okulars ab.

(D) Das Objektiv entwirft von dem Gegenstand ein vergrößertes reelles Zwischenbild.

(E) Das Okular wirkt als Lupe, mit der das Auge das Zwischenbild betrachten kann.

H94 **5.56** Wie ändert sich in der nebenstehend skizzierten Anordnung das Bild, wenn sich auf die Stelle der Linse, an der der Parallelstrahl der Bildkonstruktion auftrifft, eine Fliege setzt?

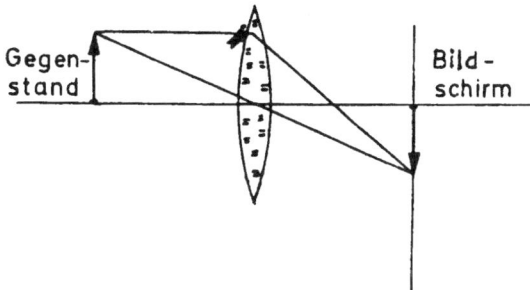

(A) Das Bild wird völlig unscharf.

(B) Die Spitze des Gegenstandes wird nicht mehr abgebildet.

(C) Das Bild wird geringfügig lichtschwächer.

(D) Anstelle der Spitze des Gegenstandes erscheint auf dem Schirm das Bild der Fliege scharf.

(E) Man sieht auf dem Schirm nur noch das unscharfe Bild der Fliege.

5.52√ B   5.53√ A   5.54√ A   5.55√ B   5.56√ C

H93 5.57 Welche der unten aufgeführten Linsen aus Glas wirken in Luft als Sammellinsen.

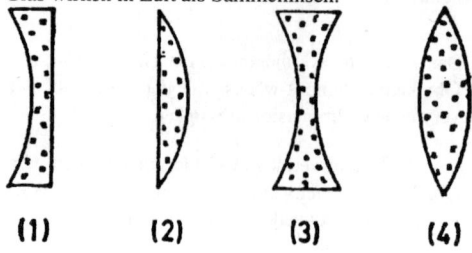

(1)   **(2)**   **(3)**   **(4)**

(A) nur 4

(B) nur 1 und 3

(C) nur 2 und 4

(D) nur 2, 3 und 4

(E) 1 bis 4 (alle)

H95 5.58 Die Lichtgeschwindigkeit in Luft beträgt rund 300 000 km / s. In Glas rund 200 000 km / s.

Wie groß sind Frequenz und Wellenlänge im Glas, wenn sie in Luft $5 \cdot 10^{14}$ Hz und $0,6\,\mu m$ betragen, ungefähr?

(A) $5 \cdot 10^{14}$ Hz und $0,6\,\mu m$

(B) $5 \cdot 10^{14}$ Hz und $0,4\,\mu m$

(C) $3,33 \cdot 10^{14}$ Hz und $0,6\,\mu m$

(D) $3,33 \cdot 10^{14}$ Hz und $0,4\,\mu m$

(E) $7,5 \cdot 10^{14}$ Hz und $0,4\,\mu m$

F95 5.59 In ein ursprünglich weißes Lichtbündel stellt man hintereinander je eine Küvette mit einer nur blaues Licht durchlassenden und einer nur rotes Licht durchlassenden Flüssigkeit. Hinter der zweiten Küvette beobachtet man:

(A) Dunkelheit

(B) violettes Licht

(C) grünes Licht

(D) rotes Licht

(E) weißes Licht

H93 5.60 Welche der folgenden Aussagen treffen zu?

Eine Probe einer optisch drehenden Substanz wird gelöst und im Polarimeter untersucht. Für den Winkel α der optischen Drehung gilt:

(1) α ist umgekehrt proportional zur Küvettenlänge

(2) α ist proportional zur Konzentration des gelösten Stoffes in der Lösung (bei geringen Konzentrationen)

(3) α ist unabhängig vom verwendeten Lösungsmittel

(A) nur 1

(B) nur 2

(C) nur 1 und 2

(D) nur 2 und 3

(E) 1 bis 3 (alle)

H94 5.61 Welche Beziehung gilt für die Ausbreitungsgeschwindigkeit c einer Lichtwelle (f Frequenz, λ Wellenlänge, ω Kreisfrequenz, T Periodendauer, h Plancksches Wirkungsquantum, t Zeit)?

(A) $c = \frac{f}{\lambda}$

(B) $c = \lambda \cdot f$

(C) $c = h \cdot f$

(D) $c = \omega \cdot t$

(E) $c = \frac{\omega}{T}$

H95 5.62 Will man ein von einem ebenen Spiegel erzeugtes Bild photographieren, so ist für die Entstehung eines scharfen Bildes im Photoapparat einzustellen auf die Entfernung

(A) zum Spiegel

(B) zum tatsächlichen Gegenstand

(C) zum virtuellen Bild

(D) unendlich

(E) beliebig, es entsteht stets eine scharfe Abbildung beim Photographieren eines virtuellen Bildes.

5.57 ✓ C   5.58 ✓ B   5.59 ✓ A   5.60 ✓ B   5.61 ✓ B   5.62 ✓ C

H95 **5.63** Paralleles, monochromatisches Licht der Wellenlänge λ fällt, wie in nebenstehender Skizze angedeutet, auf ein optisches Strichgitter mit der Gitterkonstanten g.

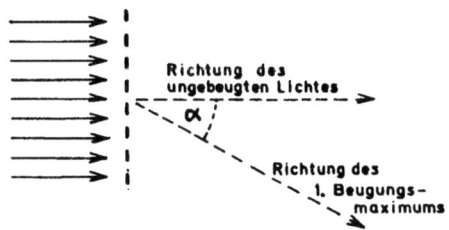

Für den Winkel α, unter dem man das 1. Beugungsmaximum beobachten kann, gilt:

(A) $\sin\alpha = \lambda \cdot g$

(B) $\sin\alpha = \frac{\lambda}{g}$

(C) $\sin\alpha = \frac{g}{2} \cdot \lambda$

(D) $\alpha = \frac{\lambda}{g}$

(E) $\alpha = \lambda \cdot g$

H95 **5.64** Eine Linse entwirft, wie dargestellt, von einem Gegenstand G im Abstand von 3 m ein reelles, umgekehrtes **gleichgroßes** Bild B.

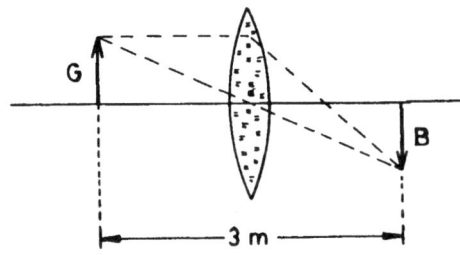

Wie groß ist die Brennweite der Sammellinse?

(A) $f = 0{,}75\,\text{m}$

(B) $f = 1{,}0\,\text{m}$

(C) $f = 1{,}3\,\text{m}$

(D) $f = 1{,}5\,\text{m}$

(E) $f = 3{,}0\,\text{m}$

F96 **5.65** Beim Übergang von einem optisch dichteren Medium mit der Brechzahl n_1 in ein optisch dünneres Medium mit der Brechzahl n_2 gilt für den Grenzwinkel der Totalreflexion

(A) $\sin\alpha_g = n_1/n_2$

(B) $\sin\alpha_g = n_2/n_1$

(C) $\tan\alpha_g = n_1/n_2$

(D) $\tan\alpha_g = n_2/n_1$

(E) Keine der vorstehenden Beziehungen

F96 **5.66** Welche Aussage trifft **nicht** zu?

Der Brechwert (früher Brechkraft) einer (einzelnen oder zusammengesetzten) dünnen Linse

(A) ist gleich dem Kehrwert ihrer Brennweite

(B) ist gleich dem Produkt der Einzelbrechwerte, wenn die Linse aus zwei Einzellinsen zusammengesetzt ist

(C) ist positiv für Sammellinsen

(D) ist negativ für Zerstreuungslinsen

(E) kann in Dioptrien angegeben werden

F96 **5.67** Welchen der folgenden Aussagen stimmen Sie zu?

Linear polarisiertes Licht fällt auf eine Küvette, die mit einer optisch drehenden Flüssigkeit (z.B. Zuckerlösung) gefüllt ist.

(1) Eine Drehung der Polarisationsebene findet nur statt, wenn das Licht monochromatisch ist.

(2) Die Größe des Winkels, um den die Polarisationsebene des Lichtes gedreht wird, hängt von der Frequenz des Lichtes ab.

(3) Die Größe des Winkels, um den die Polarisationsebene des Lichtes gedreht wird hängt von der Konzentration der optisch drehenden Substanz ab.

(4) Enthält die Lösung gleiche Konzentrationen rechts und linksdrehender Substanz (optische Isomere), so findet insgesamt keine Drehung der Polarisationsebene statt.

(A) nur 1 und 3

(B) nur 2 und 3

(C) nur 1, 2 und 4

(D) nur 2, 3 und 4

(E) 1 bis 4 (alle)

5.63✓ B   **5.64**✓ A   **5.65**✓ B   **5.66**✓ B   **5.67**✓ D

F96 5.68 Bei Einfall von natürlichem Licht auf eine handelsübliche Polarisationsfolie tritt aus dieser weitgehend linear polarisiertes Licht aus,

weil

Polarisationsfolien aus dichroitischem Material bestehen, das Licht mit einer bestimmten Schwingungsrichtung des elektrischen Feldvektors sehr stark, Licht mit der dazu senkrechten Komponente des Feldvektors aber nur unwesentlich absorbiert.

Antwort	Aussage 1	Aussage 2	Verknüpfung
A	richtig	richtig	richtig
B	richtig	richtig	falsch
C	richtig	falsch	—
D	falsch	richtig	—
E	falsch	falsch	—

F96 5.69 Welche Aussagen treffen zu?

Mit einer dünnen Sammellinse der Brennweite f wird ein Gegenstand aus der Gegenstandweite $g = 2f$ scharf abgebildet. Das Bild ist

(1) virtuell

(2) halb so groß, wie der Gegenstand

(3) umgekehrt

(4) reell

(A) nur 1

(B) nur 2 und 3

(C) nur 2 und 4

(D) nur 3 und 4

(E) nur 2, 3 und 4

F96 5.70 Ein Lichtstrahl wird an der Grenze der Materialien 1 und 2 gebrochen. Welche der folgenden Beziehungen trifft zu? (f_1, f_2: Frequenzen; λ_1, λ_2: Wellenlängen; n_1, n_2: Brechzahlen; c_1, c_2: Lichtgeschwindigkeiten im Medium 1 bzw. 2)

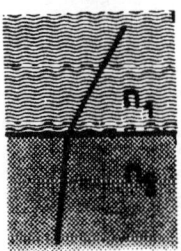

(1) $f_1 = f_2$

(2) $\frac{\lambda_1}{\lambda_2} = \frac{n_2}{n_1}$

(3) $\frac{c_1}{c_2} = \frac{n_1}{n_2}$

(4) $f_1 \cdot \lambda_1 = f_2 \cdot \lambda_2$

(A) nur 1

(B) nur 2

(C) nur 3

(D) nur 1 und 2

(E) nur 2 und 4

F96 5.71 Ein Lichtstrahl wird an einem Konkavspiegel mit dem Brennpunkt F reflektiert.

Welcher Strahlengang kann näherungsweise zutreffen?

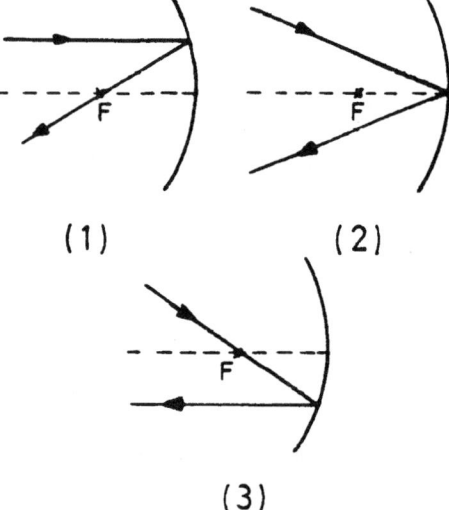

(1)   (2)

(3)

(A) keiner

(B) nur 1

(C) nur 2

(D) nur 1 und 3

(E) 1 bis 3 (alle)

5.68 ✓ A 5.69 ✓ D 5.70 ✓ D 5.71 ✓ E

H96 **5.72** Ein Gegenstand G und sein Bild B haben je einen Abstand von 20 cm von der dünnen Linse (s. Skizze). Wie groß ist die Brennweite der Linse?

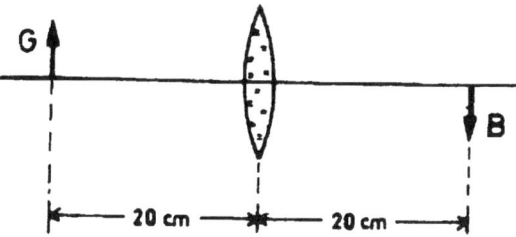

(A) 40 cm

(B) 20 cm

(C) 10 cm

(D) 5 cm

(E) Keiner der obigen Werte trifft zu

H96 **5.73** Wie läuft der gestrichelte eingezeichnete Strahl hinter der Linse weiter?

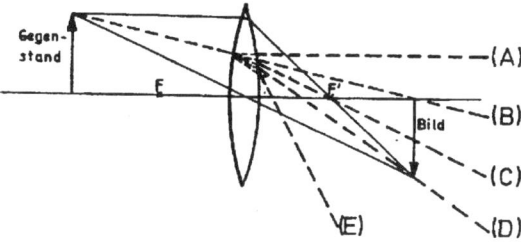

H96 **5.74** Eine dünne Sammellinse mit dem Brechwert 20 dpt werde als Lupe verwendet. Die Winkelvergrößerung bei einem (entspannten) Auge mit der deutlichen Sehweite von 25 cm beträgt dann etwa:

(A) 4/5

(B) 5/4

(C) 5

(D) 20

(E) 45

H96 **5.75** Sichtbares Licht kann polarisiert werden

weil

sichbares Licht eine longitudinale Welle ist.

Antwort	Aussage 1	Aussage 2	Verknüpfung
A	richtig	richtig	richtig
B	richtig	richtig	falsch
C	richtig	falsch	—
D	falsch	richtig	—
E	falsch	falsch	—

H96 **5.76** Ein Parallellichtbündel mit engem Querschnitt (z.B. Laserstrahl) soll durch eine Linsenkombination in ein Parallellichtbündel mit größerem Querschnitt aufgeweitet werden.

Bei welchem der gezeichneten Anordnungen kann (im Rahmen der Zeichengenauigkeit) der Strahlenverlauf so zutreffen ($n_{Glas} > n_{Luft}$)?

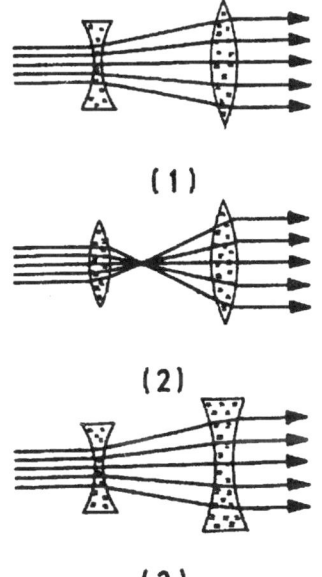

(1)

(2)

(3)

(A) nur 1

(B) nur 2

(C) nur 3

(D) nur 1 und 2

(E) nur 2 und 3

5.72 √ C   5.73 √ D   5.74 √ C   5.75 √ C   5.76 √ D

F97 5.77　Welche Aussage trifft **nicht** zu?

Trifft Licht aus dem Vakuum in Glas mit der Brechzahl $n = 1,5$ ein, so gilt:

(A) Die Frequenz bleibt konstant.

(B) Die Wellenlänge wird kleiner.

(C) Innerhalb des Glases gilt die Beziehung: Ausbreitungsgeschwindigkeit ist gleich Wellenlänge mal Frequenz.

(D) Die Ausbreitungsgeschwindigkeit wird kleiner.

(E) Die Kreisfrequenz nimmt zu.

H96 5.78　Welche Aussagen treffen zu?

Bei der optischen Brechung

(1) liegen einfallender Strahl, Einfallslot und gebrochener Strahl in einer Ebene

(2) wird bei Eintritt des Lichts in ein optisch dichteres Medium die Wellenlänge geringer

(3) wird bei Übergang des Lichts in eine optisch dünneres Medium die Frequenz höher

(4) beträgt in einem Medium mit der Brechzahl $n = 1,33$ die Lichtgeschwindigkeit etwa $225\,000\,\text{km} / \text{s}$

(A) nur 2 und 4

(B) nur 1, 2 und 3

(C) nur 1, 2 und 4

(D) nur 1, 3 und 4

(E) 1 bis 4 (alle)

F97 5.79　Sie benutzen eine dünne Sammellinse mit der Brennweite $f = 3,12\,\text{cm}$ als Lupe. Damit ergibt sich etwa folgende Vergrößerung:

(A) 2,5 fach

(B) 3 fach

(C) 8 fach

(D) 16 fach

(E) 30 fach

F97 5.80　Welche der folgenden Darstellungen (Momentaufnahme) der Auslenkung (dargestellt durch Pfeile) in einer in x-Richtung fortschreitenden Welle können polarisieretes Licht darstellen?

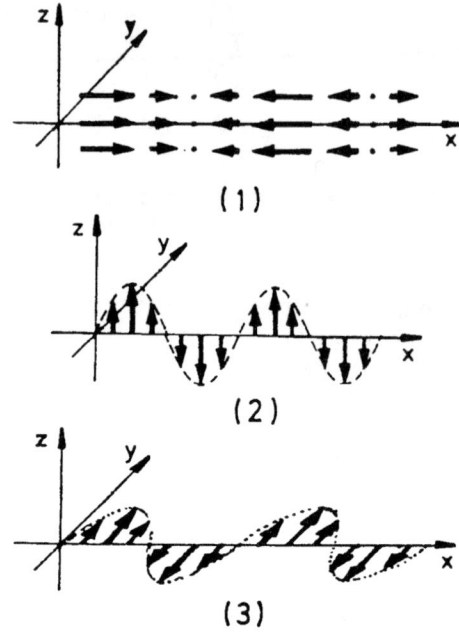

(1)

(2)

(3)

(A) nur 1

(B) nur 2

(C) nur 3

(D) nur 2 und 3

(E) 1 bis 3 (alle)

H97 5.81　Eine dünne Zerstreuungslinse mit der Brennweite $-1,2\,\text{m}$ und eine dünne Sammellinse mit der Brennweite $0,6\,\text{m}$ werden (koaxial) unmittelbar hintereinander gesetzt.

Welche Wirkung (sammelnd oder zerstreuend) und welche Brennweite f hat das so entstehende System?

(A) sammelnd, $f = 1,2\,\text{m}$

(B) sammelnd, $f = 0,4\,\text{m}$

(C) zerstreuend, $f = -0,4\,\text{m}$

(D) zerstreuend, $f = -1,2\,\text{m}$

(E) zerstreuend, $f = -1,8\,\text{m}$

5.77 ✓ E　5.78 ✓ C　5.79 ✓ C　5.80 ✓ D　5.81 ✓ A

F97 **5.82** Welche der folgenden Aussagen treffen zu?

Ein Lichtstrahl tritt durch zwei aufeinanderliegende Glasplatten ($n_1 \neq n_2$). Folgende Strahlengänge sind möglich:

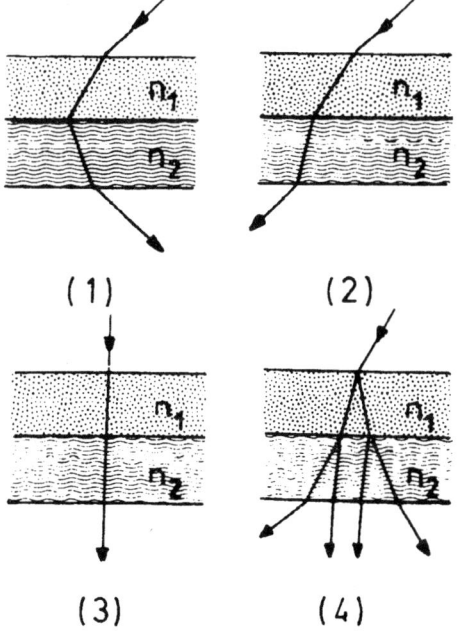

(1) (2)

(3) (4)

(A) nur 1

(B) nur 2

(C) nur 4

(D) nur 1 und 4

(E) nur 2 und 3

H96 **5.83** Welche der folgenden Aussagen treffen zu?

Die Erscheinung der Doppelbrechung wird ausgenutzt zur Erzeugung linear polarisierten Lichtes

(1) in geeignet geschnittenen und zusammengesetzten Kristallen (z.B. beim Nicolschen Prisma)

(2) durch Reflexion entsprechend dem Brewsterschen Gesetz

(3) mittels optischer Strichgitter

(A) nur 1

(B) nur 2

(C) nur 3

(D) nur 1 und 2

(E) nur 1 und 3

H96 **5.84** Welche der folgenden Aussagen treffen zu?

Ein paralleles, unpolarisiertes Bündel weißen Lichtes tritt senkrecht durch eine Küvette mit einer farblosen Lösung optisch drehender Substanz. Dadurch

(1) entsteht ein monochromatisches Lichtbündel

(2) entsteht ein vollständig linear polarisiertes Lichtbündel

(3) bleibt das Licht unverändert weiß

(4) bleibt das Licht unpolarisiert

(A) nur 4

(B) nur 1 und 2

(C) nur 1 und 4

(D) nur 2 und 3

(E) nur 3 und 4

F97 **5.85** Ein Gegenstand G und sein Spiegelbild B haben einen Abstand 20 cm von einem Hohlspiegel (s. Skizze). Wie groß ist die Brennweite des Hohlspiegels?

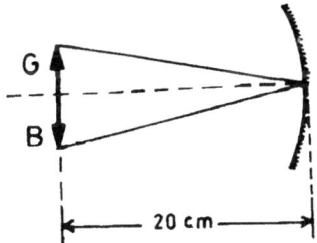

(A) 5 cm

(B) 10 cm

(C) 20 cm

(D) 40 cm

(E) Keiner der Werte trifft zu.

5.82✓ E **5.83**✓ A **5.84**✓ A **5.85**✓ B

H96 5.86   Welche der folgenden Aussagen treffen zu?

Zwei Lichtwellenzüge werden so überlagert, daß sie sich an einem Ort gegenseitig vollständig auslöschen. Die beiden Wellenzüge können an diesem Ort

   (1) unterschiedliche Amplituden haben

   (2) eine Phasenverschiebung von 2π aufweisen

   (3) verschiedene Frequenzen haben

(A) keine

(B) nur 1

(C) nur 2

(D) nur 3

(E) nur 1 und 2

H97 5.87   Der wesentliche Unterschied zwischen unpolarisiertem und linear polarisiertem Licht läßt sich am besten beschreiben mit Hilfe

(A) der Frequenz des Lichtes

(B) der Richtung des Lichtweges in optisch drehenden Flüssigkeiten

(C) des elektrostatischen Feldes im Lichtbündel

(D) der Schwingungsrichtung des elektrischen Feldvektors

(E) der Ausbreitungsrichtung spiegelnd reflektierter Lichtstrahlen

H97 5.88   Eine Sammellinse hat den Brechwert (früher: Brechkraft) 4 dpt.

Wie groß ist die Brennweite?

(A) 4 m

(B) 40 cm

(C) 25 cm

(D) 2,5 cm

(E) $\frac{1}{4}$ cm

F97 5.89   Welche Aussagen treffen zu?

Ein paralleles, linear polarisiertes Bündel weißen Lichtes tritt senkrecht durch eine Küvette mit einer farblosen wäßrigen Lösung optisch drehender Substanz. Dadurch

   (1) entsteht ein monochromatisches Lichtbündel

   (2) bleibt das Lichtbündel linear polarisiert

   (3) wird die Schwingungsebene verschiedener Spektralfarben um verschiedene Winkel gedreht

   (4) tritt Doppelbrechung auf

(A) nur 1

(B) nur 2

(C) nur 3

(D) nur 1 und 3

(E) nur 3 und 4

H97 5.90   Welche der untenstehenden Kurven stellt am besten dar:

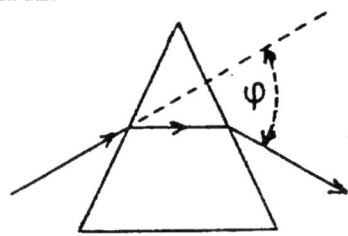

Die Richtungsänderung um den Winkel ϕ, die ein paralleles Lichtbündel nach Durchlaufen eines Glasprismas erfahren hat, in Abhängigkeit von der Lichtfrequenz f im sichtbaren Spektralbereich?

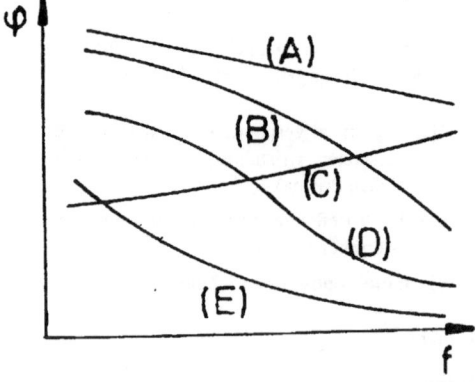

H97 **5.91** Die Brechzahl eines transparenten Mediums ist eine von der Frequenz des verwendeten Lichts unabhängige Größe,

weil

die Frequenz des Lichts beim Übergang von einem optisch dünneren in ein optisch dichteres Medium keine Änderung erfährt.

Antwort	Aussage 1	Aussage 2	Verknüpfung
A	richtig	richtig	richtig
B	richtig	richtig	falsch
C	richtig	falsch	—
D	falsch	richtig	—
E	falsch	falsch	—

F98 **5.92** Welche der nebenstehenden Kurven stellt am besten dar:

Die optische Drehung α einer gegebenen farblosen Lösung in Abhängigkeit von der Frequenz f des Meßlichts im gesamten VIS-Bereich?

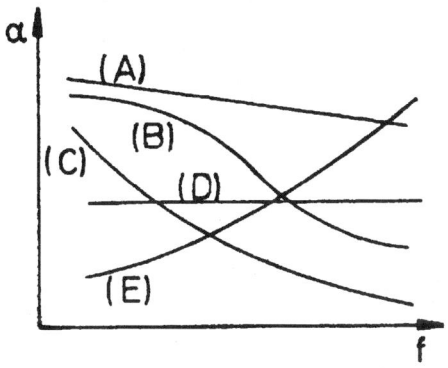

H97 **5.93** Bei der Verwendung eines Immersionsöls in Verbindung mit einem Immersionsobjektiv kann sich das Auflösungsvermögen eines Mikroskops vergrößern

weil

Immersionsöl die numerische Apertur vergrößern kann.

Antwort	Aussage 1	Aussage 2	Verknüpfung
A	richtig	richtig	richtig
B	richtig	richtig	falsch
C	richtig	falsch	—
D	falsch	richtig	—
E	falsch	falsch	—

H97 **5.94** Welche Aussagen treffen zu?

Bei normaler Dispersion in einem glasklaren Stoff gilt für die Brechzahl n:

(1) $n_{\text{grün}} > 1,00$

(2) $n_{\text{rot}} > n_{\text{blau}}$

(3) mit $n = 1,33$ ist in dem Medium die Lichtgeschwindigkeit $< 300\,000\,\text{km}\,/\,\text{s}$

(A) nur 1

(B) nur 1 und 2

(C) nur 1 und 3

(D) nur 2 und 3

(E) 1 bis 3 (alle)

F97 **5.95** Eine (ideale, dünne) Zerstreuungslinse entwirft das virtuelle Bild B eines Gegenstandes G.

Welche der folgenden Bildkonstruktionen ist richtig?

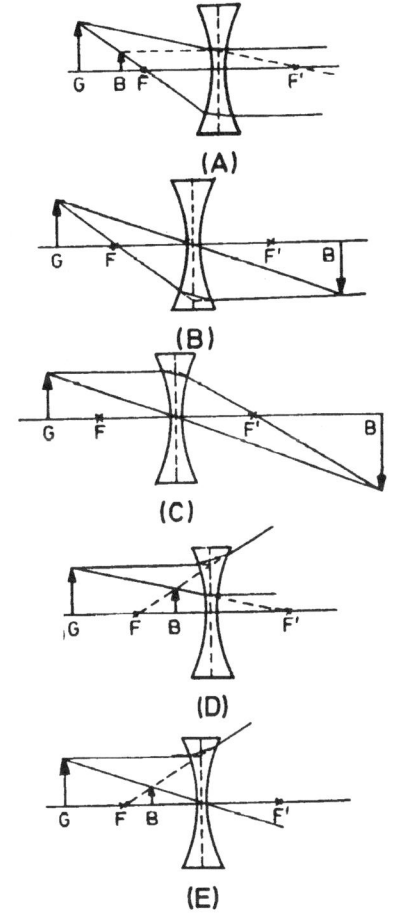

5.91✓ D   **5.92**✓ E   **5.93**✓ A   **5.94**✓ C   **5.95**✓ E

H97 5.96   Welche der folgenden Aussagen zum Polarimeter treffen zu?

   (1) Es arbeitet mit monochromatischem, linear polarisiertem Licht.

   (2) Es enthält im Prinzip zwei Polarisatoren, von denen einer um meßbare Winkel drehbar sein muß.

   (3) Es dient hauptsächlich zur Trennung optisch aktiver Substanzen in Lösung.

(A) keine

(B) nur 2

(C) nur 3

(D) nur 1 und 2

(E) 1 bis 3 (alle)

H97 5.97   Ein sphärischer Hohlspiegel (Mittelpunkt M, Brennpunkt F) entwerfe (für achsnahe Strahlen) von einem Gegenstand G ein (reelles) Bild B. Welche der gezeichneten Strahlen, die von der Spitze von G ausgehen, sind möglich?

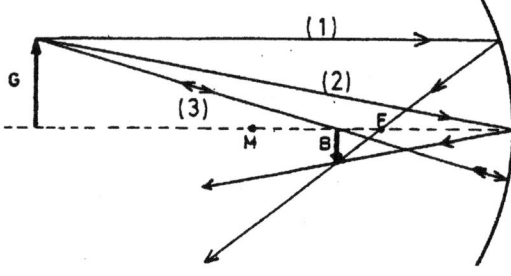

(A) nur 1

(B) nur 1 und 2

(C) nur 1 und 3

(D) nur 2 und 3

(E) 1 bis 3 (alle)

H97 5.98   Welchen der folgenden Aussagen über eine (dünne) plankonvexe Linse aus Glas (in Luft) stimmen Sie zu?

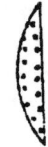

   (1) Sie wirkt als Sammellinse.

   (2) Sie wirkt als Zerstreuungslinse.

   (3) Die Brennweiten sind auf beiden Seiten der Linse etwa gleich.

   (4) Sie kann als Lupe benutzt werden.

(A) nur 1

(B) nur 2

(C) nur 1 und 3

(D) nur 2 und 3

(E) nur 1, 3 und 4

F98 5.99   Ein Lichtstrahl wird an zwei aufeinanderliegenden Glasplatten mit der Brechzahl n_1 bzw. n_2 gebrochen; die Platten befinden sich in Luft.

Welcher Strahlengang kann zutreffen?

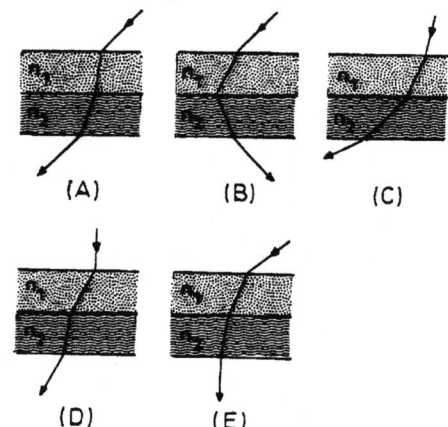

F98 5.100   Bei einem Lichtmikroskop, dessen Gesamtvergrößerung $V = 120$ beträgt, werde das Objektiv durch ein anderes mit dreifachem Brechwert, das Okular ebenfalls durch eines mit halbem Brechwert ersetzt. Danach beträgt die Vergrößerung etwa

(A) 20

(B) 80

(C) 180

(D) 360

(E) 720

5.96 ✓ D   **5.97** ✓ B   **5.98** ✓ E   **5.99** ✓ A   **5.100** ✓ C

F98 **5.101** Ein Beobachter, dessen Augen sich in der Höhe h über dem Fußboden befinden, steht vor einem senkrechten Spiegel. Wie lang muß der Spiegel in der senkrechten **mindestens** sein, damit der Beobachter sowohl seine Augen, als auch seine Füße sehen kann?

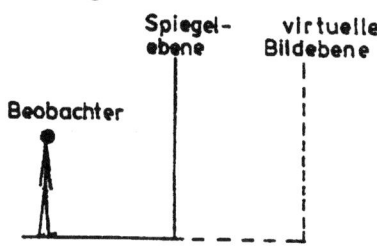

(A) $2h$

(B) h

(C) $\frac{3}{4}h$

(D) $\frac{1}{2}h$

(E) $\frac{1}{4}h$

F98 **5.102** Mit einem Elektronenmikroskop läßt sich eine bessere Auflösung erreichen als mit einfachen Lichtmikroskopen,

weil

die den Elektronen im Elektronenmikroskop zuzuordnende Materiewellenlängen um Größenordnungen kleiner sind, als die in sichtbarem Licht vorkommende Wellenlänge.

Antwort	Aussage 1	Aussage 2	Verknüpfung
A	richtig	richtig	richtig
B	richtig	richtig	falsch
C	richtig	falsch	—
D	falsch	richtig	—
E	falsch	falsch	—

F98 **5.103** Welche Aussagen treffen zu?

Ein Strahl von gelbem Natrium-Licht ($\lambda_{Na} = 589\,nm$) treffe von Luft auf ein Glasprisma ($n_D = 1,5$).

Im Prisma

(1) ist die Geschwindigkeit des Lichtes kleiner als in Luft

(2) ist die Frequenz unverändert gegenüber Luft

(3) ist die Wellenlänge größer als in Luft

(A) nur 1

(B) nur 1 und 2

(C) nur 1 und 3

(D) nur 2 und 3

(E) 1 bis 3 (alle)

F98 **5.104** Welche der folgenden Aussagen treffen zu?

Dichroismus wird ausgenutzt zur Erzeugung polarisierten Lichtes

(1) in doppelbrechenden Kristallen (z.B. auch beim Nicolschen Prisma)

(2) durch Reflexion entsprechend dem Brewsterschen Gesetz

(3) in Polarisationsfiltern

(4) mittels optischer Strichgitter

(A) nur 1

(B) nur 2

(C) nur 3

(D) nur 4

(E) nur 3 und 4

5.101✓ D   **5.102**✓ A   **5.103**✓ B   **5.104**✓ C

6 Strahlungswirkung und Nachweis

F88 6.1 Die maximale Photonenenergie $h \cdot \nu_{max}$, die im Spektrum einer Röntgenröhre vorkommen kann, wächst mit steigender Anodenspannung,

weil

in einer Röntgenröhre bei höherer Anodenspannung die Elektronen mit höherer Energie auf die Anode auftreffen.

Antwort	Aussage 1	Aussage 2	Verknüpfung
A	richtig	richtig	richtig
B	richtig	richtig	falsch
C	richtig	falsch	—
D	falsch	richtig	—
E	falsch	falsch	—

F90 6.2 Welchen der folgenden Aussagen stimmen Sie zu?

Wird bei einer Röntgenröhre

(1) die Anodenspannung erhöht, so steigt die Durchdringungsfähigkeit der Strahlung.

(2) die Heizspannung erhöht, so steigt die Intensität der Strahlung.

(3) die Heiz-Stromstärke erhöht, so ändert sich das charakteristische Spektrum.

(A) nur 1

(B) nur 2

(C) nur 1 und 2

(D) nur 1 und 3

(E) 1 bis 3 (alle)

F92 6.3 Welche Aussage trifft zu?

Atome können unmittelbar ionisiert werden durch

(A) thermische Neutronen

(B) Ultraschall

(C) Elektronenstoß

(D) Mikrowellenstrahlung

(E) Infrarotstrahlung

F90 6.4 Welchen der folgenden Aussagen stimmen Sie zu?

Photochemisch wirksam ist eine elektromagnetische Strahlung der Wellenlänge:

(1) 0,072 mm

(2) 450 μm

(3) 700 nm

(A) Keine der Aussagen trifft zu.

(B) nur 3

(C) nur 1 und 2

(D) nur 2 und 3

(E) 1 bis 3 (alle)

F90 6.5 Welche Aussage über Geiger-Müller-Zählrohre trifft **nicht** zu?

(A) Zählrohre sind möglichst gut evakuiert.

(B) Nach der Ionisation werden Elektronen zum positiven Draht gezogen.

(C) Der kurzzeitige Stromfluß durch den äußeren Arbeitswiderstand erzeugt dort einen Spannungsimpuls.

(D) Die Zahl der Elektronen wird durch weitere Stoßionisation in Drahtnähe vergrößert.

(E) Mit Zählrohren lassen sich energiereiche, ionisierende Strahlenarten nachweisen.

F90 6.6 Ein Körper, der im Abstand r von einem sehr kleinen radioaktiven Strahler für eine Zeit t der Bestrahlung ausgesetzt wird, erfährt eine Belastung mit der Energiedosis, die proportional ist zu

(A) $1/r$ (unabhängig von t).

(B) t/r.

(C) $1/r^2$ (unabhängig von t).

(D) t/r^2.

(E) t^2/r.

6.1 ✓ A **6.2** ✓ C **6.3** ✓ C **6.4** ✓ B **6.5** ✓ A **6.6** ✓ D

F90 **6.7** Welche Aussage trifft zu?

Die Schallgeschwindigkeit beträgt in Luft etwa 300 m / s und in Wasser etwa 1 500 m / s. Bei einer Frequenz von 300 Hz verhalten sich die Wellenlängen in Wasser λ_w und in Luft λ_l

(A) $\lambda_w/\lambda_l = 0,2$

(B) $\lambda_w/\lambda_l = 0,6$

(C) $\lambda_w/\lambda_l = 1,0$

(D) $\lambda_w/\lambda_l = 3,0$

(E) $\lambda_w/\lambda_l = 5,0$

F93 **6.8** Die Strahlung eines radioaktiven Präparats wird im Abstand von 30 min jeweils 10 Sekunden lang gemessen; das Diagramm zeigt die Abnahme der Zählrate.

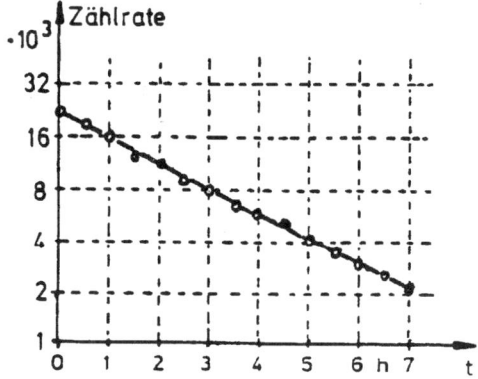

Wie groß ist die Halbwertszeit

(A) 1 h

(B) 2 h

(C) 9 h

(D) 12 h

(E) 24 h

F91 **6.9** Welchen der folgenden Aussagen zur Fluoreszenz stimmem Sie zu?

(1) Fluoreszenz kann angeregt werden durch Strahlung, deren Quantenergie größer ist als die des Fluoreszenz-Lichts.

(2) Fluoreszenz kann zum Nachweis von ultraviolettem Licht benutzt werden.

(3) Fluoreszenzstoffe zeigen bei Bestrahlung mit ultraviolettem Licht oft andere Farben als bei Bestrahlung mit sichtbarem Licht.

(4) Fluoreszenz dient oft unmittelbar zum Nachweis von infraroter Strahlung.

(A) nur 1, 2 und 3

(B) nur 1, 2 und 4

(C) nur 1, 3 und 4

(D) nur 2, 3 und 4

(E) 1 bis 4 (alle)

F92 **6.10** Welche Aussage trifft zu?

Ordnet man die elektromagnetischen Strahlungsarten

Harte γ-Strahlung (γ)

Röntgen-Strahlung (X)

Ultraviolette Strahlung (UV)

nach zunehmenden Frequenzen, so ist die richtige Reihenfolge:

(A) UV, γ, X

(B) UV, X, γ

(C) X, UV, γ

(D) X, γ, UV

(E) γ, X, UV

F93 **6.11** In einer Röntgenröhre liegt eine Spannung von 10^5 V zwischen Kathode und Anode; der Abstand Kathode — Anode beträgt 10 cm. Mit welcher Energie treffen die Elektronen auf die Anode auf?

(A) 10^6 eV

(B) 10^5 eV

(C) 10^4 eV

(D) $\frac{10^5}{1,6 \cdot 10^{19}}$ eV

(E) $10^4 \frac{eV}{cm}$

6.7 √ E   6.8 √ B   6.9 √ A   6.10 √ B   6.11 √ B

F93 6.12 Die Testlösung einer farbigen Substanz der Stoffmengenkonzentration 1 mol / l läßt in einer gegebenen Meßanordnung 50 % der Leistung von monochromatischem Licht hindurch (d.h. Transmission 50 %). Eine zu untersuchende Lösung der gleichen Substanz läßt in derselben Meßanordnung (feste Zellenlänge) nur 12,5 % hindurch.

Wie groß ist deren Stoffmengenkonzentration (Gültigkeit des Lambert-Beerschen Gesetztes sei vorausgesetzt)?

(A) 0,25 mol / l

(B) 0,375 mol / l

(C) 1,75 mol / l

(D) 2 mol / l

(E) 3 mol / l

F93 6.13 Welche Aussage trifft **nicht** zu?

Spektren mit diskreten Linien

(A) werden von leuchtenden Gasen emittiert

(B) kann man nur in Absorption erhalten

(C) ermöglichen Analysen mit geringen Substanzmengen

(D) findet man in der Röntgenstrahlung

(E) sind charakteristisch für die emittierende Substanz

F93 6.14 Welche Aussage zum äußeren Photoeffekt trifft **nicht** zu?

(A) Er bedeutet Emission von Elektronen bei Einstrahlung von Licht

(B) Er kann bei Metallen und Halbleitern auftreten.

(C) Die Quantenenergie des Lichts $E = hf$ muß ausreichen, die Ablösearbeit des Elektrons aufzubringen.

(D) Die Maximalenergie der Photoelektronen nimmt mit der Frequenz des eingestrahlten Lichts zu.

(E) Photoelektronen werden erst dann emittiert, wenn das Licht die Oberfläche genügend erwärmt hat.

F93 6.15 Welchen Aussagen zum Doppler-Effekt beim Schall stimmen Sie zu?

Eine Schallquelle bewege sich mit konstanter Geschwindigkeit auf den Beobachter zu.

(1) Bei doppelter Geschwindigkeit verdoppelt sich die Schallgeschwindigkeit.

(2) Bei doppelter Geschwindigkeit hört der Beobachter ein Signal doppelt.

(3) Der Beobachter hört einen Ton höherer Frequenz als bei ruhender Schallquelle.

(A) nur 1

(B) nur 2

(C) nur 3

(D) nur 2 und 3

(E) 1 bis 3 (alle)

F94 6.16 Die Photonenenergie des Lichts

(A) ist proportional zur Frequenz

(B) ist umgekehrt proportional zur Frequenz

(C) ist proportional zur Intensität

(D) nimmt mit wachsendem Abstand zur Strahlungsquelle ab

(E) ist proportional zur 4. Potenz der Temperatur der Strahlungsquelle

F94 6.17 Eine 1 cm dicke Schicht einer absorbierenden Flüssigkeit läßt die Hälfte der einfallenden monochromatischen Strahlungsleistung hindurch.

Welchen Anteil läßt (bei Gültigkeit des Lambert-Beerschen Gesetzes) eine 3 cm dicke Schicht derselben Flüssigkeit hindurch?

(A) 2/3

(B) 1/3

(C) 1/6

(D) 1/8

(E) 1/9

H88 6.18 Welchen der folgenden Aussagen stimmen Sie zu?

Mit einem Strahlendetektor wird die Strahlung eines radioaktiven Präparats mehrfach jeweils 100 s lang gemessen. Dabei ergeben sich folgende Signalzahlen: 1018, 998, 1 027, 1 005, 975.

6.12 ✓ E   **6.13** ✓ B   **6.14** ✓ E   **6.15** ✓ C   **6.16** ✓ A   **6.17** ✓ D

(1) Die Zählapparatur muß defekt sein.

(2) Bei der Emission radioaktiver Strahlung handelt es sich um einen Prozeß mit statistischen Schwankungen.

(3) Die Ablesungen sind mit einer Zählrate von $100 \frac{\text{Signale}}{\text{Sekunde}}$ verträglich.

(A) nur 1

(B) nur 2

(C) nur 3

(D) nur 1 und 2

(E) Keine der Aussagen trifft zu.

H88 6.19 Die Transmission einer Probe wurde zu $T = 10\%$ bestimmt. Für ihre Extinktion E (gemäß Arzneibuch) gilt somit:

(A) $E = 1/10$

(B) $E = \ln 0{,}9$

(C) $E = 1$

(D) $E = -\ln 10$

(E) $E = \exp(-0{,}1)$

H88 6.20 Welche der folgenden Strahlenarten können in Magnetfeldern abgelenkt werden?

(1) α-Strahlen

(2) β-Strahlen

(3) γ-Strahlen

(4) Röntgenstrahlen

(A) nur 1

(B) nur 2

(C) nur 1 und 2

(D) nur 1, 3 und 4

(E) 1 bis 4 (alle)

H88 6.21 Welches Diagramm zeigt qualitativ den charakteristischen Verlauf der Strom-Spannungs-Kennlinie einer gebräuchlichen Ionisationskammer bei konstanter Einstrahlung?

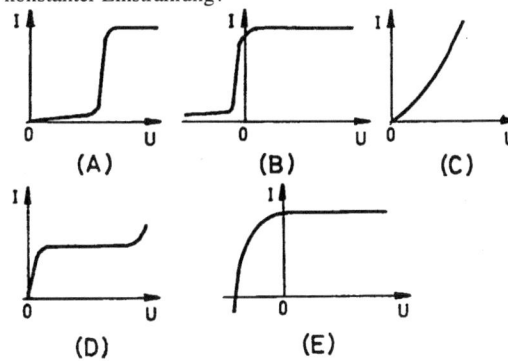

H88 6.22 Welche Aussage über Strahlenwirkung in Materie trifft **nicht** zu?

(A) α-Strahlung wirkt ionisierend.

(B) β^--Strahlung wirkt ionisierend.

(C) γ-Strahlung wirkt ionisierend.

(D) γ-Strahlung ist durchdringender als β^--Strahlung gleicher Energie.

(E) α-Strahlung ist durchdringender als β^--Strahlung gleicher Energie.

H89 6.23 Welchen der folgenden Aussagen stimmen Sie zu?

Tritt ein monochromatisches Lichtbündel von Luft in Wasser, so ändert sich die

(1) Wellenlänge.

(2) Frequenz.

(3) Ausbreitungsgeschwindigkeit.

(4) Quantenenergie.

(A) nur 1 und 2

(B) nur 1 und 3

(C) nur 2 und 3

(D) nur 1, 3 und 4

(E) nur 2, 3 und 4

6.18✓ B   6.19✓ C   6.20✓ C   6.21✓ D   6.22✓ E   6.23✓ B

H89 **6.24**   Welche Aussage trifft **nicht** zu?

Mit einer Ionisationskammer kann man folgende Strahlenarten nachweisen:

(A) Röntgenstrahlung

(B) harte UV-Strahlung

(C) β-Strahlung

(D) Infrarot-Strahlung

(E) γ-Strahlung

H90 **6.25**   Welchen der folgenden Aussagen stimmen Sie zu?

(1) α-Strahlen sind elektromagnetische Strahlen.

(2) β$^-$-Strahlen sind Heliumkerne.

(3) γ-Strahlen sind schnelle Elektronen.

(A) keiner

(B) nur 1

(C) nur 2

(D) nur 3

(E) nur 1 und 3

H90 **6.26**   Lumineszenz ist zum Nachweis von Röntgenstrahlung ungeeignet,

weil

nur Quantenstrahlung mit höherer Energie als Röntgenstrahlung bei einem Leuchtschirm die Emission sichtbaren Lichtes verursacht.

Antwort	Aussage 1	Aussage 2	Verknüpfung
A	richtig	richtig	richtig
B	richtig	richtig	falsch
C	richtig	falsch	—
D	falsch	richtig	—
E	falsch	falsch	—

H90 **6.27**   Durch eine 1 cm dicke Schicht einer absorbierenden Flüssigkeit tritt 1/3 der einfallenden Lichtstärke hindurch (d.h. Transmission: 33 %).

Welcher Anteil tritt (bei Gültigkeit des Lambert-Beerschen Gesetzes) durch eine 2 cm dicke Schicht derselben Flüssigkeit?

(A) 2/3

(B) 1/3

(C) 1/4

(D) 1/6

(E) 1/9

H90 **6.28**   Mit Röntgenstrahlen kann man nur an flüssigen Proben Interferenz erhalten,

weil

Röntgenstrahlen lediglich in festen Proben absorbiert werden.

Antwort	Aussage 1	Aussage 2	Verknüpfung
A	richtig	richtig	richtig
B	richtig	richtig	falsch
C	richtig	falsch	—
D	falsch	richtig	—
E	falsch	falsch	—

H90 **6.29**   Ordnen Sie den in Liste 1 genannten Begriffen die zugehörige Einheit aus Liste 2 zu!

Liste 1

(1) Energiedosis

(2) Energiedosisrate (Energiedosisleistung)

Liste 2

(A) Watt/ m^2

(B) Watt/ kg

(C) Candela/ m^2

(D) Joule/ m^2

(E) Joule/ kg

H90 **6.30**   Im Rahmen einer umfangreichen Untersuchung mit Ultraschall, bei der auch die Schallgeschwindigkeit nach dem Echoverfahren ermittelt werden soll, werden neben anderen auch die folgenden Größen protokolliert:

(1) Dauer des Ultraschallsignals.

(2) Länge des Weges, den das Signal in der Probe zurücklegt.

(3) Zeitdifferenz zwischen Aussendung des Signals und Empfang des Echos.

6.24 √ D   6.25 √ A   6.26 √ E   6.27 √ E   6.28 √ E   6.29 √ (1,E) (2,B)   6.30 √ D

Zur Berechnung der Schallgeschwindigkeit werden davon benötigt:

(A) nur 3

(B) nur 1 und 2

(C) nur 1 und 3

(D) nur 2 und 3

(E) 1 bis 3 (alle)

H90 6.31 Welche Aussage trifft zu?

Die Fähigkeit von α-, β- und γ-Strahlen vergleichbarer primärer Energie, Materie zu durchdringen, ist bei

(A) α-Strahlen am größten, bei β-Strahlen am kleinsten.

(B) α-Strahlen am größten, bei γ-Strahlen am kleinsten.

(C) β-Strahlen am größten, bei α-Strahlen am kleinsten.

(D) γ-Strahlen am größten, bei α-Strahlen am kleinsten.

(E) γ-Strahlen am größten, bei β-Strahlen am kleinsten.

H91 6.32 Welchen der folgenden Aussagen stimmen Sie zu?

Zum Spektrum der elektromagnetischen Strahlung gehören:

(1) Neutronenstrahlung

(2) α-Strahlung

(3) Röntgenstrahlung

(4) Ultraviolettstrahlung

(A) nur 3

(B) nur 4

(C) nur 3 und 4

(D) nur 1, 3 und 4

(E) nur 2, 3 und 4

H91 6.33 Angeregte mehratomige Gasmoleküle können Bandspektren emittieren,

weil

sich die Schwingungs- und Rotationsenergie des emittierenden Moleküls kontinuierlich ändern kann.

Antwort	Aussage 1	Aussage 2	Verknüpfung
A	richtig	richtig	richtig
B	richtig	richtig	falsch
C	richtig	falsch	—
D	falsch	richtig	—
E	falsch	falsch	—

H91 6.34 Welchen der folgenden Aussagen stimmen Sie zu?

Bei Messungen im Labor ist die Photonenenergie des Lichtes

(1) proportional zur Wellenlänge.

(2) unabhängig vom Abstand zur Strahlungsquelle.

(3) unabhängig von der Intensität der Strahlung.

(A) nur 3

(B) nur 1 und 2

(C) nur 1 und 3

(D) nur 2 und 3

(E) 1 bis 3 (alle)

H97 6.35 Die Testlösung einer farbigen Substanz der Stoffmengenkonzentration $1\,mol/l$ absorbiert in einer gegebenen Meßanordnung (feste Zellenlänge) 50 % der Leistung von monochromatischem Licht. Eine zu untersuchende Lösung der gleichen Substanz absorbiert (in derselben Meßanordnung) 87,5 % ($= 7/8$) der Leistung.

Wie groß ist deren Stoffmengenkonzentration ungefähr (Gültigkeit des Lambert-Beerschen Gesetzes sei vorausgesetzt)?

(A) $3,33\,mol/l$

(B) $3\,mol/l$

(C) $2\,mol/l$

(D) $0,375\,mol/l$

(E) $0,33\,mol/l$

6.31 $\checkmark$ D   6.32 $\checkmark$ C   6.33 $\checkmark$ C   6.34 $\checkmark$ D   6.35 $\checkmark$ B

H93 6.36 Bei welchem der folgenden Effekte zeigt sich der Quantencharakter des Lichts am deutlichsten?

(A) Beugung am Spalt

(B) Photoeffekt

(C) Dispersion am Prisma

(D) Interferenz am Gitter

(E) Doppelbrechung

H93 6.37 Zwei Lösungen L_1 und L_2 eines absorbierenden Stoffes werden mit parallelem monochromatischem Licht durchstrahlt. Gültigkeit des Lambert-Beerschen Gesetzes sei vorausgesetzt. In untenstehendem Diagramm ist aufgetragen, wie die Lichtintensität hinter der Flüssigkeit jeweils von der Schichtdicke x abhängt. Die Konzentration der Lösung L_1 beträgt $1\frac{mol}{l}$. Wie groß ist die Konzentration der Lösung L_2?

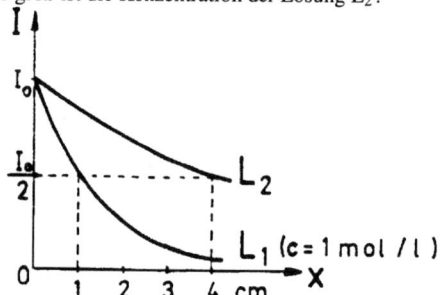

(A) $0,25\frac{mol}{l}$

(B) $0,5\frac{mol}{l}$

(C) $2\frac{mol}{l}$

(D) $3\frac{mol}{l}$

(E) $4\frac{mol}{l}$

H93 6.38 Welche der folgenden Strahlungen ist **keine** elektromagnetische Welle?

(A) α-Strahlung

(B) γ-Strahlung

(C) Röntgenstrahlung

(D) sichtbares Licht

(E) infrarote Strahlung

H93 6.39 Das Licht einer Glühlampe kann polarisiert werden,

weil

Glühlampen keine monochromatische Strahlung emittieren.

Antwort	Aussage 1	Aussage 2	Verknüpfung
A	richtig	richtig	richtig
B	richtig	richtig	falsch
C	richtig	falsch	—
D	falsch	richtig	—
E	falsch	falsch	—

H93 6.40 Welche der folgenden Aussagen treffen zu?

Glühemission von Elektronen

(1) nimmt mit wachsender Temperatur zu

(2) wird in üblichen Röntgenröhren bei der Kathode genutzt

(3) ermöglicht Ladungstransport in evakuierten Anordnungen

(A) nur 1

(B) nur 1 und 2

(C) nur 1 und 3

(D) nur 2 und 3

(E) 1 bis 3 (alle)

F93 6.41 IR-Strahlung ist photochemisch wirksamer als UV-Strahlung,

weil

die Quantenenergie von UV-Strahlung zu groß ist, um von der lichtempfindlichen Photoschicht absorbiert zu werden.

Antwort	Aussage 1	Aussage 2	Verknüpfung
A	richtig	richtig	richtig
B	richtig	richtig	falsch
C	richtig	falsch	—
D	falsch	richtig	—
E	falsch	falsch	—

H92 6.42 Welche Aussage trifft zu?

Die Intensität einer praktisch punktförmigen Strahlungsquelle in $1\,m$ Abstand sei I_1. Dann beträgt (bei vernachlässigbarer Absorption) die in $4\,m$ Abstand gemessene Strahlungsintensität etwa

6.36 ✓ B   6.37 ✓ A   6.38 ✓ A   6.39 ✓ B   6.40 ✓ E   6.41 ✓ E   6.42 ✓ E

(A) $4I_1$

(B) I_1

(C) $I_1/3$

(D) $I_1/4$

(E) $I_1/16$

F97 6.43 Welchen der folgenden Aussagen stimmen Sie zu?

Ionisation von Atomen und Molekülen kann bewirkt werden durch folgende Art von Strahlung:

(1) α-Strahlung

(2) β-Strahlung

(3) Infrarot Strahlung

(A) nur 1

(B) nur 1 und 2

(C) nur 1 und 3

(D) nur 2 und 3

(E) 1 bis 3 (alle)

H93 6.44 Welche der folgenden Aussagen zum äußeren Photoeffekt an Metallen treffen zu?

(1) Die Emission der Photoelektronen beginnt unmittelbar nach Beginn des Lichteinfalls.

(2) Die Stromstärke der emittierten Elektronen ist proportional zur Beleuchtungsstärke.

(3) Photoeffekt tritt nur auf für Licht mit Wellenlängen oberhalb einer Grenzwellenlänge.

(4) Die maximale kinetische Energie der Photoelektronen ist gegeben durch: Photonenenergie minus Ablösearbeit.

(A) nur 1, 2 und 3

(B) nur 1, 2 und 4

(C) nur 1 ,3 und 4

(D) nur 2, 3 und 4

(E) 1 bis 4 (alle)

F96 6.45 Ordnet man die Strahlenarten

Sichtbares Licht (VIS)

Ultraviolette Strahlung (UV)

Infrarot-Strahlung (IR)

Röntgenstrahlen (X)

Harte γ-Strahlung (γ)

die alle zum elektromagnetischen Spektrum gehören, nach zunehmender Wellenlänge, dann ist die richtige Reihenfolge:

(A) γ, X, UV, VIS, IR

(B) UV, VIS, IR, X, γ

(C) VIS, UV, X, γ, IR

(D) γ, X, IR, VIS, UV

(E) IR, VIS, UV, γ, X

H96 6.46 Die Intensität der durch eine absorbierende Flüssigkeitsschicht transmittierten Lichtstrahlung nimmt mit wachsender Schichtdicke ab,

weil

die Strahlungsintensität einer Punktquelle mit wachsendem Abstand von den Quelle abnimmt.

Antwort	Aussage 1	Aussage 2	Verknüpfung
A	richtig	richtig	richtig
B	richtig	richtig	falsch
C	richtig	falsch	—
D	falsch	richtig	—
E	falsch	falsch	—

H96 6.47 Zwei gleiche Filter hintereinandergestellt, lassen 1 % der auffallenden Intensität von monochromatischem Licht durch.

Wieviel der auffallenden Intensität wird von einem Filter (allein) durchgelassen.

(A) 50%

(B) 10%

(C) 4%

(D) 2%

(E) 1,41%

6.43✓ B   6.44✓ B   6.45✓ A   6.46✓ B   6.47✓ B

F96 6.48 Welchen der folgenden Aussagen stimmen Sie zu?

Zur Abschirmung folgender Strahlenarten genügt in der Regel ein Blatt Papier

    (1) α-Strahlen

    (2) β-Strahlen

    (3) γ-Strahlen

    (4) Neutronenstrahlen

(A) nur 1

(B) nur 4

(C) nur 1 und 3

(D) nur 1 und 4

(E) nur 2 und 4

F96 6.49 Welchen der folgenden Aussagen stimmen Sie zu?

Außer sichtbarem Licht können u.a. auch folgende Arten von Wellen (Strahlung) polarisiert werden:

    (1) Infrarot-Strahlung

    (2) Ultraviolett-Strahlung

    (3) Schallwellen in Luft

(A) Keine der angegebenen

(B) nur 1 und 2

(C) nur 1 und 3

(D) nur 2 und 3

(E) 1 bis 3 (alle)

H96 6.50 Biologische Objekte können in einem hochfrequenten elektrischen Wechselfeld erwärmt werden,

weil

hochfrequente elektromagnetische Wellen sich auch ohne Materie (d.h. im Vakuum) ausbreiten.

Antwort	Aussage 1	Aussage 2	Verknüpfung
A	richtig	richtig	richtig
B	richtig	richtig	falsch
C	richtig	falsch	—
D	falsch	richtig	—
E	falsch	falsch	—

F97 6.51 Bei einer festen Meßzellenlänge läßt die Testlösung einer farbigen Substanz mit der Stoffmengenkonzentration $1\,mol/l$ noch 50% der Strahlung von monochromatischem Licht durch.

Welchen Bruchteil der einfallenden Leistung läßt eine Lösung der Stoffmengenkonzentration $4\,mol/l$ durch (Gültigkeit des Lambert-Beerschen Gesetzes vorausgesetzt)?

(A) 1/32

(B) 1/16

(C) 1/8

(D) 1/4

(E) 1/2

F97 6.52 Welche der folgenden Aussagen trifft zu?

Die Schwingungen der freien Moleküle D_2 und H_2 mit etwa derselben Kopplungskonstante werden miteinander verglichen. In den Spektren gilt jeweils für einen analogen Streckschwingmodus für die Wellenzahlen $\tilde{v}_D$, $\tilde{v}_H$ bzw. Frequenzen f_D, f_D:

(A) $\tilde{v}_D > \tilde{v}_H$ und $f_D > f_H$

(B) $\tilde{v}_D > \tilde{v}_H$ und $f_D < f_H$

(C) $\tilde{v}_D = \tilde{v}_H$ und $f_D = f_H$

(D) $\tilde{v}_D < \tilde{v}_H$ und $f_D > f_H$

(E) $\tilde{v}_D < \tilde{v}_H$ und $f_D < f_H$

F97 6.53 Im normalen Betrieb üblicher Röntgenröhren ist dem kontinuierlichen Bremsspektrum ein aus einigen Spektrallinien bestehendes charakteristisches Spektrum überlagert,

weil

Röntgenröhren mit einem für die charakteristischen Linien verantwortlichen Gas gefüllt werden.

Antwort	Aussage 1	Aussage 2	Verknüpfung
A	richtig	richtig	richtig
B	richtig	richtig	falsch
C	richtig	falsch	—
D	falsch	richtig	—
E	falsch	falsch	—

6.48✓ A   **6.49**✓ B   **6.50**✓ B   **6.51**✓ B   **6.52**✓ E   **6.53**✓ C

F97 6.54 Eine Menge Wasser und eine Menge Tetrachlorkohlenstoff mit gleicher Wärmekapazität werden in je ein Glasgefäß gegeben. Die beiden (gleichartigen) Glasgefäße werden in einem Mikrowellenherd in gleicher Weise bestrahlt.

Bei dieser Behandlung wird der Tetrachlorkohlenstoff stärker erwärmt als das Wasser,

weil

Tetrachlorkohlenstoffmoleküle im Gegensatz zu Wassermolekülen nicht polar sind.

Antwort	Aussage 1	Aussage 2	Verknüpfung
A	richtig	richtig	richtig
B	richtig	richtig	falsch
C	richtig	falsch	—
D	falsch	richtig	—
E	falsch	falsch	—

F97 6.55 Welche der folgenden Aussagen trifft zu?

Zwei linear polarisierte Lichtwellenzüge gleicher Amplitude und Polarisationsebene werden so überlagert, daß sie sich an einem Ort vollständig auslöschen. Dazu sind noch folgende Bedingungen einzuhalten:

(1) Die Frequenzen müssen sich wie 2:1 verhalten.

(2) Die Phasendifferenz muß π (oder ein ungeradzahliges Vielfaches von π) betragen.

(3) Die Nulldurchgänge müssen um $\lambda/4$ versetzt auftreten.

(A) keine der Bedingungen

(B) nur 1

(C) nur 2

(D) nur 3

(E) nur 1 und 3

F97 6.56 Welche der folgenden Aussagen treffen auf den äußeren Photoeffekt zu?

Belichtet man im Vakuum eine Metallplatte mit monochromatischem Licht der Wellenlänge λ und der Bestrahlungsstärke I, so können aus dem Metall Elektronen ausgelöst werden.

(1) Für das Auftreten des Effekts ist es notwendig, daß λ einen Mindestwert überschreitet.

(2) Der Höchstwert der kinetischen Energie der ausgelösten Elektronen steigt mit λ.

(3) Der Höchstwert der ausgelösten Elektronen ist von I unabhängig.

(A) nur 3

(B) nur 1 und 2

(C) nur 1 und 3

(D) nur 2 und 3

(E) 1 bis 3 (alle)

H95 6.57 Ordnet man α-, β^-- und γ-Strahlung (gleiche Energie der Teilchen/Quanten vorausgesetzt) in einer Folge abnehmender Eindringtiefe in Materie, so gilt:

(A) α, β^-, γ

(B) γ, α, β^-

(C) γ, β^-, α

(D) α, γ, β^-

(E) β^-, γ, α

H97 6.58 Welche der folgenden Aussagen treffen zu?

Durch Belichtung können aus Metallen Elektronen ausgelöst werden. Damit dieser äußere Photoeffekt auftritt, muß das Licht

(1) Anteile mit hinreichend großen Wellenlängen enthalten

(2) Anteile mit hinreichend kleinen Wellenlängen enthalten

(3) eine für eine hinreichende Erwärmung des Metalls ausreichende Intensität besitzen

(A) nur 1

(B) nur 2

(C) nur 3

(D) nur 1 und 3

(E) nur 2 und 3

H97 6.59 Welche der folgenden Aussagen über Hochfrequenzerwärmung biologischer Proben (z.B. im Mikrowellenherd) treffen zu?

6.54 √ D 6.55 √ C 6.56 √ A 6.57 √ C 6.58 √ B

(1) Werden (für Mikrowellenherde vorgesehene) Glasgefäße verwendet, so wird die Heizleistung hauptsächlich in deren Wänden verfügbar und geht erst dort in die Probe über.

(2) Hauptsächlich wird die Volumenerwärmung biologischer Proben in solchen Gefäßen genutzt, deren Material selbst möglichst wenig Hochfrequenz-Leistung absorbiert.

(3) Am besten eignen sich Metalltöpfe mit passendem Metalldeckel für das Einsatzgut.

(A) nur 1

(B) nur 2

(C) nur 3

(D) nur 1 und 3

(E) nur 2 und 3

F98 6.60 Welche der folgenden Aussagen treffen zu?

Das Verhalten von Licht läßt sich teilweise mit den Eigenschaften hochfrequenter elektromagnetischer Wellen gut beschrieben, teilweise aber besser auf der Basis von Lichtquanten verstehen. In diesem Dualismus wird die **Welleneigenschaft** des Lichts besonders deutlich bei

(1) dem Auftreten von Interferenzstreifen oder -ringen

(2) den Erscheinungen beim Durchgang von Licht durch ein optisches Strichgitter

(3) dem Mechanismus der Lichtemission aus heißen Gasen

(A) Keine der Aussagen trifft zu

(B) nur 2

(C) nur 1 und 2

(D) nur 1 und 3

(E) 1 bis 3 (alle)

F97 6.61 Die Skizze zeigt ein vereinfachtes Energieschema eines Wasserstoff-Atoms. Durch Einstrahlen geeigneten Lichts werden die Atome in eine bestimmtes Niveau angeregt (I).

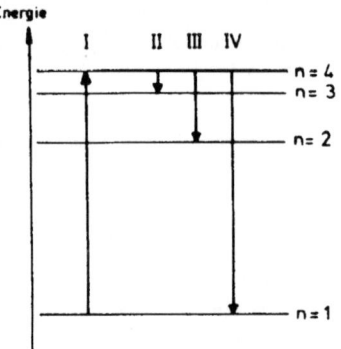

(1) Es werden diskrete Spektrallinien emittiert.

(2) Nur der gezeichnete Übergang IV in den Grundzustand ist möglich.

(3) Es wird ein kontinuierliches Spektrum emittiert.

(A) nur 1

(B) nur 2

(C) nur 3

(D) nur 1 und 2

(E) 1 bis 3 (alle)

H97 6.62 Welchen der folgenden Aussagen über Strahlenquellen stimmen Sie zu?

(1) Glühlampen liefern ein kontinuierliches Spektrum.

(2) Der überwiegende Teil der in Glühlampen verbrauchten elektrischen Energie wird in sichtbares Licht umgewandelt.

(3) Natrium-Dampf-Lampen liefern im sichtbaren Bereich ein praktisch monochromatisches Licht.

(A) nur 1

(B) nur 1 und 2

(C) nur 1 und 3

(D) nur 2 und 3

(E) 1 bis 3 (alle)

6.59 √ B   **6.60** √ C   **6.61** √ A   **6.62** √ C

F98 **6.63** Eine annähernd punktförmige radioaktive Quelle der Aktivität A_1 belaste eine Probe, die der Strahlung im Abstand $r_1 = 1\,\text{m}$ für die Zeit t_1 ausgesetzt wird, mit einer Strahlendosis D. Mit welcher Kombination von Aktivität A und Bestrahlungszeit t wird die gleiche Strahlendosis D bei einem Abstand $r = 2\,\text{m}$ zwischen dieser Probe und einer anderen Quelle (gleiches Nuklid) erreicht?

(A) $A = A_1 \qquad t = t_1$

(B) $A = A_1 \qquad t = 2 \cdot t_1$

(C) $A = 2 \cdot A_1 \qquad t = t_1$

(D) $A = 2 \cdot A_1 \qquad t = 4 \cdot t_1$

(E) $A = 4 \cdot A_1 \qquad t = t_1$

H94 **6.64** Ein radioaktives Nuklid mit einer Halbwertszeit von 1 Jahr

(A) strahlt nach Ablauf von 1 Jahr noch mit 37% des Anfangswertes

(B) strahlt nach 1 Jahr um den Faktor $\ln 2$ schwächer als zu Beginn

(C) ist nach 2 Jahren fast restlos zerfallen

(D) ist nach 3 Jahren nur noch zu einem Sechstel vorhanden

(E) Keine der vorstehenden Aussagen ist richtig.

F98 **6.65** Welche der folgenden Aussagen zum Dopplereffekt in ruhender Luft treffen zu?

(1) Bewegt sich eine Schallquelle rasch auf einen ruhenden Hörer zu, so nimmt dieser eine höhere Frequenz des Schalls wahr, als die Quelle aussendet.

(2) Bewegt sich ein Hörer rasch auf eine ruhende Schallquelle zu, so nimmt er eine niedrigere Frequenz des Schalls wahr, als die Quelle aussendet.

(3) Entfernt sich eine Schallquelle rasch von einem ruhenden Hörer, so nimmt dieser eine niedrigere Frequenz wahr, als die Quelle aussendet.

(4) Entfernt sich ein Hörer rasch von einer ruhenden Schallquelle, so nimmt er eine höher Frequenz des Schalls wahr, als die Quelle aussendet.

(A) nur 1 und 2

(B) nur 1 und 3

(C) nur 2 und 3

(D) nur 3 und 4

(E) 1 bis 4 (alle)

H88 **6.66** Welchen der folgenden Aussagen stimmen Sie zu?

Folgende Wellen können polarisiert sein:

(1) hörbarer Schall in Luft

(2) Ultraschall in Luft

(3) Infrarotes Licht in Vakuum

(4) Ultraviolettes Licht in Flüssigkeiten

(A) nur 1

(B) nur 4

(C) nur 1 und 2

(D) nur 3 und 4

(E) nur 2, 3 und 4

6.63 ✓ E   **6.64** ✓ E   **6.65** ✓ B   **6.66** ✓ D

7 Atomistische Struktur der Materie

F92 7.1 Bei welchen einzelnen neutralen Atomen der folgenden Atome liegt eine abgeschlossene äußere Elektronenschale vor?

(1) Lithium

(2) Kohlenstoff

(3) Fluor

(A) bei keinem

(B) nur 1

(C) nur 2

(D) nur 3

(E) nur 1 und 2

F94 7.2 Die gemessene Aktivität A eines einheitlichen Nuklids nimmt mit der Zeit gemäß der untenstehenden Abbildung ab.

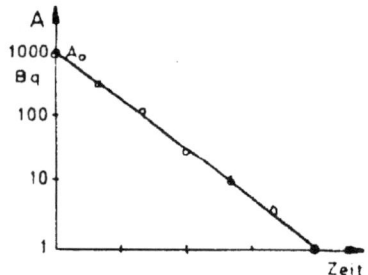

Welche Gerade in der unteren Abbildung (gleiche lineare Unterteilung der Zeit-Achse) stellt dieselben Meßwerte richtig dar? (lg: dekadischer Logarithmus)

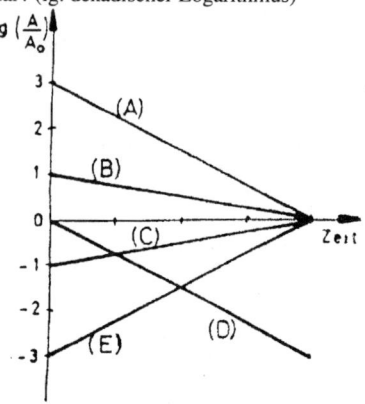

F90 7.3 Das radioaktive Nuklid $^{238}_{92}\text{U}$ zerfällt gemäß

$$^{238}_{92}\text{U} \longrightarrow {}^{234}_{90}\text{Th} + X$$

Die Gesetze von der Erhaltung der Nukleonenzahl und der Ladungszahl sind erfüllt, wenn es sich bei dem oben mit X bezeichneten Teilchen handelt um ein

(A) α-Teilchen

(B) β-Teilchen

(C) γ-Teilchen

(D) Proton

(E) Neutron

F91 7.4 Bei welchen einzelnen neutralen Atomen der folgenden Elemente liegt eine abgeschlossene Elektronenschale vor?

(1) Wasserstoff

(2) Natrium

(3) Chlor

(A) bei keinem

(B) nur bei 1

(C) nur bei 2

(D) nur bei 3

(E) nur bei 2 und 3

F91 7.5 Welchen der folgenden Aussagen über Neutronen stimmen Sie zu?

(1) In einem elektrischen Feld werden Neutronen beschleunigt.

(2) Neutronen haben etwa die 2 000-fache Masse wie Protonen.

(3) Neutronen entstehen bei der Spaltung des Uranisotops ^{235}U.

(A) nur 3

(B) nur 1 und 2

(C) nur 1 und 3

(D) nur 2 und 3

(E) 1 bis 3 (alle)

7.1√ A　7.2√ D　7.3√ A　7.4√ A　7.5√ A

F94 **7.6** Die Aussage

> 1 mol eines Stoffes enthält ebensoviele Teilchen, wie es Kohlenstoff-Atome in genau 12 g Kohlenstoff gibt

ist als Definition der Einheit „mol" nicht vollständig; dazu müßte zusätzlich angegeben werden, daß

(A) der Kohlenstoff als Diamant vorliegen muß

(B) es sich um das Isotop ^{12}C handeln muß

(C) der Kohlenstoff das Molvolumen ($\approx$ 22,4 l) einnehmen muß

(D) die Aussage nur bei Normbedingungen gilt

(E) die Aussage nur bei Elementen zutrifft

F90 **7.7** Welchen der folgenden Aussagen zum Aufbau der Atome stimmen Sie zu?

> (1) Alle voll besetzten inneren Schalen einer Atomart enthalten gleichviele Elektronen.
>
> (2) In einer inneren Schale können sich höchstens soviele Elektronen aufhalten wie die Hauptquantenzahl n angibt.
>
> (3) In einer vollen Schale stehen die Spins aller Elektronen parallel.
>
> (4) Beim Stoß mit einem energiereichen Teilchen kann ein Elektron aus einer inneren Schale auf die nächste vollbesetzte angehoben werden.

(A) Keine der vorstehenden Angaben trifft zu.

(B) nur 2

(C) nur 1 und 3

(D) nur 2 und 4

(E) nur 2, 3 und 4

H93 **7.8** Ein radioaktives Präparat werde mit einem Geiger-Müller-Zählrohr untersucht. Dazu wird zunächst die stets vorhandene natürliche Strahlung aus der Umgebung bestimmt (oft als „Untergrund" oder „Nulleffekt" bezeichnet).

Dieser Wert betrage im Mittel 20 Impulse pro Minute.

Anschließend wird das Präparat vor das Zählrohr gesetzt und die Messung betrage jetzt im Mittel 220 Impulse pro Minute.

Die Halbwertszeit des Präparates sei 1 Woche.

Welchen Meßwert zeigt das Zählrohr bei gleichem Untergrund demnach 1 Woche später im Mittel an, wenn das Präparat vor das Zählrohr gesetzt wird?

(A) 140 Impulse/Minute

(B) 130 Impulse/Minute

(C) 120 Impulse/Minute

(D) 110 Impulse/Minute

(E) 80 Impulse/Minute

H92 **7.9** Die Hülle eines neutralen Wasserstoff-Atoms enthält beim Bohrschen Modell ein Elektron. Welche Kraft sorgt dafür, daß dieses in der Umgebung des Kerns verbleibt?

(A) Gravitationskraft

(B) Lorentzkraft

(C) Zentrifugalkraft

(D) Coulomb-Kraft

(E) magnetische Anziehungskraft

F90 **7.10** Welche der folgenden Massenangaben kommt der Masse eines Wasserstoff-Moleküls am nächsten?

(A) 10^{-19} kg

(B) 10^{-23} kg

(C) 10^{-27} kg

(D) 10^{-30} kg

(E) 10^{-34} kg

F90 **7.11** Ein Atomkern wird (u.a.) beschrieben durch die Zahl A der eingebauten Nukleonen, die Zahl N der eingebauten Neutronen und die Zahl Z der eingebauten Protonen. Zwei verschiedene Nuklide, gekennzeichnet durch die Indizes 1 und 2, heißen isotop, wenn gilt:

(A) $A_1 = A_2, N_1 = N_2, Z_1 = Z_2$

(B) $A_1 = A_2, N_1 \neq N_2, Z_1 \neq Z_2$

(C) $A_1 \neq A_2, N_1 = N_2, Z_1 \neq Z_2$

(D) $A_1 \neq A_2, N_1 \neq N_2, Z_1 = Z_2$

(E) $A_1 \neq A_2, N_1 \neq N_2, Z_1 \neq Z_2$

7.6✓ B   **7.7**✓ A   **7.8**✓ C   **7.9**✓ D   **7.10**✓ C   **7.11**✓ D

F94 **7.12**　Das Bohrsche Atommodell beschreibt recht gut

(A) den Massendefekt schwerer Kerne

(B) die Energieniveaus beim Wasserstoff-Atom

(C) die Schwingungsspektren des Wasserstoff-Moleküls

(D) die Lichtemission glühender Metalle

(E) Die Halbwertszeit von Protonen

F94 **7.13**　Welche der folgenden Längenangaben trifft am besten auf den Durchmesser eines Wasserstoff-Atoms (im Grundzustand) zu?

(A) 10^{-15} m

(B) 10^{-13} m

(C) 10^{-10} m

(D) 10^{-8} m

(E) 10^{-6} m

F91 **7.14**　Beim radioaktiven Zerfall können sich Nukleonenzahl A und Kernladungszahl Z ändern.

Durch γ-Emission ändern sich

(A) A um -4, Z um -2

(B) A um -2, Z um -1

(C) A um -1, Z um -0

(D) A um 0, Z um $+1$

(E) weder A noch Z.

F94 **7.15**　Welche der folgenden Aussagen treffen zu?

Zwei Atome eines Elements sind isotope Nuklide, wenn

　(1) sie in der Zahl der Neutronen übereinstimmen

　(2) die Zahlen der Protonen gleich und die Zahlen der Neutronen verschieden sind

　(3) sie die gleichen Zerfallskonstanten aufweisen

　(4) ihre Kernmassen gleich sind

(A) nur 1

(B) nur 2

(C) nur 3

(D) nur 4

(E) nur 2 und 3

F92 **7.16**　Welche Aussage über Neutronen trifft **nicht** zu?

(A) Neutronen haben näherungsweise die gleiche Masse wie Protonen.

(B) Neutronen sind gut geeignet zur Einleitung von Kernreaktionen.

(C) Neutronen sind gut geeignet zur Herstellung kurzlebiger radioaktiver Nuklide.

(D) Neutronen können durch das Coulombfeld eines Atomkernes angezogen werden.

(E) Isotope Nuklide des gleichen Elements enthalten im Kern verschieden viele Neutronen.

F93 **7.17**　An einer semipermeablen Membran entsteht bei 25 °C ein osmotischer Druck von 20 hPa. Wenn Änderungen der Teilchenzahldichten vernachlässigt werden dürfen, so können wir bei 10 °C etwa erwarten:

(A) 4 hPa

(B) 5 hPa

(C) 17,5 hPa

(D) 19 hPa

(E) 21 hPa

F93 **7.18**　Löst man 0,1 mol NaCl in 1 l Wasser, so enthält die Lösung insgesamt etwa die folgende Anzahl von Ionen:

(A) $1,2 \cdot 10^{23}$

(B) $6,0 \cdot 10^{22}$

(C) $3,0 \cdot 10^{22}$

(D) $1,2 \cdot 10^{22}$

(E) $0,16 \cdot 10^{19}$

7.12✓ B　**7.13**✓ C　**7.14**✓ E　**7.15**✓ B　**7.16**✓ D　**7.17**✓ D　**7.18**✓ A

F93 **7.19** Diffusionsprozesse laufen bei erhöhter Temperatur langsamer ab,

weil

bei erhöhter Temperatur die thermische, ungeordnete Bewegung der diffundierenden Teilchen stärker ist.

Antwort	Aussage 1	Aussage 2	Verknüpfung
A	richtig	richtig	richtig
B	richtig	richtig	falsch
C	richtig	falsch	—
D	falsch	richtig	—
E	falsch	falsch	—

F93 **7.20** Welches der folgenden Atome hat (im Grundzustand) ein einziges Elektron in einer sonst leeren Schale?

(1) Wasserstoffatom

(2) Helium

(3) Natrium

(4) Neon

(A) nur 1

(B) nur 2

(C) nur 3

(D) nur 1 und 3

(E) 1 bis 4 (alle)

H91 **7.21** Das Nuklid $^{137}_{55}$Cs zerfällt mit einer Halbwertszeit $t_h = 30$ a. Die Aktivität einer Probe mit diesem Nuklid sinkt demnach auf 10 % ihres ursprünglichen Wertes in einem Zeitraum von etwa

(A) 3a

(B) 10a

(C) 30a

(D) 100a

(E) 300a

F94 **7.22** Sind eine wäßrige Zuckerlösung und Leitungswasser durch eine semipermeable Membran getrennt, so stellt sich im Gleichgewicht das Niveau der Zuckerlösung höher ein als das Niveau des Leitungswassers,

weil

das Leitungswasser im Vergleich zur Zuckerlösung den höheren osmotischen Druck aufweist.

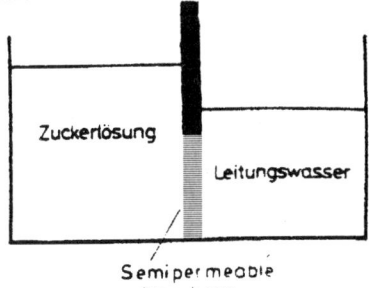

Antwort	Aussage 1	Aussage 2	Verknüpfung
A	richtig	richtig	richtig
B	richtig	richtig	falsch
C	richtig	falsch	—
D	falsch	richtig	—
E	falsch	falsch	—

H88 **7.23** Welchen der folgenden Aussagen stimmen Sie zu?

Beim Einsatz radioaktiver Tracer für pharmakokinetische Untersuchungen muß beachtet werden, daß die Zerfallskonstante des verwendeten Nuklids

(1) von der Wertigkeit der chemischen Bindung abhängt.

(2) umgekehrt proportional zur Temperatur ist.

(3) nicht von der Zeit abhängt.

(A) nur 1

(B) nur 2

(C) nur 3

(D) nur 1 und 3

(E) nur 2 und 3

7.19✓ D **7.20**✓ D **7.21**✓ D **7.22**✓ C **7.23**✓ C

H89 **7.24** Neutronen können (in einer Radium-Beryllium-Quelle) gemäß folgender Reaktionsgleichung

$$^{9}_{4}\text{Be} + \bigcirc \longrightarrow {}^{12}_{6}\text{C} + {}^{1}_{0}\text{n}$$

erzeugt werden.

Welches Nuklid muß an Stelle des Kreises eingesetzt werden?

(A) $^{226}_{88}\text{Ra}$

(B) $^{13}_{6}\text{C}$

(C) $^{12}_{6}\text{C}$

(D) $^{1}_{1}\text{p}$

(E) $^{4}_{2}\text{He}$

H89 **7.25** Radionuklide emittieren Strahlung.

Geben Sie bitte zu jeder Teilchenart aus Liste 1 an, wie sich durch die Emission dieser Strahlung die Nukleonenzahl A und die Kernladungszahl Z ändern (Liste 2).

Liste 1

  (1) α-Teilchen

  (2) β^{-}-Teilchen

Liste 2

(A) A und Z ändern sich nicht.

(B) A nimmt um 4 ab, Z nimmt um 2 ab.

(C) A nimmt um 4 ab; Z nimmt um 2 zu.

(D) A nimmt um 1 zu, Z ändert sich nicht.

(E) A ändert sich nicht, Z nimmt um 1 zu.

H90 **7.26** Ein (nicht angeregtes) Atom nimmt ein Volumen ein in der Größenordnung

(A) $10^{-10}\,\text{m}^3$

(B) $10^{-19}\,\text{m}^3$

(C) $10^{-23}\,\text{m}^3$

(D) $10^{-29}\,\text{m}^3$

(E) $10^{-42}\,\text{m}^3$

H90 **7.27** Ein Edelgasatom befindet sich in einem angeregten Elektronenzustand, wenn

(A) es radioaktiv zerfallen kann.

(B) es sich in der Atmosphäre in großer Höhe über dem Erdboden befindet.

(C) es unmittelbar zuvor eine elastische Reflexion an einer festen Wand erfahren hat (Gasbewegung).

(D) sich ein Elektron in einem Zustand befindet, der energiereicher ist als der Grundzustand.

(E) es mehr Neutronen als Protonen besitzt.

H90 **7.28** Welchen Aussagen über die in der Natur vorkommenden Kernarten ^{14}C und ^{14}N stimmen Sie zu?

  (1) Es sind isotope Nuklide.

  (2) Ihre Massen sind fast gleich.

  (3) Sie sind chemisch gleichartig.

(A) nur 1

(B) nur 2

(C) nur 3

(D) nur 1 und 2

(E) nur 1 und 3

H93 **7.29** Welche Aussage trifft **nicht** zu?

Das in der Natur am häufigsten vorkommende Zinn-Atom enthält in neutralem Zustand: 50 Protonen, 70 Neutronen, 50 Elektronen.

Bei folgenden Atomen (in neutralem oder ionisiertem Zustand kann es sich um andere Zinnisotope handeln:

(A) 52 Protonen, 70 Neutronen, 50 Elektronen

(B) 50 Protonen, 68 Neutronen, 50 Elektronen

(C) 50 Protonen, 69 Neutronen, 48 Elektronen

(D) 50 Protonen, 62 Neutronen, 50 Elektronen

(E) 50 Protonen, 74 Neutronen, 50 Elektronen

7.24 $\checkmark$ E **7.25** $\checkmark$ (1,B) (2,E) **7.26** $\checkmark$ D **7.27** $\checkmark$ D **7.28** $\checkmark$ B **7.29** $\checkmark$ A

H93 **7.30** Die Skizze zeigt ein vereinfachtes Energieschema des Wasserstoff-Atoms. Durch Einstrahlen geeigneten Lichts werden die Atome in ein bestimmtes Niveau angeregt (I).

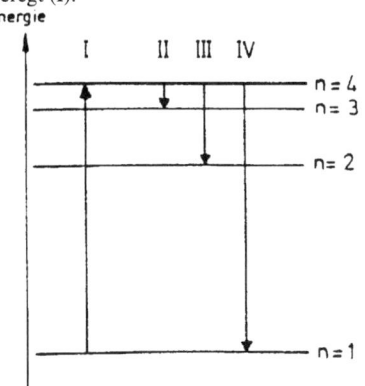

Welche Aussage über die anschließende Lichtemission trifft zu?

(A) Es werden diskrete Spektrallinien emittiert (Übergänge II, III, IV)

(B) Für die emittierten Photonenenergien gilt

$$W_{II} > W_{III} > W_{IV}$$

(C) Nur der Übergang IV in den Grundzustand ist möglich.

(D) Es wird ein Bandspektrum emittiert.

(E) Es wird ein kontinuierliches Spektrum emittiert.

H93 **7.31** Beim β^--Zerfall eines Kerns nimmt die Ordnungszahl um 1 zu,

weil

beim β^--Zerfall im Kern ein Proton in ein Neutron und ein Elektron übergeht, das emittiert wird.

Antwort	Aussage 1	Aussage 2	Verknüpfung
A	richtig	richtig	richtig
B	richtig	richtig	falsch
C	richtig	falsch	—
D	falsch	richtig	—
E	falsch	falsch	—

H93 **7.32** Welche der folgenden Aussagen treffen zu?

Die Energie 1 eV ist gleich

(1) der kinetischen Energie der Ionen in einer Elektrolysezelle, an der die Spannung 1 V liegt

(2) der Energieänderung eines Elektrons, das im Vakuum die Spannung 1 V durchläuft

(3) der Energieänderung eines Protons, das im Vakuum die Spannung 1 V durchläuft

(A) nur 1

(B) nur 2

(C) nur 3

(D) nur 1 und 2

(E) nur 2 und 3

H93 **7.33** Welche der folgenden Aussagen treffen zu?

Wenn auf verschiedenen Seiten einer Membran unterschiedliche Konzentrationen c_1 und c_2 eines Elektrolyten vom gleichen Typ vorliegen, so gilt für die auftretende Spannung U gemäß der Nernstschen Formel (Gleichung):

(1) U wächst mit zunehmender Temperatur.

(2) Zustände $c_1 > c_2$ bzw. $c_1 < c_2$ ergeben verschiedene Vorzeichen für U.

(3) U wächst mit zunehmendem Konzentrationsverhältnis c_1/c_2.

(A) nur 1

(B) nur 1 und 2

(C) nur 1 und 3

(D) nur 2 und 3

(E) 1 bis 3 (alle)

H94 **7.34** Das Kohlenstoff-Nuklid $^{14}_{6}C$ kann unter Elektronenemission zerfallen (β^--Strahler). Es wandelt sich dabei um in ein Nuklid mit

(A) $N = 14$ $Z = 7$

(B) $N = 14$ $Z = 6$

(C) $N = 14$ $Z = 5$

(D) $N = 13$ $Z = 6$

(E) $N = 13$ $Z = 5$

7.30✓ A   **7.31**✓ C   **7.32**✓ E   **7.33**✓ E   **7.34**✓ A

H93 7.35 Welche der folgenden Aussagen über Diffusionsvorgänge treffen zu?

(1) Diffusion erfolgt um so schneller, je höher die Temperatur ist.

(2) Diffusionsvorgänge suchen Konzentrationsunterschiede auszugleichen.

(3) Diffusion kann auch in festen Phasen auftreten.

(A) nur 1

(B) nur 2

(C) nur 1 und 3

(D) nur 2 und 3

(E) 1 bis 3 (alle)

F95 7.36 Welche Aussage über Neutronen trifft zu? Sie

(A) haben annähernd die fünfzigfache Masse wie Elektronen.

(B) haben eine halb so große Masse wie Protonen.

(C) beschreiben in einem elektrischen Feld eine Kreisbahn.

(D) werden in einem elektrischen Feld linear beschleunigt.

(E) können (u.a.) in Protonen und Elektronen zerfallen.

H95 7.37 Die Elementarladung

(A) ist gleich der Ladung des Wasserstoffatoms multipliziert mit der Ordnungszahl des jeweiligen Elements

(B) ist gleich der Ladung eines α-Teilchens

(C) ergibt sich betragsmäßig aus dem Quotienten von Faradayscher und Avogadrokonstante

(D) beträgt 1 Coulomb

(E) wird durch keine der vorstehenden Aussagen beschrieben

F97 7.38 Welche Kraft ist beim Bohrschen Atommodell des Wasserstoff-Atoms wesentlich verantwortlich für die Anziehung des Elektrons an den Kern?

(A) Gravitationskraft

(B) Coulombkraft

(C) Zentrifugalkraft

(D) Gewichtskraft

(E) Lorentzkraft

F97 7.39 Welche der folgenden Aussagen über den Aufbau der Atome trifft **nicht** zu?

(A) Atomkerne sind positiv geladen.

(B) Die Masse der Atomkerne stimmt nahezu mit der gesamten Atommasse überein.

(C) Ein Kern des Heliumnuklids ^{4}He enthält ein Proton und drei Neutronen.

(D) Mit Ausnahme des Wasserstoffatoms ^{1}H enthalten stabile Kerne stets Neutronen.

(E) Die Atomhülle besteht aus Elektronen.

F96 7.40 Zur Zeit $t = 0$ sind von einem radioaktiven Stoff (reiner β-Strahler, einheitliches Nuklid) 5 ng vorhanden. Nach zwei Stunden liegen noch 2,5 ng dieses Stoffes vor.

Nach welcher **weiteren** Zeit sind es nur noch 0,625 ng des ursprünglichen Stoffes?

(A) 12 h

(B) 8 h

(C) 6 h

(D) 4 h

(E) 2 h

F96 7.41 Die Aktivität einer Probe klinge mit der Zeit t ab, entsprechend

$$A(t) = A_0 \cdot \exp(-t/\tau)$$

Welche graphische Darstellung wird zweckmäßigerweise gewählt, damit sich mit den Meßwerten von $A(t)$ möglichst eine Gerade ergibt?

7.35 ✓ E   7.36 ✓ E   7.37 ✓ C   7.38 ✓ B   7.39 ✓ C   7.40 ✓ D

Erläuterung: $\xrightarrow[\text{(log)}]{}$ bedeutet: logarithmisch geteilte Skala

$\xrightarrow[\text{(lin)}]{}$ bedeutet: linear geteilte Skala

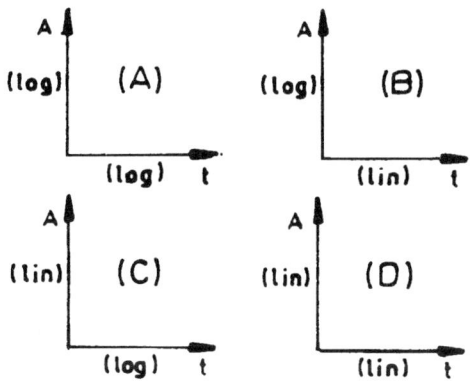

(E) Keine dieser Darstellungen ergibt eine Gerade.

F96 **7.42** Ordnen Sie bitte den in Liste 1 aufgeführten Teilchen die zutreffende elektrische Ladung aus Liste 2 zu! ($e \approx 1{,}6 \cdot 10^{-19}$ As)

Liste 1

   (1) Na-Ion im NaCl-Kristall

   (2) Proton

   (3) α-Teilchen

Liste 2

(A) $+2e$

(B) $+e$

(C) 0

(D) $-e$

(E) $-2e$

F96 **7.43** Welche der folgenden Aussagen zum Bohrschen Atommodell treffen zu?

   (1) Ein angeregtes Elektron kann unter Lichtemission spontan von einer inneren auf eine äußere Bahn (mit größerem Bahnradius) übergehen.

   (2) Die Frequenz der beim Übergang zwischen Bahnen emittierten oder absorbierten Strahlung ist durch die Impulsdifferenz $\Delta(m \cdot v)$ der Elektronen auf diesen Bahnen festgelegt.

   (3) Für die Anziehung der Elektronen an den Kern ist im wesentlichen die Coulomb-Kraft verantwortlich.

(A) nur 3

(B) nur 1 und 2

(C) nur 1 und 3

(D) nur 2 und 3

(E) 1 bis 3 (alle)

H96 **7.44** Das radioaktive Wasserstoffisotop Tritium $^{3}_{1}$H kann in Helium übergehen:

$$^{3}_{1}\text{H} \longrightarrow {}^{3}_{2}\text{He} + \text{X}$$

In dieser Gleichung bedeutet X ein

(A) α-Teilchen

(B) β^{-}-Teilchen

(C) γ-Photon

(D) Proton

(E) Neutron

H96 **7.45** Ordnen Sie den in Liste 1 aufgeführten Teilchen die zutreffende Ladung aus Liste 2 zu! ($e \approx 1{,}6 \cdot 10^{-19}$ As)

Liste 1

   (1) H-Atom

   (2) β^{-}-Teilchen

(A) $+2e$

(B) $+e$

(C) 0

(D) $-e$

(E) $-2e$

7.41✓ B   **7.42**✓ (1,B) (2,B) (3,A)   **7.43**✓ A   **7.44**✓ B   **7.45**✓ (1,C) (2,D)

H96 7.46 In einem üblichen (magnetischen) Massenspektrometer wird ein einfach ionisiertes O-Atom der Massenzahl 16 von einem einfach ionisierten isotopen Atom der Massenzahl 17 deutlich besser getrennt als von einem zweifach ionisierten S-Atom der Massenzahl 32,

weil

die entscheidende Größe für die Beeinflussung der Ionen durch die Felder im Spektrometer der Quotient aus ihrer elektrischen Ladung und ihrer Masse ist.

Antwort	Aussage 1	Aussage 2	Verknüpfung
A	richtig	richtig	richtig
B	richtig	richtig	falsch
C	richtig	falsch	—
D	falsch	richtig	—
E	falsch	falsch	—

H96 7.47 Welche Aussagen über Atome treffen zu?

(1) Der Kern des neutralen Atoms enthält ebensoviele positive Elementarladungen wie die Hülle Elektronen.

(2) Die Masse der Atomkerne stimmt nahezu mit der gesamten Atommasse überein.

(3) Bei der Absorption von Strahlung kann das Atom in einen Zustand größerer Energie übergehen.

(A) nur 1

(B) nur 1 und 2

(C) nur 1 und 3

(D) nur 2 und 3

(E) 1 bis 3 (alle)

F97 7.48 An einer semipermeablen Membran bewirkt eine gegebene Lösung bei 20 °C einen Druck von 9,0 hPa. Welcher Druck ist etwa zu erwarten, wenn die Temperatur auf 30 °C steigt und die Änderung der Osmolarität vernachlässigt werden kann?

(A) 6,1 hPa

(B) 9,3 hPa

(C) 13,5 hPa

(D) 14,5 hPa

(E) 19 hPa

F97 7.49 Zwischen Elementarladung e, Faradaykonstante F und Avogadrokonstante N_A gilt folgender Zusammenhang:

(A) $F = e/N_A$

(B) $F = e \cdot N_A$

(C) $F = e^2 \cdot N_A$

(D) $F = N_A/e$

(E) Keine der obigen Angaben trifft zu.

H97 7.50 Viele radioaktive Nuklide gewinnt man durch Bestrahlung geeigneten Materials mit Neutronen in einem Kernreaktor.

Neutronen sind für derartige Kernumwandlungen besser als Protonen gleicher kinetischer Energie geeignet

weil

Neutronen ungeladen sind und daher von der Kernladung nicht abgestoßen werden.

Antwort	Aussage 1	Aussage 2	Verknüpfung
A	richtig	richtig	richtig
B	richtig	richtig	falsch
C	richtig	falsch	—
D	falsch	richtig	—
E	falsch	falsch	—

H97 7.51 Welchen der folgenden Aussagen über Molekülschwingungen bzw. -rotationen stimmen Sie zu?

(1) Die Energie von Molekülschwingungen ist gequantelt.

(2) Die Rotationsenergie von Molekülen ist gequantelt.

(3) Molekülschwingungsspektren liegen meistens im Röntgen-Bereich.

(4) Rotationsspektren von Molekülen liegen meistens im Röntgen-Bereich.

(A) nur 1 und 2

(B) nur 1 und 3

(C) nur 2 und 3

(D) nur 1, 2 und 3

(E) 1 bis 4 (alle)

7.46√ A   7.47√ E   7.48√ B   7.49√ B   7.50√ A   7.51√ A

H96 **7.52** Weche der folgenden Aussagen über Osmose treffen zu?

(1) Wenn sich zwischen zwei verschiedenen Lösungen eine semipermeable Membran befindet, kann sich ein osmotischer Druck aufbauen.

(2) Eine semipermeable Wand zwischen zwei Lösungen kann bewirken, daß für eine Art gelöster Teilchen ein Übertritt durch diese Wand möglich ist, für eine andere jedoch nicht.

(3) Nach dem van't Hoffschen Gesetz hängt der osmotische Druck π exponentiell von der Temperatur T ab: $\pi \sim e^{-\text{const} \cdot T}$

(A) nur 1

(B) nur 2

(C) nur 1 und 2

(D) nur 1 und 3

(E) 1 bis 3 (alle)

F98 **7.53** Radionukleide emittieren Strahlung.

Geben Sie bitte zu jeder Teilchenart aus Liste 1 an, wie sich durch die Emission dieser Strahlung die Nukleonenzahl A und die Kernladungszahl Z ändern (Liste 2)!

Liste 1

(1) α-Teilchen

(2) β^--Teilchen

Liste 2

(A) A und Z ändern sich nicht

(B) A nimmt um 4 ab, Z nimmt um 2 ab

(C) A nimmt um 4 ab, Z nimmt um 2 zu

(D) A nimmt um 1 ab, Z ändert sich nicht

(E) A ändert sich nicht, Z nimmt um 1 zu

H91 **7.54** Welche Aussage trifft für Elektronen **nicht** zu?

(A) Elektronen tragen eine negative Elementarladung.

(B) Elektronen haben eine kleinere Masse als Protonen.

(C) Elektronen können in elektrischen und magnetischen Feldern beschleunigt werden.

(D) Elektronen werden beim radioaktiven β^--Zerfall emittiert.

(E) Isotope Nuklide des gleichen Elements enthalten im Kern verschieden viele Elektronen.

F98 **7.55** Welche der folgenden Aussagen zum Bohrschen Atommodell treffen zu?

(1) Die Energiezustände des Wasserstoff-Atoms lassen sich mit seiner Hilfe in guter Näherung beschreiben.

(2) Ein Atom im Grundzustand absorbiere ein Lichtquant. Je kleiner dessen Energie ist, desto größer ist der Radius der Bahn, auf den das Elektron bei der Absorption gebracht wird.

(3) Die Frequenz der beim Übergang zwischen Bahnen emittierten oder absorbierten Strahlung ist durch die Differenz der zu den Bahnen gehörenden Energie festgelegt.

(4) Fast die gesamte Masse des Atoms ist in seinem Kern konzentriert.

(A) nur 1, 2 und 3

(B) nur 1, 2 und 4

(C) nur 1, 3 und 4

(D) nur 2, 3 und 4

(E) 1 bis 4 (alle)

F97 **7.56** Der Zerfall eines Präparats von ^{238}U (Halbwertszeit $4,5 \cdot 10^9$ Jahre) werde mit einem Zählrohr beobachtet.

Die Folge der vom Zählrohr registrierten Zerfalls-Ereignisse ist ein unregelmäßiger Vorgang.

weil

nach dem Ablauf einer Halbwertszeit auch jeweils nur noch etwa halb so viele Zerfallsprozesse je Zeiteinheit erfolgen.

Antwort	Aussage 1	Aussage 2	Verknüpfung
A	richtig	richtig	richtig
B	richtig	richtig	falsch
C	richtig	falsch	—
D	falsch	richtig	—
E	falsch	falsch	—

7.52✓ C   7.53✓ (1,B) (2,E)   7.54✓ E   7.55✓ C   7.56✓ B

F93 **7.57** Welche Aussage über Protonen trifft **nicht** zu?

(A) In einem elektrischen Feld werden Protonen in Richtung des Feldes beschleunigt.

(B) In einem Magnetfeld der magnetischen Flußdichte B erfahren Protonen, die sich nicht parallel zu B bewegen, eine Kraft, die senkrecht auf der Richtung ihrer Geschwindigkeit und senkrecht auf der Richtung von B steht.

(C) Der Kern des Helium-Atoms enthält zwei Protonen.

(D) Die Masse eines Protons entspricht etwa 50 Elektronenmassen.

(E) Protonen haben nahezu die gleiche Masse wie Neutronen.

F98 **7.58** An einer semipermeablen Membran bewirkt eine gegebene Lösung bei 18 °C einen osmotischen Druck. Welche Änderung dieses Drucks ist etwa zu erwarten, wenn die Temperatur auf 24 °C steigt und die Änderung der Osmolarität vernachlässigt werden kann?

(A) -6%

(B) -2%

(C) unter $\pm 1\%$

(D) $+2\%$

(E) $+6\%$

F98 **7.59** Die Halbwertszeit des radioaktiven Nuklids ^{14}C beträgt etwa $t_{1/2} \approx 5\,600$ Jahre. Wie alt ist ungefähr ein Ausgrabungsfund, wenn darin nur noch 40% der natürlichen ^{14}C-Konzentration enthalten sind?

(A) 1 600 Jahre

(B) 2 400 Jahre

(C) 4 600 Jahre

(D) 5 400 Jahre

(E) 7 400 Jahre

F98 **7.60** Welchen der folgenden Aussagen stimmen Sie zu?

(1) In einem elektrischen Feld werden Protonen in Richtung der elektrischen Feldlinien beschleunigt.

(2) In einem magnetischen Feld werden Protonen in Richtung der magnetischen Feldlinien beschleunigt.

(3) Protonen sind negativ geladene Nukleonen.

(4) Der Kern des Wasserstoffatoms ^{1}H ist ein Proton.

(A) nur 3

(B) nur 1 und 4

(C) nur 1, 3 und 4

(D) nur 2, 3 und 4

(E) 1 bis 4 (alle)

H91 **7.61** Welchen der folgenden Aussagen stimmen Sie zu?

Die Avogadrokonstante entspricht

(1) der Zahl der H-Atome in einem Mol H_2O.

(2) der Zahl der He-Atome in einem Mol He.

(3) etwa der Zahl der C-Atome in 12 g reinem Kohlenstoff.

(4) etwa 22,4 kg.

(A) nur 2

(B) nur 2 und 3

(C) nur 1, 2 und 3

(D) nur 1, 2 und 4

(E) 1 bis 4 (alle)

7.57✓ D   **7.58**✓ D   **7.59**✓ E   **7.60**✓ B   **7.61**✓ B

Teil IV

Kommentare

Die Kommentare versuchen die den Fragestellungen zugrundeliegenden Sachverhalte deutlich zu machen und Lösungswege aufzuzeigen. Sie sind jedoch stets in Verbindung mit dem Lehrbuchteil zu sehen, den sie weder ersetzen können noch sollen.

1 Allgemeines

1.1 ✓ *richtig ist C* Die Stoffmenge (Einheit: 1 mol) ist eine Basisgröße des SI, während elektrische Spannung (Einheit $1\,V = 1\,\frac{kg\,m^2}{s^3}$) und die Kraft (Einheit: $1\,N = 1\,kg\,m\,/\,s^2$) abgeleitete Größen sind.

1.2 ✓ *richtig ist B* Der Vorsatz „h" („hecto") bedeutet einen Faktor 10^2, der Vorsatz „μ" („mikro") einen Faktor 10^{-6}, der Vorsatz „c" („zenti") einen Faktor 10^{-2} und der Vorsatz „m" („milli") einen Faktor 10^{-3}.

Daher ist

$$
\begin{aligned}
1\,hPa &= 10^2\,Pa \\
1\,\mu s &= 10^{-6}\,s \\
1\,cm^2 &= 1(10^{-2}\,m)^2 = 10^{-4}\,m^2 \\
1\,ml &= 10^{-3}\,l
\end{aligned}
$$

1.3 ✓ *richtig ist A* Die Basisgrößen des SI sind

- Zeit

- Länge

- Masse

- elektrische Stromstärke

- Temperatur

- Stoffmenge

- Lichtstärke

Das Gewicht ist eine Kraft und damit eine abgeleitete Größe.

1.4 ✓ *richtig ist B* Die Länge des so ermittelten Zeitintervalles ist 341428 mal die Periodendauer von $1\,\mu s$, also 341,428 ms. Ihre Unsicherheit beträgt $\pm$ eine Periodendauer, also $\pm 1\,\mu s$.

1.5 ✓ *richtig ist C* Die SI-Einheit der Stoffmenge ist das Mol. Das Volumen eines Mols eines Gases ist unter Normbedingungen etwa 22,3 l — bei Flüssigkeiten oder Festkörpern trifft dies nicht zu.

1.6 ✓ *richtig ist C* Das Produkt $p \cdot V$ hat die Einheit $Pa \cdot m^3 = N \cdot m = J$, besitzt also die Dimension einer Arbeit.

1.7 ✓ *richtig ist D* In der Zeichnung ist der Zusammenhang zwischen $\ln z$ und $1/T$ als Gerade dargestellt. Dies wird durch die Gleichung $\ln z = a + b \cdot 1/T$ wiedergegeben.

1.8 ✓ *richtig ist E* Die Leistung am Widerstand ergibt sich als Produkt der anliegenden Spannung und der fließenden Stromstärke, so daß sich die **relativen** Fehler der beiden gemessenen Größen addieren. Es sind $U = (100 \pm 2)\,V$, die Stromstärke $I = (5 \pm 0,1)\,A$, so daß sich die relativen Fehler zu jeweils 2% ergeben. Die **relative** Unsicherheit der Leistung ist daher 4%. Da sich der Wert der Leistung zu $100\,V \cdot 5\,A = 500\,W$ ergibt, sind hier 4% relative Unsicherheit $0,04 \cdot 500\,W = 20\,W$ absolute Unsicherheit.

1.9 ✓ *richtig ist C* Die Kippspannung U_x steigt von ihrem Minimalwert bei $U_x = -U_r$ bis zu ihrem Maximalwert $U_x = U_r$ zeitlinear an. Beim Erreichen des Maximalwertes fällt sie praktisch instantan auf ihren Minimalwert ab, und der Zyklus beginnt von neuem. Dieses Verhalten wird am besten vom Diagramm C wiedergegeben.

1.10 ✓ *richtig ist E* Der Sollwert dieses Regelkreises ist die vorgegebene Stromstärke in der Meßzelle, der Istwert die tatsächliche Stromstärke, und eine mögliche Störgröße ist eine Änderung der Netzspannung, die ein Absinken oder Ansteigen des Stromes in der Meßzelle bewirken kann.

1.11 ✓ *richtig ist (1,B) (2,A) (3,E)* Die Einheit der magnetischen Feldstärke H ist A / m (Ampere pro Meter), die des magnetischen Flusses Φ ist $V \cdot s = Wb$ (Weber) und die der magnetischen Flußdichte $Wb / m^2 = V \cdot s / m^2 = T$ (Tesla).

1.12 ✓ *richtig ist E* Dem Diagramm kann entnommen werden, daß die Abhängigkeit der Größe y von der Größe x durch eine Gerade mit einer Steigung a und einem Achsenabschnitt b dargestellt werden kann. Dieser Zusammenhang wird durch die Formel $y = a \cdot x + b$ wiedergegeben.

1.13 ✓ *richtig ist D* Eine physikalische Größe ist ein Produkt aus Maßzahl und Einheit. Wählt man zur Darstellung eine **größere Einheit**, so muß, damit das Produkt unverändert bleibt, eine **kleinere Maßzahl** gewählt werden.

Zu jeder Einheit läßt sich z.B. durch Hinzufügen (oder Verändern) eines Vorsatzes für dezimale Vielfache ein Bruchteil derselben angeben.

1.14✓ *richtig ist E* Das Coulomb ist die Einheit der Ladung, das Farad die der Kapazität, das Henry die der Induktion, das Ohm die des elektrischen Widerstandes. Die Einheit des elektrischen Leitwertes ist das Siemens

$$1\,Si = 1\,\frac{A}{V}$$

1.15✓ *richtig ist B* Ein rechter Winkel beträgt im Bogenmaß $\pi/2$ und nicht π.

1.16✓ *richtig ist D* Elektrische Feldstärke, Beschleunigung, Kraft und Impuls sind Vektoren, da sie außer einem Betrag auch noch eine Richtung besitzen. Die Energie dagegen ist durch ihren Betrag vollständig gegeben; sie ist also kein Vektor, sondern ein Skalar.

1.17✓ *richtig ist E* Die Einheit der Kraft ist $1\,N = 1\,\frac{kg\,m}{s^2} = 1\,Pa \cdot m^2$.

1.18✓ *richtig ist E* Im log-lin-Diagramm wird der Zusammenhang offensichtlich durch eine Gerade gut wiedergegeben, so daß zwischen y und x ein exponentieller Zusammenhang besteht:

$$y = A \cdot B^{C \cdot x}$$

Dabei kann als Basis B eine beliebige positive Zahl gewählt werden. Für $B = 10$ ergeben sich die Konstanten A und C aus

$$y(x = 0) = 100$$
$$\Rightarrow \quad A = 100$$

und

$$y(x = 10) = 1$$
$$\Rightarrow \quad 100 \cdot 10^{C \cdot x} = 1$$
$$\Rightarrow \quad C = -\frac{1}{5}$$

1.19✓ *richtig ist A* Aus den angegebenen Werten ergibt sich, daß der Stab um mindestens 0,8 cm und

höchstens 1,2 cm ist, also um $(1,0 \pm 0,2)$ cm gekürzt werden muß. Die maximale Fehlergrenze ist daher

$$\pm \frac{0,2\,cm}{1,0\,cm} = \pm 0,2 = \pm 20\,\%$$

1.20✓ *richtig ist C* Die Einheit cal $\approx 4.16\,J$ ist eine veraltete Einheit der Wärmeenergie. Mit ihr können deshalb nur Energien ausgedrückt werden — keine Massen (Einheit 1 kg), keine spezifischen Wärmekapazitäten (Einheit $\frac{J}{kgK}$), nicht die allgemeine Gaskonstante $R \approx 8,314\,\frac{J}{molK}$ und auch keine Stoffmengen (Einheit: mol).

1.21✓ *richtig ist D* Der Widerstand des Schaltelements ergibt sich als Quotient der angelegten Spannung und des fließenden Stromes. Da sich bei Quotienten die relativen Fehler addieren, ist die maximale relative Unsicherheit des Widerstandes 5 %.

1.22✓ *richtig ist C* Unter der Annahme, daß die Anzeigenunsicherheit die einzige Fehlerquelle der Messung ist beträgt der absolute Fehler 0,01 g. Der relative Fehler ist dann

$$\frac{0,01\,g}{21,56\,g} \approx 0,0005 = 0,05\,\%$$

1.23✓ *richtig ist E* Eine Beschleunigungseinheit ist der Quotient aus einer Längeneinheit und dem Quadrat einer Zeiteinheit. mK (Millikelvin) ist jedoch eine Temperatureinheit, so daß mK/min^2 keine Beschleunigungseinheit darstellt.

1.24✓ *richtig ist E* Mit 1 inch = 2,54 cm ist $1\,inch^2 = 2,54^2\,cm^2$. Wenn die Einheit also mit einem Faktor $\frac{1}{2,54^2}$ multipliziert wird, dann muß die Maßzahl mit dem Faktor $2,54^2$ multipliziert werden, damit das Produkt aus Maßzahl und Einheit, also die Fläche gleich bleibt. (Dies gilt nicht nur für Rechtecke, sondern ist unabhängig von der Form der Fläche.)

1.25✓ *richtig ist D* Das Watt ist definiert als

$$1\,W = 1\,\frac{kg\,m^2}{s^3}$$

1.26 ✓ *richtig ist* E Vektorielle Größen sind solche, die neben einem Betrag auch noch eine Richtung besitzen, wie alle drei aufgeführten Größen.

1.27 ✓ *richtig ist* D Der Wärmeenergiewert ergibt sich als Produkt aus Maßzahl und Einheit. Wird eine neue Einheit, die das 0,24-fache der bisherigen ist verwendet, so muß die Maßzahl das $\frac{1}{0,24}$-fache der bisherigen sein, damit die bezeichnete Energiemenge dieselbe bleibt.

1.28 ✓ *richtig ist* D Der Gesamtbrechwert des Linsensystems ergibt sich als die Summe der Brechwerte der Einzellinsen. Der Betrag des absoluten Fehlers des Gesamtbrechwertes ergibt sich daher als die Summe der Beträge der absoluten Fehler der Einzelbrechwerte. Der Fehler des Gesamtbrechwertes ist also

$$\pm(0{,}5\,\text{dpt} + 1{,}0\,\text{dpt}) = \pm 1{,}5\,\text{dpt}$$

1.29 ✓ *richtig ist* D Der Vorsatz „kilo" steht für den Faktor 10^3, der Vorsatz „zenti" für den Faktor 10^{-2}, der Vorsatz „milli" für den Faktor 10^{-3}, der Vorsatz „piko" für den Faktor 10^{-12} und der Vorsatz „nano" für den Faktor 10^{-9}, so daß 1 m gleich 10^{-3} km, gleich 10^2 cm, gleich 10^3 mm und gleich 10^9 nm, jedoch nicht gleich 10^6 pm sondern gleich 10^{12} pm ist.

1.30 ✓ *richtig ist* C Das Newton läßt sich entsprechend seiner Definition als

$$\frac{\text{kg} \cdot \text{m}}{\text{s}^2}$$

in Basiseinheiten des SI darstellen. Dies ist unter E wiedergegeben. Die übrigen angegebenen Ausdrücke lassen sich mit Hilfe der Basiseinheiten als

$$\frac{\text{V} \cdot \text{A} \cdot \text{s}}{\text{m}} = \frac{\frac{\text{kg} \cdot \text{m}^2}{\text{s}^3 \cdot \text{A}} \cdot \text{A} \cdot \text{s}}{\text{m}} = \frac{\text{kg} \cdot \text{m}}{\text{s}^2}$$

$$\frac{\text{J}}{\text{m}} = \frac{\frac{\text{kg} \cdot \text{m}^2}{\text{s}^2}}{\text{m}} = \frac{\text{kg} \cdot \text{m}}{\text{s}^2}$$

$$\frac{\text{W}}{\text{m} \cdot \text{s}} = \frac{\frac{\text{kg} \cdot \text{m}^2}{\text{s}^3}}{\text{m} \cdot \text{s}} = \frac{\text{kg} \cdot \text{m}}{\text{s}^4}$$

und

$$\text{Pa} \cdot \text{m}^2 = \frac{\text{kg}}{\text{s}^2 \cdot \text{m}} \cdot \text{m}^2 = \frac{\text{kg} \cdot \text{m}}{\text{s}^2}$$

schreiben.

1.31 ✓ *richtig ist* C Die Temperatur soll geregelt (nicht gesteuert) werden. Dazu ist es notwendig den Istwert zu kennen und von ihm abhängig die Heizung oder Kühlung einzuschalten, dabei kann nicht prinzipiell davon ausgegangen werden, daß der Istwert nur in eine Richtung vom Sollwert abweicht.

Als Störgrößen kommen alle Einflüsse in Frage, die die Temperatur der Messung beeinflussen, wie z.B. eine Abkühlung in Folge des Öffnens eines Fensters.

1.32 ✓ *richtig ist* C Der Mittelwert der drei Meßergebnisse beträgt

$$\frac{20{,}04\,\Omega + 20{,}07\,\Omega + 20{,}00\,\Omega + 20{,}03\,\Omega + 20{,}06\,\Omega}{5}$$
$$= \frac{100{,}20\,\Omega}{5} = 20{,}04\,\Omega$$

Die größte (absolute) Abweichung eines dieser Meßwerte von diesem Mittelwert beträgt $\pm 0{,}04\,\Omega$, dies ist eine relative Abweichung von etwa $\pm 2 \cdot 10^{-3}$.

1.33 ✓ *richtig ist* D Um eine Geschwindigkeit vollständig zu charakterisieren, wird neben ihrem Betrag auch ihre Richtung benötigt; sie ist also ein Vektor.

Die kinetische Energie ergibt sich als

$$E_{\text{kin}} = \frac{1}{2} m \cdot (\vec{v})^2$$

Da das Quadrat (Skalarprodukt) der Geschwindigkeit ebenso ein Skalar ist wie die Masse (die ja keine Richtung besitzt), ist es auch die kinetische Energie (wie alle Energieformen). Da auch die Zeit ein Skalar ist, gilt dies auch für Energie pro Zeit, also für Leistung.

Das Produkt aus einem Druck und einer Fläche ergibt eine Kraft, also einen Vektor. Die Richtung dieser Kraft ist jedoch durch die Fläche gegeben, auf der sie senkrecht steht und nicht durch den Druck, so daß dieser ein Skalar ist.

1.34 ✓ *richtig ist* C Das Volt ($1\,\text{V} = 1\,\text{kg}\,\text{m}^2/\text{s}^3$) und das Siemens ($1\,\text{Si} = 1\,\frac{\text{As}^3}{\text{kgm}^2}$) sind abgeleitete Einheiten des SI. Die Einheiten mmHg (Druckeinheit) und Kalorie (Einheit der Wärmemenge) gehören nicht zum SI.

1.35 ✓ *richtig ist* B Eine Beschleunigungseinheit ist ein Quotient aus einer Längeneinheit und dem Quadrat einer Zeiteinheit (z.B. m/s^2). Wird eine auf ein Tausendstel verringerte Längeneinheit verwendet, so wird auch die Beschleunigungseinheit auf ein Tausendstel verringert. Damit der Meßwert (das Produkt aus Maßzahl und

Einheit) konstant bleibt, muß die Maßzahl um den Faktor $1\,000 = 10^3$ größer werden.

1.36✓ *richtig ist (1,B) (2,A)* Die kinetische Energie ist als $E_{kin} = \frac{m}{2} \cdot v^2$ und der Impuls als $p = m \cdot v$ definiert.

1.37✓ *richtig ist A*

$1\,hl = 100\,l = 0,1\,m^3$
$1\,dl = 100\,ml = 100\,cm^3$
$1\,ml = 1\,cm^3$

1.38✓ *richtig ist C* Nur Länge (Einheit: Meter), Masse (Einheit: Kilogramm) und Zeit (Einheit: Sekunde) sind Basisgrößen des SI. Elektrische Ladung (Einheit: $A \cdot s$) und Kraft (Einheit: $\frac{kg \cdot m}{s^2}$) sind abgeleitete Größen.

1.39✓ *richtig ist D* Eine Flächeneinheit ist das Quadrat, eine Volumeneinheit die dritte Potenz einer Längeneinheit. Wird eine zehnfach größere Längeneinheit verwendet, so ergibt sich eine hundertfach größere Flächen- bzw. eine tausendfach größere Volumeneinheit. Damit der Meßwert, das Produkt aus Einheit und Maßzahl, konstant bleibt, muß bei Flächen die Maßzahl ein hundertstel, bei Volumina ein tausendstel der ursprünglichen sein.

1.40✓ *richtig ist B* Da nach dem Diagramm die Summe der Vektoren $\vec{v}_1$ und $\vec{v}_2$ dem Betrage nach (Länge der gestrichelten Diagonale des eingezeichneten Parallelogramms) etwa so groß sind wie der Vektor $\vec{v}$, ihm aber entgegengerichtet, gilt

$$\vec{v}_1 + \vec{v}_2 = -\vec{v}$$

oder

$$\vec{v} = -(\vec{v}_1 + \vec{v}_2)$$

1.41✓ *richtig ist E* Das Maßband wurde gleichmäßig um 2% gedehnt. Das verwendete, **vor** der Dehnung 1,50 m lange Stück war nach der Dehnung um 2%, also um 3 cm länger, d.h. 1,53 m lang.

1.42✓ *richtig ist E* Der Zeichnung läßt sich entnehmen: $\Delta l = 30\,cm - 10\,cm = 20\,cm$ und $\Delta F = 40\,N - 0\,N = 40\,N$, so daß sich $\Delta l / \Delta F = 0,50\,cm\,/\,N$ ergibt.

1.43✓ *richtig ist A* Nur 3 ist richtig.

$$1\frac{V \cdot A}{m} = 1\frac{N}{s}$$
$$1\frac{Pa}{m^2} = 1\frac{N}{m^4}$$
$$1\frac{J}{m} = 1\frac{kg\,m^2}{m\,s^2} = 1\,N$$

1.44✓ *richtig ist B* Der Fehler des Meßinstrumentes beträgt etwa 0,1% des Meßwertes von etwa 109 V, also etwa 0,1 V. Dies wird durch die Angabe 109,4 V am besten wiedergegeben, da hier die letzte Stelle fehlerbehaftet ist, die übrigen jedoch genau sind.

1.45✓ *richtig ist D* Die Kalorie ist zwar eine Einheit der Wärmeenergie, doch ist die Wärmeenergie keine Basisgröße und die Kalorie keine Basiseinheit des SI.

1.46✓ *richtig ist A* Der Der Vorsatz „M" („mega") bedeutet einen Faktor 10^6, so daß $1\,MV = 10^6\,V$ ist.

1.47✓ *richtig ist B* Die elektrische Ladung ist durch ihren Betrag vollständig gegeben, ist also ein Skalar, während die elektrische Feldstärke, die magnetische Feldstärke und die magnetische Flußdichte zusätzlich eine Richtung besitzen und daher Vektoren sind.

1.48✓ *richtig ist A* Der Noniusnullpunkt liegt zwischen 1,7 cm und 1,8 cm, und Skala und Nonius stimmen beim Noniuswert 6 überein. Hieraus ergibt sich ein Meßwert von 1,76 cm.

1.49✓ *richtig ist E* Bei einer Regelung ist der fortlaufende Vergleich des Ist- mit dem Soll-Wert erforderlich, damit der Ist-Wert nahe am Soll-Wert gehalten werden kann. Da hier die Stromstärke konstant gehalten werden soll, ist die tatsächlich Stromstärke der Ist-, die geforderte Stromstärke der Soll-Wert. Die Stromstärke kann gestört werden z.B. durch Änderung der elektrischen Leitfähigkeit infolge Temperaturschwankungen, da sich die Stromstärke durch einen Leiter als Quotient aus der anliegenden Spannung und dem elektrischen Widerstand des Leiters ergibt.

1.50✓ *richtig ist B* Die Dichte ergibt sich als Quotient aus der ermittelten Masse und dem ermittelten Volumen. Da sich die relativen Fehler bei Divisionen addieren, ergibt sich der relative Fehler der Dichte zu $\pm 5\%$.

1.51 ✓ *richtig ist E* Der Digitalisierungsfehler beträgt eine Einheit der letzten Stelle, also $\pm 0,01$ g. Dies ist bei einem Meßwert von $46,87$ g etwa $\pm 0,02\%$. Der Eichfehler ist vom Digitalisierungsfehler unabhängig und kann sowohl kleiner als auch größer sein als dieser. Ebenso können, z.B. bei verschobener Nullpunkteinstellung, alle angezeigten Werte zu klein oder zu groß sein.

1.52 ✓ *richtig ist D* Ein cm^2 ist gerade $100\,mm^2$. Wird also zur Angabe einer Fläche eine 100 mal größere Einheit verwendet, so muß, damit die Fläche (das Produkt aus Einheit und Maßzahl) gleich bleibt, die Maßzahl mit dem Faktor $1/100 = 10^{-2}$ multipliziert werden.

1.53 ✓ *richtig ist (1,C) (2,D)* Der Wert für die Masse des Salzes ergibt sich als Differenz der gemessenen Masse des leeren Gefäßes und der gemessenen Masse des Gefäßes mit dem Salz. Der Fehler für die Bestimmung der Salzmasse ergibt sich daher als Summe der Fehler der beiden Einzelmessungen von je $0,2\,mg$, also zu $0,4\,mg$.

Entsprechend ergibt sich der Fehler der Messung der Lösungsmittelmasse als die Summe der Fehler der Bestimmung der Masse des Gefäßes mit eingefülltem Salz und der Bestimmung der Masse des Gefäßes mit Salz und Lösungsmittel. Er ergibt sich also zu $0,3\,mg + 0,2\,mg = 0,5\,mg$.

1.54 ✓ *richtig ist C* Der Vorsatz „n"=„nano" bedeutet einen Faktor 10^{-9}. 1 nm ist also 10^{-9} m.

1.55 ✓ *richtig ist A* Das Newton ist im SI definiert als $1\,N = 1\,kg \cdot m \cdot s^{-2}$.

1.56 ✓ *richtig ist C* Das Newton ist keine Basiseinheit des SI sondern eine zusammengesetzte Einheit:

$$1\,N = 1\,\frac{kg \cdot m}{s^2}$$

1.57 ✓ *richtig ist A* Der Vorsatz „nano" bedeutet einen Faktor von 10^{-9}, so daß 1 nm $= 10^{-9}$ m ist oder $10^{-3} \cdot 10^{-6}$ m $= 10^{-3}\,\mu m$.

Außerdem ist

$$10^{-5}\,mm = 10^{-8}\,m$$
$$10^{-8}\,cm = 10^{-10}\,m$$

1.58 ✓ *richtig ist E* Eine Flächeneinheit ist das Quadrat einer Längeneinheit. Verwendet man eine 1 000-fach größere Längeneinheit, so erhält man eine 1 000 000-fach größere Flächeneinheit. Damit der angegebene Wert für die Fläche, das Produkt aus Maßzahl und Einheit unverändert bleibt, muß die Maßzahl durch ebendiesen Faktor geteilt werden. Diese ändert sich also um den Faktor 10^{-6}.

1.59 ✓ *richtig ist E* Die Dichte der Probe ergibt sich als Quotient aus der Masse und dem Volumen der Probe. Da sich bei Quotienten (ebenso wie bei Produkten) die relativen Fehler der Faktoren (1 % und 3 %) addieren, ergibt sich der relative Fehler der Dichte zu 4 %.

1.60 ✓ *richtig ist E* Die relative Dichte ist das Verhältnis zweier Dichtewerte und daher dimensionslos.

1.61 ✓ *richtig ist A* Die Gewichtskraft besitzt als Kraft außer einem Betrag auch noch eine Richtung und ist daher kein Skalar, sondern ein Vektor.

1.62 ✓ *richtig ist E* Die Einheit der Viskosität ist $\frac{kg}{m \cdot s}$ oder auch $N \cdot s/(m^2)$ oder $Pa \cdot s$.

1.63 ✓ *richtig ist A* Die elektrische Ladung ist durch eine Größe vollständig charakterisiert; sie ist also ein Skalar.

Bei Beschleunigung, magnetischer Feldstärke, elektrischem Dipolmoment und Impuls jedoch wird neben dem Betrag auch noch eine Richtung benötigt, um die Größe vollständig festzulegen.

1.64 ✓ *richtig ist D* Die Dichte ergibt sich als Quotient aus der Masse und dem Volumen des Quaders. Bei Produkten und Quotienten addieren sich die relativen Unsicherheiten zur gesamten relativen Unsicherheit. Diese ist hier also $3 \cdot 10^{-5} + 2 \cdot 10^{-3} \approx 2 \cdot 10^{-3}$.

1.65 ✓ *richtig ist E* Die berechnete Größe (umgesetzte elektrische Leistung) ergibt sich als Produkt der gemessenen Größen (Stromstärke und Spannungsabfall). Die relativen Fehler dieser Größen addieren sich daher zum gesamten relativen Fehler. Die maximale relative Unsicherheit der umgesetzten elektrischen Leistung ist daher

$$3\% + 1{,}5\% = 4{,}5\%$$

1.66✓ *richtig ist D*　Ein Elektronenvolt ist diejenige Energiemenge, die ein Teilchen, das eine Elementarladung trägt (Elektron, einfach geladenes Ion) beim durchfallen einer Potentialdifferenz von 1 V aufnimmt.

Aus der Angabe einer Stromstärke und eines Widerstandes, den sie durchfließt ergibt sich eine Leistung, die in diesem Widerstand umgesetzt wird, keine Energiemenge. In dem hier beschriebenen Widerstand von 1 Ω durch den ein Strom von 1 A fließt, wird ein Elektronenvolt etwa alle $1{,}6 \cdot 10^{-19}$ Sekunden umgesetzt.

1.67✓ *richtig ist B*　Die Basiseinheiten des SI sind Sekunde, Meter, Kilogramm, Ampere, Kelvin, Mol und Candela. Die Einheit Volt der elektrischen Spannung ergibt sich als

$$1\,\mathrm{V} = 1\,\frac{\mathrm{kg} \cdot \mathrm{m}^2}{\mathrm{s}^3 \cdot \mathrm{A}}$$

1.68✓ *richtig ist C*　Der Vorsatz „Giga" bedeutet einen Vorfaktor 10^9, so daß $1\,\mathrm{GHz} = 10^9\,\mathrm{Hz}$ sind.

1.69✓ *richtig ist D*　Die Differenz von 100 °C ist gleich einer Differenz von 212 °F − 32 °F = 180 °F; eine Differenz von 1 °C ist also eine Differenz von 1,8 °F. Der angegebene Wert von 104 °F liegt 104 °F − 32 °F = 72 °F über einer Temperatur von 0 °C, was also $(72/1{,}8)\,°\mathrm{C} = 40\,°\mathrm{C}$ ist.

Allgemein sind $x\,°\mathrm{C} = \frac{x-32}{1{,}8}\,°\mathrm{C}$.

1.70✓ *richtig ist B*　Vektorielle Größen sind solche, die neben einem Betrag auch eine Richtung zu ihrer vollständigen Charakterisierung benötigen. Dies ist beim Impuls der Fall, der erst mit einer Bewegungsrichtung vollständig gegeben ist. Bei der Energie, insbesondere auch bei der mechanischen Energie (Arbeit) und bei Energie pro Zeiteinheit (Leistung) ist dies nicht der Fall, sie sind durch eine einzige (skalare) Größe beschrieben.

1.71✓ *richtig ist E*　Die Einheit 1 bar ist definiert als $10^5\,\mathrm{N} \cdot \mathrm{m}^{-2}$ oder $10^5\,\mathrm{Pa}$. Das ist gerade der Druck einer 760 mm hohen Quecksilber, oder einer 10 m hohen Wassersäule.

Der Vorsatz „m" bedeutet jedoch einen Faktor 10^{-3}, so daß $1\,\mathrm{bar} = 10^3\,\mathrm{mbar}$ ist.

1.72✓ *richtig ist B*　Beschleunigung, Impuls, sowie magnetische und elektrische Feldstärke sind durch ihren Betrag alleine nicht vollständig charakterisiert, sondern besitzen auch noch eine Richtung (Bewegungsrichtung, Kraftrichtung). Diese Größen sind also Vektoren.

Die Frequenz jedoch besitzt keine Richtung und ist durch eine einzige Größe vollständig gegeben und daher ein Skalar.

1.73✓ *richtig ist B*　Ein Newton ist definiert als $1\,\frac{\mathrm{kg} \cdot \mathrm{m}}{\mathrm{s}^2}$.

1.74✓ *richtig ist D*　Die Einheit des Drehmoments (Kraft mal Hebellänge) ist

$$\mathrm{N} \cdot \mathrm{m} = \frac{\mathrm{kg}\,\mathrm{m}}{\mathrm{s}^2} \cdot \mathrm{m} = \frac{\mathrm{kg}\,\mathrm{m}^2}{\mathrm{s}^2}$$

die der Energie (Kraft mal dem Weg, entlang dem die Kraft wirkt)

$$\mathrm{J} = \frac{\mathrm{kg}\,\mathrm{m}^2}{\mathrm{s}^2}$$

und die des Impulses (Masse mal Geschwindigkeit) ist

$$\mathrm{kg} \cdot \frac{\mathrm{m}}{\mathrm{s}}$$

1.75✓ *richtig ist B*　Das Volumen des Quaders ergibt sich als Produkt seiner Kantenlängen. Der relative Fehler eines Produktes ergibt sich als Summe der relativen Fehler der Faktoren, hier also der relative Fehler des Volumens zu $2\% + 3\% + 2\% = 7\%$.

1.76✓ *richtig ist D*　Der Vorsatz μ bedeutet einen Faktor von 10^{-6}, der Vorsatz k einen Faktor 10^3. Daher ist $1\,\mu\mathrm{g} = 10^{-6}\,\mathrm{g} = 10^{-9} \cdot 10^3\,\mathrm{g} = 10^{-9}\,\mathrm{kg}$.

1.77✓ *richtig ist C*　Es sind

$$500\,\frac{\mathrm{m}}{\mathrm{s}} = 500\,\frac{\frac{1}{1000}\,\mathrm{km}}{\frac{1}{60}\,\mathrm{min}} = 30\,\frac{\mathrm{km}}{\mathrm{min}}$$

und

$$500\,\frac{\mathrm{m}}{\mathrm{s}} = 500\,\frac{\frac{1}{1000}\,\mathrm{km}}{\frac{1}{3600}\,\mathrm{h}} = 1\,800\,\frac{\mathrm{km}}{\mathrm{h}}$$

1.78✓ *richtig ist C*　Die Basiseinheiten des SI sind Sekunde, Meter, Kilogramm, Ampere, Kelvin, Mol und

Candela. Die Einheit Coulomb der Ladungsmenge ergibt sich als $1\,C = 1\,A \cdot s$.

1.79 ✓ *richtig ist A* Die Schwankung der angezeigten Spannung betragen $\pm 0,02\,V$, was etwa 0,1% des angezeigten Wertes von 21,54 V beträgt. Die durch diese Schwankungen bedingte Unsicherheit beträgt also etwa 0,02%.

1.80 ✓ *richtig ist B* Die gegebenen Definitionen des Meters und des Amperes sind veraltet. Im SI sind das Meter über die Strecke, die das Licht im Vakuum in einer bestimmten Zeit zurücklegt und das Ampere über die Kraftwirkung zwischen zwei (unendlich langen) stromdurchflossenen Leitern definiert. Nur die Definition der Sekunde entspricht der des SI.

1.81 ✓ *richtig ist D* Die Länge der eingezeichneten Fehlerbalken ist $\approx 1\,cm$, sie bezeichnen also einen Fehler von $\approx \pm 0,5\,cm$. Der Meßwert beträgt $\approx 500\,cm$, so daß der relative Fehler $\approx \pm \frac{0,5\,cm}{500\,cm} = \pm 0,001 = \pm 1\%_0$ ist.

2 Mechanik

2.1 ✓ *richtig ist C* Der Gesamtimpuls vor den Stößen ist gerade der Impuls der bewegten Kugel, also $m \cdot v$. Da nach dem Impulserhaltungssatz der Gesamtimpuls bei Stößen (elastischen und inelastischen) unverändert bleibt, ist das auch der Gesamtimpuls nach den Stößen.

2.2 ✓ *richtig ist A* Eine 8 cm hohe Wassersäule (Dichte etwa $10^3\,kg/m^3$) der Querschnittsfläche A besitzt ein Volumen von $A \cdot 8\,cm$ und daher eine Masse von $10^3\,kg/m^3 \cdot A \cdot 8\,cm = 80\,kg/m^2$, was eine Gewichtskraft von ungefähr $10\,m/s^2 \cdot 80\,kg/m^2 \cdot A = 800\,kg/(m\,s^2) \cdot A$ bedeutet. Der resultierende Druck (Kraft pro Fläche) ist dann $800\,kg/(m\,s^2) = 800\,N/m^2 = 8\,mbar$.

2.3 ✓ *richtig ist B* Die Geschwindigkeit des Fahrzeuges ist durch die Steigung der Kurve im Weg-Zeit-Diagramm gegeben. Der Betrag der Steigung ist offensichtlich im Punkt B am größten.

2.4 ✓ *richtig ist E/C* Wäre der Rohrquerschnitt konstant, so würde $h_a > h_b > h_c$ gelten, da ein Druckabfall entlang des Rohres notwendig ist, um die stationäre Strömung aufrechtzuerhalten.

Da bei der Säule b der Rohrquerschnitt verringert ist, wird hier (und nur im Bereich der Querschnittsverengung) entsprechend der Bernoullischen Beziehung der statische Druck und damit die Steighöhe h_b abgesenkt. Es gilt also $h_a > h_b$ und $h_a > h_c$. Ob $h_b < h_c$ oder $h_b \geq h_c$ gilt, kann so nicht entschieden werden.

2.5 ✓ *richtig ist E* Die spezifische Oberflächenenergie ist mit der Kraft pro Länge der Berandung identisch. Sie ist die Ursache für die vollständige Benetzung; je größer sie ist, desto besser benetzt die Flüssigkeit das Wandmaterial und desto höher steigt die Flüssigkeit an der Bewandung oder einer Kapillare hoch.

2.6 ✓ *richtig ist E* Eine konstante Beschleunigung ergibt in einem v-t-Diagramm einen linearen Anstieg (positive Beschleunigung) oder einen linearen Abfall (negative Beschleunigung) und im s-t-Diagramm eine Parabelbahn mit positiver oder negativer Krümmung. In den vier Diagrammen werden diese vier Fälle dargestellt.

2.7 ✓ *richtig ist D* Jeder der drei Körper besitzt eine kinetische Energie von $\frac{1}{2}mv^2 = \frac{1}{2}\,kg \cdot (3\,m/s)^2 = 4,5\,J$.

Die gesamte kinetische Energie der drei Körper ist damit $3 \cdot 4,5\,\text{J} = 13,5\,\text{J}$.

2.8 ✓ *richtig ist B*   Der Elastizitätsmodul ergibt sich als

$$\frac{\text{Kraft} \cdot \text{Länge}}{\text{Querschnittsfläche} \cdot \text{Längenänderung}}$$

Bei dem vorliegenden Draht ist der Elastizitätsmodul also

$$\frac{90\,\text{N} \cdot 3\,\text{m}}{1,5\,\text{mm}^2 \cdot 2\,\text{mm}} = 9 \cdot 10^4\,\text{N}\,/\,\text{mm}^2$$

2.9 ✓ *richtig ist C*   Der Heliumanteil am Gasgemisch beträgt 40%, und daher ist sein Partialdruck auch 40% des Gesamtdruckes von 200 Pa, also 80 Pa.

2.10 ✓ *richtig ist A*   Da die beiden Massen gleich sind, greift an den beiden Punkten dieselbe Kraft an (unabhängig von der Fadenlänge). Da auch die Hebelarme gleichlang sind, ergeben sich für die beiden Drehmomente gleiche Beträge, so daß sie sich, da sie entgegengesetzte Richtung haben, gegenseitig kompensieren. Die Stange bleibt also in Ruhe.

2.11 ✓ *richtig ist D*   Die Straßenbahn startet mit einer konstanten Beschleunigung von $0,4\,\text{m}/\text{s}^2$, sie hat dann nach 20 s eine Geschwindigkeit von $20\,\text{s} \cdot 0,4\,\text{m}/\text{s} = 8\,\text{m}/\text{s}$. Sie legt in dieser Zeit einen Weg von $\frac{1}{2} \cdot 0,4\,\text{m}/\text{s}^2 \cdot (20\,\text{s})^2 = 80\,\text{m}$ zurück.

2.12 ✓ *richtig ist B*   Der Einsatz bewegt sich auf einer Kreisbahn mit gleichbleibender Winkelgeschwindigkeit und daher auch mit gleichbleibender Bahngeschwindigkeit. Die Bahnbeschleunigung ist deshalb stets 0. Bei solchen Bewegungen steht der Vektor der Beschleunigung stets senkrecht auf dem Geschwindigkeitsvektor (sonst würde sich die Bahngeschwindigkeit ändern) und auf der Drehachse (sonst würde sich die Drehachse mit der Zeit ändern).

2.13 ✓ *richtig ist D*   Die Winkelgeschwindigkeit einer Kreisbewegung ist definiert als

$$\frac{\text{überstrichener Winkel}}{\text{benötigte Zeit}}$$

Setzt man für den Winkel 2π (ein voller Umlauf) ein, so ergibt sich die Winkelgeschwindigkeit zu $2\pi/\text{Umlaufzeit}$, oder

$$\frac{2\pi \cdot \text{Umfangsgeschwindigkeit}}{\text{Bahnumfang}}$$

$$= \frac{\text{Umfangsgeschwindigkeit}}{\text{Radius}}$$

2.14 ✓ *richtig ist (1,B) (2,A)*   Durch Vergleich mit der Definition des Sinus bzw. des Kosinus ergibt sich sofort, daß die Kraftkomponente senkrecht auf die schiefe Ebene $m \cdot g \cdot \cos\alpha$ und die Kraftkomponente parallel zur schiefen Ebene $m \cdot g \cdot \sin\alpha$ sein muß.

2.15 ✓ *richtig ist (1,B) (2,B)*   Der Strömungsleitwert eines Rohres (der Kehrwert seines Strömungswiderstandes) ist entsprechend dem Hagen-Poiseuilleschen Gesetz proportional zu $1/l$.

Der Widerstand eines zylindrischen Leiters ist proportional zu dessen Länge. Der elektrische Leitwert (dessen Kehrwert) ist damit proportional zu $1/l$.

2.16 ✓ *richtig ist D*   Die Oberflächenspannung hat die Dimension Energie (Arbeit) pro Fläche. Ihre Einheit ist also J/m^2 oder, was äquivalent ist, N/m.

2.17 ✓ *richtig ist C*   Das Fahrzeug fährt mit einer Geschwindigkeit von $30\,\text{m}/\text{s}$ eine Steigung von 5% hinauf. Es steigt in jeder Sekunde also um $30\,\text{m} \cdot 5\% = 1,5\,\text{m}$. Bei einer Erdbeschleunigung von $10\,\text{m}/\text{s}^2$ und einer Masse von $1\,200\,\text{kg}$ bedeutet das, daß seine potentielle Energie in jeder Sekunde um $10\,\text{m}/\text{s}^2 \cdot 1\,200\,\text{kg} \cdot 1,5\,\text{m} = 18\,000\,\text{J} = 18\,\text{kJ}$ zunimmt.

2.18 ✓ *richtig ist E*   Bei einer harmonischen Schwingung wird die zeitliche Entwicklung einer physikalischen Größe durch eine Sinus- oder Kosinusfunktion der Form

$$\hat{y}\sin(\omega t + \phi)$$

oder

$$\hat{y}\cos(\omega t + \phi)$$

beschrieben, wobei der sogenannte Phasenwinkel ϕ sowohl positiv sein kann (wie in (2) und (3)) als auch negativ (wie in (4)), oder auch 0 (wie in (1)).

2.19 ✓ *richtig ist A*   Die Kurve im Geschwindigkeits-Zeit-Diagramm ist gerade die Ableitung der Kurve im

Weg-Zeit-Diagramm. Die Ableitung der vorgegebenen Kurve ist zunächst groß und einige Zeit konstant. Dann fällt sie rasch auf einen niedrigeren Wert und bleibt dort ebenfalls einige Zeit konstant. Zuletzt sinkt sie schnell auf Null und bleibt auf diesem Wert. Dieses Verhalten wird vom Diagramm A wiedergegeben.

2.20 ✓ *richtig ist B* Nach dem Hagen-Poiseuilleschen Gesetz ist der Strömungswiderstand

$$R = \frac{8 \cdot \pi \cdot \eta \cdot l}{A^2}.$$

Er nimmt also mit zunehmendem Querschnitt A und somit auch mit zunehmendem Radius ab, wächst jedoch proportional zur Rohrlänge l und wird mit zunehmender Viskosität η größer.

2.21 ✓ *richtig ist D* Das Wasser steigt höchstens solange in der Leitung hoch, bis der hydrostatische Druck der Wassersäule denselben Wert annimmt, den die Druckpumpe erzeugen kann. Da 1 bar einer Wassersäule von 10 m entspricht, kann die Pumpe, die einen Druck von 5 bar erzeugen kann, das Wasser bis zu 50 m hoch pumpen.

2.22 ✓ *richtig ist B* Da die Periodendauer gerade 1/Frequenz ist, gehört zu einer Frequenz von 8 Hz eine Periodendauer von 0,125 s, zu einer Frequenz von 20 Hz eine Periodendauer von 0,05 s, zu einer Periodendauer von 4 ms eine Frequenz von 250 Hz und zu einer Periodendauer von 25 ms eine Frequenz von 40 Hz.

2.23 ✓ *richtig ist A* Während des Schwingvorganges wird periodisch potentielle Energie in kinetische umgewandelt und umgekehrt. Auf Grund des Energieerhaltungssatzes muß die Summe aus beiden zeitlich konstant sein; dies ist in den Diagrammen A und B so dargestellt. Da das Pendel zur Zeit $t = 0$ aus der Ruhe losgelassen wird, besitzt es nur potentielle und keine kinetische Energie, wie in Diagramm (A); in Diagramm B ist bei $t = 0$ nur kinetische, jedoch keine potentielle Energie vorhanden, was einem Durchgang durch den unteren Wendepunkt entspricht.

2.24 ✓ *richtig ist C* Die Steighöhe einer Flüssigkeit in einer Kapillare ist

$$h = \frac{2 \cdot \sigma}{r \cdot \rho \cdot q}$$

Wird die Querschnittsfläche verdoppelt, so wächst der Radius r um den Faktor $\sqrt{2}$, die Steighöhe verkleinert sich also auf das $\frac{1}{\sqrt{2}}$-fache.

2.25 ✓ *richtig ist B* Die beiden senkrecht aufeinander stehenden Geschwindigkeitsvektoren des Läufers über das Schiff und des Schiffes über Grund müssen vektoriell addiert werden, um die resultierende Geschwindigkeit des Läufers über Grund zu erhalten. Wären die Beträge der beiden zu addierenden Komponenten gleich groß, so würde der resultierende Vektor gerade den eingeschlossenen Winkel halbieren (wie der Vektor C). Da aber die Geschwindigkeit des Schiffes größer ist als die des Läufers gegenüber dem Schiff, muß die Resultierende näher an der Fahrtrichtung des Schiffes sein als die Winkelhalbierende. Es kann also nur der Vektor B sein.

2.26 ✓ *richtig ist D* Die Arbeit, die an dem Körper beim Anheben auf eine bestimmte Höhe verrichtet werden muß ist gerade so groß, wie sein Gewinn an potentieller Energie und dieser ist in jedem Fall gleich groß.

Beim senkrechten Anheben ist zwar die benötigte Kraft größer, als beim Anheben entlang einer schiefen Ebene, jedoch ist der Weg kürzer und die geleistete Arbeit, die sich als Produkt aus der Kraft und diesem Weg ergibt bleibt unverändert.

2.27 ✓ *richtig ist A* In der Zeit vor und nach der Tätigkeit der Steuerdüse muß die Kurve im Geschwindigkeits-Zeit-Diagramm waagerecht sein. Eine konstante Kraft bewirkt eine konstante Beschleunigung, die Steigung der Kurve im Geschwindigkeits-Zeit-Diagramm muß also während des Betriebes der Steuerdüse eine konstante Steigung aufweisen. Dies ist im Diagramm A der Fall.

2.28 ✓ *richtig ist E* Die Zentrifugalkraft F_z, die auf einen Körper der Masse m am Rand einer Zentrifuge mit dem Radius r bei einer Drehzahl ν wirkt, ist

$$F_z = m \cdot r \cdot \nu^2 \cdot 4\pi^2$$

Verdoppelt man die Drehzahl ν, so vervierfacht sich ν^2, und damit wird auch die Zentrifugalkraft vervierfacht.

2.29 ✓ *richtig ist D* Die Sinkgeschwindigkeit ist bei der Sedimentation proportional zum Unterschied der Dichten der Flüssigkeit und der sedimentierenden Teilchen. Dieser Unterschied beträgt beim Sinken in Wasser $\Delta\rho = 0,2 \, \text{g/cm}^3$ und im Fall der anderen Flüssigkeit $\Delta\rho = 0,4 \, \text{g/cm}^3$. Die Sinkgeschwindigkeit ist also im zweiten Fall doppelt so groß wie im ersten und die Sink-zeit für dieselbe Strecke damit halb so lang, d.h. 2,5 min.

2.30 ✓ *richtig ist A* Die Flüssigkeitsspiegel in den beiden Armen des U-Rohres werden sich so einstellen, daß die hydrostatischen Drücke der Flüssigkeitssäulen übereinstimmen. Es muß also gelten ($\rho_{\text{Quecksilber}}$ bzw. ρ_{Wasser} seien die Dichten von Quecksilber bzw. Wasser):

$$h_1 \cdot \rho_{\text{Quecksilber}} = h_2 \cdot \rho_{\text{Quecksilber}} + (h_3 - h_2) \cdot \rho_{\text{Wasser}}$$

und das läßt sich umformen zu

$$\frac{h_3 - h_2}{h_1 - h_2} \cdot \frac{\rho_{\text{Wasser}}}{\rho_{\text{Quecksilber}}} = 1$$

oder

$$\frac{h_3 - h_2}{h_1 - h_2} = \frac{\rho_{\text{Quecksilber}}}{\rho_{\text{Wasser}}} = 13,6$$

2.31 ✓ *richtig ist A* Die Aussage (1) ist das Reakti-onsprinzip des 3. Newtonschen Axioms. Die Aussage (2) dagegen ist falsch, da eine Masse, auf die keine Kraft wirkt, nicht (auch nicht gleichförmig) beschleunigt wird. Ebenso falsch ist die Aussage (3), da ein Körper, auf den mehrere Kräfte wirken, nicht in Richtung der größten, sondern nach dem Aktionsprinzip des 2. Newtonschen Axioms in Richtung der Gesamtkraft (Resultierenden) beschleunigt wird.

2.32 ✓ *richtig ist (1,B) (2,C)* Die Arbeit, die das Kraftfahrzeug zur Überwindung eines bestimmten Höhenunterschiedes aufwendet, ist eine Hubarbeit, die nur vom Höhenunterschied und dem Gewicht des Fahrzeugs abhängt, nicht jedoch von der Geschwindig-keit. Diese Hubarbeit wird nach dem Verdoppeln der Geschwindigkeit jedoch in der halben Zeit verrichtet, so daß sich die erbrachte Leistung verdoppelt.

2.33 ✓ *richtig ist E* Bei Teilchen, deren Dichte klei-ner ist als die Dichte der Flüssigkeit, ist der Betrag der Auftriebskraft größer als die angreifende Gewichtskraft, so daß diese zur Oberfläche aufsteigen.

Je größer die Differenz $\rho_t - \rho_f$ ist, desto größer ist die resultierende Kraft aus Auftrieb und Gewicht, und umso schneller sinken Teilchen gleicher Größe zu Boden.

Die Sinkgeschwindigkeit der Teilchen ist proportional zu r^2, so daß Teilchen gleicher Dichte umso rascher zu Bo-den fallen, je größer sie sind.

2.34 ✓ *richtig ist B* Das Quecksilber steigt höchstens solange an, bis der hydrostatische Druck der über die Oberfläche im Gefäß hinausragenden Quecksilbersäule genauso groß wird wie der herrschende Außendruck. Dies wird bei ca. 0,76 m erreicht.

2.35 ✓ *richtig ist A* Beim Hochschieben eines Körpers auf einer schiefen Ebene muß nur die Hangab-triebskraft überwunden werden, die kleiner ist als die Gewichtskraft (Gewichtskraft mal Sinus des Winkels zwischen der schiefen Ebene und der Waagerechten). Der zurückzulegende Weg jedoch ist länger als bei senkrechtem Hochheben (Höhenunterschied geteilt durch den Kosinus des Winkels zwischen schiefer Ebene und der Waagerechten), so daß die mechanische Arbeit (Kraft mal zurückgelegter Weg) die gleiche bleibt.

2.36 ✓ *richtig ist C* Die von einer nicht konstanten Kraft $F(S)$ entlang der Strecke S zwischen S_1 und S_2 ge-leistete Arbeit ist

$$\int_{S_1}^{S_2} F(S) dS$$

Dies wird im Diagramm durch die Fläche I repräsentiert.

2.37 ✓ *richtig ist A* Da die beiden Wagen zunächst ruhen, ist ihr Gesamtimpuls Null. Nach dem Impulser-haltungssatz muß dies dann auch nach dem Auseinander-laufen gelten, also ist $\vec{p}_a + \vec{p}_b = 0$.

2.38 ✓ *richtig ist A* Die Auftriebskraft eines unterge-tauchten Körpers ist gleich der Gewichtskraft der ver-drängten Flüssigkeitsmenge. Das Volumen der verdräng-ten Flüssigkeitsmenge ist 30 cm³, das sind bei einer Dich-te von $\rho = 0,9$ g / cm³ gerade 30 cm³ · 0,9 g / cm = 27 g. Das Gewicht von 27 g ist (bei einer Erdbeschleunigung von ca. 10 m / s²) 0,27 N.

2.39 ✓ *richtig ist D* Der Strömungswiderstand der Kapillare ist nach dem Hagen-Poiseuilleschen Gesetz umgekehrt proportional zum Quadrat der Querschnitts-fläche, also zur vierten Potenz des jeweiligen Radius. Ver-halten sich die Radien wie $1 : \sqrt{2}$, so verhalten sich die Strömungswiderstände wie $1^{-4} : (\sqrt{2})^{-4} = 4 : 1$.

2.40 ✓ *richtig ist B* Benetzt eine Flüssigkeit ei-ne Festkörperoberfläche nicht, so bedeutet dies, daß die Anziehungskräfte zwischen den Flüssigkeitsteilchen größer sind als zwischen Flüssigkeitsteilchen und dem Festkörper. Dies bewirkt aber gerade eine Grenz- oder Oberflächenspannung.

Wird eine Festkörperoberfläche von einer Flüssigkeit vollständig benetzt, so ist die Anziehungskraft zwischen den Flüssigkeitsteilchen und dem Festkörper größer als zwischen den Flüssigkeitsteilchen untereinander, also ist die Adhäsion größer als die Kohäsion.

Kohäsion, also Anziehung zwischen Flüssigkeitsteilchen, tritt auch bei frei fallenden Flüssigkeitstropfen auf. Sie ist für den Zusammenhalt des Tropfens verantwortlich.

2.41 ✓ *richtig ist C* Bei einem Stalagmometer fällt ein Tropfen dann, wenn die Gewichtskraft des Tropfens gleich der Haltekraft, also gleich $\sigma \cdot L$ wird. (σ = Oberflächenspannung, L = Länge der Umrandung der neu entstehenden Oberfläche.) Bei senkrechtem Stalagmometer ist die neu entstehende Oberfläche gerade der Rohrquerschnitt, und L ist der Rohrumfang $2\pi r$. Bei einer Schräglage des Stalagmometers jedoch kann sich der Tropfen enger einschnüren, und die Haltekraft wird kleiner, so daß die Tropfengröße abnimmt und sich mehr Tropfen pro ml Flüssigkeit ergeben.

Eine abnehmende Oberflächenspannung z.B. infolge von Temperaturänderung oder auch Waschmittelzusatz hat eine kleinere Haltekraft und demnach mehr Tropfen je ml Flüssigkeit zur Folge.

2.42 ✓ *richtig ist C* Da die Spannung bei den Maxima (und Minima) stets dieselbe ist, ist die Amplitude konstant und die Kurve stellt eine Sinusfunktion dar, so daß der Verlauf harmonisch ist. Der Abstand zwischen zwei benachbarten Maxima beträgt (ebenso wie der Abstand zwischen zwei benachbarten Minima) 2 s, so daß die Periodendauer 2 s, die Frequenz demnach $\frac{1}{2s}$ und die Kreisfrequenz $\frac{2\pi}{2s} \approx 3,14\,\mathrm{s}^{-1}$ betragen.

2.43 ✓ *richtig ist C* Die Dichte der Kugel ist größer als die Dichte von Wasser, so daß sie nach dem Loslassen zu sinken beginnt. Ihre Geschwindigkeit beginnt bei Null (Ruhe) und nähert sich, wie in Diagramm C dargestellt, asymptotisch einer positiven Grenzgeschwindigkeit. Die Beschleunigung beginnt mit einem endlichen Wert und nähert sich asymptotisch dem Wert Null.

2.44 ✓ *richtig ist B* Die von einem Körper im freien Fall aus der Ruhe heraus in der Zeitspanne Δt (hier: 2 s) zurückgelegte Strecke Δs (hier: 3 m) ist

$$\Delta s = \frac{1}{2} g \cdot t^2$$

Die Fallbeschleunigung auf dem Mond beträgt also

$$g_{\mathrm{Mond}} = 2 \cdot \frac{\Delta s}{\Delta t^2} = 1.5 \frac{\mathrm{m}}{\mathrm{s}^2}$$

2.45 ✓ *richtig ist A* Der Radius des rechten Rohres ist doppelt so groß wie der des linken Rohres, sö daß der rechte Querschnitt viermal größer ist als der linke, und damit besitzt nach dem Hagen-Poiseuilleschen Gesetz das linke Rohr einen sechzehn mal höheren Strömungswiderstand als das rechte Rohr. Damit durch beide Rohre derselbe Volumenstrom fließt (Kontinuitätsbedingung), muß die Druckdifferenz am linken Rohr (Δp_1) sechzehn mal größer sein als am rechten.

2.46 ✓ *richtig ist C* Entsprechend dem Hagen-Poiseuilleschen Gesetz ist der Strömungswiderstand proportional zur Länge l des Rohres.

2.47 ✓ *richtig ist B* Nach der Definition der Oberflächenspannung gilt

$$\sigma = \frac{F}{2 \cdot b}$$

und damit

$$F = 2 \cdot \sigma \cdot b$$

2.48 ✓ *richtig ist C* Die Schwingungsenergie liegt dort vollständig als kinetische Energie vor, wo die potentielle Energie zu Null wird, also beim Durchgang durch die Ruhelage. Dies ist in den Punkten (1) und (3) der Fall.

2.49 ✓ *richtig ist E* Legt man den Anfang einer Periode (willkürlich) auf t_1, so kehrt die physikalische Größe zwar zur Zeit t_2 zum Ausgangswert zurück, eine neue Periode (d.h. wieder der gleiche Vorgang wie ab t_1) beginnt aber erst bei t_3. Die Periodendauer ist also $t_3 - t_1$ und damit die Frequenz $1/(t_3 - t_1)$.

2.50 ✓ *richtig ist E* Die Kontinuitätsbedingung verlangt, daß durch jeden Querschnitt des Rohres dasselbe Volumen pro Zeiteinheit hindurchtritt. Dies hat bei einer Verringerung des Rohrquerschnittes eine Erhöhung der Strömungsgeschwindigkeit zur Folge.

2.51✓ *richtig ist B* Die Geschwindigkeit des Wagens ändert sich in 2 s um −5 m / s. Der Betrag der Beschleunigung ist also

$$\frac{-5\,\text{m}}{2\,\text{s}^2} = -2,5\,\text{m}/\text{s}^2$$

2.52✓ *richtig ist A* Die Oberflächenspannungen der beiden Flüssigkeiten sind proportional zum Gewicht der jeweiligen Tropfen und damit auch zu den jeweiligen Massen; sie verhalten sich zueinander also wie die Massen der jeweiligen Tropfen. Diese sind bei der Flüssigkeit A 1 g / cm^3 · 0,08 ml = 0,08 g und bei der Flüssigkeit B 0,5 g / cm^3 · 0,04 ml = 0,02 g. Damit ist

$$\frac{\sigma_A}{\sigma_B} = \frac{0,08\,\text{g}}{0,02\,\text{g}} = 4$$

2.53✓ *richtig ist B* Das Aräometer ist geeignet, die Dichte von Flüssigkeiten zu messen, in denen das Gerät schwimmt, jedoch nur die Skala (also 1 cm^3) aus der Flüssigkeit herausragt. Das Volumen von 9 g Flüssigkeit (soviel Flüssigkeit wird vom schwimmenden Aräometer verdrängt) muß also zwischen 9 cm^3 (Aräometer ohne Skala) und 10 cm^3 (gesamtes Aräometer) liegen. Die Dichte der zu messenden Flüssigkeit muß also zwischen 9 g/10 cm^3 = 0,9 g/cm und 9 g/9 cm^3 = 1 g / cm^3 liegen. Dies ist von den angegebenen Substanzen nur bei Olivenöl der Fall.

2.54✓ *richtig ist C* Nach 10 s sind die Sportler 140 m auseinander, sie bewegen sich also mit einer (Durchschnitts-) Geschwindigkeit von 140 m /10 s = 14 m / s auseinander.

2.55✓ *richtig ist E* Entsprechend dem Hookschen Gesetz ergibt sich der Elastizitätsmodul zu

$$E = \frac{20\,000\,\text{N}}{1\,\text{cm}^2} \cdot \frac{1\,\text{m}}{2\,\text{mm}} = \frac{20\,000}{1\,\text{cm}^2} \cdot 500 = 10^7\,\text{N}/\text{cm}^2$$

2.56✓ *richtig ist E* Um 20 l, also etwa 20 kg Wasser, auf die etwa 200 N Gewichtskraft wirken, um 15 m anzuheben werden etwa 200 N · 15 m = 3 000 J benötigt. Die Pumpe leistet also etwa 3 000 J pro Sekunde, und das sind 3 000 W.

2.57✓ *richtig ist D* Der Atmosphärendruck beträgt etwa 100 kPa. Da die Edelgase etwa 1 % des Volumens der Atmosphäre ausmachen, beträgt ihr Partialdruck etwa 1 % des Atmosphärendruckes, also etwa 1 kPa.

2.58✓ *richtig ist D* Beim Parallelschalten von Rohren addieren sich die Kehrwerte ihrer Strömungswiderstände zum Kehrwert des Gesamtströmungswiderstandes. Dieser ist hier also

$$\frac{1}{R_{\text{ges}}} = \frac{1}{R} + \frac{1}{R} = \frac{2}{R}$$

und damit ist

$$R_{\text{ges}} = \frac{R}{2}$$

2.59✓ *richtig ist D* Nach dem Stokesschen Gesetz ist die Geschwindigkeit der Kugel

$$v = \frac{2}{9} \cdot g \cdot r^2 \cdot \frac{\rho_k - \rho_f}{\eta}$$

also gilt

$$v \sim \frac{1}{\eta}(\rho_k - \rho_f)$$

2.60✓ *richtig ist C* Das H-Atom ist durch eine elastische Bindung an das Restmolekül gekoppelt. Dies kann als ein Federpendel betrachtet werden, dessen Frequenz durch

$$\frac{\sqrt{\frac{D}{m}}}{2 \cdot \pi}$$

gegeben ist (m = schwingende Masse, D = Federkonstante). Wird also die Masse verdreifacht, so ändert sich die Schwingungsfrequenz um den Faktor $\frac{1}{\sqrt{3}}$. In gleicher Weise ändert sich dann auch die auftretende Infrarotstrahlung.

2.61✓ *richtig ist E* Die Kontinuitätsgleichung ergibt sich aus der Konstanz der Dichte eines Fluids (gleiche Mengen nehmen zu allen Zeiten gleiche Volumina ein), gleichgültig ob es sich dabei um ein Gas oder eine Flüssigkeit handelt. Aus ihr folgt, daß in einem durchströmten Rohr beim Verringern des Querschnittes die Strömungsgeschwindigkeit zunimmt. Sie gilt aber unabhängig von der Form des Querschnittes und von der Viskosität des Fluids, und sie ist mit der Bernoullischen Beziehung verträglich.

2.62 ✓ *richtig ist E* Die Oberflächenspannung einer Flüssigkeit hängt nicht von deren Dichte, sondern von den Kräften zwischen den Flüssigkeitsteilchen ab, die an der Oberfläche bevorzugt in der Ebene der Oberfläche wirken und so eine Spannung erzeugen.

Ein Zusatz von Waschmitteln zu Wasser erniedrigt dessen Oberflächenspannung, da die Kräfte zwischen Wasser- und Waschmittelteilchen geringer sind als zwischen Wasserteilchen.

2.63 ✓ *richtig ist B* Damit die Flüssigkeit im Röhrchen ganz hochsteigt und zerstäubt wird, muß der Druck an der Oberkante des Röhrchens durch den vorbeistreichenden Luftstrom genügend erniedrigt werden. Dieser Vorgang wird von der Bernoulligleichung beschrieben, in der weder die Temperatur des Luftstromes noch eventuell in der Flüssigkeit gelöste Substanzen, sondern nur die Geschwindigkeit des Luftstromes (am oberen Ende des Röhrchens) eine Rolle spielen.

2.64 ✓ *richtig ist A* Das linke Rohrstück weist einen kleineren Querschnitt auf als das rechte, so daß dessen Strömungswiderstand größer ist als der des rechten Rohrabschnittes.

Die an einem Rohrstück anliegende Druckdifferenz ist dem Strömungsquerschnitt ebenso wie der Strömungsgeschwindigkeit der durchfließenden Flüssigkeit proportional, so daß die am linken Rohrabschnitt anliegende Druckdifferenz größer sein muß, als die am linken anliegende:

$$\Delta p_1 > \Delta p_2$$

2.65 ✓ *richtig ist B* Für den Betrag des Drehmoments ist der senkrecht auf dem Hebelarm stehende Anteil $\vec{F}_\perp$ entscheidend. Er ergibt sich als

$$|\vec{F}_\perp| \cdot l$$

2.66 ✓ *richtig ist E* Die Zentrifugalkraft ergibt sich als

$$m \cdot r \cdot \omega^2$$

oder, wenn die Winkelgeschwindigkeit ω mit der Bahngeschwindigkeit v und dem Bahnradius r ausgedrückt wird ($\omega = v/r$):

$$m \cdot r \cdot (v/r)^2 = m \frac{v^2}{r}$$

2.67 ✓ *richtig ist A* Die Auftriebskraft, die ein Körper in einer Flüssigkeit erfährt, ist gleich der Gewichtskraft der von ihm verdrängten Flüssigkeit. Da der in Frage stehende Körper ein Volumen von $50 \, cm^3$ besitzt und voll eingetaucht ist, verdrängt er $50 \, cm^3$ Wasser einer Dichte von $1 \, g/cm^3$, also $50 \, g = 0{,}05 \, kg$ Wasser. Das Gewicht dieses Wassers ist bei einer Erdbeschleunigung von ca. $10 \, m/s^2$ etwa

$$0{,}05 \, kg \cdot 10 \frac{m}{s^2} = 0{,}5 \frac{kg \, m}{s^2} = 0{,}5 \, N$$

und dies ist dann auch die gesuchte Auftriebskraft.

Die Dichte des eintauchenden Körpers spielt keine Rolle.

2.68 ✓ *richtig ist C* Wird der Gesamtdruck von ursprünglich $15 \, bar + 60 \, bar = 75 \, bar$ auf $25 \, bar$, also auf ein Drittel des ursprünglichen Wertes abgesenkt, so senken sich die jeweiligen Partialdrücke von Sauerstoff und Stickstoff ebenfalls auf ein Drittel ihres ursprünglichen Wertes. Der Stickstoffpartialdruck beträgt nach der Absenkung also $20 \, bar$.

2.69 ✓ *richtig ist B* Das Flugzeug wird $50 \, s$ lang mit $1{,}6 \, m/s^2$ beschleunigt, erreicht also eine Geschwindigkeit von

$$50 \, s \cdot 1{,}6 \frac{m}{s^2} = 80 \frac{m}{s}$$

und legt dabei eine Strecke von

$$\frac{1}{2} 1{,}6 \frac{m}{s^2} \cdot (50 \, s)^2 = 2\,000 \, m$$

zurück.

2.70 ✓ *richtig ist B* Da der Volumenstrom durch eine gegebene Rohrleitung der Viskosität der durchströmenden Flüssigkeit umgekehrt proportional ist, steigt der Volumenstrom nach dem Absenken der Viskosität auf 2/3 ihres ursprünglichen Wertes auf das 3/2-fache des ursprünglichen Wertes an.

2.71 ✓ *richtig ist B* Da die Oberflächenenergie pro Fläche, die Oberflächenspannung, eine Eigenschaft der aufgespannten Flüssigkeit, also überall konstant ist, ist die gesamte Oberflächenenergie der Oberfläche und damit der Aufspannstrecke a proportional. Es gilt also

$$W \sim a$$

2.72✓ *richtig ist E* Die Periode des auf dem Bildschirm dargestellten Vorganges beträgt 2 cm. Da die Horizontalablenkung (wie der Schalterstellung zu entnehmen ist) 10 ms / cm beträgt, bedeuten 2 cm Horizontalablenkung

$$2\,\text{cm} \cdot 10\,\text{ms} / \text{cm} = 20\,\text{ms}$$

Die Frequenz des Vorganges ist dann

$$\frac{1}{20\,\text{ms}} = \frac{1\,000}{20\,\text{s}} = 50\,\text{Hz}$$

2.73✓ *richtig ist A* Beim Herabrollen wird potentielle Energie in Bewegungsenergie umgewandelt, die Gesamtenergie bleibt erhalten. Die gewonnene Bewegungsenergie muß deshalb ebenso groß sein wie die verlorene potentielle Energie, also bei einer Rampenhöhe von 3 m, einer Erdbeschleunigung von etwa $10\,\text{m} / \text{s}^2$ und einer Masse von 20 kg sind das $3\,\text{m} \cdot 10\,\text{m} / \text{s}^2 \cdot 20\,\text{kg} = 600\,\text{N}\,\text{m}$.

2.74✓ *richtig ist (1,D) (2,E)* Die jeweils benötigte Arbeit ergibt sich als Fläche unter der eingezeichneten Kurve. Diese beträgt bei (1)

$$\frac{1}{2} 5\,\text{cm} \cdot 40\,\text{N} = 100\,\text{N} \cdot \text{cm}$$

und bei (2)

$$5\,\text{cm} \cdot 40\,\text{N} = 200\,\text{N} \cdot \text{cm}$$

2.75✓ *richtig ist D* Eine ein festes Material vollständig nicht benetzende Flüssigkeit ist eine Idealisierung, die in Wirklichkeit nicht vorkommt, da zwei sich berührende Stoffe stets miteinander wechselwirken (zumindest über van der Waals Wechselwirkung). Man spricht jedoch schon dann von nicht benetzenden Flüssigkeiten, wenn die Kohäsion innerhalb der Flüssigkeit die Adhäsion zwischen Flüssigkeit und Wand bei weitem überwiegt.

Die Dichte der beteiligten Stoffe spielt bei der Benetzung keine Rolle.

2.76✓ *richtig ist B* Von den Größen p (Impuls), m (Masse) und v (Geschwindigkeit) sind nur der Impuls und die Geschwindigkeit Vektoren. Deshalb ist nur die Antwort B richtig, die die richtige Definition des Impulses wiedergibt.

2.77✓ *richtig ist E* Aufgrund der Energieerhaltung ist die Gesamtenergie eines Federpendels (bei vernachlässigbarer Reibung) zeitlich konstant. Beim Durchgang durch die Ruhelage besitzt es jedoch keine potentielle, an den Umkehrpunkten keine kinetische Energie. Dazwischen gehen die beiden Energieformen (periodisch) ineinander über.

Die Frequenz einer Schwingung ist als der Kehrwert der Schwingungsdauer definiert. Damit gilt auch

$$f = \frac{1}{T}$$

Die Frequenz eines Federpendels ist gegeben durch

$$f = \sqrt{\frac{D}{m}}$$

Sie nimmt also bei konstanter Federkonstante D mit zunehmender Masse m ab.

2.78✓ *richtig ist B* Beim freien Fall wird ein Körper unabhängig von seiner Masse gleichmäßig mit der Erdbeschleunigung beschleunigt; seine Geschwindigkeit ist also proportional zur Zeit.

2.79✓ *richtig ist A* Die Dichte ist definiert als das Verhältnis von Masse zu Volumen, läßt sich also in der Einheit kg / m^3 ausdrücken.

Relative Größen werden stets durch reine Zahlen oder Prozent ausgedrückt, nicht aber durch Einheitenkombinationen.

Da in einem Pulver zwischen den Pulverteilchen noch Hohlräume liegen, ist die Dichte eines Pulvers stets geringer als die der Pulverteilchen.

2.80✓ *richtig ist B* Die links angreifende Kraft bewirkt ein Drehmoment von $6\,\text{N} \cdot 8\,\text{cm} = 48\,\text{N} \cdot \text{cm}$ gegen den Uhrzeigersinn, die rechts angreifende Kraft eines von $10\,\text{N} \cdot 6\,\text{cm} = 60\,\text{N} \cdot \text{cm}$ im Uhrzeigersinn. Es resultiert also ein Drehmoment von $12\,\text{N} \cdot \text{cm}$ im Uhrzeigersinn.

2.81✓ *richtig ist C* Wirft der Mann den Holzbalken ins Wasser, so wird der Kahn um dessen Gewicht leichter und verdrängt soviel weniger Wasser, wie dem Gewicht des Holzbalkens entspricht. Da dieser aber schwimmt, verdrängt er selbst ebensoviel Wasser, und beide Effekte heben sich auf: der Wasserspiegel bleibt unverändert.

Wirft der Mann jedoch den Stein ins Wasser, so verdrängt der Kahn um soviel weniger Wasser, wie dem Gewicht des Steines entspricht. Dieser wird nicht schwimmen, sondern untergehen und somit weniger Wasser verdrängen, als seinem Gewicht entspricht: der Wasserspiegel sinkt.

2.82 ✓ *richtig ist C* Die Mohrsche Waage ist eine Anordnung zur Bestimmung der Dichte einer Flüssigkeit. Ist das Gerät geeicht, so kann sie direkt aus den Positionen der Reiter abgelesen werden. Zur Bestimmung der übrigen angegebenen Größen wären weitere Kenntnisse erforderlich, die mit Hilfe dieser Anordnung nicht gewonnen werden können.

2.83 ✓ *richtig ist A* Nach der Bernoulligleichung sind die statischen Drücke von der Strömungsgeschwindigkeit im Rohr abhängig, die durch den Rohrquerschnitt beeinflußt wird. Ein kleiner Rohrquerschnitt bedeutet hierbei eine hohe Strömungsgeschwindigkeit und damit ein niedriger statischer Druck. Deshalb ist $p_1 > p_2$ und nicht umgekehrt.

Da beim Manometer 3 der gleiche Rohrdurchmesser vorliegt wie beim Manometer 1, müssen auch die jeweiligen statischen Drücke gleich sein: $p_1 = p_3$.

Da $p_1 = p_3$ ist und $p_1 > p_2$ gilt, ist auch $p_2 < p_3$ und nicht umgekehrt.

2.84 ✓ *richtig ist A* Damit der Festkörper nach dem Untertauchen benetzt ist, muß nur die Flüssigkeit gegenüber dem Festkörper benetzend sein, d.h. die Adhäsionskräfte müssen größer sein als die Kohäsionskräfte der Flüssigkeit.

2.85 ✓ *richtig ist A* Die Viskosität ist eine Eigenschaft der strömenden Flüssigkeit, die nicht von ihrem Strömungszustand abhängt. Sie nimmt mit wachsender Temperatur in der Regel ab und nicht zu.

Das Steigverhalten in Kapillaren ist ein Grenzflächeneffekt, der von der Viskosität unabhängig ist.

2.86 ✓ *richtig ist B* Eine Glaskugel sinkt in Paraffinöl, da ihre Dichte größer ist als die Dichte von Paraffinöl, also ihr Gewicht größer ist als die Auftriebskraft, die sie erfährt. Sie nähert sich nach einiger Fallzeit einer Grenzgeschwindigkeit, weil die Reibungskraft mit zunehmender Geschwindigkeit immer größer wird.

2.87 ✓ *richtig ist A* Die Steighöhe einer vollkommen benetzenden Flüssigkeit ist

$$h = \frac{2 \cdot \sigma}{r \cdot \rho \cdot g}$$

(g = Erdbeschleunigung). Sie ist also proportional zum Kehrwert des Kapillarradius; zum Kehrwert der Oberflächenspannung, der Dichte der Flüssigkeit und dem Durchmesser der Kapillare ist sie jedoch umgekehrt proportional.

2.88 ✓ *richtig ist D* Für einen Körper im freien Fall, der zur Zeit $t = 0$ aus der Ruhe losgelassen wird, ist die zurückgelegte Strecke $\frac{1}{2}gt^2$, also nach 1s gerade $\frac{1}{2}s^2 \cdot 10\,\mathrm{m/s^2} = 5\,\mathrm{m}$, nach 2s gerade 20 m, nach 3s gerade 45 m, nach 4s gerade 80 m und nach 5s gerade 125 m. Er legt also in der ersten Sekunde 5 m, in der zweiten Sekunde 15 m, in der dritten Sekunde 25 m, in der vierten Sekunde 35 m und in der fünften Sekunde 45 m zurück.

2.89 ✓ *richtig ist B* Damit sich der Flaschenschüttler mit einer Frequenz von 0,6 Hz bewegt, muß sich die Exzenterwelle mit einer Umlaufsfrequenz von 0,6 Hz = $0,6\,\mathrm{s^{-1}}$ bewegen. Die bedeutet eine Kreisfrequenz von $2\pi \cdot 0,6\,\mathrm{s^{-1}} \approx 3,7\,\mathrm{s^{-1}}$.

2.90 ✓ *richtig ist A* Die kinetische Energie des Federpendels ist beim Nulldurchgang der Masse jeweils maximal, bei den beiden Wendepunkten dagegen Null. (Das bedeutet, daß sie die halbe Periodendauer des Ausschlages besitzt!) Dies wird nur in Diagramm A wiedergegeben.

2.91 ✓ *richtig ist E* Die Partialdrücke verhalten sich wie 1 : 4, der Stickstoffpartialdruck ist also 80% des Gesamtdruckes (der Sauerstoffpartialdruck 20% des Gesamtdruckes), und das sind bei 1 020 mbar Gesamtdruck 816 mbar Stickstoffpartialdruck.

2.92 ✓ *richtig ist E* Aus der Definition des Drehmoments ergibt sich, daß eine Kraft F, die senkrecht auf einen Hebelarm der Länge l wirkt, ein Drehmoment des Betrages $F \cdot l$ zur Folge hat. Eine Einheit des Drehmomentes ist folglich ein Produkt aus einer Kraft- und einer Längeneinheit, z.B. $\mathrm{N} \cdot \mathrm{m}$.

Die Wirkung eines Drehmomentes zeigt sich bei drehbaren (z.B. frei beweglichen) Körpern durch eine Winkelbeschleunigung. Das heißt aber, daß sich im Gleichgewicht die an einem beweglichen Hebel (z.B. einer Balkenwaage) angreifenden Drehmomente kompensieren müssen.

2.93 ✓ *richtig ist B* Da der Impuls eine vektorielle Größe ist und die beiden übertragenen Impulse senkrecht aufeinander stehen, ergibt sich der Betrag des Gesamtimpulses nach dem Satz von Pythagoras zu

$$\sqrt{(0,3\,\mathrm{kg} \cdot \tfrac{\mathrm{m}}{\mathrm{s}})^2 + (0,4\,\mathrm{kg} \cdot \tfrac{\mathrm{m}}{\mathrm{s}})^2} = 0,5\,\mathrm{kg}\,\tfrac{\mathrm{m}}{\mathrm{s}}.$$

2.94✓ *richtig ist A*   Der Körper erfährt in Wasser eine Auftriebskraft von 4 N, das sind zwei Drittel seines Gewichts und gerade die Gewichtskraft einer Wassermenge, die dasselbe Volumen besitzt wie der Körper. Bei gleichem Volumen besitzt der Körper also das 1,5-fache Gewicht desselben Wasservolumens, und demzufolge muß er auch die 1,5-fache Masse und folglich die 1,5-fache Dichte besitzen.

2.95✓ *richtig ist A*   Da Wasser inkompressibel ist, muß die Summe der Volumenströme durch die beiden Kühler gerade den Volumenstrom in der gemeinsamen Zuleitung ergeben. Der Volumenstrom durch den zweiten Kühler ist demnach die Differenz zwischen dem Volumenstrom des Zuflusses von 5 l/min und Volumenstrom durch den ersten Kühler von 0,05 l/s = 3 l/min, also 2 l/min.

2.96✓ *richtig ist D*   Der Strömungswiderstand eines solchen Rohres ist nach dem Hagen-Poiseuilleschen Gesetz umgekehrt proportional zum Querschnitt, der proportional zu $1/r^4$ ist. Dies wird von der Kurve D richtig wiedergegeben.

2.97✓ *richtig ist A*   Die Reibungskraft ist nach der Stokeschen Beziehung proportional zur Geschwindigkeit der sinkenden Kugel. Dies wird durch die Kurve A richtig wiedergegeben.

2.98✓ *richtig ist D*   Der Berandungswinkel ist kleiner als 90°, es liegt also keine Benetzung vor. Daher sind die inneren Kohäsionskräfte der Flüssigkeit größer als die Adhäsionskräfte zur Unterlage.

2.99✓ *richtig ist E*   Da sich die beiden Sportler geradlinig auseinander bewegen, addieren sich die in einer bestimmten Zeit zurückgelegten Strecken zur Gesamtentfernung der beiden Läufer zueinander. Nach einer Sekunde sind sie 3 m + 4 m = 7 m auseinander. Sie entfernen sich also mit einer Geschwindigkeit von 7 m/s voneinander.

2.100✓ *richtig ist E*   Ist bei einer Bewegung die Beschleunigung konstant, so ist sie von Zeit, Weg und Geschwindigkeit unabhängig, so daß die Kurven im Beschleunigungs-Zeit-, im Beschleunigungs-Weg- und im Beschleunigungs-Geschwindigkeits-Diagramm waagerechte Geraden sind. Die Geschwindigkeit nimmt bei

konstanter Beschleunigung proportional zur Beschleunigungszeit zu, so daß sich im Geschwindigkeits-Zeit-Diagramm eine Gerade ergibt (deren Steigung gerade die Beschleunigung ist). Jedoch ist die Geschwindigkeit proportional zur Wurzel aus dem zurückgelegten Weg, nicht, wie im Diagramm E dargestellt, zu dessen Quadrat.

2.101✓ *richtig ist (1,D) (2,B)*   Das Flugzeug wird über 50 s mit 1,6 m/s² beschleunigt, seine Endgeschwindigkeit ist also 50 s · 1,6 m/s² = 80 m/s. Seine mittlere Geschwindigkeit ist bei gleichmäßiger Beschleunigung aus dem Stand gerade die halbe Endgeschwindigkeit, also 40 m/s.

2.102✓ *richtig ist B*   Nach dem Hagen-Poiseuilleschen Gesetz ist der Volumenstrom umgekehrt proportional zur Viskosität des strömenden Fluids. Steigt diese um den Faktor 4/3, so sinkt der Volumenstrom auf 3/4 seines ursprünglichen Wertes.

2.103✓ *richtig ist A*   Die Drehzahl des Plattentellers ist zunächst $45\,\text{min}^{-1} = \frac{45}{60}\,\text{s}^{-1} = \frac{3}{4}\,\text{s}^{-1}$. Das entspricht einer Winkelgeschwindigkeit von $2\pi \cdot \frac{3}{4}\,\text{s}^{-1}$. Er kommt innerhalb von 3 s zum Stillstand, so daß seine mittlere Winkelbeschleunigung $\frac{2\pi\frac{3}{4}\text{s}^{-1}}{3\text{s}} \approx 1{,}57\,\text{s}^{-2}$ beträgt.

2.104✓ *richtig ist C*   Die Beschleunigung eines Körpers zeigt stets in die Richtung der verursachenden Kraft. Dies ist bei dem Ball zwischen den Auftreffpunkten am Boden nur die Schwerkraft, die nach unten zeigt.

2.105✓ *richtig ist C*   Das durch die beiden rechten Gewichte bewirkte Drehmoment ist

$$10\,\text{cm} \cdot 1\,\text{kg} + 20\,\text{cm} \cdot 1\,\text{kg} = 30\,\text{cm}\,\text{kg}$$

Damit Gleichgewicht herrscht, muß das durch die Masse M verursachte Drehmoment den gleichen Betrag haben. Da der zugehörige Hebelarm 30 cm beträgt, ist eine Masse von 1 kg erforderlich.

2.106✓ *richtig ist B*   Ein Eisvolumen von 1 m³ besitzt ein Gewicht von etwa 9000 N. Wird es untergetaucht, so verdrängt es 1 m³ Wasser mit einer Masse von ca. 1000 kg, also einem Gewicht von 10000 N. Ein m³ Eis kann also zusätzlich ein Gewicht von maximal 1000 N tragen. Für das Gewicht des 400 N schweren Jungen benötigt man deshalb ein Volumen von $1\,\text{m}^3 \cdot \frac{400\text{N}}{1000\text{N}} =$

0,4 m³ Eis. Bei einer Stärke von 0,1 m ist das eine Eisfläche von $0,4\,m^3/0,1\,m = 4\,m^2$.

2.107 ✓ *richtig ist C* Die kinetische Energie eines Körpers der Masse m und der Geschwindigkeit v ist $\frac{1}{2}m \cdot v^2$. Die kinetischen Energien mehrerer Körper addieren sich, die gesamte kinetische Energie der beiden Körper ist also $\frac{1}{2}m_1 \cdot v_1^2 + \frac{1}{2}m_2 \cdot v_2^2 = \frac{1}{2}(m_1 v_1^2 + m_2 v_2^2)$.

2.108 ✓ *richtig ist A* Da nach dem Energieerhaltungssatz die Summen der verschiedenen Energien (hier: potentielle Energie, kinetische Energie und Wärmeenergie) zeitlich unverändert ist, muß, wenn Reibung vorliegt, also ein Teil der Energie in Wärmeenergie umgewandelt wird, die Zunahme der kinetischen Energie kleiner sein als die Abnahme der potentiellen Energie.

2.109 ✓ *richtig ist A* Richtig ist nur die Beziehung (3), die die Definition des Impulses wiedergibt. Der Ausdruck $\frac{m}{2} \cdot v^2$ ist die kinetische Energie, der Quotient $\frac{F}{v}$ besitzt die Dimension $\frac{kg}{s}$, während die Einheit des Impulses $kg \cdot \frac{m}{s}$ ist.

2.110 ✓ *richtig ist D* Die Winkelgeschwindigkeit ist das 2π-fache der Drehfrequenz (=Umläufe pro Zeiteinheit). Das ist gerade $2\pi \cdot \frac{1}{\text{Umlaufzeit}}$.

2.111 ✓ *richtig ist C* Der Strömungswiderstand eines zylindrischen Rohres ist nach dem Hagen-Poiseuilleschen Gesetz umgekehrt proportional zum Quadrat der Querschnittsfläche, also proportional zu $1/r^4$. Der elektrische Widerstand eines zylindrischen Leiters dagegen ist zur Querschnittsfläche selbst umgekehrt proportional, also proportional zu $1/r^2$.

2.112 ✓ *richtig ist D* Die Skalenwerte für kleine Dichten befinden sich oben am Skalenrohr, die für große Dichten unten, da das Aräometer in Flüssigkeiten kleiner Dichte tiefer eintaucht als in Flüssigkeiten großer Dichte.

Das eingetauchte Teilvolumen des Aräometers ist umgekehrt proportional zur Dichte der Flüssigkeit, da die verdrängte Flüssigkeitsmasse (Dichte mal Volumen) gleich der Masse des Aräometers ist.

Der Schwerpunkt des Aräometers muß unterhalb der Skala liegen, da es sonst umkippen würde.

Für eine Dichtemessung ist ein zu starkes Benetzen des Aräometers durch die Flüssigkeit eher hinderlich, da dies

durch Hochsteigen an der Skala ein genaues Ablesen erschwert; ein Benetzen der Gefäßwand dagegen ist belanglos.

Ein dünnerer Rohrhals bedeutet, daß eine Änderung des eingetauchten Volumens (also der Dichte der zu messenden Flüssigkeit) einer größeren Änderung der Eintauchtiefe entspricht. Dadurch kann genauer abgelesen werden.

2.113 ✓ *richtig ist B* Der Impulserhaltungssatz besagt, daß in einem abgeschlossenen System der Gesamtimpuls stets konstant ist. Er gilt unabhängig davon, ob sich die kinetische Energie verändert oder nicht, also auch bei unelastischen Stößen oder Reibung. Das System muß jedoch abgeschlossen sein!

2.114 ✓ *richtig ist D* Aufgrund der Kontinuitätsbedingung müssen der Stoffmengen- und der Massenstrom in jedem Querschnitt übereinstimmen. Da ein ideales Gas jedoch kompressibel ist, wird der Volumenstrom variieren.

2.115 ✓ *richtig ist A* Die Viskosität ist eine Eigenschaft der Flüssigkeit, die von der Temperatur, nicht aber von dem Querschnitt des Rohres oder der Fließgeschwindigkeit abhängt. Sie ist auch an jeder Stelle der (sich überall auf gleicher Temperatur befindenden) Flüssigkeit gleich.

2.116 ✓ *richtig ist E* In einem Weg-Zeit-Diagramm ist die Geschwindigkeit die Ableitung der eingezeichneten Kurve. Eine Geschwindigkeit von Null bedeutet also eine waagerechte Tangente. Dies ist in den Punkten (1), (3) und (4), nicht aber im Punkt (2) gegeben.

2.117 ✓ *richtig ist C* Damit die Kugel mit konstanter Geschwindigkeit sinkt, also nicht beschleunigt wird, müssen sich die Schwerkraft, der Auftrieb und die Reibungskraft gerade kompensieren. Dies ist gerade dann der Fall, wenn Aussage (I) gilt.

Die Reibungskraft ist nach der Stokeschen Beziehung dem Radius und damit auch dem Durchmesser der Kugel proportional, von ihm also nicht unabhängig.

Der Auftrieb der Kugel ist gleich der Gewichtskraft der verdrängten Flüssigkeit. Er hängt also nur vom Volumen und nicht von der Dichte der Kugel ab.

2.118 ✓ *richtig ist C* Die beiden Sportler haben nach 10 s 80 m bzw. 60 m zurückgelegt, sind also nach dem

Satz von Pytagoras $\sqrt{80^2 + 60^2}\,\text{m} = 100\,\text{m}$ voneinander entfernt, was einer Geschwindigkeit von $100\,\text{m}/10\,\text{s} = 10\,\text{m}/\text{s}$ entspricht.

2.119 ✓ *richtig ist A* Bei einem harmonischen Vorgang wird die zeitliche Entwicklung der betrachteten physikalischen Größe durch eine Sinus-Funktion beschrieben, nicht durch Dreiecks- und Rechteckfunktionen wie in den Diagrammen (1) und (2). Dabei ändert sich im Laufe der Zeit weder die Periodendauer noch die Amplitude, wie das in Diagramm (3) der Fall ist.

2.120 ✓ *richtig ist A* Damit der Hebel im Gleichgewicht bleibt, müssen sich die angreifenden Drehmomente kompensieren. Da die Kraft G_2 in Richtung des Hebels wirkt, ist das von ihr erzeugte Drehmoment 0. Die beiden anderen Kräfte greifen in zueinander entgegengesetzter Richtung jeweils senkrecht zum Hebelarm an, die Drehmomente sind also entgegengesetzt; damit sie sich kompensieren, müssen die Beträge also gleich groß sein. Diese ergeben sich als Produkt aus Kraft · Hebelarmlänge. Der zu G_3 gehörige Hebelarm ist doppelt so lange wie der zu G_1 gehörige, es muß also $G_1 = 2 \cdot G_3$ gelten, z.B. $G_1 = 200\,\text{N}$ und $G_3 = 100\,\text{N}$.

2.121 ✓ *richtig ist E* In allen angegebenen Zerlegungen sind $\vec{F}_\perp$ und $\vec{F}_\parallel$ senkrecht bzw. parallel zur Stange, doch nur in E ergibt ihre Summe gerade die Kraft $\vec{F}$.

2.122 ✓ *richtig ist B* Entsprechend der Gleichung $a = \frac{F}{m}$ (Aktionsprinzip) beschleunigt die anliegende Kraft von $100\,\text{N}$ die Masse von $200\,\text{kg}$ mit $\frac{1}{2}\frac{\text{m}}{\text{s}^2}$. Eine Geschwindigkeit von $7\,\text{m}/\text{s}$ wird demnach nach $14\,\text{s}$ erreicht.

2.123 ✓ *richtig ist D* Die auf eine Probe der Masse m im Abstand r von der Drehachse in der Zentrifuge bei einer Drehzahl ν wirksame Zentrifugalkraft ist

$$F_z = m \cdot r \cdot 4\pi^2 \nu^2$$

Wird die Drehzahl ν verdoppelt, so vervierfacht sich ν^2, und damit vervierfacht sich auch die Zentrifugalkraft. War das Verhältnis von Zentrifugalkraft zu Fallbeschleunigung zunächst $8m$, so ist es nun $32m$ (und nicht wie angegeben 32).

2.124 ✓ *richtig ist C* Nach dem Hookschen Gesetz ist die Längenänderung proportional zur anliegenden mechanischen Spannung (Kraft pro Querschnittsfläche) und

ebenso zur Länge der belasteten Probe. Sie ist aber **umgekehrt proportional** zum Querschnitt.

2.125 ✓ *richtig ist D* Die Einheit 1 J ist definiert als

$$1\,\text{J} = 1\,\text{kg}\,\frac{\text{m}^2}{\text{s}^2}$$

2.126 ✓ *richtig ist A* Das Produkt aus der Stromstärke und der Spannung ist gerade die elektrische Leistung, also Arbeit (oder: Energie) pro Zeit. Leistung mal Zeit dagegen ergibt eine Energie. Kraft mal Weg ist die mechanische Energie und Ladung (Stromstärke mal Zeit) mal Spannung die elektrische. Das Produkt aus Druck und Volumen (genauer: Volumenänderung) ist die mechanische Energie, die beim Komprimieren (oder Entspannen) eines Gases benötigt (oder frei) wird.

2.127 ✓ *richtig ist E* Die Reibungskraft, die an den Körper angreift, hat die dessen Geschwindigkeit entgegengesetzte Richtung. Der Betrag der Reibungskraft ist bei Reibung zwischen zwei Festkörpern (Körper und Unterlage) von der Geschwindigkeit unabhängig.

2.128 ✓ *richtig ist B* Da die beiden Kugeln unelastisch sind, wird beim Stoßvorgang kinetische Energie in Wärmeenergie umgewandelt. Die kinetische Energie ist deshalb nach dem Stoß kleiner als vorher. Dies bedeutet auch, (die kinetische Energie ist $\frac{1}{2}$Masse · Geschwindigkeit^2) daß die Geschwindigkeiten nach dem Stoß nicht größer sein können als vorher.

Der Gesamtimpuls bleibt nach dem Impulserhaltungssatz beim Stoßvorgang unverändert, wird also weder kleiner noch größer.

2.129 ✓ *richtig ist B* Strömt eine inkompressible Newtonsche Flüssigkeit durch ein Rohr, das sich an einer Stelle verengt, so nimmt dort die Strömungsgeschwindigkeit zu, jedoch nicht, weil — was richtig ist — die Viskosität inkompressibler Flüssigkeiten vom Rohrquerschnitt unabhängig ist, sondern aufgrund der Gültigkeit der Bernoulligleichung.

2.130 ✓ *richtig ist B* An der Kugel greifen Gewichtskraft, Auftriebskraft und eine Reibungskraft an. Da sie mit konstanter Geschwindigkeit sinkt, also nicht beschleunigt ist, müssen sich die angreifenden Kräfte kompensieren, ihre Vektor-Summe ist also Null.

Der Auftrieb der Kugel ist minus die Gewichtskraft der verdrängten Flüssigkeitsmenge, hängt also von der Dichte der Flüssigkeit ab.

Die Reibungskraft ist nach der Stokeschen Beziehung

$$F_R = 6 \cdot \pi \cdot \eta \cdot r \cdot v$$

Sie hängt also sowohl von der Viskosität η der Flüssigkeit, als auch von dem Radius r der Kugel und der Sinkgeschwindigkeit v ab.

2.131 ✓ *richtig ist B* Wasser benetzt Glas, weil die Anziehungskraft zwischen Wasserteilchen und Glas größer ist, als zwischen den Wasserteilchen untereinander.

2.132 ✓ *richtig ist B* Quecksilber benetzt Glas nicht. Daher ist der Benetzungswinkel sowohl innen als auch außen am Glasrohr kleiner als 90°, und der Quecksilberspiegel ist im Rohr niedriger als außerhalb. Dies ist in der Abbildung B richtig dargestellt.

2.133 ✓ *richtig ist D* Die durch die Grenzflächenspannung hervorgerufene Kraft ist gerade das Produkt aus der Grenzflächenspannung σ und der Länge der Begrenzungslinie der Kontaktfläche, hier also $2 \cdot \pi \cdot r \cdot \sigma$. Sie ist daher proportional zu r und zu σ.

2.134 ✓ *richtig ist C* Die Reibungskraft auf einen gleitenden Körper ist stets der sie verursachenden Geschwindigkeit entgegengerichtet.

Ein Zusammenhang mit der an das Paket angreifenden Kraft besteht nur insofern, als diese die Gleitgeschwindigkeit beeinflußt.

2.135 ✓ *richtig ist A* Die Geschwindigkeit des Körpers ergibt sich als die Steigung der Kurve im Diagramm (Ableitung des Weges nach der Zeit). Da die Kurve eine Gerade ist, also überall (d.h. im Weg-Zeit-Diagramm zu allen Zeiten) die gleiche Steigung besitzt, ist die Geschwindigkeit konstant. Ihr Betrag ist, da sich der Weg in 4 s von 2 m auf 4 m, also um 2 m ändert, gerade $\frac{2\,\mathrm{m}}{4\,\mathrm{s}} = 0{,}5\,\frac{\mathrm{m}}{\mathrm{s}}$.

2.136 ✓ *richtig ist B* Da die Flüssigkeit die Kapillarwand benetzt, ist der Benetzungswinkel sowohl innen, als auch außen größer als 90° und der Flüssigkeitsspiegel innen höher als außen. Dies wird in Abbildung B richtig wiedergegeben.

2.137 ✓ *richtig ist D* Die Hubarbeit ist etwa $30\,\mathrm{kg} \cdot 2\,\mathrm{m} \cdot 10\,\mathrm{m/s^2} = 600\,\mathrm{N} \cdot \mathrm{m}$ (Erdbeschleunigung $\approx 10\,\mathrm{m/s^2}$). Die Hubarbeit ist von der Neigung der Rampe oder allgemein: vom Weg, auf dem das Faß hinaufgelangt, unabhängig.

2.138 ✓ *richtig ist C* Die Aussagen 1 und 2 geben das Trägheitsprinzip (1. Newtonsches Axiom) wieder und die Aussage 3 ist das Aktionsprinzip (2. Newtonsches Axiom).

Die Aussage 4 ist falsch, da nach dem Reaktionsprinzip (3. Newtonsches Axiom) $\vec{F}_2 = -\vec{F}_1$ fordert (nicht $\vec{F}_2 = \vec{F}_1$).

2.139 ✓ *richtig ist D* Nach der Bernoullischen Beziehung erniedrigt sich der statische Druck um

$$\frac{1}{2} \cdot \rho \cdot v^2$$

Da sich aber gleichzeitig ein Staudruck gleicher Höhe ergibt, bleibt der Gesamtdruck, die Summe aus beiden, unverändert.

2.140 ✓ *richtig ist B* Die Dichte (Verhältnis von Masse zu Volumen) des Körpers beträgt

$$\frac{1\,\mathrm{kg}}{10 \cdot 15 \cdot 20\,\mathrm{cm^3}} = \frac{1\,\mathrm{kg}}{3\,000\,\mathrm{cm^3}} = \frac{1}{3}\,\frac{\mathrm{g}}{\mathrm{cm^3}}$$

Diese Dichte ist etwa 1/3 der Dichte des Wassers, so daß der Körper schwimmt und mit 1/3 seines Volumens eintaucht, da er so dieselbe Masse an Wasser verdrängt, die er selber besitzt.

2.141 ✓ *richtig ist D* Zwei sich entsprechende Stellen (Zeitpunkte) des periodischen Vorganges liegen bei den Zeiten t_1 und t_4. Zwischen ihnen liegt also genau eine Periode, die demnach gerade die Zeit $t_4 - t_1$ dauert. Die Grundfrequenz des Vorganges ist die reziproke Periodendauer, also $1/(t_4 - t_1)$.

2.142 ✓ *richtig ist E* Der Ausdruck $p \cdot V$ hat die Dimension $\mathrm{Pa} \cdot \mathrm{m^3} = \mathrm{J}$ und kann z.B. die mechanische Arbeit darstellen, die an einem Gas verrichtet wird, wenn man es gegen den (konstanten) Druck p um das Volumen V komprimiert.

$U \cdot I \cdot t$ ist die Arbeit, die ein Strom der Stärke I in der Zeit t an einem Verbraucher, an dem die Spannung U anliegt verrichtet.

Der Term $\frac{1}{2} m \cdot v^2$ ist die kinetische Energie einer Masse m, die sich mit der Geschwindigkeit v bewegt.

Durch $h \cdot \nu$ wird die Quantenenergie einer (z.B. elektromagnetischen) Welle der Frequenz ν wiedergegeben.

Die Dimension des Produktes $\frac{1}{2}g \cdot t^2$ ist

$$\frac{m}{s^2} \cdot s^2 = m$$

Es stellt also eine Strecke dar und keine Energie.

2.143✓ *richtig ist (1,B) (2,A)* Der Druck des Wassers auf den Gefäßboden ergibt sich (unabhängig von der Form des Gefäßes) als Produkt aus der Dichte des Wassers, der Füllhöhe über dem Boden und der Erdbeschleunigung, also etwa zu

$$1\,000\,\frac{kg}{m^3} \cdot 0{,}2\,m \cdot 10\,\frac{m}{s^2} = 2000\,Pa$$

Die Flasche mit dem enthaltenen Wasser besitzt eine Masse von etwa 1,2 kg, also ein Gewicht von etwa 12 N. Diese Kraft wirkt auf eine Fläche von 80 cm², so daß sich auf dieser Fläche ein mittlerer Druck von

$$\frac{12\,N}{80\,cm^2} = \frac{12\,N}{0{,}008\,m^2} = 1\,500\,Pa$$

ergibt.

2.144✓ *richtig ist D* Nach der Kontinuitätsbedingung müssen bei einer inkompressiblen, laminar strömenden Flüssigkeit in gleichen Zeiten gleiche Volumina hindurchtreten. Dadurch erniedrigt sich die Strömungsgeschwindigkeit dort wo sich der Querschnitt erhöht.

2.145✓ *richtig ist B* Der Strömungswiderstand zweier parallelgeschalteter Rohrleitungen ist geringer als der einer Rohrleitung alleine, weil sich die Kehrwerte ihrer Strömungswiderstände zum Kehrwert des Gesamtströmungswiderstand addieren.

Dies hat nichts mit dem Flüssigkeitsinhalt der Leitungen zu tun (zwei hintereinandergeschaltete Rohrleitungen hätten denselben Flüssigkeitsinhalt wie zwei parallel geschaltete, jedoch einen größeren Strömungswiderstand als eine alleine).

2.146✓ *richtig ist A* Die Arbeit, die beim Hochheben des Körpers gegen die Erdanziehungskraft verrichtet wird, ergibt sich als Skalarprodukt aus der Gewichtskraft mal dem zurückgelegten Weg, so daß nur die Komponente des Weges in senkrechter Richtung (parallel zur Gewichtskraft) entscheidend ist, und diese ist in beiden Fällen gleich.

2.147✓ *richtig ist B* Die Beschleunigung eines Massepunktes ist nach ihrer Definition die Ableitung seiner Geschwindigkeit nach der Zeit, also der Differentialquotient $\frac{dv}{dt}$.

Die Richtung seiner Beschleunigung ist parallel zur Richtung der anliegenden Kraft, also unabhängig von der Richtung seiner Geschwindigkeit.

2.148✓ *richtig ist B* Der Betrag der Umfangsgeschwindigkeit ist gegeben durch

$$v = r \cdot \omega$$

$(v \neq r^2 \cdot \omega)$.

Die Winkelgeschwindigkeit ist definiert als die zeitliche Ableitung des Drehwinkels

$$\omega = \frac{d\phi}{dt}$$

(nicht $\omega = \frac{d\phi}{dr}$).

Die dritte Aussage gibt gerade die Definition der Winkelbeschleunigung wieder:

$$\alpha = \frac{d\omega}{dt}$$

2.149✓ *richtig ist C* Die Viskosität einer (Newtonschen) Flüssigkeit ist eine Stoffeigenschaft, die nicht vom Bewegungszustand der Flüssigkeit (Fließgeschwindigkeit, enges – weites Rohr) abhängt. Sie nimmt jedoch mit zunehmender Temperatur im allgemeinen ab.

2.150✓ *richtig ist E* Der Körper wird dann schweben, wenn die Dichte der Flüssigkeit genauso groß ist wie seine eigene. Dies ist von der Schwerkraft unabhängig (solange sie nicht Null wird). Die Dichte der Flüssigkeit kann durch Lösen eines Salzes verändert werden, oder durch Mischen mit einer Flüssigkeit anderer Dichte.

2.151✓ *richtig ist E* Das Rad dreht sich in einer Sekunde 10 mal, was eine Drehzahl von $\frac{10}{s}$ ergibt. Die Winkelgeschwindigkeit ist um den Faktor 2π größer, also etwa $\frac{63}{s}$. Da 10 Umdrehungen 1 s dauern, ist die Dauer einer Umdrehung, die Periodendauer 0,1 s.

2.152✓ *richtig ist A* Wird ein Draht der Länge 4 m und des Querschnitts 2 mm² bei einer Belastung von

500 N um $\Delta l = 5\,\text{mm}$ gedehnt, so ist sein Elastizitätsmodul

$$E = \frac{500\,\text{N} \cdot 4\,\text{m}}{2\,\text{mm}^2 \cdot 5\,\text{mm}} = 2 \cdot 10^5\,\text{N}/\text{mm}^2$$

2.153✓ *richtig ist D* Die Zentrifugalkraft auf eine Masse m, die sich mit einer Winkelgeschwindigkeit ω auf einer Kreisbahn des Radius r bewegt ist $F_Z = m \cdot \omega^2 \cdot r$. Wird die Umlauffrequenz von $2\,400\,\text{min}^{-1}$ auf $800\,\text{min}^{-1}$ gedrittelt, so drittelt sich auch die Kreisfrequenz und die Zentrifugalkraft F_Z sinkt auf $\frac{1}{9}F_Z$ ab.

2.154✓ *richtig ist C* Der Betrag des Impulses des ersten Wagens ist

$$p_1 = m_1 \cdot v_1 = 10\,000\,\text{kg} \cdot \frac{\text{m}}{\text{s}}$$

der Betrag des Impulses des zweiten Wagens

$$p_2 = m_2 \cdot v_2 = 12\,000\,\text{kg} \cdot \frac{\text{m}}{\text{s}}$$

Da die beiden Impulse einander entgegengesetzt sind, ist der Betrag des Gesamtimpulses

$$p_2 - p_1 = 12\,000\,\text{kg} \cdot \frac{\text{m}}{\text{s}} - 10\,000\,\text{kg} \cdot \frac{\text{m}}{\text{s}} = 2\,000\,\text{kg} \cdot \frac{\text{m}}{\text{s}}$$

2.155✓ *richtig ist C* Die Tablettenschachtel legt insgesamt $5\,\text{m} + 5\,\text{m} = 10\,\text{m}$ in insgesamt $5\,\text{s} + 7\,\text{s} = 12\,\text{s}$ zurück, so daß ihre mittlere Geschwindigkeit $10\,\text{m}/12\,\text{s} = 3,6 \cdot 10/12\,\text{km}/\text{h} = 3\,\text{km}/\text{h}$ beträgt.

2.156✓ *richtig ist C* Die Geschwindigkeit des Wagens ändert sich innerhalb von 20 s um $30\,\text{m}/\text{s}$, so daß seine mittlere Beschleunigung $30\,\text{m}/\text{s}/20\,\text{s} = 1,5\,\text{m}/\text{s}^2$ beträgt.

2.157✓ *richtig ist C* Der Körper beginnt den Fall mit der Geschwindigkeit Null, so daß der Graph im Weg-Zeit-Diagramm bei $t = 0$ eine waagerechte Tangente besitzt. Im weiteren beschleunigt der Körper und der Graph fällt immer steiler ab; genauer ist der Graph eine Parabel. Dies ist nur in Diagramm C richtig dargestellt.

2.158✓ *richtig ist B* Damit der Gegenstand in Ruhe bleibt, müssen sich die angreifenden Kräfte wegheben. Die beiden Kräfte von je 100 N, die senkrecht aufeinander stehen, ergeben eine resultierende Kraft von $\sqrt{2} \cdot 100\,\text{N}$, die durch die dritte Kraft F kompensiert werden muß. Diese muß daher ebenfalls $\sqrt{2} \cdot 100\,\text{N}$ betragen.

2.159✓ *richtig ist E* Beim Fall wird die potentielle Energie des Körpers in kinetische Energie umgewandelt. Die umgewandelte Energiemenge beträgt bei einer Erdbeschleunigung von ca. $10\,\text{m}/\text{s}^2$, einer Fallhöhe von 20 m und einer Masse des Körpers von $100\,\text{g} = 0,1\,\text{kg}$ etwa $20\,\text{m} \cdot 0,1\,\text{kg} \cdot 10\,\text{m}/\text{s}^2 = 20\,\text{J}$.

2.160✓ *richtig ist A* Der Leitwert eines zylindrischen Rohres ist nach Hagen-Poiseuille proportional zum Quadrat seiner Querschnittsfläche und damit zur vierten Potenz seines Halbmessers.

2.161✓ *richtig ist D* Wirkt eine Kraft von $1 \cdot 10^4\,\text{N}$ entlang einer Strecke von 20 m, so leistet sie eine Arbeit von $1 \cdot 10^4\,\text{N} \cdot 20\,\text{m} = 2 \cdot 10^5\,\text{N} \cdot \text{m}$.

Die Geschwindigkeit, mit der die Presse bewegt wird ist hierbei unerheblich.

2.162✓ *richtig ist D* Der Körper erfährt in Wasser einen Auftrieb von 10 N, muß also dasselbe Volumen besitzen wie Wasser mit einem Gewicht von 10 N, also einer Masse von etwa 1 kg. Das ergibt ein Volumen von $1\,000\,\text{cm}^3$. Die Masse des Körpers ist (bei einer Erdbeschleunigung von $10\,\text{m}/\text{s}^2$) $\frac{11\,\text{N}}{10\,\text{m}/\text{s}^2} = 1,1\,\text{kg}$, so daß sich eine Dichte des Körpers von $1,1\,\text{kg}/1\,000\,\text{cm}^3 = 1,1\,\text{g}/\text{cm}^3$ ergibt.

2.163✓ *richtig ist B* Der hydrostatische Druck, der von der Flüssigkeitssäule der Dichte ρ_1 und der Höhe h_1 erzeugt wird muß gleich dem hydrostatischen Druck sein, der von der Flüssigkeitssäule der Dichte ρ_2 und der Höhe h_2 erzeugt wird. Das ist dann der Fall, wenn $h_1 \cdot \rho_1 = h_2 \cdot \rho_2$ oder $\frac{\rho_1}{\rho_2} = \frac{h_2}{h_1}$ gilt.

2.164✓ *richtig ist A* Nach Stokes ist die auf die Kugel mit Radius 0,5 cm bei einer Geschwindigleit von $20\,\text{cm}/\text{s}$ in Glycerol mit einer Viskosität von $1,5\,\text{N}\,\text{s}/\text{m}^2$ wirkende Reibungskraft

$$\begin{aligned} & 6 \cdot \pi \cdot 0,5\,\text{cm} \cdot 20\,\text{cm}/\text{s} \cdot 1,5\,\text{N}\,\text{s}/\text{m}^2 \\ = & 6 \cdot \pi \cdot 0,005\,\text{m} \cdot 0,2\,\text{m}/\text{s} \cdot 1,5\,\text{N}\,\text{s}/\text{m}^2 \\ \approx & 0,03\,\text{N} \end{aligned}$$

2.165✓ *richtig ist A* Der hydrostatische Druck, den eine Flüssigkeit in einer Tiefe h unter der Oberfläche ausübt, ergibt sich aus ihrem Gewicht als $\rho \cdot g \cdot h$, während der Staudruck durch $\frac{1}{2} \cdot \rho \cdot v^2$ gegeben ist.

2.166✓ *richtig ist E* Die Hagen-Poiseulle-Beziehung gilt für Newtonsche (inkompressible) Fluide, die laminar durch ein langes zylindrisches Rohr fließen. Da ein Fluid immer an der Rohrwand anhaftet, ist die Strömungsgeschwindigkeit umittelbar an der Rohrwand Null.

Ein Fluid ohne innere Reibung, also mit verschwindender Viskosität η würde die rechte Seite der Gleichung undefiniert machen und hat keinen Sinn für diese Gleichung.

2.167✓ *richtig ist B* Zu einer Frequenz von $100\,\text{Hz}$ gehört eine Kreisfreqenz von $2\pi \cdot 100\,\text{Hz} \approx 628\,\text{s}^{-1}$ und eine Periode von $1/100\,\text{Hz} = 0,01\,\text{s}$; zu einer Frequenz von $40\,\text{Hz}$ eine Periode von $1/40\,\text{Hz} = 0,025\,\text{s}$; zu einer Frequenz von $5\,\text{Hz}$ eine Periode von $1/5\,\text{Hz} = 0,2\,\text{s}$; zu einer Frequenz von $31,4\,\text{Hz}$ eine Kreisfrequenz von $2\pi \cdot 31,4\,\text{Hz} \approx 197\,\text{Hz}$.

2.168✓ *richtig ist A* Die Kontinuitätsbedingung ist die unmittelbare Folge aus der Inkompressibilität der Flüssigkeit. Sie fordert, daß der Volumenstrom durch jeden Rohrquerschnitt gleich ist, da sonst die Dichte des Fluids nicht konstant wäre.

2.169✓ *richtig ist E* Die Oberflächenenergie ist proportional zur Oberfläche. Die Proportionalitätskonstante ist die im allgemeinen temperaturabhängige Oberflächenspannung.

Ein fallender Tropfen nimmt näherungsweise Kugelgestalt an, da so seine Oberfläche und damit die darin enthaltene Oberflächenenergie minimiert wird. (Tatsächlich ist hierfür eine innere Reibung notwendig, da sonst der Tropfen sich nicht der Kugelgestalt annähern, sondern nur freie Schwingungen ausführen würde.)

2.170✓ *richtig ist B* Quecksilber besitzt als Metall eine höhere elektrische Leitfähigkeit als Glas, das Glas wird vom Quecksilber jedoch deshalb nicht benetzt, weil die Wechselwirkung zwischen den Quecksilberteilchen untereinander größer ist, als zwischen den Quecksilberteilchen und der Glasoberfläche.

2.171✓ *richtig ist D* In der Zeichnung ist ein periodischer Vorgang mit der Periodendauer $t_2 - t_1$ und daher der Grundfrequenz $1/(t_2 - t_1)$ dargestellt, da eine waagerechte Verschiebung des Graphen um $t_2 - t_1$ diesen in sich selbst übergehen läßt. Der Vorgang ist jedoch nicht harmonisch, da keine Sinusfunktion aufgetragen ist.

2.172✓ *richtig ist A* Die Geschwindigkeitsdifferenz zwischen den beiden Autos beträgt $20\,\text{m}/\text{s} - 12\,\text{m}/\text{s} = 8\,\text{m}/\text{s}$, so daß bei einem anfänglichen Abstand von $600\,\text{m}$ das schnellere Auto das langsamere in $\frac{600\,\text{m}}{8\,\text{m}/\text{s}} = 75\,\text{s}$ einholt.

Es fährt mit einer Geschwindigkeit von $20\,\text{m}/\text{s}$, legt also in diesem Zeitraum eine Strecke von $20\,\text{m}/\text{s} \cdot 75\,\text{s} = 1\,500\,\text{m}$ zurück.

2.173✓ *richtig ist C* Der Reiter mit einem hundertstel des Gewichts des größten Reiters greift am 0,6-fachen der maximalen Hebellänge, der mit einem zehntel des Gewichts des größten Reiters am 0,3-fachen der maximalen Hebellänge und der größte Reiter am 0,9-fachen der maximalen Hebellänge an. Das von den Reitern erzeugte Drehmoment ist also das $0,01 \cdot 0,6 + 0,1 \cdot 0,3 + 1 \cdot 0,9 = 0,936$ fache des Drehmoments, das der größte Reiter am maximalen Hebel erzeugt. Entsprechend hat die zu messende Flüssigkeit die 0,936-fache Dichte der Vergleichsflüssigkeit mit der Dichte von $1\,\text{g}/\text{cm}^3$, das ist eine Dichte von $0,936\,\text{g}/\text{cm}^3$.

2.174✓ *richtig ist D* Wirkt auf die Rakete keine Kraft, so fliegt sie mit konstanter Geschwindigkeit. Dies ist vor dem Einschalten und nach dem Ausschalten der Korrekturdüse der Fall. Wirkt auf die Rakete eine konstante Kraft, so erfährt sie eine konstante Beschleunigung (Verzögerung), die im v-t-Diagramm durch einen linearen Abfall des Graphen dargestellt wird. Dies ist in Diagramm D richtig wiedergegeben.

2.175✓ *richtig ist A* Beim Anheben der Last mit einem Gewicht von $2\,000\,\text{N}$ um $3\,\text{m}$ wird deren potentielle Energie um $2\,000\,\text{N} \cdot 3\,\text{m} = 6\,000\,\text{J} = 6\,\text{kJ}$ erhöht. Bei der waagerechten Bewegung dagegen bleibt sie konstant.

2.176✓ *richtig ist B* Die Leistung ist definiert als Energie pro Zeit. Das Produkt aus Kraft und Weg hat die Dimension einer Energie, ebenso die Differenz einer Energie und einer Arbeit (mechanischer Energie) und das Produkt aus Spannung, Stromstärke und Zeit.

2.177✓ *richtig ist A* Nach dem Reaktionsprinzip müssen beide Kräfte dem Betrage nach gleich sein, die Richtung jedoch entgegengesetzt.

2.178✓ *richtig ist E* Der Würfel hat ein Volumen von $10\,cm \cdot 10\,cm \cdot 10\,cm = 1000\,cm^3$ und eine Masse von $6\,kg = 6000\,g$, also eine Dichte von $6\,g\,/\,cm^3$. Da die Dichte des Wassers nur $1\,g\,/\,cm^3$ beträgt, sinkt der Würfel.

2.179✓ *richtig ist E* Die auf den Stab wirkende Reibungskraft ist, wie (fast) alle Reibungskräfte, ihrer Ursache, der Bewegung des Stabes durch das Wasser entgegengerichtet. Da es sich um eine „nasse" Reibung handelt, steigt ihr Betrag mit der Geschwindigkeit und der Viskosität der Flüssigkeit, so daß sie bei Glycerol größer ist als bei Wasser.

2.180✓ *richtig ist A* Wenn auf eine Fläche von $0,5\,cm^2$ eine Kraft von $100\,N$ wirkt, so ergibt das einen Druck von $\frac{100N}{0,5cm^2} = 200\,\frac{N}{cm^2}$, der wiederum auf die Fläche des Arbeitskolbens von $20\,cm^2$ wirkt, was dort eine Kraft von $20\,cm^2 \cdot 200\,\frac{N}{cm^2} = 4\,000\,N$ ergibt.

2.181✓ *richtig ist D* Da der Druck im Gasraum des Rohres überall gleich ist, müssen beide Flüssigkeitssäulen denselben statischen Druck erzeugen, also

$$\rho_1 \cdot h_1 = \rho_2 \cdot h_2$$
$$\Rightarrow \frac{\rho_1}{\rho_2} = \frac{h_2}{h_1}$$

gelten.

2.182✓ *richtig ist E* Da die Flüssigkeit inkompressibel ist, muß zu jeder Zeit der Volumenstrom durch jeden Rohrquerschnitt gleich sein. Da der Querschnitt des Rohres variiert, muß damit dies erfüllt sein kann, auch die Strömungsgeschwindigkeit variieren.

2.183✓ *richtig ist C* Da das Fluid inkompressibel ist, muß durch jeden Querschnitt der gesamten Leitung, also bei Verzweigungen durch alle Zweige zusammen, derselbe Volumenstrom fließen. Das heißt, daß

$$\dot V_a = \dot V_b + \dot V_c = \dot V_d$$

gelten muß. Da die Leitung asymmetrisch verzweigt ist, gilt $\dot V_b \neq \dot V_c$ und damit $\dot V_a + \dot V_b \neq \dot V_c + \dot V_d$.

2.184✓ *richtig ist D* In beiden Fällen zeigt sich Kapillaraszension, d.h. in beiden Fällen benetzt die Flüssigkeit das Kapillarmaterial. Dieser Effekt ist bei der Lösung jedoch schwächer ausgeprägt, als beim reinen Wasser,

was bedeutet, daß die Adhäsion hier die Kohäsion weniger überwiegt und die Grenzflächenspannung geringer ist.

2.185✓ *richtig ist E* Die Oberflächenspannung ist gegeben durch die Oberflächenenergie pro (Ober-) Fläche oder äquivalent als Kraft pro (Bügel-) Länge.

2.186✓ *richtig ist E* Die Kugel der Masse $10\,g = 0,01\,kg$ und der Geschwindigkeit $200\,m\,/\,s$ besitzt einen Impuls von $0,01\,kg \cdot 200\,m\,/\,s = 2\,kg\,\frac{m}{s}$, der ruhende Sandsack einen Impuls von Null. Da der Impuls bei Stößen erhalten bleibt (auch bei inelastischen, wie hier), ist der Gesamtimpuls vor und nach dem Stoß derselbe und bleibt $2\,kg\,\frac{m}{s}$.

2.187✓ *richtig ist A* Nach dem Hookschen Gesetz

$$E = \frac{F}{A} \cdot \frac{l_0}{\Delta l}$$
$$\Rightarrow \frac{\Delta l}{l} = \frac{F}{A \cdot E}$$

ist die relative Längenausdehnung $\Delta l / l_0$ proportional zur angreifenden Kraft F, umgekehrt proportional zur Querschnittsfläche A und unabhängig von der ursprünglichen Fadenlänge l.

2.188✓ *richtig ist D* Wenn Behälter und Tisch trocken sind („trockene Reibung"), dann tritt Haftreibung auf, die, auch wenn an den Behälter eine (nicht zu große) Kraft angreift, ein Wegrutschen verhindern kann. Überschreitet die angreifende Kraft jedoch einen Schwellwert, so beginnt der Behälter zu gleiten und auf ihn wirkt eine Gleitreibungskraft, die (zumindest bei isotropen Oberflächen) der Bewegungsrichtung entgegengerichtet ist.

Bei einem gewöhnlichen Tisch ist die Tischfläche etwa waagerecht, so daß die Richtung der Gewichtskraft etwa senkrecht auf ihr steht. Die Richtung der Gleitbewegung ist jedoch parallel zur Tischfläche.

2.189✓ *richtig ist C* Das Geschwindigkeits-Zeit-Diagramm zeigt die Ableitungsfunktion des zugehörigen Weg-Zeit-Diagramms. Zu dem vorgegebenen Geschwindigkeits-Zeit-Diagramm gehört daher ein Weg-Zeit-Diagramm mit zunächst konstanter Steigung, die dann zwischen den Zeitpunkten t_1 und t_2 in eine Waagerechte (Seigung Null) übergeht. Dies ist in Diagramm C dargestellt.

2.190 ✓ *richtig ist B* Die Periodendauer ist $86400\,\text{s} = 24\,\text{h}$. Dies ergibt eine Drehzahl von $\frac{1}{86400\,\text{s}} \approx 1{,}15 \cdot 10^{-5}\,\text{s}^{-1}$, was einer Winkelgeschwindigkeit von etwa $2\pi \cdot 1{,}15 \cdot 10^{-5}\,\text{s}^{-1} \approx 7{,}22 \cdot 10^{-5}\,\text{s}^{-1}$ entspricht.

2.191 ✓ *richtig ist C* Zwischen den kristallinen Körnern des Pulvers befinden sich luftgefüllte Zwischenräume. Beim Stampfen der Probe können sich diese verkleinern (die Pulverkörnchen werden dichter gepackt), wodurch sich das Volumen der Probe dann verkleinert und seine Dichte erhöht. Die einzelnen kristallinen Pulverteilchen sind jedoch praktisch inkompressibel, so daß deren Volumen sich nicht verändert.

2.192 ✓ *richtig ist C* Die Viskosität von Flüssigkeiten nimmt mit steigender Temperatur ab, weil dann mehr Aktivierungsenergie zur Überwindung der Anziehungskräfte zwischen den Flüssigkeitsteilchen zur Verfügung steht.

Die Dichte von Flüssigkeiten nimmt (abgesehen von Wasser im Anomaliebereich) mit steigender Temperatur im allgemeinen ab.

2.193 ✓ *richtig ist D* Die Masse eines Körpers ist eine Eigenschaft, die von seinem Ort unabhängig ist. Die auf ihn wirkende Gewichtskraft jedoch durch das Produkt aus seiner Masse und der jeweils herrschenden Fallbeschleunigung gegeben, so daß mit der Fallbeschleunigung auch die Gewichtskraft abnimmt.

2.194 ✓ *richtig ist D* Die Steigung (1. Ableitung) des Graphen im Winkel-Zeit-Diagramm ist gerade die Winkelgeschwindigkeit. Sie beträgt im gegebenen Diagramm konstant $\frac{360°}{2\,\text{s}} = \frac{2\cdot\pi}{2\,\text{s}} = \pi\,\text{s}^{-1}$. Die Winkelbeschleunigung ist daher konstant Null.

Die Einheit der Winkelbeschleunigung ist s^{-2}.

2.195 ✓ *richtig ist C* Die Kraft F_a von $600\,\text{N}$, die an einem Hebel der Länge $100\,\text{mm} + 200\,\text{mm} = 0{,}3\,\text{m}$ angreift, bewirkt ein Drehmoment von $0{,}3\,\text{m} \cdot 600\,\text{N} = 180\,\text{N}\cdot\text{m}$ in Richtung in die Zeichenebene. Damit der Hebel im Gleichgewicht bleibt, muß die Kraft F_b ein Drehmoment desselben Betrages in entgegengesetzter Richtung bewirken. Da sie an einer Hebellänge von $200\,\text{mm} = 0{,}2\,\text{m}$ angreift, muß ihr Betrag $900\,\text{N}$ sein, damit das bewirkte Drehmoment $0{,}2\,\text{m} \cdot 900\,\text{N} = 180\,\text{N}\cdot\text{m}$ beträgt.

2.196 ✓ *richtig ist E* Der Vektor $\vec{v}$ läßt sich nicht als Summe oder Differenz aus $\vec{v}_1$ und $\vec{v}_2$ darstellen. Es ist etwa $\vec{v} = 2\vec{v}_1 + 2\vec{v}_2$.

2.197 ✓ *richtig ist B* Das Pendel benötigt von einem Umkehrpunkt zum anderen die Zeit von $0{,}5\,\text{s}$, also für eine ganze Periode (von einem Umkehrpunkt zum anderen und wieder zurück) die Zeit von $1\,\text{s}$. Die Frequenz des Pendels ist daher $\frac{1}{1\text{s}} = 1\,\text{Hz}$.

2.198 ✓ *richtig ist D* Benetzt eine Flüssigkeit ein bestimmtes Material, so zeigt es bei diesem stets einen Randwinkel, der kleiner als $90°$ ist; benetzt eine Flüssigkeit dagegen ein Material nicht, so zeigt es bei diesem stets einen Randwinkel, der größer als $90°$ ist. Die in den Zeichnungen vorgegebenen Randwinkel sind

	Randwinkel Wand	Randwinkel Kapilllare	Randwinkel Tropfen
(A)	$< 90°$	$< 90°$	$> 90°$
(B)	$< 90°$	$> 90°$	$< 90°$
(C)	$> 90°$	$< 90°$	$> 90°$
(D)	$< 90°$	$< 90°$	$< 90°$
(E)	$> 90°$	$< 90°$	$< 90°$

Möglich ist also nur die Kombination D, bei der alle Randwinkel kleiner als $90°$ sind.

2.199 ✓ *richtig ist C* Der Wagen erhöht seine Geschwindigkeit innerhalb von $20\,\text{s}$ um $108\,\frac{\text{km}}{\text{h}} = 30\,\frac{\text{m}}{\text{s}}$, erfährt also eine mittlere Beschleunigung von $\frac{30\,\text{m/s}}{20\,\text{s}} = 1{,}5\,\frac{\text{m}}{\text{s}^2}$.

2.200 ✓ *richtig ist A* Nach Hagen-Poiseuille ist der Strömungswiderstand umgekehrt proportional zum Quadrat der Rohrquerschnittsfläche und damit umgekehrt proportional zur vierten Potenz des Rohrradius. Dies wird am ehesten durch die Kurve A wiedergegeben.

2.201 ✓ *richtig ist D* Bei Tensiden sinkt die Oberflächenspannung der Lösung mit der Konzentration der Lösung zunächst ab, erreicht dann aber einen Grenzwert' und hängt nicht mehr wesentlich von der Konzentration ab. Dies ist in Diagramm D dargestellt.

2.202 ✓ *richtig ist (1,B) (2,A)* Auf den Boden des Behälters drückt eine Wassersäule von $10\,\text{m}$, so daß auf jeden Quadratmeter das Gewicht von $1\,\text{m}^2 \cdot 10\,\text{m} = 10\,\text{m}^3$ Wasser drückt. Das ist also eine Kraft (die Dichte von Wasser ist etwa $1000\,\text{kg}\,\text{m}^{-3}$, die Erdbeschleunigung beträgt etwa $10\,\text{m}\,\text{s}^{-2}$) von $10\,\text{m}^3 \cdot 1000\,\text{kg}\,\text{m}^{-3} \cdot 10\,\text{m}\,\text{s}^{-2} = 100000\,\text{kg}\,\text{m}\,\text{s}^2 = 10^5\,\text{N}$. Dies ergibt einen Druck von $10^5\,\text{N}/\text{m}^2 = 1 \cdot 10^5\,\text{Pa}$.

Auf der unteren Kante der Seitenwände wirkt derselbe Druck, wie auf den Boden des Gefäßes, an der oberen Kante der Seitenwände ist der Druck Null, im Mittel gerade die Hälfte des am Boden herrschenden Wertes, also $0,5 \cdot 10^5$ Pa.

2.203 ✓ *richtig ist A* Bei einem ungedämpften Pendel gilt die Energieerhaltung, d.h. daß die Gesamtenergie, die sich als Summe aus potentieller und kinetischer Energie ergibt, zu jedem Zeitpunkt konstant ist. Bei maximaler Auslenkung (Umkehrpunkt) wird jedoch die kinetische Energie zu Null und die potentielle Energie maximal, beim Durchgang durch die Ruhelage ist es umgekehrt.

2.204 ✓ *richtig ist A* Die Kräfte von 8 N und 4 N bewirken Drehmomente in Richtung in die Zeichenebene von $8 \, N \cdot r$ und $4 \, N \cdot r$, insgesamt also von $12 \, N \cdot r$. Die unbekannte Kraft F bewirkt ein Drehmoment in Richtung aus der Zeichenebene, das die übrigen Drehmomente gerade kompensieren soll, also den Betrag $12 \, N \cdot r$ haben muß. Daher muß

$$F \cdot r/2 = 12 \, N \cdot r$$
$$\Rightarrow F = 24 \, N$$

gelten.

2.205 ✓ *richtig ist E* Die beschriebene Funktion $x(t) = \hat{x} \cos \omega t$ ist eine einfache Kosinusschwingung, die im zeitlichen Mittel verschwindet.

2.206 ✓ *richtig ist C* An der Stange liegt die Zugspannung von $2 \cdot 10^6 \, N/m^2$ an, was bei einem Elastizitätsmodul von $2 \cdot 10^{10} \, N/m^2$ eine relative Längenänderung von $\frac{2 \cdot 10^6 N/m^2}{2 \cdot 10^{10} N/m^2} = 10^{-4}$ ergibt. Dies ist bei einer Länge der Stange von 50 cm eine Dehnung von $50 \, cm \cdot 10^{-4} = 0,5 \cdot 10^{-4} \, m = 0,05 \, mm$.

2.207 ✓ *richtig ist D* Die beiden Körper haben dieselbe Dichte ρ und unterschiedliche Volumina V_1 und V_2 und damit auch verschiedene Massen $m_1 = V_1 \cdot \rho$ bzw. $m_2 = V_2 \cdot \rho$. Sie hängen an verschiedenen Abständen l_1 und l_2 vom Aufhängepunkt und ziehen hier mit ihrer jeweiligen Gewichtskraft (g: Erdbeschleunigung) $G_1 = m_1 \cdot g = V_1 \cdot \rho \cdot g$ bzw. $G_2 = m_2 \cdot g = V_2 \cdot \rho \cdot g$. Sie erzeugen dabei jeweils auf den Waagebalken ein Drehmoment von $M_1 = G_1 \cdot l_1$ bzw. $M_2 = G_2 \cdot l_2$, die sich gegenseitig aufheben müssen, da der Balken ja waagerecht im Gleichgewicht sein soll. Es gilt also

$$M_1 = M_2$$
$$\Rightarrow V_1 \cdot \rho \cdot g \cdot l_1 = V_2 \cdot \rho \cdot g \cdot l_2$$
$$\Rightarrow V_1 \cdot l_1 = V_2 \cdot l_2$$

Taucht man nun die beiden Körper in Wasser der Dichte ρ_W ein, so erfährt jeder Körper eine Auftriebskraft von $A_1 = V_1 \cdot \rho_W$ bzw. $A_2 = V_2 \cdot \rho_W$, also der größere Körper eine größere Auftriebskraft, als der kleinere. Das jetzt von den beiden Körpern auf den Waagebalken ausgeübte Drehmoment ist jetzt jetzt $M_1' = V_1 \cdot g \cdot (\rho - \rho_W) \cdot l_1$ bzw. $M_2' = V_2 \cdot g \cdot (\rho - \rho_W) \cdot l_2$. Gilt die Bedingung von oben, daß $V_1 \cdot l_1 = V_2 \cdot l_2$ ist, so sind die beidem Drehmomente M_1' und M_2' dem Betrage nach ebenfalls gleich und heben sich gegenseitig auf, so daß der Waagebalken im Gleichgewicht bleibt.

2.208 ✓ *richtig ist E* Eine konstante Beschleunigung ergibt

im Beschleunigungs-Zeit-Diagramm eine waagerechte Linie,

im Geschwindigkeits-Zeit-Diagramm eine Gerade, deren Steigung gerade die Beschleunigung ist,

im Weg-Zeit-Diagramm eine Parabel.

2.209 ✓ *richtig ist (1,B) (2,B)* Die Impulse der beiden Massen sind $5 \, kg \cdot 1 \, m/s = 5 \, kg \, m/s$ nach rechts und $4 \, kg \cdot 0,5 \, m/s = 2 \, kg \, m/s$ nach links. Der Gesamtimpuls ist also $5 \, kg \, m/s - 2 \, kg \, m/s = 3 \, kg \, m/s$ nach rechts.

Die kinetischen Energien der beiden Massen sind $\frac{1}{2} \cdot 5 \, kg \cdot (1 \, m/s)^2 = 2,5 \, kg \, m^2 s^{-2}$ und $\frac{1}{2} \cdot 4 \, kg \cdot (0,5 \, m/s)^2 = 0,5 \, kg \, m^2 s^{-2}$. Die gesamte kinetische Energie der beiden Massen ist also $2,5 \, kg \, m^2 s^{-2} + 0,5 \, kg \, m^2 s^{-2} = 3 \, kg \, m^2 s^{-2}$.

2.210 ✓ *richtig ist B* Der Graph im Winkelgeschwindigkeits-Zeit-Diagramm ist eine Gerade und hat daher eine konstante Steigung, die gerade die Winkelbeschleunigung der dargestellten Bewegung ist. Die Steigung der Geraden ist

$$\frac{\pi \cdot s^{-1}}{4 \, s} = \frac{\pi}{4} s^{-2}$$

2.211 ✓ *richtig ist C* Damit sich die drei Kräfte gegenseitig kompensieren können, muß die dritte Kraft der Resultierenden der beiden übrigen Kräfte entgegengesetzt sein, also gerade die Diagonale im (gestrichelt) eingezeichneten Rechteck bilden. Dies ist genau dann der Fall, wenn gilt

$$\tan \alpha = 4 \, N/3 \, N = 4/3$$

2.212 ✓ *richtig ist C* Der Strömungsleitwert ist nach Hagen-Poiseuille (A : Rohrquerschnitt, η : Viskosität, l : Rohrlänge)

$$\frac{A^2}{8 \cdot \pi \cdot \eta \cdot l}$$

Er steigt also mit der Viskosität, die bei Flüssigkeiten mit sinkender Temperatur ansteigt, und sinkt mit zunehmendem Rohrquerschnitt oder Rohrdurchmesser.

2.213 ✓ *richtig ist B* Der Auftrieb des Körpers in Wasser beträgt 10 N (soviel verliert er beim Eintauchen in das Wasser an Gewicht). Daher muß er Wasser mit einem Gewicht von 10 N, also etwa einen Liter, verdrängen, was (er taucht ja vollständig ein) gerade sein Volumen ist.

2.214 ✓ *richtig ist D* Das Gewicht (und damit das Volumen) der Flüssigkeitstropfen ist der Oberflächenspannung proportional. Wird diese also um 20 % abgesenkt, so sinkt auch das Volumen jedes Tropfens um 20 %. Man erhält also um 20 % mehr Tropfen je ml, statt ursprünglich 20 Tropfen, jetzt 24.

2.215 ✓ *richtig ist (1,D) (2,E)* Die benötigte Arbeit ist gerade die Fläche unter dem Graphen im Kraft-Weg-Diagramm. Diese ist bei der konstanten Last gerade $40\,\text{N} \cdot 5\,\text{cm} = 200\,\text{N} \cdot \text{cm}$, bei der Dehnung des elastischen Fadens gerade die Hälfte, also $100\,\text{N} \cdot \text{cm}$.

2.216 ✓ *richtig ist (1,A) (2,B)* Die Kraft F ist bei gegebener Oberflächenspannung nur von der Bügellänge abhängig, also nicht von Δl. Die Energieänderung bei einer Verschiebung des Bügels um Δl ist dann $\Delta l \cdot F$.

2.217 ✓ *richtig ist D* Gase zeigen genauso, wie Flüssigkeiten, eine Viskosität, die jedoch oft wesentlich geringer ist, als bei Flüssigkeiten, da die Gasteilchen oft (verglichen mit dem Teilchendurchmesser) weit voneinander entfernt sind. (Dies gilt aber in der Nähe des kritischen Punktes so nicht!)

2.218 ✓ *richtig ist C* Die Kontinuitätsbedingung verlangt, daß bei inkompressiblen Flüssigkeiten durch jeden Rohrquerschnitt in der gleichen Zeit das gleiche Flüssigkeitsvolumen hindurchfließt. Daher muß bei einem größeren Rohrquerschnitt die Strömungsgeschwindigkeit abnehmen.

2.219 ✓ *richtig ist D* Nach Stokes hat die auf eine Kugel mit dem Radius r, die mit der Geschwindigkeit v durch ein Fluid der Viskosität η fällt, wirkende Reibungskraft den Betrag

$$6 \cdot \pi \cdot \eta \cdot r \cdot v$$

Sie ist also zu r und damit zur dritten Wurzel aus dem Kugelvolumen, zur Geschwindigkeit v der Kugel und zur Viskosität η des Fluids proportional.

2.220 ✓ *richtig ist A* Zwei gebundene Atome können näherungsweise als zwei durch eine Feder verbundene Massepunkte betrachtet werden. Erhöht man eine der beiden Massen, so verringert sich die Eigenfrequenz des Systems und damit die Frequenz und die Wellenzahl der zugehörigen IR-Mode.

2.221 ✓ *richtig ist E* Die Geschwindigkeit eines Massepunktes ist definiert als die Ableitung seines Weges nach der Zeit, seine Beschleunigung als die Ableitung seiner Geschwindigkeit nach der Zeit. Dies ist äquivalent zur zweiten Ableitung seines Weges nach der Zeit.

2.222 ✓ *richtig ist B* Nach dem Aktionsprinzip ist die auf den Anhänger wirkende Kraft

$$F = m \cdot a = 1\,200\,\text{kg} \cdot 0{,}8\,\text{km}\,/\,\text{s}^2 = 960\,\text{N}$$

2.223 ✓ *richtig ist D* Das Flugzeug ist von Nordamerika nach Europa (Fluggeschwindigkeit 700 km / h) 9 h unterwegs, in der Gegenrichtung (Fluggeschwindigkeit 900 km / h) jedoch nur 7 h. Die mittlere Fluggeschwindigkeit beträgt daher

$$\frac{700\,\text{km}\,/\,\text{h} \cdot 9\,\text{h} + 900\,\text{km}\,/\,\text{h} \cdot 7\,\text{h}}{7\,\text{h} + 9\,\text{h}} = 787{,}5\,\text{km}\,/\,\text{h}$$

2.224 ✓ *richtig ist A* Bei einem verlustfreien Pendel ist die Summe der Momentanwerte der kinetischen und der potentiellen Energie stets konstant (Energieerhaltung). Die beiden Energieformen gehen jedoch periodisch ineinander über. Die kinetische Energie ist dem Quadrat der Geschwindigkeit proportional und kann daher nicht negativ werden. An den Umkehrpunkten ist sie Null (hier ist die Geschwindigkeit Null), die potentielle Energie also maximal (die Summe ist ja konstant).

2.225 ✓ *richtig ist B* In dem Auslenkungs-Zeit-Diagramm sind zwei benachbarte Punkte maximaler negativer Auslenkung miteinander verbunden. Der Abstand ist also eine Periodendauer.

Da auf der waagerechten Achse die Zeit aufgetragen ist, ist ein Abstand entlang dieser Achse ein Zeitintervall und kann weder eine Wellenlänge, noch eine Phasendifferenz oder ein Scheitelwert sein.

2.226 ✓ *richtig ist B* Die beiden Kräfte stehen senkrecht aufeinander und wirken in der Fläche, so daß ihre resultierende Kraft ebenfalls in der Fläche wirkt und den Betrag $\sqrt{F_1^2 + F_2^2} = \sqrt{(6\,\mathrm{N})^2 + (8\,\mathrm{N})^2} = 10\,\mathrm{N}$ besitzt. Nach dem Aktionsprinzip ist die Beschleunigung des Körpers dann

$$\frac{10\,\mathrm{N}}{20\,\mathrm{kg}} = \frac{1}{2}\frac{\mathrm{m}}{\mathrm{s}^2}.$$

2.227 ✓ *richtig ist D* Aufgrund der Energieerhaltung gilt

$$\frac{1}{2} m \cdot v^2 = m \cdot g \cdot \frac{h_a}{2}$$

was sich zu

$$v^2 = g \cdot h_a$$

und schließlich

$$v = \sqrt{g \cdot h_a}$$

umformen läßt.

2.228 ✓ *richtig ist C* Die Winkelgeschwindigkeit ist zunächst bis zum Zeitpunkt t_1 und nach dem Zeitpunkt t_2 konstant, was jeweils durch eine waagerechte Line im ω-t-Diagramm dargestellt wird. Dazwischen erhöht sich die Drehzahl linear (da die Winkelbeschleunigung konstant ist), was einem linearen Anstieg im ω-t-Diagramm entspricht. Dies wird in Diagramm C qualitativ richtig wiedergegeben.

2.229 ✓ *richtig ist E* Der Druck im Kolben ist um 90 mmHg niedriger als der Außendruck. Das sind $90 \cdot 1{,}33\,\mathrm{mbar} = 120\,\mathrm{mbar}$. Da der Außendruck 900 mbar beträgt, ist der Druck innerhalb des Kolbens 900 mbar − 120 mbar = 780 mbar.

2.230 ✓ *richtig ist B* Das Teilchen sinkt stationär (also mit konstanter Geschwindigkeit), so daß die Summe der angreifenden Kräfte verschwinden muß. Auf das Teilchen wirken die Reibungskraft F_R (in der der Bewegung

entgegengesetzten Richtung), die Schwerkraft F_S (parallel zur Bewegungsrichtung, da das Teilchen sinkt) und die Auftriebskraft F_A (der Bewegungsrichtung entgegengesetzt). Mit den Beträgen der Kräfte ergibt sich dann

$$F_R = F_A - F_S$$

Die Differenz zwischen Auftriebs- und Schwerkraft ist bei einem Volumen V des Teilchens in Wasser

$$\begin{aligned} F_A - F_S &= V \cdot \rho_{\mathrm{Wasser}} - V \cdot \rho_k \\ &= V \cdot 0{,}2\,\mathrm{g/cm^3} \end{aligned}$$

und im Wasser-Ethanol-Gemisch

$$\begin{aligned} F_A - F_S &= V \cdot \rho_{\mathrm{Wasser}} - V \cdot \rho_f \\ &= V \cdot 0{,}3\,\mathrm{g/cm^3} \end{aligned}$$

so daß sich die Differenz zwischen Auftriebs- und Schwerkraft um einen Faktor 1,5 ändert.

Die Reibungskraft ist (nach der Stokeschen Beziehung) mit dem Kugelradius r

$$F_R = 6 \cdot \pi \cdot \eta \cdot r \cdot v$$

also der Geschwindigkeit (die sich als einzige Größe zwischen den beiden Fällen ändert) proportional. Da sich die Reibungskraft um den Faktor 1,5 erhöhen soll, muß dies auch die Geschwindigkeit tun, so daß die Sinkzeit (die der Geschwindigkeit umgekehrt proportional ist) auf 2/3 ihres ursprünglichen Wertes, also von 30 Sekunden auf 20 Sekunden, absinkt.

2.231 ✓ *richtig ist A* Der Volumenstrom einer Newtonschen Flüssigkeit ist (Hagen-Poiseuillesches Gesetz)

$$\dot{V} = \frac{A^2 \cdot \Delta p}{8 \cdot \pi \cdot \eta \cdot l}$$

Er ist also proportional zur Druckdifferenz Δp zwischen den beiden Rohrenden.

Er ist außerdem proportional zum Quadrat der Querschnittsfläche A des Rohres und damit zur vierten Potenz des Rohrradius, zum Kehrwert der dynamischen Viskosität η und zum Kehrwert der Rohrlänge l. Die Temperaturabhängigkeit des Volumenflusses ist durch die Temperaturabhängigkeit der Viskosität η gegeben. Diese nimmt bei Flüssigkeiten jedoch mit steigender Temperatur ab.

2.232 ✓ *richtig ist C* Der Körper erfährt durch das Eintauchen in das Wasser einen Auftrieb von $3{,}0 \cdot 10^{-2}\,\mathrm{N}$, was gleich der Gewichtskraft des verdrängten Wasservolumens ist. Da dasselbe Volumen des Körpers eine um den Faktor 2,2 höhere Gewichtskraft erfährt, ist seine Dichte um denselben Faktor größer, als die Dichte des Wassers, also $1{,}00\,\mathrm{g/cm^3} \cdot 2{,}2 = 2{,}2\,\mathrm{g/cm^3}$.

2.233✓ *richtig ist E* Die Umlaufdauer T ist gerade die Periodendauer der Kreisbewegung und damit

$$T = \frac{2 \cdot \pi}{\omega}$$

2.234✓ *richtig ist B* Schwer- und Auftriebskraft sind von der Geschwindigkeit unabhängig; ist die Schwerkraft betragsmäßig größer, als die Auftriebskraft, dann sinkt die Kugel, gilt das Gegenteil, so schwimmt sie.

Die Ursache dafür, daß die Kugel nach einiger Zeit mit konstanter Geschwindigkeit absinkt, ist die Reibungskraft, deren Betrag mit der Sinkgeschwindigkeit ansteigt, bis die Summe aus Auftrieb, Schwerkraft und Reibung zu Null wird.

2.235✓ *richtig ist D* Gleitet ein Körper auf einer Oberfläche, so ist die Reibungskraft, die er dabei erfährt in der Regel der Bewegungsrichtung entgegengesetzt; sie bremst ihn nur ab. Die durch eine konstante Reibungskraft F_r geleistet Arbeit ist entsprechend der Definition der mechanischen Arbeit gerade $F_r \cdot \Delta x$. Sie wird in Wärme umgewandelt.

2.236✓ *richtig ist D* Der Wagen ändert seine Geschwindigkeit in 6s um 12 m/s, seine Beschleunigung ist also $\frac{12\,\text{m/s}}{6\text{s}} = 2\,\text{m/s}^2$.

3 Wärmelehre

3.1✓ *richtig ist C* Bei einer isothermen Zustandsänderung bleibt die Temperatur konstant. Bei einer Kompression und konstanter Temperatur erhöht sich jedoch der Druck eines idealen Gases, was sich unmittelbar aus der Zustandsgleichung

$$p \cdot V = n \cdot R \cdot T$$

ergibt. Die Innere Energie eines idealen Gases ist alleine durch seine Stoffmenge und seine Temperatur gegeben, so daß diese bei der (isothermen) Kompression konstant bleibt. Da bei der Kompression jedoch mechanische Energie zugeführt wird, sich aber weder die Stoffmenge, noch die Temperatur des Gases ändern, muß Energie in Form von Wärme an die Umgebung abgegeben werden. Dies bedeutet, daß Wärme reversibel aus dem System entnommen wird, also die Entropie des Systems sinkt.

3.2✓ *richtig ist B* In (1) liegt festes A und festes B vor, in (2) festes A und Schmelze, in (3) festes B und Schmelze und in (4) nur Schmelze.

Das Eutektikum ist eine feste Phase mit der Konzentration des Eutektischen Punktes. Da sich die beiden Festkörper nicht mischen, gibt es auch kein Eutektikum.

3.3✓ *richtig ist A* Ein Eis-Wassergemisch ändert auch bei Wärmeableitung oder -zufuhr seine Temperatur nicht. Es ist daher im Gegensatz zu einem Bunsenbrenner oder einem leeren Dewar-Gefäß geeignet, eine Lötstelle des Thermoelements auf einer konstanten Temperatur zu halten.

3.4✓ *richtig ist E* Bei Halbleiter- und Metallfühlern zur Temperaturmessung wird die Temperaturabhängigkeit des elektrischen Widerstandes dieser Materialien benutzt. Bei Halbleitern nimmt dabei der Widerstand bei wachsender Temperatur ab, bei Metallen zu. Der elektrische Widerstand des jeweiligen Fühlers kann dabei mit einer Wheatstoneschen Brücke gemessen werden.

3.5✓ *richtig ist A* Eine Flüssigkeit siedet, wenn ihr Gleichgewichtsdampfdruck gleich dem herrschenden Druck ist. Da bei gleicher Temperatur der Dampfdruck der Lösung geringer ist, als derjenige des reinen Lösungsmittels, siedet die Lösung erst bei einer höheren Temperatur.

3.6 ✓ *richtig ist A* Aus der Zustandsgleichung für ideale Gase $p \cdot V = n \cdot R \cdot T$. ergibt sich unmittelbar daß der Druck bei erhöhter Stoffmenge und konstanter Temperatur ansteigt.

Da das einströmende Gas Innere Energie, Freie Energie und Entropie mitbringt, erhöhen sich diese drei Größen bei dem Vorgang.

3.7 ✓ *richtig ist E* Nach der Definition einer Phase ist sie ein stofflich und physikalisch homogener Bereich, an dessen Grenzen sich mindestens eine physikalische oder chemische Eigenschaft sprunghaft ändert. Stoßen zwei unterschiedliche flüssige Phasen aneinander, so bildet die Grenzfläche eine Phasengrenze.

3.8 ✓ *richtig ist C* Von einem (dynamischen) Gleichgewicht zwischen den beiden Lösungen spricht man genau dann, wenn pro Zeiteinheit genausoviele Teilchen (sogar von jeder Sorte) von A nach B übergehen, wie von B nach A.

Der Nernstsche Verteilungssatz besagt, daß das Verhältnis der Konzentrationen in den beiden Lösungen im Gleichgewicht eine von den Lösungsmitteln und dem gelösten Stoff abhängige Konstante ist.

3.9 ✓ *richtig ist D* Das Anlagern von Gasmolekülen an Festkörperoberflächen ist meist ein exothermer Vorgang, d.h. die Teilchen geben Energie ab, die ihnen zum Ablösen wieder zugeführt werden muß. Steigt die Temperatur an, so steht mehr Energie zur Verfügung, was die Ablösung erleichtert, so daß bei höheren Temperaturen weniger Gas adsorbiert wird, als bei niedrigeren.

Mit wachsendem Druck steigt nicht nur die Teilchendichte im Gasraum, sondern auch die auf der Oberfläche an, so daß mehr Gas adsorbiert wird.

3.10 ✓ *richtig ist A* Die Wärmekapazität eines Körpers (nicht die spezifische Wärmekapazität eines Stoffes!) gibt an, wieviel Energie (Einheit J) zur Erwärmung pro Temperaturdifferenz (Einheit K) benötigt wird. Die Einheit ist also $J \cdot K^{-1}$.

3.11 ✓ *richtig ist E* Der Wärmestrom ist gerade

$$\lambda \cdot (T_1 - T_2) \cdot A \cdot 1/L$$

er ist also zu allen vier angegebenen Größen proportional.

3.12 ✓ *richtig ist E* Die beiden Körper werden ihre Temperatur mit der Zeit angleichen, da Wärmeübertragung auch durch Strahlung erfolgen kann.

Konvektion findet im Vakuum nicht statt.

3.13 ✓ *richtig ist A* In einem kristallinen Festkörper sitzen die Gitterbausteine auf festen Plätzen, auf denen sie durch Anziehungskräfte zwischen den Bausteinen festgehalten werden. Sie sind dadurch kaum gegeneinander verschiebbar und rotieren auch nicht zusammen mit Nachbarbausteinen um einen Masseschwerpunkt. Jedoch schwingen sie, je nach Temperatur, mehr oder weniger stark um ihre Gleichgewichtslage. Ein Zustand, in dem diese Schwingungen zum Erliegen kommen und sie starr in der Ruhelage verharren, entspräche nicht der Normtemperatur, sondern dem absoluten Temperaturnullpunkt (0 K).

3.14 ✓ *richtig ist E* Die Celsiusskala der Temperatur wurde mit Hilfe des Schmelzpunktes von Eis (0 °C) und des Siedepunktes von Wasser (100 °C) bei einem genau festgelegten Druck (1 013 mbar) definiert.

3.15 ✓ *richtig ist B* Bei isobaren Prozessen ist der Druck p konstant; bei isobaren Volumenänderungen ändert sich daher das Produkt $p \cdot V$.

Bei isochoren Prozessen ist das Volumen konstant und daher wegen der Zustandsgleichung für ideale Gase

$$p \cdot V = n \cdot R \cdot T \Rightarrow \frac{n \cdot R}{V} = \frac{p}{T}$$

auch das Verhältnis p/T.

Bei adiabatischen Prozessen ist das Produkt $p \cdot V^c$ konstant, wobei c der Adiabatenexponent $c = \frac{c_{m,p}}{c_{m,V}}$ ist. Mit der Zustandsgleichung für ideale Gase ergibt das

$$p \cdot V^c = n \cdot R \cdot T \cdot V^{c-1} = \text{const}$$

was, da stets $c > 1$ gilt, $V/T = \text{const}$. ausschließt.

3.16 ✓ *richtig ist B* Die Partikel realer Gase weisen ein Eigenvolumen auf, weil sie Atome oder Moleküle sind, die eine endliche Ausdehnung besitzen. Zwischen ihnen wirken auch mehr oder weniger starke Anziehungskräfte, die jedoch mit ihrem Eigenvolumen nichts zu tun haben.

3.17 ✓ *richtig ist E* In jeder Sekunde fließen 2 kg des Fluids an der Heizvorrichtung vorbei. Sie sollen um 10 K aufgeheizt werden, was eine Energie von $2\,\text{kg} \cdot 10\,\text{K} \cdot 3\,\cdot$

$10^3 \frac{J}{kg \cdot K} = 60\,000\,J$ erfordert. Die notwendige Heizleistung ist also $6 \cdot 10^4 \frac{J}{s}$.

3.18 ✓ *richtig ist A* Wird ein ideales Gas bei konstantem Druck erwärmt, so vergrößert sich entsprechend der Zustandsgleichung für ideale Gase sein Volumen. Eine Volumenvergrößerung ist aber mit einer Arbeitsleistung (mechanische Arbeit gegen den äußeren Druck) verbunden. Der Energieaufwand bei der Erwärmung unter konstantem Druck ist also größer als der bei Erwärmung bei konstantem Volumen. Damit ist dann c_{mp} größer als c_{mV}.

3.19 ✓ *richtig ist E* Unter einem adiabatischen Prozeß versteht man einen Vorgang, der ohne Wärmeaustausch mit der Umgebung stattfindet; Arbeit dagegen kann dabei ausgetauscht werden (z.B. bei Kompression).

3.20 ✓ *richtig ist D* Die Temperatur des Quecksilbers steigt zunächst linear mit der Zeit an, bis der Schmelzpunkt erreicht wird. Nun führt die zugeführte Wärme zu keiner weiteren Temperaturerhöhung, sondern bewirkt solange nur einen Übergang von festem Quecksilber in flüssiges, bis kein festes mehr vorhanden ist. Nun steigt die Temperatur wieder linear an. Dieses Verhalten wird in Diagramm (D) richtig dargestellt.

3.21 ✓ *richtig ist B* Der Sättigungsdampfdruck eines Stoffes ist von der Temperatur, nicht jedoch vom dem Dampf zur Verfügung stehenden Volumen abhängig. Er bleibt deshalb unverändert; lediglich die Menge des Dampfes vermindert sich.

3.22 ✓ *richtig ist E* Wärmeenergie und Temperatur sind vollständig verschiedene physikalische Größen, was schon durch die verschiedenen Einheiten (im SI: Joule bzw. Kelvin), die nicht Vielfache voneinander sind, seinen Ausdruck findet. Deutlich wird dies auch bei Phasenübergängen erster Ordnung, wo Wärmeenergie (z.B. Schmelzwärme) zugeführt wird, ohne daß sich die Temperatur ändert.

3.23 ✓ *richtig ist C* Die Zustandsgleichung für ideale Gase lautet

$$p \cdot V = n \cdot R \cdot T,$$

wobei T die absolute Temperatur, hier zunächst also etwa $273\,°C \approx 546\,K$ ist. Wird sie auf $0\,°C \approx 273\,K$ halbiert,

so sinkt der Druck auf die Hälfte seines ursprünglichen Wertes.

3.24 ✓ *richtig ist E* Die Zustandsgleichung für ideale Gase lautet

$$p \cdot V = n \cdot R \cdot T.$$

Wird das Volumen V verkleinert, kann also nicht wie in Diagramm (A) dargestellt der Druck p konstant bleiben und die Temperatur zunehmen.

Eine Kompression hat eine Volumenänderung zur Folge, kann also nicht mit Diagramm C (konstantes Volumen) beschrieben werden.

Bei konstanter Temperatur muß bei abnehmendem Volumen der Druck ansteigen und nicht wie in Diagramm B dargestellt abnehmen. Das Produkt $p \cdot V$ nimmt dabei nicht wie in Diagramm D zu, sondern bleibt, wie in Diagramm E zu sehen, konstant.

3.25 ✓ *richtig ist D* Um 300g Wasser mit einer Wärmekapazität von $4\,J/(g \cdot K)$ von $15\,°C$ auf $75\,°C$, also um $60\,K$ zu erwärmen, wird eine Energie von $300\,g \cdot 4\,J/(g \cdot K) \cdot 60\,K = 72\,000\,J$ benötigt. Bei einer Heizleistung von $300\,W = 300\,J/s$ wird diese Energie in $\frac{72\,000\,J}{300\,J/s} = 240\,s = 4\,min$ erbracht.

3.26 ✓ *richtig ist D* Der Tauchsieder gibt in den 20s Verdampfungszeit eine Wärmemenge von $1\,000\,W \cdot 20\,s = 20\,000\,J$ ab. Dies wird benötigt, um 50g der Flüssigkeit zu verdampfen. Die spezifische Verdampfungswärme der Flüssigkeit beträgt also $\frac{20\,000\,J}{50\,g} = 400\,J/g$.

3.27 ✓ *richtig ist A* Die Kompressionsarbeit wird vollständig in Innere Energie umgewandelt. Dies bedeutet, daß das Gas thermisch isoliert ist, was einem adiabatischen Prozeß entspricht.

3.28 ✓ *richtig ist D* Da der Dampfdruck von reinem Wasser nicht von der Menge des Wassers abhängt, würde eine Verringerung der Wasserfüllung den gewünschten Effekt nicht erzielen.

Das Lösen eines Stoffes im Wasser dagegen hätte (entsprechend dem Raoultschen Gesetz) eine Wasserdampfdruckerniedrigung zur Folge.

3.29 ✓ *richtig ist D* Beim Sublimieren von Schwefel wird Wärme verbraucht, da das Herauslösen von Schwefelatomen aus dem Festkörper auch beim direkten Übergang in die Gasphase Energieaufwand erfordert.

3.30✓ *richtig ist D* Beim Punkt 2 stoßen die Bereiche aller drei Aggregatszustände zusammen, es handelt sich also um den Tripelpunkt. Bei Drücken unterhalb desjenigen des Tripelpunktes existieren nur der feste und der gasförmige Zustand, so daß der Bereich rechts unten zur gasförmigen, der Bereich links oben zur festen Phase gehört. Rechts des Tripelpunktes liegt zwischen ihnen die flüssige Phase.

Der Punkt 1 bedeutet demnach Sublimieren, der Punkt 3 Verdampfen oder Kondensieren, der Punkt 4 Erstarren oder Schmelzen, und der Punkt 2 kann für alle diese Übergänge stehen.

3.31✓ *richtig ist E* Die Entropie besitzt (entsprechend ihrer Definition) die Dimension einer Energie pro Temperatur (umgesetzte Wärmeenergie geteilt durch die Temperatur, bei der sie umgesetzt wird). Ihre Einheit ist also ein Quotient aus einer Energie- und einer Temperatur-Einheit, z.B. J / K.

3.32✓ *richtig ist A* Berußte Oberflächen absorbieren einen großen Bereich des elektromagnetischen Strahlungsspektrums. Eine dadurch hervorgerufene Erwärmung eines berußten Thermoelements kann an der veränderten Thermospannung leicht erkannt werden.

3.33✓ *richtig ist A* Da zwischen den beiden Gasflaschen kein Druck- oder Temperaturunterschied besteht, kann es nicht zur Ausbildung von (makroskopischen) Strömen in die eine oder andere Richtung kommen. Dennoch mischen sich die beiden Gassorten durch Diffusion: sowohl Sauerstoff- als auch Stickstoffmoleküle befinden sich in ständiger Bewegung und dringen in das Volumen des jeweils anderen Gases ein.

3.34✓ *richtig ist D* Bei einem adiabatischen Prozeß wird (entsprechend seiner Definition) keine Wärme mit der Umgebung ausgetauscht. Die bei der adiabatischen Kompression teilweise in Wärmeenergie umgewandelte, am Gas verrichtete Kompressionsarbeit führt daher zu einer Temperaturerhöhung.

3.35✓ *richtig ist A* Da die Massen eines Fruktose- und eines Glukosemoleküls gleich sind (die beiden Molekülsorten unterscheiden sich in ihrer Struktur, nicht jedoch in der Art und Anzahl der beteiligten Atome), sind in den beiden angeführten Lösungen die Zahlen der jeweils gelösten Teilchen und damit nach dem Raoultschen Gesetz auch die jeweiligen Dampfdrücke gleich.

3.36✓ *richtig ist B* Jeder Körper, der eine Temperatur oberhalb des (nicht erreichbaren) absoluten Nullpunktes besitzt, strahlt Wärmestrahlung ab. Diese ist elektromagnetische Strahlung, die sich nicht nur in Vakuum, sondern auch in vielen anderen Medien ausbreitet. Da Körper durch diese Strahlung an Energie verlieren und auskühlen können, wird in Thermoskannen oft spiegelndes Material eingesetzt, das diese Strahlung zurückwirft und das Auskühlen vermindert.

3.37✓ *richtig ist C* Bei einem idealen Gas gibt es keine Wechselwirkung zwischen den Teilchen, also insbesondere auch keine Anziehungskraft.

Die molare Wärmekapazität bei konstantem Druck eines idealen Gases ist deshalb größer als seine molare Wärmekapazität bei konstantem Volumen, da im ersten Fall das Volumen ansteigt und hierbei mechanische Arbeit geleistet wird.

3.38✓ *richtig ist E* Bei der Expansion eines idealen Gases leistet dieses Arbeit. Wird dieser Vorgang adiabatisch, also ohne Wärmeaustausch mit der Umgebung ausgeführt, so sinkt die Innere Energie des Gases und damit dessen Temperatur dabei ab.

Bei der isothermen Versuchsführung wird die Temperatur durch Wärmezufuhr von außen konstant gehalten, so daß die Endtemperatur und damit auch der Enddruck bei isothermem Verlauf höher ist als bei adiabatischem.

3.39✓ *richtig ist C* Nach dem van't Hoffschen Gesetz ist der osmotische Druck der Lösung

$$p_{Os} = \frac{n}{V} \cdot R \cdot T$$

also proportional zur Konzentration $\frac{n}{V}$ des gelösten Stoffes und zur absoluten Temperatur T. Vom herrschenden Luftdruck ist er dagegen unabhängig.

3.40✓ *richtig ist E* Bei realen Gasen werden gegenüber idealen Gasen zusätzlich das Eigenvolumen der Atome bzw. Moleküle (Kovolumenterm) und Anziehungskräfte zwischen den Gasteilchen (Binnendruckterm) berücksichtigt. Diese beiden zusätzlichen Terme ermöglichen die Beschreibung einer Verflüssigung, was die Zustandsgleichung für ideale Gase nicht leistet.

3.41✓ *richtig ist D* Bei einer verdünnten Salzlösung ist der Gefrierpunkt niedriger (Gefrierpunktserniedrigung bei Lösungen) als beim entsprechenden reinen Lösungsmittel.

Bei Drücken, die niedriger als der Druck des Tripelpunktes des entsprechenden Stoffes sind, existiert keine flüssige Phase des Stoffes. Hier finden direkte Übergänge zwischen der festen und der gasförmigen Phase (Sublimation) statt.

Der Übergang zwischen der gasförmigen und der flüssigen Phase ist stets mit dem Freiwerden der Verdampfungswärme verbunden.

3.42✓ *richtig ist E* Das Überdruckventil sorgt im Abblasebetrieb für einen konstanten Druck im Inneren des Autoklaven. Die Siedetemperatur kann durch Lösen von Stoffen wie Kochsalz oder Glycerol in der Wasserfüllung erhöht werden (Siedepunktserhöhung), nicht jedoch durch eine Veränderung der im Autoklaven enthaltenen Wassermenge.

3.43✓ *richtig ist C* Beim Einstellen der Endtemperatur erwärmt sich 1 kg Wasser von 10 °C auf 20 °C, also um 10 K. Es nimmt dabei eine Wärmemenge von

$$10\,\text{K} \cdot 4\,\frac{\text{J}}{\text{g}\,\text{K}} \cdot 1\,\text{kg} = 10\,\text{K} \cdot 4\,\frac{\text{J}}{\text{g}\,\text{K}} \cdot 1\,000\,\text{g} = 40\,000\,\text{J}$$

auf. Das kg Metall muß beim Abkühlen von 100 °C auf 20 °C, also um 80 K dieselbe Wärmemenge abgeben, so daß sich seine Wärmekapazität zu

$$\frac{40\,000\,\text{J}}{1\,\text{kg} \cdot 80\,\text{K}} = \frac{40\,000\,\text{J}}{1\,000\,\text{g} \cdot 80\,\text{K}} = 0{,}5\,\frac{\text{J}}{\text{g} \cdot \text{K}}$$

ergibt.

3.44✓ *richtig ist E* Die Innere Energie eines Körpers läßt sich auch durch Zufuhr anderer Energieformen als Wärme (z.B. mechanische, chemische oder elektrische Energie) erhöhen.

An einem Körper kann selbstverständlich auch Arbeit verrichtet werden, so daß dieser mechanische Energie aufnimmt. Dies kann z.B. bei einem Stoß geschehen, oder bei einem Federpendel, wo die schwingende Masse während des Aufschwingens Arbeit aufnimmt.

3.45✓ *richtig ist D* Der Wärmeinhalt eines Körpers ist nicht nur von dessen Temperatur, sondern auch von dessen Wärmekapazität abhängig.

Die zweite Aussage gibt die Definition der Wärmekapazität wieder.

3.46✓ *richtig ist C* Die Dichte des Gases im Gefäß ergibt sich als der Quotient aus der Masse des Gases

und dem Volumen des Gefäßes. Da sich beide beim Erwärmen nicht ändern, bleibt die Dichte des Gases konstant.

Die Temperatur des Gases wird von 0 °C auf 273 °C, also von etwa 273 K auf 546 K erhöht. Nach der Zustandsgleichung für ideale Gase

$$p \cdot V = N \cdot R \cdot T$$

führt diese Verdoppelung der absoluten Temperatur T bei konstanter Stoffmenge N und konstantem Volumen V zu einer Verdoppelung des Druckes p.

3.47✓ *richtig ist A* Adiabatische Prozesse sind (nach Definition) solche, bei denen kein Wärmeaustausch mit der Umgebung stattfindet. Die Innere Energie kann sich dabei jedoch ändern, wenn z.B. mechanische Arbeit zu- oder abgeführt wird.

3.48✓ *richtig ist C* Die Temperatur ist keine Energieform und kann deshalb auch nicht in der Energieeinheit „Joule" angegeben werden. Sie ist eine Zustandsgröße, da sie den Ordnungszustand eines Systems charakterisiert. Sie kann über das Volumen eines Körpers variieren, und der Aggregatszustand hängt wesentlich von dessen Temperatur ab (z.B. Schmelzen bei Temperaturerhöhung).

3.49✓ *richtig ist A* Eine Flüssigkeit beginnt (bis auf Siedeverzug) dann zu sieden, wenn ihr Sättigungsdampfdruck denselben Wert erreicht, wie der Druck auf ihre Oberfläche. Die Temperatur, bei der dies geschieht (die Siedetemperatur) ist also vom Außendruck ebenso abhängig wie von Faktoren, die ihren Sättigungsdampfdruck beeinflussen. Dies ist z.B. die Anzahl (nicht jedoch die Art) von Lösungsmittelteilchen, also Art und Menge gelöster Substanzen (Raoultsches Gesetz) — Energiezufuhr, Verdampfungsgeschwindigkeit oder die Verdampfungswärme beeinflussen zwar den Vorgang des Verdampfens, nicht jedoch die Siedetemperatur.

3.50✓ *richtig ist E* Mit zunehmender Temperatur steigt die mittlere kinetische Energie der Gasteilchen und damit die mittlere Geschwindigkeit (eigentlich: der mittlere Betrag der Geschwindigkeit!).

Zur gleichen kinetischen Energie gehört bei massereicheren Teilchen eine kleinere Geschwindigkeit (ein kleinerer Geschwindigkeitsbetrag), so daß die mittlere Geschwindigkeit (der mittlere Betrag der Geschwindigkeit) mit steigender Teilchenmasse abnimmt und bei verschiedenen Isotopen desselben Elements (die ja verschiedene Atommassen aufweisen) verschieden ist.

3.51 ✓ *richtig ist B* Wären des Schmelzvorganges bleibt die Temperatur des Eis-Wasser-Gemisches konstant, da zugeführte Energie für den Phasenübergang verbraucht wird.

Am Schmelzpunkt ist die Dichte von Eis geringer als die von flüssigem Wasser (Anomalie des Wassers), weshalb Eis durch Erhöhung des Druckes zum Schmelzen gebracht werden kann.

3.52 ✓ *richtig ist D* Die 5 m lange Eisenstange wird von 20 °C auf 120 °C, also um 100 K erwärmt. Bei einem Längenausdehnungskoeffizienten von

$$\alpha = 1,2 \cdot 10^{-5} K^{-1}$$

ergibt das eine Längenänderung von

$$5 \, m \cdot 100 \, K \cdot 1,2 \cdot 10^{-5} \frac{1}{K} = 6 \cdot 10^{-3} \, m = 6 \, mm$$

3.53 ✓ *richtig ist C* Die Leistung, die durch die Platte in Form von Wärmeenergie hindurchfließt ist der anliegenden Temperaturdifferenz direkt, der Plattendicke jedoch umgekehrt proportional.

Wird also die Plattendicke ebenso wie die anliegende Temperaturdifferenz verdoppelt, so bleibt die durchfließende Leistung unverändert.

3.54 ✓ *richtig ist E* Bei einem Thermoelement wird die Thermospannung zwischen unterschiedlich temperierten Kontaktstellen zweier Metalle gemessen und hieraus die Temperaturdifferenz zwischen den beiden Kontaktstellen bestimmt. Das Spannungsmeßgerät muß also zwischen die beiden Kontaktstellen geschaltet werden wie in Skizze E dargestellt.

In den Skizzen B und D werden die Kontakte des Meßinstrumentes kurzgeschlossen, so daß keine Spannung gemessen werden kann.

Die Schaltungen A und C sind äquivalent. Hier wird nicht die Spannung zwischen den Kontaktstellen, sondern zwischen den verschiedenen Metallen gemessen.

3.55 ✓ *richtig ist C* Die molare Wärmekapazität eines Materials gibt an wieviel (Wärme-) Energie pro Stoffmenge und pro Temperaturdifferenz bei einer Erwärmung zugeführt werden muß. Sie hat also die Dimension einer Energie (Einheit: J) pro Stoffmenge (Einheit: mol) und pro Temperatur (-Differenz) (Einheit: K). Sie kann daher mit Hilfe der Einheitenkombination

$$\frac{J}{mol \cdot K}$$

dargestellt werden.

3.56 ✓ *richtig ist D* Nach der Zustandsgleichung für ideale Gase ist, bei konstanter Stoffmenge und konstantem Volumen, der Druck des Gases seiner (absoluten) Temperatur proportional. Wird diese also von 0 °C = 273 K auf 50 °C = 273 K + 50 K erhöht, so erhöht sich sein Druck auf das $\frac{273+50}{273}$-fache seines ursprünglichen Wertes, also auf

$$p_0 \cdot \frac{273 + 50}{273} = p_0 + \frac{50}{273} p_0$$

3.57 ✓ *richtig ist E* Die Ordnung einer Reaktion bezieht sich auf die Abhängigkeiten der Reaktionsgeschwindigkeit von den Konzentrationen der beteiligten Reaktanten. Sie erlaubt keine Aussage über die absolute Reaktionsgeschwindigkeit oder deren Temperaturabhängigkeit.

3.58 ✓ *richtig ist A* Die Antwort A gibt die Definition der Freien Energie wieder.

Die übrigen Antworten ergeben keinen Sinn, da nur Größen gleicher Dimension voneinander abgezogen werden können.

3.59 ✓ *richtig ist A* Die Innere Energie eines Systems (hier: Gasprobe) ist die gesamte in ihm enthaltene Energie. Wird dem System in irgendeiner Form Energie zugeführt, so erhöht sich aufgrund der Energieerhaltung (1. Hauptsatz) dieser Energieinhalt, also U.

Verschiedene Formen der Energiezufuhr (z.B. Wärmezufuhr und Kompression) können jedoch (müssen aber nicht), zu verschiedenen Zuständen führen, die sich z.B. durch die zugehörigen Volumina unterscheiden.

3.60 ✓ *richtig ist C* Die Entropieänderung eines reversiblen Prozesses ergibt sich als der Quotient aus der zugeführten Wärmeenergie und der dabei herrschenden Temperatur. Die zugeführte Wärme ist hier 1 366 J und die herrschende Temperatur ist gerade die Schmelztemperatur von Eis, also etwa 273 K. Die Entropieänderung ist also

$$\frac{1\,366 \, J}{273 \, K} \approx 5 \frac{J}{K}$$

3.61 ✓ *richtig ist C* Die Zustandsgleichung für reale Gase nach van der Waals berücksichtigt (durch den

Kovolumenterm) das Eigenvolumen der Gasteilchen und (durch den Binnendruckterm) die Wechselwirkung zwischen den Teilchen.

Sie gibt die Druckabhängigkeit des Volumens und die Temperaturabhängigkeit des Druckes wieder.

Die universelle Gaskonstante R ist jedoch konstant und nicht temperaturabhängig.

3.62√ *richtig ist B*   Der Sättigungsdampfdruck kann oberhalb des kritischen Punktes nicht bestimmt werden, weil es dort keine flüssige Phase mehr gibt.

Durch die Bedingung, daß Dampfdruck und äußerer Druck gleich sind, wird der Siedepunkt festgelegt — dies beschränkt jedoch die Meßbarkeit des Dampfdruckes nicht.

3.63√ *richtig ist D*   Da die beiden Gase denselben Raum einnehmen, bilden sie eine Phase.

Da sie jedoch aus verschiedenen Teilchensorten bestehen sind sie verschiedene Komponenten.

3.64√ *richtig ist B*   Starke Elektrolyte sind dadurch gekennzeichnet, daß sie stets praktisch vollständig dissoziiert sind. Die dabei entstehenden Ionen können dabei sowohl einfach, als auch mehrfach geladen sein.

Da die Anzahl der gelösten Ionen zur Konzentration direkt proportional ist, ist es (bei nicht zu hohen Konzentrationen) auch die Leitfähigkeit, so daß die molare Leitfähigkeit näherungsweise konzentrationsunabhängig ist.

3.65√ *richtig ist A*   Das ideale Gas wird adiabatisch, das heißt ohne Wärmeaustausch mit der Umgebung und somit auch ohne Entropieänderung expandiert.

Da an dem Gas beim Expandieren keine Arbeit verrichtet (zugeführt) wird, steigt auch nicht seine Innere Energie und damit auch nicht seine Temperatur die ja beim idealen Gas nur von der (hier konstanten) Stoffmenge und der Inneren Energie abhängt.

3.66√ *richtig ist D*   Die Faraday-Konstante ist definiert als die Ladungsmenge, die ein Mol Elektronen trägt, also als das Produkt aus der Avogadro-Zahl (der Anzahl der in einem Mol enthaltenen Teilchen) und der Elementarladung (der Ladung eines einzelnen Elektrons).

3.67√ *richtig ist A*   Da das Gefäß thermisch isoliert ist, muß der Wärmestrom, den das Wasser von 15 °C beim Abkühlen auf t_m abgibt, genauso groß sein wie der, den das Wasser von 5 °C beim Erwärmen auf t_m aufnimmt, also

$$
\begin{aligned}
3\,l/s \cdot c_p \cdot (t_1 - t_m) &= 1\,l/s \cdot c_p \cdot (t_m - t_2) \\
3t_1 - 3t_m &= 1t_m - 1t_2 \\
t_m &= \frac{1}{4}(3t_1 + t_2) \\
&= 7{,}5\,°C
\end{aligned}
$$

3.68√ *richtig ist D*   Die Temperatur ist eine extensive Zustandsgröße und besitzt im Gegensatz zur Wärmeenergie keinen Mengencharakter (teilt man ein System in Teilsysteme, so ist die Temperatur in diesen allen gleich der Temperatur im Gesamtsystem während sich die Energie des Systems auf die Teilsysteme verteilt). Temperatur kann daher nicht zugeführt werden.

Durch Wärmezufuhr kann sich die Temperatur erhöhen (z.B. bei einem idealen Gas bei konstantem Volumen), muß aber nicht (z.B. während eines Schmelzvorganges).

3.69√ *richtig ist E*   In allen drei Diagrammen werden mögliche Versuchsführungen beschrieben.

Im Diagramm (1) steigt der Druck (p) bei konstantem Produkt $p \cdot V$ an, so daß das Volumen (V) abnehmen muß und es sich also um eine Kompression handelt.

In der zweiten und dritten Skizze ist das Abnehmen des Volumens explizit gekennzeichnet. (Auch hier nimmt der Druck jeweils zu.)

Alle drei Diagramme beschreiben also Kompressionen.

3.70√ *richtig ist A*   Die Dichte der festen Phase eines Stoffes ist oft, jedoch nicht immer größer als die der flüssigen Phase, wie das Beispiel von Wasser zeigt, wo die feste Phase (Eis) auf der flüssigen schwimmt.

Zum Verdampfen oder Schmelzen eines Stoffes ist stets Energie (Verdampfungs- bzw. Schmelzwärme) erforderlich.

Die Dichte der flüssigen Phase eines Stoffes ist stets größer als die der gasförmigen Phase desselben Stoffes. Der Dichteunterschied wird mit zunehmendem Druck immer kleiner und verschwindet am kritischen Punkt, oberhalb von dem die beiden Phasen identisch werden.

3.71√ *richtig ist A*   Beim Verdampfen einer reinen Flüssigkeit wird reversibel Wärmeenergie zugeführt, so daß die Entropie entsprechend ansteigt.

Da der Dampf (unterhalb des kritischen Punktes) bei gleichem Druck eine geringere Dichte besitzt, als die zugehörige Flüssigkeit, steigt beim Verdampfen unter konstantem Druck das Volumen an.

Erreicht eine Flüssigkeit durch Wärmezufuhr die Siedetemperatur, so steigt bei weiterer Zufuhr von Wärme die Temperatur (bis auf Siedeverzug) nicht weiter, sondern die gesamte zugeführte Energie wird als Verdampfungswärme gebunden und es entsteht nur Dampf gleicher Temperatur. Flüssigkeit und Dampf bleiben also auf Siedetemperatur.

3.72✓ *richtig ist B* Dort, wo sich alle drei Linien treffen, ist der Tripelpunkt. Unterhalb des Druckes des Tripelpunktes existiert kein flüssiger Zustand, so daß die Linie 3 die Grenze zwischen festem und gasförmigem Zustand sein muß. Bei einem Druck etwas oberhalb des Tripelpunktes durchläuft das System bei steigender Temperatur zuerst den festen, dann den flüssigen und zuletzt den gasförmigen Zustand. Die Kurve 1 markiert also die Grenze zwischen festem und flüssigem, die Kurve 2 die Grenze zwischen flüssigem und gasförmigem Zustand. Sie sind also die Schmelzdruck- bzw. die Siededruckkurve des Systems.

3.73✓ *richtig ist A* Die mittlere thermische Energie eines Teilchens eines idealen Gases ist proportional zur absoluten Temperatur dieses Gases. Bei einer Erwärmung von 300 K auf 600 K verdoppelt sie sich also, während sie sich bei einer Temperatursteigerung von 50 °C ≈ 323 K auf 100 °C ≈ 373 K nur etwa um den Faktor 1,155 erhöht.

Bei einer isothermen Volumenänderung ändert sich die Temperatur des Gases und damit auch die mittlere thermische Energie der Teilchen nicht.

3.74✓ *richtig ist E* Jeder Körper strahlt elektromagnetische Strahlung aus, deren Intensität mit der Temperatur ansteigt. (Bei einer Temperatur von 0 K, die von keinem Körper erreicht werden kann, würde diese Strahlung aufhören.) Diese Strahlung breitet sich auch durch Vakuum aus, und so ist Wärmetransport auch ohne materielle Verbindung möglich.

3.75✓ *richtig ist E* Bei genügend großen Temperaturunterschieden innerhalb einer Flüssigkeit können sich Strömungen ausbilden, die Flüssigkeit unterschiedlicher Temperatur bewegen und damit Wärme transportieren. Diesen Vorgang des Wärmetransports durch Materietransport nennt man Konvektion.

Bei höherer Strömungsgeschwindigkeit wird mehr Materie und damit auch mehr Wärme transportiert.

Bei größerer Wärmekapazität ist der Wärmeinhalt der Flüssigkeit größer, und derselbe Materiestrom transportiert mehr Wärme.

3.76✓ *richtig ist C* Die spezifische Schmelzwärme von Eis beträgt etwa $330 \frac{J}{g}$.

3.77✓ *richtig ist C* Die Erstarrungstemperatur von Salzlösungen ist gegenüber der des reinen Lösungsmittels erniedrigt, weil der Dampfdruck der Lösung **kleiner** ist als der des Lösungsmittels und der Erstarrungspunkt bei derjenigen Temperatur liegt, bei der die Dampfdrücke der festen und der flüssigen Phase übereinstimmen.

3.78✓ *richtig ist E* Das ideale Gas leistet keine Arbeit, da es zwar auf die Gefäßwände eine Kraft ausübt, diese jedoch nicht bewegt werden. Da ihm Energie zugeführt wird und es keine Arbeit leistet, steigt die Innere Energie an und ebenso die Temperatur (die ja mit der mittleren thermischen Energie der Gasteilchen verknüpft ist). Wenn die Temperatur steigt und das Volumen konstant bleibt, muß nach der Zustandsgleichung für ideale Gase der Druck ansteigen.

3.79✓ *richtig ist E* Der II. Hauptsatz der Wärmelehre besagt, daß Wärmeenergie (aus einem Reservoir) mit einer periodisch wirkenden Maschine nicht vollständig in Arbeit umgewandelt werden kann. Dies ist äquivalent zu der Aussage, daß die Entropie eines abgeschlossenen Systems nicht abnehmen kann.

3.80✓ *richtig ist C* Wärmeübertragung durch Konvektion ist an Materietransport geknüpft, der im Vakuum nicht möglich ist. Daher findet Wärmetransport durch Konvektion im Vakuum nicht statt.

Da sowohl in Flüssigkeiten als auch in Gasen Materieströme entstehen können, die Wärme transportieren, ist in beiden Konvektion möglich. Dies gilt auch für ideale Gase.

3.81✓ *richtig ist D* Wärmeenergie kann, wie jede andere Energieform, in J angegeben werden. Sie kann aus jeder anderen Energieform entstehen, also auch aus elektromagnetischer Strahlung und aus Rotationsenergie. Sie muß beim Schmelzen einem Stück Eis auch dann zugeführt werden, wenn die Temperatur konstant bleibt, da beim Übergang vom festen Zustand (Eis) zum flüssigen (Wasser) Energie aufgewendet werden muß.

3.82 ✓ *richtig ist D*   Bei einem Thermoelement wird der Unterschied zwischen einer unbekannten Temperatur und einer Vergleichstemperatur gemessen. Ein Schenkel muß zu diesem Zweck die zu messende Temperatur, der andere die Vergleichstemperatur annehmen. Zwischen den beiden Schenkeln tritt dann eine Thermospannung auf, die zur Temperaturdifferenz proportional ist.

3.83 ✓ *richtig ist E*   Das Volumen V des Würfels ist vor dem Erwärmen $V_1 = (10,0\,\text{cm})^3 = 1\,000\,\text{cm}^3$. Nach dem Erwärmen ist es $V_2 = (10,1\,\text{cm})^3 = 1030,301\,\text{cm}^3$. Es wächst also um etwa $30\,\text{cm}^3$.

3.84 ✓ *richtig ist E*   Eine Expansion ist per Definition eine Volumenvergrößerung. Ebenso bedeutet der Terminus „isotherm" per Definition, daß die Temperatur konstant bleibt.

Entsprechend der Zustandsgleichung für ideale Gase hat eine solche Expansion eine Druckabnahme zur Folge.

3.85 ✓ *richtig ist C*   Beim dargestellten Vorgang ist der Druck konstant, er ist also isobar. Das Volumen bleibt nicht konstant, so daß der Vorgang nicht isochor ist. Beim dargestellten Vorgang bleibt der Druck trotz Volumenzunahme konstant, so daß entsprechend der Zustandsgleichung für ideale Gase eine Temperaturzunahme erfolgen muß; d.h. der Vorgang ist nicht isotherm, und es muß ein Wärmeaustausch erfolgen.

3.86 ✓ *richtig ist C*   Unter einem adiabatischen Prozeß versteht man einen Vorgang, der ohne Wärmeaustausch mit der Umgebung abläuft. Es wird also keine Wärme zu- oder abgeführt. Beim Komprimieren wird jedoch mechanische Arbeit gegen den Druck des Gases verrichtet; es wird also Arbeit zugeführt, und die Innere Energie nimmt entsprechend zu, und die Temperatur steigt.

3.87 ✓ *richtig ist E*   Da das Wasser bereits mit einer Temperatur von 100 °C in den Verdampfer fließt, muß keine Energie zu seiner Erwärmung aufgewandt werden, und die ganze Heizleistung steht für das Verdampfen zur Verfügung.

Um 2 l Wasser mit einer spezifischen Verdampfungsenthalpie von $2,3 \cdot 10^6 \frac{\text{J}}{\text{kg}}$ zu verdampfen, wird eine Wärmemenge von $2\,\text{kg} \cdot 2,3 \cdot 10^6 \frac{\text{J}}{\text{kg}} = 4,6 \cdot 10^6\,\text{J}$ benötigt. Der Verdampfer muß also jede Sekunde mindestens $4,6 \cdot 10^6\,\text{J}$ Wärme liefern, was eine Mindestleistung von $4,6 \cdot 10^6\,\text{W}$ ergibt.

3.88 ✓ *richtig ist C*   Da das Thermoelement eine Empfindlichkeit von $40\,\mu\text{V}/\text{K}$ besitzt und eine Spannung von $2\,\text{mV}$ gemessen wird, beträgt der Temperaturunterschied zwischen der Vergleichsflüssigkeit und der zu messenden Flüssigkeit $\frac{2\,\text{mV}}{40\,\mu\text{V}/\text{K}} = 50\,\text{K}$. Die gesuchte Temperatur ist also $T_x = 50\,°\text{C}$.

3.89 ✓ *richtig ist D*   Wenn das Produkt $p \cdot V$ konstant ist, dann muß $p = c/V$ sein. Dies wird im Diagramm D dargestellt.

3.90 ✓ *richtig ist E*   Bei idealen Gasen ist die molare Wärmekapazität bei konstantem **Druck** größer als die molare Wärmekapazität bei konstantem **Volumen**, da bei der Erwärmung unter konstantem Druck eine Volumenvergrößerung erfolgt, die zur Folge hat, daß gegen den äußeren Druck eine Arbeit $\Delta V \cdot p$ geleistet werden muß. Bei konstantem Volumen ($\Delta V = 0$) wird keine Arbeit gegen den äußeren Druck geleistet.

3.91 ✓ *richtig ist C*   Bei einer adiabatischen Expansion leistet das Gas Arbeit gegen den Außendruck und kühlt ab: die Temperatur sinkt.

Da bei adiabatischen Prozessen stets ein abgeschlossenes System vorausgesetzt wird, ändert sich die Stoffmenge nicht.

Der Druck nimmt bei Expansion und Temperaturabnahme entsprechend der Zustandsgleichung für ideale Gase ab.

3.92 ✓ *richtig ist D*   Der I. Hauptsatz der Wärmelehre ist eine Form des Energieerhaltungssatzes, der mechanische Energie und Wärmeenergie miteinschließt. Er gilt gleichermaßen für Systeme, die unterschiedlichste Stoffe beinhalten, und bei unterschiedlichen Prozessen, solange diese nur ohne Teilchenaustausch ablaufen, also z.B. auch bei adiabatischen Prozessen.

3.93 ✓ *richtig ist E*   Bei einem idealen Gas liegt die Wärmeenergie in Form von kinetischer Energie der Gasteilchen vor. Da die Temperatur des Gases proportional zur zugeführten Wärmemenge ist (Proportionalitätsfaktor ist die Wärmekapazität), muß die mittlere kinetische Energie der Gasteilchen zur absoluten Temperatur proportional sein.

3.94 ✓ *richtig ist C*   Führt man einem Gefäß mit Eis (konstante Temperatur) Wärmeenergie zu, nimmt die

Entropie des Systems, entsprechend der Definition der Entropie, um $\Delta S = \Delta Q / T$ zu und nicht ab.

3.95 ✓ *richtig ist D* Das Produkt aus Druck und Volumen hat die Einheit $Pa \cdot m^3 = \frac{N}{m^2} m^3 = N \cdot m = J$, also die Dimension einer Energie.

3.96 ✓ *richtig ist E* Da bei allen drei Prozessen der entgegengesetzte Prozeß (Ausströmen von Luft aus einem Gefäß, bis dieses evakuiert ist, vollständiges Auskristallisieren von $NaCl$ aus H_2O und Abkühlen des einen und Erwärmen des anderen von zwei in Kontakt stehenden Körpern) nicht abläuft, sind sie alle drei irreversibel.

3.97 ✓ *richtig ist D* Eine reine Flüssigkeit kann unter den Erstarrungspunkt abgekühlt werden (unterkühlte Schmelze), da das Erstarren vor allem an Kristallisationskeimen, wie z.B. Verunreinigungen stattfindet, die hier fehlen.

Am Schmelzpunkt können feste und flüssige Phase koexistieren.

3.98 ✓ *richtig ist E* Der Dampfdruck eines Stoffes ist eng mit der thermischen Bewegung seiner Teilchen (Moleküle oder Atome) verknüpft. Er nimmt bei wachsender Temperatur, d.h. zunehmender thermischer Bewegung seiner Teilchen stets zu.

Die Gefrierpunktserniedrigung verdünnter Salzlösungen ist ein allgemeines Phänomen, das nicht von den genauen Eigenschaften der beteiligten Stoffe abhängt.

Im Temperatur-Druck-Diagramm ist der Tripelpunkt derjenige Punkt, an dem die Phasengrenzen zwischen den drei Aggregatszuständen aufeinandertreffen. Der kritische Punkt bezeichnet den anderen Endpunkt der Phasengrenze zwischen flüssigem und gasförmigem Zustand. Fielen beide Punkte zusammen, so würde diese Phasengrenze nicht existieren, und es gäbe keinen flüssigen Zustand.

Entsprechend dem Raoultschen Gesetz ist der Dampfdruck einer verdünnten Lösung von der Konzentration der gelösten Teilchen abhängig.

Da unterhalb des Druckes des Tripelpunktes und oberhalb des Druckes des kritischen Punktes keine flüssige Phase existiert, geht hier der feste Zustand bei Wärmezufuhr direkt in den gasförmigen über; es tritt kein flüssiger Zustand auf.

3.99 ✓ *richtig ist A* Mit wachsender Höhe über dem Erdboden nimmt der Luftdruck ab, und der Dampfdruck

der Flüssigkeit erreicht schon bei einer niedrigeren Temperatur den Außendruck und beginnt zu sieden.

3.100 ✓ *richtig ist D* Nach dem Raoultschen Gesetz hängt die relative Dampfdruckerniedrigung allein von der Zahl der gelösten Teilchen pro Lösungsmittelmenge ab, doch ist wegen des unterschiedlichen Molekulargewichts von Glucose und Rohrzucker die Anzahl der Teilchen in 10 g Glucose und in 10 g Rohrzucker nicht dieselbe.

3.101 ✓ *richtig ist A* Der Tripelpunkt ist derjenige Punkt (im Temperatur-Druck-Diagramm), an dem alle drei Aggregatzustände (fest, flüssig, gasförmig) gleichzeitig existieren. Dabei sind die Temperatur und der Druck eindeutig festgelegt; eine Druckerhöhung bedeutet eine Abweichung vom Tripelpunkt, der Tripelpunkt kann nicht verschoben werden. Der Punkt, an dem die Dichte der flüssigen und der gasförmigen Phase übereinstimmen, ist der kritische Punkt, nicht der Tripelpunkt.

3.102 ✓ *richtig ist C* Der Gefrierpunkt einer Lösung ist, unabhängig von den Eigenschaften der gelösten Stoffe, stets **niedriger**, der Siedepunkt stets **höher** als der des reinen Lösungsmittels. Daher eignet sich eine Bestimmung von Schmelz- und Siedepunkt zur Überprüfung der Reinheit eines Lösungsmittels.

3.103 ✓ *richtig ist E* Kleine Partikel oder Tröpfchen in flüssiger oder gasförmiger Umgebung erfahren durch die sie umgebenden Fluidteilchen ständig Stöße, die eine ungeordnete Bewegung der Partikel oder Tröpfchen zur Folge haben. Diese Bewegung ist die Entsprechung der thermischen Bewegung von Gasteilchen, und es gilt ebenso wie dort, daß die mittlere Bewegungsenergie der Temperatur proportional ist.

3.104 ✓ *richtig ist C* Im Phasendiagramm (*p-T*-Diagramm) eines Einkomponentensystems (hier Wasser) gibt es bei niedrigen Drücken zwei Aggregatszustände: fest bei niedrigen Temperaturen und gasförmig bei hohen Temperaturen. Bei hohen Drücken liegt zwischen dem festen und dem gasförmigen Zustand noch der flüssige. Beim Wasser gibt es noch die Besonderheit, daß der Übergang zwischen fest und flüssig nach höheren Drücken hin bei niedrigeren Temperaturen liegt. Dies ist in den Diagrammen B, C und E der Fall.

Im Diagramm B gibt es jedoch unterhalb eines Grenzdruckes keine Gasphase mehr, und in Diagramm E sind alle Phasengrenzen als Geraden eingezeichnet, was ebenfalls nicht zutrifft. (Diagramm E ist dem zutreffenden Diagramm C jedoch recht ähnlich.)

3.105 ✓ *richtig ist E* Der Diffusionsstrom ist nach der Diffusionsgleichung dem Konzentrationsgefälle proportional. Der Konzentrationsausgleich läuft also bei zunehmendem Konzentrationsunterschied mit zunehmender Geschwindigkeit ab.

Die Diffusionskonstante und damit auch der Diffusionsstrom steigt mit der Temperatur.

3.106 ✓ *richtig ist E* Nach dem 1. Fickschen Gesetz ist der Diffusionsstrom durch eine poröse Wandfläche proportional zur durchströmten Wandfläche, zum Konzentrationsgefälle und zur Diffusionskonstante, die wiederum mit steigender Temperatur anwächst.

3.107 ✓ *richtig ist B* Entsprechend der Zustandsgleichung für ideale Gase ist bei konstantem Volumen der Druck der absoluten Temperatur proportional, die bei einem Erhöhen der Temperatur von $0\,°C = 273\,K$ auf $100\,°C = 373\,K$ um $100/273$ ihres Wertes bei $0\,°C$ ansteigt. Damit steigt auch der Druck um $100/273$ seines Wertes bei $0\,°C$.

3.108 ✓ *richtig ist B* Da bei einem idealen Gas (im Gegensatz zu einem realen) die Innere Energie nur von der Temperatur und der Stoffmenge abhängt (und umgekehrt bei konstanter Stoffmenge die Temperatur nur von der Inneren Energie), die Innere Energie aber nicht zunimmt, da alle zugeführte Energie wieder abgegeben wird, bleibt die Temperatur des Gases konstant. Die Kompression erfolgt also isotherm.

3.109 ✓ *richtig ist C* Entsprechend der Definition der Entropie S ist ihre Änderung bei einem reversiblen Prozeß $dS = \frac{dQ}{T}$.

3.110 ✓ *richtig ist D* Bei Flüssigkeiten gibt es im Gegensatz zu Festkörpern keine ortsfesten Gleichgewichtslagen und schon gar keine starren Ruhelagen; die Flüssigkeitsteilchen sind leicht gegeneinander verschiebbar. Es gibt sowohl anziehende als auch abstoßende Kräfte zwischen ihnen, die sich im Mittel die Waage halten.

3.111 ✓ *richtig ist D* Da Kochsalz im Gegensatz zu Glukose dissoziiert, wenn es gelöst wird, sind in einer 0,1-molaren Kochsalzlösung doppelt so viele Teilchen gelöst wie in einer 0,1-molaren Glukoselösung. Damit ergeben sich mit dem Raoultschen Gesetz, nach dem bei gleicher Temperatur und gleichem Lösungsmittel der Dampfdruck (nur) von der Zahl der gelösten Teilchen abhängt, unterschiedliche Dampfdruckerniedrigungen für die beiden Lösungen.

3.112 ✓ *richtig ist A* Nach dem van't Hoffschen Gesetz besitzen die beiden Lösungen unterschiedliche osmotische Drücke. Die Flüssigkeitsspiegel stellen sich im Gleichgewicht so ein, daß dieser Unterschied im osmotischen Druck durch die unterschiedlichen hydrostatischen Drücke gerade ausgeglichen wird.

3.113 ✓ *richtig ist E* Bei der Temperaturerhöhung einer Probe (z.B. durch Zufuhr von Wärme oder anderer Energieformen) steigt die Innere Energie meist an. Die Innere Energie (Energieinhalt) einer Probe ist aber noch von weiteren Parametern, wie die Größe der Probe, deren Zusammensetzung, Druck, Volumen usw. abhängig.

Zufuhr von Wärmeenergie kann nicht nur die Temperatur einer Probe, sondern bei bestimmten Temperaturen (Schmelzpunkt, Siedepunkt) auch (eventuell ohne Temperaturänderung) deren Phasenzustand verändert werden.

Die Temperatur ist eine Zustandsgröße, aber keine Energieform.

3.114 ✓ *richtig ist D* Zeigt das Thermoelement bei einer Temperaturdifferenz von

$$400\,K - 300\,K = 100\,K$$

zwischen seinen Kontaktstellen eine Thermospannung von $4\,mV$, so beträgt seine Thermokraft

$$\frac{4\,mV}{100\,K}$$

Beträgt die Temperaturdifferez zwischen seinen Kontaktstellen

$$80\,°C - 20\,°C = 60\,K$$

so ergibt sich eine Thermospannung von

$$60\,K \cdot \frac{4\,mV}{100\,K} = 2,4\,mV$$

3.115 ✓ *richtig ist D* Der Druck eines idealen Gases ist proportional zu seiner (absoluten) Temperatur. Diese ist hier zunächst $27\,°C \approx 300\,K$ und steigt dann um

10 °C = 10 K an. Der Druck steigt demnach dabei von 150 bar auf

$$150\,\text{bar} \cdot \frac{310\,\text{K}}{300\,\text{K}} = 155\,\text{bar}$$

Der Druckanstieg beträgt also 5 bar.

3.116 ✓ *richtig ist A* Um 1 l, also 1 kg = 1 000 g Wasser mit einer spezifischen Wärmekapazität von $4{,}2\,\frac{\text{Ws}}{\text{gK}} = 4{,}2\,\frac{\text{J}}{\text{gK}}$ vom 20 °C auf 80 °C, also um 60 K zu erwärmen, benötigt man die Energie von

$$1\,000\,\text{g} \cdot 60\,\text{K} \cdot 4{,}2\,\frac{\text{J}}{\text{g} \cdot \text{K}} = 252\,000\,\text{J} = 0{,}07\,\text{kWh}$$

3.117 ✓ *richtig ist D* Adiabatische Vorgänge sind (nach Definition) solche, die ohne Wärmeaustausch mit der Umgebung stattfinden. Bei der adiabatischen Komprimierung einer Gasprobe wird also weder Wärmeenergie zugeführt noch abgegeben. Da an der Probe jedoch beim Komprimieren mechanische Arbeit verrichtet wird, steigt ihre Innere Energie, was (bei einer Gasprobe) eine Temperaturerhöhung zur Folge hat.

3.118 ✓ *richtig ist A* Das Gesetz von Boyle-Mariotte besagt, daß falls Stoffmenge und Temperatur einer Gasprobe konstant bleiben, auch das Produkt aus Druck und Volumen konstant bleibt. Dies wird in Diagramm A wiedergegeben. Hier ist die Temperatur konstant und es gilt (etwa)

$$p \sim \frac{1}{V} \Rightarrow p \cdot V = \text{const.}$$

3.119 ✓ *richtig ist E* Beim Wasser sind die mittleren Abstände benachbarter Moleküle unter Normbedingungen im festen Zustand etwas größer als im flüssigen Zustand. (Deshalb ist die Dichte von Eis geringer als die Dichte von flüssigem Wasser.)

Es ist ein wesentliches Kennzeichen des flüssigen Zustandes, daß die Moleküle leicht gegeneinander verschiebbar sind.

Gasförmige Stoffe, wie reiner Wasserdampf füllen das zur Verfügung stehende Volumen vollständig aus, so daß sie keine freie Oberfläche besitzen.

3.120 ✓ *richtig ist (1,E) (2,C)* Solvation ist der Vorgang des Auflösens eines Stoffes in einem anderen (z.B. Salz in Wasser).

Sublimation ist der Phasenübergang vom festen zum gasförmigen Zustand (und umgekehrt) ohne flüssige Zwischenstufe.

3.121 ✓ *richtig ist C* Löst man 0,2 mol NaCl in Wasser, so bringt man (das Salz dissoziiert vollständig) 0,2 mol Na^+ und 0,2 mol Cl^-, also 0,4 mol Teilchen in Lösung. Da die Gefrierpunktserniedrigung nur von der Zahl der gelösten Teilchen abhängig ist, wird der Gefrierpunkt beim Einbringen von 0,6 mol (nichtdissoziierende) Saccharose, also von $\frac{3}{2}$ mal mehr Teilchen, um das $\frac{3}{2}$-fache, d.h. um 0,45 K abgesenkt.

3.122 ✓ *richtig ist E* Eine typische Reaktion erster Ordnung ist eine Dissoziationsreaktion

$$\text{AB} \longrightarrow \text{A} + \text{B}$$

Die Reaktionsrate ist proportional zur Konzentration des Ausgangsstoffes AB, woraus sich (vorausgesetzt, daß die umgekehrte Reaktion A + B → AB keine Rolle spielt) ein exponentielles Abnehmen der Ausgangskonzentration ergibt.

Solche Reaktionen finden nicht nur in Gasen, sondern z.B. auch beim Lösen bestimmter Stoffe in Flüssigkeiten statt und können auch endotherm sein. Die Reaktionesrate chemische Reaktionen hängt neben anderen Faktoren immer auch von der Temperatur ab.

3.123 ✓ *richtig ist E* Bei dem in Frage stehenden Vorgang wird dem idealen Gas bei konstantem Volumen V Wärmeenergie Q zugeführt, wodurch sich sein Energieinhalt, die innere Energie U, ebenso erhöht, wie seine Temperatur T. Entsprechend der Zustandsgleichung für ideale Gase steigt daher auch der Druck p.

Bei abgeschlossenen Systemen bleibt die Entropie S bei reversiblen Vorgängen konstant. Da hier aber Energie von außen zugeführt wird, gilt dies nicht und die Entropie steigt bei der Zufuhr von Wärme an.

Die Freie Energie F ist definiert als $U - T \cdot S$. Wird also die Wärmemenge dQ zugeführt, so ändert sich die Innere Energie um genau diese Energiemenge, während sich die Freie Energie um

$$\begin{aligned} d(U - TS) &= dU - S \cdot dT - T \cdot dS \\ &= dQ - S \cdot dT - T\frac{dQ}{T} \\ &= -S \cdot dT \end{aligned}$$

ändert, also abnimmt.

3.124 ✓ *richtig ist A*   Bei fünfzigfachem Atmosphärendruck und unveränderter Temperatur ist, entsprechend der Zustandsgleichung für ideale Gase, die Dichte eines Gases etwa fünfzigmal höher als bei einfachem Atmosphärendruck. Die Dichte von Stickstoff bei $0\,°C$ und fünfzigfachem Atmosphärendruck ist also etwa $62,5\,kg\,/\,m^3$. In einem Volumen von $10\,l = 0,01\,m^3$ befinden sich dann $62,5\,kg\,/\,m^3 \cdot 0,01\,m^3 = 0,625\,kg$ Stickstoff.

3.125 ✓ *richtig ist A*   Sowohl der flüssige, als auch der feste Aggregatszustand ist durch die Anziehung der Teilchen untereinander bestimmt. Fehlt diese Anziehung, (wie im Modell des idealen Gases), dann können diese Zustände nicht auftreten.

3.126 ✓ *richtig ist D*   Die Menge des adsorbierten Stoffes steigt (sowohl nach Freundlich als auch nach Langmuir) mit zunehmendem Partialdruck des Adsorbats und sinkt mit zunehmender Temperatur.

3.127 ✓ *richtig ist B*   Siedeverzug kann in Flüssigkeiten auftreten, wenn Reaktionskeime fehlen. Dies ist insbesondere bei sehr reinen Flüssigkeiten der Fall (nicht in Lösungen) und hat mit der Dampfdruckerniedrigung, wie sie von gelösten Stoffen verursacht wird (Raoultsches Gesetz) nichts zu tun.

3.128 ✓ *richtig ist C*   Die erste Aussage gibt den 2. Hauptsatz der Thermodynamik wieder: Wärmeenergie kann durch eine periodisch arbeitende Maschine nicht vollständig in mechanische Energie umgewandelt werden.

Mechanische Energie läßt sich dagegen vollständig in Wärme umwandeln (z.B. kommt ein rollender Wagen durch Reibung, also Umwandlung von Bewegungsenergie in Wärme vollständig zum Stehen).

3.129 ✓ *richtig ist D*   Teilchen idealer Gase üben keinerlei Kräfte aufeinander aus, also auch keine van der Waals-Kräfte. Daher bemerken sich zwei ideale Gase gegenseitig gar nicht und mischen sich problemlos.

3.130 ✓ *richtig ist A*   Keiner der angegebenen Prozesse kann in umgekehrter Richtung ablaufen; Sauerstoff strömt nicht spontan in eine Druckgasflasche, Wasser und Alkohol entmischen sich nicht spontan, Erdgas entsteht nicht spontan aus der Atmosphäre und Salz fällt nicht spontan (vollständig) aus einer wässrigen Lösung aus.

3.131 ✓ *richtig ist B*   Konvektion kann in allen flüssigen und gasförmigen Medien stattfinden. Beim Wärmetransport mittels Photonen im Vakuum jedoch würde man von Wärmestrahlung sprechen.

3.132 ✓ *richtig ist D*   Der Tripelpunkt ist eine Stoffkonstante und verschiebt sich unter keinen Umständen.

Der Sättigungsdampfdruck über der flüssigen Phase wird mit abnehmender Temperatur geringer (beim Siedepunkt ist er gleich dem Gesamtdruck).

Da oberhalb der kritischen Temperatur zwischen flüssiger und gasformiger Phase nicht mehr unterschieden werden kann, gibt es auch keine Phasengrenze mehr.

3.133 ✓ *richtig ist D*   Die Arrheniusgleichung besitzt, wenn E_a die Aktivierungsenergie ist die Form

$$k = A \cdot e^{-E_a/RT}$$

Sie gibt die Abhängigkeit der Reaktionsgeschwindigkeitskonstanten von der Aktivierungsenergie und der Temperatur wieder.

3.134 ✓ *richtig ist A*   Beim Schmelzen ändert sich die Dichte eines Soffes und damit der mittlere Abstand zwischen den benachbarten Atomen oder Teilchen nur wenig. Ebenso ändert sich die Stärke der Anziehungskräfte zwischen den Teilchen kaum, da sie im Wesentlichen vom Abstand der Teilchen untereinander abhängen. Damit sich die molare Masse eines Stoffes ändert, ist kein Phasenübergang, sondern die Änderung der Teilchenmasse (z.B. durch chemische Stoffumwandlung) notwendig.

3.135 ✓ *richtig ist B*   Die Entropie hat die Dimension einer Energie (Wärme) pro Temperatur, das Produkt aus Entropie und Temperatur also die Dimension einer Energie.

3.136 ✓ *richtig ist E*   Die Zustandsgleichung des idealen Gases lautet

$$p \cdot V = n \cdot R \cdot T$$

oder

$$p = n \cdot R \cdot T / V$$

Um den Druck p zu verdreifachen kann man also bei konstanter Stoffmenge n und konstantem Volumen V die Temperatur T verdreifachen, bei konstantem n und T das Volumen auf ein Drittel verringern, bei konstantem V und

T, *n* verdreifachen, bei konstantem *n*, *V* verdoppeln und *T* versechsfachen.

Wird jedoch bei konstantem *n*, *T* verdoppelt und *V* versechsfacht, so sinkt der Druck auf ein Drittel seines ursprünglichen Wertes.

3.137 ✓ *richtig ist E* Bei isothermen Prozessen bleibt die Temperatur konstant. Bei idealen Gasen, bei denen die Innere Energie nur von der Temperatur abhängt, bleibt damit auch diese unverändert. Da an dem Gas Arbeit verrichtet wird, die Temperatur aber dennoch konstant bleibt, muß Wärme und damit Entropie aus dem Gas herausfließen.

Bei einer Kompression nimmt das Volumen ab und damit (bei konstanter Temperatur) der Druck zu und nicht ab.

3.138 ✓ *richtig ist A* Bei idealen Gasen füllen bei gleichem Druck und gleicher Temperatur gleiche Stoffmengen gleiche Volumina ($V = n \cdot R \cdot T / p$). Welche Masse in einem vorgegebenen Volumen vorliegt, hängt jedoch auch von der Masse der Gasteilchen ab. Diese ist bei Sauerstoff etwa 32 u, bei Stickstoff etwa 28 u, so daß Sauerstoff eine größere Dichte aufweist, als Stickstoff.

3.139 ✓ *richtig ist B* Die geleistete Arbeit ist gegeben durch

$$\int_{V_1}^{V_2} p(V) dV$$

Dies ist die Fläche unter der Kurve im Zustandsdiagramm, also die Fläche I+II.

3.140 ✓ *richtig ist (1,E) (2,B)* „Isobar" bedeutet, daß der Druck konstant bleibt, „adiabatisch", daß keine Wärme mit der Umgebung ausgetauscht wird und sich damit die Entropie nicht ändert ($\Delta E = \frac{\Delta Q}{T}$).

3.141 ✓ *richtig ist D* In einem realen Gas treten zwischen den Teilchen anziehende und abstoßende Kräfte auf (z.B. van-der-Waals-Kräfte), ein Mol besteht jedoch nach Definition aus einer bestimmten Anzahl ($6,023 \cdot 10^{23}$) Teilchen — unabhängig vom Stoff.

3.142 ✓ *richtig ist E* Die Ordnung einer chemischen Reaktion gibt an, wie die Reaktionsgeschwindigkeit von der Konzentration abhängt. Sie ist stets ≥ 0 und oft eine kleine ganze Zahl ($0, 1, 2, \ldots$).

3.143 ✓ *richtig ist D* Zustandsfunktionen sind Größen, die vom Zustand eines Systems abhängen; die Gaskonstante *R* dagegen ist universell und damit keine Zustandsgröße.

3.144 ✓ *richtig ist C* Um 1 mol eines einwertigen Metalls abzuscheiden benötigt man etwa 10^5 C, für 1 mol eines dreiwertige Metalls also etwa $3 \cdot 10^5$ C und für 0,1 mol eines dreiwertigen Metalls etwa $3 \cdot 10^4$ C. Bei einer Stromstärke von 2 A fließt diese Ladungsmenge in $3 \cdot 10^4$ C $/ 2$ A $= 15\,000$ s ≈ 4 h.

3.145 ✓ *richtig ist C* Sind zwei Körper in Kontakt miteinander, so stellt sich (falls keine Einflüsse von außen vorhanden sind) mehr oder weniger schnell ein thermisches Gleichgewicht ein. Dabei gleichen sich die Temperaturen der beiden Körper an. Masse, Volumen, Energie und Entropie können dabei verschieden sein.

3.146 ✓ *richtig ist A* Bei den Freundlichschen Adsorptionsisothermen ist der Bedeckungsgrad δ einer Potenz des Gasdrucks *p* proportional. Dies gibt im doppelt logarithmischen Auftrag eine Gerade, wie in Diagramm A dargestellt. Insbesondere beschreiben diese Adsorptionisothermen keine Sättigungseffekte.

3.147 ✓ *richtig ist B* Das Thermoelement liefert bei einer Empfindlichkeit von 50 µV / K eine Thermospannung von 25 mV $= 25\,000$ µV. Die Temperaturdifferenz zwischen den beiden Kontaktstellen beträgt also $\frac{25\,000 \mu V}{50 \mu V/K} = 500$ K. Da die eine Kontaktstelle in Eiswasser liegt und damit eine Temperatur von 0 °C hat, ist die Temperatur der anderen Kontaktstelle und damit des Ofens 500 °C.

3.148 ✓ *richtig ist C* Der Druck des Gases ist infolge der Abkühlung auf das 0,95-fache des ursprünglichen Wertes abgesunken, d.h. seine (absolute) Temperatur muß auf das 0,95-fache ihres ursprünglichen Wertes von 27 °C ≈ 300 K, also auf 285 K ≈ 12 °C abgesunken sein. Die Temperatur des Gases ist also um 15 °C abgefallen.

3.149 ✓ *richtig ist E* Die schraffierte Fläche unter der $p(V)$-Kurve ist das Integral

$$\int_{V_1}^{V_2} p(V) dV$$

und das ist gerade die Arbeit, die das Gas bei der isothermen Volumenänderung (reversibel) leistet.

3.150✓ *richtig ist B*   Die beiden Gase können als ideale Gase behandelt werden. Dann beeinflussen sie sich gegenseitig nicht und der Partialdruck des Heliums ist nicht von Beimischungen anderer Gase abhängig und beträgt bei unverändertem Volumen, unveränderter Temperatur und unveränderter Stoffmenge wie zu Beginn 1 bar.

3.151✓ *richtig ist C*   Eine adiabatische Expansion ist eine Volumenänderung, bei der kein Wärmeaustausch mit der Umgebunng stattfindet. Dabei ändert sich natürlich das Volumen und die Dichte und im allgemeinen die Temperatur und damit auch die Innere Energie.

Da kein Wärmeaustausch mit der Umgebung stattfindet, ändert sich jedoch nicht die Entropie des Gases.

3.152✓ *richtig ist E*   Damit das flüssige Wasser im feuchten Tuch in die Gasphase übergehen kann, wird Übergangswärme verbraucht, was zu einer Temperaturerniedrigung führt.

3.153✓ *richtig ist A*   Für die Wärmeleitung gilt analog zur elektrischen Leitung daß der Strom proportional zur Temperaturdifferenz ($\rightarrow$ Spannung) zwischen den Enden des Stabes, zum Querschnitt des Stabes ($\rightarrow$ Querschnitt des Leiters) und umgekehrt proportional zur Länge des Stabes ($\rightarrow$ Länge des Leiters) ist.

3.154✓ *richtig ist C*   Die Innere Energie der Gasprobe steigt um die zugeführte Energiemenge von 450 J an. Da die Stoffmenge des Gases 50 mol beträgt, steigt die molare Innere Energie um 450 J / 50 mol = 9 J / mol.

3.155✓ *richtig ist E*   Dem Wasser wird bei einer Temperatur von etwa 27 °C $\approx$ 300 K eine Wärmemenge von 1 500 J zugeführt. Vorausgesetzt, daß dies reversibel erfolgt, ist die Entropieänderung also etwa 1 500 J / 300 K = 5 J / K.

Da die Wärme in das Wasser hineinfließt, nimmt die Entropie des Wassers zu.

3.156✓ *richtig ist C*   Es ist eine fundamentale Eigenschaft der Temparatur, daß zwei Systeme, die Wärme austauschen können sich in ihrer Temperatur einander angleichen. Der Wärmeaustausch zwischen zwei Körpern mit endlichem Temperaturunterschied ist ein irreversibler Vorgang, so daß hier die Entropie des Gesamtsystems zunimmt.

3.157✓ *richtig ist D*   Der Sättigungsdampfdruck einer Flüssigkeit ist eine Eigenschaft der Flüssigkeit, nicht des Gefäßes, in dem sie sich befindet und daher von diesem unabhängig.

3.158✓ *richtig ist A*   Die Gefrierpunktserniedrigung ist nur von der Anzahl, nicht der Art der gelösten Teilchen abhängig. Sie ist ebenso wie die Siedepunktserniedrigung der Konzentration der gelösten Teilchen proportional, doch sind im allgemeinen die (vom Lösungsmittel abhängigen) Proportionalitätskonstanten verschieden.

3.159✓ *richtig ist E*   Bei isothermen Vorgängen ist die Temperatur immer konstant und bei einer Expansion steigt das Volumen an. Da bei der Expansion das Gas Arbeit leistet, muß seine Innere Energie durch Wärmezufluß konstant gehalten werden. Da dieser Wärmezufluß reversibel ist, ist er mit einem Entropiefluß (in das Gas hinein) verbunden, so daß die Entropie des Gases ansteigt.

3.160✓ *richtig ist E*   Die Differenz zwischen der Wärmekapazität bei konstantem Druck und konstantem Volumen resultiert aus der mechanischen Arbeit, die bei einer Volumenvergrößerung gegen den herrschenden Außendruck geleistet werden muß.

Die Teilchen idealer Gase wechselwirken nicht miteinander. Ideale Gase kondensieren daher nicht und besitzen somit auch keine Kondensationswärme und keine kritische Temperatur.

3.161✓ *richtig ist C*   Das Eigenvolumen der Gasteilchen wird im Kovolumenterm b berücksichtigt, während der Binnendruckterm $\frac{a}{V_m^2}$ die anziehenden Kräfte zwischen den Gasteilchen berücksichtigt.

3.162✓ *richtig ist A*   Bei zwei verschiedenen Zuständen, deren Energiedifferenz ΔE beträgt ist das Verhältnis der Besetzungszahlen des energetisch höheren zum energetisch niedrigeren Niveau bei der Temperatur T

$$\frac{N^*}{N} = e^{\frac{-\Delta E}{k \cdot T}}$$

3.163✓ *richtig ist C*   Die relative Unsicherheit beträgt

$$\frac{0{,}002\,\frac{g}{100\,g\,L\ddot{o}sung}}{4{,}000\,\frac{g}{100\,g\,L\ddot{o}sung}}$$

$$= \frac{0{,}002}{4{,}000}$$

$$= 5 \cdot 10^{-4}$$

3.164✓ *richtig ist D* Der Dampfdruck einer (reinen) Flüssigkeit steigt mit der Temperatur stärker als linear an. Dies ist in Diagramm D wiedergegeben.

3.165✓ *richtig ist C* Das System besteht aus 2 Komponenten und besitzt 2 Phasen (eine flüssige und eine gasförmige). Nach der Gibbsschen Phasenregel besitzt es $2 - 2 + 2 = 2$ Freiheitsgrade.

3.166✓ *richtig ist B* Die bei einer Volumenausdehnung um $600\,cm^3 - 400\,cm^3 = 200\,cm^3$ gegen einen Druck von $30\,N/cm^2$ geleistete mechanische Arbeit ist $200\,cm^3 \cdot 30\,N/cm^2 = 6000\,N \cdot cm = 60\,N \cdot m$.

3.167✓ *richtig ist C* Da das Helium 2/3 der Stoffmenge ausmacht beträgt sein Partialdruck 2/3 des Gesamtdrucks von 6 bar, also 4 bar.

3.168✓ *richtig ist (1,A) (2,B) (3,D)* Zum Schmelzen von $2\,kg = 2000\,g$ Eis mit einer spezifischen Schmelzwärme von $330\,J/g$ werden $2000\,g \cdot 330\,J/g = 660\,000\,J$ benötigt. Bei einer Heizleistung von $500\,W$ wird diese Energiemenge in einem Zeitraum von $660\,000\,J/500\,W = 1\,320\,s = 22\,min$ zugeführt.

Um $2\,kg = 2000\,g$ Wasser mit der spezifischen Wärmekapazität von $4{,}2\,J/(g \cdot K)$ um $100\,K$ (von $0\,°C$ auf $100\,°C$) zu erwärmen, wird eine Wärmemenge von $4{,}2\,J/(g \cdot K) \cdot 2000\,g \cdot 100\,K = 840\,000\,J$ benötigt. Diese Wärmemenge liefert eine Heizleistung von $500\,W$ innerhalb von $840\,000\,J/500\,W = 1\,680\,s = 28\,min$.

$2\,kg = 2000\,g$ Wasser einer spezifischen Verdampfungswärme von $2\,200\,J/g$ benötigen zum Verdampfen eine Wärmezufuhr von $2000\,g \cdot 2200\,J/g = 4\,400\,000\,J$. Bei einer Heizleistung von $500\,W$ braucht die Verdampfung daher $4\,400\,000\,J/500\,W = 8\,800\,s = 146\,min + 40\,s \approx 150\,min$.

3.169✓ *richtig ist D* Es handelt sich um ein ideales Gas. Hier gilt die Zustandsgleichung für ideale Gase

$$p \cdot V = n \cdot R \cdot T$$

so daß eine Verdoppelung der Temperatur bei konstantem Druck eine Volumenverdoppelung zur Folge hat, also $V_2 = 2V_1$ gilt. Beim Abkühlen auf die ursprüngliche Temperatur bleibt das Volumen konstant, so daß sich der Druck halbieren muß. Es gilt also $V_2 = 2V_1$ und $p_2 = \frac{1}{2}p_1$.

3.170✓ *richtig ist C* Mit einem Thermoelement mißt man Temperaturunterschiede zwischen den beiden Lötstellen L und L', die Unterschiede des elektrischen Potentials an den Enden P und P' bewirken. Um also Temperaturen messen zu können, muß eine Lötstelle auf eine bekannte, am besten konstante Temperatur gebracht werden, während die andere Lötstelle mit dem Meßobjekt wärmeleitend verbunden werden muß. Nun mißt man die elektrische Spannung zwischen P und P' und ermittelt hieraus den Unterschied zwischen der bekannten und der zu messenden Temperatur.

3.171✓ *richtig ist D* Wird ein Gas bei konstantem Druck erwärmt, so findet eine Volumenzunahme statt und das Gas verrichtet eine mechanische Arbeit gegen den Außendruck, die es bei der Erwärmung bei konstantem Volumen nicht leistet. Daher ist die molare Wärmekapazität bei konstantem Druck größer, als die bei konstantem Volumen.

Die Wechselwirkung zwischen den Gasteilchen wird in der Van-der-Waals-Gleichung durch den Binnendruckterm berücksichtigt, der bei der Zustandsgleichung für ideale Gase fehlt, so daß hier Kräfte zwischen den Teilchen nicht berücksichtigt werden.

3.172✓ *richtig ist A* Die $400\,mm^3$ Quecksilber mit einem Volumenausdehnungskoeffizienten von $0{,}00018\,K^{-1}$ dehnen sich bei einem Temperaturanstieg um ein Kelvin um $400\,mm^3 \cdot 0{,}00018\,K^{-1} \cdot 1\,K = 0{,}076\,mm^3$ aus. Damit dies einen Anstieg der Säule um $2\,mm$ ergibt, muß der Querschnitt des Rohres $0{,}076\,mm^3/2\,mm = 0{,}036\,mm^2$ sein.

3.173✓ *richtig ist D* Es handelt sich dabei um eine Erwärmung bei konstantem Druck und auch das Volumen V_1 bleibt konstant, so daß auch das Produkt dieser beiden Größen unverändert bleibt. Aus der Zustandsgleichung für ideale Gase ergibt sich aus der Konstanz von $p \cdot V_1$ auch die Konstanz von $n \cdot T$. Da sich die Temperatur ändert, $T \cdot n$ jedoch konstant bleibt, ändert sich die Stoffmenge n.

3.174✓ *richtig ist E* Am Tripelpunkt besitzt reines Wasser keinen Freiheitsgrad; Druck und Temperatur sind festgelegt.

3.175 ✓ *richtig ist B* Durch das Erwärmen des Gases erhöht sich die (mittlere) Bewegungsenergie der Gasteilchen und damit dessen Innere Energie. Da außerdem der Druck konstant bleibt und sich das Volumen des Gases erhöht, steigt die Enthalpie noch mehr als die Innere Energie. Die Erwärmung ist irreversibel, so daß auch die Entropie ansteigt. Die Dichte dagegen sinkt aufgrund der thermischen Ausdehnung des Gases ab.

3.176 ✓ *richtig ist C* Der Energieerhaltungssatz fordert, daß die Gesamtenergie konstant bleibt, also der kühlere Körper ebensoviel Wärmeenergie aufnimmt, wie der wärmere Körper abgibt. Der Vorgang des Temperaturausgleichs ist irreversibel, so daß die Gesamtentropie des Systems zunimmt.

3.177 ✓ *richtig ist A* Nach der Zustandsgleichung idealer Gase ist der Druck proportional zur Temperatur; bei realen Gasen gilt dies nur näherungsweise. Die Kurve A gibt einen solchen Zusammenhang wieder.

3.178 ✓ *richtig ist A* Die van-der-Waals-Gleichung beschreibt auch den Übergang zwischen dem flüssigen und dem gasförmigen Zustand. Hierzu ist der Binnendruckterm notwendig, der für die Wechselwirkungen zwischen den Gasteilchen steht; ohne solche Wechselwirkungen gibt es keine Kondensation.

Da man ein reales Gas isolieren, d.h. Wärmeaustausch mit der Umgebung verhindern kann, ist eine adiabtische Zustandsänderung möglich.

3.179 ✓ *richtig ist A* Die Differenz zwischen der Wärmekapazität bei konstantem Druck und konstantem Volumen resultiert aus der mechanischen Arbeit, die bei einer Volumenvergrößerung gegen den herrschenden Außendruck geleistet werden muß. Bei idealen Gasen ergibt sich gerade der angegebene Wert für die Differenz der Wärmekapazitäten (wobei $\frac{p \cdot V}{n \cdot T}$ hier stets gleich der Gaskonstanten R ist).

Für reale Gase ergibt sich ein komplizierterer Ausdruck und für Feststoffe und Flüssigkeiten ist die Differenz der Wärmekapazitäteten aufgrund der geringen Wärmeausdehnung meist vernachlässigbar; bei Wasser wechselt sie sogar aufgrund des anormalen Wärmeausdehnungsverhaltens für verschiedenen Bedingungen das Vorzeichen.

3.180 ✓ *richtig ist E* Während des Schmelzvorganges ändert sich die Temperatur des Eis-Wasser-Gemisches nicht, da alle zugeführte Wärme für den Phasenübergang fest → flüssig aufgebraucht wird.

Die Dichte von Eis ist kleiner als die von Wasser gleicher Temperatur (Eis schwimmt ja auf Wasser); die größte Dichte hat Wasser etwa bei 4 °C.

Reines Wasser kann kurzzeitig unter seine Schmelztemperatur abgekühlt („unterkühlt") werden; es ist dann aber instabil und kann spontan (teilweise) erstarren.

3.181 ✓ *richtig ist (1,E) (2,D)* Der Begriff isobar bedeutet, daß der Druck konstant bleibt, der Begriff isochor, daß sich das Volumen nicht ändert.

3.182 ✓ *richtig ist B* Die Celsius- und die Kelvin-Skala unterscheiden sich nur durch den Nullpunkt. Temperaturunterschiede bleiben in beiden Skalen gleich.

3.183 ✓ *richtig ist B* Bei einem Thermoelement wird die Temperaturdifferenz zwischen den Übergangsstellen zwischen zwei Metallen gemessen, die sich in einer Spannungsdifferenz ausdrückt. Nur bei der Zeichnung (2) haben die Übergangsstellen zwischen den beiden Materialien die Temperaturen T_1 und T_2, so daß sich auch nur diese Anordnung zur Messung der Differenz zwischen T_1 und T_2 eignet.

3.184 ✓ *richtig ist E* Konvektion ist Wärmetransport durch Stofftransport. Dies kann durch Gas- oder Flüssigkeitstransport erfolgen, nicht jedoch durch Strahlung. Auch in Festkörpern ist dieser Mechanismus in der Regel nicht am Wärmetransport beteiligt.

3.185 ✓ *richtig ist A* Das Potential an den beiden Elektroden ergibt sich aus der Nernstschen Gleichung. Damit die Spannung zwischen den beiden Elektroden verschwindet, muß es an beiden Polen gleich sein, also

$$U_0 + \frac{R \cdot T_1}{z \cdot F} \cdot \log\left(\frac{c_x}{c_{\text{Kupfer}}}\right) = U_0 + \frac{R \cdot T_2}{z \cdot F} \cdot \log\left(\frac{c_y}{c_{\text{Kupfer}}}\right)$$

Für $T_1 = T_2$ kann diese Gleichung nur für $c_x = c_y$, also für $x = y$ und für $x = y$, also $c_x = c_y$ nur für $T_1 = T_2$ erfüllt werden.

3.186 ✓ *richtig ist C* Da das Gefäß offen ist, ändert sich der Druck während des Siedens nicht. Damit bleibt die Siedetemperatur konstant und die Temperatur des Wassers ändert sich während des Siedens nicht.

3.187 ✓ *richtig ist D* Die Halbwertszeit der Reaktion ist diejenige Zeit, innerhalb derer die Hälfte der Ausgangssubstanz zerfallen ist. (In der doppelten Halbwertszeit ist dann nicht die gesamte Ausgangsstoffmenge, sondern $\frac{3}{4}$ der Ausgangsstoffmenge zerfallen.)

Die Halbwertszeit ist in der Regel von der Temperatur abhängig, da für einen Zerfall eine Aktivierungsenergie aufgebracht werden muß und bei höheren Temperaturen mehr Teilchen hinreichend hoher Energie zur Verfügung stehen. Die Halbwertszeit ist von der Stoffmenge unabhängig, nicht jedoch die Reaktionsgeschwindigkeit. Diese fällt bei Reaktionen 1. Ordnung mit der Stoffmenge innerhalb der Halbwertszeit auf die Hälfte ihres ursprünglichen Wertes ab, während die Zerfallsgeschwindigkeitskonstante sich nicht ändert.

3.188 ✓ *richtig ist E* Die Verdampfung von Wasser ist ein reversibler Vorgang und die umgesetzte Verdampfungsenthalpie ist gleich der (reversibel) zugeführten Wärmemenge. Daher ist der Quotient $\Delta H_V / \Delta T_V$ gerade die Verdampfungsentropie.

3.189 ✓ *richtig ist D* Die Gibbssche Phasenregel lautet

$$F = K - P + 2$$

3.190 ✓ *richtig ist A* Bei der adiabatischen Kompression wird keine Wärme mit der Umgebung ausgetauscht. Die am Gas geleistete mechanische Energie erhöht daher die Innere Energie des Gases und damit seine Temperatur. Bei der isothermen Komprimierung wird dagegen (durch Kühlung des Gases) von außen dafür gesorgt, daß dessen Temperatur konstant bleibt. Die Endtemperatur und damit der Enddruck der adiabatischen Kompression ist daher höher, als die Endtemperatur und der Enddruck der isothermen Kompression.

3.191 ✓ *richtig ist E* Nach dem Raoultschen Gesetz hängt die relative Dampfdruckerniedrigung alleine von der Anzahl (nicht von der Masse oder Art) der gelösten Teilchen ab. Daher ist die Dampfdruckerniedrigung, wenn zwar die gleiche Masse, nicht aber die gleiche Anzahl von Teilchen, gelöst wurden unterschiedlich.

3.192 ✓ *richtig ist E* Bei (idealen) Gasen gilt

$$C_{mp} - C_{mV} = R$$

was darin begründet liegt, daß bei der Expansion gegen einen äußeren Druck Arbeit verrichtet werden muß.

Hier jedoch wird nach **flüssigem Wasser** gefragt, das sich bei der Erwärmung nicht sehr ausdehnt, ja eventuell sogar an Volumen verliert, wenn es erwärmt wird. Hier ist die Arbeit, die gegen den Außendruck geleistet wird also wesentlich kleiner, als bei einem Gas. Daher gilt

$$C_{mp} - C_{mV} \ll R$$

3.193 ✓ *richtig ist B* Durch die Erwärmung der Luft im Behälter wird weder die Anzahl, noch die Art der enthaltenen Teilchen, also auch nicht die Stoffmengen der Komponenten verändert. Die Temperatur der einzelnen Komponenten steigt jedoch an und zwar bei allen Komponenten gleich, so daß auch die relative Druckerhöhung bei allen Komponenten gleich ist. (Dies ergibt sich aus der Zustandsgleichung für ideale Gase — bei realen Gasen bei denen die van-der-Waals-Gleichung gilt, können Abweichungen auftreten.)

3.194 ✓ *richtig ist E* Durch den Kühler fließt je Sekunde 1 Liter Wasser, also 1 000 g. Diese werden um 10 °C erwärmt, was das gleiche ist wie 10 K. Da Wasser eine spezifische Wärmekapazität von 4,2 J/(g K) besitzt, nimmt es in jeder Sekunde eine Wärmemenge von $4{,}2\,J/(g\,K) \cdot 1\,000\,g \cdot 10\,K = 4{,}2 \cdot 10^4\,J$ auf, was eine Leistung von $4{,}2 \cdot 10^4\,J/s = 4{,}2 \cdot 10^4\,W$ ergibt. Die Einheit der Leistung ist das Watt (1 W), nicht das Joule (1 J = 1 W s)!

3.195 ✓ *richtig ist C* Beim Komprimieren steigt die Dichte immer an. Da dem System Energie zugeführt wird (und keine Wärme abfließen kann) steigt dessen innere Energie und damit dessen Temperatur (bei einem idealen Gas ist die Innere Energie nur von Stoffmenge und Temperatur abhängig). Die Entropie dagegen bleibt konstant, da kein Wärmeaustausch stattfindet.

3.196 ✓ *richtig ist A* Bei einer Mischung aus flüssigem Wasser und Zinkgranulat liegt eine flüssige Phase (das flüssige Wasser) und eine feste Phase (das feste Zink) sowie zwei Komponenten (Wasser und Zink) vor. Bei einer Mischung aus flüssigem Wasser und Eis sind es zwei Phasen (eine flüssige und eine feste) aber nur eine Komponente (Wasser). Eine Lösung von Kochsalz in Wasser hingegen besteht aus zwei Komponenten (Wasser und Kochsalz), aber nur aus einer (flüssigen) Phase.

3.197 ✓ *richtig ist C* Der Lösungsvorgang erfolgt an der Grenzfläche zwischen dem Festkörper und dem

Lösungsmittel; je größer diese Grenzfläche ist, desto mehr kann pro Zeiteinheit in Lösung gehen.

Mit der Temperatur steigt die Energie der Teilchen an. Es steht jetzt mehr Energie zur Verfügung um aus dem Festkörper Teilchen herauszulösen und die in Lösung gegangenen Teilchen entfernen sich schneller vom Festkörper. Auch dies beschleunigt den Lösungsvorgang.

Eine gesättigte Lösung (mit Bodenkörper) befindet sich in einem dynamischen Gleichgewicht: gleichviele Teilchen gehen pro Zeiteinheit in Lösung, wie aus der Lösung in die feste Phase (den Bodenkörper) übergehen. Ein solches Gleichgewicht stellt sich langsam ein. Mit zunehmender Konzentration sinkt die Lösungsgeschwindigkeit, bis sie beim Erreichen der Sättigung Null erreicht.

3.198 ✓ *richtig ist A*   Dividiert man beide Seiten der angegebenen Gleichung für die Zeitabhängigkeit der Konzentration der Substanz A durch die Konstante $[A]_0$ und logarithmiert anschließend beide Seiten, so ergibt sich:

$$[A] = [A]_0 \cdot e^{-k \cdot t}$$
$$\Rightarrow \ln \frac{[A]}{[A]_0} = -k \cdot t$$

Man sieht dann sofort, daß dies im $\ln \frac{[A]}{[A]_0}$-t-Diagramm eine Gerade ergibt.

Aus der gegebenen Zeitabhängigkeit läßt sich nicht so ohne weiteres eine zeitliche Entwicklung der Temperatur (bzw. deren Kehrwert) ableiten, so daß der Verlauf des Graphen im $\ln \frac{[A]}{[A]_0}$-$\frac{1}{T}$-Diagramm nicht bestimmt ist. Unter den Annahmen, daß keine Wärme abfließt, keine Phasenübergänge stattfinden und die Wärmekapazität des Systems konstant bleibt (trotz Stoffumwandlung!), ergibt sich eine Temperaturabhängigkeit der Konzentration von

$$\frac{[A]}{[A]_0} = T_0 + \text{const.} \cdot T$$

3.199 ✓ *richtig ist A*   Die auf die Meßpunkte angepaßte Gerade steigt im Bereich von 0 s bis 200 s von 20 °C auf 60 °C an. Die Steigung dieser Geraden ist also $\Delta T / \Delta t = (60\,°C - 20\,°C)/(200\,s - 0\,s) = 40\,°C / 200\,s = 0{,}2\,°C/s$.

3.200 ✓ *richtig ist (1,C) (2,D)*   Die Freie Energie ist definiert als $U - T \cdot S$, die Freie Enthalpie als $U + p \cdot V - T \cdot S$.

3.201 ✓ *richtig ist E*   Das System besteht aus einer flüssigen Phase (der Lösung) und einer gasförmigen Phase (dem Wasserdampf) und aus den Komponenten Wasser (in flüssigem und gasförmigem Zustand) und Kochsalz (in gelöster Form). Das sind 2 Phasen und 2 Komponenten.

3.202 ✓ *richtig ist B*   Die Zustandsgleichung für ideale Gase lautet

$$p \cdot V = n \cdot R \cdot T$$
$$\Rightarrow p = \frac{n \cdot R \cdot T}{V}$$

3.203 ✓ *richtig ist A*   Die 5,8 g NaCl sind bei einer molaren Masse von 58 g/mol gerade 0,1 mol. Diese Substanz dissoziiert jedoch, so daß in der Lösung 0,1 mol Na^+ und 0,1 mol Cl^-, also insgesamt 0,2 mol Teilchen enthalten sind.

Da die Gefriertemperaturerniedrigung nur von der Anzahl, nicht von der Art der gelösten Teilchen abhängt, müssen, um die gleiche Gefriertemperaturerniedrigung z zu erzielen 0,2 mol Saccharoseteilchen gelöst werden. Bei einer molaren Masse von 342 g/mol ist das $0{,}2\,mol \cdot 342\,g/mol \approx 68\,g$.

3.204 ✓ *richtig ist B*   Die Verdampfungsenthalpie nimmt mit zunehmender Temperatur (d.h. zunehmendem Druck) stetig ab, bis sie bei der kritischen Temperatur ganz verschwindet, was nur in Diagramm B richtig dargestellt ist. Ab hier haben der flüssige und der gasförmige Zustand die gleiche Dichte und können nicht mehr unterschieden werden, so daß ein Übergang zwischen ihnen nicht mehr möglich ist.

3.205 ✓ *richtig ist C*   Als Phase im physikalisch-chemischen Sinn bezeichnet man einen Bereich, in dessen Innerem sich (im Gegensatz zu seinen Grenzen) keine physikalischen Eigenschaften sprunghaft ändern. Sie ist also ein in seinen physikalischen Eigenschaften homogener Bereich.

3.206 ✓ *richtig   ist   B*   Am eutektischen Punkt E liegen $n_p = 4$ Phasen (Schmelze, festes A und festes B, sowie eine Gasphase) gleichzeitig vor. Die Anzahl der Komponenten ist $n_k = 2$, so daß sich die Anzahl der frei wählbaren Variablen zu

$$F = n_k - n_p + 2 = 2 - 4 + 2 = 0$$

ergibt.

3.207 ✓ *richtig ist E* Die Gleichgewichtsbedeckung einer Oberfläche ist gegeben durch die Anzahl der angelagerten Teilchen bezogen auf die Fläche. Wird also bei gleicher Bedeckung die adsorbierende Fläche verändert, so verändert sich auch die Anzahl der adsorbierten Teilchen, so daß die Bedeckung konstant bleibt.

Sowohl nach Langmuir, als auch nach Freundlich ist die Bedeckung eines Adsorbens abhängig von den Beteiligten Stoffen (Oberfläche und Gas), der Temperatur und dem Druck.

3.208 ✓ *richtig ist B* Die Siedepunkterniedrigung ist nur von der Anzahl der gelösten Teilchen abhängig und funktioniert auch bei Stoffen, die die Oberflächenspannung nicht herabsetzen; die beiden Effekte sind also unabhängig voneinander.

3.209 ✓ *richtig ist A* Bei einem isobaren Vorgang ändert sich der Druck nicht, beträgt also nach wie vor 1 000 mbar. Da der CO_2-Partialdruck 100 mbar beträgt, was 10 % des Gesamtdrucks ist, enthält das Gemisch 10 % CO_2, 18 % O_2 und 72 % N_2.
Der Partialdruck von O_2 ist daher 180 mbar, der des N_2 720 mbar.

3.210 ✓ *richtig ist C* Bei der Vereinigung der beiden Behälter zu einem Behälter wird deren Volumen zum Gesamtvolumen addiert, ebenso addieren sich die Anzahlen der Atome in den beiden Volumina zur Gesamtzahl der Atome. Die Innere Energie und die Entropie sind intensive Größen und addieren sich also ebenfalls zur gesamten Inneren Energie und zur Gesamtentropie.

Der Druck jedoch ist eine extensive Größe und bleibt bei der Vereinigung konstant.

3.211 ✓ *richtig ist B* Die Endtemperatur des Eis-Wasser-Gemisches ist deshalb niedriger, weil beim Übergang Eis bei 0 °C nach Wasser bei 0 °C Wärme verbraucht wird, die dann zur weiteren Erwärmung nicht mehr zur Verfügung steht.

3.212 ✓ *richtig ist C* Es ist eine Eigenschaft der Entropie, daß sie bei irreversiblen Vorgängen zunimmt. Die Vorgänge in einem abgeschlossenen System sind jedoch unabhängig von der Umgebung.

3.213 ✓ *richtig ist E* Enthält der Zylinder Wasserdampf und flüssiges Wasser, so ist die Temperatur des Systems die Siedetemperatur des Wassers (beim herrschenden Druck). Wird das Volumen isotherm (bei konstanter Temperatur) halbiert, so kondensiert weiterer Wasserdampf, aber der Druck ändert sich nicht.

Das Gesetz von Boyle-Mariotte gilt für dieses System nicht, da es nicht nur aus einer (idealen) Gasphase besteht.

3.214 ✓ *richtig ist C* Die Langmuirschen Adsorptionsisothermen werden durch

$$\frac{n_{Ad}}{n_0} = \alpha \cdot \frac{D \cdot P}{1 + E \cdot P}$$

gegeben, was im Grenzfall großer Drücke zu

$$\frac{n_{Ad}}{n_0} = \alpha \cdot \frac{D}{E}$$

wird. Für große Drücke geht die adsorbierte Stoffmenge also gegen einen Grenzwert. Dies bezeichnet man als Sättigungsverhalten. Es läßt sich so erklären, daß hier alle zur Verfügung stehenden Adsorptionsstellen besetzt sind, also die Besetzungswahrscheinlichkeit gegen 1 geht.

3.215 ✓ *richtig ist D* Der Dampfdruck einer Salzlösung ist bei sonst gleichen Bedingungen umso niedriger, je höher die Konzentration der Lösung ist. Die Lösung, ebenso wie das reine Wasser, siedet dann, wenn ihr Dampfdruck den gleichen Wert erreicht, wie der herrschende Außendruck. Beim Sieden sind die Dampfdrücke also gleich, die Temperatur der Kochsalzlösung jedoch höher.

3.216 ✓ *richtig ist B* Mit der Temperatur eines Gases steigt die thermische Bewegung seiner Teilchen. Damit steigt deren mittlere kinetische Energie und deren mittlere Geschwindigkeit (eigentlich: der mittlere Betrag der Geschwindigkeit, da die mittlere Geschwindigkeit bei ruhendem Kolben stets Null ist).

Da das Volumen des Gases durch den Kolben fest vorgegeben ist, ändert sich beim Erwärmen seine Dichte nicht.

3.217 ✓ *richtig ist A* Zur Isolierung des Gefäßes trägt auch die Wand bei, so daß bei zunehmender Wandstärke der Wärmefluß nach außen abnimmt.

Die Verspiegelung des Gefäßes verhindert ein Abstrahlen von Wärmeenergie in Form von Infrarotstrahlung, so daß mit besserer Verspiegelung die Isolierung verbessert und der Wärmefluß nach außen vermindert wird.

In jedem Fall aber ist die Ursache des Wärmeflusses eine Temperaturdifferenz und je größer diese ist, desto größer wird die abgegegebene Wärmemenge pro Zeiteinheit.

3.218 ✓ *richtig ist E* Der Gesamtdruck in den Behältern ergibt sich als die Summe der Partialdrücke, so daß die Komponenten (verschiedenen Edelgase) einzeln betrachtet werden können. Dabei wird bei jeder Komponente das Volumen durch Öffnen der Ventile viervierfacht, also der Druck geviertelt. Die Partialdrücke sind also nach dem Öffnen

$$\bar{p}_1 = \frac{1}{4}\,\text{MPa}$$

$$\bar{p}_2 = \frac{2}{4}\,\text{MPa}$$

$$\bar{p}_3 = \frac{3}{4}\,\text{MPa}$$

und der Gesamtdruck ergibt sich als $\frac{1}{4}\,\text{MPa} + \frac{2}{4}\,\text{MPa} + \frac{3}{4}\,\text{MPa} = 1,5\,\text{MPa}$.

3.219✓ *richtig ist A* Bei einer isothermen Zustandsänderung bleibt die Temperatur des Gases konstant. Mit der Zustandsgleichung des idealen Gases

$$p \cdot V = n \cdot R \cdot T$$

heißt das, daß (bei konstanter Stoffmenge n) das Produkt $p \cdot V$ konstant bleiben muß. Dies gibt die Kurve A der Skizze wieder.

3.220✓ *richtig ist D* Die Dampfdruckkurve einer reinen Flüssigkeit steigt mit der Temperatur stärker als linear an, was nur im Diagramm D richtig wiedergegeben wird.

3.221✓ *richtig ist B* Da die Energieänderung reversibel und isotherm bei 300 K erfolgt, beträgt die Entropieänderung bei dem Vorgang 450 J/300 K = 1,5 J/K. Bei einer Stoffmenge von 50 mol ergibt sich die molare Entropieänderung zu

$$\frac{1,5\,\text{J}/\text{K}}{50\,\text{mol}} = 0,03\,\frac{\text{J}}{\text{mol} \cdot \text{K}}$$

3.222✓ *richtig ist D* Die Molekülmasse von Methylalkohol beträgt (es kann von den Isothopen ^{12}C, ^{16}O und ^{1}H ausgegangen werden) 32 u. Daher sind 32 g dieser Verbindung gerade 1 mol, das in 500 g Wasser gelöst werden soll. Die Gefrierpunktserniedrigung ist demnach

$$1,86\,\text{K} \cdot \text{kg}/\text{mol} \cdot \frac{1\,\text{mol}}{0,5\,\text{kg}} = 3,72\,\text{K}$$

3.223✓ *richtig ist A* Man kann der Zustandsgleichung nach van der Waals leicht ansehen, daß das Volumen des Gases nicht kleiner werden kann, als b, da sonst

die (absolute) Temperatur negativ werden müßte. Man kann b daher als das Eigenvolumen der Gasteilchen interpretieren, unter das das Gasvolumen ja nicht fallen kann. Die Konstante b ist vom betrachteten Gas abhängig, aber nicht von dessen Volumen oder Teilchendichte.

Die anziehenden Kräfte zwischen den Gasteilchen werden durch den Term $\frac{a}{V_{(m)}^2}$ berücksichtigt.

3.224✓ *richtig ist B* Die 1 000 g Wasser werden von 16,0 °C auf 20 °C, also um 4 K erwärmt. Die hierzu benötigte Wärmemenge ist bei einer spezifischen Wärmekapazität des Wassers von etwa 4,0 J/(g · K) ungefähr 4,0 J/(g · K) · 1 000 g · 4,0 K = 16 000 J.

Diese Wärmemenge gibt der Metallblock der Masse 200 g ab und kühlt dabei von 100 °C auf 20 °C, also um 80 K ab, so daß sich seine spezifische Wärmekapazität zu

$$16\,000\,\text{J}/(200\,\text{g} \cdot 80\,\text{K}) = 1\,\text{J}/(\text{g} \cdot \text{K})$$

ergibt.

3.225✓ *richtig ist D* Die Beziehung

$$C_X : C_Y = C_X : C_Z$$

läßt sich auf

$$C_Y = C_Z$$

reduzieren, was nur dann für die gesamte Reaktionszeit zutrifft, wenn die Reaktionsgeschwindigkeiten der beiden Reaktionen gleich sind.

Bei

$$C_X : C_Y = k_Y$$

nimmt die linke Seite während der Reaktion zu, während die rechte Seite konstant bleibt. Diese Beziehung kann also nicht während des gesamten Reaktionszeitraumes gelten. Dasselbe gilt auch für

$$C_X : C_Z = k_Z$$

Für die Reaktionsgeschwindigkeiten G_Y der Reaktion $X \rightarrow Y$ und G_Z der Reaktion $X \rightarrow Z$ gilt

$$\begin{aligned} G_Y &= k_Y \cdot C_X^\alpha \\ \Rightarrow k_Y &= G_Y/C_X^\alpha \\ G_Z &= k_Z \cdot C_X^\beta \\ \Rightarrow k_Z &= G_Z/C_X^\beta \end{aligned}$$

wobei die Konstanten α und β die (unbekannten, aber zeitlich konstanten) Ordnungen der Reaktionen sind. Das Verhältnis der beiden Reaktionsgeschwindigkeiten ist dann

$$\frac{G_Y}{G_Z} = \frac{k_Y}{k_Z} \cdot C_X^{\alpha-\beta}$$

Betrachtet man nun das Verhältnis C_Y/C_Z so ist dies gerade dann zeitlich konstant, wenn das Verhältnis der Reaktionsgeschwindigkeiten zeitlich konstant ist und dann gilt

$$\frac{C_Y}{C_Z} = \frac{G_Y}{G_Z}$$

und das ergibt dann, wenn $\alpha = \beta$ ist,

$$\frac{C_Y}{C_Z} = \frac{k_Y}{k_Z}$$

Sind die Reaktionen jedoch verschiedener Ordnung, so trifft keine der angegebenen Antworten zu.

3.226 ✓ *richtig ist E* Die Änderung der Entropie ist $dS = dQ/T$. Da dQ ein positives Vorzeichen hat (Wärme wird zugeführt), ist auch die Entropieänderung dS positiv. Ebenso steigt die Innere Energie und da das Volumen konstant bleibt, also keine mechanische Energie ausgetauscht wird, auch die Temperatur an.

3.227 ✓ *richtig ist A* Die Avogadro-Konstante ist eine universelle Konstante und daher von Substanzen, Temperatur, Druck und Volumen unabhängig. Sie gibt an, wieviele Teilchen ein Mol Stoffmenge ergeben, was bei einem idealen Gas bei Normbedingungen 22,4 l Volumen entspricht.

Aus der Definition der Faradaykonstante ergibt sich außerdem $N_A = F/e$.

3.228 ✓ *richtig ist D* Beim Sublimieren gehen die Teilchen direkt von der festen Phase in den Dampf über (oder umgekehrt). Wäre die hierbei aufzubringende Übergangsenthalpie kleiner als sie Summe von Schmelz- und Verdampfungsenthalpie, so widerspräche dies der Energieerhaltung.

3.229 ✓ *richtig ist E* Die Gibssche Phasenregel gibt an, wie viele Freiheitsgrade ein mehrphasiges System besitzt.

3.230 ✓ *richtig ist A* Bei isothermer Zustandsänderung bleibt das Produkt aus Druck und Volumen konstant. Dies ist in etwa bei den Diagrammen A und B der Fall. Bei adiabatischer Komprimierung (Volumenverkleinerung) steigt die Temperatur jedoch an und der Druck muß stärker zunehmen, als beim entsprechenden isothermen Vorgang. Dies ist nur in Diagramm A der Fall.

4 Elektrizität und Magnetismus

4.1 ✓ *richtig ist E* Ein Faraday-Käfig muß aus leitendem Material bestehen und einigermaßen geschlossen sein — nichts weiter.

4.2 ✓ *richtig ist C* Die beweglichen Ladungsträger in einem Halbleiter sind Elektronen und Löcher (fehlende Elektronen), keine Ionen. Bei sehr tiefen Temperaturen rekombinieren die freien Elektronen und die Löcher, so daß keine freien Ladungsträger vorliegen, und das Material wird zum Isolator.

4.3 ✓ *richtig ist C* Die Kapazität C eines Plattenkondensators ist

$$C = \varepsilon_0 \cdot \varepsilon_r \frac{A}{d}$$

(A = Plattenfläche, d = Plattenabstand) oder, mit $A = \pi R^2$:

$$C = \varepsilon_0 \cdot \varepsilon_r \cdot \pi \frac{R^2}{d}.$$

Die Kapazität ist also dem Quadrat des Radius proportional. Dies wird in Kurve C wiedergegeben.

4.4 ✓ *richtig ist E* Der elektrische Widerstand R ist definiert als der Quotient aus der angelegten Spannung und dem fließenden Strom: $R = \frac{U}{I}$. Seine Einheit, das Ohm ist also ein Quotient aus einer Spannungseinheit und einer Stromeinheit: $1\,\Omega = 1\,V\,/\,A$. Dies läßt sich mit der Einheit der Induktion $1\,H = 1\frac{V \cdot s}{A}$ als $1\,\Omega = 1\,H\,/\,s$, mit der Einheit der Kapazität $1\,F = 1\frac{A \cdot s}{V}$ als $1\,\Omega = 1\,s\,/\,F$ und mit $1\,V = 1\frac{W}{A}$ als $1\,\Omega = 1\,W\,/\,A^2$ schreiben. Dagegen ist $1\,V\,/\,W = 1\,/\,A = 1\,\Omega\,/\,V$.

4.5 ✓ *richtig ist C* Zwischen den planparallelen Platten ist das elektrische Feld in der Mitte der Anordnung homogen (parallele Feldlinien). Hier gilt deshalb $E = U/d$. Dies gilt auch dann noch, wenn der Raum zwischen den Platten mit einem Dielektrikum aufgefüllt wird.

Nach der Definition der elektrischen Feldstärke ist der Betrag der Kraft auf eine Ladung in einem Feld gerade $F = Q \cdot E$.

4.6 ✓ *richtig ist E* Das Coulomb ist eine Einheit der Ladung, das Farad eine Einheit der Kapazität, das Henry eine Einheit der Induktion und das Ohm eine Einheit des elektrischen Widerstandes. Eine Einheit des elektrischen

Leitwertes, des Kehrwertes des elektrischen Widerstandes, ist das Siemens: $1\,\mathrm{Si} = \frac{1}{\Omega}$.

4.7✓ *richtig ist D* In einem statischen elektrischen Feld gibt es weder geschlossene Feldlinien, wie in der Skizze A, noch können Feldlinien auf derselben Leiteroberfläche enden, auf der sie anfangen, wie dies in den Skizzen B und C der Fall ist, oder zwischen zwei Leiteroberflächen in beiden Richtungen verlaufen, wie in der Skizze E. Richtig dargestellt ist der Feldlinienverlauf in Skizze D.

4.8✓ *richtig ist B* Es floß für $10\,\mathrm{min} = 600\,\mathrm{s}$ ein Strom von $0,5\,\mathrm{A} = 0,5\frac{\mathrm{C}}{\mathrm{s}}$. Die entnommene Ladungsmenge ist also $600\,\mathrm{s} \cdot 0,5\frac{\mathrm{C}}{\mathrm{s}} = 300\,\mathrm{C}$.

4.9✓ *richtig ist C* Die Elementarladung ist eine Naturkonstante, die sowohl als positive Ladung (z.B. Protonen) als auch als negative Ladung (z.B. Elektronen) auftritt. Sie ist als Naturkonstante nicht von Teilcheneigenschaften wie der Geschwindigkeit abhängig.

4.10✓ *richtig ist E* Beim Ladungstransport in wäßrigen Elektrolyten wandern positiv geladene Ionen zur Kathode, negativ geladene zur Anode hin. Steigt die Temperatur des Elektrolyten an, so sinkt ihre Viskosität und die Ionen werden beweglicher. Dies hat einen Anstieg der Leitfähigkeit zur Folge.

Da in einem Stromkreis durch jeden Leiterquerschnitt dieselbe Stromstärke fließen muß, fließt im Elektrolyten dieselbe Stromstärke wie im äußeren Stromkreis.

4.11✓ *richtig ist E* Da das Verhältnis der jeweils in Reihe geschalteten Widerstände gleich ist ($\frac{8\Omega}{4\Omega} = \frac{6\Omega}{3\Omega} = 2$), wird die anliegende Spannung von $24\,\mathrm{V}$ im gleichen Verhältnis (2 : 1) geteilt, und zwischen den beiden Punkten (1) und (2) liegt eine Spannung von $0\,\mathrm{V}$.

4.12✓ *richtig ist D* Die Remanenz ist nach Definition die im Anschluß an eine Sättigung bei Feldabschaltung verbleibende Polarisation.

4.13✓ *richtig ist B* Entsprechend der Definition der elektrischen Spannung ist das Produkt aus Spannung und Stromstärke eine Leistung, jenes aus Spannung und Ladung jedoch eine Arbeit. Masse mal Geschwindigkeit ist ein Impuls, und Dichte mal Fallbeschleunigung mal Höhe ist eine Energie pro Volumen.

4.14✓ *richtig ist C* Ein Wechselstrom der angegebenen Form nimmt bei $t = 0$ seinen Maximalwert an und schwingt um $I = 0$. (Sein Mittelwert ist Null.) Dies ist in Diagramm (C) richtig dargestellt.

4.15✓ *richtig ist E* Ein Drehstrom ist ein System von drei Wechselströmen, zwischen denen jeweils eine Phasendifferenz von $120°$ besteht. Drehstrom kann nicht aus Gleichstromquellen entnommen werden; ein Fahrraddynamo liefert eine Wechselspannung.

4.16✓ *richtig ist A* Die beiden parallel geschalteten Kondensatoren der Kapazitäten $4\,\mathrm{nF}$ bzw. $12\,\mathrm{nF}$ haben gemeinsam eine Kapazität von $16\,\mathrm{nF}$. Sie sind mit einem Kondensator einer Kapazität von ebenfalls $16\,\mathrm{nF}$ in Serie geschaltet, so daß sich die Gesamtkapazität zu

$$\frac{1}{\frac{1}{16\mathrm{nF}} + \frac{1}{16\mathrm{nF}}} = 8\,\mathrm{nF}$$

ergibt.

4.17✓ *richtig ist E* Bei einer Temperaturerhöhung um $30\,\mathrm{K}$ und einem Temperaturkoeffizienten von $0,004\,\mathrm{K}^{-1}$ steigt der Widerstand um den Faktor

$$30\,\mathrm{K} \cdot 0,004\,\mathrm{K}^{-1} = 0,12$$

also auf das $0,12$-fache des ursprünglichen Wertes an. Hier also um

$$0,12 \cdot 10\,\Omega = 1,2\,\Omega$$

4.18✓ *richtig ist D* Zur Zeit $t = 0$ ist der Kondensator geladen, so daß am Widerstand R eine von Null verschiedene Spannung anliegt, die einen von Null verschiedenen Strom zur Folge hat. Dieser Strom entlädt den Kondensator, so daß die Spannung und damit auch der Strom abfällt und mit der Zeit gegen Null geht. Dies wird im Diagramm D richtig wiedergegeben.

4.19✓ *richtig ist A* Zunächst fallen an dem Innenwiderstand des Meßinstruments von $10\,\mathrm{kV}$ die gesamten $200\,\mathrm{V}$ ab, die es dann auch anzeigt. Nach dem Zuschalten des zusätzlichen Widerstandes von $40\,\mathrm{k}$ wird die Spannung im Verhältnis $\frac{10\mathrm{k}}{40\mathrm{k}} = \frac{1/5}{4/5}$ geteilt, so daß nur noch $200\,\mathrm{V} \cdot \frac{1}{5} = 40\,\mathrm{V}$ am Innenwiderstand des Voltmeters anliegen. Das Gerät zeigt dann diese $40\,\mathrm{V}$ an.

4.20✓ *richtig ist (1,C) (2,A)* Im allgemeinen berechnet man die Ströme und Spannungen in einer solchen

Schaltung, indem man auf die (hier 2) Maschen die Maschenregel, auf die (hier 2) Knoten die Knotenregel und auf die (hier 3) Widerstände das Ohmsche Gesetz anwendet. Dies würde hier auf 7 Gleichungen führen, die zu lösen wären, und man erhielte sämtliche in der Schaltung vorkommenden Ströme und Spannungen.

In der gegebenen Schaltung liegen jedoch spezielle Verhältnisse vor. Dies wird klar, wenn man in Gedanken die rechte Spannungsquelle entfernt. Jetzt teilen der obere Widerstand von 2 k und der untere Widerstand von 1 k die Spannung der linken Quelle in 4 V, die am oberen, und 2 V, die am unteren Widerstand anliegen. Der linke Pol des rechten Widerstandes liegt also auf 2 V. Schaltet man jetzt die rechte Spannungsquelle von 2 V dazu, so bleibt der rechte Widerstand spannungsfrei, es fließen keine zusätzlichen Ströme, und die anliegenden Spannungen werden nicht verändert.

Die Ströme ergeben sich nun folgendermaßen:

- Die rechte Spannungsquelle bleibt stromfrei, also ist $I_3 = 0$.

- Am unteren Widerstand von 1 k liegt eine Spannung von 2 V an, so daß ein Strom von $\frac{2V}{1k} = 2\,mA$ fließt.

- Da $I_3 = 0$ gilt, ist (entsprechend der Knotenregel) $I_1 = I_2 = 2\,mA$.

4.21 ✓ *richtig ist D* Die elektrische Stromdichte ist definitionsgemäß die auf den Leiterquerschnitt bezogene Stromstärke. Sie ist also

elektrische Stromstärke/Leiterquerschnitt

4.22 ✓ *richtig ist D* Werden mehrere Spannungsquellen (z.B. Batterien) hintereinandergeschaltet, so addieren sich ihre Klemmenspannungen zur Gesamtklemmenspannung. Hier ergibt sich also eine Gesamtklemmenspannung von $6V + 6V + 6V = 18V$.

4.23 ✓ *richtig ist B* Die in die Spule induzierte Spannung (sowohl Maximal- als auch Effektivwert) ist der zeitlichen Änderung des durch diese hindurchgehenden magnetischen Flusses proportional. Die zeitliche Änderung des magnetischen Flusses kommt bei der rotierenden Spule dadurch zustande, daß in dem Augenblick, in dem sie parallel zum Magnetfeld steht, sie von einem Fluß $\Phi = B \cdot A$ (B = magnetische Flußdichte, A = Querschnittsfläche der Spule) durchdrungen wird. Dann dreht sie sich weiter bis sie senkrecht zum Magnetfeld steht und Φ auf Null abfällt. Verdoppelt man die Kreisfrequenz der Drehbewegung der Spule, so bleibt der Maximalwert von

Φ derselbe. Die zeitliche Änderung verdoppelt sich jedoch, weil Φ nun in der halben Zeit auf Null abfällt; und damit verdoppelt sich auch die induzierte Spannung.

4.24 ✓ *richtig ist E* Fließt durch einen Ohmschen Widerstand ein Strom der Form $I = \hat{I} \cdot \sin\omega t$, so liegt (nach dem Ohmschen Gesetz) an ihm die Spannung

$$U = \hat{I} \cdot R \sin\omega t$$

an. Die Effektivstromstärke ist dann $\frac{1}{\sqrt{2}} \cdot \hat{I}$ und die Effektivspannung $\frac{1}{\sqrt{2}} \cdot \hat{I}R$, so daß sich eine Effektivleistung von

$$\frac{1}{\sqrt{2}} \cdot \hat{I} \cdot \frac{1}{\sqrt{2}} \cdot \hat{I}R = \frac{1}{2}\hat{I}^2 \cdot R$$

ergibt. Wird diese eine Zeitspanne Δt lang erbracht, so ergibt sich eine gesamte umgesetzte elektrische Energie von

$$\frac{1}{2}\hat{I}^2 \cdot R \cdot \Delta t$$

4.25 ✓ *richtig ist A* Der Effektivwert eines sinusförmigen Wechselstromes ist nach Definition der Wert eines Gleichstromes, der in einem gleichen Ohmschen Widerstand die gleiche Leistung umsetzt. Dies ist bei sinusförmigem Verlauf gerade das $\frac{1}{\sqrt{2}}$-fache der Scheitelstromstärke.

Bei sinusförmigem Verlauf sind die Mittelwerte von Spannung und Stromstärke jeweils Null und die Differenz zwischen Maximalwert und Minimalwert gerade der doppelte Scheitelwert.

4.26 ✓ *richtig ist C* In der Nähe des Zentrums ist die Feldliniendichte größer als am Rand — das Feld ist also inhomogen, und die Feldstärke ist im Punkt X größer als im Punkt Y.

4.27 ✓ *richtig ist D* An eine Spannungsquelle wird ein Innenwiderstand der Quelle von $2\,\Omega$, ein Widerstand von $5\,\Omega$ und ein Innenwiderstand des Meßgeräts von $1\,\Omega$ in Serie, also ein Gesamtwiderstand von $2\,\Omega + 5\,\Omega + 1\,\Omega = 8\,\Omega$ angeschlossen. Es fließt demnach ein Strom von $\frac{12V}{8\Omega} = 1,5\,A$, den das Amperemeter anzeigt.

4.28 ✓ *richtig ist B* Bei einer Spannung von 3 V fließt ein Strom von 6 mA, so daß sich ein Widerstand von $\frac{3V}{6mA} = \frac{3V}{0,006A} = 500\,\Omega$ ergibt.

Denselben Wert erhält man, wenn man anliegende Spannung und fließenden Strom dem Diagramm an einer anderen Stelle entnimmt.

4.29 ✓ *richtig ist A* Bei parallel geschalteten Kondensatoren addieren sich die einzelnen Kapazitäten einfach zur Gesamtkapazität. Diese ist hier also $6\,\mu$F.

4.30 ✓ *richtig ist C* Nach der Knotenregel muß die Summe der zum Knoten hinfließenden Ströme gleich der Summe der vom Knoten wegfließenden Ströme sein. In allen Zeichnungen fließen $7\,\text{A} + 2\,\text{A} = 9\,\text{A}$ zum Knoten hin; vom Knoten weg fließen bei A: $3\,\text{A} + 8\,\text{A} = 11\,\text{A}$, bei B: $5\,\text{A} + 0\,\text{A} = 5\,\text{A}$, bei C: $8\,\text{A} + 1\,\text{A} = 9\,\text{A}$, bei D: $6\,\text{A} + 1\,\text{A}$ und bei E: $8\,\text{A} + 3\,\text{A} = 11\,\text{A}$. Also zeigt nur die Zeichnung C eine mögliche Stromstärkeverteilung.

4.31 ✓ *richtig ist B* Damit das Meßinstrument stromlos ist, muß an beiden Polen des Instruments dieselbe Spannung gegen die Minuspole der Spannungsquellen anliegen. Die beiden Widerstände auf der linken Seite teilen die Spannung von 6 V im Verhältnis $\frac{48}{24} = 2$, so daß der linke Pol des Meßgeräts auf einer Spannung von 4 V gegen die Minuspole liegt. Damit am rechten Pol des Instruments dieselbe Spannung anliegt, müssen die beiden rechten Widerstände die an ihnen anliegende Spannung von ebenfalls 6 V im gleichen Verhältnis teilen. Das ist der Fall, wenn $R = 32\,\Omega$ gewählt wird.

4.32 ✓ *richtig ist B* Die Abnahme des elektrischen Widerstandes mit der Temperatur ist eine typische Eigenschaft der Halbleiter wie Germanium und Silizium. Bei Kupfer und Silber, die metallische Leiter sind, würde sich der umgekehrte Effekt zeigen.

4.33 ✓ *richtig ist C* Eine Stromstärke von 1 A bedeutet, daß in jeder Sekunde eine Ladung von 1 C an der Kathode ankommt. Einwertige Ionen tragen eine Elementarladung, also $\pm 1{,}6 \cdot 10^{-19}$ C, so daß etwa $6 \cdot 10^{18}$ davon zusammen die Ladung von 1 C tragen. Es kommen daher jede Sekunde etwa $6 \cdot 10^{18}$ einwertige Ionen an der Kathode an.

4.34 ✓ *richtig ist A* Der spezifische elektrische Widerstand von Kupfer steigt oberhalb von etwa 300 K proportional zur Temperatur an. Dies ist im Diagramm A wiedergegeben. Diagramm B zeigt ein ähnliches Verhalten, doch knickt bei genauem Hinsehen die eingezeichnete Kurve etwas nach links ab und der spezifische Widerstand verschwindet vollständig bei 300 K.

4.35 ✓ *richtig ist B* Nimmt der Widerstand bei einer anliegenden Spannung von 200 V eine Leistung von 20 W auf, so fließt dabei durch ihn ein Strom von $20\,\text{W} / 200\,\text{V} = 0{,}1\,\text{A}$. Ein Widerstand, durch den bei einer anliegenden Spannung von 200 V ein Strom von 0,1 A fließt, beträgt $200\,\text{V} / 0{,}1\,\text{A} = 2\,000\,\Omega$.

4.36 ✓ *richtig ist C* Die Kraft auf einen von einem Strom I durchflossenen geraden Leiter der Länge l in einem zu ihm senkrechten Magnetfeld der Flußdichte B ist (betragsmäßig)

$$F = I \cdot l \cdot B.$$

Sie ist also proportional zur Länge des Leiters und zur Länge des Leiterstückes. Die Länge der Drehachse ist für die Kraft auf den Leiter unerheblich.

4.37 ✓ *richtig ist E* Wird der Kondensator mit einer Induktivität überbrückt, so entsteht ein Schwingkreis, an dem verschiedene Größen harmonische Schwingungen ausführen. Dies ist die Ladung auf dem Kondensator, die mit dem Wert der ursprünglich auf dem Kondensator vorhandenen Ladung Q_a beginnt, die Spannung am Kondensator, die gleich der Spannung an der Induktivität ist — sie beginnt mit dem Wert der vor dem Überbrücken am Kondensator anliegenden Spannung von Q_a/C — und die Stromstärke I durch die Induktivität, die mit dem Wert Null startet.

Bei diesen periodischen Vorgängen wird die elektrostatische Feldenergie des Kondensators periodisch in magnetische Feldenergie der Induktivität umgewandelt. Die Summe der beiden Energieformen bleibt dabei konstant; ihre Beträge sind dabei aber nur zu ausgezeichneten Zeitpunkten gleich.

4.38 ✓ *richtig ist B* Die Primärwindungszahl verhält sich zur Sekundärwindungszahl wie die Primärspannung zur Sekundärspannung, also wie $230 : 1\,150 = 1 : 5$.

4.39 ✓ *richtig ist C* Der Hauptzweck des Faraday-Käfigs ist die Abschirmung elektrischer Felder. Er ist weder geeignet, um Magnetfelder oder Neutronenstrahlung abzuschirmen, noch um die elektrische oder magnetische Feldstärke in seinem Inneren zu erhöhen.

4.40 ✓ *richtig ist B* Verschiebungspolarisation in einem Dielektrikum entsteht durch unterschiedliche Verschiebung entgegengesetzter Ladungen; z.B. entgegengesetzt gerichtete Verlagerung positiver und negativer Ionen oder Verschiebung der Elektronenhülle relativ zum Atomkern.

Die Orientierungspolarisation (ausrichten vorhandener Dipole) ist nur möglich, wenn elektrische Dipole im Dielektrikum bereits vorhanden sind, was nicht immer der Fall ist.

4.41 ✓ *richtig ist E* Nach dem Coulombschen Gesetz wirkt zwischen zwei punktförmigen Ladungen eine Kraft entlang ihrer Verbindungslinie, deren Betrag

$$F = \frac{q_1 \cdot q_2}{4 \cdot \pi \cdot \varepsilon_0 \cdot \varepsilon_r \cdot r^2}$$

ist und die bei gleichnamigen Ladungen abstoßend und bei ungleichnamigen Ladungen anziehend wirkt. Sie ist also proportional zu jeder der beiden Ladungen, umgekehrt proportional dem Quadrat des Abstandes der beiden Ladungen und **umgekehrt** proportional zur Dielektrizitätszahl ε_r des Mediums.

4.42 ✓ *richtig ist E* Nach dem Induktionsgesetz ist die in der Spule induzierte Spannung der zeitlichen Änderung des sie durchdringenden magnetischen Flusses proportional. Dieser ist wiederum der magnetischen Flußdichte und diese der magnetischen Feldstärke proportional. Die induzierte Spannung ist also proportional zur zeitlichen Änderung aller drei Größen.

4.43 ✓ *richtig ist A* Bei einer üblichen Schuko-Steckdose betragen der Effektivwert der angebotenen Wechselspannung etwa 220—240V (früher: etwa 220V) und ihre Frequenz 50Hz. Der Spitzenwert der Spannung beträgt daher etwa 325V und die Kreisfrequenz etwa $\omega = 314\,Hz$.

Der Schutzkontaktleiter darf keinesfalls zur Rückleitung des Stromes verwendet werden, da dies (insbesondere bei mangelhafter Erdung des Schutzkontaktes) zu Gefährdungen führen kann.

4.44 ✓ *richtig ist A* Das zeitliche Mittel der Spannung ist

$$\int_{t_0}^{t_1} U(t)dt = \int_{t_0}^{t_1} \hat{U} \cdot \sin \omega t\, dt = \hat{U}\frac{\cos \omega t_1}{\omega} - \hat{U}\frac{\cos \omega t_0}{\omega}$$

Bei periodischen Vorgängen erstreckt sich die Mittelung üblicherweise über eine Periode, hier also z.B. von $t_0 = 0$ bis $t_1 = \frac{2\pi}{\omega}$, so daß sich das Spannungsmittel zu

$$\hat{U}\frac{\cos 2\pi}{\omega} - \hat{U}\frac{\cos 0}{\omega} = 0$$

ergibt.

4.45 ✓ *richtig ist C* Der Ersatzwiderstand der beiden parallel geschalteten Widerstände von $4\,\Omega$ und $12\,\Omega$ beträgt

$$\frac{1}{\frac{1}{4\,\Omega} + \frac{1}{12\,\Omega}} = 3\,\Omega$$

Der Ersatzwiderstand der Gesamtschaltung ist dann $16\,\Omega + 3\,\Omega = 19\,\Omega$.

4.46 ✓ *richtig ist E* Die Klemmenspannung ergibt sich als die Differenz zwischen der Leerlaufspannung und der am Innenwiderstand abfallenden Spannung. Diese ist nach dem Ohmschen Gesetz proportional zur entnommenen Stromstärke, so daß sich im Strom-Klemmenspannungs-Diagramm eine abfallende Gerade ergibt, wie in Diagramm E dargestellt.

4.47 ✓ *richtig ist A* Die Gesamtspannung wird von den beiden Widerständen geteilt wie $1{,}5 : 7{,}5 = 1 : 5$. An dem Widerstand von $1{,}5\,\Omega$ liegt also eine Spannung von 1 V an, die vom Spannungsmeßgerät angezeigt wird.

4.48 ✓ *richtig ist E* Das Dipolmoment zweier Ladungen $+Q$ und $-Q$ im Abstand l ist entsprechend der Definition des elektrischen Dipolmoments gegeben durch $Q \cdot l$.

4.49 ✓ *richtig ist D* Die Spannungen an Primär- und Sekundärseite verhalten sich zueinander wie die Windungszahlen auf der Primär- und der Sekundärseite. Liegen also an den primärseitigen 800 Windungen 220V an, so liegen an den sekundärseitigen 40 Windungen $220\,V \cdot \frac{40}{800} = 11\,V$ an.

4.50 ✓ *richtig ist C* Die in eine Leiterschleife induzierte elektrische Spannung ist gleich der negativen zeitlichen Änderung (minus die zeitlichen Ableitung) des sie durchsetzenden magnetischen Flusses. Die zeitliche Ableitung von $\Phi(t)$ ist in dem angegebenen Diagramm zunächst Null (und daher ebenso die induzierte Spannung), dann wird sie negativ (die induzierte Spannung also positiv) und zuletzt ist $\Phi(t)$ wieder konstant, seine zeitliche Ableitung ist also wieder Null (und ebenso die induzierte Spannung). Der sich so ergebende Verlauf der induzierten Spannung ist in Diagramm C richtig wiedergegeben.

4.51 ✓ *richtig ist A* Der elektrische Widerstand von Platindraht nimmt, da Platin ein metallischer Leiter ist, mit wachsender Temperatur zu. Dies kann in Widerstandsthermometern zur Temperaturmessung verwendet werden.

4.52✓ *richtig ist C* Die Permeabilitätszahl der meisten Stoffe liegt sehr nahe bei 1. Bei paramagnetischen Stoffen liegt sie etwas darüber, bei diamagnetischen Stoffen etwas darunter, so daß die Zuordnung C richtig ist. Bei ferromagnetischen Stoffen ist die Permeabilitätszahl weit größer (doch ist sie hier oft stark von der Vorgeschichte des Materials (Hysterese) und von der Feldstärke abhängig, so daß es eventuell nicht sinnvoll ist sie überhaupt anzugeben).

4.53✓ *richtig ist A* Der Betrag der Kraft zwischen den beiden Ladungen ist nach dem Coulombschen Gesetz

$$\frac{Q^2}{4\pi \cdot \varepsilon_0 \varepsilon_r \cdot r^2}$$

also proportional zu Q^2, jedoch umgekehrtproportional zur Dielektrizitätszahl ε_r und zum Quadrat des Abstandes r.

4.54✓ *richtig ist E* Elektrischer Strom ist stets von einem Magnetfeld begleitet und führt in allen Materialien, die nicht supraleitend sind zu einer Wärmeentwicklung.

4.55✓ *richtig ist B* Die Leitfähigkeit von Elektrolyten und damit bei vorgegebener Spannung auch die Stromstärke durch sie hindurch, nimmt mit zunehmender Temperatur und zunehmender Konzentration zu.

4.56✓ *richtig ist D* Bei einem 230V-Netz beträgt die Effektivspannung 230V. Die Scheitelspannung ist um etwa den Faktor 1,41 größer, also etwa 325V.

Die Periodendauer des Stromnetzes (50Hz) beträgt $1/50\,\text{Hz} = 0{,}02\,\text{s} = 20\,\text{ms}$.

4.57✓ *richtig ist A* Aufgrund des Reaktionsprinzips (actio gleich reactio) müssen die Beträge der beiden Kräfte stets gleich sein. Nach dem Coulombgesetz sind sie zu $\frac{1}{R^2}$ proportional. Wird also R halbiert, so vervierfachen sich beide Kräfte.

4.58✓ *richtig ist E* Der Schwingkreis wird mit der Resonanzkreisfrequenz angeregt. Diese ist gegeben durch $\omega = 1/\sqrt{C \cdot L}$.

4.59✓ *richtig ist A* Damit das Instrument stromlos bleibt, darf zwischen seinen Polen keine Spannung anliegen. Dies ist gerade dann der Fall, wenn die Widerstände von 16Ω und 4Ω die Spannung U der Quelle im gleichen Verhältnis teilen, wie der Widerstand von 12Ω und der unbekannte Widerstand R_x. Dies ist dann der Fall, wenn

$$\frac{4\,\Omega}{16\,\Omega} = \frac{R_x}{12\,\Omega}$$

gilt. Damit ergibt sich

$$R_x = \frac{4\,\Omega \cdot 12\,\Omega}{16\,\Omega} = 3\,\Omega$$

4.60✓ *richtig ist B* Dielektrische Orientierungspolarisation tritt bei Stoffen auf, deren Teilchen ein permanentes elektrisches Dipolmoment besitzen. Von den aufgeführten Stoffen trifft dies nur auf Wasser (H_2O) zu.

4.61✓ *richtig ist D* Die Spannung zwischen den Kondensatorplatten ist durch die angeschlossene Spannungsquelle vorgegeben, sie bleibt also konstant.

Da sich beim Verdoppeln des Plattenabstandes die Kapazität des Kondensators halbiert, halbiert sich auch die bei der anliegenden Spannung auf den Platten befindliche Ladung.

4.62✓ *richtig ist C* Die hintereinander geschalteten Spannungsquellen liefern eine Gesamtspannung von $6\,\text{V} + 6\,\text{V} = 12\,\text{V}$; der Ersatzwiderstand der beiden hintereinandergeschalteten Widerstände beträgt $2\,\Omega + 4\,\Omega = 6\,\Omega$. (Es spielt keine Rolle in welcher Reihenfolge Spannungsquellen und Widerstände im Stromkreis angeordnet sind.) Die fließende Stromstärke ergibt sich also zu

$$\frac{12\,\text{V}}{6\,\Omega} = 2\,\text{A}$$

4.63✓ *richtig ist B* Der spezifische elektrische Widerstand hat entsprechend seiner Definition die Dimension eines Widerstandes geteilt durch eine Länge mal einer Fläche, kann also mit Hilfe der Einheitenkombination

$$\frac{\Omega}{\text{m}} \cdot \text{m}^2 = \Omega \cdot \text{m}$$

dargestellt werden.

4.64✓ *richtig ist C* Bei Metallen liegen viele leicht bewegliche Elektronen vor, was einen hohen Leitwert zur

Folge hat. Steigt die Temperatur des Materials an, so sinkt die Beweglichkeit der Elektronen und ebenso der Leitwert des Metalls. Bei Halbleitermaterialien überwiegt der Effekt, daß bei zunehmender Temperatur die Anzahl der frei beweglichen Elektronen zunimmt, so daß der Leitwert hier mit zunehmender Temperatur ansteigt.

4.65 ✓ *richtig ist (1,D) (2,B)* Die in Reihe geschalteten Widerstände teilen die anliegende Spannung so, daß am oberen Widerstand (1 k) 2 V, an den beiden anderen Widerständen (je 2 k) jeweils 4 V anliegen. Das Meßgerät zeigt in Stellung I die an den beiden unteren Widerständen insgesamt anliegende Spannung von $4\,V + 4\,V = 8\,V$, in Stellung II nur die am unteren Widerstand anliegende Spannung von 4 V an.

4.66 ✓ *richtig ist B* Der Betrag des senkrecht durch die Fläche hindurchtretenden Flusses ergibt sich als Produkt aus der (auf der ganzen Fläche konstanten) Flußdichte und der von ihr durchflossenen Fläche, also als

$$0,5\,T \cdot 2\,cm \cdot 4\,cm = 4 \cdot 10^{-4}\,V\,s$$

4.67 ✓ *richtig ist E* Die Spule besteht aus n Windungen, die jede die Fläche A und damit den magnetischen Fluß $A \cdot B$ umschließt. Nach dem Induktionsgesetz ist die in jede Windung induzierte Spannung gleich minus der zeitlichen Ableitung dieses Flusses, also (A ist konstant):

$$-A \cdot \frac{dB}{dt}$$

Die in die gesamte Spule induzierte Spannung ist dann

$$U_{\text{ind}} = -n \cdot A \cdot \frac{dB}{dt}$$

4.68 ✓ *richtig ist (1,E) (2,B)* Die an einem elektrischen Widerstand (hier Heizgerät) verrichtete Leistung ergibt sich stets als das Produkt aus der anliegenden Spannung und dem hindurchfließenden Strom, also zu

$$U \cdot I$$

Diese Leistung wird über die Zeitspanne Δt erbracht, so daß sich eine Arbeit von

$$U \cdot I \cdot \Delta t$$

ergibt.

4.69 ✓ *richtig ist E* Die elektrische Feldstärke kann als Spannung pro Länge angegeben werden; ihre Einheit ist daher V / m. Sie ist eine vektorielle Größe (die Feldlinien haben eine Richtung).

Die elektrische Feldstärke ist im Inneren von idealen Leitern (Metallen) stets Null, nicht aber im Inneren von Dielektrika, die mehr oder weniger gute Isolatoren sind.

4.70 ✓ *richtig ist C* Ein elektrischer Dipol wird üblicherweise wie unter (1) beschrieben realisiert. In einem homogenen Feld wirken auf die positive und auf die negative Ladung des Dipols Kräfte, die dem Betrage nach gleich, in der Richtung jedoch entgegengesetzt sind, so daß keine Gesamtkraft resultiert. Da jedoch die Schwerpunkte der positiven und der negativen Ladung und damit die Angriffspunkte der beiden Kräfte, nicht aufeinanderfallen, ergibt sich ein resultierenden Drehmoment wenn der Dipol nicht parallel zu den Feldlinien ausgerichtet ist.

4.71 ✓ *richtig ist E* Die Kapazität C eines Plattenkondensators ist

$$C = \varepsilon_0 \cdot \varepsilon_r \cdot \frac{A}{d}$$

(A = Plattenfläche, d = Plattenabstand).

Bringt man ein Dielektrikum zwischen die Platten (d.h. vergrößert man das ε_r), so steigt die Kapazität.

Vergrößert man d, so sinkt die Kapazität, und die anliegende Spannung muß bei konstanter Ladung größer werden.

Bei einem idealen Kondensator ist die Ladung auf den Platten der anliegenden Spannung proportional, und die Kapazität ist die Proportionalitätskonstante.

Der Wechselstromwiderstand eines Kondensators ist $R_C = \frac{1}{\omega \cdot C}$, er nimmt mit zunehmender Frequenz ω also ab.

4.72 ✓ *richtig ist D* Die Kraft auf eine Probeladung in einem elektrischen Feld ist (je nach Vorzeichen der Ladung) stets parallel oder antiparallel zu den Feldlinien und proportional sowohl zur Feldliniendichte am Ort der Probeladung als auch zum Betrag der Ladung, und sie ist von der Geschwindigkeit der Probeladung unabhängig.

In einem **magnetischen** Feld wäre die Kraft auf die Probeladung senkrecht zu den Feldlinien und zur Geschwindigkeit proportional.

4.73 ✓ *richtig ist D* Die Ladung, die in dem Stromkreis fließt, verrichtet im Widerstand Arbeit, so daß hier elektrische Energie in Wärmeenergie umgewandelt wird.

Da hierbei aber keine Ladung erzeugt oder vernichtet wird und im Widerstand auch keine Ladung gespeichert werden kann, muß die Stromstärke auf beiden Seiten des Widerstandes stets gleich groß sein. (Es muß gleich viel Ladung zu- wie abfließen.) Die beiden Amperemeter zeigen also dieselbe Stromstärke an.

4.74✓ *richtig ist (1,C) (2,A)*   Bei (1) handelt es sich um eine Serienschaltung zweier Kondensatoren mit einer Kapazität von jeweils $2\,\mu F$, so daß sich die Gesamtkapazität zu

$$\frac{1}{\frac{1}{2\mu F} + \frac{1}{2\mu F}} = 1\,\mu F$$

ergibt. Bei (2) sind die Kondensatoren parallel geschaltet, so daß die Gesamtkapazität

$$2\,\mu F + 2\,\mu F = 4\,\mu F$$

ist.

4.75✓ *richtig ist E*   Ein elektrischer Schwingkreis ist eine Parallelschaltung eines Kondensators mit einer Induktivität, wie in Diagramm E.

4.76✓ *richtig ist A*   Die thermische Energie der (Leitungs-) Elektronen in einem Metall steigt mit der Temperatur an. Trifft eines der Elektronen auf die Metalloberfläche und trägt es genügend thermische (kinetische) Energie, um die Austrittsarbeit aufzubringen, so verläßt es das Metall. Bei genügend hohen Temperaturen können Metalle so Elektronen emittieren.

4.77✓ *richtig ist B*   Um in eine geschlossene Leiterschleife Spannung zu induzieren, muß sich der von ihr umschlossene magnetische Fluß ändern. Dies kann auch bei konstantem Magnetfeld (z.B. durch Änderung der Querschnittsfläche der Schleife) erfolgen.

Die in eine geschlossene Leiterschleife induzierte Spannung ist nach dem Induktionsgesetz betragsmäßig gleich der zeitlichen Änderung des von der Schleife umschlossenen magnetischen Flusses. Welchen Strom durch die Leiterschleife diese Spannung aber zur Folge hat, hängt ebenso von Leitermaterial, Leiterquerschnitt usw. ab.

4.78✓ *richtig ist D*   Metalle sind zwar alle bei Raumtemperatur gute Leiter, doch unterscheiden sie sich hierbei noch wesentlich voneinander. Bei abnehmender Temperatur sinkt ihr elektrischer Widerstand noch, so daß sie bei tiefen Temperaturen keinesfalls schlechte Leiter sind.

Der Ladungstransport erfolgt bei Metallen vorwiegend durch frei bewegliche Elektronen, die Leitungselektronen, die (sie sind ja frei beweglich) keine Ruhelage haben und deshalb auch nicht um sie schwingen können. Ihre Anzahl ist von der Temperatur nur schwach abhängig.

4.79✓ *richtig ist E*   Die im Kondensator gespeicherte Energie ist dann maximal, wenn er maximal aufgeladen ist (wobei die Polarität keine Rolle spielt). Dies ist jeweils bei den Nulldurchgängen des Stromverlaufes der Fall, also an den Punkten (2), (4) und (6).

4.80✓ *richtig ist E*   Im eingezeichneten Feld erfährt die positive Ladung des Dipols eine Kraft in Richung auf die Platte, die negative Ladung des Dipols eine Kraft in Richtung auf die Schneide. Diese Kräfte bewirken ein Drehmoment.

Da die Feldlinien bei der positiven Ladung dichter sind als bei der negativen Ladung, ist die Kraft auf die positive Ladung größer als diejenige auf die negative Ladung, so daß sich eine resultierende Kraft in Richtung auf die Platte ergibt.

4.81✓ *richtig ist A*   Bei einem Kurzschluß liegt die gesamte Leerlaufspannung von $2,0\,V$ am Innenwiderstand von $0,1\,\Omega$ an; es fließt also ein Strom von $\frac{2,0V}{0,1\Omega} = 20\,A$, der eine (Joulesche) Leistung von $2,0\,V \cdot 20\,A = 40\,W$ erbringt.

4.82✓ *richtig ist A*   Damit durch den Innenwiderstand der Batterie ein Strom I fließen kann, muß an ihm eine Spannung anliegen, die proportional zum Strom I ist. Die Spannung der Quelle ist um genau diese Spannung vermindert.

4.83✓ *richtig ist C*   Da die Spule einen vernachlässigbaren Gleichstromwiderstand besitzt (den stationären Zustand also nicht beeinflußt), fließt eine stationäre Stromstärke von $I = \frac{10V}{5\Omega} = 2\,A$.

4.84✓ *richtig ist B*   Bei einem idealen (temperaturunabhängigen) Widerstand ist der fließende Strom der angelegten Spannung proportional, wie das im Diagramm A dargestellt ist. Für kleine Spannungen verhält sich auch eine Glühlampe so; bei großen Spannungen erwärmt sich jedoch der Glühdraht stark, und sein elektrischer Widerstand nimmt zu, so daß der Strom weniger als proportional zur Spannung ansteigt. Dies ist in Diagramm B richtig wiedergegeben.

4.85✓ *richtig ist B* Die Leistungsaufnahme eines Widerstandes ergibt sich als das Produkt aus der anliegenden Spannung und dem fließenden Strom. Man benötigt also ein Voltmeter, um die Spannung und ein Amperemeter, um den Strom messen zu können.

4.86✓ *richtig ist A* Der Widerstand R eines drahtförmigen Leiters der Länge l und des Querschnitts A, dessen Material die spezifische Leitfähigkeit ρ besitzt ist

$$R = \rho \cdot \frac{l}{A}.$$

Dies läßt sich umformen zu

$$\rho = R \cdot \frac{A}{l},$$

so daß der spezifische Widerstand des vorgegebenen Drahtes

$$\rho = 0{,}75\,\Omega \cdot \frac{2\,\text{mm}^2}{3\,\text{m}} = 0{,}5 \cdot 10^{-3}\,\Omega\,\text{mm}$$

ist.

4.87✓ *richtig ist B* Der Gesamtwiderstand der Schaltung beträgt

$$80\,\Omega + \frac{1}{\frac{1}{30\,\Omega} + \frac{1}{60\,\Omega}} = 100\,\Omega$$

so daß bei einer anliegenden Spannung von 300 V insgesamt ein Strom von 3 A fließt. Dieser verteilt sich auf die beiden parallel geschalteten Widerstände, wobei an beiden dieselbe Spannung anliegen muß. Dies ist (entsprechend dem Ohmschen Gesetz) dann der Fall, wenn durch den 30 Ω-Widerstand ein doppelt so großer Strom fließt wie durch den 60 Ω-Widerstand, sich der Strom also in zwei Ströme von 2 A bzw. 1 A aufteilt.

4.88✓ *richtig ist D* Bei Parallelschaltung von Widerständen addieren sich die Leitwerte; dies ergibt jedoch stets einen kleineren Wert als das Mittel der Widerstände.

4.89✓ *richtig ist B* Bei Erhöhung der Temperatur nimmt die Viskosität Newtonscher Flüssigkeiten (z.B. Wasser) ab. Dadurch werden Ionen in einer wäßrigen Elektrolytlösung beweglicher, und die Leitfähigkeit nimmt zu.

Steigt die Temperatur eines Gases isobar (bei konstantem Druck) an, so vergrößert sich das Volumen des Gases, seine Dichte sinkt. Dasselbe gilt für die meisten Flüssigkeiten. Bei Wasser steigt die Dichte (vom Schmelzpunkt

ausgehend) zunächst (bis etwa 4 °C) an und sinkt dann mit zunehmender Temperatur.

4.90✓ *richtig ist D* Der magnetische Fluß Φ durch den Leiterring ist gegeben durch das Produkt aus der vom Leiterring umschlossenen Fläche und der magnetischen Flußdichte, also durch $\pi r^2 \cdot B$. Dies gilt jedoch nur, wenn $\vec{B}$ senkrecht auf der Ebene der Leiterschleife steht.

4.91✓ *richtig ist C* In einem Massenspektrometer lassen sich die Ionen NH_3^+ und O_2^+ tatsächlich vergleichsweise leicht trennen, weil die Kräfte, die die elektrischen und magnetischen Felder auf geladene Teilchen ausüben, von deren Masse **unabhängig** sind, die Beschleunigung, die von diesen Kräften verursacht wird, jedoch der Teilchenmasse umgekehrt proportional ist ($F = m \cdot a$).

4.92✓ *richtig ist C* Der magnetische Fluß durch die Leiterschleife ist proportional zur Fläche der Leiterschleife. Bewegt sich die Kupferstange wie eingezeichnet mit konstanter Geschwindigkeit v, so ändert sich die Fläche der Leiterschleife und damit auch der sie durchsetzende Fluß linear mit der Zeit. Dies führt nach dem Induktionsgesetz zu einer Spannung in der Leiterschleife, die wiederum einen Strom zur Folge hat, der durch die Leiterschleife, also auch durch die Kupferstange fließt. Diese ist nun ein stromdurchflossener Leiter, der senkrecht zu einem Magnetfeld steht und der somit eine Kraft erfährt, wie auch die anderen drei geraden Stücke der Leiterschleife. Diese Kräfte wirken alle in der Ebene der Leiterschleife und kompensieren sich gegenseitig, so daß kein resultierendes Drehmoment entsteht.

4.93✓ *richtig ist A* Bei der gezeichneten Schaltung wird vom Oszilloskop die Wechselspannung der Quelle direkt abgegriffen. Es erscheint also ein sinusförmiger Verlauf auf dem Bildschirm, wie in Diagramm A.

4.94✓ *richtig ist D* Der Effektivwert der Spannung ergibt sich als zeitliches Mittel des Absolutbetrages der Spannung. Sie ist im Diagramm (1) 100 V. Im Diagramm (2) ist sie (sinusförmige Wechselspannung) das $\frac{1}{\sqrt{2}}$-fache der Maximalwertes, also ebenfalls etwa 100 V. Im Diagramm (3) ist die Spannung die halbe Zeit 100 V, die andere halbe Zeit 0 V, im Mittel also 50 V. Im Diagramm (4) ist der Betrag der Spannung und damit auch ihr Effektivwert konstant 100 V. Den gleichen Effektivwert haben also die Spannungsverläufe in den Diagrammen (1), (2) und (4).

4.95 ✓ *richtig ist A*   Wird ein Elektronenstrahl in ein Magnetfeld eingeschossen, so wirkt auf ihn die Lorentz-Kraft. Diese steht senkrecht auf der Feldrichtung und auf der Bewegungsrichtung der Elektronen. Die Elektronenbahnen werden dadurch gekrümmt, was bei einem homogenen Magnetfeld (Lorentz-Kraft ist konstant) zu Kreisbahnen führt.

4.96 ✓ *richtig ist E*   In einem gedämpften elektrischen Schwingkreis nimmt der Scheitelwert der oszillierenden Größen (Spannung, Stromstärke usw.) fortlaufend ab. Die im System vorhandene Energie pendelt zwischen dem elektrischen Feld im Kondensator und dem magnetischen Feld in der Spule, wobei ständig Energie verloren geht.

Da die Frequenz eines Schwingkreises nicht von der Amplitude der Schwingung abhängt, bleibt die Schwingungsdauer zeitlich konstant.

4.97 ✓ *richtig ist A*   In einer Stunde, also $3\,600\,\text{s}$ fließt bei einer Stromstärke von $1\,\text{A}$ durch einen beliebigen Querschnitt des Leiters $3\,600\,\text{s} \cdot 1\,\text{A} = 3\,600\,\text{As} = 3\,600\,\text{C}$ Ladung. Da jedes Elektron eine Elementarladung von etwa $1,6 \cdot 10^{-19}\,\text{C}$ trägt, müssen in dieser Zeit $\frac{3\,600\,\text{C}}{1,6 \cdot 10^{-19}\,\text{C}} \approx 2,25 \cdot 10^{22}$ Elektronen fließen.

4.98 ✓ *richtig ist E*   Da das elektrische Feld in dem Bereich, in dem die drei Punkte liegen, homogen, also räumlich konstant sein soll, ist es in allen drei Punkten gleich groß.

4.99 ✓ *richtig ist D*   Die Faradaysche Konstante ist die Ladung, die ein Mol einfach geladener Teilchen besitzen. Dies ist gerade die Ladungsmenge, die benötigt wird, um ein Mol eines einwertigen Metalles oder auch ein halbes Mol Wasserstoffmoleküle (H_2), das ist unter Normbedingungen etwa $11,2\,\text{l}$ Wasserstoff elektrolytisch, abzuscheiden. Sie ist ebenfalls gleich dem Produkt aus der Anzahl der Teilchen in einem Mol, also der Avogadrokonstante, und der Elementarladung.

4.100 ✓ *richtig ist B*   Die beiden Metallplatten werden ungeladen in das Feld des Kondensators gebracht, wo sie sich berühren. Die in den Platten vorhandenen beweglichen negativen Ladungen (Elektronen) erfahren in diesem Feld eine Kraft, die bewirkt, daß einige Elektronen von der Platte B auf die Platte A wandern. Trennt man die Platten nun und zieht sie wieder aus dem Feld heraus, so ist die Platte A negativ und die Platte B positiv geladen. Da nur zwischen den beiden Platten Ladungen

ausgetauscht wurden, (also keine hinzukamen oder verloren gingen) ist der Betrag der Ladungen auf den Platten gleich groß und nur das Vorzeichen unterschiedlich.

Da das Feld im Kondensator homogen ist, spielt es für die Ladungsmengen auf den Platten keine Rolle, wo die Platten getrennt wurden.

4.101 ✓ *richtig ist A*   Der Energieinhalt des elektrischen Feldes eines Plattenkondensators ist

$$\frac{1}{2} \cdot C \cdot U^2.$$

Dies läßt sich mit $U = \frac{Q}{C}$ ausdrücken als

$$\frac{1}{2} \frac{Q^2}{C},$$

nicht jedoch als $Q \cdot E$ (richtig wäre $Q \cdot E/d$, $d =$ Plattenabstand) oder Q/U (richtig wäre $\frac{1}{2} Q \cdot U$).

4.102 ✓ *richtig ist A*   Die Spannung von $3\,\text{V}$ liegt an zwei in Reihe geschalteten Widerständen von je $300\,\Omega$, also an einem Gesamtwiderstand von $600\,\Omega$ an (die eingezeichnete Erdung hat keinen Einfluß). Es fließ also ein Strom von $\frac{3\,\text{V}}{600\,\Omega} = 5\,\text{mA}$.

4.103 ✓ *richtig ist C*   Ein Farad ist nach Definition:

$$1\,\text{F} = 1\,\frac{\text{As}}{\text{V}}.$$

Dies läßt sich auch ausdrücken als:

$$1\,\frac{\text{s}^2}{\text{H}} = 1\,\frac{\text{s}^2}{\frac{\text{Vs}}{\text{A}}} = 1\,\frac{\text{As}}{\text{V}},$$

$$1\,\frac{\text{s}}{\Omega} = 1\,\frac{\text{s}}{\frac{\text{V}}{\text{A}}} = 1\,\frac{\text{As}}{\text{V}}$$

und

$$1\,\frac{\text{A}^2}{\text{W}} = 1\,\frac{\text{A}}{\frac{\text{Js}}{\text{A}}} = 1\,\frac{\text{As}}{\text{V}},$$

nicht aber als

$$1\,\frac{\text{Ws}}{\text{V}^2} = 1\,\frac{\text{s}}{\text{V A}}.$$

4.104 ✓ *richtig ist (1,B) (2,D)*   Legt man an einen Widerstand von $12\,\Omega$ eine Spannung von $6\,\text{V}$ an, so fließt ein Strom von $\frac{6\,\text{V}}{12\,\Omega} = \frac{1}{2}\,\text{A}$. Dies bedeutet eine Leistung von $6\,\text{V} \cdot \frac{1}{2}\,\text{A} = 3\,\text{W}$. Diese Leistung wird $4\,\text{s}$ lang erbracht, so daß sich eine umgesetzte Energie von $3\,\text{W} \cdot 4\,\text{s} = 12\,\text{J}$ ergibt.

4.105 ✓ *richtig ist B* Die Spannung der Quelle wird im Verhältnis der in Serie geschalteten Widerstände, an denen sie anliegt, geteilt. Am Innenwiderstand von $1\,\Omega$ liegt deshalb eine Spannung von $1\,V$ an und am angeschlossenen Widerstand von $5\,\Omega$ eine Spannung von $5\,V$.

4.106 ✓ *richtig ist E* Bei allen drei Materialien handelt es sich um metallische Leiter, so daß ihr spezifischer Widerstand mit steigender Temperatur zunimmt. Der elektrische Widerstand eines zylindrischen Drahtes aus einer der Substanzen nimmt also mit der Temperatur zu.

4.107 ✓ *richtig ist E* Die Schaltung ist nicht korrekt, das Nullinstrument müßte zwischen die Punkten 1 und 2 geschaltet sein; in der gezeichneten Schaltung liegt an dem Instrument stets die Spannung der Quelle an.

Das Messen der Stromstärke durch den unbekannten Widerstand oder der Spannung der Quelle ist nicht notwendig, ebensowenig muß eine Wechselspannungsquelle verwendet werden.

4.108 ✓ *richtig ist C* Damit (Leitungs-) Elektronen aus einer Metalloberfläche austreten können, müssen sie genügend (Bewegungs-) Energie besitzen, um die Barriere an der Oberfläche überwinden zu können (Austrittsarbeit). Mit zunehmender Temperatur besitzen immer mehr Elektronen diese Energie, und der Emissionsstrom nimmt zu. Dabei spielen aber auch Materialeigenschaften, wie die Elektronendichte oder die Höhe der Barriere an der Oberfläche eine Rolle.

Die radioaktive β- (Elektronen-) Emission ist jedoch ein Vorgang der Atomkerne; hierbei entstehen neue Elektronen. Dies ist kein thermischer Effekt.

4.109 ✓ *richtig ist D* Bei der Spannungsangabe eines Wechselstroms wird üblicherweise der Effektivwert genannt. Der Maximalwert liegt (bei sinusförmigem Spannungsverlauf) etwa um den Faktor 1,414 höher. Hier also bei etwa $10\,V$.

4.110 ✓ *richtig ist B* Das Ohmsche Gesetz besagt nicht nur, daß bei vorgegebenem Widerstand die Stromstärke proportional zur angelegten Spannung ist, sondern auch, daß bei konstanter Spannung die Stromstärke umgekehrt proportional zum Widerstand ist. Da bei einem verdünnten wäßrigen Elektrolyten der Widerstand umgekehrt proportional zur Elektrolytkonzentration ist, steigt bei konstanter Spannung die Stromstärke mit dieser Konzentration.

4.111 ✓ *richtig ist A* Auf dem Bildschirm sind vier Perioden der Wechselspannung zu sehen. Die Periodendauer ist also $\frac{0,1\,s}{4} = 0,025\,s$. Die Frequenz der Wechselspannung ist also $\frac{1}{0,025\,s} = 40\,Hz$.

4.112 ✓ *richtig ist (1,C) (2,D)* Der Widerstand der ersten Schaltung ergibt sich zu

$$0,5\,\Omega + 1\,\Omega + \frac{1}{\frac{1}{6\Omega} + \frac{1}{2\Omega}} = 3\,\Omega$$

der der zweiten Schaltung zu

$$\frac{1}{\frac{1}{2\Omega+1\Omega} + \frac{1}{2\Omega+1\Omega}} = 1,5\,\Omega$$

4.113 ✓ *richtig ist D* Ein Kondensator mit einer Kapazität von $1\,F$, dessen Spannung $3\,V$ beträgt, trägt eine Ladung von $3\,V \cdot 1\,F = 3\,As$. Bei einem Ladestrom von $50\,mA = 0,05\,A$ ist diese Ladung nach $\frac{3\,As}{0,05\,A} = 60\,s$ erreicht.

4.114 ✓ *richtig ist B* Die elektrische Leistung P ist $P = U \cdot I$, und das ist mit $R = U/I$ gerade $P = U^2/R$.

4.115 ✓ *richtig ist B* Die Kapazität eines Kondensators ist proportional zur Dielektrizitätszahl des Füllmediums ($C = \varepsilon_0 \cdot \varepsilon_r \cdot \frac{A}{d}$). Durch füllen des Kondensators mit der Flüssigkeit anstelle von Luft wird seine Kapazität vervierfacht. Die Dielektrizitätszahl der Flüssigkeit muß also das Vierfache der Dielektrizitätszahl der Luft sein.

4.116 ✓ *richtig ist C* Zu den Wirkungen eines Stromes gehört, wenn keine Supraleitung vorliegt, stets Wärmeentwicklung, und ein Gleichstrom ist stets mit einem statischen Magnetfeld verbunden. Eine chemische Veränderung bewirkt ein Strom jedoch nur in Elektrolyten, nicht in metallischen Leitern.

4.117 ✓ *richtig ist (1,E) (2,C) (3,A)* Zwischen die Pole der Spannungsquelle von $24\,V$ werden in Serie geschaltet: ein Innenwiderstand von $2\,\Omega$, eine Heizplatte von $5\,\Omega$ und ein Amperemeter von $1\,\Omega$. Der Gesamtwiderstand beträgt also $2\,\Omega + 5\,\Omega + 1\,\Omega = 8\,\Omega$. Es fließt also ein Strom von $\frac{24\,V}{8\,\Omega} = 3\,A$ durch den Kreis, also auch durch den Verbraucher (die Heizplatte).

Damit durch eine Heizplatte mit einem Widerstand von $5\,\Omega$ ein Strom von $3\,A$ fließt, muß an ihm eine Spannung von $5\,\Omega \cdot 3\,A = 15\,V$ anliegen.

Die im Verbraucher umgesetzte Leistung ist dann $15\,V \cdot 3\,A = 45\,W$.

4.118 ✓ *richtig ist B* Der Widerstand R eines drahtförmigen Leiters der Länge l und des Querschnitts A, dessen Material die spezifische Leitfähigkeit $1/\rho$ besitzt, ist

$$R = \rho \cdot \frac{l}{A}$$

wobei der spezifische Widerstand ρ und damit auch die spezifische Leitfähigkeit $1/\rho$, im allgemeinen von der Temperatur abhängt.

Der Widerstand hängt also im allgemeinen von der Temperatur ab und ist zur Länge direkt und zur spezifischen Leitfähigkeit und zum Querschnitt umgekehrt proportional.

4.119 ✓ *richtig ist A* Ein Voltmeter wird stets zwischen zwei Punkte geschaltet, zwischen denen die zu messende Spannung anliegt, also **nicht** in den Stromkreis. Es besitzt idealerweise einen unendlichen Innenwiderstand. Ein Amperemeter dagegen muß von dem zu messenden Strom durchflossen werden und besitzt idealerweise einen Innenwiderstand von Null. Es wird also in den Stromkreis geschaltet. Dies ist nur in der Schaltung A der Fall; nur sie ist geeignet, die am Heizwiderstand anliegende Spannung und die durch ihn fließende Stromstärke zu messen.

4.120 ✓ *richtig ist B* Bei einem Kondensator eilt der Strom der Spannung stets um eine viertel Periode voraus. Die Phasenverschiebung ist also $+\pi/2$.

4.121 ✓ *richtig ist B* In einer Cu(II)-Sulfat-Lösung liegen Cu^{++}-Ionen vor. Um ein solches Ion abzuscheiden, sind zwei Elektronen notwendig; für ein Mol Kupfer benötigt man also zwei Mol Elektronen. Dies ergibt eine Ladungsmenge von etwa $193\,000\,C$. Bei einer Stromstärke von $32\,A$ fließt diese Ladungsmenge in $\frac{193\,000\,C}{32\,A} \approx 6\,000\,s = 100\,min$.

4.122 ✓ *richtig ist A* Der Ladungstransport in wäßrigen Elektrolyten erfolgt durch geladene Atome oder Moleküle (Ionen), also nicht durch Elektronen. Solche Ionen sind z.B. in sauren Lösungen vorhanden, so daß dort ein solcher Ladungstransport möglich ist. Erreichen die Ionen die entsprechende Elektrode, so werden sie neutralisiert. Die so entstehenden neutralen Teilchen können Gase, aber auch Festkörper oder Flüssigkeiten bilden.

4.123 ✓ *richtig ist A* Beim Lösen von KOH in Wasser entstehen K^+- und OH^--Ionen. Fließt ein Strom durch die Lösung, so wandern die ersteren zur Kathode, die letzteren zur Anode hin. An der Anode werden die OH^--Ionen entladen, und aus vier von ihnen entsteht jeweils ein Molekül H_2O und ein Molekül O_2. An der Kathode werden die Kaliumionen entladen, doch fällt kein neutrales Kalium aus, da dieses Element sofort mit Wasser reagiert, wobei Wasserstoff entsteht ($2K + 2H_2O \rightarrow 2K^+ + 2OH^- + H_2$). Da an beiden Elektroden gleich viel Ladung umgesetzt werden muß, entstehen also doppelt so viele Moleküle Wasserstoff wie Sauerstoff.

4.124 ✓ *richtig ist A* Die Impedanz Z eines Plattenkondensators der Kapazität C ist gegeben durch

$$Z = \frac{1}{2\pi \cdot f \cdot C}.$$

Sie ist also proportional zu $\frac{1}{f}$. Dies wird von der Kurve (A) qualitativ richtig wiedergegeben.

4.125 ✓ *richtig ist A* Wegen der Kontinuitätsbedingung ist der Strom durch jeden Leiterquerschnitt, also durch jede Glühlampe gleich. Wird der Widerstand einer Lampe sehr groß, so fließt durch sie und damit durch alle drei Lampen nur noch ein sehr kleiner Strom, und alle drei Lampen erlöschen.

4.126 ✓ *richtig ist E* Der eine Leiterschleife durchdringende Fluß ist gegeben durch das Produkt aus der magnetischen Flußdichte und der von ihr senkrecht durchdrungenen, von der Leiterschleife umschlossenen Fläche. Hier also durch $\Phi = \pi r^2 \cdot B$.

4.127 ✓ *richtig ist B* Am Innenwiderstand des Akkus fallen, wenn er von $10\,A$ durchflossen wird $0,1\,V$ ab. Er beträgt also

$$\frac{0,1\,V}{10\,A} = 0,01\,\Omega = 10\,m$$

4.128 ✓ *richtig ist A* Die zu einem Leitungsknoten hinfließenden Ströme müssen (zusammen) stets gleich groß sein wie die vom Leitungsknoten wegfließenden (Knotenregel).

In der Zeichnung A fließen $7\,A + 3\,A = 10\,A$ zum Knoten hin und $10\,A$ vom Knoten weg; diese Stromverteilung ist also möglich, während im Diagramm B $13\,A$ zum Knoten hin und $7\,A$ vom Knoten weg, beim Diagramm C $17\,A$ hin und $3\,A$ weg und beim Diagramm D $16\,A$ hin und $10\,A$

weg fließen, diese Stromverteilungen also nicht möglich sind.

4.129 ✓ *richtig ist C* Das Meßinstrument ist dann stromlos, wenn die an den $40\,\Omega$ anliegende Spannung gerade U_x ist. Durch das Potentiometer wird die Spannung von $6,0\,V$ der Vergleichsquelle wie $10\,\Omega$ zu $40\,\Omega$, also in $1,2\,V$ zu $4,8\,V$ geteilt. Die Spannung U_x beträgt also $4,8\,V$.

4.130 ✓ *richtig ist E* Das Kügelchen trägt eine elektrische Ladung von $1\,pC$ und durchfällt einen Potentialunterschied von $100\,V$. Seine potentielle Energie nimmt also um

$$1\,pC \cdot 100\,V = 10^{-12}\,C \cdot 10^2\,V = 10^{-10}\,J$$

ab und seine kinetische Energie um denselben Wert zu.

4.131 ✓ *richtig ist E* Ein elektrischer Schwingkreis besitzt genau eine Resonanzfrequenz, bei der sein Widerstand minimal, also das Signal (die Amplitude des ihn bei einer gegebenen anliegenden Wechselspannung durchfließenden Stromes) maximal, wird. Nach größeren und kleineren Frequenzen hin steigt sein Widerstand jeweils an, das Signal fällt also nach beiden Seiten hin ab. Dies wird nur in Diagramm E richtig wiedergegeben.

4.132 ✓ *richtig ist E* Durch Schließen des Schalters nimmt der Gesamtwiderstand der Schaltung ab und daher die Stromstäke I zu.

4.133 ✓ *richtig ist C* Wegen des Reaktionsprinzips müssen die beiden Kräfte dem Betrage nach gleich groß sein. Sie verhalten sich also wie 1 : 1 zueinander.

4.134 ✓ *richtig ist A* Wird eine zylindrische Spule von einem konstanten Strom durchflossen, so ist ihr Magnetfeld außerhalb der Spule das eines gewöhnlichen Stabmagneten, während im Innern ein näherungsweise homogenes Feld parallel zur Spulenachse vorliegt. Dies wird im Diagramm A richtig wiedergegeben.

4.135 ✓ *richtig ist A* Ein Magnetfeld übt auf Leiter, die parallel zu seinen Feldlinien verlaufen keine Kraft aus.

4.136 ✓ *richtig ist (1,A) (2,C) (3,E)* Bei der Reihenschaltung von Widerständen addieren sie sich zum Gesamtwiderstand. Dieser ist also bei der Schaltung 1

$$4\,\Omega + 5\,\Omega + 20\,\Omega = 29\,\Omega$$

Bei Parallelschaltung von Widerständen ergibt sich der Kehrwert des Gesamtwiderstandes als die Summe der Kehrwerte der Einzelwiderstände. Der Gesamtwiderstand der dritten Schaltung ist also

$$\frac{1}{\frac{1}{4\,\Omega} + \frac{1}{5\,\Omega} + \frac{1}{20\,\Omega}} = 2\,\Omega$$

Bei der Schaltung 2 ist ein Widerstand von $5\,\Omega$ mit einem Widerstand von $20\,\Omega$ parallel geschaltet, was einen Ersatzwiderstand von

$$\frac{1}{\frac{1}{5\,\Omega} + \frac{1}{20\,\Omega}} = 4\,\Omega$$

ergibt. Dieser ist mit einem Widerstand von $4\,\Omega$ in Reihe geschaltet, so daß der Gesamtwiderstand

$$4\,\Omega + 4\,\Omega = 8\,\Omega$$

beträgt.

4.137 ✓ *richtig ist B* Primär- und Sekundärspannung an einem idealen, verlustfreien Transformator verhalten sich wie die Windungszahlen der Primär- und Sekundärwicklungen. Die Windungszahl der Sekundärwicklung muß sich also zu den 690 Windungen der Primärwicklung verhalten wie $6\,V : 230\,V$. Dies ist bei 18 Windungen der Fall.

4.138 ✓ *richtig ist D* Die Leitfähigkeit eines Drahtes ist proportional zur spezifischen Leitfähigkeit des Leitermaterials, wie sich aus der Definition der spezifischen Leitfähigkeit ergibt. Da diese im allgemeinen temperaturabhängig ist, gilt dies auch für den Leitwert eines Drahtes.

Der Widerstand eines drahtförmigen Leiters ist zu seiner Länge direkt, zu seinem Querschnit umgekehrt proportional. Beim Leitwert verhält es sich gerade umgekehrt.

4.139 ✓ *richtig ist B* Legt man an eine Diode keine Spannung an, so fließt auch kein Strom durch sie hindurch; die Kennlinie geht also durch den Koordinatenursprung. Die Leitfähigkeit ist jedoch bei den beiden Polungen sehr unterschiedlich, so daß die Kennlinie assymmetrisch verläuft. Dies ist in Skizze B richtig dargestellt.

Zu jeder an die Diode angelegte Spannung gehört genau ein Strom, so daß Mehrdeutigkeiten, wie in Skizze E ausgeschlossen sind.

4.140✓ *richtig ist C* Die Ladungsmenge von 386 kC ist etwa die Ladung von 4 mol Elektronen (die Faraday-Konstante ist $96\,500\frac{C}{mol}$). Mit ihr können 4 mol atomarer Wasserstoff (also 2 mol molekularen Wasserstoffs, ca. 45 l), 2 mol (zweiwertige) Sauerstoffatome (also 1 mol molekularen Sauerstoffs, etwa 22,4 l), 4 mol (einwertigen) Silbers oder 2 mol (zweiwertigen) Kupfers abgeschieden werden.

4.141✓ *richtig ist E* Die Heizleistung eines Widerstandes R, an dem die Spannung U anliegt ist $R \cdot U^2$. Wird die Spannung verdoppelt, so vervierfacht sich U^2 und damit die Heizleistung.

4.142✓ *richtig ist A* Die Kraft auf das Kügelchen wirkt entlang der Feldlinien des elektrischen Feldes im Kondensator. Diese verlaufen gerade von Platte zu Platte und stehen senkrecht auf der Bewegungsrichtung des Kügelchens. Das Skalarprodukt aus Kraft und Weg und damit die geleistete Arbeit ist daher 0.

4.143✓ *richtig ist D* Bei einem elektrischen Dipol befinden sich die beiden Ladungen nicht am selben Ort, sondern in einem gewissen Abstand voneinander, so daß sie sich nicht kompensieren.

4.144✓ *richtig ist E* Die umgesetzte elektrische Energie eines Stromes von 10 mA, der ein Spannungsgefälle von 100 kV durchfließt ist $10\,mA \cdot 100\,kV = 1\,kW$.

4.145✓ *richtig ist B* In einem elektrischen Feld erfahren positive und negative Ladungsträger entgegengesetzte Kräfte. Sie können sich daher in einem elektrischen Feld mehr oder wenger weit gegeneinander verschieben, was zu einer (Verschiebungs-) Polarisation führt. Dies gilt für Ionen (wenn sie vorhanden sind) ebenso wie für Hüllenelektronen und Atomkerne.

Edelgase besitzen abgeschlossene Atomhüllen und daher kein elektrisches Dipolmoment. (Elektrische) Orientierunspolarisation (ausrichten von Dipolen) ist daher bei ihnen nicht möglich.

4.146✓ *richtig ist C* Da die beiden Drähte parallel geschaltet sind, liegt an ihnen dieselbe Spannung an.

4.147✓ *richtig ist D* Der Leitwert einer Anordnung, durch die bei einer angelegten Spannung von 0,04 V ein Strom von 20 mA = 0,02 A fließt, beträgt $0,02\,A / 0,04\,V = 0,5\,Si$.

4.148✓ *richtig ist C* Um 1 mol eines einwertigen Metalls abzuscheiden, benötigt man etwa $1 \cdot 10^5\,As$, für 0,1 mol also etwa $1 \cdot 10^4\,As$ und für 0,1 mol eines zweiwertigen Metalls die doppelte Ladungsmenge, also etwa $2 \cdot 10^4\,As$. Bei einer Stromstärke von 10 A fließt sie in $2 \cdot 10^4\,As / 10\,A = 2\,000\,s$.

4.149✓ *richtig ist A* Die Abnahme des elektrischen Widerstandes bei steigender Temperatur ist eine typische Halbleitereigenschaft, also auch von Silizium, während bei Metallen, wie Silber, Aluminium, Kupfer und Gold, der elektrische Widerstand mit steigender Temperatur zunimmt.

4.150✓ *richtig ist D* Die Feldlinien beginnen alle am Nordpol des Stabmagnets und enden an seinem Südpol, wie in Zeichnung D dargestellt. Geschlossene Feldlinien außerhalb des Magneten gibt es nicht.

4.151✓ *richtig ist B* Die primär, also durch die einfallende Strahlung gebildeten Ionen sind in allen Bereichen unabhängig von der angelegten Spannung. Sie werden durch die angelegte Spannung zu den beiden Elektroden hin „abgesaugt". Bei kleinen Spannungen (Bereich a) nur langsam, so daß ein Teil der gebildeten Ionen Zeit hat zu rekombinieren. Ist die Spannung hoch genug (Bereich b), so werden praktisch alle gebildeten Ionen abgesaugt und der Strom ist proportional zur einfallenden Strahlungsdosis, so daß diese gut gemessen werden kann. Wird die Spannung über eine gewisse Grenzspannung erhöht (Bereich c), so werden die entstehenden Ionen soweit beschleunigt, daß sie weitere Teilchen ionisieren können (sekundär gebildete Ionen).

4.152✓ *richtig ist C* Wird kein Strom entnommen ($I = 0\,A$), so ist die Klemmenspannung gleich der Leerlaufspannung, hier also bei 4,5 V. Bei einem Strom von 7 A fällt die Klemmenspannung auf 1 V, also um $4,5\,V - 1\,V = 3,5\,V$ ab, so daß der Innenwiderstand der Batterie $3,5\,V / 7\,A = 0,5\,\Omega$ beträgt.

4.153✓ *richtig ist A* Fließt durch den Widerstand von 2 Ω ein Strom von 2 A, so liegt an ihm eine Spannung von $2\,\Omega \cdot 2\,A = 4\,V$ an. Dies ist also die Spannung, die

die Spule sekundärseitig liefert. Da sich Primär- und Sekundärspannung wie Primär- und Sekundärwindungszahlen verhalten, ist die Windungszahl auf der Sekundärseite

$$5\,000 \cdot \frac{4\,\text{V}}{200\,\text{V}} = 100$$

4.154✓ *richtig ist C* Die Länge der Periode auf dem Bildschirm beträgt 3 cm (z.B. Abstand zwischen zwei benachbarten Minima), was bei einer Horizontalablenkgeschwindigkeit von 10 ms / cm eine Periodendauer von 3 cm · 10 ms / cm = 30 ms ergibt.

4.155✓ *richtig ist C* Es muß die Summe der in den Knoten hineinfließenden Ströme gleich der Summe der aus dem Knoten herausfließenden Ströme sein. Damit dies erfüllt ist müssen zu den eingezeichneten 1 A + 3 A, die aus dem Knoten herausfließen und den 2 A, die in den Knoten hineinfließen noch 2 A kommen, die in den Knoten hineinfließen.

4.156✓ *richtig ist A* Am linken und am rechten Widerstand liegt jeweils eine Spannung von 2 A · 2 Ω = 4 V an, so daß die beiden Pole des unteren Widerstands auf dem gleichen Potential liegen und durch ihn kein Strom fließt.

4.157✓ *richtig ist A* Die Feldlinien gehen nicht durch die Leiterschleife hindurch, sondern an ihr vorbei. Der Fluß durch die Schleife ist also Null.

4.158✓ *richtig ist E* Bei einer Wheatstone-Brücke wird eine Spannung von zwei bekannten Widerständen und von einem bekannten und einem unbekannten Widerstand geteilt und die Differenz der so erzeugten Potentiale gemessen. Ist diese Differenz Null, so ist die Brücke abgeglichen.

Bei Skizze E teilen die beiden oberen und die beiden unteren Widerstände jeweils die angelegte Gleichspannung und das Meßinstrument ist zwischen die beiden Potentiale geschaltet.

Bei Schaltung A wird gar nichts, bei den Schaltungen B, C und D jeweils die Spannung der verwendeten Quelle gemessen.

4.159✓ *richtig ist C* Da die beiden Drähte hintereinandergeschaltet sind, muß die Stromstärke durch beide

Drähte gleich sein, unabhängig von ihrem elektrischen Widerstand.

4.160✓ *richtig ist B* Da am Innenwiderstand bei einem Strom von 12,5 A eine Spannung von 12,0 V − 11,0 V = 1,0 V abfällt, muß er $\frac{1,0\,\text{V}}{12,5\,\text{A}} = 0,080\,\Omega$ sein.

4.161✓ *richtig ist E* Die beiden Zeitpunkte *a* und *b* liegen bei benachbarten Minima des Verlaufs. Ihr Abstand ist also genau eine Periodendauer.

4.162✓ *richtig ist (1,A) (2,E)* Wenn ein Strom von 3 A durch ein Potentialgefälle von 6 V fließt, so leistet er 3 A · 6 V = 18 W. Leistet er dies 2 min = 120 s lang, so wird dabei eine Energie von 120 s · 18 W = 2 160 J umgesetzt.

4.163✓ *richtig ist D* Die Beziehung $C = Q/U$ ist die Definition der Kapazität eines Kondensators. Sie ergibt sich für einen Plattenkondensator ohne Dielektrikum zwischen seinen Platten der Fläche zu $C = \varepsilon_0 A/d$.

Durchfällt eine kleine Ladung *q* den Spannungsunterschied *U*, so nimmt sie die Energie $q \cdot U$ auf.

4.164✓ *richtig ist D* Zwei Dipole ziehen sich dann an, wenn sich die ungleichnamig geladene Enden näher kommen als die gleichnamig geladenen. Dies ist in (2) und (3), nicht jedoch in (1) der Fall.

4.165✓ *richtig ist B* Wenn die Elektronen einem Feld von 10^3 V / cm eine Distanz von 10 cm entlanglaufen, so durchqueren sie eine Potentialdifferenz von 10^3 V / cm · 10 cm = 10^4 V. Dabei gewinnt jedes Elektron eine Energie von 10^4 eV. Die Einheit eV / cm ist keine Energieeinheit.

4.166✓ *richtig ist B* Da der Leiter der Länge $l = 4$ cm senkrecht auf dem Magnetfeld der Stärke $B = 0,5$ T steht, ist die Kraft F, die auf ihn wirkt, wenn er vom Strom $I = 2$ A durchflossen wird

$$
\begin{aligned}
F &= I \cdot l \cdot B \\
&= 2\,\text{A} \cdot 4\,\text{cm} \cdot 0,5\,\text{T} \\
&= 0,04\,\text{N}
\end{aligned}
$$

4.167✓ *richtig ist B* Es sind oben und unten jeweils zwei 40 Ω-Widerstände parallel geschaltet, was je einen Gesamtwiderstand von $1/(\frac{1}{40\Omega} + \frac{1}{40\Omega}) = 20\,\Omega$ ergibt. Diese sind dann hintereinandergeschaltet, was einen Gesamtwiderstand der ganzen Schaltung von $20\,\Omega + 20\,\Omega = 40\,\Omega$ ergibt.

4.168✓ *richtig ist B* Die elektrische Stromstärke ist gleich dem Quotienten aus der durch den Leiterquerschnitt geflossenen Ladung und der dabei vergangenen Zeit, gleich dem Produkt aus der Stromdichte (Stromstärke pro Leiterquerschnitt) und dem Leiterquerschnitt und gleich dem Quotienten aus der am Leiter anliegenden Spannung und seinem elektrischen Widerstand.

4.169✓ *richtig ist D* Die Feldlinien in einem (statisch) geladenen Plattenkondensator beginnen alle auf der Oberfläche einer Platte (nach Konvention der positiv geladenen) und enden auf der anderen. Im Inneren verlaufen sie (nahezu) parallel (bis auf den Randbereich) und im Außenraum ist das Feld nahezu Null. Dies wird nur in Zeichnung D richtig dargestellt.

4.170✓ *richtig ist D* Die beiden Widerstände sind parallel geschaltet, so daß an beiden unabhängig voneinander die Spannung der Quelle anliegt. Das Durchbrennen des Widerstandes R_1 beeinflußt daher den Strom durch R_2 nicht. Der Gesamtstrom sinkt jedoch ab, da durch R_1 jetzt praktisch kein Strom mehr fließt.

4.171✓ *richtig ist E* Damit das Meßinstrument stromlos bleibt, müssen seine Anschlüsse auf demselben Potential liegen. Auf der linken Seite wird die Quellenspannung von 6 V im Verhältnis von $48\,\Omega : 24\,\Omega = 2 : 1$, also in 4 V und 2 V geteilt. Der linke Anschluß liegt auf einem Potential von 4 V.

Damit der rechte Anschluß des Instruments ebenfalls auf einem Potential von 4 V liegt, muß die Spannung der rechten Quelle im Verhältnis von $8\,V : 4\,V = 16\,\Omega : 8\,\Omega$ geteilt werden. Dies ist der Fall, wenn der unbekannte Widerstand einen Wert von 8 Ω besitzt.

4.172✓ *richtig ist C* Es sind zwei Kondensatoren der Kapazität C in Reihe geschaltet, was eine Ersatzkapazität von $1/(\frac{1}{C} + \frac{1}{C}) = \frac{C}{2}$ ergibt. Diese ist parallel zu einer weiteren Kapazität C geschaltet, was eine Gesamtkapazität der Schaltung von $\frac{C}{2} + C = \frac{3}{2}C$ ergibt.

4.173✓ *richtig ist E* Die Induktivität einer Spule ist eine Kenngröße, die von der Spule abhängt, nicht jedoch

von der Spannung, die man an sie anlegt (solange die Spule nicht zerstört wird).

4.174✓ *richtig ist B* Der Scheitelwert einer sinusförmigen Wechselspannung ist etwa das 1,4-fache des Effektivwertes. Wenn der Effektivwert 200 V beträgt, dann ist der Scheitelwert etwa 280 V.

4.175✓ *richtig ist (1,C) (2,D)* Ein Strom von 8 A, der eine Potentialdifferenz von 220 V durchfließt leistet $8\,A \cdot 220\,V = 1\,760\,W = 1{,}76\,kW$. Fließt dieser Strom 5 Stunden lang, so leistet er $5\,h \cdot 1{,}76\,kW = 8{,}80\,kWh$.

4.176✓ *richtig ist A* Spannungsmeßgeräte sollten einen hohen Innenwiderstand haben, damit der Strom, der durch das Instrument fließt die zu messende Spannung möglichst wenig beeinfußt.

4.177✓ *richtig ist E* Nach dem Coulombschen Gesetz ist die Kraft zwischen zwei punktförmigen Ladungen proportional zum Kehrwert des Quadrates ihres Abstandes voneinander, zum Produkt der beiden Ladungen und zum Kehrwert der Dielektrizitätszahl des (homogenen) Mediums, in dem sich die beiden Ladungen befinden.

4.178✓ *richtig ist A* Im dargestellten Oszillogramm dauert eine Periode 2 ms; z.B. von $t = 0$ (erstes Maximum) bis $t = 2$ ms (zweites Maximum). Die Frequenz ist daher $1/2$ ms $= 500$ Hz und die Kreisfrequenz $2\pi \cdot 500$ Hz $\approx 3{,}14 \cdot 10^3\,s^{-1}$.

4.179✓ *richtig ist E* Damit in eine Leiterschleife eine Spannung induziert wird, muß sich der magnetische Fluß, der durch sie hindurchgeht ändern. Dies kann erreicht werden durch drehen der Leiterschleife um eine geeignete Achse, durch ändern der magnetischen Flußdichte des Feldes (z.B. An- und Abschalten des Feldes), oder durch bewegen der Leiterschleife in einem zeitlich, aber nicht räumlich konstanten (inhomogenen) Magnetfeld.

4.180✓ *richtig ist E* Die Resonanzkreisfrequenz eines Schwingkreises aus einer Kapazität C und einer Induktivität L ist $\omega = \frac{1}{\sqrt{L \cdot C}}$, seine Resonanzfrequenz daher $f = \frac{1}{2\pi} \frac{1}{\sqrt{L \cdot C}}$.

Die (zeitlich konstante) Gesamtenergie wird während des Schwingvorganges abwechselnd in elektrische Feldenergie und magnetische Feldenergie umgewandelt.

4.181 ✓ *richtig ist C* Wegen des Reaktionsprinzips muß stets $\vec{F}_1 = -\vec{F}_2$ gelten, so daß $\vec{F}_1$ und $\vec{F}_2$ stets denselben Betrag F haben. Dieser ist nach dem Coulombschen Gesetz

$$F = \frac{Q_1 \cdot Q_2}{4 \cdot \pi \cdot \varepsilon_0 \cdot \varepsilon_r r^2}$$

Bei Verdoppelung von Q_2 verdoppelt sich also auch der Betrag beider zwischen den Ladungen wirkenden Kräfte.

4.182 ✓ *richtig ist B* Die beiden parallel geschalteten Widerstände von je $1\,\Omega$ ergeben einen Gesamtwiderstand von $\frac{1}{1/1\Omega + 1/1\Omega} = 0{,}5\,\Omega$. Sie sind in Reihe geschaltet mit einem Widerstand von ebenfalls $1\,\Omega$, was einen Widerstand der gesamten Schaltung von $0{,}5\,\Omega + 1\,\Omega = 1{,}5\,\Omega$ ergibt.

In der anderen Schaltung sind zwei Kondensatoren von je $1\,F$ parallel geschaltet, was eine Kapazität von $2\,F$ ergibt. Diese ist in Reihe geschaltet mit einer Kapazität von $1\,F$, so daß sich die Gesamtkapazität der Schaltung auf $\frac{1}{1/1F + 1/2F} = \frac{2}{3}\,F$ beläuft.

4.183 ✓ *richtig ist E* Ein Amperemeter wird zur Messung in den Stromkreis geschaltet, ein Voltmeter zwischen die beiden Punkte, zwischen denen die anliegende Spannung gemessen werden soll, also hier zwischen die beiden Pole des Tauchsieders. Dies ist nur in Zeichnung E so dargestellt.

4.184 ✓ *richtig ist C* Die Eingangsspannung von $50\,V$ wird im Verhältnis von $\frac{3k}{2k} = \frac{30V}{20V}$ geteilt. Am Widerstand von $2\,k$ liegt also die Spannung von $U_A = 20\,V$ an.

4.185 ✓ *richtig ist D* Der elektrische Strom ist definiert als durch einen Leiterquerschnitt hindurchgetretene Ladungsmenge pro Zeiteinheit. Der Quotient aus der an einem Leiter anliegenden Spannung und dem hindurchfließenden Strom ist sein Widerstand, so daß der Quotient aus der an dem Leiter anliegenden Spannung und dem Widerstand des Leiters wieder den durch ihn hindurchfließenden Strom ergibt.

Die Stromdichte ist der Quotient des durch einen Leiter fließenden Strom und seinem Querschnitt. Der Strom ist also das Produkt aus Leiterquerschnitt und Stromdichte.

4.186 ✓ *richtig ist C* Die Durchlaßrichtung einer Diode ist diejenige, in der der Strom durchgelassen wird, also der Widerstand klein ist. In der entgegengesetzten Richtung fließt nur ein kleiner aber dennoch vorhandener Sperrstrom. Da eine Diode den Strom (fast) nur in einer Richtung durchläßt, kann sie zur Gleichrichtung von Wechselstrom verwendet werden.

4.187 ✓ *richtig ist A* Der magnetische Fluß durch die von der Leiterschleife umschlossene Fläche ist proportional zur Anzahl der durch die Leiterschleife hindurchgehenden Feldlinien. Dies sind in der Zeichnung A die meisten.

Allgemein ist der Fluß durch eine Fläche A mit dem auf ihr senkrechtstehenden Einheitsvektor $\vec{n}$ bei einem homogenen Feld $\vec{B}$ gerade $A \cdot \vec{n} \cdot \vec{B}$. Hierbei ist A konstant und das Skalarprodukt $\vec{n} \cdot \vec{B}$ maximal, wenn die beiden Vektoren parallel ausgerichtet sind, $\vec{B}$ also senkrecht auf der Fläche steht.

4.188 ✓ *richtig ist A* Im skizzierten Stromkreis sind zwei Widerstände von $6k$ und $2k$ in Reihe geschaltet, so daß sich ein Gesamtwiderstand von $8k$ ergibt. An diesem liegt eine Spannung von $12\,V$ an, so daß durch ihn ein Strom von $12\,V/8\,k = 1{,}5\,mA$ fließt.

4.189 ✓ *richtig ist B* Bei Metallen nimmt die Leitfähigkeit mit steigender Temperatur ab, da sie von frei beweglichen Elektronen herrührt, die von den zunehmenden Gitterschwingungen immer mehr gebremst werden.

Wird die Temperatur konstant gehalten, so gilt bis zu hohen Strömen das Ohmsche Gesetz, der Widerstand bleibt also konstant.

4.190 ✓ *richtig ist A* Die Lorentzkraft eines Teilchens der Ladung q, und der Geschwindigkeit $\vec{v}$ in einem Feld der Flußdichte $\vec{B}$ ist

$$q \cdot \vec{v} \times \vec{B}$$

also proportional zur Ladung des Teilchens, zur Geschwindigkeit des Teilchens und zur Flußdichte des Feldes.

Die Lorentzkraft steht stets senkrecht auf der Bewegungsrichtung des Teilchens. Wenn diese in einem homogenen Feld keine Komponente in Feldrichtung besitzt, dann bewegt sich das Teilchen auf einer Kreisbahn.

4.191 ✓ *richtig ist C* Wenn durch einen Querschnitt von $2\,mm^2$ ein Strom von $10\,A$ fließen, so ergibt das eine Stromdichte von $\frac{10A}{2mm^2} = \frac{10A}{2(10^{-3}m)^2} = 5 \cdot 10^6 \frac{A}{m^2}$.

4.192✓ *richtig ist E* Im Vakuum gilt $B = \mu_0 H$, so ist die magnetische Feldkonstante definiert. Die stoffabhängige relative Permeabilität μ_r kann verschiedene Werte annehmen, ist sie kleiner (aber nicht viel kleiner) als 1, so spricht man von einem diamagnetischen Material.

Bei ferromagnetischen Stoffen ist die Situation komplizierter, da diese innere Zustände besitzen, also eine Art Gedächtnis haben. Wie ein solches Material auf ein äußeres Magnetfeld reagiert ist von seiner Vorgeschichte abhängig. Dies kann (für einen speziellen Fall) durch eine Hyteresekurve beschrieben werden.

4.193✓ *richtig ist E* Der induktive Widerstand einer Spule der Induktivität L bei der Kreisfrequenz ω der anliegenden Spannung ist $\omega \cdot L$. Dies wird in Diagramm E richtig wiedergegeben.

4.194✓ *richtig ist D* Die Potentialdifferenz (Spannung) zwischen den beiden Platten beträgt $100\,\mathrm{V}$. Die Arbeit, die aufgewendet werden muß um eine Ladung von $1\,\mathrm{pC}$ von der negativ zur positiv geladenen Platte zu bringen ist daher $1\,\mathrm{pC} \cdot 100\,\mathrm{V} = 10^{-12}\,\mathrm{C} \cdot 100\,\mathrm{V} = 10^{-10}\,\mathrm{J}$.

4.195✓ *richtig ist A* Ein Akkumulator mit nicht vernachlässigbarem Innenwiderstand läßt sich als Reihenschaltung einer idealen Spannungsquelle (Innenwiderstand ist Null) mit einem Widerstand (eben seinem Innenwiderstand) denken. Werden die beiden Akkumulatoren und damit die Spannungsquellen und die Innenwiderstände, hintereinander geschaltet, so addieren sich die beiden Spannungen zu $2{,}0\,\mathrm{V} + 2{,}0\,\mathrm{V} = 4\,\mathrm{V}$ und die beiden Innenwiderstände zu $0{,}02\,\Omega + 0{,}02\,\Omega = 0{,}04\,\Omega$.

4.196✓ *richtig ist D* Zum Knoten hin muß gleich viel Strom fließen, wie vom Knoten weg. Da durch die eingezeichneten Stromstärken $2\,\mathrm{A} + 3\,\mathrm{A} = 5\,\mathrm{A}$ in den Knoten hinein fließen, aber nur $1\,\mathrm{A}$ vom Knoten weg, muß, damit die Bilanz ausgeglichen ist, der unbekannte Strom den Betrag von $5\,\mathrm{A} - 1\,\mathrm{A} = 4\,\mathrm{A}$ besitzen und aus dem Knoten heraus fließen.

4.197✓ *richtig ist C* Fließt ein Strom von $5\,\mathrm{A}$ durch ein Potentialgefälle (Spannung) von $12{,}0\,\mathrm{V}$, so leistet er $5\,\mathrm{A} \cdot 12{,}0\,\mathrm{V} = 60\,\mathrm{W}$. Über welchen Zeitraum dieser Strom fließt (d.h. wie lange diese Leistung erbracht wird) ist für die Leistung selbst irrelevant.

4.198✓ *richtig ist E* Bei Metallen wird bei steigender Temperatur die Beweglichkeit der Leitungselektronen durch die zunehmenden Gitterschwingungen herabgesetzt, so daß sich die Leitfähigkeit vermindert. Bei wäßrigen Elektrolyten dagegen sinkt die Viskosität des Wassers mit steigender Temperatur, die Ladungsträger werden beweglicher und die Leitfähigkeit nimmt zu.

4.199✓ *richtig ist B* Wenn das Nullinstrument stromlos ist, dann ist die unbekannte Spannung U_x gleich der am Potentiometer abgegriffenen Spannung und man kennt sie.

Da am Potentiometer bei einer insgesamt angelegten Spannung von $2\,\mathrm{V}$ nicht mehr als ebendiese Spannung abgegriffen werden kann, darf U_x nicht größer sein, als dieser Wert.

Der Gesamtwiderstand des Potentiometers ist nicht von Bedeutung, es geht nur um die Spannungsteilung, nicht darum, wieviel Strom durch das Potentiometer fließt.

4.200✓ *richtig ist C* Die Resonanzkreisfrequenz eines Schwingkreises aus der Induktivität $L = 0{,}1\,\mathrm{H}$ und der Kapazität $C = 25\,\mathrm{nF}$ ist

$$
\begin{aligned}
\omega &= \frac{1}{\sqrt{L \cdot C}} \\
&= \frac{1}{\sqrt{0{,}1\,\mathrm{H} \cdot 25\,\mathrm{nF}}} \\
&= \frac{1}{\sqrt{0{,}1\,\mathrm{H} \cdot 25 \cdot 10^{-9}\,\mathrm{F}}} \\
&= \frac{1}{\sqrt{25 \cdot 10^{-10}\,\mathrm{s}^2}} \\
&= \frac{1}{5 \cdot 10^{-5}\,\mathrm{s}} \\
&= 2 \cdot 10^4\,\mathrm{s}^{-1}
\end{aligned}
$$

4.201✓ *richtig ist D* Der Abstand zwischen den gestrichelten Linien ist bei beiden Spannungsverläufen gerade die halbe Periodendauer. Beide Verläufe haben also dieselbe Periodendauer und damit auch dieselbe Frequenz.

Auch die Scheitelwerte der beiden Verläufe sind (im Rahmen der Ablese- und Zeichengenauigkeit) gleich und damit auch die jeweiligen Effektivwerte.

Die Phasen sind jedoch verschoben: jeweils ein Maximalwert der einen Kurve fällt mit einem Nulldurchgang der anderen Kurve zusammen. Die Phasenverschiebung beträgt also eine viertel Periode, das ist $\pi/2$.

4.202✓ *richtig ist E* Damit die Brückenschaltung abgeglichen und das Instrument stromfrei ist, muß die angelegte Spannung von dem $6\,\Omega$-Widerstand und dem unbekannten Widerstand im gleichen Verhältnis geteilt werden, wie von dem 9 Ω-Widerstand und dem 3 Ω-Widerstand.

Es muß also $6\,\Omega : R_x = 9\,\Omega : 3\,\Omega$ gelten, woraus sich $R_x = \frac{3\,\Omega \cdot 6\,\Omega}{9\,\Omega} = 2\,\Omega$ ergibt.

4.203 ✓ *richtig ist D* Der Betrag der Zentrifugalkraft ist $\frac{m \cdot v^2}{r}$, der Betrag der Lorentzkraft $e \cdot v \cdot B$. Die Bedingung für den Bahnradius lautet also

$$\frac{m \cdot v^2}{r} = e \cdot v \cdot B$$

4.204 ✓ *richtig ist E* Stromstärkemeßgeräte werden in den Stromkreislauf geschaltet, also vom zu messenden Strom durchflossen. Da sie diesen Strom beim Messen möglichst wenig beeinflussen sollen, muß ihr Innenwiderstand und damit auch die daran abfallende Spannung, möglichst klein gehalten werden.

4.205 ✓ *richtig ist E* Innerhalb eines Plattenkondensators herrscht ein homogenes elektrisches Feld, das auf einen elektrischen Dipol, ohne Nettoladung, wie z.B. ein polares Molekül, nur ein Drehmoment ausübt.

4.206 ✓ *richtig ist A* Die Kapazität C eines Plattenkondensators mit der Plattenfläche A und dem Plattenabstand d, der mit einem Medium der Dielektrizitätszahl ε_r gefüllt ist, beträgt

$$C = \varepsilon_0 \cdot \varepsilon_r \cdot \frac{A}{d}$$

Sie wächst also mit zunehmender Plattengröße und zunehmender Dielektrizitätszahl des Mediums zwischen den Platten und nimmt mit zunehmendem Plattenabstand ab.

Wäre sie von der angelegten Spannung abhängig, so wäre der Begriff der Kapazität sinnlos.

4.207 ✓ *richtig ist B* Die drei Spannungsquellen sind parallel geschaltet, so daß die jeweils gleichnamigen Pole auf das gleiche Potential gezwungen werden. Die vom Meßinstrument angezeigte Gesamtspannung (die Differenz der Potentiale) ist daher gleich jeder der drei Einzelspannungen, nämlich 6 V.

4.208 ✓ *richtig ist E* Die an den Drahtstücken jeweils anliegenden Spannungen verhalten sich wie die jeweiligen elektrischen Widerstände der Teilstücke. Da der

Widerstand eines Drahtes, bei unveränderter Länge und unverändertem Material, zu dessen Querschnitt umgekehrt proportional ist, verhalten sich die Widerstände der Drahtstücke und damit auch die anliegenden Spannungen, wie $U_1 : U_2 = \frac{1}{r_1^2} : \frac{1}{r_2^2} = 1 : \frac{1}{4} = 4 : 1$.

4.209 ✓ *richtig ist B* Nach dem Coulombschen Gesetz sind die Kräfte proportional zu jeder der beiden Ladungen, zum Kehrwert des Abstandsquadrates der beiden Ladungen voneinander und zum Kehrwert der Dielektrizitätszahl; sie sind einander entgegengesetzt (Actio und Reactio) und wirken entlang der Verbindungslinie zwischen den beiden Ladungen. Bei Ladungen gleichen Vorzeichens wirken sie abstoßend, bei Ladungen verschiedenen Vorzeichens anziehend.

4.210 ✓ *richtig ist (1,C) (2,D)* In der ersten Schaltung mißt das Voltmeter die am Widerstand anliegende Spannung (es ist ja mit den beiden Anschlüssen des Widerstandes direkt verbunden), das Amperemeter jedoch den Strom durch den Widerstand plus den Strom durch das Voltmeter. Daher wird die Spannung korrekt, der Strom jedoch zu groß gemessen.

Bei der zweiten Schaltung ist das Amperemeter richtig in Reihe mit dem Widerstand geschaltet, so daß es den durch den Widerstand fließenden Strom korrekt mißt. Das Voltmeter jedoch mißt nicht den Spannungsabfall am Widerstand, sondern die Summe der Spannungsabfälle an den in Reihe geschalteten Widerstand und Amperemeter, also einen zu großen Wert.

4.211 ✓ *richtig ist C* Die gleiche Masse Niederschlag besteht bei Silber aus doppelt so vielen Atomen, wie bei Gold, da Silber die halbe relative Atommasse wie Gold besitzt.

Da Silber einwertig ist, benötigt man jedoch nur eine Elementarladung um ein Atom abzuscheiden, während beim 3-wertigen Gold je Atom drei Elementarladungen fließen müssen.

Um die gleiche Masse Silber abzuscheiden, wird also 2/3 der Ladung benötigt wie bei Gold. Der gleiche Strom muß also bei Silber nur 2/3 der Zeit fließen, die er bei Gold fließen muß, also $2/3 \cdot 12h = 8h$.

4.212 ✓ *richtig ist A* Ein elektrischer Dipol erfährt in einem homogenen elektrischen Feld nur ein Drehmoment, in einem inhomogenen elektrischen Feld jedoch im allgemeinen zusätzlich eine Kraft, die eine Ortsveränderung bewirken kann. Das auf den Dipol wirkende Drehmoment dreht ihn zu den Feldlinien hin. Wird es umgepolt, so folgt der Dipol der Feldrichtung und durch wiederholtes Umpolen (Wechselfeld) kann (hinreichend geringe Frequenz voarausgesetzt) der Dipol periodisch seine Richtung ändern.

4.213✓ *richtig ist D* Die Magnete ziehen sich dann gegenseitig an, wenn sich ungleichnamige Pole besonders nahe kommen. Dies ist in den Skizzen 2 und 3 der Fall, während bei der Anordnung 1 sich die gleichnamigen Pole näher sind als die ungleichnamigen.

4.214✓ *richtig ist C* Von wenigen Ausnahmen, wie dem Wasser abgesehen, nimmt die Dichte von Flüssigkeiten und Festkörpern mit zunehmender Temperatur ab, da die Masse konstant bleibt, das Volumen sich jedoch erhöht. Dasselbe gilt auch für Gase, wenn die Temperaturerhöhung bei konstantem Druck (isobar) durchgeführt wird.

Bei Metallen stehen viele freie Elektronen für die elektrische Leitung zur Verfügung, so daß die spezifische Leitfähigkeit vor allem durch die Reibung, die diese bei ihrer Bewegung durch das Metall erfahren bestimmt wird, und diese steigt mit der Temperatur an, so daß die spezifische Leitfähigkeit solcher Materialien mit steigender Temperatur abfällt.

Bei Halbleitern dagegen stehen wenige bewegliche Ladungsträger zur Verfügung, jedoch steigt deren Anzahl mit der Temperatur, was dazu führt, daß deren spezifische Leifähigkeit ebenfalls ansteigt.

4.215✓ *richtig ist D* Die Spannungen die an der Primär- und der Sekundärwicklung anliegen, verhalten sich wie die jeweiligen Windungszahlen. Da auf der Sekundärseite die Spannung an Wicklungen von 10 Windungen, 30 Windungen und 40 Windungen abgegriffen werden können, sind Spannungen von

$$200\,\text{V} \cdot \frac{10}{1\,000} = 2\,\text{V}$$

$$200\,\text{V} \cdot \frac{30}{1\,000} = 6\,\text{V}$$

$$200\,\text{V} \cdot \frac{40}{1\,000} = 8\,\text{V}$$

abgreifbar.

4.216✓ *richtig ist A* Zwischen der magnetischen Feldstärke H und der magnetischen Flußdichte B gilt der Zusammenhang (Definition von μ_0)

$$B = \mu_r \mu_0 H$$

wobei μ_r für Vakuum zu 1, für diamagnetische Stoffe kleiner als 1 und für paramagnetische Stoffe größer als 1 ist.

4.217✓ *richtig ist A* Bei einer Wechselspannungsquelle wird die Effektivspannung angegeben, die hier also 230 V beträgt. Die Scheitelspannung ist etwa um den Faktor 1,41 höher, liegt also bei etwa 325 V.

Die Frequenz des Haushaltsstromen beträgt 50 Hz, was einer Periodendauer von 20 ms entspricht.

4.218✓ *richtig ist D* Der Wechselstromwiderstand einer Spule der Induktivität L bei einer Frequenz ω ist

$$\omega \cdot L$$

Er nimmt also mit zunehmender Frequenz zu. Strom und Phase des Wechselstroms sind an einer Spule allerdings um $\pi/2$ verschoben.

4.219✓ *richtig ist C* Der Scheitelwert der auf dem Bildschirm sichtbaren Kurve liegt bei 1 cm, was bei einer Einstellung der Y-Verstärkung auf 10 V / cm einen Spannungsscheitelwert von $1\,\text{cm} \cdot 10\,\text{V}/\text{cm} = 10\,\text{V}$ bedeutet.

Ein Meßwert mit der Einheit V / cm kann keine Spannung charakterisieren, da dies keine Spannungseinheit ist.

4.220✓ *richtig ist D* Wird Ladung transportiert, fließt also ein Strom, so wird dieser stets von einem Magnetfeld begleitet.

Ein solcher Transport kann jedoch in der ausschließlichen Bewegung positiver oder negativer Ladung bestehen. In wässrigen Lösungen jedoch liegen stets positiv und negativ geladene Teilchen vor, die dann in entgegengesetzte Richtungen bewegt werden.

4.221✓ *richtig ist E* Bei Halbleitern wird die Leitfähigkeit vor allem durch die Anzahl der zur Verfügung stehenden freien Ladungsträgern beeinflußt. Wird das Material erwärmt, so lösen sich aufgrund der erhöhten thermischen Energie vermehrt Ladungsträger und stehen für den Ladungstransport zur Verfügung: die Leitfähigkeit steigt und der Widerstand sinkt. Sinkt die Temperatur dagegen, so sinkt auch die Leitfähiget und der Widerstand nimmt zu.

4.222✓ *richtig ist (1,C) (2,A)* Der Widerstand des linken Zweiges beträgt 120 Ω, der Gesamtwiderstand des rechten Zweiges $20\,\Omega + 40\,\Omega = 60\,\Omega$, ist also nur halb so groß, wie der des linken Zweiges. Da an beiden Zweigen dieselbe Spannung anliegt, fließt durch den rechten Zweig ein doppelt so großer Strom, wie durch den linken, so daß sich zwei Teilströme von 0,1 A und 0,2 A ergeben. Wenn durch einen Widerstand von $120\,\Omega$ ein Strom von 0,1 A fließt, dann fällt an ihm eine Spannung von $120\,\Omega \cdot 0,1\,A = 12\,V$ ab. Bei einem Widerstand von $20\,\Omega$ und einem Strom von 0,2 A sind das $20\,\Omega \cdot 0,2\,A = 4\,V$.

5 Optik

5.1 ✓ *richtig ist A* Das Huygenssche Prinzip besagt, daß in isotropen Medien jeder Punkt einer Wellenfläche Ausgangspunkt einer Kugelwelle ist; die Einhüllende all dieser Kugelwellen ergibt die neue Wellenfläche.

Die Ausbreitungsgeschwindigkeit des Lichts ist in durchsichtigen Medien im allgemeinen von der Frequenz abhängig; dabei kann sie sowohl mit zunehmender Frequenz ansteigen als auch abfallen.

Interferenz ist bei allen Wellentypen möglich, unabhängig von der Form (ebene Wellen, Kugelwellen usw.).

Longitudinale Wellen können nicht polarisiert werden, da hier (anders als bei Transversalwellen) nur eine Schwingungsrichtung (nämlich die Ausbreitungsrichtung) zur Verfügung steht.

5.2 ✓ *richtig ist B* Licht kann als transversale Welle beschrieben und als solche auch polarisiert werden. Es zeigt je nach Experiment Wellen- oder Quanten- (Teilchen-) Charakter.

Damit sich zwei Wellen gleicher Schwingungsebene, Frequenz und Amplitude bei Interferenz auslöschen, müssen sie eine Phasendifferenz von π haben (nicht von $\pi/2$).

5.3 ✓ *richtig ist (1,D) (2,B)* Die eingezeichneten Strecken sind:

(A) Abstand der beiden Strahlen voneinander

(B) Gangunterschied zwischen den beiden Strahlen

(C) Gitterkonstante minus Strichbreite

(D) Gitterkonstante

(E) Strichbreite

5.4 ✓ *richtig ist B* Totalreflexion tritt auf, wenn ein Lichtstrahl aus einem optisch dichteren Medium unter einem größeren Winkel (gemessen gegen die Grenzflächennormale) als ein bestimmter Grenzwinkel auf ein optisch dünneres Medium trifft. Hierbei wird dann die gesamte auf die Grenzfläche auffallende Strahlung reflektiert, wobei das Reflexionsgesetz gültig bleibt und der Einfallswinkel gleich dem Ausfallswinkel ist.

Wenn sich die untergehende Sonne auf einer Wasseroberfläche spiegelt, dann trifft das Licht vom optisch dünneren Medium (Luft) kommend auf ein optisch dichteres Medium (Wasser), so daß eine Totalreflexion nicht möglich ist.

5.5✓ *richtig ist B*   Das Funksignal ist eine elektromagnetische Welle, es breitet sich also im Vakuum (unabhängig von seiner Frequenz) mit der Lichtgeschwindigkeit (300000 km/s) aus. Um die Strecke von $2 \cdot 1,5 \cdot 10^8$ km $= 3 \cdot 10^8$ km zurückzulegen, braucht es also $\frac{3 \cdot 10^8 \text{km}}{300000 \text{km/s}} = 1 \cdot 10^3$ s.

5.6✓ *richtig ist A*   Es gilt (Abbildungsgleichung):

$$\frac{B}{G} = \frac{b}{g}$$

Die Bildweite ist jeweils etwa die Brennweite, während Gegenstandsweite und Gegenstandsgröße in beiden Fällen gleich sind. Wir haben damit

$$B_1 = \frac{f_1}{G \cdot g}$$

und

$$B_2 = \frac{f_2}{G \cdot g}$$

und erhalten

$$B_1/B_2 = f_1/f_2.$$

5.7✓ *richtig ist A*   Die Vergrößerungsstufen von Objektiv und Okular multiplizieren sich zur Gesamtvergrößerung. Es läß sich also 800-fach durch 20-fach (Okular) und 40-fach (Objektiv), 400-fach durch 10-fach und 40-fach, 120-fach durch 20-fach und 6-fach und 60-fach durch 10-fach und 6-fach einstellen; nicht jedoch 45-fach.

5.8✓ *richtig ist E*   Beim Durchgang von polarisiertem Licht durch optisch aktive Substanzen wird die Polarisationsebene gedreht. Die Frequenzabhängigkeit dieses Effektes wird als Rotationsdispersion bezeichnet.

5.9✓ *richtig ist E*   Licht ist eine transversale elektromagnetische Welle. Es gibt daher zwei senkrecht aufeinander stehende Polarisationsebenen. Ist in einer Lichtwelle nur eine der beiden Polarisationsrichtungen vertreten, so ist sie linear polarisiert. Licht breitet sich im Vakuum mit einer Geschwindigkeit von etwa 300000 km/s aus und zeigt in manchen Experimenten (z.B. bei der Beugung am Strichgitter) Welleneigenschaften, bei anderen Experimenten Teilcheneigenschaften.

5.10✓ *richtig ist C*   Die Frequenzen des sichtbaren Lichtes liegen im Bereich von etwa $3,8 \cdot 10^{14}$ Hz bis $7,5 \cdot 10^{14}$ Hz, die der infraroten Strahlung etwa bei $3 \cdot 10^{11}$ Hz bis $3,8 \cdot 10^{14}$ Hz und die der ultravioletten Strahlung etwa bei $7,5 \cdot 10^{14}$ Hz bis $3 \cdot 10^{17}$ Hz. Die richtige Reihenfolge ist also: IR, VIS, UV.

5.11✓ *richtig ist D*   Für das menschliche Auge sichtbar ist der Bereich von etwa 400 nm bis etwa 800 nm Wellenlänge. Hiervon ist der Bereich von etwa 670 nm bis 800 nm im Spektrum vorhanden, also der langwellige, rote Bereich des sichtbaren Spektrums. Das Licht würde dem Auge also rot erscheinen.

5.12✓ *richtig ist A*   Tritt ein Lichtstrahl von einem optisch dünneren in ein optisch dichteres Medium, so wird er zur Oberflächennormalen hin abgelenkt, tritt er vom optisch dichteren wieder in das optisch dünnere Medium über, so erfolgt die Ablenkung von der Oberflächennormalen weg. Sind die beiden Grenzflächen wie bei der planparallelen Platte parallel (und das Medium optisch homogen), so verläuft der Strahl vor und nach dem optisch dichteren Medium parallel (jedoch versetzt). Dies wird in Diagramm A qualitativ richtig wiedergegeben.

5.13✓ *richtig ist C*   Für die Ablenkung an den Grenzflächen des Prismas ist der Einfallswinkel, unter dem der Lichtstrahl auf die Grenzfläche trifft, ebenso entscheidend wie das Verhältnis der Brechzahlen des Prismas und des umgebenden Mediums. Außerdem ist der Winkel γ zwischen den Prismenflächen relevant, da von ihm der Einfallswinkel des Lichtstrahls auf der zweiten Prismenfläche abhängt.

Für den Winkel δ nicht von Bedeutung ist die Länge des Lichtweges im Prisma da mit α und γ auch die anderen Winkel unverändert bleiben.

5.14✓ *richtig ist (1,C) (2,D)*   Die Abbildungsgleichungen lauten

$$\frac{B}{G} = \frac{b}{g}$$

und

$$\frac{1}{f} = \frac{1}{b} + \frac{1}{g}$$

Vorgegeben sind $G = 6$ cm, $g = 8$ cm und $b = 24$ cm, so daß $B = \frac{24 \text{cm}}{8 \text{cm}} 6 \text{cm} = 18$ cm ist. Mit der zweiten Abbildungsgleichung ergibt sich $\frac{1}{f} = \frac{1}{24 \text{cm}} + \frac{1}{8 \text{cm}} = \frac{1}{6 \text{cm}}$, und damit ist $f = 6$ cm.

5.15 ✓ *richtig ist D* Um die optische Aktivität der Substanz, also das Drehen der Polarisationsebene von linear polarisiertem Licht beim Durchgang durch die Substanz, beobachten zu können, muß in die Meßzelle linear polarisiertes (monochromatisches) Licht eingestrahlt werden und nach dem Durchgang durch die Zelle die Polarisationsrichtung des Lichtes bestimmt werden.

Bei der skizzierten Anordnung liefert die Lichtquelle weißes Licht, aus dem beim Durchgang durch den Monochromator eine Farbe ausgefiltert wird. Das anschließende Polarisationsfilter läßt nur Licht einer Polarisationsrichtung durch, so daß linear polarisiertes Licht in die Meßzelle fällt. Um die Untersuchung zu vervollständigen, muß nun die Polarisation des Lichtes nach der Meßzelle bestimmt werden. Dies kann durch eine weitere, drehbare Polarisationsfolie zwischen der Meßzelle und dem Ort des Beobachters geschehen.

5.16 ✓ *richtig ist A* Bei einer sphärisch geschliffenen Linse ist die Brennweite, wie in (A) dargestellt, für achsenferne Strahlen kleiner als für achsennahe. Dieser Linsenfehler wird als sphärische Aberration bezeichnet.

5.17 ✓ *richtig ist E* Beim Lichtmikroskop entwirft das Objektiv vom Gegenstand ein vergrößertes, reelles Zwischenbild, von dem das Okular ein (nochmals vergrößertes) virtuelles Bild entwirft. Die Gesamtvergrößerung des Mikroskopes hängt dabei neben der Tubuslänge und der Sehweite auch von den Brennweiten von Objektiv und Okular ab ($V = \frac{t \cdot s_0}{f_1 \cdot f_2}$).

Das Auflösungsvermögen eines Mikroskopes ist proportional zur Brechzahl der verwendeten Immersionsflüssigkeit (es wächst also mit dessen Brechzahl).

5.18 ✓ *richtig ist C* Die Linsengleichung gibt für eine scharfe Abbildung zwischen Gegenstandsweite g, Brennweite f, und Bildweite b die Beziehung

$$b = \frac{1}{\frac{1}{f} - \frac{1}{g}}$$

an. Da die Brennweite 5 cm und Gegenstandsweite 30 cm betragen, muß die Gegenstandsweite

$$b = \frac{1}{\frac{1}{5\,\text{cm}} - \frac{1}{30\,\text{cm}}} = 6\,\text{cm}$$

sein.

5.19 ✓ *richtig ist (1,C) (2,B) (3,A)* Entscheidend für die Wirkung einer Linse ist der Quotient aus seiner Brechzahl und der Brechzahl des umgebenden Mediums.

Bei einer Bikonvexlinse ist die Brechkraft umso größer, je größer dieser Quotient ist.

In Wasser wird der Brechwert der Linse also kleiner, da die Brechzahl von Wasser ($n = 1{,}33$) größer ist als von Luft ($n = 1$). Da sie jedoch kleiner ist als die des Linsenmaterials ($n = 1{,}53$), bleibt der Brechwert der Linse positiv.

Bei Benzol ist die Brechzahl des umgebenden Mediums gleich groß, wie die des Linsenmaterials. Licht wird dann beim Durchgang durch die Linse nicht abgelenkt und die Brechkraft der Linse verschwindet.

Befindet sich die Linse in 1-Brom-naphthalin, so ist die Brechzahl des Linsenmaterials kleiner, als die des umgebenden Mediums und die Bikonvexlinse wirkt als Zerstreuungslinse, ihre Brechkraft ist also negativ.

5.20 ✓ *richtig ist B* Damit sich zwei Wellen gegenseitig auslöschen können, müssen sie die gleiche Frequenz und die gleiche Amplitude besitzen, gleich polarisiert sein und eine Phasendifferenz von einer halben Periode haben (Interferenzbedingung).

5.21 ✓ *richtig ist B* Bei zwei dicht hintereinander gesetzten dünnen Linsen addieren sich die Kehrwerte der Brennweiten der einzelnen Linsen zum Kehrwert der Gesamtbrennweite. Da die Brennweiten der Einzellinsen hier 6 cm und 30 cm sind, ist der Kehrwert der Gesamtbrennweite

$$\frac{1}{6\,\text{cm}} + \frac{1}{30\,\text{cm}} = \frac{1}{5\,\text{cm}}$$

Die Gesamtbrennweite ist also 5 cm.

5.22 ✓ *richtig ist E* Für eine Schwingung benötigt Licht der Frequenz $5 \cdot 10^{14}$ Hz gerade $\frac{1}{5 \cdot 10^{14}}$ s. In dieser Zeit legt es $2{,}5 \cdot 10^8 \frac{\text{m}}{\text{s}} \cdot \frac{1}{5 \cdot 10^{14}}$ s $= 0{,}5 \cdot 10^{-6}$ m zurück. Seine Wellenlänge λ beträgt in dem Lichtleiter also

$$\lambda = 0{,}5 \cdot 10^{-6}\,\text{m} = 0{,}50\,\mu m$$

5.23 ✓ *richtig ist D* Bei normaler Rotationsdispersion wird bei hochfrequentem Licht die Schwingungsebene stärker gedreht als bei niederfrequentem (also bei blauem Licht stärker als bei gelben und bei gelbem stärker als bei rotem).

Zucker zeigt normale Rotationsdispersion.

5.24 ✓ *richtig ist C* Der Brechwert ergibt sich als Kehrwert der Brennweite. Er ist also

$$\frac{1}{-40\,\text{cm}} = -\frac{1}{0{,}4\,\text{m}} = -2{,}5\,\text{dpt}$$

5.25 ✓ *richtig ist B* Die Vergrößerung einer Lupe ist gegeben durch das Verhältnis von Sehwinkel bei der Verwendung der Lupe und dem Sehwinkel im Abstand von 25 cm ohne optische Hilfsmittel. Damit der Sehwinkel verdreifacht wird, muß die ursprüngliche Gegenstandsweite vom 25 cm (Abstand vom Auge) auf ein Drittel dieses Wertes reduziert werden. Da bei einer Lupe die Gegenstandsweite etwa gleich groß wie die Brennweite gewählt wird, muß die Brennweite der Lupe etwa

$$\frac{25\,\text{cm}}{3}$$

betragen.

5.26 ✓ *richtig ist A* Da die Brennweite eines sphärischen Hohlspiegels gerade der halbe Krümmungsradius ist, befindet sich der abgebildete Gegenstand im Abstand der doppelten Brennweite vom Spiegel. Aus der Abbildungsgleichung

$$\frac{1}{f} = \frac{1}{b} + \frac{1}{g}$$

ergibt sich bei einer Bildweite von $2f$ auch eine Gegenstandsweite von $2f = 20$ cm. Da also Bild– und Gegenstandsweite gleich sind, wird der Gegenstand in Originalgröße (1 cm) abgebildet.

5.27 ✓ *richtig ist A* Der Grenzwinkel der Totalreflexion ist derjenige Winkel, unter dem nach dem Brechungsgesetz der gebrochene Strahl in der Grenzfläche verläuft. Dieser Winkel ist also gegeben durch

$$1,5 \cdot \sin\beta_g = 1,33 \cdot \sin 90°$$
$$\Rightarrow \quad \sin\beta_g = \frac{1,33}{1,5}$$

5.28 ✓ *richtig ist E* Lumineszenz, also das Abstrahlen von gewissen Energieportionen in Form von Licht hat mit Wellencharakter wenig zu tun, ebenso die (Total-) Reflexion des Lichtes — das Reflexionsgesetz gilt auch für reine Teilchen.

Brechung dagegen, also insbesondere auch frequenzabhängige Brechung, wie sie der chromatischen Aberration zugrundeliegt, läßt sich aus dem Wellencharakter des Lichtes erklären.

Als das typischste Wellenphänomen aber gilt die Interferenz, bei der Wellenlängen und Phasenunterschiede direkt sichtbar werden.

5.29 ✓ *richtig ist A* Das Objektiv entwirft ein reelles, das Okular ein virtuelles Bild.

Bei üblichen Mikroskopen wird der Tubus nicht evakuiert, da die in ihm enthaltene Luft den Strahlengang von Licht im sichtbaren Bereich nicht wesentlich stört und das Auflösungsvermögen im wesentlichen durch die Wellenlänge des verwendeten Lichts begrenzt ist.

5.30 ✓ *richtig ist (1,C) (2,A)* Der sichtbare Bereich der elektromagnetischen Strahlung erstreckt sich von etwa 400 nm (blau) bis etwa 800 nm (rot).

Im ersten Spektrum sind zwei Linien, die eine bei etwa 540 nm, was etwa dem grünen Bereich entspricht und eine um 1 020 nm, also außerhalb des sichtbaren Teils des Spektrums zu erkennen.

Im zweiten Spektrum liegt eine Linie unterhalb und eine oberhalb des sichtbaren Bereichs, so daß die Strahlung insgesamt unsichtbar bleibt.

5.31 ✓ *richtig ist E* Da sich die verschiedenen Wellenlängen des Lichts gegenseitig nicht beeinflussen und auch das Farbfilter die durchgelassenen Wellenlängen ungestört passieren läßt, kann es an jeder Stelle in den Strahlengang eingebracht werden.

5.32 ✓ *richtig ist D* Werden zwei dünne Sammellinsen dicht hintereinandergesetzt, so addieren sich ihre Brechwerte. Es ist also

$$\frac{1}{f} = \frac{1}{f_1} + \frac{1}{f_2}$$

und damit

$$f = \frac{1}{\frac{1}{f_1} + \frac{1}{f_2}} = \frac{f_1 \cdot f_2}{f_1 + f_2}.$$

5.33 ✓ *richtig ist C* Wird ein Lichtstrahl unter dem Brewsterwinkel an einer Glasplatte reflektiert, so ist sowohl der reflektierte, als auch der in die Glasplatte eindringende Strahl polarisiert (wobei die beiden Polarisationsrichtungen senkrecht aufeinander stehen).

Beim Durchgang eines polarisierten Lichtstrahls durch eine Zuckerlösung wird zwar die Polarisationsebene des Lichstrahls gedreht, jedoch kann auf diese Weise aus unpolarisiertem Licht kein polarisiertes erzeugt werden.

Ein dichroitische Folie enthält lange, parallel angeordnete Moleküle, die eine Polarisationsrichtung besonders wenig, alle anderen Polarisationsrichtungen jedoch stark dämpft, so daß ein hindurchtretender zunächst unpolarisierter Lichtstrahl nach dem Durchgang fast vollständig polarisiert ist.

5.34✓ *richtig ist E* Bei einem Hohlspiegel (Konkavspiegel) (und bei Sammellinsen) erhält man ein virtuelles Bild, wenn die Gegenstandsweite kleiner ist als die Brennweite des Spiegels. Bei Konvexspiegeln und Zerstreuungslinsen ist das entstehende Bild in jedem Fall virtuell, ebenso bei einem ebenen Spiegel.

5.35✓ *richtig ist D* Die Dichte macht sich weder bei einem Polarisationsmikroskop noch bei Beobachtung mit gewöhnlichem Licht bemerkbar.

Bei der Doppelbrechung werden zwei Polarisationsrichtungen des Lichts unterschiedlich gebrochen. Bei Beobachtung mit polarisiertem Licht wird dieser Effekt mehr oder weniger abgeschwächt. Hierdurch kann sich der Kontrast gegenüber einer Beobachtung mit natürlichem Licht ändern.

Liegt beim Objekt Dichroismus vor, so wird polarisiertes Lichts anders absorbiert als unpolarisiertes (natürliches). Dies kann den Kontrast beeinflussen.

5.36✓ *richtig ist D* Die Schwingungsrichtung einer Lichtwelle kann jede Richtung sein, die senkrecht auf der Ausbreitungsrichtung steht (Skizzen (2), (3) und (4)). Longitudinalwellen, wie in Skizze (1), (Schwingungsrichtung parallel zur Ausbreitungsrichtung) sind bei Licht nicht möglich.

5.37✓ *richtig ist C* Licht breitet sich im Vakuum geradlinig aus. In Materie hängt die Ausbreitungsgeschwindigkeit im allgemeinen von der Frequenz ab, sie ist jedoch stets kleiner als im Vakuum. An kleinen Öffnungen wird Licht gebeugt; hier wird seine Welleneigenschaft sichtbar.

5.38✓ *richtig ist B* Beim Eintritt in die Glasplatte wird der Lichtstrahl jeweils zur Oberflächennormalen hin gebrochen (jedoch nicht über sie hinaus); nach dem Verlassen der Platte ist der Strahlengang jeweils wieder parallel zum Strahlengang vor dem Eintritt in die Platte. Dies wird in der Zeichnung B richtig wiedergegeben.

5.39✓ *richtig ist E* Bei Glas ist die Brechzahl von der Frequenz des einfallenden Lichtes abhängig. Dies führt dazu, daß die Brennweite einer Linse für verschiedene Farben (etwas) unterschiedliche Werte annimmt. Dieser Linsenfehler wird chromatische Aberration genannt.

Ist die Linse sphärisch geschliffen, so werden achsenferne Strahlen im Verhältnis zu achsennahen Strahlen zu stark gebrochen, so daß für sie die Brennweite geringer ist als für achsennahe Strahlen. Dieser Linsenfehler wird sphärische Aberration genannt.

Beide Effekte und damit auch beide Linsenfehler treten sowohl bei Sammel- als auch bei Zerstreuungslinsen auf.

5.40✓ *richtig ist C* Bei der Abbildung an einem ebenen Spiegel ist die Bildweite gleich der Gegenstandsweite. Dies gilt sowohl für den Fußpunkt des Gegenstandes als auch für seine Spitze. Richtig ist also C.

5.41✓ *richtig ist A* Der gestrichelte Strahl geht vom unteren Endpunkt des Abbildungsgegenstandes aus und geht deshalb durch den Bildpunkt dieses Punktes. Dies ist der obere Endpunkt des Bildes; also ist die Richtung A richtig.

5.42✓ *richtig ist D* Da die Brechzahl der Linsen kleiner ist als die des umgebenden Mediums, wirken die beiden Konkavlinsen (1) und (3) als Sammellinsen; die beiden Konvexlinsen (2) und (4) dagegen wirken als Zerstreuungslinsen.

5.43✓ *richtig ist B* Die Vergrößerung V eines Mikroskopes mit der Tubuslänge t, der Sehweite s_0, der Okularbrennweite f_1 und der Objektivbrennweite f_2 ist $V = \frac{t \cdot s_0}{f_1 \cdot f_2}$. Wird f_1 verdreifacht und f_2 verdoppelt, so sinkt die Vergrößerung auf ein Sechstel, also von ursprünglich 480 auf 80.

5.44✓ *richtig ist A* Das Licht wird beim Eintritt in das Prisma zur Oberflächennormalen hin gebrochen, beim Austritt von der Oberflächennormalen weg. Dabei ist die Brechung jeweils für blaues (kurwelliges) Licht stärker als für rotes (langwelliges). Dies wird in der Skizze A richtig dargestellt.

5.45✓ *richtig ist E* Der reflektierte Strahl ist dann vollständig polarisiert, wenn er senkrecht auf dem gebrochenen steht. Dies ist dann der Fall, wenn $\alpha + \beta = 90°$ gegeben ist.

5.46✓ *richtig ist C* Der blaue Bereich liegt im hochfrequenten Anteil des sichtbaren Spektrums, der rote Anteil im niederfrequenten bei etwas mehr als der halben Frequenz. Etwa dort liegt der Wert von $4{,}5 \cdot 10^{14}$ Hz.

5.47 ✓ *richtig ist B*   Bei Streuung von Licht an kleinen Teilchen in einer trüben Flüssigkeit kann senkrecht zur Ausbreitungsrichtung des einfallenden Strahls polarisiertes Licht beobachtet werden.

Bei der Reflexion von Licht an Glasplatten werden die Polarisationsrichtungen unterschiedlich auf reflektierten und gebrochenen Strahl aufgeteilt; unter dem Brewster-Winkel (reflektierter und gebrochener Strahl stehen senkrecht aufeinander) sind beide vollständig polarisiert.

Dichroitische Folien absorbieren bevorzugt eine Polarisationsrichtung des Lichtes. Nach dem Durchgang durch eine solche Folie ist das Licht (teilweise) polarisiert.

Beim Kalkspat werden die Polarisationsrichtungen unterschiedlich stark gebrochen (die Brechzahl hängt von der Polarisation des Lichts ab). Durch geeignete Anordnung können die beiden Polarisationsrichtungen zunächst unterschiedliche Richtungen erhalten und unter unterschiedlichen Winkeln auf eine Grenzfläche treffen, an der die eine Polarisationsrichtung totalreflektiert wird.

Vakuum zeigt keine Dispersion.

5.48 ✓ *richtig ist D*   Die Skizzen A und C stellen den Strahlengang, der in Luft geradlinig ist, nicht richtig dar. Die kleine Lochblende wirkt in den anderen drei Skizzen wie eine (nahezu) punktförmige Lichtquelle. Die von ihr ausgehenden Strahlen sind nach dem Durchgang durch die Sammellinse dann parallel, wenn sie (die Lochblende, nicht die Lichtquelle Q!) im Brennpunkt der Linse ist. (Alle von ihr ausgehenden Strahlen sind Brennpunktsstrahlen, die nach der Linse parallel zur optischen Achse verlaufen.)

5.49 ✓ *richtig ist A*   Beim Durchgang durch ein durchsichtiges Medium ändert sich die Frequenz von Licht nicht. Nach dem Durchgang ist auch die Wellenlänge dieselbe wie vor dem Durchgang (im Medium ist sie i.a. anders). Eine Lösung ist stets isotrop, so daß hier keine Doppelbrechung auftreten kann. Die Lösung einer optisch aktiven Substanz dreht jedoch die Polarisationsebene.

5.50 ✓ *richtig ist A*   Für den Beugungswinkel β, unter dem ein Maximum *n*-ter Ordnung zu sehen ist, gilt:

$$\sin\beta = \frac{n\cdot\lambda}{g}$$

(*g*: Gitterkonstante, λ: Wellenlänge des einfallenden Lichtes). Verdoppelt man also die Gitterkonstante, so halbieren sich die jeweiligen Beugungswinkel der Maxima und damit (näherungsweise) auch deren Abstände voneinander.

5.51 ✓ *richtig ist B*   Bei der Totalreflexion werden alle Polarisationsrichtungen gleichermaßen reflektiert, so daß kein polarisiertes Licht entsteht. Beim Durchstrahlen einer optisch drehenden Substanz werden alle Polarisationsebenen um den gleichen Winkel gedreht, so daß auch hier keine Polarisation zustande kommt.

Dichroitische Substanzen jedoch absorbieren Licht einer bestimmten Polarisationsrichtung bevorzugt, so daß das übrigbleibende Licht polarisiert ist.

5.52 ✓ *richtig ist B*   Da die Gegenstandsweite größer als die Brennweite ist, entwirft die Sammellinse ein reelles Bild. Die Bildweite *b* ergibt sich aus der Gegenstandsweite *g* und der Brennweite *f* mit der Linsengleichung

$$\frac{1}{f} = \frac{1}{b} + \frac{1}{g}$$

zu

$$b = \frac{1}{\frac{1}{f} - \frac{1}{g}} = \frac{1}{\frac{1}{10\,\text{cm}} - \frac{1}{50\,\text{cm}}} = 12{,}5\,\text{cm}$$

5.53 ✓ *richtig ist A*   Bei dicht aneinandergesetzten Linsen addieren sich deren Brechwerte zum Gesamtbrechwert. Dieser ergibt sich hier also zu

$$\frac{1}{12\,\text{cm}} + \frac{1}{-48\,\text{cm}} = \frac{3}{48\,\text{cm}}$$

so daß die Brennweite des Gesamtsystemsystems

$$\frac{48\,\text{cm}}{3} = 16\,\text{cm}$$

und damit positiv ist. Das System wirkt also sammelnd.

5.54 ✓ *richtig ist A*   Das Diagramm A gibt den Vorgang richtig wieder.

Bei Diagramm B ist, ebenso wie bei Diagramm E, beim unteren Austritt aus der Platte das Brechungsgesetz verletzt (nach dem Durchgang durch eine planparallele Platte konstanten Brechwertes ist der austretende Strahl parallel zum einfallenden).

In Diagramm C sind nur maximal drei Reflexionen berücksichtigt und im Diagramm D entsprechen die oben aus der Platte austretenden Strahlen wie auch im Diagramm E, nicht dem Brechungsgesetz und die oben reflektierten Strahlen, nicht dem Reflexionsgesetz.

5.55 ✓ *richtig ist B*   Das Auflösungsvermögen eines Lichtmikroskops ist zur Brechzahl der verwendeten Immersionsflüssigkeit direkt und zur Welllenlänge des verwendeten Lichts umgekehrt proportional. Sie steigt also mit zunehmender Brechzahl der Immersionsflüssigkeit und sinkt mit zunehmender Wellenlänge des verwendeten Lichts.

Die Abbildungseigenschaften, also auch die Vergrößerung eines Mikroskops hängen (über die Abbildungsgleichung) von den Brennweiten des verwendeten Objektivs, das ein reelles Zwischenbild entwirft, und des Okulars, das als Lupe wirkt, durch das das Auge dieses Zwischenbild betrachtet, ab.

5.56 ✓ *richtig ist C* Bei der Bildkonstruktion werden in der Regel Brennpunktsstrahlen, Parallelstrahlen und Mittelpunktsstrahlen verwendet, weil diese leicht geometrisch konstruiert werden können. In Wirklichkeit tragen aber alle Strahlen, die von einem Punkt des Gegenstandes ausgehen und durch die Linse hindurchgehen zur Abbildung dieses Punktes bei, so daß die Abdunkelung eines (kleinen) Teils der Linse — z.B. durch eine Fliege — das Bild nur (wenig) lichtschwächer macht.

5.57 ✓ *richtig ist C* Da Glas optisch dichter ist als Luft, wirken Linsen aus diesem Material dann als Sammellinsen, wenn sie konvex sind, wie die abgebildeten Linsen (2) und (4). Die Linsen (1) und (3) dagegen wirken als Zerstreuungslinsen.

5.58 ✓ *richtig ist B* Die Frequenz des Lichts beträgt $5 \cdot 10^{14}$ Hz, die Periodendauer ist daher $1/(5 \cdot 10^{14}\,\text{Hz}) = 2 \cdot 10^{-15}$ s. In dieser Zeit legt die Welle in Luft etwa $300\,000\,\text{km}/\text{s} \cdot 2 \cdot 10^{-15}\,\text{s} = 0{,}6\,\mu m$ zurück, in Glas nur $200\,000\,\text{km}/\text{s} \cdot 2 \cdot 10^{-15}\,\text{s} = 0{,}4\,\mu m$. Die Wellenlänge ist in Luft also $0{,}6\,\mu m$ und in Glas $0{,}4\,\mu m$.

5.59 ✓ *richtig ist A* Von dem in die erste Küvette einfallenden weißen Licht ist nach der ersten Küvette nur der Blauanteil noch übrig. Dieser wird von der Flüssigkeit in der zweiten Küvette nicht durchgelassen, so daß man hinter der zweiten Küvette Dunkelheit beobachtet.

5.60 ✓ *richtig ist B* Bei einer Küvettenlänge d, einer Konzentration c und einem spezifischen Drehwinkel α' gilt für den Winkel der optischen Drehung α:

$$\alpha = \alpha' \cdot c \cdot d$$

Er ist also der Küvettenlänge und der Konzentration direkt proportional. Der spezifische Drehwinkel hängt im allgemeinen vom Lösungsmittel ab (und kann sogar bei verschiedenen Lösungsmitteln verschiedene Vorzeichen haben).

5.61 ✓ *richtig ist B* Eine Lichtwelle breitet sich in einer Periode um eine Wellenlänge aus. Die Ausbreitungsgeschwindigkeit ist also

$$c = \frac{\lambda}{T}$$

oder, mit $f = 1/T$:

$$c = \lambda \cdot f$$

5.62 ✓ *richtig ist C* Da das virtuelle Bild photographiert werden soll, muß die Entfernung zu diesem eingestellt werden, damit eine scharfe Abbildung im Photoapparat entsteht.

5.63 ✓ *richtig ist B* Für den Winkel α_n unter dem das n-te Beugungsmaximum zu sehen ist, gilt $\sin \alpha_n = \frac{n \cdot \lambda}{g}$. Beim ersten Beugungsmaximum ist das $\sin \alpha = \frac{\lambda}{g}$.

Da in der Regel $\lambda \ll g$ gilt, kann man für kleine n in der Regel aber $\alpha_n \approx \sin \alpha_n$ nähern.

5.64 ✓ *richtig ist A* Da das Bild gleichgroß ist wie der Gegenstand, ist die Bildweite b gleich groß wie die Gegenstandsweite g. Der Abstand zwischen Bild und Gegenstand beträgt 3 m, es ist also $b = g = 1{,}5\,\text{m}$.

Mit der Abbildungsgleichung

$$\frac{1}{f} = \frac{1}{b} + \frac{1}{g}$$

$$\Rightarrow f = \frac{1}{\frac{1}{b} + \frac{1}{g}}$$

ist dann

$$f = \frac{1}{\frac{1}{1{,}5\,\text{m}} + \frac{1}{1{,}5\,\text{m}}} = 0{,}75\,\text{m}$$

5.65 ✓ *richtig ist B* Der Grenzwinkel der Totalreflexion ist gegeben durch

$$\sin \alpha_g = \frac{n_2}{n_1}$$

Hier würde der gebrochene Strahl in der Grenzfläche verlaufen.

5.66 ✓ *richtig ist B* Der Brechwert einer Linse ist definiert als der Kehrwert ihrer Brennweite. Da die Brennweite einer Sammellinse positiv, einer Zerstreuungslinse jedoch negativ ist, ist auch der Brechwert einer Sammellinse positiv und einer Zerstreuungslinse negativ. Die Einheit des Brechwertes ist $1/\text{m} = 1$ dpt.

Setzt man zwei dünne Linsen eng nebeneinander, so addieren sich die Brechwerte der Einzellinsen zum Gesamtbrechwert des Linsensystems.

5.67 ✓ *richtig ist D*   Eine optisch drehende Substanz dreht alle Wellenlängen des Lichts, allerdings in Abhängigkeit von der Wellenlänge bzw. Frequenz des Lichts und der Konzentration der Lösung unterschiedlich stark.

Sind rechts- und linksdrehende Substanzen vorhanden, so kann sich deren Wirkung insgesamt kompensieren, z.B. wenn gleiche Konzentrationen optischer Isomere vorhanden sind.

5.68 ✓ *richtig ist A*   Das Phänomen der unterschiedlichen Absorption senkrecht aufeinanderstehender Polarisationsrichtungen des Lichts nennt man Dichroismus. Mit seiner Hilfe kann weitgehend linear polarisiertes Licht aus (natürlichem oder künstlichem) unpolarisiertem Licht gewonnen werden.

5.69 ✓ *richtig ist D*   Mit der Abbildungsgleichung (b = Bildweite)

$$\frac{1}{f} = \frac{1}{b} + \frac{1}{g}$$

und $g = 2f$ ergibt sich $b = g = 2f$. Da die Bildweite gleich der Gegenstandsweite ist, ist auch die Bildgröße gleich der Gegenstandsgröße und da die Bildweite positiv ist (Sammellinse, also $f > 0$), ist das Bild reell und umgekehrt (steht „auf dem Kopf").

5.70 ✓ *richtig ist D*   Beim Übertritt von einem Medium in das andere ändert sich nicht die Frequenz des Lichts, jedoch seine Ausbreitungsgeschwindigkeit und damit seine Wellenlänge. Für die Ausbreitungsgeschwindigkeiten in den beiden Medien gilt

$$\frac{c_1}{c_2} = \frac{n_2}{n_1}$$

(große Brechzahl heißt kleine Lichtgeschwindigkeit) und damit für die Wellenlängen

$$\frac{\lambda_1}{\lambda_2} = \frac{n_2}{n_1}$$

5.71 ✓ *richtig ist E*   In Skizze (1) ist ein Strahl parallel zur optischen Achse dargestellt, der nach der Reflexion korrekt durch den Brennpunkt geht, der umgekehrte

Fall ist in Skizze (3) zu sehen. In Skizze (2) ist die optische Achse des Spiegels gerade das Einfallslot und offensichtlich ist auch hier das Reflexionsgesetz (Einfallswinkel gleich Ausfallswinkel) erfüllt, so daß alle drei Strahlengänge möglich sind.

5.72 ✓ *richtig ist C*   Die Brennweite f erhält man aus der Gegenstandsweite $g = 20\,\text{cm}$ und der Bildweite $b = 20\,\text{cm}$ mit Hilfe der Linsengleichung

$$\frac{1}{f} = \frac{1}{b} + \frac{1}{g}$$

oder

$$
\begin{aligned}
f &= \frac{1}{\frac{1}{b} + \frac{1}{g}} \\
&= \frac{1}{\frac{1}{20\,\text{cm}} + \frac{1}{20\,\text{cm}}} \\
&= 10\,\text{cm}
\end{aligned}
$$

5.73 ✓ *richtig ist D*   Der Strahl beginnt an der Spitze des Gegenstandes und geht daher durch die Spitze des Bildes. Dies ist nur bei Strahl D der Fall.

5.74 ✓ *richtig ist C*   Die Linse besitzt einen Brechwert von 20 dpt, also eine Brennweite von $1/20\,\text{dpt} = 5\,\text{cm}$. Die Linsenvergrößerung ist damit (konventionelle deutliche Sehweite geteilt durch die Brennweite der Linse):

$$\frac{25\,\text{cm}}{5\,\text{cm}} = 5$$

5.75 ✓ *richtig ist C*   Sichtbares Licht kann polarisiert werden weil es keine Longitudonalwelle ist, sondern senkrecht zur Ausbreitungsrichtung schwingt, so daß die Schwingungsebene um die Ausbreitungsrichtung gedreht werden kann.

5.76 ✓ *richtig ist D*   Parallelstrahlen gehen durch den Brennpunkt einer Linse und Strahlen, die aus dem Brennpunkt der Linse kommen, werden zu Parallelstrahlen. Bei den ersten beiden Skizzen decken sich jeweils die Brennpunkte der beiden Linsen (in Skizze (1) links der linken Linse, in Skizze (2) zwischen den beiden Linsen) und der Strahlengang ist korrekt dargestellt.

In der Skizze (3) müßte die rechte Linse das Strahlenbündel weiter aufweiten, so daß sich bei korrektem

Strahlengang kein paralleles Bündel rechts der Linsen ergäbe.

5.77 ✓ *richtig ist E* Im Glas ist die Ausbreitungsgeschwindigkeit das $\frac{1}{n}$-fache der Vakuumausbreitungsgeschwindigkeit. Dadurch verringert sich die Wellenlänge um denselben Faktor, während die Frequenz der Welle und damit auch deren Kreisfrequenz unberührt bleibt. Das Produkt aus Frequenz und Wellenlänge ist nach wie vor gleich der Ausbreitungsgeschwindigkeit.

5.78 ✓ *richtig ist C* Das Brechungsgesetz verlangt, daß einfallender Strahl, Einfallslot und gebrochener Strahl in einer Ebene liegen.

Die Lichtgeschwindigkeit in einem Medium ist gegeben durch den Quotienten aus der Vakuumlichtgeschwindigkeit und der Brechzahl des Mediums. Bei einer Brechzahl von 1,33 ist die Lichtgeschwindigkeit also etwa $300\,000\,\mathrm{km\,s^{-1}}/1{,}33 \approx 225\,000\,\mathrm{km/s}$.

Tritt ein Lichtstrahl in ein optisch dichteres/dünneres Medium (höhere/niedrigere Brechzahl) ein, so verringert/vergrößert sich seine Ausbreitungsgeschwindigkeit, während seine Frequenz unverändert bleibt, so daß sich seine Wellenlänge verringert/vergrößert.

5.79 ✓ *richtig ist C* Die Vergrößerung einer Lupe ergibt sich als das Verhältnis der konventionellen deutlichen Sehweite von 25 cm zur Brennweite der Lupe; hier also zu $\frac{25\,\mathrm{cm}}{3{,}12\,\mathrm{cm}} \approx 8$.

5.80 ✓ *richtig ist D* Die Zeichnung (1) stellt eine Longitudinalschwingung dar, eine Schwingungsform, die bei Licht nicht auftritt.

Die Zeichnungen (2) und (3) könnten Momentaufnahmen des elektrischen oder magnetischen Feldes in verschiedene Richtungen linear polarisierten Lichtes darstellen.

5.81 ✓ *richtig ist A* Werden zwei dünne Linsen koaxial nahe hintereinandergesetzt, so addieren sich deren Brechwerte (Kehrwerte der Brennweiten) zum Gesamtbrechwert des Systems. Dieser ist, da die Brennweiten der beiden Linsen $-1{,}2\,\mathrm{m}$ und $0{,}6\,\mathrm{m}$ sind, hier $\frac{1}{-1{,}2\,\mathrm{m}} + \frac{1}{0{,}6\,\mathrm{m}} = \frac{1}{1{,}2\,\mathrm{m}}$ und die Brennweite somit 1,2 m. Das Gesamtsystem ist also sammelnd.

5.82 ✓ *richtig ist E* Strahlengang (1) ist unmöglich, weil beim Übergang zwischen den beiden Platten der Lichtstrahl über das Lot hinweggebrochen wird. Strahlengang (2) ist möglich, wenn $n_2 > n_1$ gilt; insbesondere ist der austretende Strahl parallel zum eintretenden. Ebenso möglich ist der geradlinige (ungebrochene) Durchgang durch die beiden Platten bei senkrechtem Einfall.

Im Prinzip möglich ist Doppelbrechung (Aufspaltung des Lichtstrahls in zwei Polarisationsrichtungen beim Eintritt in ein Medium), nicht jedoch bei Glas. Auch wird in keinem Fall ein (Teil-) Strahl über das Lot hinweggebrochen und bei planparallelen Platten tritt jeder Strahl stets parallel zum einfallenden aus dem Medium wieder aus, was in der Skizze für keinen der Strahlen zutrifft.

5.83 ✓ *richtig ist A* Kristalle, die Doppelbrechung zeigen, also zwei Polarisationsrichtungen des Lichtes unterschiedlich brechen, können, wie z.B. beim Nicolschen Prisma zur Erzeugung von linear polarisiertem Licht verwendet werden.

Linear polarisiertes Licht erhält man auch, wenn ein Strahl an der Oberfläche eines Mediums unter dem Brewsterwinkel einfällt und zum einen Teil reflektiert zum anderen Teil gebrochen wird. Dies hat jedoch mit Doppelbrechung nichts zu tun.

Ein optisches Gitter dagegen ist nicht geeignet linear polarisiertes Licht zu erzeugen.

5.84 ✓ *richtig ist A* Optisch drehende Substanzen drehen die Polarisationsebene durchgehenden Lichtes, an der Farbe jedoch ändern sie nichts und erzeugen auch kein polarisiertes Licht — unpolarisiertes Licht, bei dem alle Polarisationsrichtungen gleichermaßen vertreten sind, bleibt unpolarisiert.

5.85 ✓ *richtig ist B* Es gilt die Abbildungsgleichung (f: Brennweite, g: Gegenstandsweite, b Bildweite)

$$\frac{1}{f} = \frac{1}{b} + \frac{1}{g}$$

oder

$$f = \frac{1}{\frac{1}{b} + \frac{1}{g}}$$

Mit $b = g = 20\,\mathrm{cm}$ ergibt sich

$$f = \frac{1}{\frac{1}{20\,\mathrm{cm}} + \frac{1}{20\,\mathrm{cm}}} = 10\,\mathrm{cm}$$

5.86 ✓ *richtig ist A* Damit sich zwei Wellenzüge an einem Ort vollständig auslöschen können, müssen sie an diesem Ort gleiche Amplituden, gleiche Frequenzen und eine Phasenverschiebung, die ein ungeradzahliges Vielfaches von π ist, haben.

5.87 ✓ *richtig ist D*   Linear polarisiertes Licht ist solches, in dem die Schwingungsebene des elektrischen Feldvektors stets in einer Ebene (der Polarisationsebene) bleibt. In optisch drehenden Flüssigkeiten wird diese Polarisationsebene, nicht jedoch der Strahlengang beeinflußt. Ein statisches (zeitlich konstantes) elektrisches Feld ist an einem Lichtstrahl nicht beteiligt.

5.88 ✓ *richtig ist C*   Der Brechwert ist der Kehrwert der Brennweite. Eine Brennweite von 4 dpt bedeutet also eine Brennweite von $1/(4\,\text{dpt}) = 0{,}25\,\text{m} = 25\,\text{cm}$.

5.89 ✓ *richtig ist C*   Nach dem Durchgang durch die Küvette tritt weißes Licht aus, dessen spektrale Komponenten immer noch linear polarisiert sind; deren Polarisationsrichtung (Schwingungsebene) hängt jedoch von der Frequenz ab.

Doppelbrechung ist das Phänomen, daß verschieden Polarisationsrichtungen des Lichts unterschiedlich gebrochen werden — beim Durchgang durch die Küvette tritt dies nicht auf.

5.90 ✓ *richtig ist C*   Im sichtbaren Frequenzbereich des Lichts steigt bei Glas die Brechzahl des Mediums mit der Frequenz an. Dies ist nur in der Kurve C dargestellt.

5.91 ✓ *richtig ist D*   Die Brechzahl eines Mediums ist in der Regel frequenzabhängig; dieses Phänomen wird als Dispersion bezeichnet.

Beim Übergang zwischen optisch verschieden dichten Medien ändert sich zwar die Ausbreitungsgeschwindigkeit und damit die Wellenlänge des Lichts, nicht aber dessen Frequenz.

5.92 ✓ *richtig ist E*   Normalerweise steigt die optische Drehung im sichtbaren Wellenlängenbereich mit der Frequenz des verwendeten Lichts an. Dieses Verhalten wird nur durch die Kurve E dargestellt.

5.93 ✓ *richtig ist A*   Die Verwendung eines Immersionsöls kann die Auflösung eines Mikroskopes vergrößern, indem es die numerische Apertur und damit den Kegel der nicht am Deckglas totalreflektierten Strahlen vergrößert.

5.94 ✓ *richtig ist C*   Bei normaler Dispersion steigt die Brechzahl im sichtbaren Spektrum mit der Frequenz des Lichts an, so daß $n_{\text{rot}} < n_{\text{grün}} < n_{\text{blau}}$ gilt. Die Vakuumbrechzahl ist 1,00, in allen anderen Medien gilt $n > 1{,}0$.

Die Lichtgeschwindigkeit in einem Medium ist gegeben durch $\frac{c_V}{n}$ (wobei c_V die Vakuumlichtgeschwindigkeit von etwa $300\,000\,\text{km}/\text{s}$ ist). Bei $n = 1{,}33$ ist die Lichtgeschwindigkeit im Medium also etwa $225\,000\,\text{km}/\text{s}$.

5.95 ✓ *richtig ist E*   Zur Konstruktion eines Bildpunktes (hier der Spitze des Gegenstandes) verwendet man zwei Strahlen, die Parallelstrahlen (Strahlen parallel zur optischen Achse), Mittelpunktsstrahlen (Strahlen durch den Linsenmittelpunkt) oder Brennpunktsstrahlen (Strahlen durch den bei Sammellinsen auf der Gegenstandsseite, bei Zerstreuungslinsen auf der dem Gegenstand gegenüberliegenden Seite liegenden Brennpunkt der Linse) sind.

Bei der Abbildung A ist ein korrekter Brennpunktsstrahl und ein Strahl durch den falschen Brennpunkt eingezeichnet, bei der Abbildung B ein Mittelpunktsstrahl und ein Strahl durch den falschen Brennpunkt; Abbildung C zeigt einen korrekten Mittelpunktsstrahl und einen Parallelstrahl mit falscher Brechung (durch den falschen Brennpunkt).

In Abbildung D wird aus einem korrekten Parallelstrahl und einem korrekten Brennpunktsstrahl der Bildpunkt dennoch falsch konstruiert, da der korrekte Bildpunkt nicht auf dem vom Gegenstand kommenden Brennpunktstrahl, sondern auf der Verlängerung des gebrochenen Strahls auf die Gegenstandsseite hin liegen müßte.

In Zeichnung E wird der Bildpunkt korrekt mit Hilfe eines Mittelpunktsstrahls und eines Parallelstrahls konstruiert.

5.96 ✓ *richtig ist D*   Ein Polarimeter mißt die optische Aktivität einer Substanz. Hierzu wird zunächst mittels eines Polarisators monochromatisches Licht linear polarisiert und durch die Probe geschickt. Das durch die Probe gelaufene Licht passiert nun einen zweiten Polarisator, der um meßbare Winkel gedreht wird und aus der Abhängigkeit der Intensität des austretenden Lichts vom Drehwinkel des zweiten Polarisators, wird die optische Aktivität der Probe bestimmt.

5.97 ✓ *richtig ist B*   Jeder Strahl, der von der Spitze des Gegenstandes ausgeht, muß nach der Reflexion am Spiegel durch die Spitze des Bildes gehen. Dies ist nur bei den Strahlen (1) und (2) der Fall.

5.98 ✓ *richtig ist E* Glas ist optisch dichter als Luft, so daß eine plankonkave Linse ebenso, wie eine bikonkave Linse als Sammellinse wirkt und als Lupe benutzt werden kann.

Bei dünnen Linsen ist die Brennweite stets auf beiden Seiten gleich.

5.99 ✓ *richtig ist A* Der Strahlengang A kann zutreffen, wenn $n_1 > n_2$ gilt.

Nicht möglich ist

- Strahlengang B, da beim Übergang von der ersten Glasplatte zur zweiten der Strahl über das Lot hinweg gebrochen wird,

- Strahlengang C, weil der Lichtstrahl beim Eintritt in die erste Platte vom Lot weg gebrochen wird, also die Glasplatte optisch weniger dicht sein müßte, als Luft,

- Strahlengang D, weil der senkrecht auf die erste Platte einfallende Strahl beim Eintritt in die Platte seine Richtung ändert,

- Strahlengang E, weil der Lichtstrahl senkrecht aus der zweiten Glasplatte austritt, obwohl er nicht senkrecht auf die Grenzfläche auftrifft.

5.100 ✓ *richtig ist C* Die Vergrößerung V eines Mikroskops mit der Tubuslänge t und Sehweite s, der Okularbrechwert b_1 und der Objektivbrechwert b_2 ist $V = t \cdot s \cdot b_1 \cdot b_2$. Wird also der Okularbrechwert verdreifacht und der Objektivbrechwert halbiert, so ändert sich die Vergrößerung um den Faktor $3 \cdot \frac{1}{2}$, also von 120 auf 180.

5.101 ✓ *richtig ist D* Das (virtuelle) Bild des Beobachters in der virtuellen Bildebene ist ebenso groß, wie der Beobachter selbst. Die Projektion des Bildes in die Spiegelebene jedoch nur halb so groß.

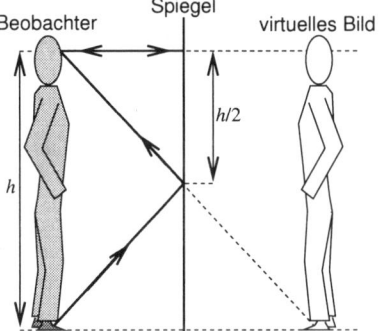

Der Spiegel muß also nur die Höhe $h/2$ haben, damit der Beobachter gleichzeitig seine Augen und seine Füße sehen kann.

5.102 ✓ *richtig ist A* Die Auflösung eines Mikroskops wird prinzipell durch die Wellenlänge der zur Abbildung verwendeten Strahlung begrenzt. Bei einer Elektronenstrahlung lassen sich leicht sehr kleine Wellenlängen verwenden und so die Auflösung erheblich erhöhen.

5.103 ✓ *richtig ist B* Die Lichtgeschwindigkeit im Prisma ist das $\frac{1}{n_D}$-fache der Vakuumlichtgeschwindigkeit, die etwa gleich der Lichtgeschwindigkeit in Luft ist. Die Geschwindigkeit des Lichts ist im Glas also geringer, als in Luft. Hierdurch verkleinert sich seine Wellenlänge, während seine Frequenz hiervon unbeeinflußt bleibt.

5.104 ✓ *richtig ist C* Dichroismus ist die Eigenschaft unterschiedlich polarisiertes Licht unterschiedlich zu absorbieren. Dies wird in Polarisationsfiltern ausgenutzt.

Beim Nicolschen Prisma ist nicht die Absorption des unterschiedlich polarisierten Lichts unterschiedlich, sondern dessen Brechung, so daß die verschiedenen Polarisationsrichtungen des Lichts getrennt werden können. Dasselbe geschieht bei einer Reflexion entsprechend dem Brewsterschen Gesetz: die Polarisationsrichtungen des Lichts werden nicht unterschiedlich absorbiert, sondern mehr oder weniger getrennt.

Bei optischen Strichgittern spielt die Polarisation des Lichts keine Rolle; sie sind zur Erzeugung vom polarisiertem Licht ungeeignet.

6 Strahlungswirkung und Nachweis

6.1✓ *richtig ist A* Die maximale Photonenenergie ist gerade die Energie der auf die Anode auftreffenden Elektronen; diese steigt mit zunehmender Anodenspannung.

6.2✓ *richtig ist C* Wird bei einer Röntgenröhre die Anodenspannung erhöht, so erhöht sich die Energie der auf die Anode auftreffenden Elektronen, was zur Erhöhung der Quantenenergie und damit der Durchdringungsfähigkeit der Bremsstrahlung führt.

Erhöht man die Heizspannung der Röntgenröhre, was gleichbedeutend ist mit einer Erhöhung der Heiz-Stromstärke, so werden mehr Elektronen an der Kathode emittiert und es treffen mehr Elektronen auf der Anode auf. Dies führt zu keiner Änderung des Spektrums, sondern nur zu einer Änderung der Intensität der Strahlung (mehr Elektronen ergeben mehr Strahlungsquanten).

6.3✓ *richtig ist C* Ionisierung eines Atoms bedeutet, ein Elektron aus seiner Hülle zu entfernen oder hinzuzufügen. Dies kann unmittelbar durch einen Elektronenstoß erfolgen. Thermische Neutronen, Mikrowellenstrahlung und Infrarotstrahlung besitzen hierfür nicht genügend Quantenenergie, und Ultraschall wirkt nur mittelbar auf die Elektronen (durch Stoß zwischen Atomen).

6.4✓ *richtig ist B* Licht mit einer Wellenlänge von $700\,\text{nm}$ (rotes sichtbares Licht) ist photochemisch noch wirksam, während Licht mit einer Wellenlänge von $450\,\mu\text{m}$ oder gar $0{,}072\,\text{mm}$ eine zu geringe Photonenenergie aufweist.

6.5✓ *richtig ist A* Trifft ein Strahlungsteilchen hinreichender Energie auf das Zählrohr, das keinesfalls evakuiert sein darf, so kann es ein Gasteilchen ionisieren, wodurch ein freies Elektron entsteht. Dieses wird nun zur Anode hin beschleunigt und kann, sobald es genügend Energie aufgenommen hat, weitere Atome ionisieren, so daß schließlich eine Elektronenlawine entsteht, die einen (kurzzeitig fließenden) Strom und damit am äußeren Arbeitswiderstand einen Spannungsimpuls zur Folge hat. Auf diese Weise lassen sich energiereiche, ionisierende Strahlungsarten nachweisen.

6.6✓ *richtig ist D* Da die Strahlungsintensität proportional zu $1/r^2$ ist, ist es auch die in einer bestimmten Zeit aufgenommene Energiedosis. Diese ist aber auch proportional zur Absorptionszeit, da ja mit der Zeit immer mehr Strahlung absorbiert wird (doppelte Absorptionszeit ergibt doppelte absorbierte Energie). Die Energiedosis ist also proportional zu t/r^2.

6.7✓ *richtig ist E* Ist c die Schallgeschwindigkeit, λ die Wellenlänge und f die Frequenz einer Schallwelle, so gilt

$$\lambda = \frac{c}{f}$$

Die Wellenlängen in Luft und Wasser verhalten sich zueinander also wie die jeweiligen Schallgeschwindigkeiten. Es gilt daher

$$\lambda_w/\lambda_l = \frac{1\,500\,\text{m}/\text{s}}{300\,\text{m}/\text{s}} = 5{,}0$$

6.8✓ *richtig ist B* Wie der Zeichnung leicht entnommen werden kann halbiert sich die Zählrate alle zwei Stunden (z.B. von $16 \cdot 10^3$ auf $8 \cdot 10^3$, von $8 \cdot 10^3$ auf $4 \cdot 10^3$ oder von $4 \cdot 10^3$ auf $2 \cdot 10^3$). Die Halbwertszeit beträgt also $2\,\text{h}$.

6.9✓ *richtig ist A* Bei der Fluoreszenz wird durch ein einfallendes Lichtquant in einem Atom (Molekül) ein Elektron auf ein höheres Energieniveau angehoben. Beim Zurückfallen in einen energetisch günstigeren Zustand wird wiederum ein Lichtquant ausgestrahlt. Da sich in der Regel fast alle Elektronen im Grundzustand befinden, das Elektron also zu keiner tieferen Energie übergehen kann als zur Ausgangsenergie, kann das emittierte Lichtquant höchstens dieselbe Energie haben wie das absorbierte; häufig hat es jedoch eine niedrigere.

Fluoreszenz kann also durch Strahlung angeregt werden, deren Quantenenergie größer ist als die des Fluoreszenzlichtes. Nach dem Einstrahlen von ultraviolettem (energiereichem) Licht kann sichtbares (energieärmeres) Licht abgestrahlt werden, so daß Fluoreszenz zum Nachweis von UV-Licht dienen kann. Dabei kann das Fluoreszenzlicht andere Farben zeigen als die bei Bestrahlung mit sichtbarem Licht auftretenden.

Zum direkten Nachweis von infraroter Strahlung ist Fluoreszenz jedoch ungeeignet, da diese Strahlung eine geringere Quantenenergie besitzt als sichtbares Licht und damit auch das Fluoreszenzlicht nicht sichtbar ist.

6.10✓ *richtig ist B* Der Frequenzbereich des UV liegt bei etwa $7{,}5 \cdot 10^{14}\,\text{Hz}$ bis $3 \cdot 10^{17}\,\text{Hz}$, der der Röntgenstrahlung bei etwa $3 \cdot 10^{16}\,\text{Hz}$ bis $3 \cdot 10^{20}\,\text{Hz}$ und der

der harten γ-Strahlung beginnt bei etwa 10^{19} Hz. Die richtige Reihenfolge ist also UV, X, γ.

6.11 ✓ *richtig ist B* Die Elektronen durchfallen eine Potentialdifferenz von 10^5 V. Da Elektronen die Elementarladung e tragen, nehmen sie dabei eine Energie von $e \cdot 10^5$ V auf. Das sind entsprechend der Definition des eV gerade 10^5 eV.

6.12 ✓ *richtig ist E* Das Lambert-Beersche Gesetz liefert für die Transmission von monochromatischem Licht durch eine Flüssigkeit den Ausdruck

$$\frac{I}{I_0} = e^{-k' \cdot c \cdot x} = Z^c$$

Die Transmission $\frac{I}{I_0}$ ist zunächst 50 %, also $\frac{1}{2}$. Wird die Konzentration ver-n-facht, so wird aus der urspünglichen Transmission

$$Z^{c \cdot n} = (Z^c)^n$$

Wählt man also $n = 3$, so daß aus der ursprünglichen Konzentration von 1 mol / l nun eine Konzentration von 3 mol / l wird, so wird aus der ursprünglichen Transmission von $\frac{1}{2}$ eine Transmission von

$$\left(\frac{1}{2}\right)^3 = \frac{1}{8} = 12{,}5 \%$$

6.13 ✓ *richtig ist B* Spektren mit diskreten Linien treten auf, wenn im abstrahlenden Stoff Übergänge zwischen diskreten Energieniveaus stattfinden und keine anderen Effekte die Linien zu sehr verbreitern. In einem leuchtenden Gas werden die Linien zwar durch Dopplereffekt (emittierende Gasteilchen sind in Bewegung) verbreitert, doch kann es trotzdem zu einem Spektrum mit diskreten Linien kommen.

Die Energien der beobachteten Linien entsprechen den Abständen von Energieniveaus innerhalb der abstrahlenden Substanz und sind deshalb für diese charakteristisch. Dies kann für Analysen mit geringen Substanzmengen verwendet werden.

Linienspektren sind auf keinen bestimmten Frequenzbereich festgelegt und können auch in der Röntgenstrahlung auftreten.

Da ein Stoff, der auf einer bestimmten Frequenz abstrahlt, auf dieser auch absorbiert und umgekehrt (Übergänge zwischen Energieniveaus sind in beide Richtungen möglich), findet man diskrete Linien sowohl in Emissions-, als auch in Absorptionsspektren.

6.14 ✓ *richtig ist E* Vom äußeren Photoeffekt spricht man, wenn ein Photon ein Elektron aus einem festen Absorberkörper austreten läßt, gleichgültig, ob es sich dabei um ein Metall, einen Halbleiter, oder einen anderen Festkörper handelt.

Das Photon muß hierbei genügend Energie besitzen um die Ablösearbeit an dem Elektron zu verrichten. Die Elektronen besitzen dann maximal die Energie des Photons, abzüglich der Ablösearbeit. Diese maximale Energie wird umso größer, je größer die Energie (also die Frequenz) des Photons war.

Bedingung für den äußeren Photoeffekt ist eine hinreichend große Photonenenergie, nicht die Oberflächentemperatur.

6.15 ✓ *richtig ist C* Die Schallgeschwindigkeit ist von der Schallquelle (und deren Bewegungszustand) unabhängig. Ebensowenig kann eine Schallwelle durch bewegen der Schallquelle verdoppelt werden.

Was sich bei einer bewegten Schallquelle ändert ist die Tonhöhe (Frequenz) des Schalls. Bewegt die Quelle sich auf den Beobachter zu, so hört dieser einen Ton höherer Frequenz als bei ruhender Schallquelle.

6.16 ✓ *richtig ist A* Die Photonenenergie ist gegeben durch

$$h \cdot \nu$$

(h: Plancksches Wirkungsquantum). Sie ist also der Frequenz proportional. Die Intensität ergibt sich (bei gegebener Frequenz) aus der Dichte der Photonen, die (im Gegensatz zur Frequenz) mit wachsendem Abstand zur Strahlungsquelle abnimmt — bei punktförmigen Quellen mit dem Quadrat des Abstandes.

6.17 ✓ *richtig ist D* Die durch die Flüssigkeit hindurchtretende Strahlungsleistung fällt auf jedem Zentimeter auf die Hälfte ihres Wertes ab, nach drei Zentimeter also auf $\left(\frac{1}{2}\right)^3 = \frac{1}{8}$ ihres ursprünglichen Wertes.

6.18 ✓ *richtig ist B* Die Emission radioaktiver Strahlung ist ein Prozeß mit zufälligen Schwankungen (statistischen Fehlern), die Apparatur muß also nicht defekt sein. Die gemessenen Zählraten sind verträglich mit etwa $\frac{1\,000\,\text{Signale}}{100\,\text{Sekunden}} = 10\,\frac{\text{Signale}}{\text{Sekunde}}$, nicht jedoch mit $100\,\frac{\text{Signale}}{\text{Sekunde}}$.

6.19 ✓ *richtig ist C* Die Transmission der Probe beträgt 10 %. Damit ergibt sich die Extinktion gemäß Arzneibuch (dekadische Extinktion) zu

$$E = -\log_{10}(1/10) = 1$$

6.20✓ *richtig ist C* Sowohl α- als auch β- Strahlen sind geladene Teilchen (Heliumkerne bzw. Elektronen) und können folglich in Magnetfeldern abgelenkt werden. γ- und Röntgenstrahlen dagegen sind elektromagnetische Wellen, die von Magnetfeldern nicht abgelenkt werden.

6.21✓ *richtig ist D* Bei einer Ionisationskammer werden durch einfallende Strahlung im Gasraum zwischen Anode und Kathode Gasteilchen ionisiert, wodurch Ladungsträger entstehen, die allerdings nur eine begrenzte Lebensdauer haben, bevor sie durch Rekombination wieder verschwinden. Bei geringer Spannung zwischen den Elektroden (die Lebensdauer der Ladungsträger ist so klein, daß die meisten Ionen die Kathode und die meisten Elektronen die Anode nicht erreichen) fließt ein Strom, der proportional zur anliegenden Spannung ist.

Erreicht die Spannung einen Wert, bei dem die meisten Ladungsträger die entsprechende Elektrode erreichen, bevor sie rekombinieren können, so wird die Stromstärke nicht mehr von der Spannung, sondern nur noch durch die Zahl der entstehenden Ladungsträger, also durch die einfallende Strahlung bestimmt.

Steigt die anliegende Spannung schließlich soweit an, daß die Elektronen genügend Energie erhalten, um weitere Gasteilchen ionisieren zu können (Stoßionisation), so steigt der Strom mit wachsender Spannung wieder an. Dies ist in der Zeichnung D dargestellt.

6.22✓ *richtig ist E* Sowohl α- als auch β- und γ-Strahlung können energiereich genug sein, um ionisierend zu wirken. Für die Durchdringungsfähigkeit (bei gleicher Energie) gilt: α-Strahlen durchdringen weniger als β⁻-Strahlen und β⁻-Strahlen weniger als γ-Strahlen.

6.23✓ *richtig ist B* Die Ausbreitungsgeschwindigkeit von Licht in Wasser ist geringer als in Luft, so daß sich zwar nicht die Frequenz und damit auch nicht die Quantenenergie, jedoch die Wellenlänge ändert. (In einer Periodendauer legt das Licht eine kürzere Strecke zurück.)

6.24✓ *richtig ist D* Damit eine Strahlungsart in einer Ionisationskammer nachgewiesen werden kann, muß ihre Quantenenergie ausreichen, um ein Gasteilchen zu ionisieren. Dies ist bei allen aufgeführten Strahlungsarten, bis auf die Infrarot-Strahlung, der Fall.

6.25✓ *richtig ist A* α-Strahlen sind Heliumkerne, β⁻-Strahlen Elektronen und γ-Strahlen hochfrequente elektromagnetische Wellen.

6.26✓ *richtig ist E* Lumineszenz ist zum Nachweis von Röntgenstrahlen durchaus geeignet, da Röntgenquanten genügend Energie besitzen, um bei Lumineszenz sichtbares Licht entstehen zu lassen.

6.27✓ *richtig ist E* Durch den ersten Zentimeter der Flüssigkeitsschicht tritt 1/3 der einfallenden Strahlung, durch den zweiten Zentimeter 1/3 des noch verbleibenden Lichtes. Es tritt also $1/3 \cdot 1/3 = 1/9$ durch die gesamte Schicht hindurch.

6.28✓ *richtig ist E* Mit Röntgenstrahlen erhält man an Kristallen ausgezeichnete Interferenzen, kaum jedoch an Flüssigkeiten.

Die Absorption jedoch findet nicht nur in festen Proben, sondern auch in Flüssigkeiten und sogar (in geringerem Maße) in Gasen statt.

6.29✓ *richtig ist (1,E) (2,B)* Eine Dosis ist stets auf die absorbierende Masse bezogen. Eine Energiedosis besitzt also die Dimension Energie pro Masse und die Einheit Joule/kg und eine Energiedosisrate oder Energiedosisleistung die Dimension Leistung pro Masse und die Einheit Watt/kg.

6.30✓ *richtig ist D* Die Schallgeschwindigkeit ergibt sich als der Quotient aus der Länge des Weges, den das Signal in der Probe zurücklegt und der Zeitdifferenz zwischen Aussendung und Empfang des Signals. Es werden also nur diese beiden Größen benötigt.

6.31✓ *richtig ist D* α-Strahlen werden als zweifach geladene, vergleichsweise massereiche und deshalb langsame Teilchen in Materie besonders stark absorbiert, haben also eine besonders geringe Durchdringungsfähigkeit. Die einfach geladenen massearmen Elektronen der β-Strahlen werden schon weniger stark absorbiert und durchdringen Materie deshalb besser. Noch durchdringungsfähiger sind jedoch die γ-Strahlen, die keine Ladung tragen und sich als elektromagnetische Wellen mit Lichtgeschwindigkeit fortbewegen.

6.32✓ *richtig ist C* Die Neutronenstrahlung und α-Strahlung sind keine elektromagnetischen Wellen, sondern Teilchenstrahlungen (bestehend aus Neutronen bzw. α-Teilchen).

Röntgen- und Ultraviolettstrahlung dagegen sind elektromagnetische Wellen bestimmter Frequenzbereiche.

6.33 ✓ *richtig ist C* Bei mehratomigen Gasmolekülen können sowohl Schwingungs- als auch Rotationsenergie nur diskrete Werte annehmen. Diese können aber (insbesondere wenn das Molekül aus vielen Atomen besteht) in gewissen Bereichen dicht beieinander liegen. Hinzu kommen noch Effekte, die diese Linien verbreitern, so daß im Spektrum Bänder sichtbar werden.

6.34 ✓ *richtig ist D* Die Photonenenergie ist gegeben als $h \cdot \nu$, wobei h die Plancksche Konstante und ν die Frequenz des Lichtes ist. Sie ist also proportional zur Frequenz und damit umgekehrt proportional zur Wellenlänge des Lichtes. Sie ist auch unabhängig von der Photonendichte und damit von der Intensität des Lichtes und vom Abstand zur Strahlungsquelle.

6.35 ✓ *richtig ist B* Bei der Konzentration von $1\,\text{mol}/\text{l}$ tritt die Hälfte der eingestrahlten Leistung aus der Lösung wieder aus, die Länge des Strahlenwegs durch die Lösung war also gerade eine Halbwertsdicke.

Bei der zweiten Lösung tritt $\frac{1}{8}$ der eingestrahlten Leistung aus, so daß dieselbe Strecke jetzt 3 Halbwertsdicken lang ist. Da die Halbwertsdicke (bei Gültigkeit des Lambert-Beerschen Gesetzes) proportional zum Kehrwert der Konzentration einer Lösung ist, muß sich diese verdreifacht haben, also jetzt $3\,\text{mol}/\text{l}$ betragen.

6.36 ✓ *richtig ist B* Bei Beugung, Dispersion, Interferenz und (Doppel-)Brechung wird der Wellencharakter des Lichts sichtbar, während beim Photoeffekt, bei dem ein einzelnes Photon eine Mindestenergie besitzen muß der Quantencharakter des Lichts deutlich wird.

6.37 ✓ *richtig ist A* Gilt das Lambert-Beersche Gesetz, so ist die Halbwertsdicke einer Lösung (also diejenige Strecke, auf der die Intensität jeweils auf die Hälfte abfällt) zu deren Konzentration umgekehrt proportional. Aus der Zeichnung ist zu entnehmen, daß die Halbwertsdicke der Lösung L_2 (4 cm) viermal größer ist als die Halbwertsdicke der Lösung L_1 (1 cm). Die Konzentration von L_2 beträgt demnach nur ein viertel der Konzentration von L_1, also $0,25\,\frac{\text{mol}}{\text{l}}$.

6.38 ✓ *richtig ist A* Licht ist stets eine elektromagnetische Welle. Dies gilt für alle Spektralbereiche, also für den infraroten, den sichtbaren, den Röntgen- und den γ-Bereich.

α-Strahlung dagegen besteht aus Helium-Kernen, ist also keine elektromagnetische Strahlung.

6.39 ✓ *richtig ist B* Das Licht einer Glühlampe kann polarisiert werden, weil Licht eine transversale Welle ist. Mit der Farbe (das Licht einer Glühlampe enthält Komponenten sehr unterschiedlicher Wellenlänge) hat dies nichts zu tun.

6.40 ✓ *richtig ist E* Elektronen müssen, wenn sie einen Leiter verlassen, eine Potentialbarriere überwinden. Mit steigender Temperatur des Leiters besitzen immer mehr Elektronen genügend Energie und werden emittiert. Diese freigesetzten Elektronen können auch im Vakuum Ladungstransport ermöglichen. Dies wird z.B. in Röntgenröhren verwendet, wo ein glühender Leiter als Elektronenquelle dient.

6.41 ✓ *richtig ist E* Um photochemisch wirksam sein zu können, also um eine chemische Reaktion auszulösen, muß ein Lichtquant (Photon) die für die Reaktion notwendige Aktivierungsenergie aufbringen; deshalb ist die energiereichere UV-Strahlung photochemisch wirksamer als die energieärmere IR-Strahlung. Eine Maximalenergie, ab der ein Lichtquant eine chemische Reaktion nicht mehr auslösen kann, gibt es nicht.

6.42 ✓ *richtig ist E* Bei einer punktförmigen Strahlungsquelle (kugelsymmetrische Ausbreitung) gilt für die Intensität ein quadratisches Abstandsgesetz. Bei vierfachem Abstand ergibt sich daher eine um den Faktor $1/4^2 = 1/16$ geringere Intensität.

6.43 ✓ *richtig ist B* Ob eine Strahlung Ionisation bewirken kann, ist von ihrer Energie pro Strahlungsteilchen abhängig, da die Ionisationsenergie von einem Strahlungsteilchen aufgebracht werden muß.

α- und β-Strahlen sind Teilchenstrahlen (Heliumkerne bzw. Elektronen) und können beliebige Energiespektren aufweisen, also auch ionisieren. Infrarotstrahlen hingegen sind Licht eines bestimmten Wellenlängen- und damit Energie-Bereichs, die typische Ionisierungsenergien nicht aufbringen können.

6.44 ✓ *richtig ist B* Beim äußeren Photoeffekt werden Elektronen durch Photonen aus dem Metall „herausgestoßen", sie treten also beim Lichteinfall sofort aus.

Hierbei ist die Anzahl der herausgestoßenen Elektronen zur Anzahl der einfallenden Photonen, also zur Beleuchtungsstärke, proportional.

Da die Elektronen beim Austritt aus dem Metall eine gewisse Austrittsarbeit verrichten müssen, tritt der Photoeffekt nur für Licht auf, dessen Photonen mindestens diese Ablöseenergie besitzten, das also eine Maximalwellenlänge hat, und die maximale kinetische Energie der Photoelektronen ist um diese Ablöseenergie kleiner als die Photonenenergie.

6.45 ✓ *richtig ist A* Eine Ordnung nach zunehmender Wellenlänge bedeutet nach abnehmender Energie. Die energiereichste Strahlung ist die γ-Strahlung, gefolgt von den Röntgenstrahlen, der Ultraviolettstrahlung, dem sichtbaren Licht und dem Infrarotlicht.

6.46 ✓ *richtig ist B* Die von einer Punktquelle ausgehende Strahlung ist eine Kugelwelle, deren Intensität in der Tat mit wachsendem Abstand abnimmt. Beim Durchgang durch absorbierende Flüssigkeiten nimmt jedoch auch die Intensität von ebenen Wellen ab, da immer mehr Photonen von den Flüssigkeitsteilchen absorbiert werden.

6.47 ✓ *richtig ist B* Zwei Filter lassen 1 %, also das 0,01-fache der einfallenden Intensität durch. Ein Filter daher das $\sqrt{0,01}$-fache, also das 0,1-fache oder 10 %.

Der erste Filter läßt dann das 10 %, der zweite 10 % von 10 %, also 1 % durch.

6.48 ✓ *richtig ist A* Inwieweit eine Strahlungsart von einem Absorbermaterial abgeschwächt wird, hängt von der Energie (Wellenlänge) der Strahlung ab und vom Absorbermaterial. α-Strahlen sind jedoch zweifach geladen und wechselwirken dadurch stark mit den Elekronen und auch den Kernen in einem Absorbermaterial. Für sie genügt oft schon ein Blatt Papier um sie wesentlich abzuschwächen.

Dennoch ist beim Umgang auch mit dieser Strahlung natürlich Sorgfalt angebracht.

6.49 ✓ *richtig ist B* Alle elektromagnetische Strahlung kann polarisiert werden, da diese stets Transversalwellen sind, also auch Infrarot- und Untraviolett-Strahlung.

Schall dagegen ist eine Longitudinalwelle und kann daher nicht polarisiert werden.

6.50 ✓ *richtig ist B* Biologische Objekte können in einem hochfrequenten elektrischen Wechselfeld erwärmt werden, weil sie solche Wellen absorbieren. Solche Wellen breiten sich auch im Vakuum aus; biologische Objekte sind darauf jedoch nicht angewiesen.

6.51 ✓ *richtig ist B* Nach dem Lambert-Beerschen Gesetz

$$\frac{I}{I_0} = e^{-k' \cdot c \cdot x}$$

(I: austretende Intensität, I_0: eingestrahlte Intensität, k': molarer Extinktionskoeffizient, c: Konzentration, x: Weglänge durch die Lösung) führt eine Vervierfachung der Konzentration von 1 mol / l auf 4 mol / l wegen

$$e^{-k' \cdot 4 c \cdot x} = \left(e^{-k' \cdot c \cdot x} \right)^4$$

dazu, daß die Durchlässigkeit zur vierten Potenz erhoben wird und von ursprünglich 50 % = $\frac{1}{2}$ auf eine Durchlässigkeit von $(\frac{1}{2})^4 = 1/16$ absinkt.

6.52 ✓ *richtig ist E* Die Moleküle können als Federpendel betrachtet werden, bei dem die Frequenz der Wurzel der schwingenden Masse umgekehrt proportional ist. Da diese Masse beim D_2-Molekül etwa doppelt so groß ist, wie beim H_2-Molekül gilt etwa $f_H \approx \sqrt{2} f_D \approx 1{,}42 f_D$. Für die Wellenzahlen gilt entsprechend $\tilde{\nu}_H \approx 1{,}42 \tilde{\nu}_D$.

6.53 ✓ *richtig ist C* Eine Röntgenröhre wird nicht mit Gas gefüllt, sondern möglichst gut evakuiert. Das charakteristische Spektrum kommt von Anregungen in Atomen des Anodenmaterials, auf das die Elektronen aufprallen.

6.54 ✓ *richtig ist D* Die in Mikrowellenherden verwendete Strahlung ist normalerweise so gewählt, daß sie in eine Rotationsmode des (flüssigen) Wassers einkoppeln, also die polaren Wassermoleküle in Rotation versetzen. Tetrachlorkohlenstoffmoleküle dagegen sind nicht polar und werden daher von Mikrowellen nicht in Rotation versetzt und nicht so stark erwärmt, wie Wassermoleküle.

6.55 ✓ *richtig ist C* Damit sich die Wellen gegenseitig vollständig auslöschen können, müssen sie dieselbe Frequenz haben und die Phasendifferenz muß π oder ein ungeradzahliges Vielfaches davon sein. Die Nulldurchgänge der beiden Wellen fallen dann zusammen.

6.56 ✓ *richtig ist A* Die Austrittsarbeit muß für jedes Elektron durch ein Photon aufgebracht werden, so daß dieses eine Mindestenergie haben muß; hat das Photon mehr Energie, so kann diese als kinetische Energie auf das ausgelöste Elektron übergehen. Die Energie eines Photons sinkt jedoch mit zunehmender Wellenlänge λ, so daß λ unter **einem** Grenzwert liegen muß.

Die Intensität der Strahlung betrifft nur die Anzahl der pro Zeiteinheit einfallenden Photonen, nicht jedoch deren Energie und damit auch nicht die Energie der ausgelösten Elektronen.

6.57✓ *richtig ist C* α-Teilchen (Heliumkerne) und β⁻-Teilchen (Elektronen) sind geladen und wechselwirken daher mit den geladenen Atomkernen und den geladenen Elektronen der Atomhüllen besonders stark. Daher werden sie stärker abgebremst, als γ-Teilchen (Lichtquanten).

Die α-Teilchen sind zum einen im Gegensatz zu den einfach geladenen Elektronen, doppelt geladen, und zum anderen wesentlich schwerer (Faktor ≈ 7000), und somit auch wesentlich langsamer als diese. α-Teilchen werden deshalb auf einer kürzeren Wegstrecke abgebremst und dringen weniger tief ein, als β⁻-Teichen.

6.58✓ *richtig ist B* Damit ein Elektron aus dem Metall austreten kann, muß es von einem Photon genügend Energie erhalten um eine Energieschwelle (Austrittsarbeit) überwinden zu können. Es müssen also Photonen hinreichender Energie, d.h. hinreichend kurzer Wellenlänge vorhanden sein.

Eine hinreichende Intensität könnte zwar das Metall so stark erhitzen, daß Glühemission auftritt, dies wäre aber nicht der äußere Photoeffekt.

6.59✓ *richtig ist B* Der Vorteil der Hochfrequenzerwärmung ist die Erwärmung des ganzen Probenvolumens, nicht nur der Oberfläche. Man verwendet daher Wellenlängen, die in die Probe tief eindringen und Gefäße, die diese Wellen nicht absorbieren oder reflektieren. Besonders ungeeignet sind Metallgefäße, da sie die Wellen reflektieren.

6.60✓ *richtig ist C* Interferenz ist ein Wellenphänomen, so daß bei Interferenzstreifen und bei den durch Interferenz erzeugten Intensitätsmustern beim Durchgang von Licht durch ein optisches Strichgitter die Welleneigenschaft des Lichts zum Tragen kommt.

Bei der Lichtemission aus heißen Gasen ist die hervorstechende Eigenschaft, daß die Energie in Portionen freigesetzt wird, was der Vorstellung von Lichtteilchen entgegenkommt.

6.61✓ *richtig ist A* Alle eingezeichneten Übergänge sind möglich, der Übergang in den Grundzustand ist jedoch sehr viel wahrscheinlicher, als die anderen. Jedem der Übergänge entspricht eine diskrete Spektrallinie, so daß hier ein Spektrum aus 3 Linien (unterschiedlicher Intensität) abgestrahlt wird.

6.62✓ *richtig ist C* Glühbirnen leuchten aufgrund der von ihnen abgegebenen Wärmestrahlung, die naturgemäß ein kontinuierliches Spektrum liefert. Dabei entfällt nur der kleinste Teil auf den sichtbaren Bereich. Bei Natriumdampflampen kommt der weitaus größte Teil des Spektrums von zwei dicht beieinander liegenden Linien, die von Übergängen innerhalb der Natriumatome herrühren (Gasentladung). Das von ihnen gelieferte Licht ist also praktisch monochromatisch.

6.63✓ *richtig ist E* Die Dosis D, der die Probe ausgesetzt ist, ist proportional zu Aktivität A, zur Zeit t, der sie der Strahlung der Quelle ausgesetzt ist und zum reziproken Abstandsquadrat r^{-2} der Probe zur Quelle:

$$D \frac{A \cdot t}{r^2}$$

Wird also der Abstand r verdoppelt, so muß, damit die Dosis D konstant bleibt, das Produkt $A \cdot t$ den vierfachen Wert bekommen. Dies ist z.B. durch vervierfachen der Aktivität bei konstanter Bestrahlungszeit möglich.

6.64✓ *richtig ist E* Besitzt ein Nuklid eine Halbwertszeit von 1 Jahr, so ist es (nach der Definition der Halbwertszeit) nach 1 Jahr zur Hälfte zerfallen, strahlt also auch nur noch halb so stark, wie zu Beginn. Nach 2 Jahren ist noch die Hälfte der Hälfte vorhanden, also ein Viertel der ursprünglichen Menge und nach drei Jahren noch ein Achtel.

6.65✓ *richtig ist B* Nähern sich Schallquelle und Hörer einander an (z.B. indem sich die Quelle auf den Hörer oder der Hörer auf die Quelle zubewegt), so hört der Hörer eine höhere Frequenz, als die Quelle aussendet. Entfernen sich Hörer und Quelle jedoch voneinander (indem sich z.B. die Quelle vom Hörer, oder der Hörer sich von der Quelle fortbewegt), so hört der Hörer eine niedrigere Frequenz, als die Quelle aussendet.

6.66✓ *richtig ist D* Schall in Luft (sowohl hörbarer als auch Ultraschall) ist eine Longitudinalwelle und kann als solche nicht polarisiert werden. Licht dagegen ist bei jeder Frequenz und in jedem Medium eine Transversalwelle, die polarisiert werden kann.

7 Atomistische Struktur der Materie

7.1✓ *richtig ist A* Da es sich bei keinem der aufgeführten Elemente um ein Edelgas handelt, liegt bei keinem der Atome im neutralen, ungebundenen Zustand eine abgeschlossene äußere Elektronenschale vor.

7.2✓ *richtig ist D* In der oberen Skizze beginnt die Aktivität beim Wert A_0 und fällt dann innerhalb vier Zeiteinheiten auf ein Tausendstel dieses Wertes ab.

Trägt man nun statt A auf der senkrechten Achse die Größe $\lg \frac{A}{A_0}$ auf, so beginnt die Kurve beim Wert $\lg \frac{A_0}{A_0} = 0$ und fällt dann innerhalb von vier Zeiteinheiten auf den Wert $\lg \frac{A_0}{1000 A_0} = -3$. Dies wird durch die Kurve D richtig wiedergegeben.

7.3✓ *richtig ist A* Um die beiden Erhaltungssätze zu erfüllen, muß das Teilchen X 4 Nukleonen, davon 2 Protonen, enthalten, also ein α-Teilchen sein.

7.4✓ *richtig ist A* Bei einem einzelnen neutralen Atom sind nur dann die Elektronenschalen abgeschlossen, wenn es sich um ein Edelgasatom handelt, was auf die angeführten Elemente jedoch nicht zutrifft.

7.5✓ *richtig ist A* Neutronen tragen keine Ladung und werden deshalb in elektrischen Feldern nicht abgelenkt. Sie haben eine geringfügig größere Masse als Protonen und entstehen neben anderen Spaltprodukten bei der Spaltung des Uranisotops ^{235}U.

7.6✓ *richtig ist B* Das mol ist definiert als die Menge eines Stoffes, die gleich viele Teilchen enthält wie 12 g Kohlenstoff des Isotops ^{12}C — 12 g eines anderen Kohlenstoffisotops enthält eine andere Anzahl von Teilchen. Die äußeren Bedingungen, die kristalline Form, das von dem Stoff eingenommene Volumen oder die Art der Teilchen (Atome, Moleküle etc.) spielt dabei keine Rolle.

7.7✓ *richtig ist A* Die erste Schale enthält vollbesetzt (bei allen Atomarten, die so viele Elektronen besitzen) 2 Elektronen, die zweite 8, die dritte 18 usw., also keine zwei Schalen gleich viele.

Die Anzahl der Elektronen, die eine Schale aufnehmen kann, ist nicht einfach die zugehörige Hauptquantenzahl n, sondern $2 \cdot n^2$.

In einer vollen Schale stehen nicht alle Spins parallel, sondern paarweise antiparallel.

Ist eine Schale voll besetzt, so kann kein anderes Elektron hinzukommen; auch nicht durch einen Stoß und von einer inneren Schale.

7.8✓ *richtig ist C* Der Untergrund beträgt 20 Impulse pro Minute, so daß das Präparat also zunächst 200 Impulse pro Minute liefert. Nach einer Woche, also der Halbwertszeit ist die Aktivität des Präparates auf die Hälfte abgesunken, es liefert also noch 100 Impulse pro Minute. Hinzu kommen (nach wie vor) noch 20 Impulse pro Minute des Untergrundes, so daß sich eine Woche später eine Zählrate von 120 Impulse pro Minute ergibt.

7.9✓ *richtig ist D* Im Bohrschen Atommodell spielen Gravitation und magnetische Kräfte keine Rolle. Das negativ geladene Elektron wird hierin durch die Coulomb-Kraft gegen die Zentrifugalkraft auf seiner Bahn in der Umgebung des positiv geladenen Kerns gehalten.

7.10✓ *richtig ist C* Die Masse eines Wasserstoffmoleküls beträgt etwa zwei atomare Masseneinheiten, also etwa $3{,}3 \cdot 10^{-27}$ kg. Von den angegebenen Werten kommt 10^{-27} kg diesem am nächsten.

7.11✓ *richtig ist D* Es gilt stets $N = Z + A$. Ist bei verschiedenen Kernen Z gleich (also sowohl A als auch N unterschiedlich), so nennt man sie Isotope, ist bei ihnen N gleich, so nennt man sie Isotone, und ist bei ihnen A gleich, so nennt man sie Isobare.

7.12✓ *richtig ist B* Das Bohrsche Atommodell wurde entwickelt um die diskreten Elektronen-Energieniveaus des Wasserstoffatoms zu erklären; Eigenschaften von Kernen oder Kernbausteinen (Protonen) lassen sich damit ebensowenig erklären wie Eigenschaften, die (wie Schwingungen von Molekülen) durch Bindungen zwischen Atomen bestimmt werden.

7.13✓ *richtig ist C* Der Durchmesser aller neutralen Atome im Grundzustand liegt in der Größenordnung von etwa 10^{-10} m.

7.14✓ *richtig ist E* Beim α-Zerfall werden Nukleonen emittiert, so daß sich die Zahl der im Kern verbleibenden Nukleonen entsprechend ändert. Beim β-Zerfall gehen verschiedenartige Nukleonen ineinander über, so daß sich die Kernladungszahl ändert. Bei der γ-Emission jedoch wird (ähnlich wie bei der Elektronenhülle) nur der Energieinhalt des Kernes durch Emission von elektromagnetischer Strahlung verringert, so daß sich weder A noch Z ändert.

7.15✓ *richtig ist B* Zwei Atome gehören zum gleichen Element, wenn sie die gleiche Anzahl von Protonen im Kern besitzen. Verschiedene Isotope eines Elements unterscheiden sich durch Anzahl der Neutronen in ihrem Kern, also auch durch ihre Kernmasse und wenn nicht beide Isotope stabil sind, im allgemeinen sehr stark in ihren Zerfallskonstanten.

7.16✓ *richtig ist D* Neutronen, die etwa die gleiche Masse wie Protonen besitzen, können, im Gegensatz zu diesen, durch das Coulombfeld des Kernes (also durch elektrische Kräfte) weder angezogen noch abgestoßen werden, da sie keine elektrische Ladung tragen. Sie können aber, wenn sie einem Atomkern hinreichend nahe kommen, durch die Kernkräfte angezogen werden. Dies kann eine Kernreaktion einleiten und zu einem neuen (oft kurzlebigen) Nuklid führen.

Isotope sind nach Definition Nuklide mit gleicher Protonen- und unterschiedlicher Neutronenzahl im Kern. Bei Isotopen handelt es sich also um Atomsorten des gleichen Elements.

7.17✓ *richtig ist D* Nach dem van't Hoffschen Gesetz verhalten sich die osmotischen Drücke bei 10 °C und 25 °C zueinander wie die jeweiligen absoluten Temperaturen, also etwa wie $283\,\mathrm{K}/298\,\mathrm{K} \approx 0{,}95$. Der osmotische Druck sinkt also von 20 hPa um den Faktor 0,95 auf 19 hPa.

7.18✓ *richtig ist A* Löst man 0,1 mol NaCl in Wasser, so bringt man $0{,}1 \cdot 6{,}023 \cdot 10^{23} \approx 0{,}6 \cdot 10^{23}$ Cl⁻-Ionen und ebensoviele Na⁺-Ionen, insgesamt also etwa $1{,}2 \cdot 10^{23}$ Ionen in Lösung. Die etwa 10^7 OH⁻ und ebensoviele H₃O⁺-Ionen sind bei der Gesamtzahl der in der Lösung befindlichen Ionen vernachlässigbar.

7.19✓ *richtig ist D* Diffusionsprozesse laufen bei erhöhter Temperatur schneller ab, da hier die ungeordnete Bewegung der diffundierenden Teilchen, die ja die Ursache für die Diffusion ist, stärker (schneller) ist.

7.20✓ *richtig ist D* Helium und Neon haben als Edelgase abgeschlossene äußere Schalen. Wasserstoff und

Natrium dagegen gehören zur ersten Hauptgruppe und besitzen daher jeweils ein Elektron in der ansonsten leeren äußeren (bei Wasserstoff: einzigen) Schale.

7.21✓ *richtig ist D* Die Aktivität geht innerhalb einer Halbwertzeit auf die Hälfte und innerhalb von drei Halbwertzeiten auf ein Achtel ihres ursprünglichen Wertes zurück. Um auf ein Zehntel (10 %) ihres ursprünglichen Wertes zurückzugehen, benötigt sie also etwas mehr als drei Halbwertzeiten, das sind hier etwa 100 a.

7.22✓ *richtig ist C* Aufgrund des Konzentrationsgefälles von Wasser auf den beiden Membranseiten strömt Wasser durch die Membran zur Zuckerlösung hin (Zucker kann trotz des Konzentrationsgefälles die Membran nicht passieren). Dadurch steigt der Spiegel der Zuckerlösung an.

Nach der Definition des osmotischen Drucks ist dieser bei der Zuckerlösung höher als bei reinem Wasser.

7.23✓ *richtig ist C* Der radioaktive Zerfall ist ein Vorgang des Atomkernes, der unabhängig von der Elektronenhülle, also auch von chemischen Bindungen abläuft und auch von (im Labor herstellbaren) Temperaturen nicht beeinflußt werden kann. Dabei ist die Zerfallskonstante eine Stoffeigenschaft, die von der Zeit nicht abhängt.

7.24✓ *richtig ist E* Auf der linken Seite müssen gleich viele Protonen und Neutronen auftauchen wie bei den Reaktionsprodukten der rechten Seite. Da sind es 13 Nukleonen, davon 7 Neutronen (und 6 Protonen). Auf der linken Seite sind mit dem Beryllium 9 Nukleonen aufgeführt, davon 5 Neutronen (und 4 Protonen); hier fehlen also 4 Nukleonen, von denen 2 Neutronen (und damit ebenfalls 2 Protonen) sein müssen, was einem Heliumkern $^4_2\mathrm{He}$ entspricht (der z.B. aus dem α-Zerfall eines Radiumnuklids stammen kann).

7.25✓ *richtig ist (1,B) (2,E)* Mit der Emission eines α-Teilchens verliert der Kern 4 Nukleonen, davon 2 Protonen; entsprechend nimmt A um 4 und Z um 2 ab.

Die Emission von β⁻-Teilchen ist die Folge eines β⁻-Zerfalls, bei dem ein Neutron im Kern in ein Proton und ein Elektron übergeht. Entsprechend wird Z um 1 größer, während A unverändert bleibt.

7.26✓ *richtig ist D* Der Durchmesser eines neutralen Atoms beträgt etwa gut 10^{-10} m, sein Volumen also etwa 10^{-29} m³.

7.27✓ *richtig ist D*　Als angeregt wird ein (Edelgas-)
Atom bezeichnet, wenn sich eines seiner Hüllenelektronen in einem Zustand befindet, der energiereicher ist als
der Grundzustand.

7.28✓ *richtig ist B*　Die beiden Kernarten sind keine
Isotope sondern Isobare. Da sie beide aus 14 Nukleonen
(Kernbausteinen) bestehen, sind ihre Massen fast gleich;
chemisch verhalten sie sich jedoch sehr verschieden, da
die Elektronenschalen von Kohlenstoff C und Stickstoff
(N) unterschiedlich viele Elektronen enthalten (6 bzw. 7)
und sich dadurch in ihren Eigenschaften wesentlich unterscheiden.

7.29✓ *richtig ist A*　Ein Zinn-Atom oder -Ion liegt
dann vor, wenn genau 50 Protonen im Kern vorhanden
sind. Die verschiedenen Zinn-Isotope unterscheiden sich
durch die Anzahl der im Kern enthaltenen Neutronen.
Die Anzahl der in der Schale vorliegenden Elektronen ist
dafür verantwortlich ob ein neutrales Atom oder ein Ion
vorliegt.

7.30✓ *richtig ist A*　Es finden alle Übergänge auf
niedrigere Energieniveaus statt, also hier die Übergänge
II, III und IV. Die hierbei emittierten Photonen besitzen
jeweils die Energie, die dem Unterschied zwischen den
Niveaus entspricht, zwischen denen der jeweilige Übergang stattfindet. Es werden also drei diskrete Spektrallinien emittiert und es gilt

$$W_{II} < W_{III} < W_{IV}$$

7.31✓ *richtig ist C*　Beim β^--Zerfall geht im Kern ein
Neutron in ein Elektron und ein Proton über, wodurch
sich die Ordnungszahl (Anzahl der Protonen im Kern) um
1 erhöht.

7.32✓ *richtig ist E*　Wenn ein mit einer Elementarladung geladenes Teilchen ohne andere Einflüsse eine
Spannung von 1 V durchläuft, dann ändert sich seine
Energie gerade um 1 eV. Da sowohl das Elektron, als
auch das Proton eine Elementarladung tragen trifft dies
auf beide zu.

Die kinetische Energie von Ionen in einer Elektrolysezelle hängt außer von der anliegenden Spannung noch wesentlich von anderen Faktoren, wie der Temperatur, der
Art der Ionen, dem Abstand der Elektroden usw. ab. Sie
wird also i.A., wenn eine Spannung von 1 V anliegt, nicht
1 eV betragen.

7.33✓ *richtig ist E*　Nach der Nernstschen Gleichung
ist die auftretende (Leerlauf-) Spannung U durch

$$U_0 + \frac{RT}{zF}\frac{c_1}{c_2}$$

gegeben, wobei U_0 für gleiche Elektrolyte zu Null wird.
Sie wächst also mit zunehmender Temperatur und zunehmendem Konzentrationverhältnis und besitzt für $c_1 > c_2$
und $c_1 < c_2$ unterschiedliches Vorzeichen.

7.34✓ *richtig ist A*　Beim β^--Zerfall geht ein Neutron
in ein Elektron und ein Proton (und ein Neutrino) über, so
daß im zerfallenden Kern die Anzahl der Nukleonen (N)
konstant bleibt und sich die Anzahl der Protonen (Z) um
eins erhöht. Da vor dem Zerfall $N = 14$ und $Z = 6$ gilt, ist
nach dem Zerfall also $N = 14$ und $Z = 7$.

7.35✓ *richtig ist E*　Die Diffusion ist eine Folge der
Brownschen Molekularbewegung und je schneller diese,
d.h. je höher die Temperatur ist, desto schneller läuft auch
die Diffusion ab.

Da die Brownsche Bewegung ungeordnet ist, entstehen
durch Diffusion keine Konzentrationsunterschiede, sondern werden im Gegenteil vohandene Konzentrationsunterschiede ausgeglichen.

Sind in einer festen Phase bewegliche Teilchen vorhanden (gelöste Stoffe), so ist auch hier Brownsche Bewegung vorhanden und damit Diffusion möglich.

7.36✓ *richtig ist E*　Neutronen sind elektrisch neutral
und werden durch ein elektrisches Feld nicht beschleunigt. Ihre Masse ist etwas größer, als die der Protonen
und etwa 1 800 mal größer, als die der Elektronen und sie
können durch β^--Zerfall in ein Proton und ein Elektron
(und ein Neutrino) übergehen.

7.37✓ *richtig ist C*　Die Elementarladung ist die Ladung, die ein Elektron oder, mit umgekehrtem Vorzeichen, ein Proton trägt. Das α-Teilchen enthält zwei Protonen und daher zwei Elementarladungen. Das Wasser-
stoffatom ist elektrisch neutral, ein Coulomb etwa $6,2 \cdot 10^{18}$ Elementarladungen.

Die Faradaykonstante ist definiert als die Ladungsmenge, die ein Mol Elektronen trägt, so daß der Quotient aus
der Faradaykonstante und der Avogadrokonstante (Anzahl der Teilchen in einem Mol) gerade die Ladung eines
Elektrons, eine Elementarladung, ergibt.

7.38✓ *richtig ist B*　Die stärkste auf ein Elektron wirkende Kraft in einem Wasserstoffatom ist die Coulomb-
kraft. Der Kern des Wasserstoffatoms (Proton) besitzt

auch ein magnetisches Moment, so daß auf das Elektron eine Lorentzkraft wirkt, die jedoch sehr viel kleiner ist, als die Coulombkraft und, ebenso wie die noch kleinere Gewichts- oder Gravitationskraft, im Bohrschen Atommodell vernachlässigt wird. Die Zentrifugalkraft, die auf das Elektron aufgrund seiner Kreisbahn wirkt, ist dem Betrage nach gleich der auf es wirkenden Coulombkraft, jedoch dieser engegengerichtet; sie wirkt nicht anziehend zwischen Kern und Elektron.

7.39 ✓ *richtig ist C* Heliumkerne sind dadurch charakterisiert, daß sie genau 2 Protonen enthalten - die Zahl der im Kern enthaltenen Neutronen kann 1 oder 2 sein. Sie wirken als „Klebstoff" zwischen den Protonen, daher gibt es keine Kerne mit mehr als einem Proton, das keine Neutronen enthielte.

7.40 ✓ *richtig ist D* Die Menge des vorhandenen Materials halbiert sich innerhalb von 2 h; dies ist also seine Halbwertszeit. Nach weiteren 2 h sind demnach noch $2,5\,ng/2 = 1,25\,ng$, nach weiteren 4 h noch $1,25\,ng/2 = 0,625\,ng$ vorhanden.

7.41 ✓ *richtig ist B* Eine Gerade erhält man, wenn eine Funktion der Form

$$y(t) = a \cdot t + b$$

graphisch dargestellt wird. Um

$$A(t) = A_0 \cdot \exp(-t/\tau)$$

auf diese Form zu bringen muß die Gleichung logarithmiert werden und man erhält

$$\log(A(t)) = \log(A_0) - \frac{1}{\tau} \cdot t$$

Wird also nach oben der Logarithmus von $A(t)$ aufgetragen und nach rechts t, so ergibt sich für die Meßwerte eine Gerade.

7.42 ✓ *richtig ist (1,B) (2,B) (3,A)* Das Na-Ion trägt eine einfache positive Ladung, ebenso das Proton. Das α-teilchen, der Heliumkern, besteht aus zwei Protonen und zwei elektrisch neutrale Neutronen, so daß es zwei positive Elementarladungen trägt.

7.43 ✓ *richtig ist A* Um von einer inneren auf eine äußere Bahn zu gelangen muß ein Elektron Energie aufnehmen, nicht in Form von Licht abgeben.

Die Frequenz der beim Übergang emittierten Strahlung ist der Energiedifferenz zwischen den Bahnen proportional.

Das Bohrsche Atommodell geht ausschließlich von der Coulomb-Kraft als Wechselwirkung zwischen dem Atomkern und den Elektronen der Hülle aus.

7.44 ✓ *richtig ist B* Der Heliumkern besitzt gleich viele Nukleonen, wie der Tritiumkern, jedoch ein Proton mehr. Es muß also ein Neutron in ein Proton übergehen, was beim β^--Zerfall unter Aussendung eines Elektrons (β^--Teilchens) geschieht.

7.45 ✓ *richtig ist (1,C) (2,D)* Das H-Atom ist wie alle Atome insgesamt elektrisch neutral, während das β^--Teilchen ein Elektron ist und eine einfache negative Elementarladung $-e$ trägt.

7.46 ✓ *richtig ist A* Die Teilchen werden im Spektrometer dadurch unterschieden, daß sie senkrecht zu ihrer Bewegungsrichtung beschleunigt werden. Die beschleunigende Kraft (Lorentzkraft) ist dabei proportional zur Ladung der Teilchen, so daß die Beschleunigung zum Quotienten aus Ladung und Masse der Teilchen proportional ist. Zwei Teilchen gleicher Ladung, aber unterschiedlicher Masse, werden dabei gut getrennt, zwei Teilchen, bei denen der Quotient aus Ladung und Masse jedoch (fast) identisch ist, haben dieselbe Flugbahn und können nicht unterschieden werden.

7.47 ✓ *richtig ist E* Der Atomkern besteht aus Protonen, die je eine positive Elementarladung tragen und Neutronen, die ungeladen sind. Damit das Atom nach außen elektrisch neutral ist, müssen in der Hülle ebensoviele negative Elementarladungen, also Elektronen vorhanden sein, wie im Kern.

Da Nukleonen (Protonen und Neutronen) eine etwa 1 800 mal größere Masse besitzen, wie Elektronen, ist fast gesamte Masse eines Atoms in dessen Kern versammelt.

Absorbiert ein Atom ein Strahlungsteilchen (z.B. Photon), so nimmt es Energie auf und kommt in einen Zustand größerer Energie. Für Strahlung geringer Energie werden meist die Elektronen der Hülle angeregt, bei Strahlung großer Energie oft die Nukleonen im Kern.

7.48 ✓ *richtig ist B* Nach dem van't Hoffschen Gesetz ist der osmotische Druck einer Lösung seiner (absoluten) Temperatur proportional. Wenn diese also von $20\,°C \approx 293\,K$ auf $30\,°C \approx 303\,K$, d.h. um etwa den Faktor

$\frac{303K}{293K} \approx 1,034$ erhöht wird, dann erhöht sich der osmotische Druck um denselben Faktor, hier also von $9,0\,hPa$ auf $1,034 \cdot 9,0\,hPa \approx 9,3\,hPa$.

7.49 ✓ *richtig ist B* Die Faradaykonstante ist definiert als $F = N_A \cdot e$.

7.50 ✓ *richtig ist A* Die Kerne haben einen sehr kleinen Durchmesser verglichen mit den Atomen und besitzen eine positive Ladung. Die Reichweite der zwischen den Nukleonen wirkenden Wechselwirkung ist sehr klein, so daß Protonen bevor sie in in den Bereich einer Anziehenden Kraft eines Kernes kommen können erst einen Bereich starker Abstoßung durchlaufen müssen. Sie werden daher sehr viel schlechter von Kernen eingefangen als Neutronen gleicher Energie, die elektrisch neutral sind.

7.51 ✓ *richtig ist A* Die Schwingungs- und Rotationszustände von Molekülen gehören zu diskreten Energiewerten. Diese Energien müssen kleiner sein, als die Bindungsenergien innerhalb des Moleküls, da dieses sonst zerstört würde. Das zugehörige Spektrum ist daher langwellig und im IR-Bereich zu finden.

7.52 ✓ *richtig ist C* Das Phänomen der Osmose beruht darauf, daß eine Wand oder Membran bestimmte Teilchensorten durchläßt und andere nicht. Dabei können gelöste Teilchen und Lösungsmitteilchen, oder verschiedene gelöste Teilchen unterschieden werden (z.B. aufgrund ihrer Größe).

Nach dem van't Hoffschen Gesetz ist der osmotische Druck proportional zur Temperatur.

7.53 ✓ *richtig ist (1,B) (2,E)* Da α-Teilchen (Heliumkerne) aus 4 Nukleonen (2 Protonen und 2 Neutronen) bestehen, verliert der aussendende Kern bei einem solche Ereignis 4 Neutronen, davon 2 Protonen, so daß sich A um 4 und Z um 2 reduziert.

Bei einem β^--Zerfall geht ein Neutron in ein Proton über (und es wird ein Elektron und ein Neutrino ausgesandt), so daß die Nukleonenzahl A unverändert bleibt, während sich die Kernladungszahl Z um 1 erhöht.

7.54 ✓ *richtig ist E* Elektronen tragen eine negative Elementarladung und sind fast 2000 mal leichter als Protonen. Sie können sowohl in elektrischen als auch magnetischen Feldern eine Beschleunigung erfahren und werden beim radioaktiven β^--Zerfall aus dem zerfallenden Kern emittiert. Isotope Nuklide des gleichen Elements enthalten jedoch im Kern keine und in der Atomhülle gleich viele Elektronen.

7.55 ✓ *richtig ist C* Das Bohrsche Atommodell weist den Hüllenelektronen der Atome Bahnen mit bestimmten Radien und Energien zu — je höher die Energie eines Elektrons, desto größer sein Bahnradius. So lassen sich die Energiezustände des Wasserstoffatoms in guter Näherung beschreiben.

Absorbiert ein Atom im Grundzustand ein Lichtquant, so wird eines seiner Hüllenelektronen auf ein höheres Energieniveau gehoben, was einer Bahn mit größerem Radius entspricht.

Durch die Energieunterschiede der Bahnen sind bestimmte diskrete Energiemengen festgelegt, die beim Übergang von einer Bahn auf eine andere vom Atom aufgenommen oder abgegeben werden müssen. Die Frequenz des dabei emitierten oder absorbierten Lichts ist durch die benötigte Energiemenge, die gerade einem Lichtquant dieser Frequenz entsprechen muß, gegeben.

Nukleonen haben eine wesentlich größere Masse als Elektronen, so daß fast die gesamte Masse eines Atoms im Kern versammelt ist. Dies ist aber keine Besonderheit des Bohrschen Atommodells.

7.56 ✓ *richtig ist B* Die Zerfallsereignisse eines radioaktiven Präparats ist ein unregelmäßiger Vorgang, weil die einzelnen Ereignisse zufällig erfolgen und nicht zu vorhersagbaren Zeiten sondern nur mit einer bestimmten Wahrscheinlichkeit innerhalb eines Zeitintervalls.

Nach Ablauf einer Halbwertszeit liegen nur noch halb so viele Atomkerne des Ausgangsisotops vor, so daß nur noch halb so viele Zerfallsereignisse pro Zeiteinheit erfolgen, bei einer Halbwertszeit von $4,5 \cdot 10^9$ Jahren kann diese jedoch nicht abgewartet werden, ja die Änderung der Aktivität des Präparats ist in beobachtbaren Zeiträumen minimal.

7.57 ✓ *richtig ist D* Protonen sind elektrisch (positiv) geladen und erfahren deshalb in einem elektrischen Feld eine Kraft und somit auch eine Beschleunigung in Feldrichtung.

In einem B-Feld erfahren (nichtparallel zur B-Feldrichtung) bewegte Protonen eine Lorentzkraft, die auf dem B-Feld und auf dem Geschwindigkeitsvektor senkrecht steht.

Ein Heliumkern (oder α-Teichen) besteht aus zwei Protonen und zwei Neutronen.

Die Masse des Protons ist etwa $0,13\,\%$ größer, als die des Neutrons, aber etwa 1840 mal größer als die Masse des Elektrons.

7.58✓ *richtig ist D* Der osmotische Druck einer Lösung ist nach dem van't Hoffschen Gesetz der (absoluten) Temperatur proportional. Wird diese von $18\,°C \approx 291\,K$ auf $24\,°C \approx 297\,K$ erhöht, so ist dies eine relative Änderung um etwa $\frac{6K}{291K} \approx 0,02$, so daß der osmotische Druck um etwa diese 2% ansteigen wird.

7.59✓ *richtig ist E* Damit die Konzentration des Nuklids ^{14}C auf die Hälfte des ursprünglichen Wertes absinkt, benötigt es 5600 Jahre. Um auf 40%, also noch weiter, abzufallen benötigt es mehr als 5600 Jahre, so daß nur Lösung E in Frage kommt.

Genauer: Die Zeit t, die das Nuklid benötigt um auf das c-fache des ursprünglichen Wertes abzufallen ist gegeben durch

$$c = 2^{-t/t_{1/2}}$$
$$\Rightarrow \log_2 c = -t/t_{1/2}$$

so daß sich

$$t = -t_{1/2} \cdot \log_2 c$$

und mit $c = 0,4$ und $t_{1/2} = 5600$ Jahre

$$t = -5600\text{Jahre} \cdot (-1,322) \approx 7400\text{Jahre}$$

ergibt.

7.60✓ *richtig ist B* Protonen sind Nukleonen und elektrisch positiv geladen. Sie werden aufgrund ihrer Ladung entlang der elektrischen Feldlinien beschleunigt und zwar in Feldrichtung.

Sie erfahren auch in einem magnetischen Feld eine Beschleunigung, wenn sie sich gegenüber dem Feld bewegen, diese Beschleunigung ist jedoch nicht parallel, sondern senkrecht zu den Feldlinien.

Die Bezeichnung ^{1}H bedeutet einen Wasserstoffkern mit einem Nukleon, also einem Proton.

7.61✓ *richtig ist B* Die Avogadrokonstante gibt an, wieviele Atome oder Moleküle einer Sorte (z.B. H-Moleküle, He-Atome oder C-Atome) in einem Mol des entsprechenden Stoffes vorhanden sind. Wie groß die Masse eines Mols ist, hängt vom jeweiligen Stoff ab (bei Kohlenstoff ist es etwa 12g); die Avogadrokonstante entspricht also nicht einer bestimmten Masse.   plus 1mm minus 1mm

Register

Periodensystem der Elemente

Legende:

He	
Helium	← Symbol (chemisches Zeichen)
	← Name
Z=2	← Kernladungszahl
A=4,003	← Atommasse (in atomaren Masseneinheiten)
gasförmig	← Aggregatzustand unter Normbedingungen

Symbol	Name	Kernladungszahl	Atommasse	Aggregatzustand
H	Wasserstoff	Z=1	A=1,008	gasförmig
He	Helium	Z=2	A=4,003	gasförmig
Li	Lithium	Z=3	A=6,941	fest
Be	Beryllium	Z=4	A=9,012	fest
B	Bor	Z=5	A=10,81	fest
C	Kohlenstoff	Z=6	A=12,01	fest
N	Stickstoff	Z=7	A=14,01	gasförmig
O	Sauerstoff	Z=8	A=16,00	gasförmig
F	Fluor	Z=9	A=19,00	gasförmig
Ne	Neon	Z=10	A=20,18	gasförmig
Na	Natrium	Z=11	A=22,99	fest
Mg	Magnesium	Z=12	A=24,31	fest
Al	Aluminium	Z=13	A=26,98	fest
Si	Silizium	Z=14	A=28,09	fest
P	Phosphor	Z=15	A=30,97	fest
S	Schwefel	Z=16	A=32,06	fest
Cl	Chlor	Z=17	A=35,45	gasförmig
Ar	Argon	Z=18	A=39,95	gasförmig
K	Kalium	Z=19	A=39,10	fest
Ca	Kalzium	Z=20	A=40,08	fest
Sc	Scandium	Z=21	A=44,96	
Ti	Titan	Z=22	A=47,90	fest
V	Vanadium	Z=23	A=50,94	fest
Cr	Chrom	Z=24	A=52,00	fest
Mn	Mangan	Z=25	A=54,94	fest
Fe	Eisen	Z=26	A=55,85	fest
Co	Kobald	Z=27	A=58,93	fest
Ni	Nickel	Z=28	A=58,71	fest
Cu	Kupfer	Z=29	A=63,55	fest
Zn	Zink	Z=30	A=65,38	fest
Ga	Gallium	Z=31	A=69,72	fest
Ge	Germanium	Z=32	A=72,59	fest
As	Arsen	Z=33	A=74,92	fest
Se	Selen	Z=34	A=78,96	fest
Br	Brom	Z=35	A=79,90	flüssig
Kr	Krypton	Z=36	A=83,80	gasförmig
Rb	Rubidium	Z=37	A=85,47	fest
Sr	Strontium	Z=38	A=87,62	fest
Y	Yttrium	Z=39	A=89,91	fest
Zr	Zirconium	Z=40	A=91,22	fest
Nb	Niob	Z=41	A=92,91	fest
Mo	Molybdän	Z=42	A=95,94	fest
Tc	Technetium	Z=43	A=96,91	fest
Ru	Ruthenium	Z=44	A=101,1	fest
Rh	Rhodium	Z=45	A=102,9	fest
Pd	Palladium	Z=46	A=106,4	fest
Ag	Silber	Z=47	A=107,9	fest
Cd	Cadmium	Z=48	A=112,4	fest
In	Indium	Z=49	A=114,8	fest
Sn	Zinn	Z=50	A=118,7	fest
Sb	Antimon	Z=51	A=121,8	fest
Te	Tellur	Z=52	A=127,6	fest
J	Jod	Z=53	A=126,9	fest
Xe	Xenon	Z=54	A=131,3	gasförmig
Cs	Cäsium	Z=55	A=132,9	fest
Ba	Barium	Z=56	A=137,3	fest
La	Lanthan	Z=57	A=138,9	fest
Ce	Cer	Z=58	A=140,1	fest
Pr	Praseodym	Z=59	A=140,9	fest
Nd	Neodym	Z=60	A=144,2	fest
Pm	Promethium	Z=61	A=144,9	fest
Sm	Samarium	Z=62	A=150,2	fest
Eu	Europium	Z=63	A=152,0	fest
Gd	Gadolinium	Z=64	A=157,3	fest
Tb	Terbium	Z=65	A=158,9	fest
Dy	Dysprosium	Z=66	A=162,5	fest
Ho	Holmium	Z=67	A=164,9	fest
Er	Erbium	Z=68	A=167,3	fest
Tm	Thulium	Z=69	A=168,9	fest
Yb	Ytterbium	Z=70	A=173,0	fest
Lu	Lutetium	Z=71	A=175,0	fest
Hf	Hafnium	Z=72	A=178,5	fest
Ta	Tantal	Z=73	A=180,9	fest
W	Wolfram	Z=74	A=183,9	fest
Re	Rhenium	Z=75	A=186,2	fest
Os	Osmium	Z=76	A=190,2	fest
Ir	Iridium	Z=77	A=192,2	fest
Pt	Platin	Z=78	A=195,1	fest
Au	Gold	Z=79	A=197,0	fest
Hg	Quecksilber	Z=80	A=200,6	flüssig
Tl	Thallium	Z=81	A=204,4	fest
Pb	Blei	Z=82	A=207,2	fest
Bi	Wismut	Z=83	A=209,0	fest
Po	Polonium	Z=84	A=209,0	fest
At	Astat	Z=85	A=210,0	fest
Rn	Radon	Z=86	A=222,0	gasförmig
Fr	Francium	Z=87	A=223,0	fest/flüssig
Ra	Radium	Z=88	A=226,0	fest
Ac	Actinium	Z=89	A=227,0	fest
Th	Thorium	Z=90	A=232,0	fest
Pa	Protactinium	Z=91	A=231,0	fest
U	Uran	Z=92	A=238,0	fest
Np	Neptunium	Z=93	A=237,0	fest
Pu	Plutonium	Z=94	A=244,1	fest
Am	Americium	Z=95	A=243,1	fest
Cm	Curium	Z=96	A=247,1	fest
Bk	Berkelium	Z=97	A=247,1	fest
Cf	Californium	Z=98	A=251,1	fest
Es	Einsteinium	Z=99	A=254,1	
Fm	Fermium	Z=100	A=257,1	
Md	Mendelevium	Z=101	A=255, 256, 257, 258	
No	Nobelium	Z=102	A=255, 257	
Lr	Lawrencium	Z=103	A=255, 256	
Rf	Rutherfordium	Z=104	A=255, 257, 261	
Ns	Nilsbohrium	Z=105	A=257, 260, 262	